内容提要

本书（第2版）在保持第一版合理内容的基础上，对全书进行修订完善。全书共分6篇，总论篇对中医妇产科理论进行系统梳理总结，反映了当代中医妇产科领域的最新进展及最新成果。疾病篇结合临床实际，共计阐释一百余个病证，补充2个病种（卵巢早衰和乳核），分月经病、带下疾病、妊娠疾病、妊娠合并症、产时病、产后疾病、不孕症、妇科杂病、外阴、阴道、盆腔疾病、乳房疾病、老年妇科病、女性生殖器官肿瘤、性传播疾病和计划生育及其并发症共14章予以分述。每种病症均从病因病机、诊断与鉴别、辨病论治、辨证治疗、其他疗法、预防与调护、疗效判定等方面阐述，部分重要疾病还增加了重点提示，是为编者临床经验的总结，增强了临床实用性。第3~5篇及附篇保持了一版原貌，其

中医药学高级丛书

中 医 妇 产 科 学

（上册） 第 2 版

主　　　编　　刘敏如　谭万信

执行副主编　　吴克明

副　主　编　　肖承悰　罗颂平　张玉珍
　　　　　　　金季玲　陆　华　杜惠兰
　　　　　　　梅乾茵　韩延华　刘金星

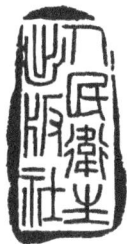

图书在版编目（CIP）数据

中医妇产科学(上、下册)/刘敏如等主编. —2版. —北京：人民卫生出版社，2011.8

（中医药学高级丛书）

ISBN 978-7-117-14250-2

Ⅰ.①中…　Ⅱ.①刘…　Ⅲ.①中医妇产科学

Ⅳ.①R271

中国版本图书馆 CIP 数据核字（2011）第 078240 号

门户网：www. pmph. com	出版物查询、网上书店
卫人网：www. ipmph. com	护士、医师、药师、中医师、卫生资格考试培训

中医妇产科学(上、下册)

第 2 版

主　　编：刘敏如　谭万信

出版发行：人民卫生出版社（中继线 010-59780011）

地　　址：北京市朝阳区潘家园南里 19 号

邮　　编：100021

E - mail：pmph @ pmph. com

购书热线：010-59787592　010-59787584　010-65264830

印　　刷：北京虎彩文化传播有限公司

经　　销：新华书店

开　　本：787×1092　1/16　　总印张：110.5

总 字 数：2758 千字

版　　次：2001 年 10 月第 1 版　　2024 年 10 月第 2 版第 18 次印刷

标准书号：ISBN 978-7-117-14250-2/R・14251

总定价(上、下册)：199.00 元

打击盗版举报电话：010-59787491　E-mail：WQ @ pmph. com

（凡属印装质量问题请与本社市场营销中心联系退换）

中医药学高级丛书

中医妇产科学（第2版）
编写委员会

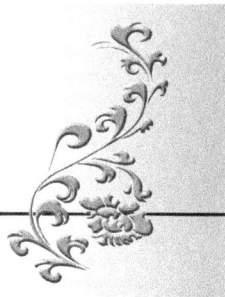

主 编

刘敏如　谭万信

执行副主编

吴克明

副 主 编

肖承悰　罗颂平　张玉珍　金季玲　陆 华　杜惠兰
梅乾茵　韩延华　刘金星

编 委

刘敏如　谭万信　吴克明　肖承悰　罗颂平　张玉珍
金季玲　魏绍斌　尤昭玲　游向前　刘金星　连 方
武权生　李 燕　王辉烁　杜惠兰　杨鉴冰　王若光
赖玉琴　曾 倩　谢 萍　欧阳惠卿　谢德聪　王惠珍
国 培　韩延华　梅乾茵　张庆文　陆 华　魏祝娣
邓高丕　刘雁峰　钟雪梅　崔晓萍　姚石安　常 暖

编写人员

刘敏如　成都中医药大学
谭万信　成都中医药大学
吴克明　成都中医药大学
肖承悰　北京中医药大学
罗颂平　广州中医药大学
张玉珍　广州中医药大学
金季玲　天津中医药大学
魏绍斌　成都中医药大学
游向前　广州新奥美嘉医疗中心
刘金星　山东中医药大学

叶　青　山东中医药大学

王若光　湖南中医药大学

刘东平　陕西中医学院

夏　天　天津中医药大学

张丽梅　四川川北医学院

赵　珂　天津市中医药研究院

朱鸿秋　成都中医药大学

尹巧芝　成都中医药大学

张秀霞　中山医科大学孙逸仙纪念医院

徐晓娟　成都中医药大学

要永卿　成都中医药大学

曾　倩　成都中医药大学

刘　艺　成都中医药大学

谢　萍　成都中医药大学

陶莉莉　广州中医药大学

廖慧慧　广州中医药大学

谢德聪　福建中医学院

胡心伟　成都中医药大学

王惠珍　福建中医学院

杨海燕　广州中医药大学

马惠荣　河北医科大学

潘　芳　上海泰坤堂中医医院

彭卫东　成都中医药大学

王东梅　山东中医药大学

李学君　珠海市学君中医妇科专科诊所

韩延华　黑龙江中医药大学

刘宇权　广州中医药大学

何次华　成都中医药大学

姚石安　南通市中医院

龙　旭　成都市计划生育指导所

傅金英　河南中医学院

文　怡　成都中医药大学

李　政　成都中医药大学

秦银花　成都中医药大学

胡明英　成都中医药大学

黄金燕　成都中医药大学
石　灵　成都中医药大学
邓高丕　广州中医药大学
魏祝娣　广州中医药大学

中医药学高级丛书

中医妇产科学（第1版）
编写委员会（以姓氏笔画为序）

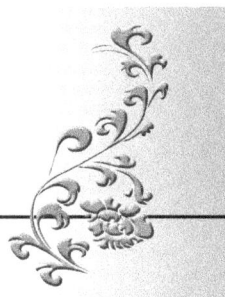

顾　问

王子瑜　朱南孙　刘云波　刘云鹏　许润三　杨云书

何少山　何光侃　沈仲理　宋鸿钊　张光玗　罗元恺

庞泮池　郑惠芳　赵松泉　班秀文　夏桂成　徐志华

韩百灵　曾敬光　蔡小荪　颜德馨

主　编

刘敏如　谭万信

副主编

王成荣　毛美蓉　丛春雨　杨家林　肖承悰　张玉珍

欧阳惠卿　哈孝廉　韩　冰

编　委

万惠黎　王成荣　王华秀　王宝丽　王锡贞　王耀廷

尤昭玲　史　伟　丛春雨　刘宇权　刘作贞　刘敏如

李广文　杨俊明　杨家林　杨梦庚　肖承悰　吴　熙

吴克明　张文阁　张玉珍　张庆文　张吉金　陆　华

欧阳惠卿　国　培　罗颂平　罗清华　哈孝贤　哈孝廉

姚克敏　高惠芳　郭志强　唐永淑　黄云亮　梁文珍

谢德聪　谭万信　魏绍斌　魏祝娣

编　者

万　红　湖北中医学院

万惠黎　泸州医学院

马平仲　天津中医学院

王成荣　四川中医药研究院

王华秀　成都中医药大学

王宝丽　天津中医学院

王继飞　成都中医药大学

王清华　中国中医研究院西苑医院

王锡贞　浙江中医学院

王耀廷　长春中医学院

尤昭玲　湖南中医学院

叶　青　山东中医药大学

史　伟　四川荥经县医院

史恒军　中国人民解放军第四军医大学

丛春雨　甘肃中医学院

冯家阳　南京中医药大学

邢维萱　山西中医研究院

刘宇权　广州中医药大学

刘金星　山东中医药大学

刘昭阳　北京中医药大学

刘敏如　成都中医药大学

杜惠兰　河北医科大学

李广文　山东中医药大学

李学君　珠海市中医院

杨俊明　北京中医药大学

杨家林　成都中医药大学

杨梦庚　中国人民解放军第四军医大学

时　丹　辽宁中医学院

肖承悰　北京中医药大学

吴　熙　福州市台江区中医院

吴成芳　成都中医药大学

吴克明　成都中医药大学

宋　韬　四川省计划生育研究所

张文阁　陕西中医学院

张玉珍　广州中医药大学

张庆文　成都中医药大学

张吉金　天津中医药大学

张秀霞　中山医科大学孙逸仙纪念学院

陆　华　成都中医药大学

陈松惠　成都中医药大学

陈清秀　成都中医药大学

武权生　甘肃中医学院

林　晖　四川内江市中医院

欧阳惠卿　广州中医药大学

卓　毅　成都中医药大学

国　培　山东中医药大学

罗颂平　广州中医药大学

罗清华　广州中医药大学

哈孝贤　天津中医研究院

哈孝廉　中国人民解放军 272 医院

姚石安　江苏省南通市中医院

姚克敏　昆明市中医院

秦淑芳　天津中医学院

夏泽芳　成都中医药大学

高惠芳　新疆中医院

郭志强　北京中医药大学

唐永淑　成都中医药大学

黄云亮　北京中医药大学

梅乾茵　湖北中医学院

梁文珍　安徽中医学院

梁国珍　广州中医药大学

彭卫东　成都中医药大学

韩　冰　天津中医学院

韩延华　黑龙江中医药大学

曾　倩　成都中医药大学

游向前　香港健康之友中医药学院

谢　萍　成都中医药大学

谢德聪　福建中医学院

谭万信　成都中医药大学

熊正秀　湖北中医学院

魏绍斌　成都中医药大学

魏祝娣　广州中医药大学

魏海茵　福州市台江区中医院

编委秘书

吴克明　陆　华　史　伟

出版者的话

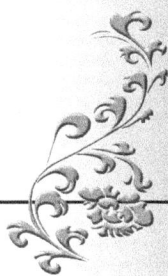

《中医药学高级丛书》（第1版）是我社在20世纪末组织编写的一套大型中医药学高级参考书，内含中医、中药、针灸3个专业的主要学科，共计20种。旨在对20世纪我国中医药学在医疗、教学、科研方面的经验与成果进行一次阶段性总结，对20世纪我国中医药学学术发展的脉络做一次系统的回顾和全面的梳理，为21世纪中医药学的发展提供借鉴和思路。丛书出版后，在中医药界反响很大，并得到专家、学者的普遍认可和好评，对中医药教育与中医药学术的发展起到了积极的推动作用，其中《方剂学》分册获得"第十一届全国优秀科技图书三等奖"，《中医内科学》获第16批全国优秀畅销书奖（科技类）及全国中医药优秀学术著作一等奖。

时光荏苒，丛书出版至今已十年有余。十余年来，在党和政府的高度重视下，中医药学又有了长足的进步。在"读经典，做临床"的学术氛围中，理论探讨和临床研究均取得了丰硕的成果，许多新观点、新方法受到了学界的重视，名老中医学术传承与经验总结工作得到了加强，部分疑难病及传染性、流行性疾病的中医诊断与治疗取得了突破性进展。在这种情形下，原丛书的内容已不能满足当今读者的需求；而且随着时间的推移，第1版中存在的一些问题也逐渐显露。基于上述考虑，在充分与学界专家沟通的基础上，2008年，经我社研究决定，启动《中医药学高级丛书》的修订工作。

本次修订工作在保持第1版优势和特色的基础上，增补了近十几年中医药学在医疗、教学、科研等方面的新进展、新成果。如基础学科方面，补充了"国家重点基础理论研究发展计划（973计划）"的新突破、新成果，进一步充实和丰富了中医基础理论，反映了当前我国中医基础学科研究的新思路、新方法；临床学科方面，在全面总结现代中医临床各科理论与研究成果的基础上，更注重理论与临床实践的结合，并根据近十年来疾病谱的变化，新增了传染性非典型肺炎、甲型H1N1流感、艾滋病等疾病的中医理论与临床研究成果，从而使丛书第2版的内容能更加适合现代中医药人员的需求。

本次修订的编写人员，在上一版专家学者的基础上，增加了近年来中医各学科涌现出来的中青年优秀人才。可以说此次修订是全国最具权威的中医药学家群体智慧的结晶，反映了21世纪第1个10年中医药学的最高学术水平。

本次出版共21种，对上一版的20个分册全部进行了修订，新增了《中医急诊学》分册。工作历时二载，各位专家教授以高度的事业心、责任感，本着求实创新的理念投入编写或修订工作；各分册主编、副主编所在单位也给予了大力支持，在此深表谢意。希望本版《中医药学高级丛书》，能继续得到中医药界专家和读者的认可，成为中医药学界最具权威性、代表性的重要参考书。

由于本套丛书涉及面广，组织工作难度大，难免存在疏漏，敬请广大读者指正。

人民卫生出版社

2010年12月

2 版前言

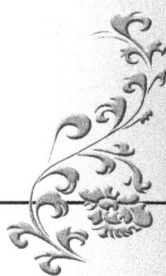

《中医妇产科学》（第 1 版）经著名中医妇科专家刘敏如教授主持，精心组织全国各地学术造诣较深、临床经验丰富的 73 位具有高级职称的老、中、青中医妇科医家以及资深的中西医结合妇科专家参加编写，历经四载，三易其稿而成。据了解，出版发行十年多来，本书在理论和实践上对专业人员知识面的拓宽、学术水平和临床实践能力的提高、活跃科研思路等方面得到读者的认同，于 2004 年度荣获中华中医药学会优秀著作一等奖。

人民卫生出版社根据读者要求，决定再版发行。修订工作在人民卫生出版社总体要求及指导下，由原 1 版主编刘敏如、谭万信教授亲自主持，并尽力联系原作者，酌量扩充专业有术的中青年妇科专家，特别委托吴克明教授任执行副主编，共同策划，组织修订。

再版修订本书在于体现创新，力求在保持学科理论体系较完整、临床病证翔实的基础上，突出新与精，尽力反映学科领域中领先的新理论、新技术、新成就；体现切合实际的新思路、新方法，以及临床实验研究的新成果。本书在以上理念的指引和全体作者的努力下完成了内容的调整与补充，如在总论中增加治未病辨证，临床病证补充了卵巢早衰、中医药在辅助生育技术中的应用等，对常见、多发、疑难疾病诊治做了一些必要的调整，并增设了重要病种的"重点提示"项目，目的是为全书在理论与临床诊治方面能提升到一个新的深度和层次，同时对第 1 版的错漏也进行了纠补。

《中医妇产科学》的修订是在人民卫生出版社的鼎力支持下，经成都、广州、北京、天津、山东、福建、甘肃、湖北、湖南、黑龙江、贵阳等 15 所中医药大学、学院以及河北医科大学、四川省中医药研究院、天津中医研究院、江苏南通市中医院 80 余位教授、专家积极支持、热忱参与而完成的；2 版执行副主编吴克明教授在该书再修过程中，做了大量的实际工作；部分内容经成都中医药大学在读硕士、博士研究生参与校对和文稿整理。这里再次向所有为本书再版修订付出劳力和心血的编者者深表谢意。

再版修订本书，涉及面广，作者又忙碌于各自的岗位，组织工作有很大难度，加之医学研究、知识更新进展迅速，虽尽责尽力，但内容疏漏、错失或不尽如人意之处在所难免，恳请读者批评指正。

值此，深切缅怀为本书第 1 版作序的 韩百灵 、 刘云波 老前辈；深深感谢为本书作学术支持的众位顾问、第 1 版的全体编委、编者和人民卫生出版社责任编辑张虹；感谢在全书编著、修订和校对过程中作出贡献和付出辛勤劳动的每一位作者和成都中医药大学妇科的多届在读研究生，并深深感谢每一位读者对本书的厚爱。

《中医妇产科学》（第 2 版）编委会
2010 年 11 月

1版韩序

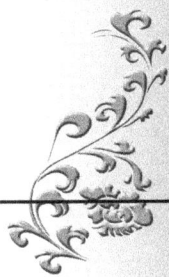

余韩百灵，九十四岁老叟。致力于中医药学术七十余年，尤潜心于中医妇科，深知斯之精博值究，非一代人所能渠成，当接力继承与发扬之。

喜闻人民卫生出版社组织刘敏如等七十余位妇科界医家编写大型《中医妇产科学》专著，已历尽四年之辛苦，数酌其稿，近待出版。余很赞同本书名有产科之席地。

余素知几十位编委从青年时代即受到良好的传统和现代医学教育，有扎实的专业功底，学术上已臻成熟，临床上已成名家，科研上亦有建树，由她（他）们编撰此书，无论在学术道德和科学水平方面，均可信赖，定能成功。

读初稿后，正如所预料，全书纲举目张，源流清晰，包容丰硕，术语准确，严谨规范，病类翔实，选方适宜，实乃集现代中医妇产科学之大成，且继承中有创新，发扬中有准绳。尤其"中医妇产科学发展动态与趋势的思考"一文描绘学科发展蓝图之举，学术气魄非一般所能为之者；在当代中医妇科名家学术思想及临床经验集萃篇中，正确评估老一辈医学家毕生心血，她（他）们对前辈的崇敬真情如今难能有之矣。全书亦为今后再作补遗留有余地，足见编者谦逊求实之德也。由是亦知，主编在规划纲目、信息交往、编修文稿、诸事操劳所付出的智慧与精诚，始能团结老、中、青同仁，众志成城，完成如此力作，实乃不易，感人至深，是吾辈所愿而未能为之者也。

忆昔思今，难得众多中坚栋梁为中医学承上启下，集成大著。阅后疚喜交集，欣慰莫衷，特以此怀抒之为序。

韩百灵

2000 年 8 月于哈尔滨

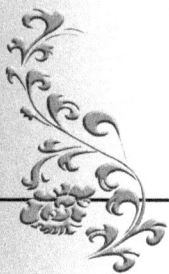

1版刘序

祖国悠久的历史长河中，中医药为我国人民大众健康和繁衍作出了不可磨灭的贡献，但在旧社会却有人攻击中医不科学，甚至要消灭中医。建国后，党和政府十分重视中医药，在宪法上为民族医药确立了地位，国家领导人对中医药的振兴和发展寄予厚望，毛泽东主席指示："中国医药学是一个伟大的宝库，应当努力发掘加以提高"；邓小平同志批示："要为中医创造良好的发展与提高的物质条件"；江泽民总书记题词："发扬民族优秀文化，振兴中医药事业"。由于国家在政策上给予保护和支持，使中医药得到了长足的发展。

我虽是西医妇产科的医务人员，但作为长期在医疗卫生战线的工作者，深知中医药是中国独特的医学，它的发展无不使医药人员为之欢欣鼓舞。

主编刘敏如教授是我忘年朋友，她从1951年起接受医学教育，1956年学习中医学，1962年从事中医妇科学医、教、研工作，受过严格的医学理论教育与临床训练。我很了解她深湛的学术造诣；谭万信教授为名中医谭昭文传人，是中医妇科界的后起之秀，医学功底厚实，他们共同承担本书的筹辑。几年前曾与我交谈，计划要编写一部反映现代中医妇科水平的参考书，我虽不具体懂得中医学，但我耳闻目濡中医妇科学在治疗妇科疾病上的临床优势，十分希望能有这样一部中医妇科书问世。当我具体了解其编写计划、编写大纲及编写内容时，深感其时代性强、内容丰厚、任务很重、难度亦大，为她六十余岁仍然朝气蓬勃组织大批学者编著的精神所感动，并深信编著者们有水平完成之。由于我已年逾九十有四，若久待出书恐无福参阅，因而不时关心编书进度，希望他们能尽快完成，有幸拜读学习。

该书初稿完成后，我听其系统纲领，读其部分章节，已明其一斑，我认为该书尽力发挥中医药优势，在理论与实践的某些方面中西医有所沟通，中西医妇产科相互切磋，在中医产科方面得到一些补遗。在中医妇科学理论上更为系统化、规范化、科学化，既提供了西医学科技知识以资借鉴，又不感到牵强附会，更主要的是该书在观念上有所突破，内容上有所创新，这是我对本书的最大感受。该书提出了中医学生殖理论的观点，并将其运用到疾病机理的阐释，如以中医"肾、天癸、冲任、胞宫"的生殖轴理论指导临床治疗月经不调、功能失调性子宫出血、不孕等，确能调整女性生殖轴达到治疗的目的。又如根据中医学"天人合一"的思想以及"月经如月之盈亏"的古老说法的提示，进行的"月经与月相关系"的研究，获得了"月经与月相具有相应节律"、"月经周期节律与朔月、望月盈亏变化具有同步效应"、"月经周期气血盈亏变化呈月节律现象"的结论，并能用之于临床为月经病分步分期辨证论治提供了实验依据，这是不失中医学特色的继承与发展。再如，中医学概括产褥期生理为"多虚多瘀"，实验研究证实了其"虚、瘀"的存在，运用中药改善"虚、瘀"状态，使产褥期的复旧功能得到提高，这些研究思想和结论我很能接受，由衷感受到中医学也是一门医学科学，应对其科学性深信不疑，我坚决拥护对中医药的保护和振兴。

创新是科学的灵魂和发展的动力。该书有理论的创新和中西医思想汇通的尝试，深信这个良好的开端将成为促进中医妇科现代化的"先行者"。

刘、谭主编要我为此书写序，我想就以我对该书的感受为之，以表我对该书的支持和对编著者们的慰问。

祝愿该书能成为一部继承发扬中医学，承上启下妇科学，青出于蓝而胜于蓝的传世之作。

刘云波 *

2000 年 3 月于成都

---

* 刘云波老人是医界名家，也是当代杰出的妇女社会活动家，青年时代留学日本、德国 10 余年，获得医学博士学位。回国后从事西医妇产科和计划生育工作，医德医风高尚，深受群众爱戴，衷心热爱医学事业，拥护"中西医并重"，历尽一生辛劳跨入新世纪，不幸于 2000 年 6 月 22 日病故，享年 95 岁。老人逝世前 3 个月为本书授序。在此，全体编者向其致敬、致哀。——本书编委会

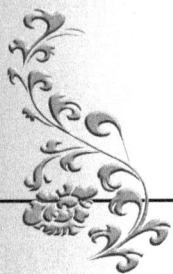

1 版前言

我们多年来即构想撰写一部既具传统性又具时代性和前瞻性的中医妇产科学专著，恰逢人民卫生出版社为适应中医药事业发展的需要，组织编撰一套大型中医药学高级丛书，正为我们提供了编写空间，我们十分欣喜地获得了这一机遇，承担了该套书《中医妇产科学》分卷的编写任务。

中医妇科学教材或参考书虽含有部分产科学内容，但均以中医妇科学命名，本套丛书原定本卷书名为《中医妇科学》。我们认为中医产科虽处于薄弱状态，但仍有必要为其留有发展余地，特别是中医产科疾病学尚有一定的挖掘潜力，故将本书命名为《中医妇产科学》。

本书组织了全国各地在中医妇产科专业上学术造诣较深、临床经验丰富的数十名具有高级职称的中医和中西医结合的老、中、青医家参加编写，原则上按照本套丛书的总体要求，力求做到编写起点高、层次深、选材精、内容新，以适应从事中医妇产科医疗、教学、科研工作的中高级人员及研究生的需要，帮助读者拓宽知识面，提高专业水平和临床实践能力，活跃科研思路，为推动中医妇产科学术及学科建设服务。

在编写构思上，根据中医学的独特性，首先是继承中医妇产科学术精华，保持中医妇产科体系和特色，"继承不泥古，发扬不离宗"，注重基础理论的渐进性和理论联系实际，同时对中医妇产科发展中存在的薄弱环节，如某些理论的阙如，疾病病种不全，妇产科急诊，产科问题等，实事求是地予以正视。在发掘与发挥本学科优势的基础上，有针对性地借鉴西医妇产科学有关知识与技能，相互启迪，各取所长，参照学习，提出研究线索，寻找解决问题的突破口，以弥补本学科之不足，尽力完善内容。

在编写内容上本书分 6 篇、24 章。绪言提出了中医妇产科的新概念、范围、历史沿革，中医妇产科的特点和中医妇产科学的发展动态，并首次进行了中医妇产科学的发展预测。

第一篇总论篇是指导全书的纲领。在解剖生理学概论中，着重阐述中医妇产科学基础理论、基本知识、学术进展，注意补充既往传统教科书和参考书中未能涉及的内容，系统整理和加强了中医学关于月经、带下、妊娠、分娩和泌乳等的生理理论，提出了中医学女性生殖生理的新观点，月经周期节律调节的中医观，免疫学、内分泌学与中医妇科学的渗透，围产医学与中医妇产科的初步联系。在病因病机学概论中，根据中医学生殖生理的基本理论，提出了天癸失调，肾-天癸-冲任-子宫轴调控失度，以及妇产科总病机、基本病机和证候病机的相对独立性和统一性在辨病辨证中的意义等新认识。在诊断学概论中重点突出主症鉴别，并参照国家中医药管理局 1999 年规定的"中医病案规范"要求，详述了诊断的临床过程，体现了临床诊断的动态思维；增入了危症的诊断。特别列出"辨证概要"一章，以示强调中医学辨证特点，并增添了新的辨病辨证观念。在治法学概要中紧扣中医妇产科病机，分为内治法、外治法、急治法，及其他有关治法的新内容，特别在急治法中，用较大量的篇幅，介绍了历史上记载的治疗妇产科急症的成功经验与失败个案，供读者借鉴，并介绍了当今用于急症的中成药及西药。在保健及康复方面，体现了中医"上工治未病"的预防观点。

第二篇为疾病篇，包括月经疾病、带下疾病、妊娠疾病、妊娠合并症、产时病、产后疾病、不孕症、妇科杂病、外阴、阴道、盆腔疾病、乳房疾病、老年妇科疾病、女性生殖器官肿瘤、性传播疾病、计划生育及其并发症 14 章 97 个病种。在内容上扩大了病种范围，特别是加强了孕产疾病部分（如增加了产时病、母儿血型不合、妊娠合并症、妊娠肝内胆汁淤积症、产后抑郁等），还增入了乳房疾病、慢性盆腔疼痛症、盆腔淤血综合征、女性慢性疲劳综合征、女性盆腔肿瘤、性功能失调、性传播疾病等妇科疾病。多数病种增加了辨病的内容，在理论上注意与总论篇之间的衔接，内容上注重实用性，在一定程度上体现了临床辨证和选方用药的动态思维。所提供的方剂，一般选择经方、时方和名家验方，其中有署为"经验方"的，是该章节编者自己的习用方，以提供临床参考。并设有多项治疗方法和预防调护，特别列入了疗效判定项，以提示注意疾病疗效的客观判断。

第三篇为当代中医妇科名家学术思想及临床经验集萃，是为了展示一代宗师精湛的学术造诣和丰富的实践经验，具有承上启下的重要意义，同时也为本书增添了学术力量和实用价值，也是体现中医妇科优势的有力佐证。

本书虽以中医学理论为主，但在理论与实践的某些方面有必要借鉴现代医学知识，特别是邻近的西医妇产科学知识，因此在保持中医妇产科理论体系特色的前提下，有必要适当参编一些有针对性的西医学内容，故本书第四篇为现代妇产科基本知识与技术借鉴录，以供读者参阅。

中医学是继承性和实践性很强的学科，故第五篇特别编入了中医妇产科古医籍参考文献选，有助读者检索文献，方便溯源求据，古为今用。

另设有附篇。首先将所有图谱集中编入附一，是因为本书既要保持中医妇产科学的系统性，又有必要编入一些西医学内容，若再插入图示则显杂乱，故将图谱集于一篇，并注明所示内容，方便查找对照；附二为妇产科常用中成药汇编，入选的主要是国家颁布的新药或经剂型改革的常用于妇产科的中成药，在一定程度上也体现了科研转化的成果。此外，方剂汇编和本书主要参考书目亦列入附篇。

本书所采用的病名，多以中华人民共和国国家标准《中医临床诊疗术语·疾病部分》为准，必要时也采用了部分西医病名。由于编写内容涉及面宽，本书编写大纲很难统揽每篇具体内容，一般具有临床优势的，适当多写、详写；对进展不大的或疗效不高的，则相对从略，体例上也由于内容的要求不同，未强求绝对统一，有些内容因表述的需要难免有些必要的重复。考虑到本书为高级参考丛书，所选方剂除本学科代表方外，一般未作常规通用方解，仅简扼归述其用于该处的方义。

这部著述在编写内容上"有古有今"，"有中有西"，似嫌庞杂堆砌，但根据中医学的独特性和我们在中医教学、医疗、科研工作中的了解，如是编撰内容和形式，有的篇章虽然独立特殊，但内在仍相互联系，尚适应当前发展中的中医学科需要，将方便特定水平的专业人员使用，有助读者索取所需，自行联贯寻求启迪。

本书依靠全国 25 所中医药高等院校及 10 多所省市以上的医院、研究院（所）的参编者的共同努力和学术上的支持，经过不断研究和反复修改，编写工作在 21 世纪初完稿，成为集当代之大成的中医妇产科专著。但由于参编人员众多，信息往返、编撰统稿难度极大，加之我们水平有限，个别章节内容尚显单薄，全书肯定存在错漏和不尽人意之处，敬请读者批评指正。

本书在编写过程中，得到人民卫生出版社的大力支持，特别是责任编辑张虹同志自始至终地指导和帮助；成都中医药大学及所有参编人员单位的领导，广州中医药大学妇科教研室同道和成都中医药大学妇科教研室同仁给予了大力的支持与帮助；在读的硕士、博士研究生黄英、龙旭、相宇、要文卿、李世梅、唐怡、曾婧等在查询资料、校对、整理文稿等方面付出了辛勤的劳动。在此一一表示感谢。

此外，对香港健康之友中医药学院、福州市台江区中医院等在本书召开编委会议及资料查询、编印文稿、信息交通等方面所给予的资助，特此表示感谢。

对本书顾问们所赋予的关怀和指导，表示衷心的感谢。

刘敏如　谭万信

2001 年 1 月于成都中医药大学

目 录

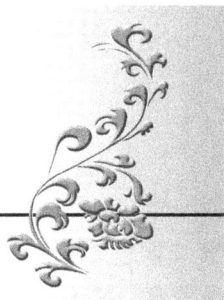

第三篇　当代中医妇科名家学术思想及临床经验集粹

第四篇　现代妇产科基本知识与技术借鉴录

第五篇　中医妇产科学古医籍参考文献

附　篇

绪　　论

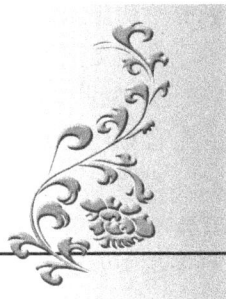

一、中医妇产科学的概念和范围

事物的概念是发展的，研究的范围亦是不断适应概念的。什么是中医妇产科学，它的研究范围是什么，也有一个认识和发展的过程。

远在公元 216 年，汉代张仲景《金匮要略》中"妇人妊娠病脉证并治"、"妇人杂病脉证并治"、"妇人产后病脉证并治"就已经形成了中医妇产专科雏形。历经近 2000 年，不少妇产科专著相继问世，对妇产科的特点作了一定的描述，如唐代《备急千金要方》说："妇人之别有方者，以其胎妊生产崩伤之异故也"。特别是清代政府主持编纂的医学综合性教科书《医宗金鉴·妇科心法要诀》，对中医妇产科的范围和特点作了传统的精辟概括，即"男妇两科同一治，所异调经崩带癥，嗣育胎前并产后，前阴乳疾不相同"，这一论述为中医妇产科学的研究范围奠定了基础。近 50 年，中医妇科学（其中含部分产科疾病学）已成为一门独立的中医临床学科。中医规划教材明确提出"中医妇科学是研究妇女生理病理特点和防治妇女特有疾病的临床学科"。随着妇科学的发展和当今科学时代特点以及中医临床的要求，中医产科问题是中医学学科建设不能回避的问题。编者认为，根据中医学特点，不必形成独立的中医产科学，但应有中医产科内容的发展阵地，因此，本书以"中医妇产科学"为书名，并提出其概念和范围是："中医妇产科学是根据中医药学基本理论和运用现代科技手段，研究女性生理病理的中医学特点和妇产科疾病的发生、发展以及相应的诊断与防治方法的一门中医临床学科。"本书即是以此为指导编写的。

二、中医妇产科学历史发展概况

现代的中医妇产科学是在传统中医妇科学的基础上进一步发展起来的，只有充分了解传统中医妇产科的历史发展情况，通过发掘、整理和继承的工作，吸取前人积累的宝贵财富和知识精华，在理论与实践的结合中使之发扬光大，才发展成为今天的中医妇产科学。

以下按不同历史时期简要介绍中医妇产科的发展概况。

公元前 22 世纪—前 8 世纪，我国远古时代的祖先在改造和适应自然环境的劳动和生活中开始发现和认识了一些与"种子"和"避孕"有关的天然药物，并对难产、流产、胎教有了初步认识。这一时期可认为是中医妇产科学的孕育时期。

据《史记·夏本纪》注记载："父鲧妻修己……胸坼（音 chè，裂开意）而生禹。"《史记·楚世家》注则说："（夏）修己脊坼而生禹，（殷）简狄胸剖而生契。"这是有关妇女生育难产的最早记载。

殷墟出土的甲骨文中共记载有 21 种疾病，其中的"疾育"指的是与孕育有关的妇产科疾病，甲骨文卜辞中"贞，子母其毓，不其冓（死之意）"，说的是孕妇临产得病，占卜母子是否安全。

公元前 11 世纪成书的《周易》中有"妇孕不育"和"妇三岁不孕"的记载，说明当时流产和不孕症已引起了注意。《山海经·中山经》说："青要之山……有鸟焉，名曰鹩，其状如凫，青身而朱目赤尾，食之宜子。"《山海经·西山经》说："嶓（bō）冢之山……有草焉，其叶如穗，其本如桔梗，黑华而不实，名曰骨蓉，食之使人无子。"

汉代刘向著《列女传》记载周文王之母在怀孕期间注意修身养性以行胎教，原文说："太任，王季娶以为妃……及其有身，目不视恶色，耳不听淫声，口不出傲言，能以胎教子，而生文王。"由此可见，我国上古时期的妇女已经注意到怀孕后的思想情绪变化对胎儿在母体内的生长发育是有影响的，因而要注意胎教，以利优生。

春秋战国时期约从公元前 8—前 3 世纪秦王朝建立前，是诸子蜂起，百家争鸣，各种思想活跃的时期，著名医家有医和、医缓、扁鹊等。据《史记》记载，扁鹊曾在赵国邯郸做"带下医"，即妇产科专职医生。因此，可以认为春秋战国是中医妇产科学的奠基时期。

在对胚胎发育的认识上，有书引文子九守篇指出："一月而膏，二月而血脉，三月而胚，四月而胎，五月而筋，六月而骨，七月而成形，八月而动，九月而躁，十月而生。"《左传·僖公十七年》载："梁嬴孕过期，卜招父与其子卜之，其子曰：'将生一男一女'。"这是对过期妊娠和双胎妊娠的最早记载，说明古人对妊娠的生理病理已有了一些认识。又据《左传·僖公二十三年》（公元前 664 年）指出："男女同姓，其生不蕃。"因古代生产力低下，常是聚族而居，故同姓之人多有亲缘关系，而男女近亲结婚，不利于后代的繁衍昌盛。这种优生观点已被现代科学所证实，它比著名英国生物学家达尔文发现这一科学事实要早 2500 多年。

成书于 2000 多年前战国时期的中医学经典著作《黄帝内经》，是整个中医学奠基之大作，对中医妇产科学的形成，贡献是多方面的。

在解剖方面，《黄帝内经》首先提到了女性特有脏器"女子胞"、"胞中"、"子处"和相关的"胞脉"、"胞络"等。《素问·五脏别论》在论及女性的特有脏器"女子胞"时，因其具有藏精气和传化物的双重功能，不同于五脏六腑，而将其归属"奇恒之腑"。《素问·评热病论》说："胞脉者，属心而络于胞中。"《素问·奇病论》说："胞脉者，系于肾。"《黄帝内经》所谓"胞脉"、"胞络"，既是指附着于子宫的血脉和经络，又是女子胞与脏腑相连属的纽带。

在生理方面，《内经》以七岁为一个生理年龄段，围绕肾气、天癸、冲任二脉功能的盛衰为中心，论述了女性一生不同年龄时期的生理现象，成为中医妇产科学有关月经生理和妊娠生理的理论基础。

在病理方面，《黄帝内经》指出妇女一生因经、孕、产、乳特殊生理数伤于血，因而其生理特点是"有余于气，不足于血"。该书还具体论述了崩漏、闭经、带下、不孕、癥瘕、妊娠失音等妇产科疾病的发病机制。如：《素问·阴阳别论》说："阴虚阳搏谓之崩"；

《素问·痿论》说：“悲哀太甚则胞络绝，胞络绝则阳气内动，发则心下崩、数溲血也”，指出崩中（漏下）的主要病机是阳盛阴虚，内热迫血，胞络损伤所致。又如《素问·阴阳别论》说：“二阳之病发心脾，有不得隐曲，女子不月”，这是该书中社会、心理因素导致疾病的典范记载。

在诊法方面，《黄帝内经》强调妇科病望诊着重在于“面王以下”，即鼻头下、上唇口的气色可反映妇女体内的某些病变，具有一定的临床应用价值。该书指出了闭经病脉、妊娠和临产常脉的特点，并提出从月经是否按时而下和包块生长的具体部位与活动度来鉴别是否属妇科肿瘤。如《灵枢·邪气脏腑病形》说：“肾脉……微涩为不月。”肾脉即两手尺脉，不月即闭经。《素问·平人气象论》说：“妇人手少阴脉动甚者，妊子也。”手少阴脉即左寸心脉。《素问·阴阳别论》说：“阴搏阳别，谓之有子”，阴脉即两尺脉，阳脉即两寸脉，王冰注：“尺脉搏击，与寸口殊别，阳气挺然，则有妊之兆。”

在治法方面，《黄帝内经》记载了最早的妇科古方四乌鲗骨一藘茹丸，原方用治血枯经闭。对孕妇患病用药的问题提出了原则性见解，即《素问·六元正纪大论》所说：“妇人重身，毒之何如？……有故无殒，亦无殒也……大积大聚，其可犯也，衰其大半而止，过者死。”这段话指出了妊娠期间既要慎用药性峻猛和有毒之品，但又不是绝对的，既然孕妇患病未使胎元殒堕，针对病情慎用峻猛药品一般说来也不是不可以的，只是应掌握分寸，做到中病即止，不可过量。

秦汉时代相当于公元前221—公元220年，前后约440年。这一时期中医妇产科学初步形成。秦代最早的妇产科病案记载见于《史记·扁鹊仓公列传》，书载太仓公淳于意首创“诊籍”，有“韩女内塞月事不下”和“王美人怀子而不乳”的两例病案。

汉代医事制度在宫廷中的太医令下设置“视产乳之疾者”，称为女医或乳医，其中较著名者有义妁和淳于衍，她们曾在宫中使用药物人工流产。《汉书·五行志》有联体胎儿畸形的记载，《后汉书·华佗传》记载神医华佗发明有麻沸散和神膏（创伤药），可施行开腹手术及手术摘除死胎。

长沙马王堆汉墓出土的《胎产书》，约成书于公元前2世纪的西汉时期，是目前已知最早的妇产科专书。该书对妊娠按月养胎的方法作了叙述，提出了作者的见解，代表了西汉早期对妊娠胎产医疗保健的认识水平。

成书于东汉时期的《神农本草经》是现存世界最早的中药学专著。书中将各种天然药物（动物药、植物药、矿物药）分成上、中、下三品，载药360多种，有许多是妇产科常用药。该书还最早把女子胞称作“子宫”。《神农本草经·紫石英》说：“女子风寒在子宫，绝孕十年无子。”

秦汉时期最重要的医著是东汉张仲景所著《伤寒杂病论》，其中杂病部分后经晋代王叔和整理及宋代林亿、孙奇等校定即为现行本《金匮要略》。该书专门辟有妇人病3篇，内容涉及妊娠病、产后病、月经病、带下病及妇人杂病，基本上已把妇产科常见病包罗在内，具备了中医妇产科学的雏形。书中的妇人病三篇收载治妇人病方30余首，大部分因其具有较好疗效而一直为后世所沿用。其如：治疗癥瘕的桂枝茯苓丸，治漏下、半产后及妊娠下血而兼腹痛的胶艾汤，治妊娠腹痛的当归芍药散，治虚寒妊娠呕吐的干姜人参半夏丸，治产后虚寒腹痛的当归生姜羊肉汤，治妇人脏躁的甘麦大枣汤，以及治绝经期虚寒崩漏而兼有瘀滞的温经汤等，至今仍为妇科临床医生所常用。此外，该三篇还首次提出了阴道冲洗和纳药的外治法，并拟定了栓剂矾石丸治带下病“下白物”，锭剂蛇床子散治妇人阴寒带下病，洗剂狼牙汤治阴中虫蚀生疮。只可惜妇科局部药物外治法由于受封建礼教的束缚而未能得到应有发展。

又据《汉书·艺文志》和《隋书·经籍志》记载，汉代的妇产科专著还有《妇人婴儿方》、《范氏疗妇人方》、《疗妇人产后杂方》。张仲景《伤寒杂病论》自序提到曾参考过的《胎胪药录》等，因年代久远，复经战乱，原书早已散佚而荡然无存。

公元220—618年是魏晋南北朝及隋代时期，该期中医学的特点是晋代脉学与隋代证候病源学的发展，对妇产科的理论也作出了一定贡献。

晋代王叔和在收集整理张仲景《伤寒杂病论》的同时，总结前人的脉学知识，著成《脉经》10卷，使脉学理论与方法规范化和系统化。其中第9卷专述妇女妊娠、产后、带下病、月经病及妇女杂病的脉诊和辨证。如对凭脉辨孕的方法，《脉经》说："尺中，肾脉也。尺中之脉，按之不绝，法妊娠也"，又说："三部脉沉浮正等，按之无绝者，有娠也"。此脉法直接继承了《黄帝内经》、《难经》的传统理论，较以往更加形象具体，也比较切合临床实际。《脉经》还提出了"居经"、"避年"、"激经"等特殊月经现象以及临产"离经脉"等概念。

南齐褚澄著《褚氏遗书》1卷共10篇。该书从优生与养生的角度主张晚婚与节育，提出"合男女必当其年，男虽十六而精通，必三十而娶；女虽十四而天癸至，必二十而嫁。皆欲阴阳气完实而交合，则交而孕，孕而育，育而为子，坚壮强寿"。又说："合男子多则沥枯虚人，产乳众则血枯杀人"，指出了纵欲及产乳过多对妇女身体健康的危害，告诫人们一定要实行晚婚、节欲和节制生育，以利于母子健康和优生优育，虽今仍具有现实意义。

北齐徐之才著《逐月养胎方》，明确指出了随着胎儿的发育，孕妇逐月在饮食起居、精神情绪等方面加强调摄应注意的事项，并提到了孕期针灸禁忌的问题，书中还附有妊娠逐月养胎方，以促进胎儿在宫内的正常发育。这些见解和方法与现代围产医学注重孕妇与胎儿的围生期保健有相同的观点和互补的临床意义。

隋代，太医博士巢元方主持编撰的《诸病源候论》是一部集前代之大成而影响深远的中医证候病源学大作。全书有50卷，分为67门，共计1730个证候，包括内、外、妇、儿、五官五科，第37～44卷共8卷专论妇产科证候的病因病机，其中前4卷论述妇科疾病，共141论，病证涉及月经病、带下病、前阴病、乳房病，后4卷论述产科疾病，共142论，病证涉及妊娠病、将产病、难产、产后病。《诸病源候论》在论述妇产科疾病的病因病机时，强调劳伤过度，气血不足，体虚感受风冷之邪，邪气客于胞内等，可损伤胞络、冲脉、任脉等妇女特殊病位以及心与小肠二经。如说："妇人月水不调，由劳伤气血，致体虚受风冷，风冷之气，客于胞内，伤冲脉任脉，损手太阳少阴之经也"。又说："带下者，由劳伤过度，损动经血，致体虚受风冷，风冷入于胞络，搏其血之所成也。""风邪乘虚入于胞，损冲任之经……致令胞络之间秽液与血相兼连带而下。"这些认识丰富和发展了中医妇产科学的基础理论，对临床辨证求因、审因论治也有较大指导意义。

唐代，继隋制设立"太医署"，由行政、教学、医疗和药工等人员组成，是全国最高医学教育及医疗机构，负责培养医药人才与宫廷内的医疗工作。唐代医学日益兴盛，中医妇产科开始形成。在出现了一些大部头的综合性医书的同时，临证各科取得了显著成就，现存著作中包含妇产科内容较多或以妇产科为主的有《备急千金要方》、《外台秘要》和《经效产宝》，尤其是《经效产宝》可说是中医产科形成期的代表作。

唐代孙思邈对医学各科都有深刻研究，是当时的著名医家。他积 50 余年的临床经验，继承历代医学知识，约在公元 652 年著成《备急千金要方》30 卷，内容包括临证各科及针灸、食疗、预防、卫生等各个方面。该书首列妇人方 3 卷，首先论述求子，然后广泛讨论妊娠、临产、月经、带下及杂病的证候与治疗方法，并收集药方 540 余首，弥补了巢氏《诸病源候论》有证无方之不足。孙氏指出："凡人无子，当为夫妻俱有五劳七伤，虚赢百病所致。"认为不孕症可因男女双方患病引起，而不是仅仅责之女方。对临产处理和产后护理，孙氏也有很多精辟论述，还收载了治疗难产、横生、倒生、胞衣不出等临产病证的药方及针灸引产的穴位和手法。

《外台秘要》的作者王焘，曾长期从事当时的国家图书馆——弘文馆的图书管理工作，有机会广泛阅读晋唐以来的大量医学书籍（其中有些在后世已经失传），他花费数十年工夫进行研究整理，于公元 752 年编成《外台秘要》40 卷，共 1104 门，内容包括内科、外科、妇产科、儿科、骨伤科、五官科等临床各科，是一部宏篇巨制的综合性医著，其中有妇人方 2 卷，计 85 门 480 余方。该书详细论述了妊娠、产难、产后、崩中、带下、前阴诸疾等，并汇集附录了《小品方》、《千金要方》有关堕胎、断产的各种方法。

昝殷撰著的《产宝》（公元 853 年），现行本名为《经效产宝》，是清光绪年间据北宋影刻本影印，经加句缩影并补抄目录而成。该书分为 3 卷 41 门，载方 260 余首，主要论述了妇人妊娠、难产、产后诸疾的诊断和治疗，并首次记述了产后败血"冲心"而致血晕的急救方法，是我国现存较早和理论较为系统的妇产科专书。

从以上 3 书可看出唐代的中医妇产科已经发展到相当水平，为后来的妇产科独立分科奠定了基础。

宋代设立"太医局"培养医学人才，妇产科被列为国家医学教育规定设置的九科之一，据《元丰备对》载："太医局九科学生额三百人……产科十人……"，这是世界医事制度上最早的妇产科独立分科。

随着宋代妇产科发展为独立专科，相继出现了一批妇产科专著。杨子建著《十产论》，成书于公元 1098 年，详细记述了横产（肩位）、倒产（足位）、坐产（臀位）、碍产（脐带绊肩）等各种异常胎位造成难产的助产方法，是一部较好的产科专书。如对"横产"的处理，书中说："凡产母当令安然仰卧，稳婆先推儿身顺直，头对产门，以中指揉其肩，不令脐带羁板，方用药催之，继以产母努力，儿即生"（见《妇人良方大全·产难门》）。再对"倒产"的处理，书中说："当令产母仰卧，稳婆推入，候儿自顺。若良久不生，令稳婆手入产户一边，拨儿转顺，近产门，却服催药，并努力即下"（同前）。这些对难产的处理手法用现代产科的观点来衡量虽然未必恰当，但作为距今 900 多年前的医家，能在手法助产方面作出有益探索，说明对中医产科的发展是作了很大努力的。朱端章于公元 1184 年著成《卫生家宝产科备要》，在收集宋以前有关各家产科论著的同时，引述了不少前代散失的文献，标明出处，内容包括妊娠、临产、产后等，并附有新生儿护理和治疗，还明确记述产后"三冲"，即冲心、冲胃、冲肺的证候和治疗方法，有一定参考价值。齐仲甫于公元 1220 年著成《女科百问》，将有关妇女的生理、病理、月经、带下、胎前、产后及杂病等内容归纳为 100 个问题逐一解答，内容简明，条理清晰，理法方药齐备，也是一部有价值的妇产科专书。

宋代在妇产科方面影响最深、成就最大、内容最为完备的专著，当首推陈自明的《妇人良方大全》。该书成书于公元 1237 年，共 24 卷，分 8 门，前 3 门为妇科，论述月经的生理及病理、妇科常见病及不孕症；后五门为产科，论述胎儿的形成发育、孕期疾病、临产、难产和产后护理等。每门数十证，计248论，论后附方，或附有验案。该书总结了南宋以前的妇产科成就，使之专门化、系统化，因此影响巨大，一直风行数百年而不衰。现行本《校注妇人良方》是明代薛己在陈氏原著基础上经校注删改而成，分为10门，附以验案，并加按语，亦深受后世医家的推崇，因而流传甚广。《妇人良方大全》在阐述月经生理及其产生机制时，其理论渊源于《黄帝内经》，以《素问·上古天真论》为指导；论病受《诸病源候论》影响，以脏腑、经络为辨证纲领，如说："凡妇人三十六种病，皆由子脏冷热，劳损而夹带下，起于胞内也。是故冲任之脉，为十二经之会海"，始终强调妇产科病证的病机与病位在冲任及胞宫，并指出肝脾为月经之化源，治疗月经病应重视滋其化源。其中许多理论是直接继承了《诸病源候论》的观点。总之，该书是一部内容较完备的宋代妇产科杰作，对中医妇产科的系统形成作出了巨大贡献。

此外，宋代还出现了一些在当时有一定影响的产科专书，如李师圣、郭稽中合编的《产育宝庆集》（公元1131年），杨范的《注解胎产大通论》（公元1198年），陆子正的《胎产经验方》，虞流的《备产急用方》，李辰拱的《胎产救急方》，佚名氏的《产宝诸方》，薛轩的《坤元是宝》等，其中有的已经失传，有的转载于他书，有的系手抄孤本而流传不广。在宋代其他综合性医著和方书中，如《太平圣惠方》、《圣济总录》、《普济本事方》、《三因方》、《济生方》等也有专门论述妇产科的内容和方药。可见宋代的中医妇产科学在分化的同时也得到了长足发展。

金元时代是我国医学流派兴起、百家争鸣的时期，号称"金元四大家"的刘、张、李、朱从不同角度在妇产科理论与实践方面作出了贡献。元代蒙古族统一中国后，在医事制度上将医学设为13科，其中包括妇产科。

刘完素（公元1110—1200年），字守真，金代河间（今河北省河间县）人，著有《素问玄机原病式》、《素问病机气宜保命集》、《伤寒直格》、《宣明论方》、《三消论》等医书。他根据当时热性病流行的情况以及《素问》病机十九条，在学术上力倡"火热论"，认为火热是导致多种疾病的原因，治法宜用寒凉之品降心火、益肾水，后世称之为"寒凉派"。对于妇科疾病的病因病机，认为多与火热、温热有关，发展了宋以前强调体虚感受风冷的学术观点，如其指出："女子不月，先泻心火，血自下也"。又说："带下者，任脉之病也"，"下部任脉湿热甚者，津液涌溢而为带下"。刘完素还强调治疗妇女疾病应根据不同年龄阶段而有所侧重，他在《素问病机气宜保命集·妇人胎产论》中指出："妇人童幼天癸未行之间，皆属少阴；天癸既行，皆从厥阴论之；天癸已绝，乃属太阴经也。"这种认为少女重肾、中年重肝、老年重脾的观点比较切合临床实际，故一直为后世医家治疗妇科疾病时所遵从。

张从正（公元1156—1228年），字子和，著有《儒门事亲》一书。其学术思想认为"养生当论食补，治病当论药攻"，"盖邪未去而不可言补，补则适足资寇"，因而治病力主祛除病邪而擅长用汗、吐、下三法，后世称之为"攻下派"。他治疗妇女经带之疾，也常用吐下之法以驱逐痰水而取效。据《儒门事亲·热形》载其治疗"月闭寒热"医案："先涌痰五六升。午前涌毕，午后进食，余证悉除……不数日，又下通经散，泻讫一二升后……不一月，经水行，神气大康矣"。虽然张氏主张用吐泻治疗经带病，但主要是针对邪盛正实之人，如属虚多实少或虚证为主者，亦不轻用攻下之法，而且指出："凡精血不足，当补之以食，大忌有毒之药，偏盛而成夭阏"。这种认为虚证宜补、实证宜攻的见解是符合辨证论治精神的。

李杲（公元1180—1251年），字明之，号东垣，著有《内外伤辨惑论》（1247年）、《脾胃论》（1248年）、《兰室秘藏》（1251年）等书，力倡"内伤学说"，对于内伤致病，治疗以补益中气、补益脾胃为主，后世称之为"补土派"或"温补派"。李氏治疗妇女月经不调、崩漏、带下、阴挺等病证，每多采用补脾摄血、升阳除湿的治法而取效。如《兰室秘藏·妇人门》论述"经闭不行"，认为"妇人脾胃久虚，或形羸气血俱衰，病名曰血枯经绝，宜泻胃之燥热，补益气血，经自行矣"。李氏虽然强调温补脾胃的治疗大法，在辨证求因的前提下，也不时采用苦寒降火治法，仍然是以辨证施治为原则。如《兰室秘藏·妇人门》论述经漏，认为"皆由脾胃有亏，下陷于肾，与相火相合，湿热下迫，经漏不止……宜大补脾胃而升举气血"。又说："妇人血崩，是肾水阴虚，不能镇守包络相火，故血走而崩也"。这些论述是比较符合临床实际的，对于我们现在治疗妇科经、带、杂病，仍具有重要参考价值。

朱震亨（公元1281—1358年），字彦修，号丹溪，著有《格致余论》、《局方发挥》、《丹溪手镜》等书，倡"阳常有余，阴常不足"学说，善用"滋阴降火"治法，重视保存阴精，后世称之为"养阴派"。其创用的越鞠丸、大补阴丸等方至今仍为临床常用。他治疗产前病，认为"当清热养血为主"，提出"产前安胎，黄芩、白术为妙药也"。他还参借皮工制革之工艺用收涩药五倍子煎汤洗濯下脱之子宫以皱其皮，促使其自行缩复。成书于公元1347年的《格致余论》中有"受胎论"一节，指出："阴阳交媾，胎孕乃凝，所藏之处，名曰子宫，一系在下，上有两歧，一达于左，一达于右"。这是中医古籍中最早关于子宫形态的较为明确的描述。

明代据明史《百官制》记载，明朝承元制，其医事制度和医学教育仍设13科，其中有妇人科。明代的妇产科专著较多，现存约有20多种，其中比较著名的有薛己的《女科撮要》（1548年）、《校注妇人良方》，万全的《万氏女科》（1549年）、《广嗣纪要》，王肯堂的《女科证治准绳》（1602年）、《胎产证治》（1602年），武之望的《济阴纲目》（1602年），张景岳的《景岳全书·妇人规》（1624年），宋代陈素庵著、明代陈文昭补注的《陈素庵妇科补解》（1644年）等。

薛立斋的《女科撮要》成书于1548年，收载于《薛氏医案二十四种》丛书中，分上下两卷。上卷列妇科常见病证，包括经候不调、带下、乳痈、乳岩、阴疮等；下卷列产科病证15种，包括保胎、小产、胎衣不出、产后腹痛等。每证除了论述病因、病机、治则外，均附有临证验案。薛氏治妇科病重视五脏辨证，五脏中尤重脾肾。他还提出烧灼断脐法以预防新儿生破伤风，所著《校注妇人良方》在陈自明原著基础上加以整理、删改和补充，增加了一些医案和病种，使之更趋完善。

万密斋的《万氏女科》，又名《妇人秘科》，全书4卷，分为调经、带下、胎前、产后、保产良方等章，内容简明扼要而且实用。他的《广嗣纪要》是论述嗣育问题的专著，书中提出："种子者，男贵清心寡欲以养其精，女贵平心定气以养其血"，强调欲求生育，夫妻双方都要心平气和，不妄作劳，使男精壮而女经调，方可种子成孕。万氏还描述了妇女因先天性生理缺陷而致不能孕育的五种情况，即螺、纹、鼓、角、脉，称为"五不女"。

王肯堂的《证治准绳·女科》，成书于公元1602年，该书广集前人如陈自明、薛立斋等对妇产科的论述和治法，分门别类，加以编次。全书5卷，内分治法通论、调经门、杂证门、胎前门、产后门。每门分若干证，证后附方，他对陈自明《妇人良方大全》中与医学无关的封建迷信内容加以删除而保留其精华，保留了薛氏校注内容及验案，"取其以养正为主，且简而易守"（《证治准绳·女科·自序》语），该书作为王氏所著《证治·准绳》中之一部，内容丰富，条理分明，博而不杂，详而有要，故为后世医家所推崇。其后武之望的《济阴纲目》基本上就是以《证治准绳·女科》为蓝本编撰而成，但因《济阴纲目》是以妇产科专书刊行，便于翻检阅读，故流传更广，然其内容与编写体例则与《证治准绳·女科》基本相同。唯论前阴诸疾，颇为详尽，如对阴户肿痛、阴痒生虫、阴户生疮、阴挺下脱、阴冷等都分别详论治法，是该书一大特点。

张介宾（约 1563—1640 年），字景岳，浙江山阴人，为明代著名医家。他对中医学经典著作《黄帝内经》理论的研究造诣很深，著有《类经》、《类经图翼》、《类经附翼》等研究《黄帝内经》的多部专书，晚年编撰成《景岳全书》64 卷，100 余万字，包括内、外、妇、儿、药物、方剂、脉学诊断等各方面，内容十分丰富。其中有《妇人规》2 卷，由于仅占全书的一小部分，且无单行本，故长期未为人所注意。其实《妇人规》的内容精简扼要而全面，分为总论、经脉、胎孕、产育、带浊、乳病、子嗣、癥瘕、前阴九类，每类若干证，先说理，而辨证立方，除引用各家之言外，常能提出自己的见解，说理精辟而切合临床实际。张氏提出"阳非有余，阴常不足"的学说，强调阳气和阴精可以相互化生。认为妇女必经重视冲任、脾、肾、阴血，治妇科病首重调经。如《妇人规·经脉诸脏病因》说："女人以血为主，血旺则经调而子嗣……故治妇人病，当以经血为先。"又如《妇人规·经不调》说："调经之要，贵在补脾胃以资血之源，养肾气以安血之室，知斯二者，则尽善矣。"张氏坚持辨证论治原则，师古而不泥古，反映在《妇人规》书中，还有许多精辟的论述。《景岳全书》中另有《妇人规》古方一卷，集方 186 首，其中有许多为自拟方，至今仍为临床常用。

陈文昭的《陈素庵妇科补解》，成书于公元 1644 年。该书是在作者十九世祖——南宋高宗时名医陈素庵所著《素庵医要》中妇科部分的基础上加以补充解说而成。全书分调经、安胎、胎前、杂证、临产、产后众疾六门，共 167 论。由于书中内容大多是记录治验心得，创制的新方称之"方论"，但也注意引用一些传统的妇产科理论，用以指导临床实践和辨证论治说理，其中不乏精辟论述，如《调经门·天癸总论》指出："是任脉之通、冲脉之盛，必由于天癸之至；而月事之以时下，又必由任脉之通、冲脉之盛。是冲、任二脉受伤，即为经脉不调之由也"。《调经总论》指出："女子经血宜行，一毫不可壅滞。既名月经，自应三旬一下，多则病，少则亦病；先期则病，后期则病；淋漓不止则病，瘀滞不通则病。故治妇人之病，总以调经为第一。"该书条理清楚，内容丰富，经验独到，较为切合临床实用。

明代著名医药学家李时珍在其所著《本草纲目》（公元 1578 年）和《奇经八脉考》（公元 1564 年）中，对月经的生理现象、妇科强调的冲任督带奇经经脉的循行和功能等都有精辟的论述和详尽的考证，对中医妇科理论的发展作出了重要贡献。如对为什么叫做"月经"这一问题，《本草纲目·人部·妇人脉》说："女子，阴类也，以血为主。其血上应太阴，下应海潮。月有盈亏，潮有朝夕，月事一月一行，与之相符，故谓之月水、月信、月经。"又说："女人之经，一月一行，其常也；或先或后，或通或塞，其病也。复有变常而古人并未设者，不可不知。有经期只吐血衄血，或眼耳出血者，是谓逆行。……有一生不行而受胎者，是谓暗经。"

此外，赵献可的《邯郸遗稿》、虞抟的《医学正传》（1515 年）、楼英的《医学纲目》

（1565年）、李梴的《医学入门》（1575年）、龚信与龚廷贤的《古今医鉴》（1576年）等综合性或以杂病为主的医著中，也有一些关于妇产科理论与疾病论治的论述，值得后人学习和参考。

清代将妇产科统称为妇科或女科，这是因为从明代中期以后，随着海上交通的发达，中外文化交流的扩大，欧洲资本主义国家的科学文化和西方医学也相继传入我国，建立在现代科学基础上的西医产科学逐渐取代了我国受封建礼教束缚和历史条件限制而长期未能得到发展的中医产科，使中医妇产科的阵地逐渐缩小。中医妇科虽然也包括有一些产科内容，但仅限于以药物内治方法为主的妊娠或产后的某些病证或胎前、临产与产后的调护措施等，故统称妇科或女科。虽然如此，清代还是出现了很多妇科专著及胎产方面的专书，流传下来的也有七八十种之多。

傅山（公元1607—1684年），字青主，号公他，山西阳曲（今山西省太原市）人，博通经史百家，工诗文书画，尤精于医术，所著《傅青主女科》一书，由后人约于公元1690年前后刊行，书中辨病识证以肾、肝、脾三脏立论，处方以培补气血、调理脾胃为主，论述平正扼要，理法严谨，方药简效，颇切实用。全书分为女科上、下2卷，另有产后编上、下2卷。女科上卷包括带下、血崩、调经三节，下卷包括妊娠、小产、难产、正产和产后5节；产后编上卷包括产后总论、产前后方证宜忌、产后诸证治法3节，下卷包括数十种产后杂症的治疗方法。该书编写体例及论述方法均与其他妇科书截然不同，每证条文先述理论后议治法，再拟方药，药后附以煎服法等说明文字，所拟方药多为自己创制、临床习用之经验用方，药简效宏，对后世影响较大。正如补尔诚在该书序言中所说："其居心与仲景同，而立方与仲景异……谈症不落古人窠臼，制方不失古人准绳。用药纯和，无一峻品；辨证详明，一目了然。"

肖赓六著《女科经纶》，成书于公元1684年。该书系辑录历代名著中有关妇科的论述加以归类而成，详于理法而略于方药，与《诸病源候论》体例相似，由于是综合历代名家之言分门别类，内容更为丰富，且条理分明，便于查阅，是一本学习和研究妇科的较好参考书。

《医宗金鉴》是吴谦与刘裕铎等奉清王朝之命于公元1742年编写成书的我国历史上第二部最为完备而简明扼要的综合性医学教科书，其中的《妇科心法要诀》有6卷，内分调经、崩漏、经闭、带下、癥瘕积痞痃癖疝诸证、嗣育、胎前诸证、生育、产后、乳证、前阴诸证、杂证等门类，每门又分若干证，每证分为病因、病机、症状、诊断、治疗、方药等项目加以论述，先列歌诀，次用文字解说，每门之后又列有汇方，条理分明，便于初学者记诵，所选方剂亦是临床常用而较有实效者。因此该书是一本较好的医学入门教科书，为后世所推崇而流传甚广。

沈金鳌著《妇科玉尺》，为《沈氏尊生书》七种之一，成书于公元1773年，全书分为求嗣、月经、胎前诸疾、小产、临产、产后、带下、崩漏、妇人杂病等门类，书中既吸收前人之说，又能提出自己的见解加以发挥，尤其是求嗣的调摄方法、带下病的病因病机和证治等具有独到的见解，如《妇科玉尺·求嗣》说："养精之法有五：一须寡欲，二须节劳，三须息怒，四须戒酒，五须慎味。养血之法，莫先于调经。盖经不调则血气乖争，不能成孕"。对于种子受孕的时机，沈氏则明确指出：妇人"一月止有一日，一日止有一时"，与现在关于妇女排卵期同房易于受孕的认识颇为吻合。

何松庵、浦天球二人合著《女科正宗》，成书于公元1722年，主要论述妇女经、带、胎、产、乳病及不孕症状等常见病，既选录了历代各医家如褚澄、陈自明、张景岳、薛立斋等的论说，又参以作者本人的学术观点和临床经验。全书分为调经门、崩漏门、带下门、种子门、胎前门、临产门、产后门和乳病门，每门先采用总论的形式加以概述，再分病证简述证候、病因、病机与诊断治疗，每证后均附方若干首以供临证时辨证选用。该书理论简明、条理清晰、内容丰富、切合实用，是一本较好的中医妇科临床参考书。正如该书原序所说：该书"先之门类以别其端，继之论说以精其理，终之脉方以广其见，哀集颇精，条中有目，例中有义，以方系症从类，使览者了然，有究理尽性之功，自无刻舟胶柱之失。"

沈尧封著《沈氏女科辑要》成书于公元 1764 年，1850 年始以王士雄刻本刊行于世。书中各节首先选录了历代医家有关论述，以明晰源流，释疑辨惑，再阐明作者本人的学术观点，理论联系实践，做到有所扬弃和发展，最后附录医案和方药以指导临床应用。该书对于妇女的生理、病理和经、带、胎、产诸病的辨证论治都作了较全面而系统的阐述，是一本较好的妇科专著，可供教学临床参考。

亟斋居士著《达生编》，成书于公元 1715 年，是一本科普性质的通俗读物。该书主要叙述胎前调护、临产难产救治及产后护理的方法，文字通俗易懂、简单明了，内容和观点都比较正确，因而流传甚广。书中最著名的观点是关于临产时孕产妇需要牢记的"六字真言"，即"睡、忍痛、慢临盆"。书中极力宣传分娩是妇女正常的生理现象，不必惊慌恐惧，一切只要顺其自然，即可水到渠成，瓜熟蒂落，保证分娩得以顺利完成。作者反复强调分娩时"总以睡为第一妙法"，要"忍住疼痛照常吃饭睡觉"，"无论迟早，切不可轻易临盆用力，切不要听稳婆说孩儿头已在此，以致临盆早了，误尽大事……，此乃无地自然之理，若当其时，小儿自会钻出，何必着急"。总之，作者通过临床实际观察而总结出来的"睡、忍痛、慢临盆"六字要诀，并谆谆告诫产妇要认真做到，以保母子安全，这是符合现代产科学临产待产原则的。

此外，清代还出现了一批胎产专书，除前面已提到的《傅青主女科·产后编》、亟斋居士的《达生编》外，较著名的还有倪枝维的《产宝》、阎纯玺的《胎产心法》、唐千顷的《大生要旨》、柯炌的《保产机要》和《产科心法》、汪慎斋的《评注产科心法》、陈笏庵的《胎产秘书》、袁于江的《生生宝录》、张曜孙的《产孕集》、单南山的《胎产指南》等。由于这些胎产专书仍然是以药物治疗方法为主，对于临产接生手法与难产处理等少有发展，故不再逐一介绍。

清代末年民国初年是历史上一个特殊时期，由于西方现代工业的发展，西方先进的科学技术也广泛而深刻地影响着中医学，于是出现了一大批中西汇通学派的医家，其中对中医妇科学作出过贡献的医家和医著有王清任的《医林改错》、唐容川的《血证论》、张锡纯的《医学衷中参西录》、张山雷的《沈氏女科辑要笺正》、严鸿志的《女科精华》和《女科证治约旨》、恽铁樵的《妇科大略》等。

公元 1830 年，王清任根据尸体解剖和临床实践经验写成《医林改错》一书，强调学习解剖学知识对于医生的重要性，并对瘀血学说与活血化瘀治法作了深入研究，创立了一系列逐瘀活血名方，在妇科临床得到广泛运用。其后唐容川（公元 1862—1918 年）著《中西汇通医书五种》，包括《医经精义》、《血证论》等。在《医经精义》中，他先摘录《内经》原文，再收入王清任《医林改错》关于脏腑解剖图说，并以西医的解剖生理学来印证中医理论，如说："经脉者，所以行血气而荣阴阳、濡筋骨、利关节者也，《内经》名脉，西医名管，其实一也"。诸如此类有关中西汇通的理论和阐述，虽然难免有一些牵强附会，然而在当时的历史条件下，他敢于大胆引用西医的知识来解释中医的理论，试图汇通中西医学的革新精神仍是值得肯定的。唐氏于1884年著成的《血证论》8卷，其中有专门论述经血、崩带、产血、经闭、抱儿痨等妇产科内容的章节。《血证论》将气血水火的概念熔铸于男女生理异同的机制中，认为"女子主血，故血从水化而为经"。"此水乃肾中冲阳之气所生，……故凡调血先须调水，调水即是调气。"又说："血热者，水之不足也，因见行经趯前、发热口渴诸证……以滋水者濡血"。"血塞者，水之不温也，因见经水后期、黯淡清冷之状，以及凝滞疼痛兼作……以温水者行气，气行则血行也"。唐氏认为月经周期性来潮的实质是一种"新生旧除"的过程，乃"天地自然之理"，"旧血即是瘀血，此血不去便阻机化"，就会妨碍机体的新陈代谢，导致疾病发生。他还指出"血所以运行周身者，赖冲任带三脉以管领之；而血海胞中又为血转输归宿之所。肝则司血海，冲任带三脉又为肝所属，故补血者，总以补肝为要"，而"生血之源又在脾胃"。这些认识和论述，对于妇产科的理论和实践，都具有指导意义。

张锡纯（公元1860—1933年）作为中西汇通的著名医家，从理论到临床、从医疗到药物都作了中西汇通的尝试，其所著《医学衷中参西录》8卷，其中有"妇人科"和"妇人方"等内容。书中对于医理及临床各种病证，均应用中西医两种理论和观点加以阐述，以相互印证。他对中药药性理论有较深刻的研究和阐发，并试图兼取中西药物之长，以补两者之短，因而在临证治疗中常将中西药物同时应用。张氏治疗妇科病善用补益气血、活血化瘀及调理冲任等方法，他自创的安冲汤、固冲汤用于治疗月经过多、崩漏；理冲汤、理冲丸治疗闭经、恶露不绝、癥瘕，清带汤治疗赤白带下，寿胎丸用于补肾安胎等，具有药少量大、力专效宏的特点，至今仍在妇产科临床上广泛应用。

张山雷的《沈氏女科辑要笺正》，成书于公元1933年，它是在原清代名医沈尧封所著《沈氏女科辑要》的基础上，结合自己20余年的临床经验加以注释、笺正、引申其余义而成。该书分上下2卷，上卷包括月经病、带下病、子嗣、妊娠病，共31节；下卷包括临产、产后病、妇科杂病等共51节，后附妇科常用方。全书体例除录有沈尧封的原文外，另有王孟英的按语，张氏的笺释校正及验案，内容丰富而实用。成书后曾用作浙江兰溪中医专科学校的中医妇科学讲义。张氏遵循古训，融会新知，强调辨证施治，反对固执守旧，对于古方的使用，具有独到见解。如对古今之人习用胶艾汤或奇效四物汤（即胶艾汤去甘草加黄芩）治血崩之病大不赞同，因方中均含当归，他认为当归"其气最雄，走而不守，苟其阴不涵阳而为失血，则辛温助动，实为大禁"。由于妇女血崩多因"肝肾阴虚，不能涵阳"，气火妄动，固摄无权，"非大封大固而清理血分之热，亦无以制其阳焰"，故当归不宜妄用，而应以补脾养胃、峻滋肝肾真阴、封固摄纳为治。对于安胎之法，认为不能一成不变地以"黄芩白术为安胎圣药"。治疗胎漏下血反对以酒入药。张氏在该书中还较多吸收新知识，认为子痫的病机病位，除了阴虚以外，指出"反张戴眼，亦是脑神经变动，必与足太阳经无涉"。可见其乐于接受新知识的精神实属难能可贵。因此，《沈氏女科辑要笺正》是一本较有价值的中医妇科参考书。

三、中医妇产科学的特点

中医妇产科学的历史形成了中医妇产科学的显著特点：①与西医妇产科学的理论体系不同，解决临床的问题也有不同的侧重。中医妇产科学是在中医内科学基础上，根据妇产科情况采用中医四诊及辨证论治为主要手段，并以内服药为主，基本属于内科性的学科，但对妇女生理病理的认识及病证的辨证论治又有其系统的理论体系和临床规范，因此，她又是一门相对独立的中医临床学科。在涉及分娩这一产科内容的理论和实践方面，虽历代有一定数量的有关胎产问题的专著，但至今未分化为独立的中医产科学，仅在中医妇科学中包含了某些产科疾病，这就必然使带外科性的产科发展受限，以致被西医产科取代。西医妇产科学则是分为产科学和妇科学两门互有联系而又相对独立的学科，就认识问题和解决问题的方法来看，西医妇产科学基本上属于外科性学科。②尽管中西医的理论基础和解决临床问题的主要手段不同，但研究对象与服务的目的则是一致的。所以，随着医学的发展，现代科技与西医妇产科学必然对中医妇产科学产生影响，促进现代中医妇产科学的发展。③现代中医妇科学的临床诊治特色是借鉴西医妇科学的诊断方法，进行妇科疾病的中西医病名诊断，在此基础上运用中医辨病辨证论治，这样就扩大了中医妇科病种的临床诊治范围，如子宫内膜异位症、宫外孕、子宫肌瘤、功能失调性子宫出血、老年妇科骨质疏松症、外阴白色病损等，均已列入了中医妇科病种范围，并取得了良好的疗效；对某些尚难下病名诊断的妇科症状，采用中医辨证论治，可弥补西医妇科内治法的不足。由此可见，中西医妇科具有"亲和力"，相互取长补短，将丰富妇科的临床论治，提高临床疗效。

四、中医妇产科学发展动态与预测的思考

"凡事预则立，不预则废"。预测中医妇产科学的发展前景，是制订学科发展规划和计划的前提。中医妇产科学是中医学临床学科之一，本文以中医妇科学的发展为背景，提出中医产妇科预测发展的思考。

中医药是中国独具特色的医药。在我国，中医药已成为国家卫生事业重要的、不可替代的组成部分，中医药事业已形成了自身的教育、临床、科研体系，培养了大量的具有现代科技意识的中医药人才，取得了瞩目的成就。如利用现代科技研究中医药的理论与特色获得了不少有意义的指标和科学资料；通过多学科研究中医学阴阳、五行、藏象、气血、经络的实在性；运用电、声、光、热、液、核等实验不可否定经络信息的动态存在；中医学的舌象、脉象生理病理的研究取得了有意义的进展；建立了血液浓、黏、凝、聚状态的检测指标；取得了大量的血瘀病变的数据；研究出肾阴虚与血浆环核甘酸的关系、肾阳虚与肾上腺皮质功能下降的关系；中医病证的动物模型、中医药的整体观与时间生物医学的内涵联系等，取得了新的认识；高科技繁殖中药良种生药已进入实用阶段，从现代药理学要求出发研究中药药效学取得了一定成效；按中医药理论筛选多种生药和方剂进行研究，证明其具有神经、内分泌、免疫调节作用；高科技改革中药复方剂型已普遍用于临床，中医治疗学已向急症迈进；对某些重大疾病，如肿瘤、心脑血管疾病、肝炎、艾滋病，与西医药互补，提高了疗效，取得了世界意义的进展；特别在病毒、老年病、慢性病、心因性疾病、免疫性疾病、内分泌疾病的防治方面，以及康复保健、辨证论治、非药物疗法、无创性疗法等，中医药具有优势和潜力。20世纪末，来中国学习中医药的人数直线上升，到中国留学攻读中医药学的人数占自然学科外籍学生的首位。全世界不少国家不同程度地接受了中医药，120多个国家已有各种类型的中医药机构。当今世界医学模式的改变与中医"天人合一"认识论有一致性，有利于中医药与现代科技结合。中医药内涵的科学生命力具有不可阻挡的发展力量。但是，中医药在医药领域中的地位、性质和作用仍然存在不同的认识和困惑：中医药需不需要发展，怎样发展。我国的卫生政策给予了肯定的回答：

"中医药是一个伟大的宝库,应当努力发掘,加以提高";"振兴中医,发展中医药"。同时,在政策上给予了激励和保护。由于历史的原因和某些习惯势力的影响,中医药的发展非常艰辛和曲折,重要的原因是中医学术界没有形成一个主流导向,没有凝聚一股学术力量。比如,提倡中医现代化,本是无须争议的常识问题,因为,任何事物都是发展的,任何学科都有一个跟随时代的现代化问题,中医药当然也不例外。关键在中医药如何现代化,虽然允许有不同的认识和理解,但是,如果一旦认识有误,方法不对,就有"化掉了中医本色"的可能,这绝不是杞人忧天。比如,中医药正因为是在中国传统医学的基础上发展起来的、具有特殊理论体系的医学,她的价值在于运用特有的理论与方法指导临床而发挥疗效,如果丢掉了她的理论与实践精髓,仅把中药当作"天然药",或仅重视"单味药的结构研究",或仅承认经验的单方、验方并以之取代中医药,那么就不叫中医药了。应该说,中医药现代化应是吸取现代科技,保持中医学科内涵,按中医药自身规律发展的现代化。将来,现代化了的中医药在本质上仍然应是中医药。事实上,当今大量的利用新技术研究中医药取得的不少成果,已经足以说明中医药的发展价值和其在我国卫生工作中的地位。所以,中医药必将得到应有的发展,也有必要进行发展预测的思考。

从中医药的发展分析中医学的发展前景,有人预测,21 世纪中医药将参与世界医学的发展,将形成多学科、多途径、多方法、多层次研究中医药的新局面。发展中的中医药学的独特理论和诊疗机制将在揭示生命现象、健康与疾病的某些环节上有新突破,如经络的实质、部分中医证候等,将得到深层次的机制阐明,将有一批保持中医特色,又能反映时代的新中医书籍问世。中医药教育的学科分化更为系统完善,将形成既相对独立又相互联系的学科,如中医人体结构学、中医生理学、中医病机学、中医辨证学、中医药理学、中医诊断学、中医治疗学、中医心理学、中医护理学、中医营养学、中医时间医学、中医老年病学、中医康复学、气功学以及发展了的中医临床各学科。其间,中西医的正常人体形态学、生理学和病种概念将有初步沟通,中医疗效确切的疾病将体现出辨证规律,部分疾病的治疗机制将得到科学的认证。中医的诊疗手段将使用精密仪器,使舌诊、脉诊规范、客观、准确化。针灸、针麻的原理研究,将达到痛觉理论的新认识。中药的应用和理论将有较大进展,中药材的系统研究:本草考证、资源鉴定、组织形态、产地采收、炮制加工、贮存保藏、化学成分、物理活性、毒副作用等将制定出符合中医药实际的质量标准;常用中药的混乱品种将予以澄清,中药名称将规范化;中药拉丁名称和来源的学名将得到广泛的应用;中药材鉴定将更加明确可靠,每种药材不仅有外形指标,而且有显微特征及化学、物理、药理等鉴定指标。中药的基础理论和药理研究,特别是中药复方的理论研究将大力加强,中药复方药效机制将不断得到阐明,中药新资源将不断出现,中药剂型、炮制方法更加现代化,中成药生产程序和管理符合现代规范管理。

尽管中医学未形成独立的产科学,但中医妇科学(含产科疾病学)随着中医学发展而发展,为我国民族的繁衍昌盛和妇女保健发挥了重要作用。特别是近 20 年来,无论在基础理论、临床实践以及采用现代科技手段进行实验研究方面,均取得了显著进展。

首先,在继承方面作了大量工作,分别整理、校勘、注释、语译了有关古医籍名著,如《妇人大全良方》、《广嗣纪要》、《景岳全书·妇人规》、《傅青主女科》、《医宗金鉴·妇科心法要诀》、《沈氏女科辑要》、《女科要旨》、《陈素庵妇科补解》等 10 多部妇科典籍,不少学者对古代中医妇产科的形成及其成就进行了专篇整理。全国各地名老中医和妇科专家及其继承人整理出各家的理论见解、学术思想、临床经验著述数十种,如《沈绍九医话》、《刘奉五妇科经验》、《中医妇科治疗学》、《百灵妇科》、《罗元恺医著选》、《妇科证治》、《朱小南妇科经验选》、《王渭川妇科治疗经验》、《哈荔田妇科医案医话选》、《何子淮女科经验案》、《女科治验》、《班秀文妇科医论医案选》等，在中医妇科界颇具影响。

高等院校各时期的统编教材《中医妇科学》及中医妇科教学参考书、大型高级参考丛书等多部出版，已经系统整理了中医妇科学的基础理论、基本知识、基本技能和新的理论见解，如脏腑、气血、经络在女性生理中的特殊作用；月经生理、带下生理、妊娠生理、产褥生理均作了较为系统的整理和发挥，并根据临床所见先后提出了"月经前后诸证"、"经断前后诸证"、"女阴白色病变证"、"盆腔疼痛证"等既往中医妇科书中未论及的病种。这些教材、教参的出版和使用，对培养中医妇科人才，促进妇科发展作出了贡献。

在中医妇产科研究的成就上，首先值得总结的是：不少成果在科研思路和科研方法上所出现的特色和进步。特色在于始终把握中医药特色提出课题，进步在于从实际出发，采用现代科技手段，论证中医药理论与临床的科学性、实践性。如根据中医学"肾气盛……天癸至，任脉通，太冲脉盛，月事以时下，故有子"、"肾主生殖"等理论及其实践意义，提出了"肾—天癸—冲任—胞宫"中医学生殖轴和"补肾对生殖轴影响"的研究。有关研究肯定了补肾对促卵泡成熟，促排卵，调节神经、内分泌、免疫系统等方面的作用，为调节月经、治疗不孕等提供了依据，进而成功地研究出有关新的中成药。"天人合一"、"月经如月之有盈亏"的古老认识论，提示了"月经与月相关系"的研究，获得了"月经与月相的相应节律"、"月经周期节律与朔月、望月盈亏变化具有同步效应"的结论。根据中医学气血与月经的理论，研究"月经周期气血盈亏变化"，获得了月经周期气血变化呈月节律现象，为研究中医学月经周期调节机制取得了可喜的起步，同时为临床治疗月经病采用周期分步论治，提供了客观依据。对中医学的子宫生理进行了整理和理论发挥，概括子宫具有"亦脏及腑，非脏非腑"的双重生理功能，所以称之为"奇恒之腑""以出纳精气为奇"，重视子宫特殊生理，提示在临床治疗有关疾病时，当依其藏泻有时，"当泻应泻，当藏应藏"，分而施治。中医学称的带下，是指生理带下，很早即有"带下精之余也"、"泌之有信……得肾中天癸之水，此乃种子的候"的记载，指明生理带下与生殖有关，为此，启迪了中医药调节带下治疗某些免疫性不孕的研究。中医学"产后多虚多瘀"的生理见解提示了"产后虚、瘀的实验验证"和"补虚化瘀促进产褥生理复旧"的新药研究。尽管中医妇科的基础研究仍然十分滞后，但是，在忽视中医基础研究的今天，能抓住中医药特色做最基础的研究，有利于中医妇科理论的阐释和指导临床，亦应视为一种成就。

在中医妇产科学的发展中，比较突出的成就是临床应用的研究，中药治疗宫外孕的临床与方药的研究，突破了国内外多年沿袭一经确诊立即手术治疗的传统方法，并进一步深化药理研究。应用激光矫正胎位，提高了胎儿回转率。采用中药治疗早期宫颈癌，获得近期痊愈。中医、中西医结合治疗子宫肌瘤、卵巢肿瘤、葡萄胎等临床报道的成功经验和可喜苗头，颇具进一步研究意义。运用现代药剂学研究中药剂型，或为内服或为外用的新中成药治疗功能不良性子宫出血、子宫内膜异位症、外阴白色病损、子宫肌瘤、更年期综合征、骨质疏松症、急慢性盆腔炎，以及以清热除湿杀虫通治多种阴道炎等均取得了较好的临床疗效。已有不少中成药新药和有效古方改剂新药问世，如滋肾育胎丸、龙凤宝、宫血宁、益宫止血口服液、消瘤丸、更年女宝、产泰膏、产复康冲剂、清经颗粒、妇炎康、妇炎洁泡腾片、洁尔阴泡腾片、阴洁泡腾片、桂枝茯苓胶囊、宫瘤清胶囊、血府逐瘀胶囊、六味地黄胶囊、八珍冲剂等，为临床治妇科病所喜用。目前，在中医妇科与免疫、中医妇科与神经分泌、精神调节以及妇科老年病等方面，有的已达到分子水平的研究。有关临床研究的报道受到学术界关注，有关研究成果得到国家认可。通过动物实验，从具有下胎作用的中药中研究出芫花萜、天花粉结晶、甘遂提取液等，证实其具有抗生育作用，用于临床妊娠引产获得成功。

从以上所述的中医药的基本动态和有关预测，分析和思考中医妇科学的发展趋势，我们认为21世纪学科理论体系和临床诊疗水平将逐步全方位地发展。中医妇科病种、病名、辨证论治的规范研究将重点先行，以中医学宏观思想为指导，结合现代科学的微观技术，研究月经生理、带下生理将有新的突破。运用现代科技检测中医妇科辨证，将使辨证客观化，以发展中医辨证学。中西医学的妇产科解剖学与妇产科疾病学的要领将有初步沟通；性激素内环境与中医妇科疾病的关系将有所突破，中医药防治某些妇科疾病与免疫学结合的机制将得到初步阐明，在中医妇产科的分化与综合下，将有一批能反映中医特色和时代水平的中医妇产科新书问世，如中医妇产科解剖学（中西医一体）、中医妇产科生理学、中医妇产科诊断学（辨证学）、中医妇产科治疗学、中医妇产科疾病学、中医妇产科疾病预防学、母婴保健学、中医老年妇科学、中医妇科康复学、中医妇科营养学、中医妇科性医学、中医妇科美容学等学科体系的书籍和有关专著，又如中医妇科异病同证比较学、中西医妇科临床比较学、中医妇科疑难病证诊断学、中医妇科疑难病证治疗学、中医妇科信息学、中医妇科实验医学等。

在临床方面，对一些疗效确切的常见病如月经病、女性生殖器官炎症、先兆流产、习惯性流产、妊娠呕吐、不孕症、更年期综合征等，将总结出中医辨证论治规律，并研制系列中成药。对某些疑难病证如功能性子宫出血、某些女性生殖器官肿瘤、子宫内膜异位症、外阴白色病损、免疫性不孕等，将以中医为主、中西药结合以提高诊断与治愈水平，阐明其治疗机制。中医药治疗也将逐步渗入妇科急诊和产科领域。中医药非激素治疗将与雌激素替代（补充）疗法媲美。妇科老年病、康复保健、非药物治疗等将获得较大的进展。中药的双向性作用在妇科更具临床意义，应开展更深入的研究。现代科技用于中医妇产科将有新的认识和新的标准出现，以能更清楚地识别疾病的本质和变化规律，从而提高研究质量与效益。

发展的必备条件最关键是人才的储备与使用。21世纪，中医妇产科专业队伍将得到加强，高素质高层次的中医妇产科专业人才将涌现到中医科研、临床、教学岗位，将为推动中医妇产科学术发展作出贡献。

从学科的内涵分析，不难看出，中医学整体观和辨证论治特色在中医妇科颇具典型性和代表性；中医药与现代科技的结合，使中西医妇科较易沟通，相互磨合。中医药的现代化，中医妇科学有可能成为中医学现代化的先行者。

中医药的振兴，有赖知识和科技的革新，走中医药现代化道路。中医学的发展必将走向国际，并逐步以高级形式参与现代医学体系，未来将是世界医学的大融合，这是医学发展的最终目标。科学发展的分化与综合、多学科之间的渗透和促进、新技术在医学上的应用，是实现这一目标的长远过渡。中医妇产科学的发展和前途也是在这一目标的大流中追赶、飞越。中医妇产科的现代化是吸取现代科学技术，保持中医妇产科特色和科学内涵、按自身规律的现代化。从中医妇产科某一理论、某一病、某个症、某个药、某个方甚至某一点去尝试、去摸索现代化的结合点，不断研究、不断积累，直至形成中医妇产科现代化体系，是中医妇产科界同仁学为之奋斗的目标。

五、中医妇产科工作者的责任

继承祖国医学，发扬光大中医妇产科临床学是中医妇产科工作者的根本任务。正如前面所述中医妇产科学在中医学中具有重要的发展潜力，在解决妇产科临床问题上具有一定的内治优势，但中医学未形成独立的产科学，运用中医学理论解决产科问题尚无更多的成功经验。因此，在发扬中医妇科的同时，还必须重视发掘中医产科疾病学内治法经验。我们要以科学的态度对待中医妇产科在医学中的地位和作用，要树立信心，坚信中医妇产学对保障妇女生命健康具有重要的临床意义。

在掌握中医学基础理论、基本知识和基本技能的同时，应熟练地掌握中医妇产科的系统理论和临床技能，了解西医妇产科的基本知识，认真负责地执行医疗工作，亲切地关心患者，特别注意患者的心理和生理变化，指导她们正确对待青春期和更年期的生理现象，帮助她们顺利度过妊娠、分娩及围绝经期，提高妇女的健康质量与生命质量，这是中医妇产科工作者应尽的责任。

（刘敏如）

第一篇　总论篇

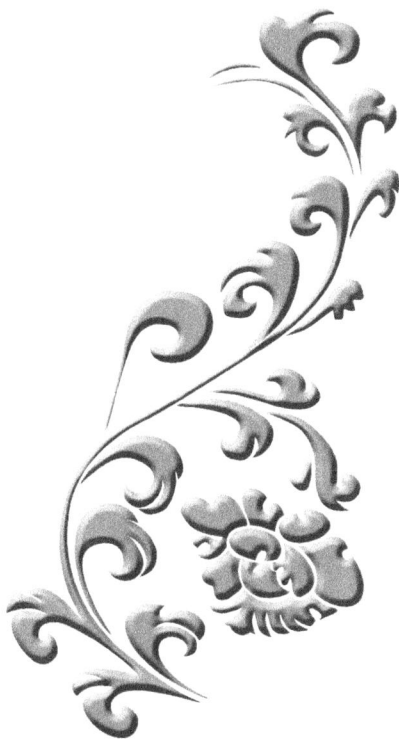

第一章

中医妇产科解剖生理学概论

第一节　中医学女性特有器官名称及其临床意义

中医学对人体的认识建立在"有诸内必形诸外"的生理观之上，重视人体内形于外的动态观察。早在 2000 多年前的《黄帝内经》中便有解剖的记载，如《灵枢·经水》篇："若夫八尺之士，皮肉在此，外可度量切循而得之，其死可解剖而视之，其脏之坚脆，腑之大小，谷之多少，脉之长短，血之清浊，气之多少……皆有大数"。《灵枢·骨度》篇详述了人的头围、胸围、腰围的尺寸，以及头面、颈项、胸腹、四肢等各部位的长短、大小和宽窄。可见中医学很早已有人体解剖的实践和记录。对于女性的解剖特点，《黄帝内经》已有"女子胞"、"胞脉"、"胞络"、"奇恒之腑"等女性生殖器官名称，历代医籍对女性特有器官已作了详细的记述。

一、中医学女性生殖器官名称

（一）子宫

子宫又称"女子胞"、"胞"、"子脏"、"子处"、"胞脏"、"胎脏"、"血脏"、"胞宫"等。

女子胞之名最早由《素问·五脏别论》提出："脑、髓、骨、脉、胆、女子胞，此六者，地气之所生也，皆藏于阴而象于地，故藏而不泻，名曰奇恒之府。"

子宫之名首见于《神农本草经·紫石英》条，谓紫石英主治"女子风寒在子宫，绝孕十年无子"。《金匮要略》称子宫为"子脏"，《诸病源候论》称"胞脏"，《太平惠民和剂局方》称"血脏"，《医贯》谓"子宫即血室也"。

对子宫的形态、位置、功能历代医籍皆有所述，如《格致余论·受胎论》载有："阴阳交媾，胎孕乃凝，所藏之处，名曰子宫，一系在下，上有两歧，一达于左，一达于右"。明代张景岳《景岳全书·妇人规·子嗣类》引丹溪之言时补充了"中分为二，形如合钵"的描述。《类经附翼·求正录》记有："夫所谓子户者，即子宫也，……俗名子肠，居直肠之前、膀胱之后，当关元气海之间"。中医古籍所描述的子宫形态与现代解剖学所认识的子宫基本一致。

子宫的主要功能是行月经和孕育胎儿，但须在肾气全盛、天癸泌至、冲任通盛的生理条件下才能行使其功能。《类经·藏象类》提出："女子之胞，子宫是也，亦以出纳精气而成胎孕者为奇。"受孕的子宫不再行经，随胎儿的生长，子宫亦相应增大。临产时子宫有规律地收缩与伸张，以使产门开大而分娩。产后经生理调整，约在产后40余天子宫缩复如孕前状态（或稍大于孕前），以后行经的功能亦渐恢复。由于子宫具有这些特殊功能，故称为"奇恒之腑"。如《类经·藏象类·奇恒脏腑藏泻不同》所说："女子之胞，子宫是也，亦以出纳精气而成胎孕者为奇。"子宫属奇恒之腑，不与脏腑表里相配，其形状似腑又似脏；而功能既可藏蓄阴精，孕育胎儿，近似脏"藏精气而不泻"的功能；又可排出月经，娩出胎儿，排出胎衣、余血和浊液，分泌排泄生理性带下，又类似腑"传化物而不藏"的功能，故而具有脏和腑的双重功能。子宫的"藏"与"泄"，必须相辅相成，有节有制，周期循环，才能保持子宫行月经和孕育胎儿的正常功能。

子宫与脏腑通过经络和奇经发生直接或间接的联系，功能上关系密切，如：

子宫与肾：两者之间有经络上和生殖上的直接联系，关系最为密切。《素问·奇病论》曰："胞络者，系于肾。"子宫通过胞络与肾直接相联系。肾为先天之本，元气之根，主藏精气，为人体生长发育和生殖的本原；又精为化血之源，是月经、胎孕的物质基础。女子发育到一定时期后，肾气旺盛，天癸成熟，才促成子宫有行经、孕育的生理活动。

子宫与肝：肝之经脉与任脉交会于曲骨穴，与督脉会于巅顶，而任督二脉皆起于子宫，故肝通过任督二脉与子宫间接联系。肝藏血，主疏泄，司血海。对调节子宫主月经和受孕功能有重要影响。

子宫与脾：脾之经脉与任脉交会于中极穴，又散于舌，间接与子宫相联系。脾统血，主运化，为后天之本，气血生化之源。故脾所生所统之血，直接为子宫的行经、胎孕提供了物质基础。

子宫与胃：足阳明胃经之脉"下夹脐，入气衔中"，而"冲脉起于气冲，并足阳明之经，夹脐上行"，故"冲脉隶于阳明"。且胃之经脉与任脉交会于承浆穴，冲任二脉皆起于子宫，故胃经与子宫间接相联系。脾与胃相表里，同为后天之本，气血生化之源。胃为水谷之海，主受纳腐熟，又为多气多血之腑。胃的气血旺盛，冲脉血海之血充盛，才能保证子宫生理功能的正常。

子宫与心：子宫与心在经络上有直接联属的关系。《素问·评热病论》曰："胞脉者属心而络于胞中。"心主神明和血脉，因此，子宫的功能正常与否与心的功能直接相关。

子宫与肺：子宫与肺在经络上呈间接联系。肺经经脉入肺后，由肺布出络于咽喉，与任脉于咽喉处相交会，而任脉起于子宫。肺主一身之气，有"朝百脉"、"通调水道"、输布精微的作用，机体内的精、血、津、液皆赖肺气敷布。

（二）胞脉、胞络

附于子宫的脉络称胞脉、胞络。子宫出纳精气，孕育胞胎，行使月经，以及子宫与他脏他经的联系，无不赖胞脉、胞络传注。

胞脉：《素问·评热病论》曰："月事不来者胞脉闭也。胞脉者属心而络于胞中，今气上迫肺，心气不得下通，故月事不来也"。胞脉为隶属于胞宫的血脉。胞脉的功能是汇聚脏腑阴血下注子宫，维持子宫的行月经和主孕育的生理功能。

胞络：《素问·奇病论》曰："胞络者系于肾"。《诸病源候论·阴挺出下脱候》云："胞络伤损，子脏虚冷气下冲，则令阴挺出，谓之下脱。"胞络具有维系子宫正常位置和生理功能的作用，使子宫与足少阴肾经相联系。罗元恺先生认为"中医所言之肾，除泌尿系统外，主要是综合指生殖器及功能。女子重要的生殖器官为子宫，故联系子宫的组织为胞络"。

冲、任、督三脉皆起源于子宫，与胞脉、胞络相联属，通过五脏六腑、十二正经、奇经八脉连成网络，在肾气主导、天癸作用下，共司女性特有的生理功能。

胞中：有指为子宫内，也有认为是概指子宫所在的位置（盆腔部位）。

（三）子门

《类经·疾病类》："子门，即子宫之门。"即子宫颈之外口。如《灵枢·水胀》载有："石瘕生于胞中，寒气客于子门。"

（四）阴道

阴道一词，最早见于《诸病源候论》："五脏六腑津气流行阴道"、"产后阴道肿痛候"。阴道是行月经、泌带液、男女构精的通道，也是胎儿娩出的必经之路，亦称产道，又名子肠。

（五）子肠

子肠，概指子宫及阴道。《女科辑要》称："子宫脱出又名子肠不收。"

（六）阴门

阴门，亦称产门、儿门，即阴道口。古又分称胞门、龙门、玉门。《诸病源候论·带下候》说："已产属胞门，未产属龙门，未嫁属玉门。"

（七）阴户

阴户，指妇女外阴。《诸病源候论·八瘕候》有"四边"之名；《校注妇人良方》有"阴户"之称。

（八）阴器

阴器，泛指外生殖器官。《素问·热论》："厥阴脉循阴器而络于肝。"

（九）毛际

毛际，指外阴阴毛丛生之处。《素问·骨空论》："任脉者，起于中极之下，以上毛际，循腹里，上关元。"

（十）交骨

交骨，一指耻骨联合处；二指骶骨关节部。

（十一）乳房

乳房，乃女性重要器官，为第二性征之一，中医学认为阳明胃经经乳房而过，故称"乳房属胃"；肝经循乳头，属肝；乳头周围有乳晕。发育正常的乳房，便能行使泌乳功能。

二、中医学生殖器官名称的临床意义

以上所述，女性特有器官的名称，具有一定的临床意义。能够加强中医理论的临床指导作用，有利于中医妇科临床教学实践，促进中医妇科科学研究，充分发挥中医妇科的临床辨证治疗优势，进一步继承发展中医妇科学。

随着西医学解剖生理学的发展，疾病分类更多，定位更加明确。如结合西医学疾病诊断、定位、定性，辨病与辨证相结合，将提高中医药治疗妇科疑难疾病，如子宫肌瘤、子宫内膜异位症、子宫腺肌病、卵巢肿瘤的治疗效果，促进中医妇科在教学、医疗和科学研究方面的全面发展。

（张文阁　崔晓萍）

参 考 文 献

1. 罗颂平 . 中医妇科学 . 北京：高等教育出版社，2008.
2. 马宝璋 . 中医妇科学 . 上海：上海科学技术出版社，2006.
3. 罗元恺 . 中医妇科学 . 台北：知音出版社，1988.
4. 曾敬光，刘敏如 . 中医妇科学 . 北京：人民卫生出版社，1986.

第二节　中医学女性生理学基础理论

中医学认为人体脏腑、经络、气血的活动，男女基本相同，但是，由于女性在解剖上有不同于男子的特有器官，在生理现象上有经、带、胎、产、乳等不同于男子的特点，因而女性的脏腑、气血、经络又相应地具有不同于男子的特殊作用。所以，对女性生理须从女性的藏象特征和生理特点及其与脏腑、气血、经络的关系，以及人体与自然界的相应关系等方面来进行研究。

一、脏腑、经络、气血在女性生理中的作用

脏腑、经络、气血在经、带、胎、产、乳等生理过程中具有其特殊的作用。

脏腑在女性生理活动中的主要作用是生精、化气、生血，为促发育、泌天癸、产生月经、濡润阴窍、调经种子、育胎分娩、化生乳汁和产褥复旧等生理过程提供物质基础，也可以说，脏腑的生生化化，为经、带、胎、产、乳奠定物质基础。

（一）脏腑在女性生理中的作用

1. 肾　肾藏精，精化气，精气即肾气，寓元阴元阳，即肾阴肾阳，是维持人体阴阳的本源，"五脏之阴非此不能滋，五脏之阳非此不能发"（《景岳全书·命门余义》）。所以，肾气是女性生理活动的根本。女性一生各阶段的生理特征是肾气自然盛衰的反映。肾为天癸之源，冲任之本，主生殖，主津液，主系胞。肾脑相通、肝肾同源、脾肾相资、心肾相济、肺肾共司脉气（经气），所以肾是生精、化气、生血的根本，也是生长、生育、生殖的根本。肾是藏精之处，施精之所，女性的生理过程无不与肾相关。只有肾气盛，肾的阴阳平衡，天癸才能泌至，冲任二脉才能通盛，精血方能注入胞宫化为月经，胞宫才能受孕育胎。可见肾在女性生理中具有极为重要的作用。

2. 肝　肝藏血，主疏泄，体阴而用阳。肝所藏的血除营养周身外，并注于血海，故有"肝司血海"、"女子以肝为先天"之说，意在强调肝为血脏，与妇女生理有密切关系。

肝在月经的化生和量的调节方面起重要作用，肝的藏血与疏泄功能调整着血海的蓄溢有常，使月经如期潮止。

肝的经脉绕前阴，抵少腹，夹胃贯膈布胁肋，经乳头上巅顶。所以肝与前阴、少腹、乳部、胃等有密切的生理联系。肝气的疏泄和肝血的畅旺直接调节着乳汁的通调、少腹气血的调匀，以及阴部肌肤毛际的充养。

3. 脾胃　脾为气血生化之源，运化水谷，输布精微。凡月经之能调，胎之能养，乳汁之能化，无不赖脾所生之气血充养。脾又主中气，血之能循经运行，赖脾气统摄。经、带、胎、产、乳生理有常，与脾的生化、运行、统摄的生理有密切的关系。

胃为多气多血之腑，胃经下行与冲脉相会于气街以充盈血海，故有"冲脉隶于阳明"、"谷气盛则血海满"之说。冲脉之血又总由阳明水谷所化，而阳明胃气又为冲脉之本也。胃受纳与腐熟的功能正常，则气血充足，血海满盈，乳汁亦充盛。说明月经的化生、乳汁的生成和分泌，亦与胃气有直接的关系。

脾与胃相表里，经脉相互络属，同为气血生化之源，正如《女科经纶》所说："妇人经水与乳，俱由脾胃所生。"

4. 心　心主血液，总统于血，心血气下通，参与化生月经。心与胞宫在经络上又有联属关系，血脉充盈则胞宫气血畅旺，有助种子育胎。心主神，与肾相交，调节人之精神，维持阴阳平衡则生理有常。

5. 肺　肺主气。正如《内经》言："肺者，气之本"，"诸气者，皆属于肺"。气是生化过程的动力。肺又主行营卫，通水道，肺气清宣则营卫调和，水道通利，百脉调顺。经气、脉气平和则女性经、带、胎、产、乳气机运行有常。

6. 三焦　三焦为六腑之一。实际上，三焦本无形态器官所指，它以三焦划体腔为上、中、下三个部位，因而总称三焦；又具有脏腑、气血、经络间内外动态联系的生理作用。这也可说是中医学理论的特点之一。由于下焦部位包括了女性的特有器官，涉及妇科的病变部位，认识其生理作用的意义在此。

《难经·三十八难》说："所以腑有六者，谓三焦也……主持诸气，有名而无形。"认为三焦能主气化。三焦气机和调，下焦无病，则冲任无受累之虑。

脏腑在女性生理中虽各司其能以完成其功用，但它们之间又是相互依存、相互为用的。脏腑之间的生克制化，维系着阴平阳秘，使精、气、血、津、液不断资生，以促进人体生长、发育及成熟，并为经、带、胎、产、乳提供物质基础。

（二）经络在女性生理中的作用

经络，又称经脉，它包括十二正经与奇经八脉。脉络遍布全身，气血津液行于其中以养脏腑，充肌肉，泽皮毛，濡百骸，它联系内外，沟通表里，使人体成为一个有机的整体。

五脏六腑皆有本经的经络，脏腑在女性生理中的作用是通过本经的脉络来实现的。经络中的奇经八脉在女性生理中不仅有联系正经、调节血量等功能，同时还直接参与经、带、胎、产、乳的生理活动，其中尤以冲、任二脉有重要作用。但是，冲脉、任脉男女皆有之，何以妇女生理要强调冲、任二脉？中医医籍论冲任，有时指实质的经络，有时指所属生理范围，有时又代表妇产科病变的部位。编者认为：经络问题目前尚难定论，但可以理解为：以经络归纳某些生理的动态现象。冲任二脉在习惯上已成为中医对女性生殖生理范围的概称。妇产科强调冲任，其意义在于突出妇科生理病理部位。如徐灵胎《医学源流论》说："冲任二脉皆起于胞中，上循脊里，为经脉之海，此皆血之所以生，而胎之所由系，明于冲任之故，则本源洞悉，而后其所生之病，千条万绪，以可知其所从起"，强调了冲任二脉在女性生理病理中的特殊作用。所以认识冲任的生理具有临床意义。

1. 冲脉　循行部位起于胞中，并任脉出会阴，上行与胃经交会于气街穴，并肾经行脐旁五分，与肾经的横骨、大赫、气穴、四满、中注交会，折至任脉的阴交穴，再折循肾经的肓俞而上行，并肾经的商曲、石关、阴都、通谷、幽门至咽喉部，以渗灌头面诸经，别出绕唇口而终，故曰冲脉"上渗诸三阳"。

其分支一向后贯脊里与督脉相通，称"伏冲之脉"；一从气街浅出体表，沿腿内侧至踝后分二支，一直进足底，一支斜入足背入足大趾趾缝与足厥阴脉相通。故冲脉"下灌诸三阴"。

冲脉与任脉同出胞中，与任脉交会于会阴、阴交，与十二经相通，与胃经穴交会以得后天精气滋养，与肾经交会以得先天精气煦濡，于会阴及足趾与肝经相络，肝血之余纳入冲脉，故冲脉又受肝血调养。冲脉与任脉同源相资，由是冲脉大盛，故冲脉又称"五脏六腑之海"、"血海"、"十二经之海"。

冲脉在女性生理中的重要作用乃是"冲为血海"。脏腑之血皆归于冲脉，冲脉得肾气煦濡、脾胃长养、肝血调节、任脉资助发挥其作用。血海气血的调匀与蓄溢，直接关系着乳汁与月经的生化，所以《景岳全书·妇人规》说："经本阴血也，何脏无之，唯脏腑之血皆归冲脉，而冲为五脏六腑之血海，故经言太冲脉盛则月事以时下，此可见冲脉为月经之本也"。

2. 任脉 任脉起于胞中，出于会阴，经曲骨以上毛际，沿腹部正中线上行，至中极、关元，行腹里，过石门、气海至阴交，经脐中神阙穴而止，过水分、下脘、建里、中脘、上脘、巨阙、鸠尾、中庭而入膻中，上行经玉堂、紫宫、华盖、璇玑、天突、廉泉而至咽喉，再上颏部，过承浆绕口唇，上至督脉经龈交穴而分行，止连两目下中央，交足阳明、阳跷脉于承泣穴。其分支出胞中，向后与督脉、足少阴之脉相并入脊里。

任脉于中极、关元穴与足三阴交会，于天突、廉泉穴与阴维脉交会，于阴交穴与冲脉交会，手三阴经脉通过足三阴经与任脉相通，又足厥阴肝经与手太阴肺经相交、手少阴心经与足少阴肾经相交、手厥阴心包经与足少阴肾经相交，而任脉与足三阴经直接相会。可见任脉联系了所有阴经，故任脉为"阴脉之总纲"。

任脉在女性生理中的重要作用乃是"任主胞胎"。任脉受脏腑之精血，与冲脉相资，得督阳相配，乃能通盛。任承阴血、津液以养胞胎、泌带液。凡人体的阴液（精、津、液、血）皆归任所主，故任脉又称"阴脉之海"，有总调人身阴气的功能。

女子冲任二脉皆源于胞中，其循经最主要之处在女性特有器官部位，故它的作用又与经、带、胎、产、乳有密切关系。由于冲任的生理直接受脏腑的生理支配，其中又以脾胃、肝、肾与冲任的生理联系更紧密，故前人有"冲脉隶于阳明"、"八脉隶于肝肾"、"病在冲任二脉，责之肾、肝、脾三经"之说。脏腑生理功能正常，肾气充盛，天癸泌至，肝气冲和，气血调匀，则二脉盛通，月事依时而下，生理白带津津常润，胎孕得固，乳汁充盛。所以妇产科无不言冲任二脉。

3. 督脉 起于胞中，出会阴，沿脊里面上行于背部正中线，经尾闾骨端的长强穴，沿腰俞、阳关、命门、悬枢、脊中、中枢、筋缩、至阳、灵台、身柱，而分行至足太阳经的风府穴，再复会于陶道，上经大椎，过哑门，至风府入脑，循脑户、强间、后顶，上巅而至百会，过前顶、囟会、上星至神庭，沿额下至鼻柱，经素髎到水沟，过兑端，与任脉相接于龈交。其分支，一在尾骨端与足少阴从大腿内侧的主干以及和足太阳的脉气会合，一起贯穿脊柱里面，出归属于肾脏。

其二，从小腹内直上贯串肚脐，向上连贯心脏，到咽喉部与任脉和冲脉会合，向上到下颌部，环绕口唇，联系两眼下部的中央。

另一分支与足太阳同起于目内眦，并上行至前额，在头顶左右相交，入络于脑，再回出，沿肩胛骨内脊柱两旁，达腰部，入络于肾。

督脉与冲任脉同出胞宫循会阴，于长强穴与足少阳、足太阳相会，于陶道、脑户、百会与足太阳交会，于大椎与诸阳相会，于哑门与阳维相会，于神庭与足太阳、足阳明相会，于水沟与足阳明交会，于龈交与任脉、足阳明相会。

督脉的生理功能主要是与全身的阳经有联系，是阳经经脉的总纲，故称"阳脉之海"。其与任脉一前一后，一主阴一主阳，脉气循环往复，沟通阴阳，调摄气血，共同维持经、带、孕、产、乳的正常功能。

4. 带脉　带脉出自十四椎，起于季肋之端的足厥阴肝经的期门穴，环绕腰部一周，如带束腰，故称带脉。带脉过期门与肝经相通，于五枢、维道与足少阳经相会。

带脉的主要功能是约束全身上走下行的经脉，加强经脉间的联系。其络胞而过，带脉还参与维持子宫的正常位置和调摄带液。其与冲、任、督三脉联系更为密切，如《儒门事亲》说："冲任督三脉，同起而异行，一源而三歧，皆络带脉"。

（三）气血在女性生理中的作用

气血禀脏腑生化，由经络输送，而脏腑、经络的生理活动又需气血充养才能正常进行。脏腑需气血长养而生精、化气、生血；经络赖气血充盈才能流通充盛。血赖气生化、运行和调节；气又靠血滋养、运载。气血相依，精血同源。"血和则经脉流行，营复阴阳"（《灵枢·本脏》）。所以，气血是人体一切生理活动的物质基础，经、带、胎、产、乳无不以精血为本，以气为用。如月经为血所化，妊娠需精血养胎，分娩靠气推动，分娩以后血化为乳汁营养婴儿。此外，血与津液异名同类，如《灵枢·邪客》说："营气者，泌其津液，注之于脉，化以为血"，血充津足，则转化有常。因此，气血在女性生理的各个环节中具有营脏腑、充经络、携天癸、化月经、养胞胎、生乳汁、资津液等功能。

脏腑、气血、经络在女性生理中既各有所主司，又通过脏腑之间的生克制化，气血的往复循环，经络的属脏属腑、属经属络及腧穴交会等联系，进行着协调而精细的功能活动，维系着阴阳的动态平衡，保持与调节着女性正常的生理活动，使经、带、胎、产、乳生理与整体相联系，构成一个统一体。由于人体长期依存于自然界，受着自然界运动规律的影响，而有天人相应的生理现象，如月经应月而潮，种子有的候之期，十月怀胎一朝分娩，不同年龄时期的生理特点等，对这些与自然界相应的现象，中医学概括为"人以天地之气生，四时之法成"（《素问·宝命全形论》），"人与天地相参也，与日月相应也"（《灵枢·岁露论》）。所以，研究中医学所讲的女性生理特点，于体内则需了解各脏腑、经络及气血的作用，及其在女性生理中的相互关系；于体外，则要了解大自然与生理常态的相应关系，这样才能正确地理解其生理作用。只有运用上述中医学女性生理的基本观点，才能指导临床调经、种子、带下、胎前、产后、杂病诸疾的辨证、治法、遣方和用药，否则便无所适从，认识和研究中医学女性生理的价值即在于此。

二、女性一生各年龄阶段的生理特征与肾气盛衰、天癸至竭的关系

人体生理上的自然盛衰变化，反映于外，主要是肾气的盛衰的征象。这一认识始创于《黄帝内经》。《素问·上古天真论》将女性一生分为几个不同的年龄阶段论述其不同的生理特征，论中说："女子七岁肾气盛，齿更发长；二七而天癸至，任脉通，太冲脉盛，月事以时下，故有子；三七，肾气平均，故真牙生而长极；四七，筋骨坚，发长极，身体盛

壮；五七，阳明脉衰，面始焦，发始堕；六七，三阳脉衰于上，面皆焦，发始白；七七，任脉虚，太冲脉衰少，天癸竭，地道不通，故形坏而无子也。"有关记载说明，肾气主宰着人体的生长、发育、衰老过程。女子一生的自然盛衰现象，正是肾气自然盛衰的外在表现。随着肾气的臻熟消长和天癸的泌至调节，女子一生表现有不同年龄阶段的生理特征：

童年期："七岁肾气盛"，至 12 岁左右，肾气由稚弱而初盛，表现为乳牙开始更换，身体生长较快，头发渐渐茂密，开始出现女性特征。

青春期：肾气由初盛至充盛，14～18 岁天癸成熟，冲任通盛，女性特征明显，14 岁左右，生殖器官发育成熟，月经初潮，继而潮之有时，表示具有了生育能力。

生育期：18 岁开始，可维持 30 余年，筋、骨、体、发盛极，真牙长齐，体质强壮，月经依时来潮，生育能力旺盛。正如《灵枢·天年》所述："四十岁，五脏六腑十二经脉皆大盛以平定。"

更年期：42～49 岁肾气渐衰，天癸渐竭，月经开始紊乱，生殖能力下降，面容憔悴，皱纹增多，头发始白易脱落。

绝经期：49～60 岁，肾气衰，天癸竭，血海空虚，月经绝止，丧失生育能力，生殖器官开始萎缩，开始进入老年，全身机能也逐渐衰退。

（刘敏如）

参考文献

1. 曾敬光，刘敏如. 中医妇科学. 北京：人民卫生出版社，1986.
2. 罗元恺. 中医妇科学. 台北：知音出版社，1988.

第三节　中医学女性生殖生理基本理论

在中医学女性生理基本理论中已经涉及有关生殖生理问题，近代中医学术界根据《黄帝内经》和历代的有关著述，比较集中地认为肾气、天癸、冲任、子宫之间的关系构成了中医学的女性生殖轴理论，全国著名中医妇科专家罗元恺先生曾提出"肾气盛→天癸至→任通冲盛→月经→受精妊娠"和"肾气衰→任虚冲少→天癸竭→绝经→无生育"的两个表达式，概括了妇女生长发育、生殖以至衰老的生理过程，并强调冲任在妇科的重要性。认为无论脏腑及血气的异常，其结果必导致冲任失调，或者间接损伤冲任，进而影响到子宫的正常功能，于是产生经、带、胎、产诸疾，此是妇科病的病机依据。然而编者认为，中医学的生殖轴中对天癸的作用，认识尚有不到位之处，在理论与实践上对天癸的应用，常以肾取而代之。事实上，天癸问题历来都有所论述，在生殖问题上天癸学说更具有针对性，应当拾义而发扬之。因此，本节讨论中医妇产科与生殖生理的问题，从肾气、天癸、冲任、子宫轴分别而又相关地进行论述，更有天癸撷拾之意，同时与现代生殖生理学做认识上的联系，以利探索中医学生殖轴的生理病理，从而发展中医学的生殖生理学。

一、肾气与生殖

研究生殖生理中肾气的问题，首先应理解肾与肾气。根据古医籍以及编者的认识，肾的涵义较广，既指实质器官，又包括了其多方面的功能。它包含了肾阴、肾阳、肾气、肾间动气、天癸的实质与功能，其间又各有物质与功能的表达。肾之阴阳，相互为用，动态平衡，在生殖生理的调节方面，起着主导作用，故言"肾主生殖"。

肾藏精，精化气，精气即肾气。肾气是在肾的阴阳互根气化中所表达的一种精微物质，是肾阳蒸腾肾阴过程中气化的一种精气，是动态的阴阳平和之气，故言肾气即精气，寓元阴元阳，主宰人的生长、发育、衰老和生殖，"肾气虚，肾精不能化气以养身形"。肾气由肾封藏与施泄，肾主生殖主要由肾气来实现。肾气盛，天癸才能泌之有律，冲任才能盛通，月经才能依时而下，才能具有生殖能力。肾气虚，天癸竭，月经绝止，生殖能力亦下降、消失。可见肾气与生殖的密切关系。

肾在主导生殖功能方面的主要作用是基于肾藏精的功能。精是生殖所需的原始物质。《灵枢·决气》谓："两神相搏，合而成形，常先身生，是谓精。"精是生命的始原，来源于父母，所谓"人之未生，此气蕴于父母，谓之先天之气"，是古代遗传学的观点。《难经》提出"命门"说，即如《医贯》描述的："……周流于五脏六腑之间而不息，名曰相火。其左旁有一小窍，乃真水也，亦无形，上行夹脊至脑中，为髓海，泌其津液，……内注五脏六腑……潜行于周身"。这是古人经长期实践观察认为有一种无形的真水夹脊上行至脑，又潜行全身，并有周流于脏腑间的相火与之相配而行其生理功能，与现代所描述的内分泌激素的功能有相似之处。可以说这是中医学最早的"内分泌"认识的萌芽。

肾还有主骨、生髓的功能。《黄帝内经》谓："肾生骨髓"，"脑为髓之海，……髓海有余，则轻劲有力"，"肾者作强之官，伎巧出焉"。肾的精气充盛，则精力健旺，头脑灵活，动作协调。肾虚则腰膝酸软，眩晕耳鸣，健忘失眠。如老年性痴呆、骨质疏松等症均为老年期肾气衰竭之表现。可见，肾的功能还包括了神经系统和神经-内分泌的部分作用。

中西医结合专家沈自尹先生从事肾的研究数十年，近来提出了肾虚的主要发病定位在下丘脑的观点，认为补肾可能对神经内分泌免疫网络进行整体的综合调节。

二、天癸与生殖

"天癸"是一个比较特别的中医学词汇，最早见于《素问·上古天真论》。前贤命名"天癸"，未作明确的定义解释，后世医家对此亦见解纷纭，时至今日知其重要，但仍无明确定论，故有必要作一溯源疏流。

（一）历代医家对天癸的理解

1. 肾间动气说　《金匮要略》说："先天天癸，谓肾间之动气"；《医学入门》："人两肾之间，白膜之内，一点动气，大如箸头"，即肾间动气。

2. 天真气降说　《妇人良方大全》说："所谓天真之气，癸谓壬癸之水，壬为阳水，癸为阴水，女子阴类，冲为血海，任主胞胎，二脉流通，经血渐盈，应时而下，天真气降，故曰天癸。"

3. 元阴、元精说　张景岳在《景岳全书》中说："元阴者即无形之水，以长以立，天癸是也，强弱系之，故亦曰元精"，又说："天癸者，天一所生之真水，在人身是谓元阴"。在《类经·藏象类》又详细地作了阐释："天癸者，言天一之阴气耳，气化为水，因名天癸，……其在人身，是为元阴，亦曰元气，人之未生，则此气蕴于父母，是为先天之元气。……第气之初生，真阴甚微，及其既盛，精血乃王，故女必二七，男必二八而后天癸至。天癸既至，在女子则月事以时下，在男子则精气溢泻，盖必阴气足而后精血化耳。"张氏特别指出："天癸之义，诸家俱即以精血为解，然详玩本篇谓女子二七天癸至，月事以时下，男子二八天癸至，精气溢泻，是皆天癸在先，而后精血继之。分明先至后至，各有其义，焉得谓天癸即精血，精血即天癸"，但他又说："肾气，即天癸也"。依其说理，则肾气在先而后天癸至，故张氏之说亦不足以说明原意。

4. 男精女血说 《保命·歌括》认为："在男子为精，在女子则为血，皆曰天癸。"《黄帝内经素问直解》亦说："天癸者，男精女血，天一所生之癸水也。"

5. 女精说 《沈氏女科》说："天癸是女精，由任脉而来，月事是经血，由太冲而来。"

6. 非血非精说 《沈氏女科辑要》王孟英按语认为："血与精之外，另有一物谓天癸者。"

7. 真精、肾水、阴精说 《沈氏女科辑要笺正》说："癸水为肾脏真阴"，"谓天癸者，指肾水本体而言，……肾为水脏，天一生水，故谓肾水为天癸。"马玄台注释《内经》说："天癸者，阴精也，盖肾属水，癸亦属水，由先天之气蓄极而生，故谓阴精为天癸也"。

8. 《医宗金鉴》认为：天癸，月经之源。

编者认为，各家理解虽不一致，但共同认为天癸与肾相联属。根据《黄帝内经》原文理解，先有肾气盛，而后天癸至，可见天癸非肾气本体，也不属男女构孕之精，更非月经或精血之异名，从先贤命名分析，所以取名曰天癸，即在其源于肾（肾为先天、主水）而又有别于肾之意。

（二）近代学者对天癸的理解

罗元恺先生认为："天癸是肉眼看不见而在体内客观存在的一种物质，其作用关系到人体的生长发育、体质的强弱和生殖能力的有无。因此，天癸相当于垂体、卵巢或睾丸的内分泌素"；杨欣《天癸的实质初探》一文认为："天癸的职能与现代医学的下丘脑-垂体-性腺轴大致相当"；秦晓晨《天癸实质初探》则认为天癸"具有促进性腺发育成熟的类激素效应，包含着现代医学的神经、内分泌等多种调节机能"；金栋《天癸新识》认为天癸当为头脑中水液之类的物质，与西医的6种促性腺释放激素和垂体分泌的促性腺激素相似。

编者认为，由于中西医的理论体系迥异，所论内容不易对号入座，但做认识上的思维联系，则有益于认识的深化。天癸，是古人长期动态观察人体生理现象所推断出的先天存在的物质，即"人之未生，则此气蕴于父母……人之既生，则此气化于吾身"（《类经·藏象类》）。可见，天癸产生于先天，并受肾气盛衰支配，随肾气的生理消长变化而变化。肾气初盛天癸亦微，肾气既盛，天癸蓄极而泌，肾气渐衰，天癸亦渐竭。天癸在一定年龄盛泌，促使任脉通，太冲脉盛，调节月经依时来潮，表示已具有生育能力；又在一定年龄时期，随着肾气的渐衰，天癸亦渐竭止，月经亦不再潮至，生育能力亦衰退。可见天癸的作用与生殖生理有密切关系。《黄帝内经素问集注》提出：男子天癸溢于冲任，充肤热肉而生髭须。女子天癸溢于冲任，充肤热肉为经行而妊子。可知，天癸是由肾所藏泄的一类真精，它来源于先天之肾气，有赖后天水谷之精气的滋养，具有促进人体生长发育和生殖功能的作用，其至竭与生殖功能相始终。所以，可以说肾主生殖主要由天癸来表达。参借现代生殖医学的某些理论，与之相互沟通，印证临床，对发展中医天癸学说将增添新意。

三、冲任二脉与生殖

冲任二脉在生理方面的主要作用是：在肾的主导和天癸的作用下，"二脉相资"，灌注气血以传输肾气、携带天癸，联系诸经构成生理网络，使生殖轴发挥作用。

四、子宫与生殖

子宫是生殖生理环节中的一个效应器官。从某种意义上讲，中医学比之西医学更为注重子宫。早在 2000 年以前则称之为"女子胞"，属奇恒之腑，主月经与孕育，具有藏与泄的特点。其藏泄规律由肾气、天癸、冲任所主。《血证论》指出："天癸者，谓先天肾中之动气，化生癸水。至者，谓至于胞中也。水为阳气所化，阳倡而阴必随之。血者阴也，冲任主之，故应癸水，而即输血于胞中，血之应水而下。"说明了子宫在生殖生理中的作用。

五、肾-天癸-冲任-子宫生殖轴

以上所述，不难看出，肾气、天癸、冲任、子宫在解剖生理上的密切关系，以及它们在女性生殖生理中相连成轴的关系，形成了"肾-天癸-冲任-子宫"的中医学女性生殖轴概念。这与西医学的"下丘脑-垂体-性器官（卵巢）"的生殖轴理论有相通之处。

罗元恺先生发表的《肾气、天癸、冲任的探讨和对妇科的关系》一文指出："肾气-天癸-冲任-子宫构成一个轴，成为妇女性周期调节的核心"。有的中医、中西医结合研究者在这方面也进行了探讨，如唐吉父、李超荆等先生提出"肾主生殖"的观点；沈自尹先生提出"肾的功能定位于下丘脑"的观点。陈友强研究"天癸灸抗衰老作用的临床观察"，结果表明本法缓解衰老症状显著优于对照组，具有提高血清超氧化物歧化酶（SOD）活性，降低血清过氧化脂质（LPO）水平，改善雌二醇、睾酮（E2/T）及锌铜比值（Zn/Cu）效果。魏守宽等《从血液流变学探讨天癸学说之科学性》一文中介绍，对 2067 名男性分别根据天癸学说年龄分组进行血液流变学检查，该实验证明天癸学说年龄分组法基本符合人体生理功能的阶段性变化，有一定的科学依据。血液流变学有关指标的规律性变化与天癸的盛衰有关。俞瑾先生根据中医学的阴阳五行理论和全身性的辨证论治方法，通过中西医结合研究发现中医补肾为主治疗围绝经期综合征，有调控神经内分泌免疫代谢网络的作用。刘敏如先生根据中医肾-天癸-冲任-子宫女性生殖轴的观点，研究补肾药对女性生殖轴的影响。通过多年的持续研究基本说明以补肾为主或佐以调肝、扶脾、活血治疗女性生殖轴失调所致的月经失调、不孕、更年期综合征等确有疗效；并由时丹等通过实验研究表明，补肾为主的方药，有不同程度增加阴道角化细胞指数和子宫指数，调整血中性激素水平，促进卵泡生长，增强细胞凋亡抑制基因（Bcl-2）表达，促进卵巢血管生成，扩张血管腔，减低硬化管壁厚度，增加血管内皮生长因子（VEGF），增加血管雌激素受体（ER），改善血液流变性，升高超氧化物歧化酶（SOD），降低丙二醛（MDA），正向调节卵巢卵泡 ER、促卵泡生成素受体（FSHR）、垂体 ER、下丘脑 ER、FSHR 的作用。由此，可以初步说明中医生殖轴的研究意义和这一理论的基本确立。因此，本书编者根据有关研究，首次将"中医学女性生殖生理基本观"列入本书，并在病机、治法以及有关病种中体现其指导意义。关于肾-天癸-冲任-胞宫生殖轴的提出与研究，可说是中医妇产科基础理论方面的突破性发展，但仍然是个雏形，尚有必要从中医理论与临床方面不断积累研究数据来说明其调控机制，形成中医学女性生殖生理的新理论。

六、生理带下与生殖

见本章第六节"带下生理"。

七、气血与生殖

气血在女性生殖的各个环节中具有营脏腑、灌冲任、携天癸、化月经、养胞胎、生乳汁、资津液等功能，女性生殖功能的成熟无不赖气血营灌。

八、他脏与生殖

脏腑是女性生殖活动的生理基础，以肾为主导的生殖活动中脏腑的相关作用对女性生殖亦具重要作用。其中，肝藏血，主疏泄，调节血量，肝肾协调，藏泄有常，参与生殖周期；脾胃后天之本，血气生化之源，脾统血主运化，脾气健运，则血循脉道，冲脉血盛，以资生殖生化；心主血，其充在脉，肺主气，为动力之用，肺气宣达，心气通顺，则胞脉功能正常。

九、月经与生殖

见本章第五节"月经生理"。

综上，脏腑之精华，藏受于肾，肾之阴阳蒸腾肾气，化生天癸，气血又携之入冲任胞宫而行其生殖之职能。

关于中医生殖生理观的认识和研究，虽然为数不多，但已能够说明是中医妇科学最近20年来有所突破的研究，有必要继续深入下去，特别对天癸学说和中医生殖学说的研究，更具发展肾主生殖的理论与临床意义。

补肾药物调节神经、内分泌、免疫网络的研究，补肾气、资天癸、调冲任对促排卵、防治流产、治疗不孕、调整卵巢功能、防治围绝经期疾病等的研究，针刺促排卵对脑啡肽释放的影响，女性的生育节律的研究等，均是运用中医学生殖理论和参考现代相关知识和手段研究的课题。可见有必要对现代的生殖生理知识做一定的了解，请参阅第四篇"女性生殖生理学基础"一章。

西医学的生殖生理学中，内分泌学发展较快，在19世纪后半叶，内分泌学已成为一门临床学；至20世纪初，开始利用动物做研究，是实验内分泌学的发端，从而逐渐发现并提纯出各种激素，如雌激素、雄激素、孕激素和绒毛膜促性腺激素等，均在20～30年代被纯化并确定其化学结构。

在20世纪50年代，随着放射免疫法的创立，多肽激素的研究逐渐明朗，合成了加压素和催产素。1963年，Scharver夫妇提出神经内分泌学说，认为内分泌和神经系统有密切联系。从此下丘脑激素开始引人注意。下丘脑及神经细胞分泌的激素不仅可以控制调节垂体的激素，还可以上行对大脑发挥作用。1971年发现下丘脑能合成促性腺激素释放激素（GnRH），有调节垂体前叶释放黄体生成素（LH）和卵泡刺激素（FSH）的作用。激素的上行作用也受到重视，已证实雌激素在大脑的受体，可以肯定性行为就是性激素对大脑发生作用的结果。

1977年，Besedovsky提出神经-内分泌-免疫调节网络学说。阐述神经、内分泌与免疫的双向联系。许多研究表明，免疫细胞不但有神经肽类受体，还能合成一些神经肽。被统称为"免疫递质"或"免疫反应性激素"的神经肽、神经递质、垂体激素、细胞因子等生物活性分子，可作用到神经和内分泌系统，起着反馈性调节作用。神经内分泌细胞和免疫细胞通过各种激素和受体进行传递和相互作用，构成双向联系的网络。神经内分泌系统的肽类激素影响着免疫反应，免疫系统的激素样产物也影响着神经内分泌细胞的功能活动。

21世纪之初，医学及其相关学科的发展，使对女性生殖生理功能及其调控有了更深入的认识，并将进一步研究激素与受体、性腺轴的神经支配、生殖生理与免疫学和遗传学的关系等，从而在妇产科疾病的发病机制、诊断和治疗上取得新的进展，有关研究将对促进中医学对生殖生理观的发展有所裨益。

（罗颂平　刘敏如）

参考文献

1. 罗元恺. 中医妇科学. 北京：人民卫生出版社，1988.
2. 沈自尹. 中医肾的古今论. 中医杂志，1997，(1)：48.
3. 罗元恺. 肾气、天癸、冲任的探讨及其与妇科的关系. 上海中医药杂志，1983，(1)：11.
4. 李超荆. 肾主生殖与排卵机制的初步探讨. 中医杂志，1982，(6)：69.
5. 俞瑾. 肾主生殖的实验研究. 全国中西医结合妇产科学术会议论文汇编.1986.
6. 廖玎玲. 闭经、稀发月经妇女"肾虚"与性腺功能变化的观察. 中西医结合杂志，1986，(10)：590.
7. 张玉珍. 罗元恺教授经验方"滋肾育胎丸"临床总结. 新中医，1983，(3)：11.
8. 朱金凤. 寿胎丸加味治疗先兆流产的临床观察及实验研究. 中西医结合杂志，1987，(7)：407.
9. 王钦茂. 孕康口服液保胎作用的实验研究. 中国中西医结合杂志，1994，(7)：418.
10. 罗颂平. 自然流产的免疫学因素与中医药治疗. 中国医药学报，1996，(4)：27.
11. 沈霖. 补肾法预防绝经后妇女骨质丢失的临床研究. 中国中西医结合杂志，1994，(9)：515.
12. 何平. 针灸任冲带脉对妇女月经周期影响的观察. 中医药学报，1982，(1)：29.
13. 罗颂平. 月经节律与月相的联系初探. 上海中医药杂志，1984，(12)：42.
14. 徐小林. 对1600名妇女行经时间与月相关系的调查报告. 陕西中医，1986，(5)：210.
15. 刘淑余. 女性生育节律初探. 新中医，1985，(6)：12.
16. 陆华. 填补肾精促卵泡发育的研究. 成都中医药大学博士学位论文集.1996.
17. 刘金星. 填补肾精促排卵的研究. 成都中医药大学博士学位论文集.1996.
18. 时丹. 补肾中药对雌性更年期大鼠生殖功能轴调控的实验研究. 成都中医药大学博士学位论文集.2000.
19. 陈友强，唐立明. 天癸灸抗衰老作用的临床观察. 实用老年学，1994，(3)：115-117.

第四节　中医妇产科与生殖免疫调节

中医药学虽无生殖免疫的提法，但是根据中医理论调节生殖免疫以治疗生殖免疫性疾病，具有一定的疗效。因此，也启迪了中医药学与生殖免疫相结合的研究，并且产生一些有意义的研究成果。

现代免疫学已认识到神经-内分泌-免疫网络（NIM）的调节机制，与中医学的整体观念有着某些共通之处。NIM学说提出，免疫功能的平衡状态是在下丘脑的调节下，多种生物活性分子（包括某些神经传递质、神经肽、激素和细胞因子等）相互作用与调节的结果。

运用中医药理的研究表明，补益类中药对免疫功能有调节作用，部分补益药有明显的免疫增强效应，另一些则表现为双向调节作用。某些补益中药的活性成分影响脾脏和下丘脑的去甲肾上腺素（NE）和血浆皮质酮（CS）水平，通过 NIM 网络起到整体调节的作用。而活血化瘀对体液免疫功能多有抑制作用，抑制或消除自身抗体；也有一些有促进细胞免疫，抗炎，促使增生性疾病吸收的作用。

中医妇产科运用补肾治法与补肾药以及活血化瘀治法与方药十分广泛，这些药物与有关方剂的免疫作用，提示中医妇产科与免疫的研究值得关注。

一、生殖道的黏膜免疫系统

女性生殖系统具有完整的免疫防御与调节，以保证生殖细胞的发育、成熟和输送以及生殖过程的正常进行。在某种意义上，女性生殖道是一个与体外相通的系统。但女性生殖道一方面能抵御微生物的侵犯；另一方面又能耐受精子抗原的反复刺激，其局部免疫调节有重要的临床意义。

阴道与宫颈具备典型的黏膜免疫系统。其抗原提呈细胞是呈树突状的巨噬细胞，主要分布在上皮层。在阴道、宫颈阴道部和宫颈管黏膜上皮均有 B 细胞分布，主要是 IgA 型，分泌 SIgA，部分 B 细胞也合成 IgM 或 IgG。IgA 的合成受激素影响，雌激素使 IgA 型 B 细胞减少，孕激素则使其增加。

SIgA 在上皮细胞表面起到中和病毒、抑制微生物黏附黏膜等作用。还可与抗原结合，调理淋巴细胞的吞噬作用，防止抗原进入体内。这种发生在黏膜表面的免疫应答具有免疫清除作用。由于在局部阻止了抗原对机体的损害，增加了抗原降解和排泄的机会，从而无害地清除病原体、变应原或致癌物。

子宫内膜不具备典型的黏膜免疫系统。但存在各种免疫职能细胞，如巨噬细胞、NK 细胞和 T 淋巴细胞，还有免疫潜能细胞，包括内膜上皮细胞和间质细胞。在激素的影响下，通过分泌各种细胞因子、球蛋白，并表达一系列黏附分子，参与胚胎着床、生长发育和早期胎盘形成等调节，防御感染。

输卵管分泌物中有 IgG 和 IgA，IgM 较少。全身免疫反应产生的抗体在输卵管的效价较低，只有血清效价的 10% 左右。但直接进入输卵管的抗原则可引起黏膜免疫应答，使局部的分泌型抗体显著增加。

此外，输卵管还存在一些溶菌酶、黏多糖以及蛋白酶抑制剂（抗胰蛋白酶、α_2-巨球蛋白等），抗胰蛋白酶可抑制精子顶体蛋白酶的活性。但这些抑制剂的含量受月经周期的影响。

在阴道、宫颈、子宫和输卵管的协调作用下，生殖细胞得以顺利进入输卵管壶腹部完成受精过程，并使受精卵适时输送到子宫腔着床、种植，而不致引起局部或全身的同种免疫反应。

男性精子具有抗原性。在人精液中可测出 30 多种抗原，包括精子膜抗原（如制动抗原、受精抗原、HLA 抗原、ABO 抗原、6-磷酸葡萄糖脱氢酶等）、顶体抗原（如顶体蛋白、卵丘消散蛋白、透明质酸酶等）、核部抗原等。精子作为一种独特抗原，与机体免疫系统接触后可引起自身或同种免疫反应，产生抗精子抗体（AsAb）。但精浆中存在有一些免疫抑制因子，能抑制 T 淋巴细胞和 B 淋巴细胞的功能，并包裹在精子表面，使女性的免疫系统对精子无法产生免疫应答。然而，在生殖道感染或生殖道黏膜损伤的情况下，如阴道炎、宫颈炎、子宫内膜炎、输卵管炎或月经期、流产后子宫出血时性生活，则增加精子及其抗原进入血液、精子与免疫活细胞接触的机会，产生 AsAb。此外，如果精子进入口腔或直肠（口交或肛交），由于口腔、直肠黏膜较易受损伤，其黏膜下的朗格汉斯细胞有巨噬细胞的功能，能将精子抗原传入体内而产生免疫反应，亦是女性产生 AsAb 的原因之一。另外，某些助孕技术，如直接腹腔内人工授精，可导致大量精子进入腹腔，被腹腔中的巨噬细胞吞噬后将精子抗原传递至盆腔淋巴结内的辅助性 T 淋巴细胞，从而引发抗精子的免疫反应，使血清中出现暂时性的 AsAb 升高。AsAb 既可同时存在于血清和生殖道分泌物之中，又可单独存在于血清或生殖道分泌物之中。生殖道分泌物中的 AsAb 既可从血清渗出又可由生殖道局部产生，因为从阴道到输卵管的黏膜均有浆细胞存在，并能产生 IgA；而且血循环的 AsAb 又可进一步提高生殖道局部的抗体效价，最终由于生殖道局部的 AsAb 而影响受孕。

二、妊娠免疫调节

从免疫学的角度来看，胎儿有一半基因来自父体，一半基因来自母体，胎儿作为半同种异体移植物，应受到母体的免疫排斥，而事实上胎儿并不被母体排斥，且受到保护直至足月分娩。可见，生殖细胞在受精、着床和胚胎发育过程中，有一系列的免疫隔绝与免疫逃逸机制。

从受精开始到胚泡种植和早期胚胎发育，这个阶段称为围着床期。在这个时期，首先是子宫内环境发生相应变化，使胚泡的发育与子宫内膜的分化同步，以利于着床。受精卵从输卵管向子宫移动的过程中进行卵裂，在受精后第 3 日形成桑椹胚，第 4 日进入子宫腔，继续分裂发育成胚泡，在受精后第 5～7 日，透明带解体，胚泡在子宫内膜上定位、黏附，继而植入，此过程称为"着床"。着床后，子宫内膜发生蜕膜化，形成蜕膜细胞。

研究发现，有几种细胞因子是胚泡着床所必需的，如子宫内膜上皮产生的肝素结合样表皮生长因子（HB-EGF），HB-EGF 参与胚泡与子宫内膜初次接触的调节，可与胚泡的滋养细胞表面 EGF 受体和硫酸乙酰肝素蛋白多糖结合；而巨噬细胞和内膜上皮分泌的细胞集落刺激因子（CSF-1）则可与滋养细胞表面的 CSF-1 受体结合。同时，胚胎可分泌 IL-1α 和 IL-1β，子宫内膜上皮则特异性地表达 IL-1 受体。这些细胞因子及其受体可能促使了胚泡在子宫内膜的定位。

在黄体期子宫内膜上皮有黏合素表达，间质则存在一些相关的配基。滋养细胞也有黏合素和配基，因此，滋养细胞和内膜之间可通过黏附分子与配基的相互识别、相互连接，使胚泡黏附于内膜，支持其着床。

在早孕阶段，蜕膜组织中 T 淋巴细胞（包括 CD3、CD4 和 CD8）均较少，主要是自然杀伤样细胞（NK、CD56）。此类细胞可产生大量的细胞因子，对妊娠的维持起着重要的局部调节作用。

蜕膜细胞和迁入的巨噬细胞能分泌 PGE2，抑制 IL-2 的产生并影响淋巴细胞表面的 IL-2 受体，因而具有免疫抑制作用。此外，蜕膜中的滋养层依赖性的颗粒小淋巴细胞（granulated small lymphocyte）和孕激素依赖性的大抑制细胞（large sized suppressor cell）还分泌可溶性抑制因子，抑制细胞毒性 T 细胞（CTL）。

分布于内膜功能层和基底层的巨噬细胞是抗原提呈细胞，能激活 Ts 细胞，并有分泌前列腺素 E_2（PGE_2），产生各种细胞因子（如 IL-1、IL-6、IFN-α、NO 等）的功能。并表达黏附分子黏合素 α^L、α^M、$\beta2$ 亚单位。

非妊娠期，内膜淋巴细胞中 T 细胞约占 50%，孕期则减少至 20%。巨噬细胞分泌的协同刺激分子（costimulatory molecule, CMs）CD80/CD86 在 T 细胞活化、增殖、辅助性 T 细胞（Th）细胞分化及效应性细胞因子分泌中均发挥重要的调节作用。CD80 主要协同刺激 Th 向 Th1 转化，而 CD86 主要协同刺激 Th 向 Th2 转化。Th1 细胞产生 IL-2、IFN-γ 和 TNF-α，增强细胞免疫应答，活化巨噬细胞，对胚胎有免疫杀伤作用；而 Th2 细胞产生 IL-4、IL5 和 IL-10，主要有抑制细胞免疫应答，促进 IgG1 的合成等作用，有利于维持妊娠。正常妊娠时，母胎界面 Th1/Th2 型细胞因子平衡发生偏移，Th1 型细胞因子介导的细胞免疫减弱，Th2 型细胞因子介导的体液免疫增强。因此，干预协同刺激信号是诱导抗原特异性免疫耐受和诱导调控 Th 细胞分化的重要手段。

细胞毒性 T 淋巴细胞相关抗原（CTLA）-4 和 CD28 都是免疫球蛋白超家族糖蛋白，结构上约有 31% 同源，具有相同的配体 B7（CD80 或 CD86），但在连接的亲和性、结构及途径上有所不同。CTLA-4、CD28 都能与 CD80、CD86 结合，但 CD28 与之结合的亲和力较 CTLA-4 低 20 倍。而且 CD28 与 B7 结合提供协同刺激信号，以激活 T 细胞；而 CTLA-4 与 B7 结合抑制 T 细胞活化，使 T 细胞无能。如果 Th 细胞识别低表达 B7 分子的 APC 细胞，CTLA-4 则以更高亲和力结合 B7，从而导致 T 细胞不能正常活化。CTLA-4 是维持 T 细胞反应动态平衡所需要的活化分子，其活化和交联能够阻断 IL-2 的生成；CTLA-4 同 CD28 竞争性地与 B7 结合，可封闭 APC 表面的 CD80 和 CD86 分子，阻断协同刺激通路，有助于实现母胎免疫耐受。

大颗粒淋巴细胞（LGL）系内膜 NK 细胞，在正常子宫内膜中含量很少。孕期在激素影响下，蜕膜出现大量 LGL 细胞，具有两种表型：$CD_{56}^+CD_{16}^-$ 约占 90%，对胚胎具有营养作用；$CD_{56}^+CD_{16}^+$ 约占 10%，对同种异体抗原具有杀伤作用。这两种 LGL 的平衡状态使子宫的免疫微环境有利于胚胎的营养。若 $CD_{56}^+CD_{16}^-/CD_{56}^+CD_{16}^+$ 比率下降，则可能导致胚胎的免疫损伤。有研究认为，某些原因不明的习惯性流产与此有关。

有研究发现，某些原因不明的不孕症患者子宫局部 Th1 效应增强，IL-2 与 TNF-α 含量明显增加。

用羟基脲和米非司酮造成肾虚流产大鼠模型，发现正常妊娠大鼠的母胎界面 CD80、CD86、CD28 表达均低下，而 CTLA-4 呈现高表达，但肾虚流产模型大鼠母胎界面 CD80、CD86、CD28 表达均上升，说明发生妊娠丢失、流产率上升可能为 CD80 和 CD86、CD28 病理性的高表达和 CTLA-4 表达不足所致。分别使用孕激素和补肾中药复方进行干预，结果发现，补肾中药可使母胎界面 CD80、CD86、CD28 表达均显著下调，Th1 细胞因子 IL-2、IFN-γ 和 TNF-α 水平下降，Th2 细胞因子 IL-4 和 IL-10 水平提高；孕激素则可下调母胎界面 CD80 表达，上调 CTLA-4 表达。

三、补益中药与免疫调节

补益类中药包括调补阴阳、气血，其中健脾、补肾、益气、养血等中药及其方剂均有增强免疫作用。

健脾补气药物人参、党参、黄芪、白术、茯苓等有促进细胞免疫和体液免疫的作用。实验研究表明，人参皂苷（GS）能使小鼠脾脏 T、B 细胞对联 ConA 的反应性增强；促进 NK-干扰素（INF）、IL-2 调节网络的活性，并表现为双向调节效应；对手术应激介导的免疫抑制有拮抗作用。健脾补气代表方四君子汤在动物实验中能增强小鼠巨噬细胞的吞噬功能，使胸腺重量增加。在临床研究中，此方能提高 T 细胞比值，促进淋巴细胞转化率，提高 IgG 水平。一项研究表明，健脾补肾的助孕 3 号方能使免疫应答低下的反复流产患者 MLC 封闭效应提高，并降低再次妊娠的流产率。

温补肾阳药物鹿茸、菟丝子、淫羊藿、补骨脂等对体液免疫有增强作用，能促进抗体的形成。并可能通过 NIM 网络的整体性调节，影响神经—内分泌功能，在动物实验中能使大鼠的垂体、卵巢和子宫增重，激素受体增加，增强性腺功能。冬虫夏草、菟丝子、淫羊藿、锁阳、杜仲、桑寄生等对细胞免疫有调节作用，能促进 T 细胞的增殖，增强巨噬细胞功能，诱生 IL-2。

补血养阴药物白芍、枸杞子、石斛、女贞子等有调节细胞免疫的作用。白芍总苷具有功能和浓度依赖性双向调节作用，有抗炎、调节异常免疫状态的效应。符合中医"扶正"的原则。枸杞多糖是 T 细胞增强剂，并能提高 NK 细胞的杀伤功能，增强 IL-2。

四、活血化瘀中药与免疫调节

活血化瘀类药物具有改善血液流变学、扩张血管、改善微循环和血液的黏聚状态、调节血小板功能等作用，还具有免疫作用。

近年的研究表明，三七、丹参、桃仁、郁金等活血化瘀的中药能抑制体液免疫反应，抑制血清抗体的形成。活血化瘀方药被广泛应用于治疗自身免疫性疾患。在生殖免疫学的领域，活血化瘀方药可用于消除自身抗体或同种抗体，如抗精子抗体、抗透明带抗体、血型抗体等。

临床上活血化瘀法常与其他治法并用，具有广泛的应用前景。在具体运用方面，补肾活血或滋肾活血治疗免疫性不孕，如广州的助孕 1 号、2 号方，南京的助阳抑抗汤和滋阴抑抗汤等。中药复方消除抗精子抗体的作用优于避孕套隔绝法，又可避免皮质激素的不良反应。凉血活血或燥湿活血治疗母儿血型不合之新生儿溶血症，如北京的活血化瘀汤，可在妊娠中、晚期逐步消除血型抗体，预防新生儿溶血症。活血化痰祛风治疗妊娠高血压综合征，使用经方当归芍药散，消除自身抗体，改善血液黏度和胎盘血流灌注。活血散结止痛治疗子宫内膜异位症，消除自身抗体，缩小病灶，缓解症状，且不影响卵巢功能，有助妊娠。陈汉平在"七七天癸竭时女子自身免疫识别状态的观察"中，用自身花环形成率与自身混合淋巴细胞反应为指标，观察到 50 岁（七七）天癸竭后，女性免疫系统自身识别能力明显增强，由正常变为异常，这与肾气由盛转衰的年龄划界极为吻合。而男性在 50 岁前后自身功能并未发生明显转变。自身花环形成率与自身淋巴细胞增殖反应是反映淋巴细胞自身识别能力主要的体外实验方法。自身识别能力异常意味着阴阳失调。女性淋巴细胞自身识别功能同肾气盛衰、天癸状态一样，具有明显的年龄特征，以七七为界。肾气由盛转衰，天癸从"至"到"竭"，自身识别功能亦由正常变为异常，其转变的年龄划界惊人地吻合。这些研究，虽然尚在起步，但也反映了中医学基本理论与免疫有一定的内涵联系。在治疗免疫性疾病方面，尚有挖掘的价值。

现代有关生殖免疫的研究十分丰富，是中医药免疫的重要参考，本书将在第四篇有关章节中介绍，供读者学习参考。

（罗颂平）

参 考 文 献

1. 骆和生，王建华．中药方剂的药理与临床研究进展．广州：华南理工大学出版社，1991.
2. 罗元恺．实用中医妇科学．上海：上海科学技术出版社，1994.

第五节　月 经 生 理

月经是有规律的周期性的子宫排血现象。月经之规律，一是指女性的一生中，在相对的年龄阶段表现为月经应时而来，至时而去，正如《内经》所言：女子二七"月事以时下"，七七"地道不通"。在初潮与绝经之间的 35 年左右，月经由初潮，至有规律来潮，又在一定年龄阶段自然绝止，反映了女性一生由发育到成熟，从成熟到衰退的整个生殖生理过程；二是指月经的周期性，即在女性月经来潮的年龄阶段中，正常情况下（除特殊生理如妊娠、哺乳等），月经总是按月来潮具有周期性和规律性，故古医籍中称为"月水"、"信水"、"月汛"、"月事"、"经水"，说明其如"月之盈亏，潮之朝夕"经常不变。

一、月经的生理现象

女子一生中的第一次子宫排血现象，称初潮。初潮时间的早迟，受种族、气候、地域、遗传、营养等诸多因素影响；与社会环境、文化教育也有一定的联系。一般初潮的年龄在 13～14 岁，变异范围在 11～18 岁。近年来随着社会物质文明和精神文明程度的大大提高，儿童的生理、心理发育加快，城市女孩的初潮年龄有 11、12 岁提前的趋势。有研究表明，月经初潮年龄与遗传、经济水平、营养状况及地理环境有关，如地理因素中的经度、纬度、海拔高度，经济因素中的人均 GDP 值、城镇居民人均年收入，对月经初潮年龄的早晚均有一定的影响。若 16 岁后尚未初潮，而第二性征已发育成熟者，或年龄超过 14 岁、第二性征未发育者，则应进行必要的健康咨询或诊治。由于近年月经初潮年龄提前，国外有建议将上述两个年龄段分别提前 1 年。初潮的 1～3 年中，由于卵巢的周期节律尚未完全稳定，故月经可能不完全呈现周期性。

妇女一生中的最后一次行经，停闭 1 年以上，称绝经。年龄一般在 45～55 岁。绝经的早迟，与月经初潮年龄，生育状况，内科疾病如高血压、冠心病、糖尿病、肝病、肾病及甲状腺功能亢进等及生活习惯有关。尤其是绝经年龄近年出现提前的倾向，提示可能与现代生活的快节奏、高度紧张、持续性精神压力有一定联系。绝经表明女性生育能力的衰退，但并不说明女性在其后的年代中，就绝对无生理性的子宫排血。一般而言，在绝经前 3～5 年，妇女的月经周期发生变化。如周期延长，经期缩短，经量减少，渐至闭经；也有在绝经前月经规律来潮而突然闭经不再潮者。另外，长效避孕药使用不当，对一些妇女早绝经，则显得更为直接。

从前次月经的第一天，到这次月经的前一天，是一个月经周期。一般情况一个周期的时间是 28 天左右。我国幅员辽阔，气候冷暖、日照长短差异较大，如 Harlow（2000）的研究显示：21～41 岁的妇女中，40％～60％的月经周期为 26～30 天。一般仍将月经周期的正常范围定为 23～35 天。至于月经周期究竟应该是二十几天还是三十几天，当以个体的一贯规律为标准。正如中医文献中记载的，有月经惯常两月一至者，称为"并月"；三月一至者，称为"居经"或"季经"；一年一行者，称为"避年"；终生不行经而能受孕者，称为"暗经"，后面两种情况当然十分罕见，抑或属于返祖现象。居经的最早记载见于晋·王叔和《脉经》，其载曰："……少阴脉微而迟，微则无精，迟则阴中寒，涩则血不来，此为居经，三月一来。"认为居经属于病态。后世《医宗金鉴·妇科心法要诀》指出："女子月经一月一行者，其常也。或先或后，乃其病也。然亦有月经两月一至者，谓之并月者；三月一行者，谓之居经者；有一年一行者，谓之避年；有终生不行而依然能孕育，谓之暗经者。此所禀之不同，而亦非病，不须治也"。由此可见，这类月经的特殊现象应根据具体情况而论，以鉴别其属病理性或生理性。

经血来潮第 1 天，称周期第 1 天。行经时间为 3～5 天，不超过 7 天。经期的第 2 天出血最多，一般为本次行经总量的 70%，第 2、3 天的出血量为月经总量的 90% 左右。经期过短不足 2 天且量也偏少，则当考虑有无病变。若行经时间过长，7 天仍不能净，应检查是否属病理情况。现临床多见于放置宫内节育器后出现的不良反应，其表现为经量增多、经期延长或少量点滴出血，一般不需处理，3～6 个月后多可逐渐恢复。

一次行经的子宫排血量，是月经的经量。确定经量的多少，曾有不少的方法。如：妇女自述，纸垫估计，经血血红蛋白测定以及碱性正铁血红蛋白比色法等。从临床实际出发，经量的多少主要参考用纸的多少。一般认为用纸（市售普通卫生巾）2 包左右为正常，超过 3 包或不及半包，多有异常。若估计每次行经出血的毫升数，约为 50～80ml，也有少至 30ml 或多达 100ml 者。经血的颜色似静脉血之色。行经之初稍淡或黯，继之变红加深，经将净时复为淡红色。经质即为血液之质，稠稀适中，不凝固，亦不似水。内中可夹少许细碎血块或黏液。经血有轻微之血腥气味。

下一次月经来潮前的第 14 天左右，是谓"真机"、"的候"、"氤氲"（排卵期），为男女媾精，受精成孕的最佳时机。如《证治准绳·女科·胎前门》云："凡妇人一月经行一度，必有一日氤氲之候，于一时辰间……此候也……顺而施之，则成胎矣。"

月经是女性生殖生理功能正常与否的外在表现，而生殖活动又是女性脏腑、经络、气血活动整体中的一个重要部分。因此，月经与女性的整体状况有不可分割的联系。如个别妇女虽已经妊娠，但在早孕期仍按月有少量行经，是谓"激经"，又称为"盛胎"或"垢胎"。部分妇女在行经的过程中，由于经血排出，冲任气血变化急骤，气血易随之波动；行经之前，冲脉血气充盛，气机易失条达，部分妇女可出现情绪易波动和一些轻微的症状，如腰骶微胀、小腹轻度不适及乳房微胀等，因程度较轻，一般不作病论。

二、月经产生的机制

月经的主要成分是血，而血又赖气之统摄、运行与调节。天癸的泌至赖气血运送而发挥其效能，冲任需要气血充盈乃能蓄溢有常，胞宫受气血灌注才能行月经。可见，"女子以血为先天"，通过气血的作用和变化直接与月经的产生和调节有关。而气血的化源和调节又有赖于脏腑，气血的运输和灌输又依靠经络。因此月经的产生须以脏腑功能正常、气血调匀、经脉流通为其生理基础。然而在月经初潮之前和绝经之后，健康妇女的脏腑、经络、气血仍然进行着协调的生理活动，何以无月经，说明在脏腑、经络、气血生理基础的前提下，尚有主导月经产生的又一生理环节存在，这就是女性生殖轴，即肾-天癸-冲任-胞宫。

（一）脏腑、天癸、气血、经络是产生月经的生理基础

1. 脏腑与月经　脏腑是生命活动的中心，是月经产生的基础。五脏的生理功能是化

生和贮藏精、气、血、津液，六腑的功能是受纳和传化水谷，脏腑互为表里。脏腑中肾藏精、脾生血、肝藏血、心主血、肺主气，与月经的产生关系密切。

（1）肾：月经的产生以肾为主导。肾藏精，主生殖。精，是禀受于父母的生命物质与后天水谷精微相融合而形成的一种精华物质。《素问·金匮真言论》曰："精者，身之本也。"《素问·上古天真论》曰："肾者，主水，受五脏六腑之精而藏之。"《素问·六节藏象论》有曰："肾者主蛰，封藏之本，精之处也。"肾藏精，是指肾具有生成、贮藏和施泄精气的功能。

肾为天癸之源：肾气盛，天癸至，月事以时下；肾气衰，天癸竭，则月经断绝。在特定的年龄阶段内，肾气初盛，天癸尚微；肾气既盛，天癸蓄极泌至，月事以时下。此后，随肾气的充盛，每天天癸泌至，呈现出消长盈亏的月节律，经调而子嗣；其后又随肾气的虚衰，天癸亦渐竭，经断无子。可见肾为天癸之源。

肾为冲任之本：冲为血海，广聚脏腑之血，使子宫满盈，任脉为阴脉之海，使所司之精、血、津液充沛。任通充盛，月事以时下，若任虚冲衰则经断而无子，故冲任二脉直接关系月经的潮与止。肾经与冲脉下行支相并，与任脉交会于关元，冲任的通盛以肾气盛为前提，故冲任之本在于肾。

肾为气血之根：血是月经的物质基础，气为血之帅，血为气之母，然"血之源头在于肾"，气血久虚，常需补肾益精以生血。《冯氏锦囊秘录》说："气之根，肾中之真阳也；血之根，肾中之真阴也。"阐明了肾有阴阳二气，为气血之根。

肾为胞宫相系：胞宫司月经，肾与胞宫相系。《素问·奇病论》云："胞络者，系于肾。"《难经》曰："命门者女子以系胞。"肾与胞宫相系，肾司开阖，亦主子宫的藏泻有常。

肾与脑髓相通：肾主骨生髓通脑，脑为元神之府，主宰人体的一切生命活动，月经的产生，亦离不开脑的调节。

肾为五脏阴阳之本：肾气调节机体的代谢和生理功能活动，是通过肾中阴阳来实现的。《景岳全书·命门》说："命门为精血之海，为元气之根。五脏之阴气，非此不能滋；五脏之阳气，非此不能发。"《医贯》指出："五脏之真，惟肾为根。"说明肾在机体中的重要作用和与他脏的关系。肾阴阳平衡协调，才能维持机体生理正常。

肾通过多渠道、多层次、多位点对月经的产生发挥主导作用，所以《傅青主女科》谓"经本于肾"，"经水出诸肾。"

（2）肝：肝为藏血之脏，司血海，主疏泄，喜条达，恶抑郁。肝脏具有贮藏血液和调节血流的作用。《素问·五脏生成篇》王冰注曰："肝藏血，心行之，人动则血运于诸经，人静则血归于肝脏，何也？肝主血海故也。"《仁斋直指方·妇人论》指出："血藏于肝，流注子脏。"全身各部化生之血，除营养周身外，其余部分，在女子则下注血海，定期藏泄而为月经，故有"女子以肝为先天"之说（《临证指南医案·调经》）。肝之藏血作用又取决于肝的疏泄功能，肝气喜条达而恶抑郁，肝气畅达则血脉流通，经候如常。如肝气失于疏泄，则影响肝之藏血功能，而导致月经异常。《孟河费氏医案·妇人》指出："男以肾为先天，女以肝为先天。盖缘肝为血海，又当冲脉，故由为女科所重。"《洄溪脉学·冲阳太溪二脉论》中也指出："如妇人则又独重太冲者，太冲应肝，肝者，东方木也，生物之始。又妇人主血，而肝为血海，此脉不衰，则生生之机犹可望也。"值得提出的是，肝在调节月经的过程中，与心、肾等脏是密切配合的。如心主血，推动血液运行，心的气血充足，肝血才能旺盛，并输注于胞宫而为月经。如《世医得效方·济阴论》明确了心、肝在妇女经、孕生理中的协同作用，其指出："盖妇人以血为本，心生血，肝行血，荣卫四体，如环无端，灌溉百脉，余者为月候，以时而行，若水溢自流，不自如觉，如钎病不作，而气血充盛有子矣。"肝肾同居下焦，乙癸同源，为子母之脏。肾主闭藏，与肝主疏泄一藏一泄，两者相互配合，精血才能溢泄有度，以维持月经的正常周期。正如《血证论·脏腑病机论》所说："肝属木，木气冲和调达，不致遏郁，则血脉得畅。"

（3）脾（胃）：脾胃为后天之本，气血生化之源。脾胃与月经的关系密切，《灵枢·营卫生会》云："中焦亦并胃中，出上焦之后，此所受气者，泌糟粕，蒸津液，化其精微，上注于肺脉，乃化而为血，以奉生身，莫贵于此"。《太平圣惠方·平脉法》亦云："夫脾受水谷之精，化为气血，以养脏腑，灌溉身形。"脾主运化水谷精微，胃主受纳腐熟水谷，两者相互配合，共同完成饮食物的消化吸收过程，以化生气血，供养周身，并维持月经的正常排泄。血液是月经的物质基础，气血充足，月经才能以时而下，而气血的化生则主要靠脾胃的功能，正如《女科经纶·卷上》所载："妇人经血与乳，俱由脾胃所生。《经脉别论》云，'饮食入胃，其清纯精液之气，归于心，入于肺，化赤而为血'。血有余，则注于冲任而为经水。经水者，阴水也。阴必从阳，故其色赤，禀火之色也。"脾统血，主中气，其气主升，气能摄血。脾气健旺则血循常道，脾气虚弱，失其统摄之权，则血不循常道而外溢，脾与胃相表里，同为生化之源。胃为水谷之海，乃多气多血之腑，足阳明胃经下行与冲脉会与气街，而冲脉隶于阳明，若脾胃功能正常，则气血充足，太冲脉盛，血海满溢，经候如常。

（4）心：心主血脉，为五脏六腑之大主，心通过胞脉与胞宫相联系，心气具有推动血液在经脉中运行的作用，若心气旺盛，则血脉流通，血液正常输泄于胞宫，以使月经按时来潮。《太平圣惠方》指出："夫心主于血，合于小肠。小肠者，通于胞门子脏，故手少阴、太阳之经以为表里，其经血上为乳汁，下为月水。"《仁斋直指方·妇人论》中亦有相似论述："血藏于肝，流注子脏，而主其血者在心，上为乳汁，下为月水，合精而为胞胎。"《血证论·阴阳水火气血论》从心主火，心血与阴血互济角度论述了心与妇女月经、孕育之间的密切关系，其指出："火者，心之所主，化生血液，以濡周身，火为阳而生血之阴，即赖阴血以养火，故火不上炎而血液下注，内藏于肝，寄居血海，由冲任带三脉行达周身，以温养肢体。男子则血之转输无从觇验，女子则血之转输月事时下。血下注于血海之中，心火随之下济，故血盛而火不亢烈，是以男子无病，而女子受胎也。"以上论述从不同角度说明心与妇女月经生理之间的内在关系。

（5）肺：《素问·五脏生成论》曰："诸气者皆属于肺。"《素问·经脉别论》亦云："肺朝百脉。"《太平圣惠方·卷六》中指出："夫肺居膈上，与心脏相近，心主于血，肺主于气，气血相随，循环表里。"肺主气，朝百脉，在月经过程中也发挥一定的作用。血非气不行，若肺的功能正常，则气帅血行，血溢胞宫，以维持月经正常排泄。但从总体而论，肺与月经的关系不如其他四脏密切。

（6）脑为元神之府，主宰全身各部，肾主髓，脑为髓之海，肾脑相通，在生殖生理活动中相互作用，维持阴阳的动态平衡，使月经依时潮止。

（7）子宫是奇恒之腑。子宫类脏，而能纳藏经血；子宫类腑，而能溢泄经血。子宫能藏能泄又与肾、冲任直接络属，使藏泄有时，故子宫为女性司月经之特有器官。

2. 天癸与月经　"天癸"一词首见于《黄帝内经·素问·上古天真论》，"女子七岁，肾气盛，齿更发长；二七而天癸至，任脉通，太冲脉盛，月事以时下，故有子……七七，任脉虚，太冲脉衰少，天癸竭，地道不通，故形坏而无子也。丈夫八岁，肾气实，发长齿更；二八，肾气盛，天癸至，精气溢泻，阴阳和，故能有子……七八，肝气衰，筋不能动，天癸竭，精少，肾脏衰，形体皆极；八八，则齿发去"。天癸，男女皆有，是肾精肾气充盛到一定程度时体内出现的具有促进人体生长、发育和生殖的一种精微物质。天癸来源于先天，为先天之阴精，藏于肾，受后天水谷精气的滋养而逐渐趋于成熟泌至，此后又随肾气的虚衰而竭止。如马玄台注释《素问》是说："天癸者，阴精也。盖肾属水，由先天之气蓄极而生，故谓阴精为天癸也。"《景岳全书·阴阳篇》说："元阴者，即无形之水，以长以立，天癸是也，强弱系之。"又在《类经》中指出"天癸者，言天一之阴气耳，气化为水，名曰天癸……其在人身，是为元阴，亦曰元气……第气之初生，真阴甚微，及其既盛，精血乃旺，故女必二七，男必二八而后天癸至。天癸既至，在女子则月事以时下，在男子则精气溢泻，盖必阴气足而精血化耳。"说明天癸源于先天，藏之于肾，在肾气旺盛时期，肾中真阴不断充实，在后天水谷之精的滋养下化生并成熟泌至。对妇女来说，"天癸至"，则"月事以时下，故有子"，"天癸竭，地道不通，故形坏而无子也"，说明它使任脉所司的精血津液旺盛、充沛、通达，并使冲脉在其作用下，广聚脏腑之血而血盛，冲任二脉相资，血海满盈，月经来潮。《血证论》曰："故行经也，必天癸之水至于胞中，而后冲任之血应之，以至胞中，于是月事乃下。""七七"之年后，又随肾气的虚衰而天癸竭，导致经断，形坏而无子。故天癸主宰月经的潮与止。天癸是"肾主生殖"的精微物质与功能的统一体。

3. 气血与月经　妇女以血为基本，月经的主要成分是血。气为血之帅，血为气之母，血赖气的升降出入运动而周流。气既是具有营养作用的精微物质，又是脏腑、经络功能活动的表现。血是濡养脏腑、经络的物质。气血均来源于脏腑。气血和调，经候如常。正如《景岳全书·妇人规》所云："经血为水谷之精气，和调于五脏，洒陈于六腑，乃能入于脉也。凡其源源而来，生化于脾，总统于心，藏受于肝，宣布于肺，施泄于肾，灌溉一身……妇人则上为乳汁，下归血海而为经脉。但使精气无损，情志调和，饮食得宜，则阳生阴长而百脉充实，又何不调之有。"气血"和调五脏，洒陈六腑"、"灌溉一身"，维系机体脏腑、经络的正常生理功能，也是脏腑、经络行使在月经产生中功能活动的基础，气与血相依共为产生月经的生理基础。

4. 冲、任、督、带与月经　经络是运行全身气血，联络脏腑形体官窍，沟通上下内外，感应传导的通路系统。于妇女的生理、病理关系最大的是肾、肝、脾三经，尤其是奇经八脉中的冲、任、督、带。其生理功能主要是通过起源、循行路线和各自的功能对十二经脉气血的运行起到蓄溢和调节的作用，并能联系子宫、脑、髓等奇恒之腑发挥作用。

冲、任、督三脉同起于胞中，一源三岐。带脉环腰一周，络胞而过。冲、任、督在下腹部的循行路线正是女性生殖器官的所在部位，其中冲、任二脉除能运行气血、输送精气、携带天癸外，并能蓄盈血海之血。冲任之血营养子宫、胞脉、胞络，以供产生经血之用。古有"冲为血海"，为"十二经之海"，广聚脏腑之血；"任主胞胎"，为"阴脉之海"，总司精、血、津、液等一身之阴；督脉贯脊属肾，肾督之阳气通于子宫，促进子宫成熟，为"阳脉之海"，总督一身阳气。任督相通，调节一身阴阳脉气的平衡协调；带脉约束诸经，有提携冲、任、督气血的作用，使经脉气血循行保持常度。

综上，概括了月经的产生是以脏腑、天癸、气血、经络为生理基础。

（二）肾气盛、天癸至、任脉通、太冲脉盛是产生月经的主要环节

1. 肾气盛与月经　肾气是天癸之源，冲任之本。肾气全盛，天癸泌至，气血充旺，冲任流通，作用胞宫，月经始能潮至。"月经全借肾水施化"，"经水出诸肾"，月事以时下标志"肾气平均"。若女子逾期尚未初潮，或年岁未至而提前绝经，常为肾气不盛或肾气早衰的现象。故肾气盛是产生月经的根本。

2. "天癸至"与月经　天癸是与生长、发育、生殖密切相关的真精。月经依时潮止是生殖功能成熟的标志，所以，天癸是肾主生殖最直接的精微物质，其泌至的微盛直接关系到月经的产生与周期的调节。童幼时期天癸"甚微"，不能促使冲任二脉充盛，故无月经。青年及成年时期"及其既盛，精血乃旺"，月经始潮继而潮之有时。更年至老年，天癸行将竭止，冲任亦渐衰少，月经绝止，表现为"形坏"（面憔，发堕，生殖器官渐萎缩）而无子（生育能力尚失）。可知天癸在月经产生中具有重要作用。

3. "任通冲盛"与月经　肾气盛天癸至，冲任始通盛，冲任相资将化生月经之物质相资灌注于子宫，以备受胎之用，若未受孕则化月经由子宫排出。

冲、任二脉共司阴脉之海，蓄溢有常司理有节，则经血有周期而至。七七之后冲脉衰少，任脉虚，故月经停闭。

4. "子宫藏泄"与月经　子宫是女性特有的器官，发育成熟的子宫能泄能藏，子宫在非行经期行"脏"的作用，主藏精气，在行经期行"腑"的作用，主泄经血。这种藏而不泄和泄而不藏的周期，表现为子宫周期性排血，即月经。

综上所述，在肾气盛、天癸至、任通冲盛、督带调约，协调作用于胞宫，胞宫藏泄有度的生理过程，天癸有赖肾气盛而成熟泌至，冲任二脉有赖肾气盛而通盛，子宫有赖肾气盛而能藏泄。子宫是育子之宫，又是行经之宅。

三、月经周期节律与调节

月经是生殖周期的外在现象。多数妇女的月经一月为期，具有经常不变的时间生物节律。月经具有周期性、节律性，是女性生殖生理过程中肾阴阳消长、气血盈亏规律性变化的体现。

（一）月经周期形成的认识

1. "应月"，这个众所周知的生理现象是如何形成的，古今中医学医籍未有明确的解释，多以"取类比象"说明其为自然现象。如认为月经周期的形成是"应月"，"天人相应"，人身的气血亦随周月的变化而变化，月经的周期是应月的结果，正如海潮受月之盈亏影响而有潮汐变化的现象一样。《素问·八正神明论》提到："月始生，则血气始精，卫气始行；月郭满，则血气实，肌肉坚；月郭空，则肌肉减，经络虚，卫气去……，是以因天时而调血气也。"《景岳全书·妇人规》解释月经周期为："女体属阴，其气应月。月以三旬而一盈，经以三旬而一至，月月如期，经常不变，故谓之月经，又谓之月信。"皆认为月经周期的形成是大自然对人类长期影响的结果。

2. 源于先天，根据中医学"身之本，本于先天"的学说，也有认为月经周期源于先天。归纳前面两种认识，一是强调月经周期的形成是外源性的影响，一是认为由先天遗传，属内源性根据。可以说人体的生理节律的形成虽有外源性的影响，但必须通过内源性依据才能起作用。相同的外源条件，不同的内源依据可以形成不同的个体节律，如月经周期、初潮与绝经年龄并不是每个妇女都一样（但大多数是基本一致的）。所以，月经周期的形成，按照中医学的观点，从大的方面，可以说是先天内源依据和自然外源影响长期作用的结果，是体内各种生理规律和外界自然规律长期相互作用、制约和适应的结果。

3. 临床研究，近些年来，罗颂平、徐小林及孟琳升等通过流行病学方法，抽样式调查了妇女的月经潮汐与月相的关系。提示了月经来潮与月相晦朔期相对应的趋势，初步印证"月经应月"的合理内涵。瑞士人斯尼先生对 11807 例妇女的观察，其中的部分妇女月经来潮时间在盈月，新月前夕为经期高峰，均再现了生理现象、生命活动有自身的节律性。由于生物长期置身于自然界的大环境中，与之不断磨合，不断适应，故某些生物节律往往与环境节律趋于一致。月经之潮汐与月相之圆缺在相当程度上的时间对应关系，也客观印证了"女体属阴，其气应月"之理。

(二) 月经周期节律

在月经的产生过程中，随着阴阳的消长、气血盈亏的变化而有月经期、经后期、经间期、经前期的生理节律，从而构成了月经周期。现以 28 天为一周期加以说明。

1. 行经期（周期第 1～4 天）　此期表现为子宫排血，即月经。子宫血海由满而溢，泻而不藏排出经血，月经的来潮既是本次月经的结束，又是新周期开始的标志，呈现"重阳转阴"的特征。此时冲任、子宫的气血已由经前的充盈而逐渐空乏，气血相对不如平时的调匀，肾气、天癸的作用亦相对减弱。这种状态是易发生月经疾病的内在因素。

2. 经后期（周期第 5～13 天）　指月经干净后至经间期前，此期为经净之际，血海空乏，子宫气血亦欠冲旺，消则长，旧去则新生，故此期为冲任，子宫气血复常阶段。肾气渐盛，气血渐调，血海渐充呈现阴长的动态变化。阴长，是指肾水、天癸、阴精、血气等渐复至盛，呈重阴状态。重阴是指月经周期的阴阳消长节律中的阴长高峰时期。

3. 经间期（周期第 14～15 天左右）　此期也称为"氤氲之时,"或是"的候"、"真机"期。此期正好为两次月经中间，故称经间期，是重阴转阳、阴盛阳动之际，正是种子之的候。《易经·易系辞》载有："天地细缊，万物化纯，男女构精，万物化生。"《女科证治准绳·求子》引袁了凡语解为："天地生物，必有细缊之时；万物生化，必有乐育之时……此天然之节候，生化之真机也……。凡妇人一月经行一度，必有一日细缊之候，于一时辰间，气蒸而热……此的候也。"就是说，在月经周期中，有一日是天然的细缊状态，此时阴生阳长，肾气冲盛，阳气发动，阴精施泻，乃种子之时候，此时交合则有受孕的可能。

4. 经前期（周期第 15～28 天）　此期为经间期之后，阴盛阳生渐至重阳。重阳是指月经周期阴阳消长节律中阳生的高峰时期，此时阴阳俱盛，以备种子育胎。在肾气主导下，肝调血量，脾施生化，心司胞脉。使冲任气血复盈，以能灌注胞中；胞宫受冲任相资，并得先天之肾精、后天之精血冲养而气冲血旺，为种子提供孕育环境。受孕以后，精血聚以养胎，月经停闭不潮。若未受孕，阳盛则开，去旧生新，血海由满而溢泻，月经来潮，又进入下一个月经周期。

月经周期中四时的循环往复，周而复始，形成了月经周期的月节律。阴阳有相互进退、生长收藏、终而复始、盈虚消长的变化规律。肾为阴阳之本，肾气在生理过程中有着由稚到盛至衰的变化。天癸亦随之而有由微至胜而泌而微以至衰竭的变化。在肾主导天癸的作用下，以及肝藏血、脾统血、肺主气帅血的共同作用下，冲任气血亦由盛而满（经前期）；由满而溢（行经期）；由溢而渐虚，由虚而渐复盛（经后期）；血旺气盛，阴生阳动，细缊精泻（经间期）；继而血海复又满盈，子宫又受冲任相资灌注，以备受孕之需（经前期）。月经各期中阴阳转化及气血盈亏变化的规律，是指导调经的基础理论之一。

可见在月经周期中，肾气、天癸、冲任、胞宫、气血有着规律性的变化。正如《血证论·男女异同论》所说："夫新生旧除，天地自然之理，故月有盈亏，海有潮汐。女子之血，除旧生新，是满则溢、盈必亏之道。女子每月则行经一度，盖所以泻血之余也。"

（三）月经周期调节机制的基本模式

从月经周期形成的自然观结合中医学的肾气、天癸、脏腑、气血、经络等基本理论，目前对月经周期的调节机制有以下几种学术见解。

1. 天人相应说 《素问·八正神明论》认为月经的节律与月相盈亏的节律一致。妇女的性周期以月为节律，故明代李时珍、张介宾取类比象、以此推论月经调节为：上应月相，下应海潮，是天人相应的现象。

2. 阴阳消长、气血变化与月经周期节律 刘敏如教授提出了月经周期调节机制的基本模式（成都中医学院妇科教研室编《中医妇科学》，人民卫生出版社，1986），主要观点如下：

月经周期是女性生殖生理过程中阴阳消长、气血变化节律的体现。在月经的产生过程中，随着阴阳的消长、气血的盈亏变化而有月经期、经后期、经间期、经前期的生理节律，从而构成了月经周期。这是因为"阴阳有相互进退、生长收藏、终而复始、盈虚消长的变化规律"，在肾的主导与天癸的作用下，以及肝藏血、脾统血、心生血、肺主气帅血的共同作用下，冲任气血也由盛而满（经前期）；由满而溢（行经期）；由溢而渐虚，由虚而渐复盛（经后期）；血旺气盛，阴生阳动，氤氲精泄（经间期）；继而血海复又满盈，子宫又受冲任相资灌注，以备受孕之需（经前期）。月经周期中不同阶段的连续与再现，形成了月经周期的节律。

这一推论提出后，由张庆文等人进行了"月经周期气血盈亏变化节律"的观察。本着中医学之"血"与西医学的"血液"在物质意义上同为一物，中医学之"气"与西医学的"功能"在生命过程中涵义类同，实验选择了部分血液流变学、血流动力学、免疫学及血液方面的指标，作为观察气血变化的指标。实验观察对象为106名健康未婚女大学生，年龄为20±1岁，处于人生二十而"血气始盛"，女子三七而"肾气平均"的生理状态；月经周期为28±3天，记录了基础体温曲线36例典型双相33例，体现了经水"一月一行"。受试对象的生活、学习环境一致；数据处理同时采用数理统计和时间序列余弦法。因此，研究成果在一定程度上反映了月经周期中气血变化的近月节律及盈亏消长在不同时间段的趋势，亦基本印证了反映刘敏如教授推导的关于月经周期气血变化的模式。此外，也有观察者结合临床研究月经周期中的生物节律，如有关月经周期中"舌象"、"胆囊排空"、"唾液中性激素""行为活动的变化"、"基础体温的阴阳消长变化"、"生殖激素动态变化"等方面的观察报道。

月经节律不仅反映了性成熟的女性在一个周期中的阴阳气血消长过程，而且反映了生殖周期的建立、健全。

3. 肾气-天癸-冲任-胞宫轴说 月经周期的调节机制由肾气、天癸、冲任、胞宫所主。近年来，不少研究者从这一观点出发，提出肾能合成和分泌调节生殖功能的活性物质，也有从天癸的本质、意义与特点方面来论述其调节月经，从天癸之阴阳偏盛、阴偏盛、阴偏盛导致出现月经先期；天癸之阴阳偏虚、阳偏虚、阴偏虚出现月经后期；天癸之阴阳绝对平衡则使月经周期无法形成，失去其规律性，测量基础体温为单相，无高温相与低温相的交替出现，必然出现闭经；天癸之阴阳消长紊乱，使得阴阳消长不能保持相对平衡，失去其周期节律性，发生月经先后不定期。结合现代生殖生理学知识，从临床上反应肾气与天癸对生殖的调控作用，初步论证了中医肾气、天癸学说具有指导临床的意义，但尚有待进一步研究。

4. 脑-肾-天癸-冲任-胞宫轴说　"中医天癸古今论"者提出了："根据古今对天癸的认识及'脑为元神之府'和肾主髓通脑的理论，提出脑-肾-天癸-冲任-胞宫、睾丸（男）轴为性生殖功能调节系统"的新概念。

5. 心、肾、子宫轴的主调作用说　现代有学者根据长期的临床实践，以及推导阴阳运动的太极八卦理论认识而提出心、肾、子宫生理生殖轴。

上述学术观点，从不同的角度认识或阐述了月经周期性节律的形成，丰富和发展了妇科理论，其中肾-天癸-冲任-胞宫轴说，目前得到较普遍的认同。

四、月经理论的临床意义

月经产生机制的研究和月经周期节律的研究，具有临床指导意义。

如刘昭阳等对黄体不健全疾病的中医学病机研究，即根据肾气在月经产生中的主导作用与气血在月经周期中的盈亏节律，用补肾填精法为主，治疗了59例黄体不健患者，同步观察血液学、血液流变学、红细胞免疫等8项指标与临床症状的关系。59例中，传统辨证属肾阴虚者42例，肾阳虚者10例，另有7例为肝郁证。8项指标均无近月节律。治疗后，临床症状显著改善（以肾阴虚型为典型），总有效率达86.4%，6项指标呈现近月节律（$P<0.01$），说明了中医学月经产生重在"肾"和月经调节关乎"血气"在解决临床问题中的意义。

近年内有关中医药周期疗法使用广泛，周期疗法形成依据每个月经周期中，阴阳气血具规律性的消长变化。若这种消长节律发生变化，可导致月经的周期、经期或经量的异常。在调经的治法方面，也应遵循月经周期阴阳气血的消长规律，进行周期性的调理。江西省妇产科工作者1963年开始将中药人工周期疗法用于临床，自1971年莲花县首次报道后，引起全国一些单位重视。1980年，张丽珠等报道"中药人工周期"配合西药，疗效高于国外周期治疗水平。程泾曾于1984年著《月经失调与中医周期疗法》一书，进行较详尽的论述。

孙宁铨、夏桂成、罗元恺等专家对此均有论述。中西医结合妇科学专家孙宁铨也以肾气和气血的变化为指导，将月经周期分为经期、经后期、真机期、经前期。以肾气的阴阳转化为主要依据，以内分泌活动变化作为参考，提出了：周期的第4～14天为经后期，血海空虚，子宫内膜完成修复，增生变厚，故此期应当养阴调气血；周期的第14天左右，天癸至，卵泡成熟而排卵，基础体温上升，基础代谢旺盛，由阴转阳，故此期当因势利导，温阳通络，行气活血；排卵后至行经前的14天左右是经前期，肾阴充盛，转化为阳而发挥出阳的功能，子宫内膜持续增厚，腺体继续变长、弯曲，为受孕做准备，故此期应阴阳平补、气血双调；至行经期，血海盈满，在阳气推动下而泄，故主张通因通用，因势利导，采用行气活血调经法。

夏桂成先生提出"整个月经周期确是一个阴阳消长的过程"，并采用经后期养血以奠定物质基础，经间期调气活血以促进排卵，经前期温补肾阳以暖宫待孕，行经期活血为主以清源洁流的法则，抓住了调治月经周期的主动权，治疗月经病取得了较好疗效。

　　类似的研究还有胥京生，也以肾气-天癸-冲任为轴心，以肾气为核心；在调整月经周期中以阴阳互根为原则；治疗月经病，经后期予促排卵泡汤补肾滋阴，经间期予促排卵汤补肾通络，经前期予促黄体汤温阳补肾，月经期予调经活血通经等。

　　现有各种各样的中周疗法的报道，在妇产科的运用越来越广泛，有研究者将1979～2009年的文献资料做了检索，并对资料进行了统计分析，其中将分期、辨证、临床常使用的药物作了分析和统计，其主要治法为补肾和活血通经。不同医家在运用此法时选方用药又有所侧重，近年来中药人工周期疗法在选方用药上有了很大的发展和提高，可用于治疗月经病（如功血、闭经、多囊卵巢综合征等）、不孕症、习惯性流产、子宫内膜异位症等。现代研究也证实，补肾可以促进卵泡发育。在补肾的基础上用活血化瘀法以改善循环和微循环，增加血流量，提高排卵率。余运初发现补肾中药（巴戟天、菟丝子、肉苁蓉）能使实验的大白鼠增加垂体和卵巢的重量，提高垂体对下丘脑LH-RH的反应，分泌更多的黄体生成激素，提高卵巢HCG/LH受体功能，从而改善内在的神经内分泌调节机制。李炳如等提出补肾中药可能增强下丘脑-垂体-卵巢促黄体功能。廖玎玲证实中药人工周期法对下丘脑闭经妇女垂体促性腺激素起正反馈兴奋作用。林至君观察到活血化瘀能促进成熟卵泡排卵。中药人工周期疗法以整体观念为指导，以肾的阴阳转化为主要依据，通过辨证论治来调节全身脏腑阴阳气血的动态平衡，从而提高机体本身的调节能力，使内在因素能正常发挥作用。

　　综上所述，可以初步归纳为：月经的产生和周期的调节是以脏腑、经络、气血的协调作用为生理基础，以肾气-天癸-冲任-胞宫为月经产生与调节的轴心，以阴阳消长、血气盈亏的变化为月经节律的体现。这些认识、观点和研究成果，虽尚处于研究的初步阶段，但已经在传统的"取类比象"上进一步，发展了"辨证论治"的内容。

（张庆文　时　丹　武权生）

参 考 文 献

1. 曾敬光，刘敏如. 中医妇科学. 北京：人民卫生出版社，1986.

2. 罗元恺，曾敬光. 中医妇科学. 上海：上海科技出版社，1986.

3. 肖碧莲，范慧民. 北京地区健康妇女的月经周期和排卵率. 中华妇产科杂志，1988.

4. 罗颂平. 试述月经周期与月相的关系. 新中医，1983，(12)：52-54.

5. 罗颂平. 月经节律与月相的联系初探. 上海中医药杂志，1984，(12)：42-44.

6. 徐小林. 对1600名妇女行经时间与月相关系的调查报告. 陕西中医，1986，(5)：210-212.

7. 孟琳升. 月经周期与月亮圆缺. 浙江中医学院学报，1985，(2)：8-9.

8. 张庆文. 女体月亏、月满血气状况的初步研究. 天津中医，1994，(2)：34.

9. 张庆文. "血海"血气变化与月经周期. 中医药学报，1994，(5)：5-7.

10. 张庆文. 红细胞免疫与月经周期气血变化. 中医药学报，1991，(6)：99-101.

11. 刘敏如，刘昭阳. 黄体不健疾病中医学病机初研及临床经验. 见：史伟. 中国当代中医药临床与理论研究. 四川科学技术出版社，1995.

12. 夏桂成. 运用阴阳学说调治月经周期中的疾患. 上海中医药杂志，1983，(3)：24-25.

13. 夏桂成. 掌握时相阴阳规律运用分时分期调周法. 江苏中医，1990，(4)：32-34.

14. 尹熙鹏，吴威中. 月经周期不同阶段胆囊排空功能的变化. 天津医药，1987，(3)：177-178.

15. 王寒正，郑树衡. 月经周期中唾液和血清孕酮及雌二醇的浓度变化. 生殖与避孕，1985 (4)：35-39.

16. 张庆文. 月经周期气血盈亏变化的实验研究. 成都中医学院学位论文集，1990.

17. 张玉珍. 中医妇科学. 第2版. 北京：中国中医药出版社，2007.

18. 赵继，马亚娜，徐勇，等. 我国汉族女生月经初潮年龄经济地理因素分析. 中国卫生学校，2010，（8）：965-966.

19. 张淞文，王军华. 北京地区女性绝经年龄调查与相关因素分析. 北京医学，2002，（3）：177-178.

20. 屈军，杨树环. 月经周期个体内变异的随机性检验. 川北医学院学报，2007，（5）：419-420.

21. 熊顺华，徐欣. 妇女月经周期行为活动的变化. 中国行为医学科学，2004，（5）：526-567.

22. 徐晓娟，邓琳雯，裴红鸽，等. 论基础体温的"阴阳消长"在中医周期疗法中的应用. 湖北中医杂志，2008，30（3）：46.

23. 张文华，姜银芝. 月经周期中月经周期中生殖激素动态变化与原发性不孕关系的探讨. 宁夏医学杂志，2009，（12）：1129-1130.

24. 冯前进. 肾能合成和分泌调节生殖功能的活性物质. 陕西中医学院学报，2009，（2）.

25. 哈甫拉，王进. 肾气-天癸-冲任-胞宫生殖轴与月经的关系浅谈，2005，（6）：4.

26. 王烨，李祥. 论天癸的节律异常与月经周期的关系. 陕西中医，2008，（3）：317-318.

27. 刘佳，杨丽丽，吴克明. 中药人工周期疗法临床应用进展. 辽宁中医药大学学报，2007，（2）：48-49.

28. 徐晓娟，曹亚芳. 中药人工周期疗法的研究进展，中医药学刊，2006，（12）：2275-2276.

29. 李健美，谈勇. 中药人工周期疗法的源流. 甘肃中医，2007，（11）：13-14.

第六节　带下生理

带下一词，首见于《素问·骨空论》，有广义和狭义之分。广义带下病泛指经、带、胎、产、杂等一切妇科疾病，因其多发生带脉以下，故而称为带下。《金匮要略心典》曰："带下者，带脉之下，古人列经脉为病，凡三十六种，皆谓之带下病，非今人所谓赤白带下也。"因此古人称妇产科医生"带下医"；狭义带下是妇女阴道排出的一种质稀或黏稠的液体，如带绵绵而下。正如《女科证治约旨》所言："阴中有物淋漓而下，绵绵不断，即所谓带下也。"又有生理性和病理性之分。

生理性带下是指一定年龄阶段的健康女性阴道所溢出的一种色白或无色透明、无臭、黏而不稠、其量适度的阴液，俗称白带，即生理性带下。正如：《沈氏女科辑要》引王孟英所云："带下，女子生而即有，津津常润，本非病也。"本节主要针对生理带下进行阐述。

一、生理带下的产生

生理性带下是肾精下润之液，中医认为肾是水脏，液为肾精所化，润滑如膏，具有濡润、补益作用，流于阴道，充养和濡润阴道和外阴。《景岳全书》说："盖白带出于胞中，精之余也。"《血证论》说："而胞中之水清和，是以行经三日后，即有胞水……乃种子之的候，无病之月信也。"生理带下其性黏稠净洁乃属为液，与液的生化同源。《灵枢·五癃津液别》说："津液各走其道……其流而不行者为液。"妇女生理常态中，青春期前肾气未盛，天癸未至，带下量少；14岁左右，肾气初盛，天癸泌至，带下始见明显增加；青春期肾气平均，发育成熟，带下津津常润；经间期乃阴生阳动的絪缊的候，带下的色泽明净，量亦稍增；妊娠期阴精聚下，冲任充盛，带下质较稠厚。绝经以后肾气渐衰，真阴渐亏，天癸竭止，月经断绝，带下亦涸，阴中失润。这些生理现象说明带下的出现、泌淖与涸竭以及量、色、质的变化，如同肾气主司之月经一样，皆有其常度。《素问·逆调论》说："肾者，水脏，主津液"；《素问·骨空论》说："任脉为病，女子带下瘕聚"。脾主运化，行津液，布精微，脾气转输运化津液各走其道，液渗于前阴后窍，与精之余和合为液。故临床上治带下病多从脾从肾。由此说明，中医妇科学所称之生理性带下，来源于先天肾中精气及脾胃化生的水谷精微，禀肾之收藏、施泄，脾气之转输、统摄，由任脉主司，受带脉约束。当肾气充沛，肾精盛实，天癸泌至，阴液源源淖泌于胞中、前阴，而成为生理性带下。其表现与月经周期有同步的效应，受阴阳消长转化的节律影响。

此外，带下的产生机制在中医学的典籍中已经明确，带下的产生与任、督、带等奇经的功能有直接关系。任脉在带下的产生上有重要作用，任脉主一身之阴精，凡人体精、血、津、液都由任脉总司。而任脉所司之精、血、津、液失去督脉的温化就要变为湿浊，任脉所主之阴精失去带脉的约束就要滑脱而下，成为病态。因此任脉化生生理带下这一功能又与督脉的温化、带脉的约束有关。由于生理性带下在月经初潮后明显出现，在绝经后明显减少，而且随着月经的周期性变化，带下的量也有周期性改变，因此带下的产生与肾气盛衰、天癸至竭、冲任督带功能正常与否有着重要而直接的关系。

根据月经产生机制的阐述，则生理性带下产生的机制可以认为是：在肾气旺盛的情况下，脏腑的精气在天癸作用下，通过任脉的化生功能及督脉的温化、带脉的约束作用，精液由阴道内分泌外流而成。

二、生理带下的作用

带下属阴液，"液者，所以灌精濡空窍者也"（《灵枢·口问》）。"五谷之津液，和合而为膏者，内渗于骨空，补益脑髓，而下流于阴股"（《灵枢·五癃津液别》），明确指出液之性稠滑如膏，具有濡润、补益的作用，流于阴股以充养、濡润前阴空窍。《血证论·崩带》提到：带下亦如无病之月信，泌之有信，如脾经土气冲和，则带脉宁洁，胞中之水清和，得肾中天癸之水，此乃种子之的候。可见生理性带下于经间絪缊之期，阴盛而阳生之候，或经前冲任血海阴血盈满之时，或当妊娠阴血下聚冲任以养胎元之期，带下量可增多，色、质、气味无异常，提示出带下与生殖有关。

女子 14 岁左右，在肾气的推动下，天癸泌至，此时生理性带液产生并滋润营养阴窍、子门、子宫，使这些生殖器官逐渐发育成熟。根据女性生理解剖特点，子门连接阴道，通于阴门，故易受外邪侵袭。因为有生理性带液的滋润、支持保护，阴道、子门、子宫才具备抵御外邪的能力。正如《诸病源候论》曰："风邪乘虚入于胞中，损伤冲任之经，……致令胞络之间秽与血相连而下，冷则白，热则赤"，可见生理性带液是保证和维护阴道、子门、子宫抵御外邪的基础，失之则会导致病理性带下发生。

西医妇科学认为，生理状态白带包括来自大小阴唇、前庭大腺、宫颈腺体的渗出液；阴道黏膜的分泌物和阴道壁的漏出液；阴道脱落细胞、外阴的分泌物；少量为子宫内膜所分泌及输卵管液。其产生的量及成分受性激素（主要是雌激素）及性兴奋所调节。而阴道液的 pH 又沿阴道长轴而有差异，下端 pH 为 4~5，上端 pH 为 6~7，宫颈 pH 为 7~8，并且 pH 在月经周期不同时期中有所变化。

具体而言，前庭大腺分泌一种无色清澈微酸的液体，维持前阴黏膜的湿润，性兴奋状态时，这种液体的分泌显著增加。阴道内常仅有 0.5~1ml 稀糊样液体，它来自阴道壁毛细血管的血清漏出液，混有少量子宫内膜腺体及输卵管腺体的分泌物、脱落的阴道上皮细胞和少部分宫颈柱状细胞；宫颈腺体分泌宫颈黏液，外观极像鸡蛋清，也有蛋清一样的黏性，呈碱性。在排卵期宫颈黏液量增多且变得稀薄，从而使阴道液的酸度降低，有利于精子的存活及通过。普遍认为维持精子代谢活力的贮藏物包括宫颈黏液和子宫液。

子宫颈腺细胞所分泌的黏液的物理、化学性质，皆受雌激素的影响而有明显周期性变化。如果子宫颈环境适合，精子不但有机会可以通过子宫颈到达宫腔，而且还能自子宫黏液中摄取养分，增强其活动力，使精子能继续游入输卵管与卵子会合，这在受孕机制中极为重要。在排卵期因受雌激素的影响，蛋白溶解酶可以水解蛋白质中轴使上述纤维平行排列且使其间隙增宽，在黄体期黏液的纤维形成网状。在排卵期子宫颈黏液的水分、无机盐、碱、葡萄糖等含量都有增高，而白蛋白、油脂等降低，其他如钾、钙、镁、磷酸盐、硫酸盐和次碳酸盐等含量在黄体期有增高。同时，子宫颈黏液具有多种液流学特征，如黏度、液流、弹性、黏性等。在月经刚净时体内雌激素水平低，子宫颈内所含液体量很少，当雌激素不断增多，其含量也逐渐增多，并逐渐变薄而透明，黏性也逐渐增强，在排卵期达高峰，黏液量可增多 10 倍，拉丝度可长达 10cm 多。此时子宫颈口变圆而稍开大，如瞳孔样。在排卵以后，由于受孕激素的影响，子宫颈黏液量逐渐减少、变得稠厚而混浊，缺乏黏性，易断裂，养分减少。子宫颈内黏液，由于受雌激素的影响，可出现羊齿植物叶状结晶，这种结晶常在月经周期第 6～7 天时开始出现，到排卵期最为清晰而典型，分支特别多而密，排卵后结晶逐渐模糊，至月经周期第 22 天左右便完全消失，而相对地细胞型逐渐增多。所以，根据多次子宫颈黏液结晶的变化，结合宫颈黏液拉丝试验，了解卵巢功能，是一种简单易行的辅助诊断方法之一。子宫颈黏液的上述变化受卵巢激素的影响而呈周期性改变，这种改变，于排卵期有利于精子的穿透与供应精子游行的营养。

事实上，女性生殖道分泌物除了具有润滑和清洁防卫作用外，与生殖生理有密切的关系，主要是对精子获能有重要的作用。

所以，中医学称"带下精之余也"，"带脉宁洁，胞中之水清和，得肾中天癸之水，此乃种子之的候"，不无道理。

三、生理带下理论的临床意义

带下病是中医妇科学的一大门类疾病，但关于生理带下的理论问题，中医学阐释不多。本书根据中医学"液"的基本理论和临床论治的记述，以及《中医妇科学》（人民卫生出版社 1986 年版）初次提出的"带下生理"的有关论述，进而阐述生理带下理论，为带下病病因病机的阐释和辨证论治提供一定的理论依据，如脾气不运、湿注下焦（或湿蕴化热）、肾气不固、精液下夺，均可导致带下病，临床治疗带下病多从脾从湿从肾论治，这些治疗思路均需生理理论的支持，所以，研究补遗带下生理的意义即在于此。

（谭万信　李　燕）

第七节　妊　娠　生　理

一、中医学妊娠生理的基本理论

妊娠指胎儿在母体内生长发育的过程，是妇女繁衍后代的生理功能，中医学总称为"嗣育"。"嗣"是指子孙后代，"育"指生育。男女适龄成婚，阴阳交配受孕而成胎。从受孕至胎儿发育成熟，胎儿胎衣（胎盘和胎膜）娩出称为妊娠，历时 10 个妊娠月俗称"怀孕"，《黄帝内经》称"妊子"、"怀子"、"有子"、"重身"，有些医书简称"孕"、"妊"、"娠"。如《左传》载有"后婚方娠"，《周易》有"妇三岁不孕"的记载，《金匮要略》称"妊娠"，《说文解字》解释为："妊，孕也"，"娠，身动也。"

早在公元前 11 世纪的《易经》中即有"天地絪缊，万物化淳，男女构精，万物化生"之言，提出了生命是由男女构精而成，此为生殖生理最早的理论基础。此处所述之精，可理解为卵子的受精。《黄帝内经》中记有"故生之来谓之精，两精相搏谓之神"，前面所提的精，可理解为受精卵；后面的精指男女双方生殖之精相结合成胎，胚胎形成后不断发育变化成形神俱备的胎儿。《灵枢·决气》提出了男女需肾气盛天癸至，女子任通冲盛日月事以时下，男子精气溢泄，阴阳相合才能成孕的理论。

妊娠诊断的最早论述，在《素问·阴阳别论》中载有"阴搏阳别谓之有子"，《素问·平人气象论》记有"妇人手少阴脉动甚者，妊子也"。

北齐徐之才所著《十月养胎方》记载了胎儿逐月发育情况。隋代《诸病源候论》也有胎儿发育的记载，唐代《千金要方》对妇科疾病的认识有很大发展，其在 3 卷妇人方中，首先论述求子，并提出需要设立妇科专科来进行研究。其后第一部产科专著《经效产宝》（公元 852 年）问世，为以后产科学的发展奠定了基础。明代即有预产期的计算方法，李梴《医学入门》中记有"气血充实，则可保十月分娩，……凡二十七日即成一月之数。"按李氏的计算测为 270 天，与西医学计算的 280 天相近，且孕期实际也不一定为 280 天，提前或延后 10 天左右亦属正常范围。至于预产期的预算，均以末次月经的第 1 天算起（因受精时间无明显标志），以月份加 9（或减 3）日期加 7 计算，如以农历计算则日期加 14 天即是。

历代医著不少篇章专立有"求嗣"、"种子"、"胎教"等，其中许多观点与现代医学的优生、围生期保健相吻合。

（一）受孕条件

中医学对受孕的研究在"求嗣"、"种子"等内容中有详细记载，如《褚氏遗书》中记有"合男女必当其年，男虽十六而精通，必三十娶，女虽十四而天癸至，必二十而嫁，皆欲阴阳实而交合，则交而孕，孕而育，育而有子，坚壮强寿。今未笄之女，天癸始至，已近男色，阴气早泄，未完而伤，未实而动，是以交而不孕，孕而不育，育而子脆不寿。"《妇人大全良方·求嗣门》指出："凡欲求子，当先察夫妇有无劳伤痼疾，而依方调治，体内外平和，则有子矣。"《广嗣纪安择配篇》提出"螺"、"纹"、"鼓"、"角"、"脉"为"五不女"，即指生殖器官先天发育畸形，因不能交合受孕，故不宜婚配。《万氏女科·种子章》中亦提到：欲种子成孕，贵在有时，男方宜清心寡欲以养其精，女方则须平心定气以养其血，若气候反常，或情志有伤，或醉饱劳倦等，则不宜同房以种子。说明明代就对外界和内在因素对妊娠的不良影响有所了解。《大生要旨》中载有"凡妇人一月行经一度，必有一日絪缊之候，于一时辰间……此的候也，于此时顺而施之，则成胎矣。"此处的絪缊、的候相当于现代医学的排卵期，是受孕之良机。

受孕的首要条件是肾气盛，如《傅青主女科·妊娠》云："夫妇人受妊，本于肾气之旺也"，《医学衷中参西录·治女科学》也云：男女生育皆赖肾气作强……肾旺自能萌胎也。

受孕须具备以下几个条件：

1. 阴阳完实　男女双方必当成熟年龄，发育健全，男精实（精液检查结果正常），女经调（月经正常，有排卵）。

2. 阴阳合和　男女无痼疾劳伤损精，无生殖器官畸形或梗阻，无碍交合构精，且交合须于细缊的候期，方能成孕。

3. 两精相搏，种子胞宫　男女生殖之精搏合成精（受精卵）并能种植于发育良好的胞宫内，且赖肾气、天癸、冲任、气血的资养方能成胎。

（二）受孕机制

受孕是妊娠的开始，男女成熟的生殖之精相结合，孕育于子宫腔内，即可成孕。《类经·藏象类》说："两精者，阴阳之精也，搏，交结也……凡万物生成之道，莫不阴阳交而后神明见，故人之生也，必合阴阳之气，……有子之道必阴阳合，而后胎孕乃成。"基本概括了中医对受孕机制的认识。

（三）胎儿的发育

受孕之后，胎儿在母体胞宫内按序发育成长，经过10个妊娠月后，瓜熟蒂落而分娩。早在《灵枢·决气》中已指出："人始生，先成精，精成而脑髓生，骨为干，脉为营，筋为刚，肉为墙，皮肤坚而毛发长。"此处之精应理解为受精卵，此文即说明了胎儿的发育及主要解剖结构。《千金要方·养胎》引北齐·徐之才说："妊娠一月胚，二月始膏，三月始胞，四月形体成，五月能动，六月筋骨立，七月毛发生，八月脏腑具，九月谷气入胃，十月诸神备，日满而产矣。"这些按妊娠月计算胎龄的方法和对胎儿发育情况的观察与西医学基本一致，仅其中的内容稍有出入，但在当时条件下，已是很有成就的了。

妊娠生理是一复杂的生理过程，中医学妊娠生理观对指导妊娠病的论治具有临床意义，故有继承的必要。但是，妊娠生理又涉及多方面的学科和微观的认识，以往的中医学在这方面明显不足。所以，本书又在第四篇中介绍了现代有关妊娠生理的知识，以供读者联系参考。

（四）胎教

胎教是中医学妊期育胎、优生的措施，记载颇早。据考证在《周代列女传》中就有"太妊者，文王之母也，及其有娠，目不视恶色，耳不听淫声，口不出敖言"的记载。以后历代有关胎教的论述颇多。如《诸病源候论·妊娠候》载有"欲令子贤良盛德，则端心正坐，清虚和一，坐无邪席，立无偏倚，行无邪经，目无邪视，耳无邪听，口无邪言，心无邪念，无妄喜怒，无得思虑，食无到窝，无邪卧，无横足，思欲果瓜，味酸渣，好芬芳，恶见秽臭，是谓外象而变者也。"徐子才的足月养胎法中，对胎儿逐月的长养情况，母体十二经气血的盈亏以及孕妇的起居饮食、情志等，都提出了较具体的方法。《千金要方·养胎论》及《万氏女科·胎养》中都有类似的论述。《妇人良方大全》专立了胎教门，提到了求嗣已明，须知胎教，共计8章，其核心在于探索孕期保健，以达到优生的目的。

二、妊娠期母体的变化

妊娠期为了适应胎儿生长发育的需要（在主要新增加的器官——胎盘所分泌的绒毛膜促性腺激素、胎盘生乳素及甾体激素中雌、孕激素的影响下），母体各系统会发生一系列适应性的生理变化。分娩后（随着胎盘的排出，这些激素在体内急剧减少并消失），由妊娠引起的各种变化亦于产后2～6周内逐渐恢复。对这些变化的了解，有助于科学地做好孕期保健，及时而有效地处理妊娠期孕妇所发生的异常，防止向病理方向转化。对有器质性疾病的孕妇能否胜任妊娠和如何监护，在了解了妊娠期母体生理变化的基础上可以作出正确估计及处理，防止病情恶化，确保母儿安全，同时也为正确处理分娩及产褥打下基础。

妊娠期母体的变化有以下几个方面：

1. 月经停闭　妊娠后，阴血下聚养胎，上循胃经以营乳，血海藏而不泄，故月经停止来潮。

2. 早孕反应　妊后血气聚下以养胎儿，"胞宫血聚气实"，然"胚之时""血气未用"（《圣济总录》），"兼以血海停闭，经血不潮，是以冲任胞宫血气旺盛，冲气盛则易于上逆"，"子宫经络，络于胃口"（《医学入门》），冲脉与阳明会于气街，故上逆之冲气易循经犯胃，导致胃失和降，而出现恶心、晨吐等现象；随着气血下注，机体正气相对不足，则易出现倦怠、嗜睡现象；阴血相对不足则易生内热，是以有"胎前多热"之说。以上现象一般不影响孕妇的生活及工作，短期后自然消失，为正常生理现象。

3. 乳房变化　孕后感乳房发胀、刺痛、触痛，孕 8 周后乳房逐渐增大隆起，乳头乳晕着色加深，《生心宝录》载有："妇人乳头转黑，乳根增大，则是胎矣。"至妊娠 4、5 月后，自乳房可挤出少许乳汁，《医宗金鉴·妇科心法要诀》云："妇人经水不至……五个月后，以孕妇乳房辨之，若乳房升大而有乳者是孕"。

4. 脉象　孕后脉象亦有相应变化，多呈滑疾流利，按之应指，尤以尺脉较为有力；3、4 个月后，脉象较数。《素问·阴阳别论》记有"阴搏阳别，谓之有子"，王冰注释云"阴谓尺中也，搏谓搏触于手也。尺脉搏击，与寸脉殊别，阳气挺然，别有妊之脉也"。因肾主胞胎，妊娠之后，肾气充盛，故肾脉应指而有力。《脉经·平妊娠分别男女将产诸法》记有"尺中，肾脉也，尺中之脉按之不绝，法妊娠也。"这就明确指出尺脉属肾，妊娠则肾气旺盛，尺脉亦盛，故诊尺脉按之不绝，可作为妊娠诊断之参考。《胎产心法》记有"凡妇人怀孕，其血留气聚，胞宫内实，故尺阴之脉必滑数。"因孕妇的血脉需供养胎儿，血流量增加，故呈滑数之脉。但有少数体弱妇女，早孕滑脉不明显，故不能单凭脉象诊断妊娠。

妊娠中晚期，随着孕月递增，胎儿渐大，孕妇"腹中增一障碍则降之气必滞"（《沈氏妇科辑要笺正》），故在妊娠晚期孕妇易出现气机升降失调之证，同时"胎碍脏腑，又易致脏腑机括为之不灵"而见脏腑尤其脾、胃、肺、肾功能失常的表现。当此之时，若孕妇体质素弱或为情志、外邪所伤，则可诱发子晕、子肿、子嗽等妊娠病证。

随着胎儿的增长，胞宫逐渐增大，小腹逐渐膨胀，4～5 月后，孕妇自觉胎儿在胞宫内活动，孕 6 个月后宫底上升至脐以上，以后继续增大，近足月时稍有下降。

附：妊娠的诊断

为了便于掌握妊娠不同时期的特点，临床常将妊娠全过程的 40 周分为 3 个时期：妊娠 12 周前称早期妊娠，第 13～27 周称中期妊娠；第 28 周及其以后称晚期妊娠。

（一）早期妊娠的诊断

早期妊娠的诊断，是确定有无妊娠的关键时期。尽管现代已有精密的实验辅助检查，但仍然有出现假象的可能性。所以，仍然离不开临床诊断和辅助检查相结合的方法进行诊断。

1. 临床诊断

（1）症状

1）停经：月经周期正常的育龄健康妇女，月经逾期1～2周未来潮，应首先考虑是否妊娠，若停经已达8周，则妊娠的可能性更大。虽然停经是妊娠早期的重要征象，但有时妊娠可在没有月经来潮或稀发月经的情况下发生（如哺乳期，初潮前已婚，或更年期偶尔停经再排卵时妊娠），也有在早孕时，出现相当于月经来潮的有周期的1～2次少量出血，中医称激经，常被误认为未停经。有报道225例未发生流产的妊娠中，在196天内，阴道有过出血者占22%，其中80%发生在40天之内，且发生于经产妇者较多，为初产妇的3倍。但应注意孕期阴道出血大多数仍属异常情况。

2）早孕反应：孕早期约在停经6周左右，半数以上妇女出现轻重不同的头晕、乏力、嗜睡、流涎、食欲不振、喜食酸物或厌恶油腻、恶心甚或呕吐。多在早晨出现，可于数小时内消失，称晨吐。以上症状一般在妊娠12周左右自然消失。恶心呕吐可能与体内HCG（绒毛膜促性腺激素）增多和胃肠功能紊乱有关。

3）尿频：孕早期，增大的前位子宫在盆腔内压迫膀胱，可引起尿频。待孕12周以后，子宫增大进入腹腔后，不再压迫膀胱时，尿频症状自然消失。

（2）体征

1）生殖器官变化：于妊娠早期行阴道窥器检查，可见阴道黏膜及宫颈充血呈紫蓝色或紫红色，尤以孕6～8周时明显，可提示妊娠的可能，但在其他情况引起盆腔淤血时，亦可出现此现象。双合诊检查时子宫颈变软，外口周围组织的质地如口唇，而非孕者的宫颈硬度如鼻软骨，宫颈峡部更软，使之感到宫体及宫颈似不相连，称黑加症（Hegar sign）（服用雌、孕激素后，子宫峡部亦可充血变软）。若经验不足，易将宫颈管当做宫体，而将宫体误认为卵巢肿瘤。随着孕期的增长，子宫也相应增大，初孕子宫仅为前后径增大，逐渐成圆形，孕8周时子宫约为非孕时的1倍，孕12周时为非孕时的2～3倍，子宫底可在耻骨联合上缘处扪及子宫平均直径约8cm。

2）乳房变化：孕妇感到乳房轻度胀痛和乳头疼痛。于孕8周时乳房逐渐增大。哺乳期妇女受孕后，乳汁分泌往往减少。检查时可见乳房丰满，静脉充盈，乳头及其周围皮肤（乳晕）着色加深，乳晕周围有深褐色蒙氏结节出现。

2. 辅助检查（详见第四篇第四章第二节"妊娠试验"）　诊断妊娠的实验室辅助检查的方法有多种，如凝集抑制试验（定性试验）、放射免疫测定法、酶免疫测定法、大卫验孕试条等。可根据情况选择，此外尚可采用超声检验，如B型断层显像法、超声多普勒法、A型示波法等，以协助诊断。

临床对早孕的诊断也可采取简便的基础体温测定、宫颈黏液检验和黄体酮的实验。

早期妊娠的诊断，临床上需将病史、症状、体征、妇科检查及辅助检查结果综合分析，才能作出。若停经时间短，临床表现及辅助检查结果尚不能判定为早孕时，嘱7～10天后复查。不宜将妊娠试验结果作为唯一的诊断依据，因有出现假阳性或假阴性的可能，故应结合病史与体征，以免误诊。同时应注意与卵巢囊肿、囊性变的子宫肌瘤及膀胱尿潴留相鉴别。

（二）中晚期妊娠的诊断

妊娠中期以后，子宫按妊娠周数增大，有胎动、胎心音存在，孕妇皮肤色素增加及腹纹（称妊娠纹）出现，确诊为中晚期妊娠较容易。但重要的是若子宫长大如中晚期孕，而扪不到胎体，感不到胎动，听不到胎心，难以辨别为孕或是其他的病证者，当考虑是否为带蒂黏膜下肌瘤、宫腔积血或为葡萄胎或死胎等。所以，中晚期妊娠的诊断主要依靠超声波检验、X线摄片、胎儿心电图等予以协助。

（唐永淑）

第八节　分娩与产褥生理

分娩是指成熟胎儿及其附属物由母体全部娩出的特殊发动过程。

产褥是指分娩结束至母体恢复到妊娠前状态这段时期，大约需要6～8周。

由于人类繁衍生息的自然趋势，必须导致人类对孕产问题的关注，应该说人类对孕产知识与技术的探求远早于对其他学科的探求，远在4000多年前就有对产科内容的记载，在殷墟出土的甲骨文中，载有疾病名称20余种，其中就有关于孕妇临产得病问母子是否安全的卜辞。在《黄帝内经·素问》中有"何以知怀子之且生也？身有病而无邪脉也"，是对妊娠及临产生理脉象观察的文字记载。《伤寒杂病论》对产后特殊生理病理状态提出了"亡血伤津"的产后生理观。《诸病源候论·妇人将产病诸候》中即有"产法"等记载。在宋代的太医局已设有产科专科，并有专职产科医生。当时的医家对处理难产已认识到应采取手术助产，如杨子建《十产论》对产科分娩等问题已有了系统的论述，如论中指出："正产者，言怀胎十月，阴阳气足，忽然作阵疼痛，胎至谷道，浆破血下"，"凡分娩须待儿身转顺，头到产门，努力一送，儿即正生。"《校注妇人良方·产难门》指出分娩时不宜用力过早，产房宜安静，不可过冷热，还介绍了难产的表现及助产手法。尽管在今天看来此二书所介绍的并不是成功的助产方法，但也反映出历代医家在寻求产科助产、解除产妇痛苦方面所作的努力。早在唐代《备急千金要方·产难》中便提出："凡欲产时，特忌多人瞻视，唯得三二人在旁……若人众看之，无不难产耳"，"凡产妇第一不得匆匆忙忙，旁人极须稳审，皆不得预缓预急及忧悒，忧悒则难产"，反映出当时已十分重视精神因素对产妇的影响，认识到了产妇的精神过度紧张、畏惧，不仅容易消耗产妇的精力和体力，妨碍分娩的进展，还容易造成产创，这些认识至今具有临床意义。继《十产论》以后，虽有不少产科方面的论著，如《达生篇》、《胎产心法》、《产科心法》、《产孕集》等问世，但有关孕产方面的内容却更多转抄《十产论》的原文，而未有显著的发展。这是由于长期的封建社会统治及封建意识的影响，享有行医权利的多数是男性医生，对妇产科这门主要以生殖器官的生理病理以及疾病为研究对象的医学学科，势必不能由衷地进行研究，也必然使其不能得到应有的发展。在那"男女授受不亲"的戒律下，助产只能依靠无权获得文化和医学知识的"看生之人"、"稳婆"、"洗母"、"接生婆"、"收生婆"，医者不敢也不愿亲临实践，造成产科这一带有一定外科性质的学科只好从内科诊疗方面去探索了。所以，在有关书籍中妊娠、分娩疾病的处理也同样本着辨证求因的内治法论治，这是发展中的薄弱之处。

但是，中医在产科方面并非没有值得发掘之处，如胎教、针灸纠正胎位、产前产后将息、药物催生助产等。又如孕妇临产前双手中指两旁至指端可扪得脉流应指为临产之征，《胎产心法》说："至欲产时，脉先离经，试捏产妇手中指中节或本节跳动，方是临盆时候"。前人凭离经脉诊断临产的方法，受到今人的重视。有的孕妇在孕8、9个月间，时或出现子宫收缩，即《医宗金鉴·妇科心法要诀》所指："妊娠八九个月时，或腹中痛，痛定仍然如常者，此名试胎。……若月数已足，腹痛或作或止，腰不痛者，此名弄胎"。可见中医产科对临产发动的观察具有一定的实践经验。故此有必要对中医学有关产科的书籍进行了解，从中领悟可研究之处，填补学科发展的缺陷。本节仅从中医妇产科临床需要，选择西医有关分娩的临床现象及分娩过程中的临床表现，分娩后及产褥有关知识进行介绍，至于系统产科学，现代产科专书论述颇详，可供借鉴，此处不予赘述。

一、影响分娩的因素与分娩现象

（一）影响分娩的因素

影响分娩的因素包括产力、产道、胎儿和精神因素。产力是正常分娩的动力。产力是正常分娩的动力，正常分娩依靠产力将胎儿排出体外，但同时必须骨产道正常及软产道相应地扩张到足够大以供胎儿通过。产力受胎儿的位置、大小、与产道关系及产妇和精神、心理因素的影响。顺利的分娩依赖于这些因素之间的相互适应和协调，否则可导致难产。过去比较重视产力、产道和胎儿之间的关系，近年来对精神心理因素在分娩过程中的影响予以高度重视。所以在整个分娩过程中产妇保持良好的精神心理状态，对顺利地完成分娩是十分重要的。

产妇的素体状态亦对分娩有一定影响，如体质瘦弱或气血不足者易发生早产、产力不足；过于肥胖的产妇易并发滞产、巨大儿、横位、产后出血。脾胃虚弱者，摄入不足，能量不够，可致产程延长。

产妇的产龄、产次、分娩间隔、胎盘大小、破膜过早均在一定程度上影响分娩及易发生并发症。如高龄初产妇（35 岁）易致子宫收缩无力；20 岁以下的青年初产妇常因生殖器官发育欠善而发生难产或其他并发症。经产妇因有过分娩，腹壁松弛易使胎位异常、子宫收缩无力而致产后出血等。分娩时间相隔过久（10 年以下），亦因产妇年龄过大而致孕期及产时的并发症增加。胎盘过大（直径 21～26cm 者）可致第三产程延长，据统计第三产程超过 2 小时者，有 72.7％的产妇为胎盘过大。在临产前胎膜破裂者称"胎膜早破"，可致产程提前，也可能发生胎位异常、滞产或脐带脱垂等。

了解影响正常分娩的因素，对预防及论治产时产后的某些病证具有积极意义。

（二）先兆临产

在正常分娩前，孕妇可能出现一些症状预示分娩即将开始，称为先兆临产。

1. 轻快感 轻快感也称"释重感"、"腹部轻松感"或"胎儿下降感"。轻快感的产生是由于胎的先露部下降衔接，以及羊水量减少，致宫底位置下降，使子宫对膈肌的压力降低之故。此时，孕妇自觉呼吸较以前轻快，上腹部比较舒适，食欲改善。与此同时，在妊娠期的水潴留也开始减少。由于胎头下降压迫骨盆和膀胱，所以常有尿频的症状。轻快感在初产妇较经产妇明显，而且由于先露部下降衔接的时间不同，故从轻快感的出现至分娩发动的时间间隔也不一样。

2. 假临产 假临产又称"假阵缩"。在整个妊娠过程中，子宫一直有不规律的收缩，即所谓的 Braxton-Hick 收缩。随着妊娠的进展，这种不规律收缩的频率增多。而且逐渐地可被孕妇感知。假阵缩的特点是：宫缩间隔的时间不规律；强度不大，只感到下腹部有轻微的胀痛；持续的时间也不一定，一般不超过 30 秒。假阵缩不伴有宫颈的缩短和扩张，并可被镇静剂缓解。假阵缩是正常的生理现象，Handrick 认为，这种假阵缩有助于宫颈成熟，并为分娩发动做准备。但过频的假阵缩可以干扰孕妇的休息，使孕妇在临产前疲惫不堪。这种现象在精神紧张的初产妇比较多见。

3. 见红 在接近分娩时，部分产妇可见阴道有少量的血性分泌物排出，称为见红。有时还可同时排出黏液栓。这是由于在接近分娩时，子宫下段形成，宫颈已成熟，在宫颈内口附近的胎膜与子宫壁分离，毛细血管破裂所致。如有宫颈黏液栓排出则是宫颈开始扩张的信号。见红是分娩即将开始的可靠征象，大多数产妇在24～48小时内产程发动。见红的出血量很少，如超过月经量应考虑有无妊娠晚期出血，如低置胎盘等。

（三）临产的诊断

临产开始的标志是规律而逐渐增强的子宫收缩，同时伴有进行性的宫口扩张和先露部下降。规律宫缩一般以每10分钟1～2次，每次持续30秒以上为准。临床上准确的确定分娩开始时间是比较困难的，多数是以产妇的回忆和主诉决定产程开始的时间。因此，临产只是一个大概的时间。临床上为确定是否确实进入产程，应与假临产相鉴别。真假临产的鉴别不能单纯地根据产妇的自觉症状，因为对十分敏感的产妇，假阵缩可使她感到非常痛苦；而对不敏感的产妇，真正进入产程的阵缩不一定感觉痛苦。所以重要的是做认真的连续观察，而且每次观察的时间不能太短，至少要观察3～5次宫缩。蔡汉中等认为，有一些原发性宫缩乏力的产妇，宫缩开始时可能并不规律，但如10分钟内有一次宫缩，持续时间超过20秒，而且用强镇静剂仍不能抑制者，也应认为产程已开始。

（四）产程分期及各期的临床表现

从伴有宫颈进行性开大的规律宫缩开始，至胎儿及其附属物（胎盘和胎膜）完全娩出为止称总产程。临床上将全部产程分为3期。

1. 第一产程 第一产程指自规律宫缩开始至宫口开全的一段时间，又称宫颈扩张期或开口期。初产妇宫颈较紧，宫口开大较慢，一般需11～12个小时；经产妇宫颈较松，宫口扩张较快，约需6～8个小时。此期根据宫口开大的速度又分为潜伏期和活跃期。初产妇第一产程的活跃期较长，还可分为加速期、最大加速期和减速期。

临床表现：

（1）规律宫缩：产程开始宫缩的间隔较长，约10分钟一次，持续约30秒，以后迅速缩短至5～6分钟一次。随着产程的进展，宫缩的频率增加，持续时间长，宫缩强度也逐渐增加。活跃期阵缩约4～5分钟一次，每次持续40～50秒，至第一产程末阵缩可达2～3分钟一次，每次持续50～60秒。

（2）宫口开大：初产妇和经产妇子宫颈口开大的情况和速度不同。初产妇先有宫颈短缩到展平，然后宫口扩张；而经产妇这两者是同时进行的。在潜伏期宫口开大较慢，进入活跃期明显加快。子宫收缩乏力或胎位异常均可影响宫口开大的速度。宫口开全后，子宫下段与阴道形成宽阔的管道。

（3）胎头下降：胎头下降的程度以胎儿颅骨的最低点与骨盆坐骨棘平面的关系为标志。初产妇在分娩开始时胎头多已衔接，先露部的最低点可达坐骨棘平面或稍上，经产妇则多在坐骨棘平面以上。随着产程的进展，先露部也随之下降。一般在宫口开大至4～5cm时，胎头应达坐骨棘水平。胎头能否顺利下降，是决定能否经阴道分娩的重要条件。

（4）破膜：当胎儿先露部衔接后，即将羊水阻断为前后两部分。在先露部前面的羊水约100ml称前羊水，其形成的囊称胎胞（也称前羊水囊）。在宫颈时胎胞楔入子宫颈，有助于宫颈的扩张。随着产程的进展，宫缩不断加强，宫口逐渐开大，囊内的压力增加，而胎胞所受的阻力却相应地降低。当达到一定程度时，胎膜即可破裂，称之为破膜（或破水）。破膜多发生于宫口近开全或开全时。如产程尚未发动即已破膜，称胎膜早破。

第一产程的主要工作是严密地观察产程，做好接生的准备。观察内容包括产妇的血压、脉搏、子宫收缩、宫颈扩张、先露下降、胎心变化和羊水情况等。严密的观察产程是正确处理分娩和降低围生期母儿死亡率和患病率的基础。

2. 第二产程　第二产程又称胎儿娩出期，指宫口开全至胎儿娩出的一段时间。正常分娩时，此期在初产妇不超过 2 小时，平均 50 分钟，在经产妇不超过 1 小时，通常在 30 分钟以内。

临床表现：宫口开全后，胎膜多已破裂。此时胎头应下降至盆底并压迫直肠，故使产妇有排便感和不自主的向下用力屏气的动作。此时宫缩更加频繁，约 1～2 分钟一次，每次持续时间可达 1 分钟。当胎头降至骨盆出口时，会阴逐渐膨隆变薄，肛门被压开，并逐渐在阴道口可见胎头。开始时于宫缩时胎头露出于阴道口外，间歇期又缩回，称为胎头拨露。随着产程继续进展，胎头露出的部分逐渐增多，至宫缩间歇时也不缩回，称为着冠。此时，胎头的双顶径已达阴道口，会阴极度扩张变薄，应注意保护会阴。当胎儿枕骨到达耻骨弓下方后，宫缩时胎头仰伸，依次将额、鼻、口和颏部相继娩出。胎头娩出后发生转回即外旋转，此时胎肩到达阴道口处，随之前肩和后肩以及胎体也相继娩出，后羊水跟着涌出。胎儿娩出后产妇顿觉轻快。

在第二产程中特别要注意观察胎心的变化，尤其要注意胎心与宫缩的关系，如出现胎心变慢而且在宫缩后不恢复或恢复慢，应尽快结束分娩。同时要指导产妇与助产医生合作，正确屏气用力，以增加腹压并使产程加快。采取恰当的接生方式，按照分娩机制协助胎儿娩出，并控制胎头和胎肩娩出的速度，不因娩出过快而造成会阴损伤。做好新生儿呼吸道的处理和脐带的处理，并记录好新生儿的 Apgar 评分。

Apgar 评分表

项　　目	0 分	1 分	2 分
心率（次/分）	无	＜100	≥100
呼吸	无	浅慢而不规则	良好
肌张力	松弛	四肢稍屈曲	四肢屈曲活动良好
反射	无	有动作	咳嗽、恶心、哭叫
皮肤色泽	全身苍白	四肢青紫而躯干红	全身红润呈粉红色

新生儿的体检最好由专门的新生儿科医生进行。

3. 第三产程　第三产程又称胎盘娩出期，指从胎儿娩出至胎盘娩出的一段时间。初产妇与经产妇相同，约需 5～15 分钟，一般不超过 30 分钟。

临床表现：胎儿娩出后子宫迅速收缩，宫底约在脐下 1～2cm。此后有一个短暂的休息期。约 5 分钟后子宫再次收缩成球形，宫底上升并可能有少量阴道流血。此时可以见到脐带速向外延伸，而且用手在耻骨联合上方向上压子宫时，脐带不再回缩，表示胎盘已经剥离。胎盘娩出有母面娩出和子面娩出两种方式。母面娩出比较少见，这种方式出血较多。子面娩出出血较少，大多数胎盘是以这种方式娩出的。

在第三产程中，主要观察胎盘胎膜是否完整娩出，胎儿娩出后半小时胎盘仍未娩出应视为异常；同时应做好软产道检查看有无裂伤；注意预防产后出血，仔细收集产后的出血量。

正常分娩是生理过程，但分娩又受多种因素影响而可能使产妇在产程中发生异常，因此，分娩又是一个十分复杂而有时难以预测的过程。处理分娩的专科性很强，切不可疏忽大意。本节仅做分娩的有关知识介绍，以供学习参考。

二、产褥生理的中医观及临床意义

产褥期又分为：①新产期，即产后 24 小时内，此期易发生急性并发症；②早期产褥期，即产后 1 周以内；③新产后期，一般延续至产后 6 周。由于妊娠和分娩引起的全身各器官的变化，逐步调整恢复到妊娠前状态，而乳腺在妊娠期变化的基础上开始分泌。

（一）中医学产褥期"多虚多瘀"的生理观

中医妇产科理论认为：临产的阵痛，产时的出血和用力，及产后汗出、泌乳和恶露，因而"亡血伤津"、"元气受损"、"百节空虚"，造成"产后多虚多瘀"。这是中医学产褥期生理观的高度概括，也是产褥期疾病的生理依据。为此，中医妇产科面临一个古老而又全新的课题，研究产后多虚多瘀生理观的存在性，从而为产褥期疾病提供客观的依据。

刘敏如等借助现代实验手段，以红细胞免疫黏附试验（检测红细胞 C3d 受体花环率及红细胞免疫复合物花环率两个指标）、植物血凝素（PHA）皮试、血液学等多项指标借以反映"虚"的状态；以多项血液流变学检测指标，借以反映产后"瘀"的状态。通过对 600 名正常分娩的初产妇做上述指标的测定，发现产妇比之未孕前及孕后健康妇女"虚"的指标明显低下，"瘀"的指标明显增高，基本证实了正常分娩后的初产妇存在"虚、瘀"状态。再对 203 例正常自然分娩初产妇给予"补虚化瘀"作用的中药复方，治疗后"虚、瘀"状态明显改善，提高了产褥复旧功能（与不服药组对照有显著差异），佐证了产后"多虚多瘀"的存在。这种对传统中医理论的客观性研究虽属初步，但在科研思维和实验手段上提供了中医学研究产后生理的思路，为继续深入研究打下了基础。

（二）产褥期的生理现象

产程结束至产后 1 周内这段时间中医学称为新产后。由于分娩时的产创与出血（一般为 50～200ml，若出血超过 500ml 则属产后大出血）以及产程中耗力伤气，产妇气血骤虚，同时，由于产褥的生理复旧变化，因而有的产妇在新产后可出现某些轻微的症状，一般不作病论。

1. 畏寒 胎盘娩出后，有的产妇由于屏气耗力，阳气骤虚而发生寒战。新产后阳气暂虚，腠理不密，故较平时怕风、畏冷。

2. 微热自汗 产后阴血骤失，阴阳暂时失调，阴不守阳，阳气外浮，故有微热、自汗，但体温一般正常或稍有升高（不超过 37.5℃）。产后 3～4 天，因为泌乳，乳房充胀而有发热，称"蒸乳"，体温可突然增高，有时可达 39℃，但仅持续数小时体温渐下降，但产后体温升高应特别注意有无感染病证。

3. 腹痛 产后 1～2 日内，子宫阵阵强烈收缩而引起腹痛，称"儿枕痛"，西医学称"缩复痛"或"后阵痛"，多见于经产妇，一般 3～4 天后渐渐减弱而消失。初产妇产后宫缩痛较少见。宫缩痛剧烈时亦需做处理，并须与宫腔内有瘀血或胎盘残留等情况引起的腹痛鉴别。

4. 脉象 产后脉象较产前缓滑（每分钟 60～70 次左右），若失血较多，则脉可见滑数少力。

5. 恶露　产褥期子宫排出的余血浊液称恶露。胎盘从附着于子宫的部位剥离后，子宫面有出血，血液及子宫腔内清除的产物、黏液等混合从阴道排出，即恶露。新产后3天内恶露血液成分多，称血性恶露或红恶露，量亦较多。随着子宫逐渐缩复，出血减少，恶露含血量随之减少而其色渐淡。产后3周左右恶露呈白色或淡黄色，称白恶露。恶露一般在产后4周左右即净，红恶露一般不超过2周。若血性恶露过多或血色持续3周以上不净，常说明子宫复旧不良，或有瘀滞，或有感染。红恶露颜色为红色，白恶露常呈黏稠状，均无特殊气味，若恶露呈败酱色或脓状而有秽臭，常示有感染存在。所以恶露的量、色、质、持续时间、有无臭气等对发现产褥某些病证具有重要意义。

6. 乳汁　产后12小时便有乳汁泌至，产后1～2日的乳汁呈浑浊淡黄色，极易被婴儿消化吸收，且含有丰富抗体，产后3～4天后乳汁呈清白液体。母乳的乳量及营养成分随婴儿生长的需要而增加，每日泌乳可达1000～3000ml。母乳质量高、清洁、温度适宜、哺乳方便、经济，是新生儿最理想的食物。但6个月以后乳量及其营养成分均逐渐下降，因此6个月以后的婴儿应加辅食喂养。

7. 便秘　由于分娩出血与用力，失血、伤津、耗气，肠道运化失调，导致新产后多有便秘。

中医学对新产后这些现象的认识，是其产后病辨病辨证的生理依据。

产后保健首先要加强产后的护理，减少产后疾病的发生。至于产褥期的保健详见本篇第六章第五节。

中西医学对产褥期的认识不同，但对产褥期生理现象是有共识的，如中医称的"儿枕痛"即西医称的"产后痛"，中医称的"蒸乳"即西医称的"泌乳热"，又如中西医均观察到产后大便难、褥汗、恶露现象，但释理有所不同，而通过不同的处理方法却能达到相同的目的。又如中医学认为产后存在"虚与瘀"，当补虚化瘀以提高产褥复旧功能，而西医学认为产后血液处于高凝状态有利于减少出血，也有可能出现血栓。这些相同又不同的认识，可以提供中西医结合的临床思考。

（王继飞　吴克明　王永周）

参考文献

1. 曹泽毅. 中华妇产科学（上册）. 北京：人民卫生出版社，1999.
2. 曾敬光，刘敏如. 中医妇科学. 北京：人民卫生出版社，1986.

第九节　乳房与泌乳

女性乳房是性征和哺乳器官，也是女性审美的重要部分，其发育的大小和形态受遗传、种族、年龄、营养、体质、体型、气候、生殖、哺乳等因素影响，存在着较大的个体差异。随着文明程度提高，女性对自身乳房发育的关注增强，对乳房发育不良求治心切，对乳房疾病的诊治也十分重视。因此，了解乳房生理结构和功能，进行中医药促进乳房发育和治疗乳房疾病的研究，具有积极的临床指导意义。

一、乳房解剖结构

我国成年女性的乳房一般呈半球形或圆锥形，位于两侧胸部胸大肌的前方，基本对称，其形状就像两个倒立的逗号"，"，内缘至胸骨旁，外缘达腋前线，乳房肥大时可达腋中线，外上极狭长的乳房腋尾部伸向腋窝。乳房的中心部位是乳头。少女的乳房挺立，乳头位于第四肋间隙或第五肋水平，锁骨中线外 1cm。生育哺乳后乳房有一定程度的下垂，乳头位置也会降低。正常乳头呈筒状或圆锥状，两侧对称，直径约为 $0.8\sim1.5cm$，表面高低不平，其上有许多小窝，为输乳管开口。乳头周围皮肤色素沉着较深的环形区是乳晕，直径约 $3\sim4cm$，乳头和乳晕在青春期呈玫瑰红色，以后逐渐加深颜色，怀孕后呈深褐色，绝经后再变淡。乳房的皮肤在腺体周围较厚，在乳头、乳晕处较薄。乳晕上有一些小突起是乳晕腺，可分泌油脂，保护娇嫩的乳头和乳晕。老年妇女的乳房常萎缩下垂，并且比较松软。

乳房内部主要由腺体、导管、脂肪和纤维组织等构成。乳房腺体由 $15\sim25$ 个腺叶组成，腺叶之间都有间质分隔包绕。每一腺叶有若干个腺小叶，每一腺小叶由 $10\sim100$ 个腺泡组成。这些腺泡紧密排列在小乳管周围，腺泡的开口与小乳管相连。多个小乳管汇集成小叶间乳管，多个小叶间乳管进一步汇集成一根连通整个腺叶的乳腺导管。导管共有 $15\sim25$ 根，以乳头为中心呈放射状排列，汇集于乳晕，开口于乳头。乳房的结构有如一棵埋在脂肪中倒着生长的小树：乳腺导管是树干，小乳管是叶茎，腺泡是叶子。在哺乳期叶子分泌乳汁，流向叶茎，再流到树干，最后汇集乳头。乳头有环行或放射状排列的平滑肌，受到吸吮和挤压等机械刺激时，可收缩使乳头勃起，并挤压乳腺导管及输乳窦排出乳汁。

乳房内的脂肪组织呈囊状包绕乳腺周围，形成一个半球形的整体。脂肪囊的厚薄和脂肪组织的多少是决定乳房大小的重要因素之一，可因年龄、生育等原因个体差异很大。应避免将属于正常范围的乳房形态看做是病态。临床医学对乳房发育不良的定义为：乳房外观扁平，乳腺组织少，通过乳头的上下半球周径小于 10cm，部分会影响泌乳和哺乳的功能。

乳腺位于皮下浅筋膜的浅层与深层之间。浅筋膜伸向乳腺组织内形成条索状的小叶间隔，称为乳房悬韧带或 Cooper 韧带。韧带的一端连于胸肌筋膜，另一端连于皮肤，将乳腺腺体固定在胸部的皮下组织之中，有支持和固定乳房位置的作用，使人站立时乳房不致下垂。患乳癌时，该韧带受侵犯而收缩，会牵拉乳房皮肤凹陷，形成"橘子皮"样表现。

乳房分布着丰富的血管、淋巴管及神经，对乳腺起到营养和维持新陈代谢作用，并具有重要的外科学意义。乳房的动脉供应主要来自：腋动脉的分支、胸廓内动脉的肋间分支及降主动脉的肋间血管穿支。乳房的静脉回流分深、浅两组：浅静脉分布在乳房皮下，多汇集到内乳静脉及颈前静脉；深静脉分别注入胸廓内静脉、肋间静脉及腋静脉各属支，然后汇入无名静脉、奇静脉、半奇静脉、腋静脉等。当乳腺癌发生血行转移时，进入血行的癌细胞或癌栓可通过以上途径进入上腔静脉，发生肺部或其他部位的转移；亦可经肋间静脉进入脊椎静脉丛，发生骨骼或中枢神经系统的转移。乳房的淋巴引流主要有以下途径：腋窝淋巴结、内乳淋巴结、锁骨下/上淋巴结、腹壁淋巴管及两乳皮下淋巴网。其中最重要的是腋窝淋巴结和内乳淋巴结，它们是乳腺癌淋巴转移的第一站。乳房的神经由第 $2\sim6$ 肋间神经皮肤侧支及颈丛 $3\sim4$ 支支配。除感觉神经外，尚有交感神经纤维随血管走行分布于乳头、乳晕和乳腺组织。乳头、乳晕处的神经末梢丰富，感觉敏锐，发生乳头皲裂时，疼痛剧烈。

二、乳房生理功能

乳房的生理功能主要是产生乳汁。乳汁由乳腺的腺泡细胞所分泌。乳汁的分泌由脑垂体前叶分泌细胞产生的催乳素（PRL）调控，乳汁的排出则需要脑垂体后叶分泌细胞产生的催产素作用。在乳汁分泌的整个调节过程，还有雌激素、孕激素、生长激素、甲状腺素、肾上腺皮质激素、胰岛素等许多激素参与，而且受营养物质摄入和乳母情绪等多种因素影响。乳汁的分泌与乳房的发育关系密切，发育不良的乳房，常导致缺乳及乳汁不畅。

胎儿娩出后，雌激素、黄体素分泌骤然减少，催乳素和催产素大量增加。催乳素直接作用于乳腺腺泡膜上特异性受体，通过腺苷酸环化酶与 cAMP-Pk 系统，使与乳汁生成有关的酶经磷酸化而被激活，促进乳汁蛋白质、乳糖和甘油三酯等多种成分的合成，以保证乳汁分泌。哺乳期间乳汁成分的变化，以脂肪最明显，蛋白次之，糖和无机盐较少。母乳含有多种免疫物质，对提高婴儿免疫能力十分重要。妊娠晚期即可分泌少量的"初乳"，产后 1～2 天增多，含有丰富的抗体，产后 3～4 天为移行乳，4 天以后即为成熟乳。成熟乳中固体成分约占 13％，其中含有乳糖、蛋白质、脂肪、铁、钙等无机盐、多种维生素和抗体。因此，母乳是婴儿的最理想食物，要大力提倡母乳喂养。

催产素则作用于乳腺导管的肌上皮细胞和乳房周围的肌细胞，当肌上皮受到刺激时可诱发其收缩，将存于腺泡中的乳汁挤送到乳腺导管出口处，并出现"射乳"。催产素的不足会令已合成的乳汁在腺泡内潴留，进而压迫乳腺腺泡上皮，抑制乳汁的合成与分泌。

婴儿的吸吮可刺激了乳头内的感觉神经末梢，促使垂体分泌催乳素及催产素。反复的吸吮刺激可使上述激素分泌持续发生，令哺乳可维持数月至数年。一旦婴儿的吸吮停止，泌乳随即减少或停止。在哺乳的动物中，如接受双侧肾上腺切除，泌乳很快减少；再注射皮质激素，则泌乳又可恢复。同样，甲状腺素、生长激素、ACTH 等对泌乳的发生与维持均有十分重要的作用。此外，胸腰间脊髓横断以后，或乳腺区的脊髓神经被切断以后，也会使泌乳停止。大量的外源性雌性激素摄入，如临床使用大剂量的雌激素作为回乳药，可终止泌乳。乳母的营养状况不良，也会使乳汁分泌减少，如有些母亲因为害怕体形过胖而拒绝食用富含营养物质的食物，拒绝进食汤汁，甚至节食减肥，必然会使乳汁分泌量减少甚至停止。

乳汁的排出与泌乳的机制不同，是一种神经反射，受视觉、听觉和精神心理状态的影响。若产妇精神抑郁、紧张可影响乳汁的排出，母亲对婴儿的抚爱则可促进乳汁顺利排出。哺乳过程是维持乳汁分泌和排出的最重要的条件。在产后的 2～3 天内，产妇的乳房在大量催乳素的作用下开始分泌乳汁，会迅速胀大而坚实，令产妇感觉胀痛难耐。经过轻轻用手按摩或新生儿吸吮，可分泌出"初乳"。此后，随着规律哺乳的建立，产妇的乳房会规律地充盈、排空、再充盈、再排空，持续数月或数年。乳房虽因哺乳而变大了许多，但只要注意哺乳期卫生保健，避免发生感染等问题，一般不会感觉乳房疼痛不适，只是在喂奶之前会感觉乳房发胀，喂奶之后随着乳房的排空，胀感消失。在断乳数日后，乳腺进入复旧期变化，约需 3 个月至半年方可恢复至非妊娠时的状态。由于乳腺结缔组织的增生不能完全补充哺乳期被吸收的间质，造成哺乳后乳房不似未哺乳时那样坚挺，常呈悬垂状。若乳腺复旧不完全或不规则，可出现哺乳期乳腺增生或导管扩张等病变。

三、中医对乳房的认识

祖国医学对乳房经络、解剖、生理、病理的认识已有 2000 多年的历史，在现存最早的中医经典著作《内经》中已有记载，后世医家也多有论述，认为乳房归属于脏腑，由经脉通调其功能。如"男子乳头属肝，乳房属肾；女子乳头属肝，乳房属胃"，指出了乳房的经络归属；"妇人乳有十二穰"，指出了乳房的解剖结构；"冲任为气血之海，上行则为乳，下行则为经"，指出了乳汁的生成来源；"妇人以冲任为本，若失于将理，冲任不和，或风邪所客，则气壅不散，结聚乳间，或硬或肿，疼痛有核"，指出了冲任不和是乳房发病的重要病机之一。这些论述，为中医乳房病学理论体系的形成奠定了基础，是现代中医乳房病理论研究和临床诊治的学术渊源。

乳房位于胸前，十二经脉皆有脉络贯入胸中与循行乳房之经脉相连，如肺经横行向胸前，大肠经入缺盆散于胸前壁；胃经之直者自缺盆下乳内廉，贯乳中，并贯膈络肺；脾经络胃上膈，行乳外侧布胸胁；心经由上肺出腋下接近乳房；小肠经入缺盆络心与大肠经有络脉相通；肾经贯肝膈入肺中，支脉入胸中；三焦经入缺盆布膻中；胆经入缺盆下胸中；肝经上贯膈，布胸胁，绕乳头而行；阴跷沿腹胸入缺盆；阴维与脾经并行于腹部至胁与肝经相合；冲脉并脐上行，至胸中而散；任脉行腹部正中上关元，至胸中。由此可知，乳房的发育及其生理功能，无不与五脏六腑经脉相关，乳房的正常发育和泌乳要靠五脏六腑、十二经络营气充养。若经络闭阻不畅，冲任失调，则可导致多种乳房疾病的发生。

一般认为肝、肾、脾胃功能是否正常，肝胃两经和冲任二脉是否通调，与乳房的生理和病理的关系重大，其中以肾的先天精气、脾胃的后天水谷之气、肝的藏血与疏调气机对乳房的生理病理影响最大。先天肾气是否旺盛，对乳房的发育过程有决定性的作用。肾气盛，天癸至，使冲任二脉通盛，下可以作用于胞宫而产生月经，令其具有生殖功能；上可以作用于乳房，使乳房发育，为孕育后的哺乳做准备。

泌乳是女子乳房的基本功能，中医学认为乳汁为血所化，为气所统。《诸病源候论·产后乳汁溢候》说："妇人手太阳少阴之脉，上为乳汁。"《景岳全书·妇人规》说："妇人乳汁，乃冲任气血所化"；提示了乳汁的生成与气血的关系。乳汁的分泌及其调节与肾、脾、胃及肝关系十分密切。肾气盛则天癸至，乳房发育充分，乳汁则充盈；临床上常采用补肾药与养精血药治疗缺乳，能使泌乳量增加。脾胃为后天气血之本，气血的形成来源于脾胃水谷之气，乳汁的生成也由脾胃水谷之精微所化生，故脾胃气壮则乳汁多而浓，脾胃气虚则乳汁少而淡；肝主藏血，肝血虚则乳少。在乳汁分泌的调节过程中，以肝之疏泄及脾胃之运化最为重要。《儒门事亲》说："或因啼哭悲怒郁结，气血闭塞以致乳脉不行。"肝失疏泄，气机郁滞，或脾胃运化失司，湿热蕴结，则乳络闭阻，气血瘀滞而致乳汁排出不畅，或骤然减少，甚至会炼乳成脓而为乳痈。

近年来研究补肾中药对生殖轴的影响及促进生长发育的实验研究，也可佐证乳房生理由肾气主宰并与五脏六腑的关系密切，对中医学乳房生理和乳房病病机的理论研究以及临床辨病辨证均有指导意义。

【重点提示】 乳房内包绕乳腺的脂肪囊厚薄和脂肪组织多少是决定乳房大小的重要因素之一，个体差异很大。乳房外观扁平，乳腺组织少，通过乳头的上下半球径径小于 10cm，为乳房发育不良，会影响泌乳和哺乳的功能。

皮下浅筋膜伸向乳腺组织内形成条索状的小叶间隔，称为乳房悬韧带或 Cooper 韧带，受乳癌侵犯时收缩，会牵拉乳房皮肤凹陷，呈"橘子皮"样改变。

乳房淋巴引流最重要的是腋窝淋巴结和内乳淋巴结，是乳腺癌淋巴转移的第一站。

乳汁由乳腺的腺泡细胞所分泌，由脑垂体前叶分泌的催乳素调控，有雌激素等许多激素参与，受乳房发育、营养物质摄入和乳母情绪等多种因素影响。母乳含有丰富营养和多种免疫物质，对提高婴儿免疫能力十分重要，是婴儿的最理想食物。

乳汁的排出受脑垂体后叶分泌的催产素调控，是一种可受视觉、听觉和精神心理状态影响的神经反射。产妇的精神紧张抑郁可影响乳汁排出，对婴儿的抚爱则可促进乳汁顺利排出。哺乳过程是维持乳汁分泌和排出的最重要条件。婴儿的反复吸吮可促使催乳素和催产素分泌持续发生，令泌乳维持数月至数年。一旦婴儿吸吮停止，泌乳随即减少或停止。临床使用大剂量雌激素可终止泌乳。乳母营养状况不良，也会使乳汁分泌减少甚至停止。

中医经典著作《内经》对乳房生理和病理早有记载，后世医家也多有论述，一般认为乳房归属于脏腑，由经脉通调其功能。十二经脉皆有脉络贯入胸中与循行乳房之经脉相连，乳房的发育及其生理功能，无不与五脏六腑，十二经络相关。肝、肾、脾胃功能是否正常以及肝胃两经、冲任二脉是否通调，与乳房生理病理关系重大，其中影响最大为肾的先天精气、脾胃的后天水谷之气、肝的藏血与疏调气机等。若脏腑功能失调，经络闭阻不畅，可导致乳房发育不良和多种乳房疾病的发生。

中医学认为乳汁为血所化，为气所统，其分泌调节与肾、脾、胃、肝等脏腑功能关系密切。临床上常采用补肾药与养精血药治疗缺乳，能使泌乳量增加。近年补肾中药对生殖轴影响及促进生长发育的实验研究，也佐证乳房生理由肾气主宰，并与五脏六腑关系密切。

（刘敏如　游向前）

第十节　围产医学与中医妇产科学

围产医学是 20 世纪 60 年代兴起的一门新学科，70 年代末引入我国。它研究和服务的对象是母亲、胎儿与新生儿。其研究内容是分娩前后一定时期内孕妇各种可能危害胎婴儿的疾病以及胎儿、新生儿的生理病理。围产医学是以人类群体为对象，预防与治疗结合，以预防为主，面向公众的一门预防医学。所以围产医学是一门内容涉及面很广的新兴学科，其中重要的是围生期的保健。由于中医学在胎前、产时、产后这段时期十分重视孕产的摄生，因此，本书将围产医学中的保健内容与中医学的摄生内容相并介绍，以期使中医学在这方面增添一些新观念，进一步发挥中医学在围生期的摄生保健作用。

围生期是指孕 28 周到新生儿娩出后 1 周这段时期。计划生育是我国的国策之一，"少生"、"优生"又是计划生育的最终目的。只有减少病残儿的出生，提高人口质量，才能达到优生目的；只有降低婴儿死亡率，提高婴儿健康，才更能做到少生，而少生又反过来有利于母婴健康，有利于优生。要提高人口素质减少母婴死亡、孕产期合并症及病残儿的出生，围产保健工作首当其冲。围产保健不单是指围生期保健，因为在怀孕前和整个孕期孕妇的健康情况都对胎儿的生长发育有影响，所以围产保健应从受精卵、胚胎期或更早开始。

1. 围生期的范围　有以下四种划分法：

围生期Ⅰ：孕期满 28 周（胎儿体重≥1000g，或身长≥35cm）至出生后 7 天。

围生期Ⅱ：孕期满 20 周（胎儿体重≥500g，或身长≥25cm）至出生后 28 天。

围生期Ⅲ：孕期满 28 周（胎儿体重≥1000g，或身长≥35cm）至新生儿出生后 28 天内。

围生期Ⅳ：从胚胎形成至新生儿出生后 7 天之内。

国际卫生组织（WHO）和国际妇产科协会（FIGO）与我国均采用围生期Ⅰ的划分方法。

2. 围生期保健工作质量 围生期医疗保健工作的质量由以下三方面衡量。

（1）孕产妇死亡率：指妊娠期到产后 42 天内，因任何与妊娠有关或由于妊娠处理加重疾病而造成的每 10 万孕产妇中的死亡数。我国孕产妇死亡率为 94.7/10 万，每年约有 2 万孕产妇死亡。据 WHO 报道，全世界每年约有 50 万孕产妇死亡，发展中国家孕产妇死亡率比发达国家高 200 倍。

（2）围产儿死亡率：围产儿死亡率包括围生期内的死胎、死产、新生儿死亡。20 世纪 80 年代末我国围产儿死亡率为 9.8‰～49‰，在国际上处于中等水平。

（3）障碍儿的发生率：指分娩前后及分娩过程中处理不当或由于疾病而遗留后遗症者。

3. 我国的围产保健制度 我国的围产保健工作，40 多年来取得世人瞩目的成就。世界卫生组织提出 2000 年人人享有保健的目标，进入 20 世纪 90 年代，我国政府提出 10 年内孕产妇和儿童保健覆盖率分别达到两个 85%；孕产妇死亡率降低 50%；婴儿死亡率降低 30%。

我国实行围产保健三级机构分工，分地区分级管理，普遍保健，重点管理的办法。根据城乡、乡村不同发展水平分级，并根据妊娠不同时期对各级保健机构提出工作内容和质量标准、要求进行分数指导、科学管理。

孕早期：保健要求抓早发现孕妇，抓内科合并症；一般监护要早检查、早建卡及早发现妊娠禁忌证及合并症，测基础血压，测血红蛋白值、血色素、血型、肝功（表抗）、尿常规（包括尿糖）、血 AFP 值；特殊监护要求进行绒毛细胞核型分析；卫生宣教及指导早孕生理特点、早孕卫生、优生教育、预防先天畸形。

孕中期：保健要求抓孕妇营养，抓胎儿宫内生长发育；一般监护要产前检查、绘妊娠图；特殊监护要求羊水细胞培养核型分析、酶测定、甲胎蛋白和胎儿血型测定等，以及 B 超测双顶径、胸腔、腹腔体积、肝脏大小；卫生宣教及指导孕期卫生。

孕晚期：抓定期按时产前检查，积极预防妊高征，防治早产，防治胎位异常，数胎动，学习临产知识，防治过期妊娠。

4. 现代围产医学的服务理念 现代围产医学所指的围生期不同于传统意义，它涵盖了孕前半年、孕期和产时、产后半年。这段时期对于孕妇和胎儿、新生儿来说是人生非常重要的阶段。其间孕妇身体的巨大变化，会使其情绪产生波动，在这一时期孕妇懂得了做女人的艰难与骄傲，以及做孕妇的辛劳与喜悦；对于胎儿来说，则是一个经历受精、细胞分裂、繁殖、发育、从未成熟到成熟以及从出生到适应外界环境的复杂过程。近年来，随着胎源学说的深入研究，围产医学的工作重点也随之提前，对孕前准备、孕产妇心理及胎儿的营养、代谢发育研究更加关注。围产医学的责任不仅要保证围生期的母婴生存及健康，而且还要对成年期的疾病和健康负责，也就是要对人口的寿命及生命质量负责。

5. 围产医学的目标 分三个时期：初期：降低孕产妇和围产儿的死亡率；中期：降

低围产病率和远期的致伤率，包括母亲和孩子；最高期的目标是：提高人口素质。这三个目标就是围产医学为之奋斗的最主要的宗旨。

一、围生期监护的对象、内容及方法

（一）监护对象

围生期的质量从以下 3 方面来衡量：①孕产妇死亡率；②胎儿、新生儿围生期死亡率；③新生儿后遗症（或称障碍儿）的发生率。随着围产医学发展，建立了相应的监护措施，使围生期保健的质量大大提高。围产监护是以有某种并发症或有某种致病因素的高危孕妇、高危儿为对象的。

高危孕妇是指具有以下高危妊娠因素之一的孕妇：①孕妇年龄小于 18 岁或大于 35 岁；②有异常妊娠病史者，如自然流产、异位妊娠、早产、死产、死胎、难产（包括剖宫产）、新生儿死亡、新生儿溶血性黄疸、新生儿畸形或有先天性或遗传性疾病等；③孕期出血，如早产或先兆流产、前置胎盘、胎盘早剥；④妊娠高血压综合征；⑤妊娠合并内科疾病，如心脏病、糖尿病、肾炎、甲状腺功能亢进、血液病（包括贫血）、传染性肝炎、病毒感染等；⑥妊娠期接触大量放射线、化学性毒物或对胎儿有影响的药物等；⑦母儿血型不合；⑧胎盘功能不全；⑨过期妊娠综合征；⑩骨盆异常；⑪软产道异常；⑫盆腔肿瘤或曾有手术史；⑬胎位异常；⑭多胎妊娠；⑮羊水过多等。

高危儿是指具有以下情况之一的围产儿：①胎龄不足 37 周或超过 42 周；②出生体重在 2500g 以下；③孕妇的姐妹或兄弟的配偶曾分娩过有严重新生儿病的胎儿，或于新生儿期死亡，或有 2 个胎儿死亡史者；④出生 Apgar 评分 0～4 分者；⑤产时感染；⑥高危孕妇的新生儿；⑦手术产儿等。

（二）监护内容及方法

围生期监护的中心内容是筛查及管理常见高危因素，早期发现胎儿宫内窘迫，预测当时胎儿的成熟度，为临床处理提供条件。

1. 孕产期常见危险因素的筛查　早孕期通过问病史、测骨盆及做一些理化检查，可及时发现骨盆异常、高或低龄孕妇、内科合并症、不良产科史等高危因素，为中孕期监护打下基础。中、晚孕期通过询问症状、测血压、量宫高和腹围、B 型超声检查、绘制妊娠图等，可发现胎位不正、子宫过大或子宫过小等异常情况。产时、产后通过了解是否破膜及破膜时间，观察产程图、准确测量出血量、测量体温等，可发现胎膜早破、产程延长、产后出血、产褥感染等危险因素。总之，通过对高危因素的筛查，可及时发现并消除高危因素，从而降低孕产妇及胎儿、新生儿的死亡率。

2. 胎儿宫内监测

（1）胎儿生长发育监测：主要通过妊娠图观察子宫高度的增加及 B 超测量胎体主要径线的发育。

（2）胎儿成熟度的监测：主要通过正确测算胎龄，测子宫高度及腹围，估计胎儿大小。B 超动态观察胎头双顶径、胎盘成熟度。羊水的某些指标检查，如羊水卵磷脂/鞘磷脂（L/S）>2，提示胎儿肺成熟；羊水肌酐≥2mg/dl，提示肾成熟；羊水胆红素类物质值，若用 ΔOD_{450} 测该值<0.02，提示肝成熟；羊水脂肪细胞出现率15%，提示皮肤成熟；羊水淀粉酶碘显色法测定≥450IU/L，提示胎儿唾液腺成熟。

（3）胎儿宫内缺氧情况的监测

1) 自动胎动数：于每日早、中、晚各测 1 小时，3 小时胎动次数总和乘以 4 为 12 小时总数，若>20 表示正常，若<10 次或每小时<3 次表示胎儿缺氧。

2) 胎心：正常胎心率 120~160 次/分，若>160 次/分或<120 次/分均提示胎儿宫内缺氧，此时要延长听诊时间，至少连续听诊 1 分钟。

3) 胎儿监护

a. 胎心率反应试验（NST）：主要观察无宫缩时胎心基线变异和胎心随胎动的变化。正常胎心基线变异相差 5~10 次/分，若较胎心基线持续<5 次/分，称基线平坦，表示胎儿缺氧。胎动后胎心增速在 15~20 次/分之内视为正常，若增速小于 10 次/分，称无反应型，提示胎儿有缺氧的可能。当 NST 无反应时，若孕周大于 36 周，应行催产素激惹试验（OCT），进一步了解胎盘功能。

b. 激惹试验（OCT）及宫缩压力试验（CST）：用以了解宫缩对胎心率的影响。

早期减速：一般认为是宫缩时胎头受压脑血流量一过性减少，反射性刺激迷走神经引起的异常现象。其特点为：减速几乎与宫缩同时开始，宫缩后 15 分钟内迅速恢复正常。减速<40 次/分。

晚期减速：反映胎儿胎盘功能异常。其特点为：宫缩高峰后出现胎心减慢，减速<40 次/分，持续时间长（30~60 秒），恢复缓慢。

可异减速：常因宫缩时脐带受压兴奋迷走神经所致，可变减速的发生与宫缩不相关联且减速下降迅速，下降幅度大（>70 次/分），持续时间长，恢复也迅速。

（4）儿头皮血 pH 测定：正常胎儿头皮血 pH 为 7.25~7.30。若 pH 为 7.15~7.25，可疑胎儿低氧酸中毒，pH<7.15 则肯定酸中毒，应立即结束分娩。

（5）羊膜镜检查：胎儿缺氧可引起迷走神经兴奋，肠蠕动增加，肛门括约肌松弛使胎粪排于羊水中，使羊水呈黄绿色或绿色。羊膜镜可在直视下观察胎膜内前羊水性状及颜色。此项检查目前常被人工破膜直接观察羊水性状及颜色所代替。

（6）胎儿生物物理现象的监测：B 超观察胎儿五项生物物理指标，联合监护和综合评分（见孕晚期保健）。

（7）胎儿畸形及先天性遗传疾病的监测

1) 甲胎蛋白（AFP）：于孕第 8~24 周时正常值为 20~48mg/ml。若≥200~480mg/ml，提示开放性神经管异常或无脑儿。

2) B 超检查：能查明无脑儿、脑积水、脊柱隐裂等。

3) 羊水染色体检查：能查明有染色体异常的胎儿。羊膜腔穿刺，以常规方法进行羊水细胞培养检查。

4) 早期绒毛活检：于孕早期，在 B 超引导下经子宫管针吸绒毛，直接或细胞培养后做染色体检查。

5) 羊水中的酶诊断遗传性代谢缺陷病。

二、围生期保健的管理

目前，我国普遍实行孕前期系统保健的三级管理，以及使用孕产妇系统保健卡，着重对高危妊娠的筛查、监护和管理。

（一）围生期系统保健的三级管理

城市开展医院三级分工（市、区、街道），妇幼保健机构三级分工（市、区、基层卫生院），农村也开展三级分工（县级医院和妇幼保健站、乡卫生院、村妇幼保健人员）。通过三级分工，实行孕妇划片分级分工，建立全国相互挂钩的转诊制度。基层医院或保健站保健时随时发现异常，及早将高危孕妇转至上级医院进行监护处理。

使用孕产妇系统保健卡。该卡是从确诊早孕时开始，系统管理直至产褥期结束，记录母婴主要病史、体征及处理情况，是孕产期全过程的病历摘要。建立孕产妇系统保健卡制度，为的是加强管理，使各级医疗保健机构相互沟通信息，加强协作，提高防治质量，降低孕产妇死亡率、围产儿死亡率和病残儿出生率。

（二）高危妊娠的筛选、监护和管理

通过早孕初筛及中、晚孕每次产前检查，及时筛查出高危因素，用评分方法提示其对母婴健康的危害程度。对高危孕妇，基层医疗保健机构要专册登记，并在卡上做特殊记号，对高危因素复杂或病情严重者，应及早转上级医疗单位诊治，上级医疗单位全面衡量高危因素对孕妇影响的严重程度，结合对胎儿成熟度和胎儿胎盘功能的预测，选择对母儿有利的分娩方式，决定有计划的适时分娩。凡属妊娠禁忌证者，经会诊后尽早动员终止妊娠。

综观我国历代中医文献，虽无"围生期"这一名词，但关于妊娠病证的防治、胎儿和初生儿的保养等方面的知识和经验却非常丰富。围生期医学的许多内容，与我国有关胎教、优生和孕妇临产将息的内容颇为一致。如《黄帝内经》一书中就有"胎病"的论述，这为胎教、优生学说的形成提供了依据。早在汉初戴德所著《大戴礼记·保傅篇》中就有"胎教"的记载："周后妃任成王子身，立而不跛，坐而不差，独处而不倨，虽怒而不署，胎教之谓也。"以后《诸病源候论》和《千金要方》对胎教、优生等方面的注意事项进行过详细论述。《妇人大全良方》中立"胎教论"专篇进行讨论。清代陈梦雷等在编辑《古今图书集成·医部全录》时，把有关这些方面的内容汇集起来，立目为"小儿未生胎养门"列于儿科分卷之首，其优生观点至今仍为后世医家所推崇。北齐徐之才编撰的《逐月养胎法》，较系统地论述了胚胎的生长发育过程、孕妇卫生保健和孕期疾病的防治等问题，对围产保健工作仍具有现实意义。

三、围生期保健及其内容

围生期保健：是应用围产医学知识采取一系列的监护、防治措施及管理方法，来保障母亲和婴儿的健康。从受精卵分裂到发育成熟阶段进行保健工作，使预防与医疗相结合，从而降低孕产妇死亡率与并发症，降低围生期死亡率（即胎婴儿死亡率）、畸形儿发生率及减少婴儿的后遗症。这对控制人口数量的同时提供出生人口素质十分重要。

围生期保健要点是监测胎儿宫内发育情况，防治妊娠合并症及产科并发症的发生。

正如以上所述，晚孕期为了解胎儿宫内发育情况，须定期（孕 29～36 周间每 2 周检查一次，孕 26 周后每周检查一次）测量宫高、腹围及孕妇体重增减程度，B 超检查是否符合孕周（双顶径、股骨长度）等。一旦发现异常，应寻找原因，看是否存在胎儿宫内缺氧情况，尤在孕晚期监测胎儿宫内缺氧非常重要，往往决定着分娩方式及分娩时间。目前常用的监测方法有：自我监护（胎动计数）、胎心率的听诊、胎心电子监护、胎儿心电图、羊水性状及胎儿头皮血酸碱度的测定等。目前认为监测胎儿缺氧的最佳方法是五项生物物理指标，因其对胎儿最安全无损伤，母亲易接受检查。指标包括胎心率反应（NST）、胎儿呼吸运动（FBM）、胎动（FM）、胎儿肌张力（FT）和羊水容量（AFV）。除胎心率的

反应性需应用胎心监护仪外，其余 4 项只需 B 超即可。一般 NST、FBM、FM、FT 这 4 项指标为判断有无急性缺氧的标记，AFV 为判断有无慢性缺氧的标记。在某些高危妊娠中，对胎儿成熟度的监测，又是选择分娩时间的重要前提。当孕早、中期发现危险因素时，应积极防治，及早卧床休息、合理用药或住院治疗。孕 28～30 周时做骨盆内、外径测量，对孕 28 周以后异常胎位者，予以纠正。对于晚期阴道出血者应予以重视，积极寻找原因，及时处理。常见异常胎位的原因有前置胎盘、胎盘早剥、早产等。总之，孕晚期，应根据母亲有无合并症、胎儿的发育、胎位及骨盆大小，预定分娩方式及分娩地点，必要时提前住院治疗和待产。

中医学十分重视孕期保健。《产孕集》把胎前阶段分为辨孕、孕疾、养孕、孕宜和孕忌五方面内容。其中，辨孕即鉴别孕还是病以避免误孕为病或误病为孕，有利于患者早期治疗；孕疾即妊娠期间病，要注意治病和护胎相结合，要注意妊娠药禁，以防止药物影响胎孕；养孕、孕宜和孕忌，是指孕期卫生及胎教。如《产孕集》说："孕藉母气以生，呼吸相通，喜怒相应，一有偏倚，即致子疾。"又曰："气主于心，心之神主内而应外，外有所接则神动而气随之……故妊子之时必慎所感。"认为孕妇和胎儿是一个整体，气血息息相通，七情能影响孕妇气血，继则可影响胎儿。因此孕妇养胎必须调神，这是在妊娠期，中医心身医学的基本思想。古人提倡受孕之后，首先要节欲。清代亟斋居士《达生篇》说："受孕后最宜节欲，不可妄动致扰子宫，怀孕后苟不知戒，即幸不堕，……必愚鲁而多病患矣"，这与西医学认为妊娠头两个月若不禁房事可致流产，后两个月若不禁房事，易感染或早产、胎盘早剥的认识有相通之处。古人认为七情影响胎儿，故主张孕妇要怡情养性，情志舒畅，处事要乐观，喜怒衰乐适可而止。同时强调母亲在怀孕期间的各种活动能够影响胎儿的发育，特别是孕早期，所以主张胎教当从孕早期开始。《备急千金要方·养胎论》云："凡受胎之月，逐物变化，禀质未定，故妊娠三月欲……口诵诗书古今箴诚，居简静……弹琴瑟，调心神和情性，节嗜欲，庶使清静，生子皆良，长寿忠孝仁义，聪慧无疾。"中医还主张养胎护胎必须注意对孕妇饮食宜忌的调摄。如《达生篇》提出三宜三不宜劝诚："饮食宜淡薄不宜肥浓，宜清轻不宜重浊，宜甘平不宜辛热。"《达生篇》云："受孕后最宜节欲，不可妄动致扰子宫。……即幸不坠，生子亦必愚鲁而多疾患矣"，严正指出了孕期交合的危害性。《幼幼集成》也说："妇人怀孕……以淫欲最所当禁；盖胎在胞中全赖气血育养，静则神藏，若情欲一动，火扰于中，血气沸腾，三月以前犯之则易动胎小产。"临床早孕流产病例中与受孕后不注意节欲有关者颇多。

《备急千金要方》提出"割不正不食"，并言"慎生冷、食冰浆绝冷"，意在防生冷之物损伤脾阳，气血寒凝，胎儿失温养而绝。"慎肥腻"是恐肥腻厚味伤脾，助湿生热损胎。"无食腥辛"是因辛燥生热，腥物动火而扰动胎元致痰。《备急千金要方》里曾载有关"逐月养胎"的饮食法，意思是，妊娠一月时，胚胎刚刚形成，此时饮食应稍细熟烂，在主食上可多吃点大麦粉，副食调味方面以酸味为主。中医学认为，酸味入肝，能补肝以养胞胎，而对辛辣腥臊的食物宜少食或不食，以免影响胎气。

对于妊娠期"勿乱用药"，历代医家早有明文记载。《本草纲目》记载的妊娠禁忌药物就有 55 种之多，如乌头、附子、水银、铅粉、桃仁、牛膝、藜芦、巴豆、大戟、斑蝥、皂角等。这些药物，或有毒，或剧泻，或催吐，或活血，或扰动子宫，对胎儿均有不良影响，故应慎用或禁用。古人还提出孕期用药禁忌，如不可过于发汗、攻下、利小便。历代医家通过临床产践总结出的妊娠药忌，是因这些药物可能引起流产或损伤胎儿，对这些宝贵经验，在诊治孕期疾病中必须重视。此外，中医学还强调，妇女怀孕期间，生活一定要有规律，起居有常，劳逸适度，不同的阶段应有所偏重，适当运动和劳动可使人体阴阳协调，气血调和，正气旺盛，营卫三焦通畅，有利于母婴健康。如有主张"不可太逸，逸则气滞；不可太劳，劳则气衰；五月以前宜逸，五月以后宜劳"，也有强调孕期必须调摄寒温，因为孕期血聚以养胎，故抵抗力下降，若不注重调摄，则容易感受外邪而生疾病，继而影响胎儿的生长发育，造成各种胎疾，这与现代医学的研究结果相吻合。为了保障胎儿的正常发育，积极治疗孕期疾病是中医学另一观点，甚至主张当有不利生育的疾病存在时即应堕胎。如《诸病源候论·妊娠欲去胎候》说："此为妊娠之羸瘦，或夹疾病，即不能养胎，故去之。"《妇人大全良方》云："若气血虚弱，无以滋养，其胎终不能成也，窒下之，以免其祸。"另外《妇人大全良方》还重视优生优育，提倡妊娠及产后护理。《妇人大全良方》曰："合男女必当其年，男虽十六而精通，必三十而娶；女虽十四而天癸至，必二十而嫁。皆欲阴阳充实，然后交而孕，孕而育，育而子坚壮强寿，今未笄之女，天癸始至，已近男色，阴气早泄，未完而伤，未实而动，是以交而不孕，孕而不育。而子脆不寿。"孕妇在孕期应合理膳食，生活规律，起居有节，劳逸适度，保持平静愉快的心情，这与现代优生学的理论都是一致的。还专立胎教一门，指出"欲子端正庄严，常口谈正事，欲子贤能，宜看诗书"，孕期宜"寐必安静，毋令恐畏"，孕妇当"静形体，和心志"。若胎萎不长者，则主张"下之，以免其祸"，这种淘汰劣胎的思想，在当时是极为难能可贵的。

四、分娩期保健

"十月怀胎，一朝分娩"，分娩是妊娠最后的关键阶段。正确认识分娩的生理过程，合理实施必要的干预措施，保障安全分娩，是围生期保健的重要内容。此期保健要点应抓好"五防一加强"：防滞产、防感染、防产伤、防出血、防窒息；加强对高危妊娠的产时监护和产程处理。产程中给孕妇以安慰、鼓励，注意其大便情况，密切观察宫缩的强度、频率和持续时间，对异常者及时予以处理，了解宫颈扩张进展及先露下降的情况，绘制产程图，根据产程图及时识别和处理各类难产。只有做到以上几点才能防止滞产发生。要防止感染，必须坚持产房和接生器械的消毒，高度隔离，严格执行无菌操作规程，对产妇合并胎膜早破、贫血、产时出血多、手术产者及早产、窒息、产程延长者，均应给予抗生素以预防感染。产程中，提倡严格执行各产程处理常规，及时发现和正确处理各种难产，当发现胎位异常时，及早决定分娩方式，避免难产造成婴儿产伤和产妇产道损伤。要防出血，首先对有产后出血倾向的高危产妇，积极治疗原发病，预防产程延长。产时用催产素加强宫缩者应维持到产后 2 小时，胎头娩出后常规肌内注射催产素 10～20U，同时及时娩出胎盘，胎盘娩出后按摩子宫底以促进宫缩，减少出血。防止新生儿窒息是产时监护和处理的关键。必须做到产程中密切观察胎心情况，积极防治胎儿宫内窘迫，如有缺氧情况存在（宫缩后胎心率下降不能迅速恢复，或胎心率＜120 次/分，或＞160 次/分），应当即给予产妇吸氧，采取左侧卧位，经处理无效者，应尽快结束分娩。胎头娩出后，及时清理呼吸道。此外，避免产程延长，正确实施助产措施。新生儿娩出后产台上的保暖条件等对预防新生儿窒息是重要的环节。加强高危妊娠产时监护和产程处理是产时保健的重要措施，应做到高危孕妇提前住院待产，根据其一般情况、胎儿宫内状况及产程进展情况以合理选择分娩方式，适时终止妊娠。胎儿娩出时产科医生和儿科医生必须密切配合，做好新生儿的抢救工作。古代医生十分重视临产时精神因素和产房环境，如《产科心法》曰："足月而临盆，瓜熟蒂落，本无惊恐之忧，理应消除一切顾虑，不必心惊而恐怕。"《达生篇》提出临产要记"睡、忍痛、慢临盆。"临产时还应注意五方面：《产科一得》记载："即一要审时，二安饮食，三要戒喧，四要设法助其力量，五要安顿胞衣。"还有临产五忌，如《胎产须知》指出："一忌用力太早，二忌曲身坐卧，三忌心惊忧，四忌不饮食，五忌窗紧闭。"为了克服分娩时人为的不利因素，古人创造了不少的成功经验，并从失败的教训中总结训戒。如《产科心法》要求接生人员首先要消除紧张心理；《达生篇》提出接生人员本身要做到安详镇静，"房中宜轻行轻语，不宜多话"，对产房要求安静，人数宜少不宜多，防止众人惊忧；还要鼓励孕妇安卧、惜体力、增加营养补给、补充体能消耗以保证产程顺利，预防产后虚脱；《产孕集》提出："美其饮食，频频与之，若虚赢者不能多食，以糜粥人参饮之。"

本节介绍的围产医学知识和中医学涉及的有关内容，旨在为中医学研究围产保健中如何发挥作用提供参考。

（肖承悰 刘雁峰）

参 考 文 献

1. 乐杰. 妇产科学. 第 6 版. 北京：人民卫生出版社，2005.

2. 陈丽云.《妇人大全良方》妇科疾病诊治特色. 上海中医药大学学报，2005，19（3）：11-13.

3. 王光辉，王琦. 谈《妇人大全良方》的主要学术成就. 长春中医学院学报，2005，21（3）：4-5.

第二章
中医妇产科疾病病因病机学概论

　　运用中医学的基础理论，结合女性的生理特点，研究妇女特有疾病发生的原因、变化、结局的基本规律，是中医妇产科病因病理学的内容。

　　疾病是人体受致病因素作用而发生的一个错综复杂的矛盾过程。疾病的发生，关系人体的正气和致病因素两个方面。《内经》将这两个方面概括为"正"和"邪"。如《灵枢·百病始生》所云："风雨寒热不得虚，邪不能独伤人。卒然逢疾风暴雨而不病者，盖无虚，故邪不能独伤。此必因虚邪之风，与其身形，两虚相得，乃客其形。"《素问·评热病论》所言："邪之所凑，其气必虚。"但并不否认外邪致病的重要性，特别是那些具有传染性的疫邪、温热病毒，在一定条件下也能对发病起着重要的作用。如《素问·刺法论》指出："正气存内，邪不可干，避其毒气"，这是中医传统的"正邪相搏"的发病观。各种致病因素，不论是直接或间接伤及子宫、胞脉、胞络和冲任两脉，就可以发生妇女特有的经、带、胎、产、杂病。

第一节 病 因

病因，即为导致疾病发生的原因。中医病因学说起源很早，在春秋时代《左传》有"六气"病因说。《素问·调经论》根据病因特点将之分为阴阳两大类："夫邪之生也，或生于阴，或生于阳。其生于阳者，得之风雨寒暑；其生于阴者，得之饮食居处，阴阳喜怒"。东汉张仲景认为："一者经络受邪入脏腑，为内所因也；二者，四肢九窍，血脉相传，壅塞不通，为外皮肤所中也；三者，房室、金刃、虫兽所伤"，又提出"妇人之病，因虚、积冷、结气"。宋代陈无择提出了著名的"三因学说"，为后世中医学各科的病因分类奠定了基础。

妇科疾病病因，包括导致经、带、胎、产杂病发生的原因、致病因素的特性、致病特点、规律及其所致病证的临床表现。中医学认为，任何证候和体征都是在病因作用下，引发患者机体产生的一系列的异常反应。因此认识病因是临床治疗和提高疗效的重要环节。认识病因，除详细询问病史外，主要是依据各种病因的致病特点、规律和疾病的临床证候、体征来推求，称之为"审证求因"。妇科常见的病因有寒热湿邪、七情内伤、生活失度和体质因素。

一、六淫邪气

风、寒、暑、湿、燥、火，在自然界气候正常的情况下称为"六气"，是自然界万物生长发育的基本条件。当气候变化异常，六气发生太过或不及，或非其时而有其气（如春天应温而反寒，秋天应凉而反热等）以及气候变化过于急骤（如暴冷、暴热等），在人体的正气不足，抵抗力下降之时，六气成为致病因素，侵犯人体而发生疾病。在这种情况下，反常的六气便称为六淫邪气。淫，即太过及侵淫之意。

六淫致病为外感病范围。但人体阴阳的盛衰、气血津液和脏腑功能的失常、五行的胜复等，也表现出类似六淫邪气的证候。这种邪从内生，又以五脏病变为主，称之为"内生五邪"。由于妇产科疾病多由内伤脏腑、气血、天癸、经络，进而影响生殖系统的病变，故"内生五邪"所致之病较"六淫邪气"所致的外感病更为多见。虽然两者的病机性质完全不同，但证候多有相同之处，且两者之间又互相影响，故有认为六淫具有病因与病机的双重属性。妇产科病因学说中向来多冠以"内""外"二字以区别。六淫邪气皆可导致妇科疾病的发生。由于妇女的经、孕、胎、产均以血为本，其中寒、热、湿邪易与血相搏而致病，故妇科疾病中，以寒、热、湿邪致病为多见。

1. 寒邪　寒为阴邪，易伤阳气。阳气受损或被遏，不能温煦机体，则见恶寒发热；寒邪直中脾胃，损伤脾阳，则脾虚不运；寒性收引凝滞，易使血脉凝涩不通，而发生痛经、产后身痛。正如《素问·举痛论》说："寒气入经而稽迟，泣而不行；客于脉中则气不通。"

寒邪致病，有外寒、内寒之别。外寒是指寒邪由外及里，伤于肌表、经络、血脉，或经期、产后血室正开，寒邪由阴户上客，入侵冲任、子宫。如适值经期、产后，因衣着不足、贪风受凉，或寒冷天气、冒雨涉水，以致感受寒邪，以致胞脉阻滞，进而发生经行发热、经行身痛、痛经、月经后期、月经过少、闭经、产后身痛、不孕症等病证。内寒，是机体阳气虚衰，命火不足，温煦气化功能减退，或阴寒之气弥漫的一种病理状态。故内寒的产生，与肾脾阳虚关系最大。内寒的产生一是由于命门火衰，脾阳失于温煦，导致各种虚寒之象及血脉收缩，血流减慢；二是由于气化功能减退，阳不化阴，代谢障碍，阴寒生水湿，阴寒性病理产物如水湿、痰饮积聚。阳气的温煦和气化功能减退常导致闭经、月经后期、痛经、带下病、妊娠肿胀、宫寒不孕。

内寒与外寒既有区别又有联系。外寒以寒象为重，内寒以虚象为主。但外寒日久不散，阳气受伤，可致阳虚；素体阳虚内寒之人，又同气相求易感寒邪发为外寒证。

2. 热邪　热为阳邪，其性炎上，故热邪伤人，以高热恶寒、出血、扰乱神明等症状多见；又热邪易耗气伤津，损伤正气，津液亏乏，故出现全身性机能减退；热邪易生风动血，所谓"热极生风"，可出现发痉、抽搐；热迫血行，易导致出血之证，如月经过多、崩漏、产后恶露不绝等。

热邪致病，也有外热、内热之异。外热为外感火热之邪，尤其是经、孕、产褥期，热邪易乘虚而入，损伤冲任，发为经行发热、经行头痛、月经先期、月经过多、崩漏、妊娠小便淋痛、产后发热等病证；热邪结聚冲、任、胞中，使气血壅滞，"热盛则肿"、"热盛肉腐"，则发为产褥热、盆腔炎或盆腔脓肿、阴疮、孕痈等病证。内热又称"火热内生"，多因脏腑阴血津液不足，"阴虚不能维阳"而致。即《素问·调经论》所说："阴虚生内热，阳盛生外热。"火热内生，热伤冲任，迫血妄行，可发为月经先期、月经过多、经行吐衄、经行头痛、经行情志异常、恶阻、胎漏、子烦、子痫、产后发热、阴疮等病证。

外热、内热显著不同。外热从外而入，热象较剧；内热从内而生，热象较轻。两者又互相影响，如内热之人，易感热邪。临床上常把阴虚所生的内热称为虚热，而把情志化火、饮食不当以及外感之热等称为实热。热邪致病，大多较急。其发生、发展和转归，取决于热邪的盛衰和人体正气的强弱而发生的邪正交争的结局。

3. 湿邪　湿为阴邪，其性黏滞，易困阻气机，损伤阳气，导致气机升降不利，清阳不升，浊阴不降，脾失健运，水湿内停变生他病。湿性黏滞，病情缠绵，湿邪产物如痰湿、带下黏滞不爽；此外，湿性趋下，易袭阴位。《素问·太阴阳明论》指出："伤于湿者，下先受之。"

湿邪致病，也有内湿、外湿之分。外湿多与气候环境有关，如气候潮湿、经期产后涉水淋雨或久居湿地而致。湿留日久，又可随体质的阴阳盛衰寒化或热化，导致带下、阴痒或盆腔炎等。内湿，又称湿浊内生，主要是由脾的运化和输布津液的功能下降引起的水湿痰浊在体内蓄积停滞致病。《素问·至真要大论》指出："诸湿肿满，皆属于脾。"湿浊既停，极易困阻脾阳，而形成脾生湿，湿困脾，脾伤肾或湿聚成痰的病机转归。湿为有形之邪，随着湿邪留滞的部位、时间不同，分别发生经行水肿、经行泄泻、闭经、带下病、子肿、子满、产后身痛、不孕症等。

内湿与外湿，病理不同又互相影响，如湿邪外袭，每易伤脾；脾肾阳虚之人，又易被湿邪入侵。

二、七情内伤

七情，是指喜、怒、忧、思、悲、恐、惊七种情志变化。是人类对外界刺激因素在精神情志方面反映的信息交流，也是脏腑功能活动的表现形式之一。七情由五脏化五气，以生喜、怒、悲、忧、恐。适度的七情，能抒发情感，有益健康，属生理性。若七情太过，如突然、强烈、持久的精神刺激,超过了机体抗御或自我调节的极限,则可引起气血、脏腑、经络的功能失常,进而影响冲任、胞宫、胞脉、胞络而发生妇产科疾病,属病理上的七情内伤。

七情内伤致病是七情学说的重要内容之一。重视精神因素与脏腑功能活动以及形体变化之间的关系,是中医"身心统一"观的具体体现,是中医心理学的基础。七情内伤致病主要是影响脏腑之气机,使气机升降失常,血气功能紊乱。《灵枢·寿夭刚柔》认为:"忧恐忿怒伤气,气伤脏,乃病脏。"《素问·举痛论》说:"百病生于气也,怒则气上,喜则气缓,悲则气消,恐则气下……惊则气乱……思则气结。"《素问·阴阳应象大论》指出:"喜伤心,悲伤肺,恐伤肾,怒伤肝,思伤脾",使七情内伤的复杂病机归纳为"气机逆乱"为关键,严重者,七情内伤还可以影响及脑,出现心脑功能异常的病证,如经行情志异常、产后精神病等。

妇人以血为本,经、孕、产、乳均以血为用。七情内伤最易导致气血失调,发生妇产科疾病。《素问·阴阳别论》曰:"二阳之病发心脾,有不得隐曲,女子不月。"《素问·痿论》说:"悲哀太甚,则胞络绝,胞络绝,则阳气内动,发为心下崩。"最早指出了七情内伤导致闭经和血崩。汉代《金匮要略·妇人杂病脉证并治》又指出:"妇人之病,因虚、积冷、结气",把"结气"列为三大病因之一。《妇人秘传》又指出七情内伤导致带下病,"七情过极,肝气横逆,木强土弱,脾失健运,因而带下绵绵,色黄或赤"。《傅青主女科》更全面地论述了七情内伤作为病因,直接导致经、孕、产、乳、杂病,列有"郁结血崩"、"多怒堕胎"、"大怒小产"、"气逆难产"、"郁结乳汁不通"、"嫉妒不孕"等证治。这些认识至今为中医学所沿用。

七情致病影响脏腑之气机,使气机升降失常,血气功能紊乱,进一步影响冲任督带,则发生妇产科疾病。而妇科疾病或脏腑功能失常也可导致情志的异常,例如:闭经、崩漏、习惯性流产、不孕症等常引起情绪低落、焦虑、悲伤,使病情难以改善;妇人脏阴不足导致喜悲伤欲哭。

由于七情内伤可使人致病,或使病情加重甚至恶化,尤其是妇人以血为本,七情易伤于气血而发病,故《景岳全书·妇人规》说"妇人之病不易治也……此其情之使然也"。女子的心理情志变化最明显的是反映在一生中各个不同时期:青春期、月经期、妊娠期、产褥期、围绝经期、老年期。要全面认识七情内伤在妇产科疾病发病的特性。情志因素之中,以怒、思、恐对妇科病证影响较明显。

1. 怒 抑郁忿怒则伤肝。肝藏血,主疏泄。肝郁气结,疏泄失常,肝气横逆,可致月经不调、闭经、崩漏、痛经、经行吐衄、胎动不安、堕胎、缺乳、癥瘕等。正如《万氏女科·一月而经再行》所说:"如性急多怒者,责其伤肝以动冲任之脉。"

2. 思 忧思不解则伤脾。脾为气血生化之源,主统血。脾气耗损,气血生化乏源,血失统摄,可致闭经、崩漏、月经不调、胎漏胎动不安、产后恶露不绝、缺乳等。《妇科玉尺·崩漏》说:"思虑伤脾,不能摄血,致令妄行。"

3. 恐 惊恐过度则伤肾。肾主生殖,藏精气。肾气虚损,闭藏失职,冲任不固,则经、带、胎、产诸病均可发生,尤以崩漏、胎动不安、滑胎、不孕等病证为多。

中医的七情学说内容丰富,随着人类社会的发展,医学模式正由"生物医学"模式向"生物—心理—社会医学"模式转变,社会心理因素引起的各种刺激对人的精神和身体造成的危害日益增多,而良好的心理因素和积极的心理状态在疾病的发生、发展和转归的积极作用也越来越被人们所认识。中医学的七情学说阐明了"形神合一"的心身统一整体观，客观地反映了精神情志与心身的辨证关系及情志致病的相对性和个体差异。

三、生活失度

中医历来重视养生防病益寿。生活失于调摄、生活环境的改变，在一定条件下，也可使脏腑、气血、冲任的功能失调而导致妇科疾病。常见的有房劳多产、饮食不节、劳逸失常、跌仆损伤等。

1. 房劳多产　房劳是指因房室不节，淫欲过度或过早结婚，耗精伤肾，以及经期产后余血未尽，阴阳交合所产生的病理状态；多产是指过多过频的产育，包括正常产育、堕胎、小产、早产、人工流产、药物流产、引产等，足以耗气伤血，损伤冲任、子宫、胞脉、胞络以及耗精伤肾。《景岳全书·妇人规》说："妇人因情欲房室，以致经脉不调者，其病皆在肾经。"《褚氏遗书》也指出妇女"合男子多则沥枯虚人，产乳众则血枯杀人。"《产宝》指出："若产育过多，复自乳子，血气已伤。若产后血气未复，胃气已伤，诸证蜂起。"可见生育过多、过频，则影响脏腑气血，甚则致病。

房事过度，或在经期血室正开和产后血室未闭、正气未复时行房，邪毒易乘虚而入，或不洁性交，邪气蕴留阴户、阴道、子门，或直入子宫，流传于冲任，甚至弥漫盆腔，也是导致妇科疾病发生的常见原因。正如《陈素庵妇科补解·经行入房论》指出："经正行而男女交合，败血不出，精射胞门，精与血搏，入于任脉，留于胞中，轻则血沥不止，阴络伤则血内溢，重则瘀血积聚，少腹硬起作痛。"若孕期房劳可致流产、早产或产褥感染。此外，还有不少在经期、产后，余血未净而阴阳交合，精浊与血相结为邪，影响冲任、胞宫，发生妇科疾病者。如《女科经纶》云："若经适来而不禁房室，则败血不出，积精相射，致有诸证，此人之最易犯者。"

2. 饮食不节　饮食不节即饮食失宜无节制。凡过食寒凉生冷、辛辣燥热、暴饮暴食、偏食嗜食均可导致脏腑功能失常发生妇产科疾病。饮食不节致病尤其在青春期、月经期、妊娠期、产褥期、围绝经期、老年期较为突出，这些特殊的时期有不同的生理特点和自身的内环境，若饮食不节，更易发生月经过少、闭经、胎萎不长、妊娠贫血等。

月经期血室正开，易感外邪。若经期过食寒凉生冷，可致血脉凝滞，血行受阻，气血运行不畅，发生痛经、月经过少、闭经；若经期过食辛辣燥热之品，则热邪灼伤冲任，发为月经过多、崩漏、经行吐衄、产后恶露不绝。《妇人规》谓："凡经行之际，大忌辛凉等药，饮食亦然。"《妇科玉尺》也指出："若经来时，饮食受寒，或吃酸物，以致凝积，血因不流。"

饮食过度，膏粱厚味伤及胃气，脾失运化，中焦积滞乃生。如《素问·痹论》所说："饮食自倍，肠胃乃伤"，多见于产后体虚未复之时，发生产后发热。饮食不足，甚或厌食、偏食，气血生化之源匮乏，使气血不足，不能充养肾精、天癸，子宫冲任失养而发生月经过少、闭经、胎萎不长、堕胎、小产等病。妊娠期偏食嗜食，或饮酒、吸烟过量，或服药不当，可影响胎儿正常发育，或堕胎、小产。

3. 劳逸失常　过劳、过逸，均可成为致病的因素。妇女在月经期、孕期、产褥期更应注意劳逸结合。《素问·举痛论》说："劳则气耗"，过劳足以伤气，气虚则冲任不固，系胞无力。经期剧烈运动，如体育比赛、长途负重行走等，可导致月经过多、经期延长、崩漏；孕期操劳过度或负重攀高可致胎漏、胎动不安、堕胎、小产；产后过早负重劳动可导致恶露不绝、缺乳和子宫脱垂。另一方面，过于安逸也是不适当的，可致气血运行不畅，发生月经不调或难产。《素问·宣明五气篇》谓："久卧伤气，久坐伤肉。"《格致余论·难产论》认为："久坐，胞胎因母气不能自运"，可致难产。

4. 跌仆损伤　跌仆及手术创伤可直接引起妇科疾病。妇女在孕期生活不慎，跌仆闪挫、登高持重，或撞伤腰腹部，可致堕胎、小产或胎盘早期剥离；若撞伤头部，可引起经行头痛、闭经或崩漏；若跌仆损伤下阴，可致下阴血肿或撕裂；盆腔手术损伤，如刮宫不当，或子宫穿孔，可出现经产诸症。

此外，嗜烟酗酒，经常夜生活者，影响生物节律的调节均可致月经失调、闭经、流产、不孕。不健康、不科学的生活方式和环境因素所造成的疾病，被称为"生活方式病"。

四、体质因素

体质禀受于父母，并受后天环境、气候、饮食、生活条件与疾病等因素的影响而形成。体质形成于胎儿期，受之于父母。明代张景岳称之为"禀赋"。到了清代的《通俗伤寒论》才出现了"体质"一词。体质在疾病的发生、发展、转归以及辨证论治中有着重要的地位。不同的体质，往往使机体对某种致病因素的易感性和发病后证候表现的倾向性以及疾病传变的可能性都有不同的影响。中医体质学说形成于秦汉时期的《内经》。在《素问·逆调论》记载"是人者，素肾气胜。"《素问·厥论》记载"此人者质壮，以秋冬夺于所用。"文中所称之"素"与"质"，就是现今的体质。中医体质分类首见于《内经》，并根据不同的分类标准分为不同的体质类型，如《灵枢·阴阳二十五人》对不同的体质现象进行归纳分类，将其划分为木、火、土、金、水五个主型，每个主型再划分为五个亚型，共划分出二十五种体质类型。就体质形成的影响因素而言，《内经》认为有先天因素和后天因素的影响，同时指出了地理环境不同，其体质与发病特点也有差异，治疗手段亦应随之而变。

现代中医体质学说的理论构架是自匡调元于 20 世纪 70 年代末提出"体质病理学"以后逐渐形成的。1978 年王琦、盛增秀则明确提出了"中医体质学说"的概念，于 1982 年主编出版的第一部中医体质学专著《中医体质学》奠定了中医体质学研究的理论与实践基础，标志着这一学说的正式确立。自此，"体质"这一名词及概念被国内学者广泛的认可和应用。王琦提出，体质是个体生命过程中，在先天遗传和后天获得的基础上所表现出的形态结构、生理机能以及心理状态等方面综合的、相对稳定的特质；这种特质决定着人体对某种致病因子的易感性及其病变类型的倾向性。匡调元提出，体质是人群中的个体在其生长发育过程中形成的代谢、机能与结构上的特殊性；这种特殊性往往决定着它对某种致病因子易感性及其所产生的病变类型的倾向性，又是决定病性、病位和病变趋势的重要因素，与疾病的发生和预后转归关系密切。虽然各家表述不同，但均认为体质现象是人类生命活动的一种重要表现形式，与疾病和健康关系密切。体质体现了中医形神统一观，精神面貌、性格、情绪等对体质的识别具有重要的意义。

作为病因学说之一的体质因素在妇产科疾病中甚为重要，因女性有特殊的体质特点缘故。《灵枢·五音五味》篇所指："妇人之生，有余于气，不足于血，以其数脱血也。"就是对女性体质特点的高度概括。后世据此而不断深化，如宋代《妇人大全良方》强调："妇人以血为基本"。而妇产科疾病与体质关系密切。如先天肾气不足，素体肾虚，在青春期可发生子宫发育不良、月经迟发或闭经、崩漏、痛经、月经过少；在生育期可发生月经稀发、闭经、崩漏、胎动不安、滑胎、不孕症；更年期易出现早发绝经的早衰现象。又如素性肝郁，性格内向者，易受七情内伤而发生以肝郁为主的月经先后不定期、月经前后诸证、痛经、子晕、子痫、产后缺乳、不孕、更年期综合征等。如素体脾虚气弱，又常导致月经先期、月经过多、崩漏、带下病、子肿等病证。虽感同样的湿邪，体质不同，可以寒化或热化，表现为不同的证型。可见体质因素实际上对外界某些致病因素存在极大的易感性和患病后证型的倾向性。此外，妇女的体质因素又可影响后代，而且孕期发生的某些疾病还能使后代发生先天性疾病。如《黄帝内经》指出的母在孕期有所大惊，致令其子发生癫痫。现代医学也证明，孕期尤其在孕早期感染病毒，或服用某些药物，可令新生儿发生先天性疾病。这也是遗传的基础影响后天的体质。

体质因素导致妇产科疾病，在某个意义上来说，如同"伏邪"、"伏气"为病的病因一样，作为隐因潜伏在体内待机而发生经、带、胎、产、杂病，并影响发病后证型的倾向性。

五、环境因素

环境污染已成为现代日趋严重的致病因素。噪声、射线及有害物质对大气、水质、土壤和动植物的污染，生物界的生态系统遭到不适当的扰乱和破坏，严重地威胁着人类的健康或造成潜在的威胁。如工业、交通运输等排放物：苯、一氧化碳、三氯乙烯、铅、无机汞等有毒物质可引起内分泌功能紊乱出现月经不调、不孕、胎儿畸形等；如水源、土壤被污染含有过量的重金属，农产品的农药残留，可影响母胎的健康；放射性物质可导致胎儿畸形、流产、不孕不育；噪声污染使孕妇情绪紊乱、焦虑、惊恐，易引起各种并发症，有碍胎儿的发育。大气的有害物也影响着妇女的生理活动，如各种病毒可致反复自然流产或畸胎。

遗传与环境因素可引起一些先天性疾病。如《素问·奇病论篇》指出："病名为胎病，此得之在母腹中时，其母有所大惊，气上而不下，精气并居，故令子发为颠疾也。"先天性因素常常作为隐因潜伏在体内，有待机而发病的特点。临床上有子宫发育不良或畸形，甚或无子宫，原发性闭经，阴户如鼓（处女膜闭锁）等。

六、病理产物

瘀血和痰饮是疾病演变过程中的病理产物，若稽留于体内，并直接或间接影响了子宫、胞脉、胞络等结构与功能而发生妇科疾病时，则瘀血与痰饮又成为妇科疾病的致病因素。

1. 瘀血　瘀由"淤"字转化而来。《说文》解释说："瘀，积血也"。《内经》有与瘀血同义的"恶血"、"血实"、"留血"之名，并提出了"疏其血气，令其调达"，"血实宜决之"的活血化瘀治则，开始了瘀血学说的研究。汉代张仲景在《金匮要略·惊悸吐衄下血胸满瘀血病篇》中，首先提出了"瘀血"之名，并在《伤寒论》、《金匮要略》详述了瘀血产生的原因、主要症状和治疗方药，发展了瘀血学说。

瘀血可因外感邪气、内伤七情、饮食劳倦、跌仆创伤等多种病理损伤而形成，常见的如寒邪凝聚，血滞为瘀；热与暑邪，煎熬血液，血结为瘀；湿浊之邪，阻遏气机，湿郁为瘀；七情过极，气滞气结，血滞成瘀；劳力过度或过于安逸，伤及气分，无力运血，亦可致瘀；跌仆创伤或离经之血，血溢脉外也成瘀。由于瘀血具有"浓、黏、凝、聚"的特点，若阻于胞脉、胞络或占住子宫，干扰两精相合或令胎无所居，则致不孕不育；若阻于冲任而令血不归经，则致月经过多、经期延长、崩漏、胎动不安、产后恶露不绝；若使冲任不畅，子宫、胞脉、胞络气血壅滞，则可致妇科痛证、闭经、月经过少、异位妊娠、癥瘕和子宫内膜异位症等疾病发生。

2. 痰湿 痰湿是津液代谢障碍所形成的病理产物，是肺、脾、肾气化功能失常，津液代谢障碍，以致水液停滞而成。但又能直接或间接影响机体的某些脏腑组织，引起其他疾病或加剧原有的病情。《内经》无"痰"之证，而有"饮"、"饮积"之说，论述了脏腑在水液代谢中的生理机能。这些论述是对痰饮认识的开端，又为后世痰饮学说的形成和发展奠定了理论基础。张仲景《伤寒杂病论》始有"痰饮"名称。痰饮的病因，主要有外感和内伤两个方面。宋代严用和在《济生方》中指出："人之气道贵乎顺，顺则津液流通，决无痰饮之患。"明《景岳全书·痰饮》指出了痰饮"其本在肾""其病全由脾胃"和五脏之伤皆能致痰的病因说；李梴《医学入门》又指出"痰源于肾，动于脾，客于肺"。

痰湿是由于肺、脾、肾等脏的气化功能失常或三焦水道失于通调，影响了津液的正常敷布与排泄，以致水湿停聚而成。痰湿为阴邪，易阻遏阳气；痰湿性黏腻，可困阻气机；痰性流动，变化多端。若痰湿下注，损伤任带二脉，使任脉不固，带脉失约而发生带下病；痰饮壅阻胞宫、胞脉、胞络，导致冲任、胞宫、胞脉、气血阻滞，则有碍月经畅行而致月经过少、月经后期、闭经；素有痰饮之妇女，孕后冲气偏盛，痰饮易随冲气上逆导致妊娠恶阻、子嗽；痰积胸中，孕后阳气偏盛，痰热上扰，发为子烦、子晕；痰火交炽、肝风内动，则风、火、痰相煽或痰蒙清窍发为子痫；痰湿阻于胞脉、胞络，阻碍两精相搏则导致不孕；痰湿积聚于冲任，或与瘀血互结，则成癥瘕。

痰形成后，随气血而行，因痰为黏腻重浊之物，阻滞经脉，影响气血的正常运行，由痰生瘀，或痰瘀互结为病；同时，瘀血既成，亦影响气机升降，津液停滞，聚液成痰，由瘀生痰或瘀痰互结为病。古人有"痰挟瘀血，遂成窠囊"和"瘀血既久，化为痰水"之说。又"痰本于津"，"瘀本于血"。津血同源，女体属阴，以血为用。瘀痰互结冲任，导致顽固性闭经、崩漏、盆腔包块、多囊卵巢综合征、子宫内膜异位症、顽固性经行头痛等病情复杂、久治不愈的妇产科疾病。

第二节 病 机

病机，即疾病发生、发展、变化、转归的机制。致病因素作用于机体，在一定的发病条件下，导致气血、脏腑、经络的功能失常，直接或间接损伤冲任督带、胞中、子宫、阴道、阴户等，则可发生妇科疾病。妇科疾病的主要病机是：脏腑功能失常，气血失调，冲任、胞宫、胞脉、胞络受损，以及肾-天癸-冲任-胞宫生殖轴失调。

一、脏腑功能失常

人体是以五脏为中心的有机整体，脏腑生理功能的紊乱和脏腑气血阴阳的失调，均可导致妇产科疾病，其中关系最密切的是肾、肝、脾三脏。

（一）肾的病机

肾藏精、主生殖，胞络系于肾。肾有阴阳二气，为水火之宅。五脏的阴阳，皆以肾阴肾阳为根本。肾阴肾阳又互相依存，互相制约，以保持相对的动态平衡，维持机体的正常功能。若先天肾气不足或房劳多产，或久病大病，"穷必及肾"导致肾的功能失调，冲任损伤，发生妇产科疾病。临床上有肾气虚、肾阴虚、肾阳虚和肾阴阳两虚。

1. **肾气虚** 肾气，乃肾精所化之气，概指肾的功能活动。肾气虚是指肾气虚损，使肾的封藏、摄纳功能减退的病理状态。肾气的盛衰与天癸的至与竭，直接关系到月经与妊娠。冲任之本在肾。若先天肾气不足或后天损伤肾气，则导致肾气虚。肾气虚，冲任不固，血海失司，可致月经先期、月经过多、崩漏，产后恶露不绝；冲任不固，胎失所系，可致胎漏、胎动不安、滑胎；冲任不固，系胞无力，则致子宫脱垂、胎动不安；冲任不能相资，不能摄精成孕，可致不孕症。

2. **肾阴虚** 主要指肾所藏的阴精不足及由此发生的病理变化。多因先天不足，素体阴虚或青春期天癸初至，或更年期天癸将竭，或房劳多产，或久病、热病、大病耗伤肾阴。肾阴虚则精血不足，冲任血虚，血海不能按时由满而溢，可致月经后期、月经过少、闭经；肾阴虚，冲任血虚，胞宫胞脉失养，可致痛经、妊娠腹痛或不孕症；若肾阴虚，阴虚生内热，热伏冲任，迫血妄行，发为崩漏、经间期出血、胎漏、胎动不安、子淋；若肾阴虚，孕后阴血下聚冲任以养胎元，致令阴虚益甚，阳气偏亢，发为经行头痛、妊娠眩晕，甚或妊娠痫证等。

3. **肾阳虚** 肾阳即命门之火，肾阳虚是指全身功能低下，温煦、气化作用减弱的病理状态。肾阳虚，命门火衰，冲任失于温煦，下不能暖宫，胞宫虚寒，可致妊娠腹痛、产后腹痛、宫寒不孕；肾阳虚，命门火衰，上不能暖土，水湿下注，发为经行水肿、经行泄泻、子肿、子满；肾阳虚，气化失司，水液代谢失常，湿聚成痰，痰浊阻滞冲任、胞宫，可致闭经、崩漏、不孕；肾阳虚，气化失常，水湿下注任、带，使任脉不固，带脉失约，发为带下病；肾阳虚，血失温运而血滞成瘀，血瘀阻碍生机加重肾虚，而发生肾虚血瘀，导致更为错综复杂的妇产科病证。

阴损可以及阳，阳损可以及阴，若病程日久往往可导致肾阴阳两虚，上述病证可以夹杂出现。

（二）肝的病机

肝藏血，主疏泄，性喜条达恶抑郁。肝体阴而用阳，具有贮藏血液和调节血量的生理功能。妇人以血为基本，妇女的经、孕、产、乳均以血为用。若素性忧郁，或暴怒伤肝，或他脏病变伤及肝木，可使肝的疏泄功能失常，导致冲任损伤，发生妇产科诸疾。肝的病理变化主要有：肝气郁结、肝火上炎、肝血不足、肝阳上亢等。

1. **肝气郁结** 肝气失于疏泄，导致冲任气机不畅，可发生经行乳房胀痛、经行情志异常、痛经、月经先后无定期，甚或闭经、缺乳、不孕等；若肝气失于疏泄，横逆犯脾，致肝郁脾虚，可发生月经先后不定期、月经过多或过少等；肝郁犯胃，经前、孕期冲脉气盛，挟胃气上逆，可发生经前呕吐、妊娠恶阻。

2. **肝经郁热** 肝气郁结，郁而化热、化火，导致冲任伏火，扰动血海，可出现月经先期、月经过多、崩漏、胎漏、产后恶露不绝；或肝火随冲气上逆，可发生经行头痛、经行吐衄、子晕、经行情志异常等。

若肝经郁热、肝强脾弱，肝郁乘脾，脾失健运，湿从内生，湿郁化热，湿热之邪下注任、带，使任脉不固，带脉失约，可发生带下病、阴痒。湿热蕴结胞中，或湿热瘀结，阻滞冲任，冲任不畅，发生不孕、盆腔炎、癥瘕等。

3. **肝阴不足** 肝藏血，体阴而用阳。若素体肝肾阴虚，或失血伤阴，或热病伤阴，肝阴不足，冲任失养，血海不盈，可致月经过少、闭经、不孕症等；肝血不足，经前、经时、孕期阴血下注冲任血海，阴血益虚，血虚生风化燥，发生经行风疹块、更年期身痒、妊娠身痒。

4. 肝阳上亢　肝阴不足，阴不制阳，肝之阳气亢盛，可发生经行头痛、经行眩晕、经行吐衄、乳汁自出、子晕等；阴虚阳亢，阳化风动，肝火愈炽，风火相煽，发为子痫。

（三）脾的病机

脾为后天之本，气血生化之源，脾又主中气而统血。故脾的功能失常易导致妇科疾病的发生。若素体脾虚，或饮食不节，或劳倦、思虑过度，伤损脾气，则可导致脾虚而产生妇产科疾病。脾的病机主要是脾失健运、脾失统摄及脾虚下陷。

脾失健运　脾气素虚，或饮食不节、劳倦过度伤脾，或木郁侮土，脾虚气弱，气血生化不足而脾虚血少，冲任失养，血海不盈，可出现月经后期、月经过少、闭经、胎萎不长、产后缺乳；或素体脾肾阳虚，或寒凉生冷，膏粱厚味损伤脾阳。脾阳不振，运化失职，水湿流溢下焦，湿聚成痰，痰湿壅滞冲任、胞宫，可出现月经过少、闭经、不孕、癥瘕、多囊卵巢综合征等，损伤任、带，失于固约，发生带下病。

脾失统摄　脾气虚弱，中气不足，统摄无权，冲任不固，可出现月经过多、经期延长、崩漏、胎漏、产后恶露不绝、乳汁自出；中气虚而下陷，则可见经崩、子宫脱垂。

又脾与胃互为表里，脾虚可影响胃的功能，如脾胃虚弱，孕后经血不泻，冲气偏盛，循经上逆犯胃，胃失和降，发为恶阻。

（四）心的病机

"心主神明"、"心主血脉"、"胞脉者属心而络于胞中"。若忧愁思虑，积想在心，心气不得下通于肾，胞脉闭阻，可出现闭经、月经不调、不孕；心火偏亢，肾水不能上济于心，则水火失济，出现脏躁，或产后情志异常等。

（五）肺的病机

肺主气、主宣发肃降，朝百脉而输精微，通调水道。若阴虚火旺，经行阴血下注冲任，肺阴益虚，虚火灼伤肺络，则出现经行吐衄；若肺失宣降、不能通调水道，可引起子嗽或妊娠小便异常、产后小便异常。

人是一个有机的整体，脏腑是相生相克互相影响的，尤与妇产科关系最大的肾、肝、脾之间更是难以分割；常出现肾虚肝郁、肝郁脾虚、肾脾两虚、肾虚肝郁兼脾虚、肾虚血瘀等复杂的病机，故应在错综复杂的正邪斗争中捕捉主要的病机，并做动态的因果转化的观察。

二、气血失调

妇女经、孕、产、乳的生理活动均以血为用又须耗血。致使机体处于血常不足，相对气常有余的状态，故气血失调是妇产科疾病的重要病机。如《灵枢·五音五味》篇所说："妇人之生，有余于气，不足于血，以其数脱血也。"一般来说，情志变化易伤于气。寒热湿邪易伤于血。由于气和血是相互依存，相互滋生的，气为血之帅，血为气之母，气病可以及血，血病可以及气。临证时必须分清在气在血的不同。

（一）气分病机　气分病机有气虚、气陷、气滞、气逆的不同

1. 气虚　是指气的不足及由此引起的气的功能减退的病理状态。素体虚弱，或劳倦过度伤气，或久病大病正气受损，或肺、脾、肾的功能失常，影响气的生成，发生妇科诸

疾。如肺气虚，卫外不固，易出现经行感冒、产后自汗、产后发热；中气虚或肾气虚，均可致冲任不固，发生月经先期、月经过多、崩漏、胎漏、乳汁自出。

2. 气陷　指中气虚而下陷的病理，如可发生子宫脱垂、崩漏。

3. 气滞　是指气推动血和津液的运行不畅，导致相应脏腑、气血、经络的生理功能失常的病理状态。如肝气郁结，疏泄失调，则冲任血海阻滞，可发生痛经、闭经、月经先后无定期、不孕等；气行不畅，津液停滞，可致水湿不化，痰湿内生，发生经行水肿、子肿、闭经、不孕症；气郁化火，火热之邪上扰神明，下迫冲任血海，可发生经行情志异常、产后抑郁、脏躁、月经先期、月经过多、崩漏、胎漏等。

4. 气逆　是指气升降失常，上升太过的病理。肺主气主肃降，肺气上逆，可发生子嗽。胃气宜降，若胃气上逆，可致经行呕吐、恶阻。

气血互相资生、互相依存，故在病机上往往气病及血，血病及气，血气不和，气血同病，虚实错杂。

（二）血分病机　病在血分，有血虚、血瘀、血热、血寒之分。

1. 血虚　血虚是指阴血不足，血的营养与滋润功能不足的病理状态。导致血虚的原因常见三个方面：一是耗血出血过多，经孕产乳数伤于血，尤其是月经过多、血崩或孕期、产时、产后大出血，致使机体处在血虚状态；二是气血生化不足，脾胃虚弱或营养不良，气血生化乏源；三是肾精不足。精化血、血生精，精血同源而互生，精亏则血少。各种原因导致的血虚，致冲任血海匮乏不能由满而溢，或失于濡养，可发生月经后期、月经过少、闭经、痛经、妊娠腹痛、胎动不安、滑胎、胎萎不长、产后缺乳、产后身痛、产后血劳、不孕症。

2. 血瘀　往往由于经期、产褥期调摄不当，感受邪气，以致邪气与余血相结，瘀阻胞中，或因七情内伤，气机郁结，气滞血瘀，或寒凝血滞，或热灼成瘀，或气虚运血无力而成瘀，或手术留瘀。瘀血阻于冲任，留滞于子宫、胞脉、胞络或蓄积于胞中，使气血运行不畅，甚或阻塞不通，则可产生痛经、闭经、异位妊娠、胎死不下、产后腹痛、产后发热、不孕症等。若瘀阻冲任，恶血不去，新血不得归经，则可产生崩漏、月经过多、经期延长、胎动不安、产后腹痛恶露不绝；若瘀积日久，更可结成癥瘕。

3. 血热　是指血内伏热，使脉道扩张，血流加快，甚至热迫血妄行的病理状态。或因素体阳盛血热，或过食辛热或误服助阳暖宫之品，热扰冲任，迫血妄行而出现月经过多、月经先期、崩漏、经行吐衄、胎漏、产后发热；若肝郁化热、热性炎上，热扰清阳，可致经行头痛、经行情志异常；若素体阴虚，经、孕、产、乳数伤于血，阴血益亏，阴虚生内热，热扰冲任，冲任不固，发生月经先期、崩漏、胎动不安、产后恶露不绝。

4. 血寒　是指血脉凝滞收引、机体功能减弱的病理状态。血寒常因经期、产后正气不足，感受寒邪，寒邪容于冲任、胞宫，或素体阳虚，寒从内生，血为寒凝，冲任失畅、功能减退，发生痛经、月经后期、月经过少、闭经、妊娠腹痛、产后腹痛、产后身痛、宫寒不孕症等。如《诸病源候论·风虚劳冷候》说："……若风冷入于子脏，则令脏冷，致使无儿，若搏与血，则血涩壅，亦令经水不利，断绝不通。"

气血互相滋生、互相依存，故在病机上往往气病及血，血病基气，血气不和，气血同病，虚实错杂。临床常见的有气血俱虚、气阴两亏、气陷血陷、气逆血逆、气滞血瘀、气虚血瘀、血竭气脱等病机导致的妇科病证。故《素问·调经论》指出："血气不和，百病乃变化而生。"

三、冲、任、督、带损伤

《内经》首先指出了任、督为病可致"带下瘕聚"和"不孕"等妇科病证，《诸病源候论》强调了冲任损伤的妇科病机。冲任督带损伤的常见病机是冲任损伤、督脉虚损和带脉失约。

1. 冲任损伤　任通冲盛才有正常的月经与妊娠。"冲为血海"，"任主胞胎"。冲、任二脉皆起于胞中，环绕唇口。"冲为血海"、"为十二经脉之海"，能调节十二经的气血；"任主胞胎"，为阴脉之海，与足三阴经肝、脾、肾会于曲骨、中极、关元，因此任脉对人身的阴经有调节作用。天癸对人体的生长、发育与生殖功能的影响，主要通过冲任二脉以实施，因此冲任损伤必然导致妇产科诸疾。徐灵胎在《徐灵胎医书全集·医学源流论》中指出："冲任二脉皆起于胞中，为经络之海，此皆血之所从生。而胎之所由系，明于冲任之故，则本源洞悉，而后所生之病，千条万绪，以可知其所从起。"凡气血失和，脏腑功能失调，可间接损伤冲任等脉，形成冲任的病理改变。临床常见冲任不固、冲任虚衰、瘀阻冲任、热（湿）毒蕴结冲任、寒凝冲任和冲气上逆等病理改变都可导致经、带、胎、产等异常，产生妇科疾病。

2. 督脉虚损　王冰注《黄帝内经》说："督脉，亦奇经也。然任脉、冲脉、督脉者，一源而三歧也。"督脉与肾、心、肝的关系尤为密切，督脉行背，与足太阳相通，"贯脊属肾"，得命火温养；"上贯心入喉"，得心火之助；又与肝脉"会于巅"，得肝阳以为用。故称督脉为"阳脉之海"，总督诸阳。督脉与任脉同起于胞宫，二脉协同调节人身阴阳脉气的平衡，维持胞宫的生理功能。如外感六淫邪毒，内伤脏腑气血，损伤督脉，致督脉虚损，则发生疾病，如《素问·骨空论》所言："督脉……此病……其女子不孕"，以及阴阳平衡失调所致的闭经、崩漏、经断前后诸证、绝经妇女骨质疏松症。

3. 带脉失约　带脉束腰一周，约束诸经。《血证论》指出："带脉下系胞宫……属于脾经。"从循行路径看，横行之带脉与纵行之冲、任、督间接相通并下系胞宫。带脉的功能主要是健运化湿，提摄子宫，约束诸经。故带脉失约可导致带下病、胎动不安、滑胎、子宫脱垂等。

四、胞宫、胞脉、胞络受损

胞宫借经络与脏腑相连，完成其生理功能，妇产科疾病，多在胞宫中表现出来。胞宫的病机主要有形态异常、藏泻失司和胞宫闭阻。

1. 胞宫形质异常　胞宫形质异常多由先天发育不良和后天损伤所致，可出现幼稚子宫、子宫畸形、子宫过度屈曲、子宫肌瘤或手术损伤子宫等，致发生月经不调、痛经、滑胎、癥瘕、不孕等病证。

2. 胞宫藏泻失司　胞宫具有似脏"藏"的功能，又具有似腑"泻"的功能，且藏泻有序。若先天肾气不足或房劳多产，久病大病失血伤精，精血不充，使冲任不能通盛，子宫蓄藏阴精匮乏，藏而不泻可发生月经后期、闭经、带下过少、胎死不下、滞产、难产、过期妊娠；若肾气不固，肝气疏泄太过，或脾虚不摄，导致子宫藏纳无权，泻而不藏，可发生流产、早产、经期延长、带下病，恶露不绝。

3. 胞宫闭阻　是指病邪客于胞宫后，使胞宫闭塞或阻滞而产生妇产科疾病的病机。《神农本草经·紫石英》明确指出："女子风寒在子宫，绝孕十年无子。"《金匮要略》首先提出"热入血室"导致月经病和情志异常。又曰："妇人经水闭不利，脏坚癖不止，中有干血"。《诸病源候论》认为："妇人月水不通……风冷邪气客于胞内，伤损冲任之脉……致胞络内绝，血气不通故也"；朱丹溪有"躯脂满溢，闭塞子宫"以致不孕的论述；《傅青主女科》论肥胖不孕时亦指出："肥胖者多气虚，气虚者多痰涎……且肥胖之妇，内肉必满，遮隔子宫，不能受精，此必然之势也。"说明瘀、痰有形之邪使子宫闭阻是妇科常见的病机之一。此外，子宫内膜息肉、黏膜下肌瘤、宫腔手术后部分粘连，均可瘀阻生化之机，导致月经过少、闭经、崩漏、不孕等病证。

胞脉、胞络是脏腑联系胞宫的脉络。若胞脉灌注不足，胞络络胞无力，同样可发生闭经、痛经、崩漏、不孕等病。胞宫、胞脉、胞络虽各有自身受损的病机，但它们之间又是互相联系不可分割的整体，常相互影响。《素问·评热病论》曰："月事不来者，胞脉闭也。"

五、肾-天癸-冲任-胞宫生殖轴失调

中医生殖生理的重要内容是肾-天癸-冲任-胞宫生殖轴调控。肾-天癸-冲任-胞宫生殖轴，以肾气为主导，由天癸来调节，通过冲任的通盛、相资，由胞宫体现经、带、胎、产的生理特点。其中任何一个环节失调都会引起生殖轴功能失调，发生崩漏、闭经、性早熟、绝经、流产、不孕症等病。而调经、种子、安胎的关键就是调整肾-天癸-冲任-胞宫生殖轴的功能及其相互间的平衡协调，其中补肾气、资天癸最为关键。所以肾-天癸-冲任-胞宫生殖轴失调又是妇科疾病的主要发病机制。

综上所述，妇科疾病的病机是错综复杂的，既有脏腑功能失常和气血失调的病机间接影响冲任、胞宫或生殖轴为病；又有冲任督带、胞宫、胞脉、胞络直接受损，以及肾-天癸-冲任-胞宫生殖轴失调发为妇产科病证，这是妇科的病机特点。因此，认识妇科发病机制必须从脏腑功能失常，气血失调，冲任督带损伤，胞宫、胞脉、胞络受损，肾-天癸-冲任-胞宫生殖轴失调入手，同时要认识病因与病机之间、各病机之间又是相互联系、相互影响的，临证时，必须"辨证求因"、"审因论治"，"谨守病机，各司其属"，把握主要病因病机的关键所在，才能作出正确的判断，为论治提供可靠的依据。

（赵　颖　张玉珍）

第三节　经、带、胎、产、乳疾病的基本病机

《中医妇科学》（人民卫生出版社，1986）曾首次提出过"妇科各类病病机"，基本意图即在于探索妇科各类疾病的病机特点和该类疾病病机的共性，提示了探讨经、带、胎、产、乳疾病基本病机的必要性和临床的实用性。惜仅作了初步提及，未能深入地展开。

在既往的中医妇科学论著中，对经、带、胎、产、乳等疾病的认识，常常从脏腑功能失常、气血不和、冲任督带损伤等方面阐述，或围绕证候进行阐述。其目的一方面是对中医妇科疾病病机进行高度概括；另一方面是为了辨证论治的需要。

本节所述的基本病机，是在中医现代认识及研究基础上，并按传统妇产科疾病分类探讨某一病类的基本病机。基本病机是各类病依据其自身特点，从其发生、发展到转归的过程中所表达的相对恒定的病理生理机制，这种机制与疾病的本质相关，可表现或不表现出"必行诸外"的证候，或与阶段性证候关系不密切，但这一基本病机却贯穿于这类病证的

全过程。因此，基本病机是辨病论治的依据，是异病同治的基础。

所以，中医妇产科学的病机实际上分为3个层次，即妇产科总病机、基本病机和证候病机。总的病机是纲，基本病机是目，证候病机是的。上节讨论的是属总的病机，本节讨论的则是基本病机，在本书第四章辨证概要中所讨论的，实际上是证候病机。妇产科总病机是由妇女特有的生理特点所决定，也是区别于其他科疾病（如内科、儿科）的机枢所在；妇产科基本病机是指经、带、胎、产、乳等不同生理状况所表现出的不同病类的病理特点，是各类病共性的病理基础；而证候病机则是疾病临床现证所表现出的病理状态。三者之间是辩证统一的关系，也是共性与个性相对独立与统一的关系。明确这3个层次病机的关系，在中医妇产科疾病的辨病辨证中，就既能把握疾病发生、发展、变化、转归的总趋势，也能动态地掌握疾病当前的主要矛盾，对提高中医妇科临床辨证思维能力，提高中医临床诊治水平起着认识总病、区别类病、把握证候的有的放矢的作用，这是中医病机特色的发挥，也是讨论基本病机的意义所在。

由于基本病机是对疾病本质的认识，所以，辨基本病机除有助于进一步深化对相关病证的认识，也有助于指导临床治疗，提高临床疗效，尤适宜于当临床无证可辨、无因可循或病证不符为治疗疾病提供思路。可见，基本病机与证候病机各具特点，相辅相成。近年来，在中医妇科领域，对基本病机的认识和辨基本病机治疗的方法已在临床研究中得以体现。可以认为，对基本病机的认识及其相关研究，是中医妇科理论研究客观化、治疗手段规范化、药物研究成品化、辨病论治及与辨证论治相结合的进一步发展。

一、月经病基本病机

月经病是指月经周期、行经期、经量、经色、经质等的异常，非生理性的月经停闭；或伴随月经周期、或于绝经前后出现的有关症状为特征的一类病证。

月经病是中医妇科临床最常见的病证，对其病机的研究有助于深化对月经现象的认识，也有助于进一步提高调经的临床疗效。月经病病机主要包括证候病机与基本病机。月经病证候病机是从传统意义上根据临床表现的病机认识，是辨证论治的依据。月经病基本病机是指月经病患者相对恒定的与生殖内分泌功能相关的病理或病理生理状态，临床可表现或不表现出相应证候，或与阶段性证候关系不密切，但对于这种病变状态的调节贯穿这类病证治疗的全过程。因此，对月经病基本病机的认识是辨病论治的依据，是异病同治的基础。围绕月经病病机的研究，主要有以下两个方面：一是月经与生殖功能相关的基本病机研究；二是月经与症状相关的病机研究。

（一）月经与生殖相关的病机研究

月经与生殖相关的病机研究是以月经的现象与女性生殖功能密切相关、肾主生殖、肾为月经之本等中医理论为依据，内容包括青春期少女初潮后的月经调节、月经紊乱或闭止后月经周期的建立及恢复正常、绝经前后诸症的调理等。这类月经病的基本病机为肾虚不足，或为肾阴、肾阳不足，或为肾精、肾气不足，或为肾阴阳的失调，也就是说，与生殖功能低下、不足相关的月经病变机制，多责之于肾。

首先，就纵向而言，女性月经来潮至竭止、生殖功能建立至衰退的过程，也是肾气自然盛衰的过程；从横向来看，产生月经的物质——天癸，由肾气支配其微盛；肾精化气生血而为月经的来源；行使月经的胞宫胞脉由肾所主；肾脑相通，共同主宰月经的上级中枢，故言肾主生殖，为月经之本。又，西医研究证实月经受性腺轴调节，即月经的正常需要下丘脑—垂体—卵巢—子宫轴生理功能的协调，其中任何一个环节的病变都可致月经异常。在此基础上，中医研究证实月经受生殖轴影响，即月经受肾-天癸-冲任-胞宫生殖轴调节，其中，肾是生殖轴的关键。

月经与生殖相关的病机研究，目的是通过以补肾调经为主，达到建立或恢复正常月经、提高或恢复正常生殖功能。自《黄帝内经》以后，对肾在月经病产生机制中的地位和作用，认识较多、较深的是明清以后医家，如"月经全借肾水施化，肾水既乏，则经血日以干涸……渐而至于闭塞不通"（《医学正传·妇人科》）、"经水出诸肾"、"经原非血，乃天一之水，出自肾中"、"经水早断，似乎肾水衰涸"、"肾水本虚，何能盈满而化经水外泄"（《傅青主女科》）。然而，现代中医对肾在月经及生殖中的主导作用的认识，一方面是建立在历代医家论述的基础上；另一方面则是建立在现代对生殖轴研究的基础上。近30年来，随着中医学肾实质研究的日益深入，以及在临床大量对月经病调治观察的基础上，肾虚作为生殖功能低下与不足一类月经病的基本病机，已经得到普遍的认同。

肾虚所致月经病，包括月经初潮年龄较晚，或年逾18周岁月经尚未来潮、月经后期、月经过少甚而闭经、胞宫发育不良、月经先期、月经先后无定期、经间期出血、月经过多、经期延长、崩漏、绝经前后诸症等。这些病变，除表现为月经的异常，还表现有生殖功能的低下与不足。由于肾虚是其基本病机，因此补肾法贯穿上述月经疾病治疗的始终。

现代研究表明，中医肾与内分泌腺体如性腺、垂体、肾上腺、甲状腺等相关，并且与下丘脑的神经递质调节作用相关。已经发现一些妇科疾病，尤其是同时表现为月经异常和（或）生殖功能低下与不足的疾病，如黄体功能不健、卵泡发育不良、卵巢早衰、月经稀发、功血、不孕症、多囊卵巢综合征、先兆流产等，多属肾虚不足。辅助检查可见患者生殖内分泌激素值低下或失调，或无卵泡发育，或卵泡发育不良，或无排卵，或子宫内膜增生不良或增生过长，基础体温呈单相或高温相不足12天，卵巢、子宫血供不良等，通过补肾调经，可达到提高或恢复生殖功能，使月经回复正常的治疗目的，初步认为其疗效机制为补肾中药能调节性腺轴的生理功能，提高或改善机体免疫功能，其多环节、多方面作用的机制，目前仍在进一步深入研究之中。

吴熙对1600名妇女行经时间、初潮年龄、月经病发病等与月相的关系等进行了研究，结果发现，月满和月满前后是行经的高峰时间，初潮年龄愈早，行经时间和月亮盈亏时间越相一致，认为肾是建立、维持、调节行经时间与月亮盈亏时间保持一致的关键。

黄体不健疾病是指卵巢黄体分泌孕酮不足而产生的临床症候群，主要表现为有排卵型功能失调性子宫出血、不孕和早期自然流产，属中医学"崩漏"、"月经先期"、"胎漏"、"不孕症"等范畴，实为月经的异常和生殖功能的不足。刘敏如等根据黄体期相当于中医经间期至经前期阶段，而此期的生理应当精血充盛的认识，推论黄体不健疾病的基本病机为精血虚少。临床通过60例黄体不健患者的辨证分型发现，辨属肾阴虚者43例（占71.67%）、肾阳虚者10例（占16.67%），肝郁者7例（占11.67%）。肾藏精，精为真阴，精血同源，肾阴虚亦即精血虚少。因此，从临床辨证来看，初步印证了精血虚少是黄体不健疾病的基本病机。又，从治疗角度来看，不分黄体不健的病种及证型，依据精血不足的基本病机观，通过补肾填精法，以经验方养精汤进行治疗，结果获得87%的显效率（其中近期临床治愈率为60%）；实验室检测结果显示，黄体不健的精血虚少，表现为患者血清雌激素、孕激素、红细胞免疫功能、红细胞总数、血红蛋白值的低下，以及部分血液流变学指标如血沉、红细胞压积、纤维蛋白原含量等指标无正常月经周期的"月节律"

变化。治疗后，相关低下的指标值得到提高，血液流变学指标也出现了"月节律"变化。进一步证实了黄体不健的基本病机为精血虚少推论的客观性，也证实了辨基本病机论治是异病同治的基础。

卵泡发育及成熟障碍临床亦表现为月经的异常和生殖功能的低下，陆华等的研究认为，肾精不足是卵泡发育及成熟障碍的月经稀发、闭经、不孕的基本病机。其理论依据为：①月经的产生与肾及天癸相关，月经的现象与生殖功能作用有赖于肾中精气充盛，故天癸属肾生殖之精；②根据中医"人始生，先成精"、"生之来，谓之精"、"两精相搏，合而成形，常先身生，是谓精"等论述，可见精是形成人体的原始物质，并能充分体现与生殖的相关性，也说明肾精在月经及生殖中的重要性。对 26 例患者的观察发现，部分患者临床表现出白带量少或无，或阴部干涩，或失眠少寐，或烘热汗出、便秘、五心烦热、腰膝酸软等阴精不足证候，部分患者无特殊见证。实验室检测结果显示，患者存在血清雌激素值低下、促卵泡生成素和促黄体生成素失常、T 淋巴细胞免疫功能低下、卵巢及子宫表现出与卵泡发育障碍相一致的血供不良。基于"肾精不足"的基本病机认识，对 26 例患者均采用填补肾精法，以经验方养精汤进行治疗共 116 个周期，结果患者月经来潮率为 59.48%，卵泡发育成熟率为 84.62%。治疗后，患者的各项相关指标均得到不同程度的改善，初步验证了肾精不足是卵泡发育障碍的月经稀发、闭经、不孕的基本病机的客观性。

刘金星等研究认为，功能性无排卵的基本病机为肾精不足。对 36 例功能性无排卵（其中功能失调性子宫出血 14 例、不孕 12 例、继发性闭经 10 例）进行辨证分型，辨属肾阴虚 8 例，肾阳虚 5 例，肾虚 10 例（肾虚不足计 23 例，占总病例的 63.89%）、肝郁 3 例（占 8.33%）、无特殊见证 10 例（占 27.78%）。对上述患者通用填补肾精法，以经验方养精汤治疗，获得 61.11% 的排卵率和 80.56% 的显效率，患者低下的生殖内分泌功能也得到了改善。说明基本病机的认识观在临床能起到执简驭繁的作用。

根据更年期"天癸竭、精少、肾脏衰、形体皆极"的中医论述及临床研究，宋韬等认为更年期的生殖病理变化基本病机是肾精虚少。50 例更年期综合征患者临床表现出程度不同的潮热汗出、腰膝酸软、疲倦乏力、五心烦热、口干咽燥、两颧潮红、畏寒肢冷、两目水肿、夜尿频数或余沥、健忘、便秘、心悸、失眠、阴道干涩或痛、性欲减退、情绪不稳定等症，对 32 例治疗组患者进行辨证分型，辨属肾阴虚 21 例（65.63%），阴虚兼阳虚 6 例（占 18.75%），阴虚兼其他 5 例（占 15.62%）。以填补肾精的养精汤治疗，总显效率为 87.50%。

钟雪梅等对于虚证月经后期、量少的研究表明，肾虚血亏、冲任失调是其基本病机，认为肾虚乃因先天不足、禀赋素弱、冲任未盛、肾气不足或因房劳多产、多次刮宫，耗伤肾精，月经源流衰少，血海不能按时满盈导致过期而经不行，或行而量少。以补肾益精、养血益气的补经合剂治疗 22 例月经后期，显效率为 68.18%，治疗 30 例月经量少，显效率为 70%，补经合剂在调节月经的同时，对生殖能力也有一定改善作用。

（二）月经与症状相关的病机研究

月经与症状相关的病机研究是以月经的主要成分是血，血赖气的统摄、运行及调节，气血的充足、协调是月经正常的基础，气血又与脏腑的生理功能和病理变化密切相关等中医理论为依据，内容包括月经期、量的调节，月经紊乱的对症治疗，痛经的调理，月经前后诸症的治疗等。这类月经病的基本病机为气血失调，或为气血不足，或为气血瘀阻，或气不统血，或血热妄行等。也就是说，与症状相关的月经病变机制，多责之气血。

月经主要以气血变化为表征，气血又与脏腑经络在生理、病理上相互影响而呈现出一系列的症候群，因此，与症状相关的月经病多以气血失调为轴心，并且，与证候病机有一定的共通性。

崩漏，以阴道不规则流血为主证，无论经血暴下不止或淋漓不尽，必先直接耗伤营血，在出血过程中因气随血耗，阴随血伤，多致气阴双亏，气虚而血失所统，血伤又累及气耗，气血阴液不足则脏腑、冲任失养，如此反复恶性循环，以致崩中漏下，经久难止。据此，曾敬光等认为崩漏的基本病机为气血同病，气阴两伤。病急时的对症治疗当气阴双补，摄血资血。因崩漏既表现为症状的急、重，又表现为生殖功能的障碍，故病缓时的善后当补肾固本。刘敏如在此基础上研制成功的"益宫止血口服液"则为急缓并举、气阴双补、摄血资血、补肾固本同用，在临床获得较好疗效。

徐新春等的研究认为，痛经实多虚少，气血瘀滞是其主要病机。临床对 46 例原发性痛经、6 例盆腔子宫内膜异位症痛经共 52 例进行辨证分型，其中气滞血瘀型 28 例、寒湿凝滞型 18 例、湿热瘀阻型 3 例（实证瘀滞共 49 例，占总病例数的 94.23%），气血虚弱型 2 例、肝肾亏损型 1 例（虚证不足共 3 例，占 5.77%）。基于痛经瘀滞的主要病机观，以活血化瘀、行气止痛的痛经舒冲剂（经验方）治疗，获 36.54% 的痊愈率、59.62% 的总显效率。对 17 例原发性痛经患者血流变指标检测发现，痛经舒能通过降低全血比黏度、红细胞压积和红细胞沉降率，从而改善患者的血液流变性，使气血得调，疼痛得以缓解。

二、带下病基本病机

带下病是指带下量、色、质异常，或有臭气，或伴有局部或全身症状者。

有关带下病的研究，以治法方药为多，对于病机的专门探讨较少，目前仍以沿袭前贤所言为主。基于带下属阴液的一种，任脉主司阴液，任脉失司，则可发为带下病；带脉约束诸经，隶属脾经，其固约无力，亦可发为带下病，故带下病的病机总以任脉失固、带脉失约概括之。带下病主要表现以局部症状为主，病位在带脉以下，任脉所循经的阴器、胞宫等处，故任、带病机认识还有助于起到局部定位作用。可见，任、带病机认识实为与女性经络生理及病位相关的病机认识。目前任、带经络生理及病理的客观性有待进一步的研究，故任、带病机认识主要起到理论上的阐释作用，由于带下病具有很明显的病因致病性，主要是湿邪为患，目前临床论治带下病更多的是依据与湿邪病因相关的病机认识。

从带下生理的本质上看，其现象产生基于生殖功能的开始行使，其现象消失缘于生殖功能的消退，因此，带下现象与月经现象一样，属于生殖功能的表征之一，故对带下病基本病机的认识也可从以下两方面进行认识：①与生殖功能低下相关的基本病机是肾虚不足，窍道失濡，其临床表现是带下量少或无；②与临床症状相关的基本病机是湿热虫毒，互为因果，瘀滞冲任，气血失调，其临床表现是带下量多，色质异常，并可伴见红肿、痒痛、包块等。

成谷光等认为脾虽为土脏而主运化水湿，但脾的运化功能如何，在很大程度上取决于肾的温煦，因此带下病不仅与脾有关，而且与肾的关系也很密切。且临床上由于肾虚带脉不能约束，任脉不固以致津液滑脱而下发为带者确实不少见。

三、妊娠病基本病机

妊娠病是指妊娠期间发生的与妊娠有关的疾病。

妊娠病主要分为两大类，一是与孕后胎固胎长相关的疾病；二是孕后有关母体的病变，包括因妊娠而导致的母体病变及孕后母体合并的内科疾病。因此，妊娠病的基本病机主要包括两方面的内容，一是与胚胎及生殖相关的病机；二是与妊娠后母体特殊生理病理状态相关的证候病机。

根据肾主生殖、肾为冲任之本等中医理论，孕后与胎固胎长相关的疾病，其基本病机主要是肾虚不足。又，孕后母体的生理特点是聚阴血以养胎，因而母体处于阴血偏虚、阳气偏旺的状态，且随着胎体的生长可阻碍孕妇气机升降及气血运行，故因孕而导致的母体病变的基本病机是气血不足或气血瘀滞。

胎孕之形成，在于"两精相搏，合而成形"，精藏于肾，生之来谓之精，生殖之精主要在于肾气充盛。成孕之前，固然赖父母肾精之壮旺而相结合；受孕以后，仍借母体肾气之充盛以支持其生长发育。正如《医学衷中参西录》说："男女生育，皆赖肾之作强，肾旺自能荫胎也。"肾气盛则冲任固，自无胎漏、胎动不安之虞。

综上，妊娠病的基本病机主要是肾虚不足、气血不足、气血瘀滞。

四、产时病基本病机

产时病是指由于临产在即、临产及分娩时发生的与分娩相关的疾病，包括先兆早产、产而不畅、至期不产等围分娩期病变。由于产时病与母儿性命安危关系密切，处置必须谨慎且及时得当，由于中医药对有关临产药物的研制不多，暂时未建立临产时有效、快速的中药及给药途径，并且多数中医医院未设立产科病房，目前中医药对于产时病的治疗暂时为非优势治疗，故有关中医药对产时病的研治报道较少，对其病机的专门探讨临床未见报道。

产时的主要变化部位在胞宫，胞宫的功能正常协调是关键，脏腑经络气血的协调配合与否是重要影响因素。

妇人怀胎，血以养之，气以护之，气血周流，胞胎舒展，血足则胎滑易产，气壮则送胎有力，血和气顺，则生产顺利，母子平安。若气血虚弱、气血瘀滞，或不能摄胎至期，或不能娩胎外出，或碍胎娩出，从而导致产时病的发生。

产时胎儿已成熟，以胎下为顺，子门洞开且通达，是胎儿顺娩的首要条件。从胞宫的生理而言，胎孕之初至胎儿成熟的过程中，胞宫敛聚精血以养胎，以"藏而不泻"为胞宫的生理特点，故子门当闭而不开；分娩之时，乃"瓜熟蒂落"，当娩出胎儿，胞宫此时处于"泻而不藏"的生理状态，故子门当开而至全，以利于胎儿娩出。若此时气血失调，或胞宫生理失常，子门至期不开或开而不全，致胎儿娩出障碍，也可发生产时病。

产时用药多只能达到改善母体临产及分娩状况的目的，产时子门当开不开或开而不全致胎儿娩出障碍，以及与母体产力异常相关的产时病是中医药调治的主要适应病证，因此，产时病病机也主要针对母体而言，其基本病机为气血失调致（或）胞宫生理失常。

五、产后病基本病机

产妇在新产后至产褥期末所发生的与分娩或产褥有关的疾病，称为产后病。

产后病的基本病机与产后生理状况密切相关，产后的生理常态是多虚多瘀，是发生产后病的基础。

刘敏如等对 200 例正常自然分娩产妇进行"虚"性指标（红细胞免疫黏附活性、植物血凝素皮试、血常规）、"瘀"性指标（血液流变学、甲皱微循环等）测定，同时观察了"虚"性证候（褥汗、神疲体倦、便秘、缺乳、面色苍白、舌质淡）及"瘀"性证候（小腹疼痛拒按、恶露量少、色紫黯有块、舌质紫黯），并与 100 例健康未孕妇女进行比较，初步验证了产后多虚多瘀的客观性。

对于自然分娩产妇，即使顺产，临产娩胎时的用力及产时产伤出血，也使产妇元气受损，气血不足，百脉空虚。同时，产妇负有哺乳重任，乳汁由气血所化，产时耗气失血，加之另需血以化生乳汁，气血相对更显不足，如若难产，则耗气尤甚。气虚腠理不固，汗出过多，重伤津血，导致产后多虚。简而言之，产后一方面有产时及产后的气血津液损伤，另一方面气血需要量增加，因此，耗气、亡血、伤津、化乳是产后多虚生理特点的主要原因；自然生产产妇产后复原过程中，多需平卧于床，余血浊液流出不畅，加之产后气虚运血无力，瘀血易停滞于胞宫，以致旧血不去而致瘀滞。剖宫产产妇由于手术创伤，冲任、胞宫胞脉受损，也易出现瘀血停滞现象，而且，产妇产后逸多于劳，产后调补又多以滋腻之品，易致气机郁滞，因此，产后气虚气郁，运血无力，胞宫胞脉损伤，余血浊液停滞及排出不畅，是产后多瘀的主要原因。由于产后机体存在多虚、多瘀的情况，加上患者的体质因素，或调养不慎，或七情内伤，则可发生产后诸病。故产后病的基本病机为胞宫胞脉伤损，气血不足，瘀血内阻。

六、乳病基本病机

乳病主要包括两方面病变，一是乳房局部组织结构异常所致之乳病，表现为局部的肿块、红肿溃烂、疼痛等，如乳癖、乳癌、乳痈等，其基本病机是气血失调，经络瘀阻。二是内分泌功能异常所致之乳病，表现为：①乳房外形异常，如乳房发育不良、乳房过度发育，其基本病机分别是肾虚、痰湿；②乳汁分泌排泄异常，如缺乳、乳汁自出、闭经溢乳综合征等，其基本病机是肾虚、气血失调。

七、妇科老年病基本病机

妇科老年病是指妇女围绝经期及绝经后期发生的病变。《内经》云："女子七七，任脉虚，太冲脉衰少，天癸竭，地道不通，故形坏而无子也。"妇女的衰老，与四方面因素关系密切：①生殖功能的衰退和消失，即肾气渐衰，天癸将竭；②老年妇女一生经历了经、孕、产、乳，屡伤于阴血，阴血相对偏虚，如《灵枢·五音五味》所言："今妇人之生，有余于气，不足于血，以其数脱血故也"；③此阶段发病与心理状况相关；④伴随生殖功能衰退的全身脏腑功能衰退、气血失调。其中，生殖功能的衰退是中心，肾主生殖，因此，肾虚，尤其是肾阴精不足，以及心肾不交是妇科老年病的基本病机。

（陆　华）

参 考 文 献

1. 吴熙. 吴熙妇科溯洄（第二集）. 福州：厦门大学出版社，1996；1-4.
2. 刘敏如，刘昭阳. 黄体不健疾病中医药病机初研及临床验证——附补肾填精（养精汤）论治黄体不健疾病 60 例临床观察报告. 见：史伟. 中国当代中医药临床与理论研究. 成都：四川科学技术出版社，1995：17-26.

3. 陆华，刘敏如，李春梅. 养精汤促卵泡发育的临床观察. 中国中西医结合杂志，1998，（4）：217-220.

4. 刘金星，刘敏如. 养精汤促排卵的临床实验研究. 成都中医药大学 93 级博士研究生论文.

5. 宋韬，刘敏如. 养精汤治疗更年期综合征的临床实验研究. 成都中医药大学 93 级博士研究生论文.

6. 钟雪梅，杨家林. 补经合剂治疗月经过少的临床实验研究. 成都中医药大学 92 级硕士研究生论文.

7. 曾敬光，刘敏如. 中医妇科学. 北京：人民卫生出版社，1986.

8. 徐新春，王华秀. 痛经舒口服液治疗功能性痛经的临床实验研究. 成都中医药大学 92 级硕士研究生论文.

9. 成谷光. 妇科病从肾论治浅识. 中医药研究，1995，（5）：32.

10. 罗元恺. 女科述要. 新中医，1992，（2）：16-17.

11. 刘敏如，谭万信. 产后"多虚多瘀"的实验与临床验证. 见：史伟. 中国当代中医药临床与理论研究. 成都：四川科学技术出版社，1995.

第三章

中医妇产科诊断学概论

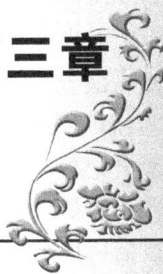

诊断学是临床医学的核心部分，诊断疾病的过程是检验医生专业水平和临床思维能力的过程，准确地诊断才能正确地防治疾病。

中医学独特的理论体系中，有其相应的诊断学。"四诊"与"辨证"是中医诊断学的基本内容。

中医妇产科诊断是在中医诊断学的基础上，结合妇科特点进行"四诊"与"辨证"，从而认识疾病的原因、病理、病位和征象属性，作出正确的诊断。但是，应该看到随着医学的发展，仅沿袭固守"四诊""辨证"诊法，已经不能完全适应当今临床的需要，然而，不依循中医诊断特点又难以体现中医药的治疗特色。因此，如何不失中医特色，又能吸取现代科技手段，进行疾病的诊断，是当前中医诊断学应该正视的课题。本章则根据这一思路，结合中医妇产科临床，试图在中医妇产科诊断内容上有进一步的发展。

第一节　四诊法在妇产科诊法中的应用

中医妇产科疾病的诊断方法与其他临床各科基本相同，即从整体观出发，运用中医学理论与专科知识和技能，通过"四诊"方法，调查了解疾病的征象，并采用相应的"辨病"与"辨证"方法判断、推理，从而对"异病同证"、"异证同病"的若干证象作——鉴别，而后作出诊断，并在继续观察中验证诊断。

四诊是望、闻、问、切四种诊察疾病的方法的总称。也称四诊法。《难经·六十一难》云："望而知之谓之神，闻而知之谓之圣，问而知之谓之工，切而知之谓之巧"，是关于四诊的最早记载。四诊法是根据"有诸内，必形诸外"的疾病认识论为依据的。四诊法的意义与作用一如《外诊察病法》中所论："昔轩岐悯生民之疾苦，乃探赜索隐，溯流穷源，垂法以福后世，而以望、闻、问、切著为四诊法，以决阴阳、表里、寒热、虚实、死生、吉凶。"四诊法为辨证提供临床依据，以能"从外测内，见证推病，以常衡变"，认识病证的属性、病位的深浅、病机的进退、正邪的盛衰、标本的转变、预后的凶吉。可见四诊法在中医诊断学中占重要地位。但也应看到，四诊法手段虽简便实用，但也有其不足之处，临床运用时可借助妇产科的某些特殊检查以协助诊断（见第四篇第四章妇产科检查与辅助检查）。

一、问诊

问诊是有目的地向患者或家属询问病史的诊法之一。病史是从发病至诊疗结束的病情发生与发展变化的过程，包括促使患者就诊的主要症状，过去重要病史及生活、环境、家族、个人等与疾病有关的回顾，以及现病史等。历代医家对问诊颇为强调，如《备急千金要方》载有"未诊称问"，《景岳全书·传忠录》认为问诊"乃诊法之要领，临证之首务也"，《医门法律·一明问病之法》说："凡治病，不问病人所便，不得其情，草草诊过，用药无据，多所伤残，医之过也"。古人这种不以一项为凭，不草草诊过的科学态度，至今仍具现实意义。《儒门事亲》亦说："凡有病如当先问娠，不可仓卒矣。"提示了妇科问诊的专科特点。

由于妇产科问诊的专科性强，涉及面广，对不同患者，问诊的方面及内容各有侧重；又由于患者往往不便主动陈述妇科情况，因此，既要有目的、有侧重地进行询问，又要注意问病时的态度和语言技巧，解除患者的顾虑和羞涩心理，才能使问诊顺利进行，获悉可靠病情，以能更有的放矢地进行望、闻、切诊。

妇产科问诊主要包括问年龄、问主症、问病期、问病史、问兼症、问月经、问带下、问婚姻、问生育史、问旧疾、问家族、问其他等。具体应用见本章第三节诊断的临床过程与病历书写。

二、望诊

望诊是医生运用视觉，有目的地观察患者异常体征，以测知脏腑、气血、经络病变，判断疾病的部位、性质、轻重的一种诊断方法。

疾病反映于体外的征象是客观的依据，医生通过观察发现的体征，往往较之问诊所得悉的主观自觉症状更具诊断价值。

妇产科的一般望诊基本同于内科，内容概括为神、色、形、态等方面，要根据主症，进行重点与一般相结合的望诊。关于望形态，包括望形体胖瘦、高矮、骨肉之坚软，五官、颈、胸、腹、四肢有无形态异常，天柱之直曲，有无口眼㖞斜或半身不遂，皮下有无瘰疬或肿块，有无水肿，病位有无形态变化。若见抽搐，应注意面部及四肢的抽搐情况，有无角弓反张、牙关紧闭等。

妇产科的望诊不可忽视，尤其对初诊患者更不可疏忽，望诊主要包括望月经、望带下、望阴部、望乳房、望恶露、望腹部等。望诊经常是根据患者的主诉，配合切扣方法而进行有目的观察。如在妇科的检查中，当注意第二性征情况。对下腹部疼痛的患者，应从常规腹部观察项目方面去望诊，如注意腹壁的厚薄，是否对称，有无局限性隆起，隆起的部位、大小、形态、范围如何等，都是有意义的望诊内容。又如做阴道窥诊需从阴道口开始观察大小阴唇、尿道旁（前庭大腺开口处）有无肿胀溢脓，阴道口有无瘢痕，阴道黏膜的色泽如何，白带的性质、量的多少、有否带血及有无异形等。特别要注意产科情况，如妊娠期患者当结合产科诊断步骤观察。

三、闻诊

闻诊是凭医生的听觉和嗅觉来诊察患者的方法。一般闻诊包括听声音、闻气息有无异常，如语言音低微或发音异常，嘶哑或失语，呼吸急促或哮喘，或咳嗽或呻吟，有无口臭，二便有无特殊气味。

妇科的闻诊包括闻嗅月经、带下、恶露有无特殊气味，听胎心等。

四、切诊

切诊是凭医生手指的触觉对患者的脉搏或身体的某部进行检查，借以发现异常体征的一种诊法，它包括切脉、按肌肤、扪腹部、扪乳房、妇科检查等。

妇科切脉的方法，如脉至、脉位、脉象的常态与病态变化基本同于内科，但由于妇女的生理特点及其气血变化的特殊性，故妇女又有其不同生理时期的常脉及妇女特有疾病的病脉。

妇女特有脉象有：①月经脉：又分常脉和病脉。月经将至、经期或经将净时多见滑脉，脉至正常，脉律匀和，为月经常脉。月经病常见的脉象有滑脉、数脉、迟脉、沉脉、弦脉、涩脉、细脉、虚、实脉等。失血过多，脉见虚大无力或见芤脉，崩中脉多见尺脉虚寸脉搏击。②带下病脉：带下量多色白常见濡脉；带下色黄或赤白带常见弦数脉；带下清冷量多色白可见沉迟脉；老年带下量多色黄质清，脉多细数无力。③妊娠脉：常脉多为滑脉，但滑数脉不一定都为有孕，故诊断妊娠不能仅以脉诊为凭；妊娠病的脉象：腹痛多见沉、涩脉，阴道下血可见滑脉，呕吐甚可见虚数脉，胎元不实则脉多沉细涩。④临产脉：即离经脉，指孕妇双手中指两旁从中节至末节，均可扪及脉之搏动。⑤产后脉：因新产后，失血耗气伤津，血气未复，此时脉象多滑数而重按无力；三五日后，脉渐平和而呈虚缓之势，此属产后常脉。

按肌肤主要了解肌肤冷热、润燥、肿胀等。肿胀按之没指者属水肿；随按随起者为气肿。

扪腹部即通过触诊腹部以了解有无疼痛、包块。若疼痛者需了解疼痛的部位、范围、性质等。若包块者则应了解包块的形态、大小、位置、质地、活动度、有无压痛等。另外，还包括产科的扪诊。

扪乳房，以了解有无肿块、结节，有无触痛，挤压乳头有无异常溢乳。哺乳期应查乳房是否充盈、有无肿痛。

妇科检查的步骤与方法见本书第四篇有关章节。此外，尚有扣诊，常与切诊配合查腹水，腹腔出血、包块性质等。检查步骤及方法同内外科，此处不赘述。四诊的应用中还要注意对婴幼儿患者、绝经期患者、产后授乳的母亲以及老年妇女等不同年龄阶段的就诊患者,其问、望、闻、切的针对性又各有侧重,如婴幼儿有无生殖器官发育异常,产后授乳期的妇女月经的恢复情况,老年妇女的阴道和盆腔情况等,均需要采取相应的检诊方法进行诊断。

(刘敏如 王永周)

第二节 妇产科常见病证的鉴别

中医诊疗特色是根据"有诸内必行诸外"的认识论,重视疾病的外在表现,"审证求因"、"辨证论治"。中医学的证指疾病的综合证据,如症状、舌象、脉象、实验室检查、辅助检查等均可概括谓之证;若指单个症状,如腹痛、口渴、出汗、发热、阴道出血等则用症来表述,本节所列主症是为了鉴别多种妇产科疾病所出现的相同症状,因此,主症是单个症状。症状鉴别是中医妇产科辨病辨证论治的基础。

一、妇产科主症的鉴别

(一) 辨血证

妇科血证主要是指妇女阴道异常出血,也包括随月经周期出现的衄血、吐血等症。

妇女阴道流血可见于多种疾病,故首先应鉴别属何类病的阴道出血。

1. 与内分泌有关的阴道出血

(1) 功能失调性子宫出血:多发生于青春期及更年期,经过长短不一,血量多少不定,多者可几倍于月经量甚至发生休克,少者淋漓不断。

如果流血前有2~3个月停经史,阴道检查无器质性病变,则应考虑为无排卵性功能失调性子宫出血;若进一步检查其基础体温呈单相型,月经前诊断性刮宫的内膜做病理切片化验为增生期子宫内膜或有增生过长,即可确诊。

如果为中年妇女经期延长,经血量增多,月经周期尚有一定的规律性,应考虑为有排卵性功能失调性子宫出血。若进一步检查其基础体温呈不典型的双相,经前期子宫的子宫内膜呈分泌不足反应,可确诊为黄体不健全所致的子宫出血;如果其基础体温虽也呈双相,但后期体温下降延迟或缓慢下降,经期第5天刮宫时,子宫内膜仍有分泌期反应,则确诊为黄体萎缩不全所致的子宫出血。详见"功能性子宫出血"节。

中医将月经期、量异常归纳为月经先期,月经后期,月经先后无定期,经期延长,经间期出血,经量过多或过少,或崩中、漏下(将在各章节具体讲述)。

(2) 绝经后子宫出血:近年来,由于使用雌、孕激素日渐增多,使子宫出血率有所增加。此外,有一部分患者,由肾上腺皮质和来自卵巢的雄烯二酮经周围组织中芳香化酶转化为雌酮,引起子宫内膜增长而致子宫出血。

(3) 与避孕药物有关的出血:应用避孕药物时,出现阴道出血,又称突破性出血,大多发生在漏服药后;少数未漏服者出现阴道出血,则与激素量不足有关;如出血发生在月经前半期,往往是雌激素不足,引起子宫内膜坏死、剥脱出血,应予雌激素治疗;如出血发生在月经后期,则为孕激素不足引起,以孕激素治疗即可好转。应用避孕药引起的出血多为不规则点滴出血,或经量增多、经期延长。

(4) 新生儿阴道出血:女性胎儿在胎盘大量雌激素的影响下,子宫及卵巢均受一定影响，表现为卵巢出现部分发育的卵泡和闭锁卵泡，子宫内膜出现增生。少数女婴于出生后，由于母体供应的雌激素中断，子宫内膜即可发生激素撤退性脱落，而出现类似月经样阴道出血，数天后自行消失，不需处理。

以上与内分泌有关的阴道出血临床常见，特此介绍供中医妇科临床参考。

2. **妊娠病出血** 生育年龄妇女子宫出血最常见的原因是妊娠并发症或异常妊娠。

早期妊娠出血若未先确定为早孕，则较难与月经失调或其他病证的子宫出血鉴别，但仔细询问病史及月经史，并做动态观察，常有助诊断，一般多能追询出停经史。根据出血量的多少、下腹阵痛的轻重、子宫颈口开放程度、子宫大小、妊娠试验、超声波检查等，可确定不同类型的流产（详见"流产"节）。阴道出血发生在停经3～4个月以后，量多，呈间歇性，黯红色，早孕反应重，子宫增长迅速，与妊娠月经不成比例，检查子宫无胎体及胎心音，应考虑葡萄胎，通过超声检查及血或尿绒毛膜促性腺激素的测定常可确诊。葡萄胎行清宫手术手，阴道出血持续不断，妊娠试验持续阳性，并出现转移灶，则为侵蚀性葡萄胎；产后、流产后、异位妊娠或葡萄胎后出现上述症状，还应考虑绒毛膜癌（详见有关章节）。阴道出血发生于停经40～50天后（也可无停经史），伴有下腹部一侧隐痛，有时阴道有子宫蜕膜管型排出，子宫略大而软，一侧有压痛或小包块，妊娠试验阳性（或阴性），应考虑未破裂的异位妊娠，可进一步通过诊断性刮宫、超声波检查确诊。若腹痛剧烈，又有内出血征象，应考虑异位妊娠流产或破裂，（详见"异位妊娠"）。中期妊娠出血常先有腹痛，妊娠晚期出现阴道流血，应考虑早产、前置胎盘、胎盘早期剥离、胎盘边缘血窦破裂、轮廓胎盘等；先因妊娠部受到撞击而后出血并腹痛者，则可能为胎盘早剥。临床上结合有关妇产科检查，可以确立诊断。

3. **产后出血** 发生于产时或新产后，也可发生在产褥后期（详见"产后出血"）。

4. **肿瘤出血** 女性生殖器官的肿瘤，特别是阴道恶性肿瘤，子宫颈及子宫的良、恶性肿瘤，常可引起阴道出血。

中年以上妇女，若有月经过多，经期延长或不规则流血，下腹部出现肿块，子宫增大，表面不平，则应考虑为子宫肌瘤。黏膜下肌瘤有时子宫增大不明显，易被误诊为功能失调性子宫出血，做诊断性刮宫，宫腔镜检查或子宫输卵管碘油造影，则可明确诊断。

中年或绝经后妇女出现接触性出血或为不规则性出血，应做宫颈组织活检以查有否宫颈癌。早期宫颈癌常有血性白带或接触性出血，外观仅为糜烂或光滑，每易被忽视。较晚期的宫颈癌出血量多且有恶臭，宫颈表面有赘生物突出，质硬而脆，形如菜花状、结节状或空洞状，诊断多无困难。

如为绝经后阴道出血，阴道检查宫颈光滑，而血又从宫颈口内流出，子宫体正常或增大，应考虑是否有子宫内膜癌，行分段刮宫常可明确诊断。

若有阴道出血，阴道及子宫检查无异常，而子宫之一侧触及实性肿块，当进一步做B超等检查以明确诊断。

此外，外阴癌、阴道癌、输卵管癌以及子宫肉瘤等也可引起出血。

5. **创伤性出血** 外阴血循环丰富，皮肤和黏膜下组织疏松，受伤后极其易引起出血及血肿，甚至引起巨大血肿。性交接触性出血，如尿道肉阜、阴道或宫颈肿瘤、宫颈息肉、宫颈糜烂等性交后可引起出血。初次性交后，处女膜破裂可引起出血，但出血量一般较少。严重的性交后出血，可见于阴道壁或后穹隆裂伤，此类裂伤，多发生在阴道发育不良，年龄较大妇女或产后第一次性交，常因阴道组织脆弱或性行为过于粗暴引起。

外阴、阴道的曲张静脉,偶可于妊娠期或分娩时破裂而引起阴道出血。

6. 炎症性的出血 女性生殖道的炎症,因易导致黏膜等组织溃疡、坏死,常并发出血。如外阴出血,多见于外阴溃疡、尿道肉阜等。阴道出血,见于阴道炎,特别是老年性阴道炎、滴虫性阴道炎,阴道出血量较少,多为血性分泌物,偶尔有较多量出血。宫颈出血见于急、慢性宫颈炎,宫颈糜烂,宫颈溃疡,宫颈息肉等。急慢性子宫内膜炎、慢性子宫肌炎,急、慢性盆腔炎等也可致子宫出血。

此外,有些人安放节育器可出现不规则的阴道出血,或经量增多。

7. 与全身疾病有关的出血 某些全身性疾病也可有阴道出血的症状,如肝脏疾病及血液病中的再生障碍性贫血、血小板减少性紫癜、白血病及妇产科疾病并发的弥散性血管内凝血等为多见。上述各类疾病引起的出血,往往表现多部位的出血,而表现为阴道出血则以月经量增多为多见,一旦并发弥散性血管内凝血,其临床表现除有栓塞、溶血、顽固性休克外,出血主要为多部位出血,阴道出血特点为量多、持续不断、无凝血块或血块凝固不良。此外,严重高血压、肾炎等全身疾病也可引起月经过多。

血证的辨证一般按出血的期、量、色、质、兼证、舌脉征进行辨证分析,具体分析见第四章中医妇产科辨证概要及有关病种的辨证要点,此不赘述。

(二) 辨停经

月经初潮后一段时间月经时有停闭,待发育成熟常可自然调复,因生活环境突然改变而月经不来1~2月者可暂不作病论。若先有月经不调或有明显原因而停经数月者,可考虑为闭经。但育龄期则应首先排出妊娠。月经周期正常,突然停经的育龄期妇女亦应考虑妊娠的可能,当做妊娠试验,以明确诊断。哺乳期月经不至,一般不作停经论,但亦有妊娠的可能。若因哺乳过长而致月经久不复至者,则应停止哺乳使月经恢复。若因产时或产后大失血而闭经者,应考虑希恩综合征的可能。若闭经见咳嗽、盗汗、潮热,则应考虑是否属结核性闭经,当做检查确定诊断。

(三) 辨带下证

带下生理已介绍生理性白带有一定的量、色、质和无特殊气味,正常情况下,白带起湿润阴唇皮肤及阴道的作用。如果白带的量、色、质和气味有异常,则属异常白带。

1. 非炎性白带症 为透明黏性白带,外观与正常生理性白带基本相似,但量较多。口服雌激素为主的长效避孕药,在服药2~3周后,白带可明显增多;精神因素刺激也可使外阴、阴道及宫颈分泌持续增多,有称之为"精神性白带",《景岳全书·妇人规》:中所谓"心旌摇"而致带证与此相似。盆腔肿瘤、子宫后屈、慢性疾病(如心力衰竭、肺结核、糖尿病、贫血等)由于盆腔及子宫充血,阴道黏膜分泌增多,也可出现白色水样白带。

2. 炎性白带症 多见于阴道防御能力下降的情况下,细菌感染引起的白带增多,不同细菌引起的白带量、色、质有些差异,一般多呈脓性、量多;但链球菌感染者,白带呈浆液性或血性。分泌物涂片检查可见有大量的细菌、白细胞、脓细胞等。

滴虫感染引起的白带增多,多为灰白色或黄色,稀薄有泡沫,阴道壁可见点状杨梅状,常伴外阴瘙痒,取分泌物化验可证实之。

真菌感染引起的白带呈乳酪状或豆腐渣样,常伴有外阴瘙痒,阴道壁普遍潮红,有些区域被覆有白喉样膜片,擦去白膜可见粗糙的红色糜烂面,检查分泌物可见真菌。

淋菌感染引起的白带为黄色黏稠之脓性分泌物,检查时可见宫颈管堵塞大量的脓性黏液，挤压尿道，尿道旁腺或前庭大腺有脓性液溢出，阴道壁无出血斑点，分泌物检查可见淋病双球菌。急性淋菌性宫颈炎除白带增多外，可有发热及白细胞增多。

白带增多伴下腹痛和（或）发热，多由急、慢性子宫内膜炎或盆腔炎引起。急性时白带多为脓性或水样，有时可带血性，伴发热及下腹痛、腰酸，妇科检查及白细胞化验可确诊；慢性炎症则白带多为水样，淡黄色，多不伴发热或仅有低热、下腹痛等症状也比急性者轻。

生殖器官良性或恶性肿瘤，可引起白带异常，如子宫黏膜下肌瘤、子宫颈肌瘤、子宫体癌、子宫颈癌等肿瘤坏死或变性，多为黄色水样白带，伴有恶臭。当合并肿瘤血管破裂时，则白带内混有血液，其量不定；血性水样恶臭白带，常见于子宫体癌；淘米水样、间或混杂少量血液、恶臭、量多的白带，多见于子宫颈癌；经常呈间歇性排出清澈黄红色液体，多见于输卵管癌，偶也可见于输卵管积水。其他如宫颈糜烂、息肉或宫内节育器或阴道异物也可引起白带增多或血性白带。

（四）辨痛证

与妇产科疾病有关的疼痛谓之妇产科痛证，但就单个症状而言，又有腹痛、乳痛、阴痛、胁痛、头痛等与妇产科有关的不同的疼痛症。

1. 部位

（1）腹痛症：妇产科的腹痛以下腹痛为主要部位，如痛经、盆腔炎症、胎动不安、堕胎、小产、宫外孕、妊娠腹痛、难产、产后腹痛、产后感染发热、血瘀恶露不下、血瘀恶露不绝等病均可伴有腹痛或以腹痛为主症，常伴有阴道出血。

西医妇科对腹痛又分急性下腹疼痛、慢性下腹疼痛。急性下腹疼痛常有：①腹腔内出血，如异位妊娠等；②肿瘤蒂扭转、破裂或变性等；③盆腔器官的急性感染；④经血排出受阻，如先天性生殖道畸形或手术后宫颈、宫颈粘连等；⑤子宫异常收缩：如痛经、子宫腺肌症等。

慢性下腹疼痛多属慢性子宫颈炎、慢性附件炎、慢性盆腔结缔组织炎、盆腔淤血症、子宫后位、子宫脱垂、子宫肥大症等所致。

（2）阴痛症：多见于阴部外伤或感染，小便淋痛者亦可见之。

（3）乳痛症：乳房发红、疼痛、肿硬为乳痈；随月经周期发生的乳头痛，乳房胀、有结块，经后消失；婴儿吸吮引起的乳头痛多有皲裂。

（4）胁痛症：是中医妇科常见症的伴随症状。

（5）头痛症：见于经行头痛、先兆子痫证，产后外感头痛。

2. 时间 有的腹痛具有一定的发作时间，但大多数腹痛时间上无规律性。伴随月经周期出现的腹痛多为痛经或子宫内膜异位；每在两次月经中间的腹痛可能为排卵痛；有周期性的腹痛，但无月经来潮，应考虑经血潴留或人工流产术后宫颈、宫腔粘连。

腹痛起病急者，有宫外孕、流产、早产、胎盘早剥、卵巢囊肿蒂扭转等。

3. 性质 急性腹痛时患者常呈痛苦病容，慢性腹痛多无明显痛苦表情。持续性腹痛多为炎性下腹坠痛伴阴道排液，排液后疼痛减轻或消失，当查输卵管有无肿瘤；阵发性坠痛多为子宫收缩；撕裂样疼痛常由异位妊娠破裂引起；剧烈的腹痛可见于肿瘤蒂扭转；阵发性下腹坠痛伴阴道排液，排液后疼痛自行消失，多为输卵管肿瘤引起；下腹痛向肛门部放射，多为内出血引起；放射至肩部可为内出血刺激膈肌引起；放射至大腿处，常为晚期癌瘤侵犯盆壁、闭孔神经，引起坐骨神经痛。腹痛并发恶心、呕吐多为肿瘤扭转；腹痛并发内出血症状，甚至出现失血性休克，应考虑异位妊娠流产或破裂、子宫穿孔或破裂、肿瘤破裂等；腹痛并发腰骶部痛多为宫颈或子宫疾病引起；腹痛并有畏寒、发热，多为炎症引起；腹痛并发恶病质，则应考虑晚期癌瘤。

中医妇产科对疼痛性质则认为拒按多属实，喜揉按多属虚，灼痛属实属热，绞痛得热减轻属寒，刺痛属瘀，绵绵作痛属虚，胀甚于痛属气滞，痛甚于胀属血瘀，坠胀属气虚。

腹痛兼见呕吐、面色青白、冷汗、四肢厥冷或昏厥，病多属重，舌质淡嫩多属阳虚，舌边有瘀点属瘀滞，舌苔黄腻为湿热。

对妇产科腹痛应引起临床重视，特别对急腹症要尽快作出诊断和鉴别诊断，以免贻误病情。具体内容详见总论治法概要的急治法和各论有关病种。

（五）辨包块

妇科肿块主要来自内生殖器。发现包块一般不困难，但确定包块的性质则不甚容易，临证时需通过妇科检查及腹部触诊，初步确定包块的部位、大小、性质，与邻近器官的关系。同时采用辅助诊断技术，如超声波检查、活体组织检查等，必要时须剖腹探查以了解包块性质协助诊断。

（六）辨发热

妇产科发热有高热和低热之分，高热多属感染邪毒，常见有非孕产期的生殖器官急性感染和产后感染，一般通过病史和症状，常可发现感染病灶。妇产科感染常伴有高热、腹痛、阴道溢液异常，此外尚有急性乳腺炎、肿瘤伴发高热、妇科手术后感染发热等。产褥期可发生中暑高热；持续性低热常是慢性盆腔炎症或肿瘤发热、慢性疲劳综合征发热，特别要注意是否为盆腔结核发热。

（七）辨呕吐

呕吐发生在经、胎、产时期应区别属胃肠疾病抑或属妇产科疾病。伴随月经周期出现的痛经常可引起恶心、呕吐。妊娠早期可出现恶心、呕吐，严重者为恶阻（妊娠呕吐），子痫先兆出现的呕吐多与头痛、眩晕、胸闷同时出现。产后发热伴呕吐多是邪毒感染严重的表现。

（八）辨痒证

外阴瘙痒是妇科常见症状。外阴皮肤粗糙发红或呈白色，可能为外阴白色病损，全身皮肤瘙痒；若是孕妇则可能为肝内胆汁郁积证；若是老年妇女则多属老年皮肤瘙痒症。

（九）辨疮疡

妇科疮疡多发生在外阴，通过分泌物检查或活检，可以确定其属性，特别要确定是否为梅毒性或淋巴肉芽肿等性病性疮疡。若随月经周期出现口糜，或眼、口、外阴黏膜溃疡，可能为白塞综合征。发生在乳房的疮疡，要尽快鉴别其性质，考虑有无乳癌的可能。

（十）辨汗证

妇科汗证常见自汗、盗汗、轰热汗出等。绝经前后诸症常见轰热汗出；新产后多汗常为褥汗；若长期盗汗，当考虑有无结核感染。

（十一）辨抽搐

妊娠晚期或新产后抽搐发作常见的原因有：子痫、癫痫发作、破伤风、低钙性抽搐、低镁血症、颅内肿瘤、羊水栓塞、低血糖症及癔症等。

临床时当根据病史及过去史、家族史，了解发病诱因：如有无发热、外界刺激、情绪激动、过劳、过食等；发作前有无先兆症状；发作时的表情抽动次序、频率、持续时间、有无意识丧失、大小便失禁等，并进行全身性的体格检查，特别是神经系统的检查，并通过辅助检查，如脑电图检查、脑脊液检查、CT检查以及血化学检查等，尽快明确诊断。

（十二）辨昏厥

妇科出现昏厥常因失血、疼痛、感染所致；子痫、羊水栓塞、尿毒症，可发生昏厥。此外癔症也可以表现为昏厥，临床时还当与内外科疾病所引起的昏厥鉴别。

（十三）辨尿频、尿急、尿痛

妊娠期和产褥期由于感染可引起尿频、尿急、尿痛，也可因盆底松弛而出现尿频症状。此外神经或精神因素，可使正常的排尿反射紊乱而产生尿频。

对以上主症的辨识即是症状鉴别诊断的内容，中医辨识"异病同证"当辨病的意义在此。

二、中医妇产科病证结合的辨识

中医妇产科学的疾病分类以经、带、胎、产、乳、杂病为纲，以所属各病证为目，根据这种分类及临床的客观要求，中医临床辨证需要以辨病为前提。事实上，随着医学科学的发展，对各病证的认识已渐趋规范化，也促进了中医临床辨病辨证的结合，使中医辨证有了进一步发展。如本书各论所列之病名"概念"、"临床表现"、"诊断与鉴别诊断"即是辨病的依据；"病因病机"、"辨证要点"即是辨证的依据；"证候与证候分析"即是辨证方法的应用举例。临床时须运用有关理论知识，结合临床证候，先确定病名诊断，再辨识证的属性以确定证名诊断，这样才能根据病与证的特征，确立治疗方法。根据女性生理病理的特点，从经、带、胎、产、乳、杂病的各病种，结合上述妇产科常见主证等几个方面，进行辨病辨证（详见本篇第四章第二节）。

三、辨识证的属性

随着疾病的发展和疾病谱的改变，中医诊断学亦应有所发展，辨证亦应有相应的新内容，因为疾病的证是变化的、动态的、复杂的，纵向辨证的同时还需横向地比较，注意同病异证、异病同证、异病异证、同病同证等不同情况的辨析。例如"异病同证"这个证既要辨认该病的症状，又要辨识这些症状的证候属性（疾病症状的属性诊断），比如月经先期有血热证、经期延长、月经量多也有血热证，因此在辨证诊断上既要认识各病的发病机制，又要看到它们证的相同属性，同时又要分析不同疾病的相同症状所具属性的不同特点，这又是辨证诊断的进一步思考，临床时又不可不知。笔者认为在这方面值得深入研究，以丰富中医辨证诊断学。目前本书在这方面尚无余力形成专篇，仅此作一提示供读者临床思考。由于中医辨证是中医诊断学的核心部分，内容丰富面广，故本章后特立一章专述"中医妇产科辨证概要"，以示中医妇产科诊断学的重点和特色。以上诊断方法所体现的思维，当结合"辨病辨证概要"内容，"诊断的临床过程与病历的书写"中得到运用。

（刘敏如　王永周）

第三节　诊断的临床过程与病历书写

一、诊断的临床过程

诊断的确立是在充分占有临床资料的前提下，从全面搜集临床病情资料着手（包括各种病史、症状、全身及妇科检查获得的阳性体征、有关实验室和临床辅助检查结果等），经过归纳、分析、判断等思维过程，并与可能混淆的其他病症进行鉴别后，确诊患者属于何种疾病和病证。然后在确定其应该采取中医药辨证论治治疗方案的基础上，再进一步通过辨证求因弄清其病因、病机、病位、病性，为拟定治法、方药提供准确的依据。正确的诊断和准确的辨证需要有扎实的中医和西医基础理论知识及丰富的临床经验做保障。

诊断的临床过程包括以下几步：

（一）全面、准确、翔实地搜集临床资料

临床资料包括病史、症状、全身及妇科检查所得的阳性体征及有关理化检查结果等。对病史的搜集要求真实、客观、全面、准确。以实事求是的态度真实反映患者的实际情况。中医的诊断方法主要采用望、闻、问、切四诊获得可靠的病情资料，具体使用时宜四诊合参，不可偏废，四诊并重才能全面诊审病情。但四诊并重并非面面俱到。在诊病辨证过程中，由于接触患者时间有限，只有抓住主要矛盾，有目的地搜集资料，才不致浪费时间和精力。

人体疾病的病理变化早期大都蕴藏于内，稍后才表现于外，仅望其外部神色形态、听其声音、嗅其气味、切其脉候、问其所苦，不一定能反映机体深入的微观变化。因此，诊病时必须要辅以全身及妇科检查，找出阳性体征，结合有关理化检查结果，才能作出正确的诊断。比如患阴痒的患者，全身可能没有其他伴随症，此时必须借助妇科检查，视其外阴，窥其阴道，如见外阴及阴道黏膜充血或点状出血，分泌物量多色黄，白带清稀有泡沫，白带涂片查见滴虫则为滴虫性阴道炎，辨证属湿热下注，虫蚀阴中；如见外阴皮肤变白或颜色变浅，皮肤粗糙弹性差或有裂纹，阴道黏膜色泽正常，分泌物量少色白，白带涂片（一），则考虑为外阴卜皮内非瘤样病变，尚需根据病理特征进行分类，辨证多属阴血不足，血燥生风。因此，妇科检查及有关理化检查是中医望、闻、问、切四诊的必要补充和深入发展，应当吸收过来为中医所用，以补充中医四诊之不足，更好地为临床服务。

（二）归纳、分析、综合临床资料，诊病识证

在全面搜集临床资料的基础上，通过对大量临床资料的归纳、分析、综合研究，以中医妇科理论为指导，进行由表及里，去伪存真的细微分析，找出病因，识别病机，确定病性，定出病位，分清病势，判别邪正盛衰，分清主次，区别标本，权衡轻重缓急，力求抓住疾病的本质，主要矛盾和内在联系，作出正确的疾病诊断和证候鉴别，才能为临床立法施治提供可靠的依据。在这一诊病和识证的过程中，应注意人是一个统一的有机整体，以脏腑为中心，通过经络沟通内外。应当将人、病、证，人与自然、环境等结合起来，因人、因证、因时、因地制宜。

疾病、症状和证三者含义不同，应加以区别。疾病，指在一定条件下由致病因素引起的一种邪正相争为基本形式的病理过程。此时在不同程度上，人体气血、脏腑、经络正常生理过程遭受破坏，整体功能下降，出现一系列症状和证。症状，是人体因病邪作用而产生的各种异常感觉和表现。证，则是各个症状结合四诊检查所见、发病环境进行综合分析得出的疾病某一阶段病理变化的综合概括。如"脾虚带下证"、"湿热带下证"，它概括了病因、病位、病性和邪正盛衰等方面，是对疾病本质的认识。主症对疾病的诊断有着特殊的意义，因为诊断是从症状入手的。任何症状都从属于一定病证，表现于病和证之中，是决定病证诊断最基本的依据。主症除与一般症状有这样一种关系外，还是该病全过程中最重要症状的表达。

疾病是不断变化的一个运动过程，因此，辨证是动态地诊断。医生每次应诊，往往只能见到患者所患疾病某一阶段的几个侧面，所以搜集的四诊资料不会一成不变，要认真追踪，连续观察，掌握和发现疾病动态变化的规律，不断调整辨证治法，这一点在妇科月经病的诊治中尤为重要。因月经病经前、经期、经后气血盈亏畅滞变化极为突出，如月经先期量多血热证，早期血热证象突出，出现月经提前量多，经色鲜红或深红质稠，流出有热感，伴见面红心烦、口渴思饮、尿黄便结、舌红苔黄、脉滑数或弦数等；病程日久，热随血泄，阴随血伤，气随血耗，原有的热象逐渐减弱，出现耗气伤阴之象。此时虽有月经提前量多、经色红、脉数等热象，又见倦怠乏力、少气懒言、咽干口燥、舌红少津、脉细数无力等气阴两虚兼见血热之象，由血热实证转化成虚实夹杂之气阴两虚血热，辨证治法要随之调整，方不致误。正如《素问·移精变气论》云"变化相移，以观其妙，以知其要。"

（三）据理立法，依法施治施护

诊病识证完成以后，就应据理立法，提出相应的治疗方案及护理方案，要求理法方药一致贯通，务使立法和辨证丝丝入扣，治法是针对病机而立，因此必须紧扣病机。比如带下病脾虚湿陷证，治法应健脾除湿，升阳止带；带下病湿热下注证，则应清热利湿止带。

中医妇科治法多采用审因论治，即找出导致疾病的病因立法，因除则病去。如寒凝血滞之痛经，温经散寒，活血止痛是为正法。对某些急症则采用急则治标、缓则治本的原则。如崩漏的出血期，当以止血为先；痛经的发作期，当以止痛为急。而对一些致病因素尚不清楚而现症又极少的病例，临床常常感到无症可辨，如B超发现的卵巢囊肿，患者无胀无痛，月经、白带正常，此时也可根据包块性质，辨属痰湿或痰瘀，并动态观察，定期复查。

治疗同时，根据不同的妇科疾病提出有针对性的调护措施。比如因排卵障碍所致不孕患者的调护，还应通过观察基础体温的变化，B超或LH试纸监测排卵，适时交合，保持情绪稳定，心意平和，营造宽松的家庭环境，均非常必要。而湿热带下阴痒的患者，保持外阴清洁，勤换内裤，治疗期间禁性生活，又是该病调护应注意的事项。

（四）诊断的成立、验证与调整

临床诊断辨证是一个逐步完善的认识过程，是从感性认识到理性认识的飞跃。它以医学理论为基础，是医学理论和科学思维的结合。由于疾病多种多样，证型错综复杂，病因病机常常虚实夹杂，寒热互见，因果交织，四诊方法是中医收集病情资料的传统方法，虽然具有科学性，但因受到历史条件和科学发展水平的局限，手段与方法比较简单，已经不能满足中医专科化医生临床诊病的要求，兼之医师临床经验各不相同，尤其是对于一些疑难病的诊治，在首诊中不可能万无一失。因此，临床上对病证的诊断与治疗是一个不断深化的认识过程，即通过仔细观察，步步深入，临床验证，肯定成绩，找出不足，适时调整治疗方案，提高诊疗水平，达到辨证准确，用药精当，才能收到预期的治疗效果。再者，疾病是不断发展变化的，原有的实证随病程发展可逐渐转化为本实标虚，原来的虚证也可能出现本虚标实，或夹瘀、夹痰、夹湿等，因此，要细微观察疾病的动态变化，不断调整辨证治法，采用灵活辨证，随证化裁，调整治法，方能取得满意疗效。但要告诫医者，这种证型转变是随疾病的演变规律转变，可以用中医机制阐明变化依据，并预测其转化规律，而不能毫无根据的恣意更改辨证。有的今日肝肾阴虚，明日脾肾阳虚，后天又成气滞血瘀，这种违反疾病变化规律的辨证，必然乱了治疗章法，惹得"中医辨证无边"的指责。

二、病历书写

病历，古称"诊籍"、"医案"、"病案"、"脉案"等，它是临床诊治疾病的文字记录，是患者的诊疗档案，是在临床工作中用于记载患者病情、诊断、治疗及预后等临床医疗实践的案卷。

（一）病历的作用

1. 病历是疾病诊断、治疗和预后判断的依据，是临床工作中诊治疾病时根据四诊所得进行综合分析确定诊断，辨其证之所属，订出治疗方案，决定处方用药等医疗实践的案卷。

2. 病历是医疗、教学、科研的宝贵资料，是临床经验总结的原始资料。对疾病的诊治情况、诊断的准确率、疾病的治愈率进行统计学分析，成功的经验和失败的教训，都可以作为教学的生动内容。病案是临床纪实，不仅反映患者的病情及有关的全部情况，也反映出医师在观察、诊断和治疗过程中的思维和判断。

3. 病历可以作为主管部门考察医院医护质量、技术水平和管理水平的重要依据和指标，可了解医疗质量的高低优劣，也是考核临床医师技术水平的重要依据之一。

4. 病历是法律责任的文字依据，常作为解决医疗纠纷和医疗事故的一种事实依据。因此，书写病历是临床工作的重要内容，是医务人员应尽的职责和必须掌握的基本功，也是培养中医临床医学人员业务水平和科学态度的重要途径之一。

（二）病历书写的要求

1. 认真严肃、准确及时。门诊病历要求当时完成，住院病历 24 小时内完成，要求实事求是，力戒敷衍了事和主观臆断。

2. 症状描述翔实，使用规范的医学名词术语。使用术语必须准确、恰当，力戒文字与病情不符。

3. 内容要求全面系统，重点突出，主次分明，条理清晰，精炼，注意前后病情演变的连贯性和系统性，体现整体观念和辨证论治，理法方药完整统一的原则。

4. 用词准确，文字通顺，字迹清晰工整，字面清洁，使用规定简化字，不要造字，不能涂改、剪贴、挖补。

5. 病历中所有记录每页均有患者姓名、住院号、页序号，时日可按年、月、日的顺序表达，以阿拉伯数字书写，病历结束时签上主管医师姓名。

6. 除了按中医的问、望、闻、切四诊全面搜集病情资料外，还应进行系统的体格检查、必要的实验室检查、临床辅助检查和各种特殊检查，将全面临床资料进行综合分析，以得出中医和西医病名诊断以及中医病因病机属性和辨证诊断。

7. 提出诊疗计划，拟定治疗方案和措施。治疗方药中的药品名称、剂量应符合国家规定的规范标准，不能自造药名或用当地土名。

（三）中医病历的特点

1. 按中医辨证论治精神，全面准确，详细而有重点地搜集记录四诊所得，是病历最基本的内容，是诊断辨证的基础。在中医病历中，除了病史、一般自觉症状和他觉症状外，特别重视二便、口味、面色、舌脉等方面资料。

2. 按中医传统理论进行辨证分析和诊断疾病，病证明确，才可以论治。

3. 运用中医治疗原则立法、处方、用药，治疗原则的拟定，要以证为依据，又要因时、因地、因人制宜。

（四）中医妇产科病历的内容和书写规范

依据国家中医药管理局编制《中医病案规范》（中国中医药出版社，2000）。

中医病案包括有门诊病案、急诊病案、入院病案、住院病历、住院记录、病程记录、交班记录、接班记录、转出记录、转入记录、阶段小结、出院记录、死亡记录、术前讨论记录、手术记录等内容。

书写住院病案是书写其他病案的基础，故此处以住院病案格式及书写要求为例，介绍如下：

中医妇产科病历以中医内科病历为基础，包括一般项目、主诉、现病史、月经史、婚育史、既往史、个人史、过敏史、家族史、体格检查、妇科检查、实验室检查、辨病辨证依据、西医诊断依据、入院诊断（中医诊断、西医诊断）等内容。但应突出妇产科主诉和现病史、妇科检查、过去史，尤其要问清楚经带孕产史。

一般项目：包括患者姓名、出生地、性别、常住地址、年龄、单位、民族、入院时间、婚姻状况、病史采集时间、病史陈述者、发病节气、可靠程度等。其中年龄在妇产科具有重要意义，不同年龄阶段的妇女具有不同的生理特点，发病特殊性，因此，对年龄的记载要准确，不能用"成"代替。

主诉：指患者就诊时叙述的最主要症状或体征及其严重程度与病程。一般由患者主动叙述或家属代诉。对患者叙述的症状进行提炼以获得主症，当即询问主症的轻重和病程，然后归纳出主诉。主诉要求高度概括，完整准确，简明扼要，使人一目了然，明白其所苦。比如，患者诉"带下增多、色黄、气臭，阴部瘙痒 3 天"，表明该病属带下病，为新病、实证，可能为阴道炎或子宫颈炎引起，提示应通过妇科内诊检查和阴道分泌物检查以进一步明确诊断；根据带多黄臭伴阴痒，说明病在下焦，辨证为下焦湿热。这样诊断和辨证准确，就能为治疗提供依据。但有的患者就诊时羞于说出主症，明明是婚后数年不孕，而诉说心中不适、头昏心烦等，则需医师启发，但不可暗示。在主症提取中，注意不要直接用病名做主症，否则就会犯先入为主的毛病，不符合逻辑思维原则。比如患者诉结婚 3 年未能孕育，主症不能写成"婚后患不孕 3 年"，而应写成"婚后未避孕而未孕 3 年"。如有多个主症，则按出现先后依次描述，如"月经提前量多 3 年，经行小腹疼痛 2 年"。

现病史：围绕主诉描述疾病的发生、发展、变化及诊治过程，对发病的诱发因素、主症及伴随症状的性质、特征、病情演变情况等应重点描述，对发病过程中所做的检查、诊断、治疗经过，所用的中西药物及剂量、疗程及其他特殊疗法，治疗后的效果及反应等，均应一一记录。由于妇产科的许多病证与月经有关，故应记录月经情况，介绍发病与月经周期有无关系。比如，主证是"月经提前量多 3 年，阴道持续出血 32 天"，则现病史应从 3 年前月经情况记录起，详细描述既往月经的周期、经期及量、色、质，经期伴见症状，3 年前月经提前量多的诱发原因，有无人流手术史，有无经期同房史和剧烈运动史，有无情志不畅或暴怒情况等。伴见症对于中医辨证也很重要，故应对有无胸胁、乳房、小腹痛及疼痛性质，有无腰骶疼痛、口干心烦易怒，饮食、二便、睡眠、白带情况、精神等，均应一一详细询问和记录。32 天前阴道出血是按期而至还是非时而下、量的多少、血色血质、伴随症、诊治经过、效果如何。现在症状，重点记录入院时的全部自觉症状，作为现在辨证用药的依据。除上述妇产科情况举例外，还须注意以下的内容：

1. 起病情况　发病时间、地点、起病缓急、前驱症状、可能的病因和诱因。

2. 主要症状、症状特点及演变情况　要准确具体地描述每一个症状的发生、发展及其变化。

3. 伴随症状　描述伴随症状的有关情况。

4. 结合中医"十问"，记录目前情况。

5. 诊治情况　如果入院前经过诊治，应按时间顺序记录与本病有关的重要检查结果及所接受过的主要治疗方法（药物治疗应记录药物名称、用量、用法等）及其使用时间、效果。现病史中的诊断名称应加引号。

6. 如果两种或两种以上疾病同时发病，应分段记录。

7. 如果怀疑自杀、被杀、被打或其他意外情况者，应注意真实记录，不得加以主观推断、评论或猜测。

既往史：既往的健康情况，患过哪些病。比如结核、寄生虫病、重要传染病及心、肝、肾系统的疾病。按旧病发生的顺序记录，现在还有什么痛疾。

个人史：此项应记录出生地，出生时体重，幼时发育情况，排行第几，居留地，居住环境和条件，生活工作情况，饮食习惯（有无嗜食辛辣或进食生冷习惯），有无特殊嗜好，性情，家庭，职业及工作环境等情况。

过敏史：记录致敏药物、食物等的名称及其过敏表现。

婚育史：了解未婚还是已婚，初婚还是再婚，配偶健康情况，有无特殊疾病或不良嗜好，性生活是否正常，采用什么避孕或节育措施，妊娠次数，分娩及流产情况（是足月分娩还是早产），产时情况（顺产或难产），什么手术助产，产时产后出血情况。如系流产，则问清是人工流产还是自然流产，有否清宫，次数。对分娩后恢复如何、哺乳与否、乳汁多少、断奶时间等也要了解。以上内容有助于辨证分析。如一个中年妇女，生产多胎，且自己哺乳，则考虑气血亏虚。如生产 0 次，而连续自然流产 3 次，则考虑肾虚精气不足，结胎不实或系胎无力，以致屡孕屡堕。

月经史：包括初潮年龄，行经期/周期、量、色、质，经期伴见症，绝经年龄，特别注意末次月经时间，有时还需要追溯末次前月经。如初潮年龄过晚（17 岁以后初潮），潮后月经推后量少，则考虑先天肾气不足；如月经在正常年龄初潮，期量色质正常，婚后行人流术后，出现月经推后量少，则考虑后天伤肾。

$$初潮年龄 \frac{每次行经天数}{经期间隔天数} 闭经年龄或末次月经时间$$

带下情况：了解带下量的多少。如诉带下量多，应问清是周期性增多还是时时量多。周期性量多（两次月经中期、行经前后）属正常，如时时量多则应进一步询问带下颜色（白、黄，或黄绿如脓，或赤白相兼，或赤黄相兼）、带质（清稀或脓稠，或如豆腐渣）及其气味如何。育龄妇女带下极少，甚至枯燥全无，也非正常，提示肾精亏虚，阴窍失润。

家族史：父母、姊妹等直系亲属及密切接触的亲友的健康情况。如有死亡则应记录死亡原因、死亡时间及年龄。

体格检查：

体温（T）、脉搏（P）、呼吸（R）、血压（BP）。

整体状况：望神、望色、望形、望态、声音、气味、舌象、脉象。皮肤、黏膜及淋巴结。

头面部：头颅、眼、耳、鼻、口腔。

颈部：颈部形态、气管、甲状腺、颈部动静脉。

胸部：胸廓、乳房、肺脏、心脏、血管。

腹部：视诊、触诊、叩诊、听诊；肝、胆、脾、肾、膀胱等部位的检查同内科。

二阴及排泄物：外阴、肛门。

脊柱四肢：脊柱、四肢、指（趾）甲。

神经系：感觉、运动、浅反射、深反射、病理反射。

妇科检查：记录外阴、阴道，皮肤黏膜的色泽，阴道分泌物的多少、颜色、性状，宫颈光滑或糜烂，子宫大小、位置、活动度、有无压痛，附件有无压痛、增厚、肿块等，以及专科的特殊检查，如白带涂片、子宫内膜活检。

实验室检查：采集病史时已获得的本院及外院的重要检查结果。

辨病辨证依据：汇集四诊资料，运用中医妇产科临床辨证思维方法，得出中医妇科辨证依据。

以问诊及查体并结合实验室检查为辨病依据，再对所患病证进行病因病机分析，证候分析，标本分析，病证鉴别分析，病势演变、转归、预后分析，以阐述疾病的本质，并解释其病理机制，以确定病证的病因、病机、病性、病位，区别标本，权衡轻重，分清虚实。分析力求透彻，言之有理有据，思路清晰，言简意赅，中肯得当，既符合中医妇产科理论，又为同道所接受认同。注意从临床资料中引出证据，得出结论，尽量不要先有结论再解释症状。比如患者有带下量多，色黄味臭半月的症状，提示病程较短，多为实证，病机多属下焦湿热，而不能因果倒置地分析成因有下焦湿热，所以出现带下色黄臭秽等症。

辨证分析时，如有两个以上的病证，而这两个病证又有联系，分析病机时尽量用一个机制解释两个疾证，比如一个急性盆腔炎患者，临床表现下腹痛，带下增多，色黄臭秽，中医诊断为腹痛、带下病，辨证分析为湿热蕴结下焦，湿热阻滞，气机不利，不通则痛，故见腹痛，湿热下注伤及任带致任脉失司，带脉失约发为带下病。故湿热蕴结是造成腹痛、带下病的共有病机。

由于中医妇产科教材中所收病种的受限，而临床所见病种远远超过教材的范畴，有的病证在辨证分析时非常困难，常常有无证可辨的情况。可采用辨病与辨证相结合的方法。首先可通过中医辨病与辨证结合，即先辨中医之病，后结合辨中医之证。如妇科临床诊治时，通过四诊所得的临床资料进行分析，以明确是什么病，然后根据中医辨证体系，运用脏腑辨证、气血辨证、八纲辨证等方法，辨证明确后施以治疗。也可以运用中医辨证与西医辨病结合的方法，其中包括在辨病的基础上分型治疗、运用中医理论指导论治西医疾病、中医辨证与分段治疗，或结合西医的病因病理辨证论治等。辨病的基础上分型治疗，是指先西医辨病，然后根据中医理论，以中医学术体系为基础选择脏腑、气血、经络、八纲等辨证法分型治疗。如不孕症辨证分肾虚、血瘀、肝郁、痰湿阻滞等型治疗。多囊卵巢综合征主要病因为肾虚、血瘀、肝经湿热、痰湿阻滞等，临床可按照以上证型辨证治疗。运用中医理论指导论治西医疾病，如子宫内膜异位症是由于部分有功能的内膜周期性出血，蓄积于局部，引起周围组织纤维化而粘连，对此，中医认为是"离经之血"所致，因此血瘀是内异症之中医学认病析证的主因。但由于血瘀成因不同，临床有气滞血瘀、寒凝血瘀、气虚血瘀、瘀热互结、肾虚血瘀等证型，对内异症辨证后，可分别采用理气化瘀、散寒化瘀、益气化瘀、清热化瘀、补肾化瘀等方法治疗。由于疾病本身是复杂的、多变的，临床应注意根据疾病发展及演变特点进行分阶段辨证论治，此所谓中医辨证与分段治疗。如妊娠高血压综合征以水肿、高血压、蛋白尿为其主证，据其主次轻重分属中医学的"子肿"、"子晕"、"子痫"范畴。子肿阶段分脾虚、肾虚、气滞三型辨证治疗；子晕阶段分肝阳上亢、阴虚肝旺、脾虚肝旺三型辨证施治；子痫阶段分肝风内动、痰火上扰等型辨证治疗。结合西医的病因病理辨证论治也是其重要方法之一。在子宫内膜异位症、多囊卵巢综合征、不孕症、妊娠高血压综合征等疾病的中医辨证论治中，均有根据其西医学病因病理特点设专方对应治疗的方法。如无排卵性功血、多囊卵巢综合征、排卵障碍性不孕的治疗，因其西医病因均为下丘脑-垂体-卵巢生殖生理轴功能失调，中医辨证论治时，常根据中医学对该生殖轴功能失调的认识，确立治则，设置专方并结合月经周期阴阳消长的变化规律，采用周期给药方式，于月经周期之不同时期在专方基础上加减用药治疗。既扬中医之长，也是对中医辨证论治在妇科疾病治疗中的发展和完善。又如对免疫性不孕的治疗中患者即使无任何症状可辨，中医学也可从该病的病因病理入手，参合中医学理论，分析病因病机进行治疗。如此等等，不再一一列举。

西医诊断依据：从病史、症状、体征和实验室检查、妇产科检查等几个方面总结出主要疾病的诊断依据。

入院诊断：

中医诊断：疾病病名诊断（包括主要疾病和其他疾病）；证候诊断（包括相兼证候的病机诊断）。

西医诊断：包括主要疾病和其他疾病。

如有两个或两个以上的诊断，可按主次或先后顺序排列。证候诊断应尽可能反映病证的病位、病性、病势等内涵。

病历书写完成，并签名。

如有修正诊断、确定诊断、补充诊断时，应书写在原诊断的左下方，并签上姓名和诊断时间。

虽然现在住院病历的书写格式不要求治法和处方项，但无论是门诊或住院诊治，最终都要落实到医生处方，所以对治则和处方亦应掌握其要领，按处方要求，规范书写。

治则：是治疗的指导原则，具有总体规划的性质，如热者清之，虚者补之，急则治其标，以止痛止血为急等。

治法：是在治则指导下根据目前证候拟定的具体治疗方法。如在"虚者补之"治则指导下拟定的"健脾益气，补肾固冲"法。治法必须与辨证紧扣。如根据辨证断定患者崩漏，证属"心脾两虚"，治法应"补益心脾，统血止崩"，务使立法和辨证丝丝入扣。如患者除主证外，还有兼证，则更应按照辨证的标本先后缓急立法，不可相互矛盾或有遗漏。

方药：根据立法而定，依法选方，择药配伍。运用成方要写出方名及加减，自拟方、经验方可不写方名，均应写明药物剂量，注明特殊炮制，或煎服法，剂量以"g"为单位，注明拟服剂数，从某日服至某日。此外，还包括针灸、按摩等各种治疗。

调护：指医师对给药方法、饮食禁忌、护理级别、起居摄生、注意事项等方面的要求。

病历书写完毕后，在病历右下方签上医师全名，如为住院医师，还需上级医师鉴名，入院病历才算完成。

病程记录：另起一页分为"首次病程记录"和"病程记录"。"首次病程记录"应由住院医师及以上职称的医师书写,将患者的姓名等一般情况、病史、症状、体征、理化检查结果等临床资料，扼要书写。写出初步诊断、辨证、处理依据，拟定诊疗方案，包括诊疗计划的安排，进一步明确诊断的检查治疗计划，治法与方药及对调摄宜忌、护理等的要求。

"首次病程记录"要求入院后 6 小时以内完成。"病程记录"可由实习医师书写，上级医师审阅修改。入院及手术后前 3 天至少每日记录 1 次，之后每周记录 2 次，危急重症或临时有变化则要求随时记录。病程记录主要记录病程中病人症状、体征、舌脉的变化及其解释，理化检查的回执结果及其判断，分析病情及病势发展顺逆，进一步检查治疗的设想，治则治法、处方调整加减变化的理由，上级医师查房对诊断、辨证、处理的意见及会诊意见，执行情况在以后的记录中加以描述。特殊的诊断、治疗、手术操作情况，补充修正诊断的依据，若有与家属及单位谈话，要详细记录交代的重要事项及病情预后，定期的治疗小结等。及时进行医患沟通，并将沟通的内容准确记载，由患者本人或亲属签名认可。

病历讨论另有记录，所涉及的诊疗方案要在病程记录中显示出来。如"疑难患者讨论记录"等。

出院记录：包括一般项目和入院诊断、诊疗经过、出院情况（症状、体征、实验室检查）、出院诊断、出院医嘱（治疗、调摄的要求，出院带药）。

（杨家林　吴克明　钟雪梅）

附：中医妇产科住院病历书写举例

姓名：刘某　　　性别：女　　　出生：1945 年 9 月 25 日（48）岁　　民族：汉　　已（未）婚：已

职业：干部（级别）

籍贯：四川省重庆市（县）　　国籍：中国

工作单位：四川电器股份有限公司

家庭住址：郫县唐昌镇四川电器厂宿舍

入院日期：1994 年 2 月 28 日　　干支纪年：甲戌　　节气：惊蛰后 3 天

病史采集日期：1994 年 2 月 28 日下午 4 时

病史陈述人：患者本人　　　　　　　可靠性：可靠

主诉：阴道不规则出血 32 天，量增多 20 天。

现病史：患者末次月经为 1993 年 12 月 30 日，行经 6 天净，量、色、质正常。32 天前（即月经周期第 30 天），见阴道少许出血，色淡红，无块，无腹痛。因正当行经之日，又临春节，故此次阴道少量出血持续 12 天未净也未做任何诊治。20 天前（即 1994 年 2 月 9 日），阴道出血量突然增多（用卫生巾 56 张），夹大量瘀块，同时伴轻微腹痛，数日后出血量未减，在其厂医院就医，诊为"功血"，查血沉为 41mml/h，值偏高，予"输液、青霉素"及"止血药"（具体不详），治疗 7 天，出血量明显减少，血沉恢复正常后出院。出院后第 3 天，即入院前 2 天，阴道出血量又增多，流血如注，夹瘀血块，色鲜红，自觉头昏、心慌、心累，今日来我院妇科门诊就诊，门诊以"崩漏"、"功血"收入住院。

入院时阴道出血较多，色鲜红，夹块，并诉此时阴道出血已用 6 包卫生巾，心慌、心累、头昏、四肢乏力，口干喜饮，小便黄，大便干燥，2 天未解。

既往史：既往体健，否认肝炎、结核等传染病史，否认气管炎等慢性病史，无外伤手术史。

个人史：生于重庆，1961 年来成都定居。居住条件尚可，无烟酒及其他特殊嗜好。

过敏史：否认药物过敏史。

婚姻史：结婚 20 年，爱人体健，否认性病史。

家族史：否认家庭遗传病史。

经带胎产史：17 岁 $\dfrac{6\text{天}}{28\sim33\text{天}}$，量中、色红、少块，偶有轻微痛经。LMP：1993 年 12 月 30 日，行经 6 天净。平素白带正常。孕 1 产 1，曾服避孕药避孕，近期未避孕。

体格检查：T：37.2℃。　　P：94 次/分。　　R：20 次/分。　　BP：17/10 kPa。

整体状况：

望神：神志清楚，精神欠佳，表情自然。

望色：面色苍白少华。

望形：发育正常，营养中等，形体适中，活动自如。

望态：自动体位，扶入病房，步态自如。

声音：语音清晰，未闻及咳嗽、呃逆、呻吟等。

气味：未闻及特殊异常气味。

舌象：舌质淡，无瘀斑瘀点，苔薄白。

脉象：细数。

皮肤、黏膜及淋巴结：

皮肤、黏膜：皮肤、黏膜无异常，未见瘀斑点及各种皮疹，皮肤弹性尚可。

淋巴结：全身浅表淋巴结未扪及肿大。

头面部：

头部：头颅无畸形，头发黑密，有光泽。

眼：眼睑苍白，巩膜无黄染，双侧瞳孔等大等圆，对光反射灵敏。

耳：耳道通畅，无异常分泌物，乳突无压痛，听力正常。

鼻：无畸形，鼻道通畅，副鼻窦无压痛，嗅觉正常。

口腔：口唇色淡，无溃疡，牙齿坚固，齿龈正常，口腔黏膜无溃疡，扁桃体无肿大，咽部无充血。

颈部：

颈软，无抗力，气管居中，双侧甲状腺无肿大，颈动脉无异常搏动，颈静脉无怒张。

胸部：

胸廓：胸廓对称，无畸形。

乳房：双侧乳房对称，未触及异常肿块，无压痛。

肺脏：双肺呼吸动度一致、均匀，语颤无增强或减弱，无胸膜摩擦音，双侧呼吸音清晰，未闻及干、湿啰音，叩诊呈清音。

心脏：心尖搏动位于锁骨中线第 5 肋间，未扪及震颤。心率 94 次/分，律齐，各瓣膜听诊区未闻及病理性杂音。心脏左右浊音界见下表：

右（cm）	肋间	左（cm）
2.5	2	2.5
2.5	3	3
3	4	5
	5	7.5

右锁骨中线距前正中线 8.5cm。

血管：

动脉：桡动脉搏动 94 次/分，节律规则，双侧一致。

周围血管征：（一）。

腹部：

视诊：腹部平坦，未见瘢痕及胃肠蠕动波。

触诊：腹部柔软，无压痛、反跳痛。

叩诊：叩呈鼓音，移动性浊音（一）。

听诊：肠鸣正常。

肝脏：肝脏肋下未扪及，无触痛。

胆囊：墨菲征（一）。

脾脏：脾脏肋下未触及。

肾脏：双肾区无叩痛。

膀胱：无压痛。

二阴及排泄物：

二阴，见专科检查。

排泄物，未见异常。

脊柱四肢：

脊柱：生理弯曲存在，无畸形，活动正常。

四肢：四肢肌张力正常，关节无红肿、疼痛，双下肢无水肿，四肢活动自如。

神经系统：

感觉：全身深、浅感觉正常。

运动：肌肉无萎缩，无瘫痪，共济运动一致。

浅反射：腹部反射可引出。

深反射：正常。

病理反射：未引出。

专科检查：妇科检查（消毒后）

外阴：已婚型，阴毛分布正常。

阴道：通畅，内有血迹。

宫颈：肥大，8 点处有一黄豆大息肉，宫颈口有活动性出血。

子宫：右前位，2 月孕大，质偏硬，宫腔深 8.5cm。

附件：（一）

实验室检查：

血常规：WBC：7.7×10^9/L，N：76%，L：23%，RBC：7.61×10^{12}/L，Hb：65g/L。

血型："O"型。

辨病辨证依据：患者阴道不规则出血 32 天，量增多 20 天，阴道出血量多如崩，持续日久不净（32 天未净），症属中医"崩漏"范畴。另外，妇检：子宫如 2 月孕大小，质硬，诊为"癥瘕"。

患者 48 岁，正值"七七天癸竭"之年，肾气渐衰，任脉虚，太冲脉衰少，加之患者初潮较迟（17 岁），则先天肾气较弱可知。肾气虚，封藏失司，冲任不固，经血失于约制，而发为崩漏。此患者平素性情急躁易怒，且时感乳胀，为肝郁气滞，气滞血瘀日久结为癥瘕；癥瘕及瘀血又致胞脉瘀阻，血不归经，则加重出血。耗血伤气，又致气血双亏，而见心慌、心累、四肢乏力诸症。气血不能上荣清窍，而发为头昏。舌淡，苔薄白，脉细数，皆为气血虚弱之象。综上所述，本病病机为肾虚肝郁，气血两亏，病位在冲任，病本为肾虚肝郁，标为气血双亏，为标本俱虚之证。

西医诊断依据：

1. 不规则阴道出血（经期延长已长达 32 天）。

2. 血常规：RBC：7.61×10^{12}/L，Hb：65g/L。

3. 妇检：子宫 2 月孕大小，质偏硬。

入院诊断：

中医诊断：1. 崩漏

　　　　　　　肾虚肝郁，气血双亏证

　　　　　2. 癥瘕

　　　　　　　气滞血瘀证

西医诊断：1. 功能失调性子宫出血

　　　　　2. 继发性贫血（重度）

　　　　　3. 子宫肌瘤

住院医师：彭××

主治医师：陈××

第四节　妇产科领域危症的诊断

鉴于中医学缺乏微观的检测手段和中医药给药手段的局限性，急诊处理手段比较滞后，我们认为在急诊的手段上，中医学不一定再另起一炉，完全可以共用微观诊断方法，而采用中西医结合手段研究和发展具有中医特色的急症治疗。为此，本书根据这一观点，采取西医学的诊断方法来认识和诊断妇产科领域的危症。

妇产科疾病中，生殖器官病变、功能障碍或创伤所致的阴道、盆腹腔内大出血，严重的产道或盆腔感染、败血症或脓毒血症、重度妊娠高血压综合征、重型胎盘早剥、羊水栓塞、子宫破裂等，均属妇产科的危急重症。其所以属危症，皆因这些疾病都有可能引发休克和（或）弥散性血管内凝血（DIC）而令患者丧命。若因警惕性不高或认识不足而诊断滞后，或虽有认识而抢救措施不力与不及时，均会劳而无功。或虽经积极抢救，但发病骤急重笃，也可因发生多系统器官功能失常，称多器官功能失常综合征（MODS），造成重要脏器或脑的严重损伤，甚至发展为多器官功能衰竭（MOF）而有很高的病死率。

休克和 DIC 的术语均不见于中医典籍，但中医学之厥脱证却含有重度休克患者的临床表现。例如中医妇产科典籍和古医案中有关"产后血晕之血虚气脱证"、"胎动血崩晕厥"、"半产血晕"等的证候描绘，属失血性休克应无疑义。就现代中医妇产科学的发展而论，正确认识休克和 DIC 在妇产科危症中的意义并掌握其诊断，应该说很有必要。为此，本节将着重讨论这两种危症的诊断问题。

一、休克

休克是机体由于各种致病因子引起的神经-体液失调与急性微循环衰竭，导致与生命攸关的器官发生广泛细胞受损为特征的综合征。若休克严重又未得到及时恰当的治疗，可造成维持生命的重要器官的永久性损害或功能衰竭而导致患者迅速死亡。

（一）休克的病理生理改变

休克是一个病理生理过程。尽管导致休克的病因不同，但休克发展到一定阶段，都会表现出相同的病理生理特征。这便是任何类型的休克都会发生有效循环血量绝对或相对减少，致使机体的器官组织处于低灌流状态。过去的认识主要集中在微循环方面。近年则认为休克是以某个系统、器官遭受休克因子的损害，造成全身组织细胞的缺血、缺氧，而组织细胞的缺血缺氧又进一步加重器官功能的损害，微循环的改变仅是构成器官与细胞之间相互影响的桥梁。休克时的病理生理变化如下：

1. 以突破性有效循环血量相对或绝对锐减开始，引起微循环灌流不足，组织细胞缺血缺氧，无氧化代谢造成酸性产物增加，血液酸化。

2. 缺血缺氧引起毛细血管壁损伤，通透性增加，血管内液体外溢，血液浓缩，有效循环血量下降，回心血量以及心排出量减少，血压下降。

3. 代谢不全的中间产物及废物堆积，促凝物质如纤维蛋白和血小板等沉积，毛细血管血液淤滞而形成只灌不流或少流的血流动力学改变。缺氧导致细胞膜破坏，血细胞和血小板积聚、泥化，形成血栓并促发弥散性血管内凝血。

4. 如凝固的血栓不能及时溶解，则组织细胞持续缺氧、酸中毒、细胞膜破坏、溶酶体和线粒体损坏释放溶酶使细胞自溶、坏死，终导致器官功能障碍、衰竭而死亡。

（二）病因

引起休克的病因很多，包括临床各科疾病。由妇产科病因引起者以失血性、感染性、创伤性休克常见。

1. 失血　如不全流产、异位妊娠破裂、滋养细胞疾病、前置胎盘、胎盘早剥、产后出血、宫颈癌、子宫内膜癌、子宫黏膜下肌瘤、卵巢癌破裂出血等。

2. 感染　如感染性流产、产褥感染、羊膜腔感染综合征、严重盆腔炎引起的败血症或脓毒血症等。

3. 创伤　如子宫破裂、妊娠子宫扭转、产后子宫内翻等。

4. 其他　如羊水栓塞、先兆子痫及子痫、麻醉意外等。

（三）临床表现

1. 意识与表情　休克早期由于血容量急骤减少，使心排出量减少。脑因缺血而呈现应激性兴奋，患者有烦躁不安，胸闷不适，如有大难临头的感觉。此现象往往在血压明显下降前即已出现，但为时短暂，常不为临床所注意。随着休克加重，大脑皮层转为抑制，患者表情冷漠，反应迟钝，意识模糊，嗜睡，抽搐甚至死亡。

2. 皮肤　血容量的急剧减少刺激交感神经，使肾上腺应激细胞产生大量儿茶酚胺，致外周小动静脉及毛细血管迅速收缩或痉挛，尤其在皮肤、肌肉、内脏最为显著。患者皮肤、嘴唇苍白或灰白，四肢湿冷，指趾发绀。皮肤色泽的改变是诊断休克的主要依据，应仔细观察检测，如按压前额、耳缘或胸骨柄的皮肤2～3秒钟，移去手指并观察皮肤由苍白至逐渐恢复的时间。正常人5秒内苍白消失而红润，若转红反应不明显，提示皮肤小血管已呈收缩状态。如苍白时间显著延长，则是休克尚在发展的表现。如静脉充血而皮肤苍白明显，苍白区外并有发绀存在且历时数分钟不消退，则是休克继续恶化的征兆。此外，甲床毛细血管的充盈情况亦可作为参考。

3. 脉搏与血压　由于交感神经兴奋，脉搏细数而呈丝状，100次/分以上。休克晚期，由于心搏无力，则脉搏微弱模糊而数不清。休克时血压下降，收缩压可降至 10.7/6.67kPa（80/50mmHg）以下。但仅凭血压并不能正常反映组织灌流的状况，只有把血压与组织灌流状态联系起来才有价值。

4. 尿量 尿量是反映肾脏血液灌流好坏的一个重要指标。休克时，肾脏是血流量改变最显著的脏器之一，故测定尿量有极重要的临床意义。置保留尿管，仔细记录每小时尿量，观察尿比重、pH 值和有无蛋白及管型，可以正确反映肾脏功能。

5. 呼吸 休克时常有呼吸困难和发绀。在代谢性酸中毒的代偿阶段，呼吸深而快；严重代谢性酸中毒时呼吸深而慢。发生急性呼吸功能衰竭或心力衰竭时，呼吸困难加重。

（四）诊断

1. 病史和体检 病史和体检仍是临床诊断休克的基本方法。通过一问、二看、三扪、四听，便可得出是否存在休克的初步诊断。一问即询问患者、家属或伴送者，以采集病史，掌握主要病情。根据患者回答问题的情况，可以估计其大脑的功能状态。二看即看患者的肤色、表情等。三扪即触扪患者的脉搏，了解其强度、快慢、节律是否规则，触摸患者的皮肤以了解皮肤的温度、干湿，扪叩腹部看有无异常体征。四听即测量患者的血压和听诊心肺体征。根据上述观察、检查结果已可对患者是否存在休克作出大体估计。与此同时尚应在现场进行必要的抢救和进一步的病情诊断。

2. 休克程度的临床判定 见表 1-3-4-1。

表 1-3-4-1 休克程度的临床判定

检 测 指 标		正常情况	休 克 程 度		
			休克前/轻度	中 度	重 度
意识	定向	良好	能定向	尚能	不能定向
	发音	清晰	正常→含糊	稍慢/含糊	缓慢、含糊、单音
	表现	应对自如有神	激动、烦躁不安	淡漠、迟钝、乏神	无神、昏睡、昏迷
	语言	确切成句	正常句子	慢句/短句/单词	矛盾而不相关
脉搏	脉率（次/分）	60～80	100～120	>120	极速
	强度	正常有力	正常→稍弱	中度减弱	很弱
血压（kPa）	收缩压	16～19.33	正常或稍低	较正常时下降	<10.6 以下或测不出
	舒张压	8～10.6	8～10.6	5.3～6.67	<5.3
	脉压差	5.33～9.33	4～5.33	2.67～4	<4
颈静脉充盈（平卧）		充盈至胸锁乳突肌前缘	正常至有充盈的形迹	有充盈形迹至不充盈	不充盈
尿量（ml/h）		6～15	6～8	4～6	3 或更少
毛细血管苍白试验（秒）		1.2～1.5 内恢复	1.2～1.5 内恢复	>1.5 始趋恢复	检测前即苍白
中心静脉压（CVP）		正常	正常	低	极低

3. 辅助检查

（1）血乳酸测定：休克时由于组织灌流减少，细胞缺氧，能量依靠无氧酵解生成大量乳酸，而乳酸的利用率又下降，因此血浆内乳酸水平增高。正常人动脉血乳酸水平为 0.5～1.5mmol/L。选进口的血乳酸分析仪用微量可在 45 秒内读出测定结果。因此，早期测定血乳酸水平既可帮助休克的早期发现和诊断，又可以判断预后。有报道称，在心源性休克时，动脉血乳酸＞4mmol/L 并维持 12 小时以上者，无 1 例存活，而迅速降至 2mmol/L 以下者，均能存活。

（2）血象：动态观察红细胞计数、血红蛋白和红细胞压积的改变，可了解有无进行性贫血或血液浓缩，有助于诊断和指导治疗。白细胞计数和分类对判断感染轻重和预测预后转归有一定帮助。

（3）血化学和血气分析：对了解有无电解质紊乱或肺、肾、肝功能损伤有重要意义。

（4）尿常规：肾脏缺血时，尿中可出现蛋白、红细胞和管型等。

（5）心电图：可有冠状动脉明显供血不足的表现，如 ST 段下降，T 波低平或倒置等。

（五）鉴别诊断

1. 晕厥　临床上常易将晕厥与休克相混淆。晕厥是由于强烈的刺激（悲伤、恐惧、剧痛等）引起短暂的血管舒缩功能失调而产生的一过性缺血。患者往往有飘飘然样头重足轻感觉，头晕，继而面色苍白、发灰、大汗淋漓，重者意识丧失，跌倒于地，历时数秒或数分钟，经卧床休息后可自行缓解。

2. 仰卧位低血压综合征　产科休克须与孕妇仰卧位低血压综合征相鉴别。后者发生于孕晚期，有报道发生率可达 60％，症状极似休克。患者有仰卧时即感头晕、面色苍白、心跳加快、出汗、血压下降，转向侧位后症状消失的病史。

（六）妇产科常见休克的诊断

1. 失血性休克　失血性休克因短时间内丢失大量血液所引起。通常在失血量超过全身总血量的 20％时出现。主要表现为中心静脉压降低，回心血量少和心排出量下降所造成的低血压。由于循环血量减少，周围血管呈代偿性收缩，血液黏滞性增加，肾、脑等重要脏器因缺血、缺氧功能下降，进而出现代谢性酸中毒。患者表现呼吸急促，脉搏细数，血压下降，皮肤苍白，四肢厥冷，毛细血管充盈迟缓，严重者周围静脉塌陷，神志模糊，甚至昏迷。根据出血量，临床将这种休克分为轻、中、重三度。

（1）轻度失血性休克：血容量大约丢失 20％。周围血灌注不足，主要累及可耐受长期缺血的器官如皮肤、肌肉和骨骼。表现为体位性低血压，平卧位时血压正常，坐位或立位时收缩压下降，可伴有心率增快，烦躁不安，自觉发冷，皮肤苍白，出汗，四肢发凉，颈静脉塌陷，尿量减少。

（2）中度失血性休克：当血容量丢失 20％～40％时，中心血液灌流不足，主要累及可短时耐受缺血的器官，如肾、肠、肝。表现为面色苍白，表情淡漠，四肢发冷，肢端发绀，收缩压下降至 10～8kPa，脉压差明显缩小，脉搏 100～120 次/分且细弱无力，少尿或无尿。

（3）重度失血性休克：若血容量丢失 40％以上，心、脑血流灌注严重不足。表现为面色极度苍白，口唇与肢端明显发绀，表情极度淡漠，反应迟钝，昏迷，心功能不全，低氧血症，严重酸中毒，乳酸血症等。

中、重度休克容易诊断，而识别轻度休克往往困难。为了识别轻度和进行性低血容量休克，有 3 种办法：①监测尿量和红细胞压积的动态变化；②做体位性血压改变检查：如由仰卧位起坐时，血压下降 1.3kPa 且持续 30 秒钟，则表明有低血容量性休克的可能；③测定休克指数；该指数可用来粗略估计血容量丢失情况。休克指数＝脉搏/收缩压（mmHg）。指数<1，表示血容量正常；＝1 时，表示血容量减少 10％～30％；>1 时，减少 30％～50％；＝2 时，减少 50％～70％。

2. 感染性休克　感染性休克亦称中毒性休克或败血性休克。系指由各种不同病原体及其毒素或抗原抗体复合物在人体内引起的。全身炎症反应综合征（SIRS）并发组织灌注不足及多器官功能障碍综合征（MODS）。

（1）病理生理及临床表现：感染性休克主要由病原体及其毒素引起。尤其是革兰阴性菌及其内毒素。其主要病理生理特征是微循环改变：静脉血管扩张和毛细血管通透性增加。静脉血管扩张使容量血管的容积明显增加；毛细血管通透性增加使大量血管内的液体渗透到血管外组织间隙和第三间隙，有效循环血量急剧降低。伴随休克的进展依次出现循环缺血、瘀血和血栓发生等改变，并不断加重毛细血管床血液灌注不足和组织缺血缺氧，最终导致 DIC 和多器官功能衰竭。

一般认为革兰阴性菌所产生的内毒素使全身微动脉强劲痉挛，血流被阻在动脉侧，微循环缺血且难更新，因此组织缺血缺氧。同时微静脉痉挛，回流亦减少，影响心排出量，致血流缓慢呈低排高阻型（低动力型或称冷休克）。这种类型病情严重，酸中毒来得早且严重，毛细血管损伤重，易发生休克肺或弥散性血管内凝血。患者皮肤湿冷，脉搏细数，指端发绀，反应迟钝，表情淡漠等。另一种是革兰阳性菌所产生的外毒素有较强的扩血管作用而使周围阻力低下呈高排低阻型（高动力型或称暖休克）。暖休克为时短暂，若不及时纠正，亦将发展为冷休克。暖休克患者皮肤湿暖干燥，脉搏有力，精神尚可。其他病因所致休克的晚期与冷休克的病机和表现相同，而暖休克也见于其他病因所致休克的早期阶段。

（2）诊断：感染性休克的诊断包括 SIRS 加休克并发的多器官功能障碍。SIRS 的诊断标准：①体温>38.5℃或<36.0℃；②心率>90 次/分；③呼吸>20 次/分，或 $PaCO_2$ <4.26kPa；④白细胞计数>12×10^9/L 或未成熟中性粒细胞>0.1。MODS 的诊断标准：收缩压<11.9kPa，或较原基线下降 5.32kPa 以上；组织灌注不足表现：高乳酸血症，毛细血管再充盈时间延长或皮肤有花斑，以及尿少，意识障碍，肝肾功能不全等。感染性休克发生突然，发展迅猛而复杂。患者常表现为突然寒战高热、胸闷、乏力、衰弱、血压下降、四肢厥冷、面色苍白，随即转呈发绀、呼吸困难、心跳快而无力或意识模糊等一连串接踵而来的症状。

（3）下列感染患者应警惕有发生感染性休克的可能
①感染比较严重，持续高热或高热骤降；
②年老体弱或年幼者；
③大量冷汗，神志改变；
④血白细胞异常升高或降低，并有明显核左移及中毒颗粒；
⑤心率特快或出现心律失常；
⑥有不能解释的谵妄、肠麻痹等。

临床凡遇感染患者出现面色苍白、四肢发凉、皮肤发花（发绀花纹）、烦躁不安、尿量减少、脉压偏低等，虽收缩压尚未明显下降或仍在正常范围内，休克的诊断就可基本成立。当尿量减少，神志、皮肤明显改变，心率增快，脉压差小于 2.7kPa，或收缩压下降

1.7kPa 左右，即可确诊。

（七）休克的并发症

休克时由于血液淤滞、缺氧、代谢障碍和酸中毒，使一些脏器受到严重损害。其中以肺、肾最易受累而导致功能不全并加重休克。休克脏器的产生主要取决于休克持续的时间。如休克超过 10 小时，即使休克好转，患者还可能死于急性肾功能衰竭或呼吸衰竭。

1. 急性呼吸功能衰竭　肺是一个低压、低阻、高流量的脏器。休克时动脉压降低，肺血流灌注不足，会导致以下改变：①肺泡结构破坏，肺泡液渗出增加，毛细血管内皮肿胀、坏死、毛细血管腔阻塞等病理变化。此时肺不张区虽有血液灌注，但却无主动换气功能，严重妨碍了气体弥散和气体交换，造成低氧和高二氧化碳血症；②肺水肿、肺不张、肺栓塞或肺出血等造成肺顺应性降低，使动脉血氧分压（PaO_2）下降；③肺毛细血管灌注量降低，使肺泡表面活性物质减少，造成不同程度肺不张；④DIC 的微血栓使肺微血管阻塞，血流中断，甚至因梗塞而出血坏死，加重呼衰，最终形成急性呼吸窘迫综合征（ARDS）或多器官功能失常综合征（MODS）。临床表现呼吸困难、发绀、心率加快、血压下降、烦躁不安、头痛、嗜睡、昏迷、上消化道出血、肝功能损害，电解质严重紊乱等。ARDS 的临床典型特征是急性起病的呼吸衰竭，对氧治疗顽固的动脉低氧血症。血气分析，动脉血氧分压（PaO_2）<8.0kPa，二氧化碳分压（$PaCO_2$）正常或偏低，称呼衰Ⅰ型。若 PaO_2>6.7kPa 称为呼衰Ⅱ型，较Ⅰ型病情更危重。血气分析是诊断 ARDS 的主要依据。胸片显示双肺呈斑片状浸润或不对称，胸膜液渗出。CT 扫描显示肺泡充盈，固化或不张（主要发生在重力依赖区，而其他区域散在）。病理学检查：弥漫性肺泡损害，毛细血管损害，肺泡上皮损害。肺泡腔内含有大量中性粒细胞、巨噬细胞、红细胞和丰富的蛋白质。

2. 急性肾功能衰竭　急性肾功能衰竭是指由于各种原因引起的肾功能急剧减退所致的临床综合征。主要表现为肾小球滤过明显下降所致的进行性少尿、无尿、氮质血症、电解质及酸碱平衡紊乱等。

（1）病理生理：肾脏的灌流量很大，正常时为 1000～1500ml/min，占全身血流量的 25%。因此，休克时肾血量改变最显著。休克时由于：①儿茶酚胺和血管紧张素Ⅱ等使肾血管痉挛，肾血流减少，临床出现少尿；②因血液浓缩和有效循环血量减少，使肾血流量下降，同时反射性引起抗利尿激素和醛固酮分泌增多，水重吸收，亦使尿量减少；③DIC 的微血栓使肾血管栓塞，严重者造成肾皮质坏死；④细菌毒素经血流进入肾脏，引起肾小管、肾小球充血、水肿等炎性反应，严重者引起肾组织变性和坏死；⑤肾毒性药物如卡拉霉素、庆大霉素、头孢菌素等抗生素或缩血管药物的应用，可加重肾小管上皮的损伤或肾血管痉挛，造成肾损害。

（2）临床表现：以少尿、无尿、电解质紊乱和氮质血症为特征。①少尿期：尿量<400ml/24h，或<17ml/h，如<100ml/24h 为无尿。患者伴有不同程度水钠潴留、高血钾和酸中毒。此时若大量输液可引起肺水肿和心力衰竭。实验室检查：尿比重低，一般在 1.010 左右，尿蛋白持续出现，尿红细胞＋＋～＋＋＋＋，可有颗粒管型。血生化检查：尿素氮、尿酸及肌酐升高，二氧化碳结合力降低；②多尿期：尿量≥1500ml/24h，尿比重在 1.010～1.014。血液检查：尿素氮、尿酸、肌酐逐渐下降，此时应警惕低钠和低钾血症。

二、弥散性血管内凝血

弥散性血管内凝血（简称DIC）是由多种病因所引起的广泛的、散在的微血管内栓塞和继发纤溶亢进综合征，是疾病复杂病理过程的中间环节。其特征是体内凝血与抗凝血机制出现病理性失衡，在微血管内有血小板聚集和纤维蛋白的广泛沉着而形成弥散的微血栓，并由此引起循环功能及其他内脏功能障碍，出现消耗性凝血病和继发性纤维蛋白溶解，表现为溶血、渗血、出血及栓塞坏死的综合征。据统计，至少50%的DIC合并有多器官功能障碍综合征（MODS）。

（一）病因

据北京、上海、武汉及福建4组统计250例DIC的发病率，分别为感染占44.6%，急性白血病占13.8%，产科意外占13.4%，肝病占7.7%，手术和创伤占7.4%，恶性肿瘤占6.9%，其他各种疾病占6.2%。妇产科疾病引起DIC者主要为病理产科，如羊水栓塞、胎盘早剥、胎死宫内、子痫、感染性流产、产后大出血、严重感染及羊水内注药等，其中以羊水栓塞并发DIC者最为多见。

（二）临床表现

DIC并非一种独立的疾病，而是各种基础疾病复杂病理过程的中间环节，故其临床表现往往是在原有疾病的基础上，增加DIC症状和体征，即：

1. 出血 广泛性自发性出血是DIC最突出的症状。出血部位可遍及全身。出血的特点为皮肤大片深紫色瘀斑，注射部位渗血，特别是以注射部位为中心出现出血性斑丘疹。切口渗血和血不凝，尤其是分娩时或产后出血不止。此外亦可有胃肠道、泌尿生殖系、肺部甚至颅内等部位出血，临床出现相应的症状和体征。故凡临床遇有不易用原发病解释的突然发生的多部位出血，应警惕DIC的可能。多个报道指出产科DIC以大量阴道流血为主，且出血不凝，可致失血性休克。

2. 休克 不易用原发疾病解释的休克是微循环障碍的突出表现。DIC休克的特点为：①常突然发生找不到明显原因的休克；②多数病例可同时伴有出血倾向，但出血情况又难以解释休克的严重程度；③休克甚顽固，常规抗休克治疗不易奏效。休克与DIC的关系甚为密切。休克可导致DIC的发生，而DIC亦可由于小血管阻塞，回心血流量减少，心排血量降低，引起动脉压下降，产生休克。休克一旦发生，又加重DIC的发展，两者互为因果，形成恶性循环。

3. 多发性微血管栓塞 DIC的本质就是广泛的微血管栓塞。其临床表现则依据栓塞的部位、范围和持续时间以及纤溶情况而定。栓塞的组织、器官缺血、缺氧和功能障碍时间持续过久，可致组织坏死，发生皮肤、皮下、黏膜栓塞坏死及肾、脑、肺等功能不全，临床表现为指端、趾端、鼻尖、耳垂部发绀，严重者可发生干性坏死。此外尚可有少尿、无尿、肾衰、呼吸困难、肝大、黄疸等。故对原因不明的急性肾衰患者应考虑到DIC的可能。

4. 微血管病性溶血 由于DIC在血管内形成的广泛微血管栓塞及某些血管活性物质释放使微血管管径变窄，红细胞受到机械性挤压、牵拉或血流冲击，发生变形或破碎而引起溶血。溶血轻时不易觉察，急性大量溶血时，可有贫血征及血红蛋白尿。血涂片可见红细胞碎片及变形红细胞，若变形红细胞超过2%即有诊断意义。红细胞大量破坏释放的促凝物质又可加重DIC，形成恶性循环。

（三）实验室检查

因 DIC 早期的高凝阶段为时短暂而不易察觉，故重点应放在出血倾向方面，即消耗性凝血障碍和继发性纤维蛋白溶解两大方面。

1. 反应凝血因子和血小板消耗过多的检查

（1）血小板 $<100\times10^9/L$（10 万/mm^3）或呈进行性下降（占 94%）。

（2）纤维蛋白原 $<1.5g/L$ 或呈进行性下降。纤维蛋白原正常值为 $2\sim4g/L$。但在感染、妊娠、创伤等情况时，纤维蛋白原含量呈代谢性增高，可达 8g/L 以上，故须动态观察。

（3）凝血时间（CT）反映内源性凝血过程中各凝血因子的综合水平，正常参考值为 $11\sim12$ 分钟（试验法）。在 DIC 早期高凝阶段，CT 可明显缩短。但随着凝血因子的消耗及纤溶亢进，CT 逐渐延长。因此 CT 值的改变可帮助早期发现 DIC。

（4）血浆凝血酶原时间（PT）延长：PT 反映外源性凝血过程中各凝血因子的综合水平，正常参考值为 2.0 ± 1.0 秒。超过正常值 3 秒以上者为异常。PT 延长见于 80%～90% 的 DIC 病例。

（5）白陶土部位凝血活酶时间（KPTT）延长：KPTT 是一种比较敏感和重复性较好的非特异性凝血粗筛试验，参考值为 $3\sim45$ 秒，与正常对照延长超过 10 秒有意义。

（6）抗凝因子Ⅷ中凝血活酶部分（Ⅷ：C）/抗凝因子Ⅷ中抗原部分（CWF：Ag）<1，正常值为 1。

（7）血小板释放反应物的测定：近年发现，血管内皮损伤、免疫复合物、凝血酶等可刺激并激活血小板释放激素物质，如 β 血栓球蛋白（β-TG）、血小板第 4 因子（PF_4）、血栓素 A（TXA_2）和 B（TXB_2）等。这些可作为体内高凝状态的敏感指标。DIC 时这些项目值均有明显升高。血浆正常值：β-TG 为 $25\pm8.2\mu g/L$，PF_4 为 $2.98\pm3.2\mu g/L$，TXB_2 为 $0\sim5\mu g/L$。

（8）抗凝血酶-Ⅲ：（AT-Ⅲ）：AT-Ⅲ 是体内最重要的凝血酶抑制物。DIC 早期 AT-Ⅲ 活性呈病理性消耗性减低，测定 AT-Ⅲ 可早期诊断，亦可作为抗凝血治疗的疗效监测指标之一。

2. 反映继发性纤溶亢进的检查

（1）凝血酶凝固时间（TCT）延长：正常参考值为 $16\sim18$ 秒，与正常对照延长超过 3 秒有意义。DIC 时 90% 的病例 TCT 可延长。

（2）优球蛋白溶解时间缩短：优球蛋白溶解时间是了解人体纤溶状态的重要指标之一。正常人 >90 分钟。缩短则提示纤溶亢进。DIC 时有 40% 患者出现异常，但一般在 DIC 晚期才有明显缩短的阳性结果。

（3）纤溶酶原含量减少：在 DIC 中、晚期，继发性纤溶亢进时血浆纤溶酶原含量减少。

（4）纤维蛋白肽的测定：凝血酶作用于纤维蛋白原，形成纤维蛋白单体，并先后释放出纤维蛋白肽 A/B（FPA/FPB），是凝血亢进的早期指标。一般认为，血浆中纤维蛋白肽 A/B 放免法测定较为敏感。正常人血浆中 FPA 含量很少（<9mg/ml），DIC 早期可增高，达数十至数百倍；FPB 放免法正常值 <2mg/ml。

（5）血浆鱼精蛋白副凝集试验（3P 试验）阳性：本试验在继发纤溶亢进的早期较为敏感，阳性率在 68.1%～72.9%。但凡有血管内凝血而不一定是 DIC 时，3P 试验均可阳性，故其特异性差。

（6）纤维蛋白降解产物（FDP）增多：当血管内凝血伴纤溶亢进时，血中的 FDP 增多。正常人血清中 FDP<10mg/L。目前对 FDP 测定多采用 D-二聚体测定，是诊断 DIC 的一种新方法。D-二聚体是交联纤维蛋白在纤溶酶作用下产生的一种特异性纤维蛋白降解产物，它既可反应凝血酶的生成，又可反应纤溶酶的活性，是 DIC 诊断的首选分子标志物，对早期临床诊断有重要意义。D-二聚体正常值为（0.13±0.03）mg/L，DIC 时增高 10 倍以上。采用乳酸凝集试验假阳性高，而采用酶联免疫吸附试验假阳性结果明显下降。

（四）DIC 分期

掌握 DIC 的病理特点，早期诊断 DIC，是救治成功的关键。根据凝血机制异常的变化，将 DIC 分为三期。

1. 早期 DIC（高凝血期或弥散性微血栓形成期）特点 ①病程短于 24 小时；②临床以循环衰竭与栓塞为主要表现，出血倾向不明显；③血液处于高凝状态，血抽出后易凝固；④CT 和 KPTT 均缩短。潘用宾等提出，因急性 DIC 发生突然，高凝期为时短暂，亦无严格界定，故易延误 DIC 的早期诊断。如果在产前、产时或产后某一瞬间患者出现憋气、胸闷、呛咳或难以用出血来解释的休克，即应警惕 DIC 的可能，或临床上发现静脉输液针头频频堵塞，抽血时血液在注射器内迅即凝固，则可作出 DIC 高凝期的诊断。并建议在实验条件受限制或临床紧急情况下，用血块观察试验。即抽患者静脉血 5ml 置入试管内，竖立于 37℃温箱中，如 20 分钟内未见血块形成，表示凝血因子减少；血块形成后在 3 小时内溶解，则提示纤维蛋白溶解亢进。

2. 中期 DIC（消耗性低凝血时间）特点 ①临床出现循环衰竭与出血倾向并存，持续时间长；②血小板与凝血因子大量被消耗，使血液凝固性降低；③血小板明显减少，出血时间与 CT 均延长，血块固缩差，PT 延长，纤维蛋白原降低，KPTT 延长和 3P 试验强阳性。

3. 晚期 DIC（继发性纤溶亢进）特点 ①临床病情危重，以脏器出血及脏器功能衰竭表现为主；②血液呈低凝状态，血抽出后不易凝固；③血小板显著减少，纤维蛋白原含量极度下降，KPTT 与 PT 延长，优球蛋白溶解时间缩短，3P 试验由阳性转为阴性，血 FDP 增高。纤维蛋白及纤维蛋白原含量减少。

（五）诊断主要依据

1. 有妇产科 DIC 的基础疾病 如妊娠高血压综合征、羊水栓塞、胎盘早剥、死胎滞留、大月份人工流产、流产后或产后大出血感染、卵巢癌等。

2. 有下列两项以上临床表现

（1）多发性出血倾向：如产前、产中、产后阴道大出血，皮肤针眼出血、紫癜血泡、齿龈出血、切口出血、创面出血或（和）便血、尿血、呕血；

（2）不易用原发疾病解释的微循环衰竭或休克；

（3）多发性微血管栓塞的症状和体征，如皮肤、皮下、黏膜栓塞、坏死及早期出现的脑、心、肺等脏器官功能不全；

（4）抗凝治疗有效。

3. 实验室检查 应有下列 3 项以上异常（1994 年武汉全国止血与血栓会议制定）。

（1）血小板<100×10⁹/L 或呈进行性下降（肝病>50×10⁹/L），或有 2 项以上血浆血小板活化产物（β-TG、PF_4、TXB_2、GMP-140）升高；

(2) 血浆纤维蛋白原<1.5g/L，或呈进行性下降，或>4g/L（肝病<1.0g/L）；

(3) 3P 试验阳性或血浆 FDP>20mg/L（肝病>60mg/L），或 D-二聚体水平升高（阳性）；

(4) 凝血酶时间缩短或延长 3 秒以上或呈动态变化（肝病延长 5 秒以上）；

(5) AT-Ⅲ 含量及活性降低（不适用于肝病）；

(6) 血浆因子Ⅷ：C 活性<50%（肝病必须具备）。

(六) 鉴别诊断

DIC 的诊断主要应与严重肝病的凝血异常和原发性纤溶相鉴别。原发性纤溶罕见。伴有全身性出血的严重肝病因凝血因子合成减少及可能存在的血小板减少而发生多部位出血，且重症肝病也可并发 DIC，故两者的鉴别尚有许多困难。下列几点更倾向于 DIC 的存在：

1. 突然发生的休克。

2. 有多发性微血管栓塞的表现。

3. Ⅷ：C 明显降低，而 CWF：Ag 可升高或正常，使Ⅷ：C/CWF：Ag 的比值明显下降。

4. FPA、FPB 升高。

5. 血小板释放反应物如 β-TG、PF_4、TXB_2 升高。

（陈清秀）

参考文献

1. 邵孝洪. 现代急诊医学. 北京：北京医科大学中国协和医科大学联合出版社，1997：57.

2. 张文武. 危重病医学. 天津：天津科技翻译出版公司，1996：1.

3. 王德炳. 妇产科学. 北京：中国科学技术出版，1995：277.

4. 苏应宽. 新编实用妇科学. 济南：山东科学技术出版，1995：86.

5. 白涛. 现代创伤诊断学（修订版）. 北京：人民军医出版社，1996：462.

6. 李恩. 中国中西医结合临床全书. 北京：中医古籍出版，1996：659.

7. 邵孝洪. 急诊医学. 上海：上海科学技术出版社，1992：116.

8. 柯应夔. 临床妇科学. 天津：天津科学技术出版社，1992：1190.

9. 苏应宽. 实用产科学. 济南：山东科学技术出版社，1979：544.

10. 冯丽萍. 羊水栓塞弥漫性血管内凝血的诊断及处理. 实用妇产科杂志，1997，(13)：13.

11. Rickw，Martin，MD. Ammotic fluid embolism. clinical obstet and Gynecol，1996 (1)：101.

12. 杨建波. 产科弥漫性血管内凝血 19 例临床分析. 实用妇产科杂志，1997，(13)：36.

13. 王红霞. 产科 DIC 11 例临床分析. 实用妇产科杂志，1993，(3)：34.

14. 张发荣. 产科急性弥散性血管内凝血 11 例分析. 中国实用妇科与产科杂志，1996，(12)：293.

15. 潘用宾. 产科急性 DIC 的诊断与治疗中若干问题探讨. 实用妇产科杂志，1992，(8)：149.

16. 梁宝琳. 产科急性 DIC 的诊断与处理. 中华妇产科杂志，1992，(3)：147.

17. 王振义. 血栓与止血基础理论与临床. 上海：上海科学技术出版社，196：352.

第四章

中医妇产科辨证概要

　　辨证论治是妇产科认识疾病和治疗疾病的基本方法。辨证是辨别各种疾病所反映的证候，论治是根据辨证的结果确定治疗原则和方法。辨证是否符合疾病的客观实际，又可以通过辨证后施行对证治疗的效果予以反证。所以辨证论治是认识和治疗疾病的思维方法，而辨证则是论治的先决条件。

　　在妇产科疾病的发生发展过程中，同一疾病，在其不同的病理阶段可以反映出不同证候，并随年龄、体质、性格、环境、生活习惯、诱发因素等之不同，和经期、孕期、产褥期、哺乳期、更年期、绝经期等不同的生理时期，亦可表现为不同的证候。因此，妇产科疾病的辨证必须结合望、闻、问、切四诊和妇女的生理病理特点，全面了解疾病在机体反映出的症状，才能正确地辨识证候。

第一节　辨　证　原　则

　　疾病的辨证，必须遵循"谨守病机，各司其属"的原则，通过疾病的各种表现，结合病因病机进行归纳、分析，寻找证候的属性所在。

　　妇产科的辨证须遵循下列原则。

一、妇产科特性证候与共性证候相结合

　　由于经、带、胎、产四大类疾病及前阴病等是妇女特有的疾病，乳房病又多发生于女性，因此这些疾病的发生和发展一定会表现出与这些方面的病理改变相关的证候特性，所以辨证应重在辨析：①月经的期、量、色、质、气味和伴随月经而发生的症状；②带下的量、色、质、气味；③妊娠期母体的生理病理改变以及胎孕异常、胎儿存殁和发育等情况；④产时及产后母体的生理病理变化，产伤的恢复和乳汁的多少、有无；⑤前阴的肿

瘤、瘙痒、干燥不适和横痃痈毒；⑥乳房的大小，有无肿痛结块、溢乳；⑦小腹疼痛及结块等情况。但是，经、带、胎、产等方面的异常往往是女性整体气血、脏腑及经络、津液病变的反映，所以还须同时结合全身情况进行辨证，才能抓住证的实质。

二、辨证与病机相结合

病机往往是证确立的依据，所以辨证时必须紧扣病机。例如绝经前后诸症，有月经不调、精神神经症状、心血管症状、泌尿道症状、皮肤以及生殖道症状等多系统、多脏器的临床表现，证候复杂多变，似无从着手辨证，若从绝经前后肾气渐衰而发病的主要机制进行分析，就可以归纳为月经不调、腰膝酸软为绝经前后诸症的基本证——肾虚证的表现，而偏肾阴虚者以轰热汗出、心烦失眠、头晕目眩、阴部干涩、皮肤瘙痒、烦躁易怒为主症；偏肾阳虚者以恶风汗出、精神萎靡、心怯恐慌、水肿便溏为主症；肾阴阳俱虚者则两者兼而有之。这样，以肾虚为纲，偏阴虚、偏阳虚为目，证候便一目了然，而对其他兼症，就容易辨识了。

第二节　妇产科辨证

妇产科辨证，是以八纲辨证为指导，脏腑、气血、奇经辨证为基础，同时根据妇女生理病理特点进行全身证候（共性证候）辨证与妇产科特有证候（特性证候）辨证相结合的辨证方法。

一、妇产科常见证的辨证方法及要点

中医妇产科的辨证，必须通过疾病的证候分析，确定其证属寒性或热性，属虚证或实证，病在脏或在腑，病在气或在血等。辨别妇产科疾病的证候属性，是辨证的方法之一。

（一）妇产科病的脏腑辨证

脏腑辨证，是根据脏腑的生理功能、病理变化对疾病的证候进行分析、归纳的过程，以此判断病变的部位、性质、邪正盛衰，为治疗提供确切依据。妇产科疾病的发生与五脏功能失常关系至为密切。下面就妇产科常见病证的肾、肝、心、脾、肺辨证作一扼要的归纳。

1. 病在肾的辨证

（1）肾气虚证：特性证候：月经初潮较迟，经行先后不定，经量或多或少，经水妄行，量多如崩或淋漓不止，经色淡黯，经质稀薄，或经行推迟甚至经闭不通。孕后腰酸下坠或胎漏下血，甚或屡孕屡堕，产后小便频数与失禁、子宫脱垂等。

共性证候：面色晦黯，眼眶黧黑，头晕耳鸣，腰膝酸软，小便频数或尿失禁，舌淡红，苔薄白，脉沉细尺弱。

（2）肾阳虚证：特性证候：经行前后肢肿面浮，经期泄泻，白带清稀如水或如鸡蛋清样，子宫偏小，结婚多年不孕，孕后肢体水肿，胎水肿满或胎儿生长迟缓等。

共性证候：精神委靡，腰脊酸楚，面色苍白，形寒肢冷，小便清长，夜尿频数，舌淡黯，苔白薄，脉迟两尺弱。

肾阳为人身之元阳，人体气血、脏腑、经络莫不赖此以温养，如肾阳虚衰不足以温煦脾土，则导致脾肾阳虚证；肾阳不足，膀胱失于温运，气化无权，可致膀胱失温证。这些证候在妇产科疾病中较常见。

1）脾肾阳虚证：特性证候：月经不调或崩中漏下，或经闭不来，经行泄泻，经行浮肿，带下淋漓，妊娠肿胀等。

共性证候：面色苍白或晦黯，腰膝酸软，纳呆腹胀，大便溏薄，小便不利或夜尿频数，舌淡胖，苔白腻，脉沉缓弱。

2）膀胱失温证：特性证候：产后小便不通或频数与失禁，老年妇女小便频数，甚或淋沥不禁。

共性证候：面色白，神疲畏寒，腰膝冷痛，腹冷便溏，舌淡红，苔薄白，脉沉细弱。

（3）肾阴虚证：特性证候：月经量少，甚则经闭不行，经间期出血，崩漏，带下，不孕等。

共性证候：腰膝酸痛或足跟痛，头晕耳鸣，五心烦热，咽干口燥，舌稍红而干或有裂纹，少苔或无苔或花剥苔，脉细数无力。

肾阴为人体阴液之源泉，肾阴维持肾的生理功能平衡之外，还滋养肝、肺、心之阴液。倘肾阴不足以涵木，则导致肝肾阴虚证；肾阴不足以养心，心火亢盛，则出现心肾不交证；肾阴不足以润养肺脏，又可出现肾虚肺燥证。以上各种证候均可在不同的妇产科疾病中出现。

1）肝肾阴虚证：特性证候：经行先后不定，量少淋漓，经色红而稠，经时发热，乳房胀痛，黄带或赤白带下，量少黏稠，孕后双目昏暗，视物不清，或妊娠腰骶酸痛，下肢搐搦，外阴斑白，干燥瘙痒或阴中灼热干涩，性交困难等。

共性证候：腰膝酸软，头晕目眩，烘热汗出，两目干涩，舌红，苔少而干，脉细弦。

2）心肾不交证：特性证候：绝经前后经候不匀，时来时止或停闭数月又复来潮，经水量多，色红而稠或量少不止，怔忡失眠，时时自汗盗汗，无故烦怒或恐慌，经期前后口舌糜烂，妊娠期间烦闷不安或心烦不寐，妊娠小便不利或淋漓涩痛，舌红或绛，少苔或无苔，脉细。

共性证候：腰酸膝软，五心烦热，心悸怔忡，健忘失眠，舌红少津，脉细数。

3）肾虚肺燥证：特性证候：经期吐血、衄血、血色鲜红而量少，妊娠期间咽燥声嘶，甚或失音，或咳嗽频频、日久不止，妊娠晚期或产后大便干燥难排。

共性证候：腰膝酸软，口燥咽干，干咳无痰，大便硬结，舌红，苔少，脉细。

（4）肾阴阳俱虚证：多为久病患者体质虚弱或更年期以后妇女。本证为肾阳虚证与肾阴虚证同时并见，辨证时可参考上述辨证方法。

2. 病在肝的辨证

（1）肝气郁结证：特性证候：经期推后或月经时早时迟，经量时多时少，行而不畅，经色黯红或有血块，经前乳房胀痛，小腹胀痛不舒，烦躁易怒，产后乳汁排出不畅或无乳，乳内结块疼痛等。

共性证候：精神抑郁或易怒，胸闷胁胀，舌黯，脉弦。

（2）肝经郁热证：特性证候：月经超前，淋漓日久，经血上溢自口鼻而出，血色深红而量多，经行双目干涩红赤，孕后心胸烦闷，坐卧不宁，经行或产后乳胀，乳汁自溢，或乳房痛肿等。

共性证候：精神烦躁或易怒，胸闷胁胀，口干口苦，舌红，苔黄，脉弦数。

（3）肝阳上亢证：特性证候：经期头痛、头痛目眩或脑转耳鸣，妊娠中、晚期头晕目眩，甚则头痛视蒙，心胸烦闷等。

共性证候：眩晕，耳鸣，耳聋，舌红，苔常或黄，脉弦数。

（4）肝风内动证：特性证候：妊娠晚期、临产时或分娩后，突然发作全身抽搐，牙关紧闭，甚则昏不知人等。

共性证候：头晕眼花，头痛，舌红，苔少，脉弦有力。

（5）肝经湿热证：特性证候：经行前后痤疮累累，小腹、外阴胀坠疼痛，黄带浓稠，量多味臭，阴部红肿瘙痒，黄水淋漓，不孕等。

共性证候：胁肋胀痛，皮肤风团疹点，瘙痒或黄水渗漉，面红唇赤，大便不调，小便短赤，舌红，苔黄腻，脉弦滑。

另外，妇女经前或孕后，肝气偏旺，若肝木乘脾，克侮胃气，则致肝胃不和证；肝经郁热，扰动心火，导致心肝火旺证。二证表现如下。

（1）肝胃不和证：特性证候：经前或经行期间，烦躁易怒，乳房胀痛，食欲不振，恶心欲吐，孕后呕恶，甚则食入即吐等。

共性证候：胃脘及两胁胀痛，呃逆嗳气，胸闷叹息，食后脘腹作胀，舌红，苔薄，脉弦滑。

（2）心肝火旺证：特性证候：月经先期或月经先后不定，经量增多，经色深红而稠，经行烦躁失眠或发狂，经后心烦不寐等。

共性证候：心胸烦热，面目红赤，头晕胀痛，口干口苦，小便黄，舌红，苔黄，脉弦数。

3. 病在心的辨证

（1）心气虚证：特性证候：经行错后或经闭不行，无故心中烦乱，悲伤欲哭或哭笑无常，呵欠频作，或经行情志异常等。

共性证候：心悸不寐，健忘失眠，面白自汗，舌淡，苔白，脉弱或数而无力。

（2）心血虚证：特性证候：经行前后精神恍惚，或惶惶不安，喃喃自语，失眠梦多，经量减少甚或闭经等。

共性证候：心悸怔忡，易惊健忘，面色淡黄，头晕目眩，舌淡红，苔薄白，脉细。

（3）心火旺证：特性证候：经行口舌生疮，糜烂肿痛，经行吐血、衄血，经行心烦失眠，妊娠小便淋痛等。

共性证候：面赤口渴，烦闷不寐，狂躁谵语，尿黄涩痛，大便干结，舌尖红或舌红，苔黄，脉数。

心的主要功能为主神明和主血脉，是调节人体气血、脏腑功能活动的重要枢纽。《黄帝内经》明言，心为君主之官，"主不明则十二官危"，故心病又可累及其他脏腑，导致妇产科疾病的发生。常见的有：

1）心肾不交证：见"病在肾的辨证"。

2）心脾两虚证：特性证候：月经过多，经色淡红，经质稀薄，崩中漏下或月经过少，闭经，产后血崩等。

共性证候：面色萎黄，神疲乏力，少气懒言，心悸健忘，失眠梦多，纳呆腹胀，大便溏薄，舌淡胖，苔白薄，脉细缓。

4. 病在脾的辨证

（1）脾虚血少证：特性证候：月经推迟，经量不多，经水稀薄而淡红，甚或经闭不行,行经之后头痛、身痛,或头晕心悸,妊娠之后,胎气不盛,胎儿生长缓慢,产后乳汁缺少等。

共性证候:面色萎黄,神疲肢倦,食少便溏,头晕心悸,舌淡红,苔薄,脉细缓。

(2)脾虚不摄证:特性证候:月经先期而至,经量增多,经期延长,甚或崩中漏下,绝经后经断复来,妊娠胎动下血,产后恶露过期不止或乳汁自出等。

共性证候:面色白,少气懒言,四肢倦怠,小腹空坠,舌淡白,苔薄白,脉沉缓无力。

(3)脾阳不振证:特性证候:月经过多或崩漏,经行泄泻,经行头面及肢体水肿。妊娠中、晚期水肿,或胎水肿满等。

共性证候:面色苍白,食少腹胀,四肢不温,腹痛喜暖,大便清稀,舌淡胖,苔白厚,脉濡细。

(4)脾虚胃弱证:特性证候:经行胸闷作呕,孕后恶心呕吐,乳头溢血或溢乳等。

共性证候:呃逆嗳气,食少便溏,恶心呕吐,舌淡红,苔薄白,脉缓弱。

(5)脾虚湿盛证:特性证候:经行大便溏薄、次数增加,经期或孕后头面、肢体肿胀,白带增多黏腻无臭等。

共性证候:肢体重着乏力,食后脘腹痞闷,大便溏薄,舌淡胖,苔白或白腻,脉缓滑或濡。

5. 病在肺的辨证

(1)肺气虚证:特性证候:妊娠后期,小便不通,产后大便不畅,努责难出或小便异常等。

共性证候:面色无华,气短声低,咳喘无力,舌淡红,苔薄白,脉虚弱。

(2)肺阴虚证:特性证候:经期吐血、衄血,血色红而量少;妊娠期间声嘶、咽燥,或久咳不愈,便秘。

共性证候:干咳无痰,小便黄少,大便干结,舌红,苔少,脉细数。

(二)妇产科病的气血辨证

气血失调是导致妇产科疾病的重要机制。因此气血辨证是妇产科常用的辨证方法。气血的失调在妇产科疾病发生的机制当中可有不同的变化,故证候的表现也随之不同。因此有病在气和病在血之分,病在气者,有气虚、气滞、气陷、气逆;病在血者,有血虚、血热、血寒、血瘀等。然"气为血帅,血为气母",两者相互依存,相互制约,血病可以及气,气病又影响血的功能而致气血同病,如气滞血瘀、气虚血滞、血竭气脱、气陷血陷、气逆血逆等,临证时应结合气血病理特征和妇产科疾病的病理特点进行辨证。

1. 病在血的辨证

(1)血虚证:特性证候:经期错后,经水稀少,经色淡红,甚或经闭不行,经期或孕后皮肤瘾疹瘙痒,绝经前后皮肤感觉异常,妊娠期间头晕心悸,胎萎不长,产后腹痛绵绵或低热,头晕眩冒,下肢搐搦,乳汁稀少等。

共性证候:面色萎黄或淡白,头晕眼花,四肢麻痹,心悸失眠,舌淡白,苔薄,脉细。

(2)血热证:特性证候:月经先期,经期延长,崩中漏下,孕后胎漏下血或胎动不安,甚或胎死腹中、堕胎小产、产后恶露过期不止等。

共性证候:面赤或颧红、唇红,发热躁扰,口干,出血,舌红,苔黄,脉滑或细数。

（3）血寒证：特性证候：月经滞后，经量少，经色黯，有血块，经行不畅，甚或闭经，经来小腹冷痛，或婚后不孕、产后腹痛、身痛等。

共性证候：面色青白，形寒肢冷，腹痛喜暖，小便清长，大便不实，舌黯，苔白，脉沉紧或沉涩。

（4）血瘀证：特性证候：月经妄行，经血多少不定，多者如血崩或少量淋漓不断，经色黯红，血块多，经行腹痛拒按，瘀块排出腹痛得以减轻以至消失，或死胎不下，异位妊娠，产后腹痛，恶露不绝，子宫内膜异位症，子宫肌腺症，盆腔淤血症，慢性盆腔疼痛症、不孕，癥瘕等。

共性证候：痛有定处而拒按，或有癥块，硬满或痛或不痛，皮肤瘀斑、瘀点，舌紫黯，有瘀点、瘀斑，苔薄白，脉弦或弦涩。

2. 病在气的辨证

（1）气虚证：特性证候：月经趋前，经血量多或经水延期不止，经色淡红而质稀，孕后胎动下坠，或妊娠后期，小便不通，产时阵痛微弱，产程延长而致难产，产后自汗，恶露不绝，产后排尿困难，子宫脱垂等。

共性证候：面色㿠白，头晕眼花，神疲乏力，少气懒言，自汗，舌淡白，苔薄，脉虚软。

（2）气滞证：特性证候：经前小腹、乳房胀痛或伴心烦易怒，肢体肿胀，经期延后，经量不多，行而不畅或伴瘀块等。

共性证候：腹部或胁肋胀闷疼痛，时轻时重，时作时止，舌苔或正常，脉弦。

气血同病者，按临床表现偏于气或偏于血，以及气血在发病中的主次先后，参考上述各证辨法。

（三）妇产科病的奇经辨证

奇经八脉尤其是冲、任、督、带四脉的病理变化可以反映妇产科疾病的病变所在。徐灵胎对奇经病变与妇产科疾病的关系作了高度概括的论述，认为"经带之疾，全属冲任"。因此，奇经病变常表现为妇产科的主要证候。

1. 冲任虚衰证　证见月经推迟而至，经色淡红，经量少或经闭不来，婚后不能怀孕，孕后胎漏或胎动不安等。

2. 冲任不固证　证见月经提早，经水量多，经期延长，甚或崩中漏下，流产，早产，产后恶露不绝，子宫脱垂等。

3. 冲脉气逆证　证见孕后恶心呕吐，经期吐血、衄血，经时头痛、眩晕等。

4. 寒滞冲任证　证见月经推迟，经水少而来之不畅，经色黯或有血块，经期腹痛，不孕，孕后腹痛，盆腔包块或痛或不痛等。

5. 热扰冲任证　证见经期提早或经乱，经色深红而量多，胎漏下血，血色深红，产后发热或恶露不绝等。

6. 湿热（热毒）蕴结任、带证　证见带下黄稠，阴中生疮，阴部肿痛，外阴瘙痒，盆腔炎症，产后发热等。

7. 督脉亏虚证　证见妊娠腰脊寒冷或腰酸背痛，脑空耳鸣，健忘，不孕等。

8. 瘀阻冲任证　证见经行先后不定，经血时多时少或崩中漏下，产后恶露量多如注或淋漓不断，经血紫黯有块，小腹或两少腹部疼痛固定不移，或经行腹痛，异位妊娠，产后腹痛，不孕，盆腔癥块等。

（四）妇产科病的感染邪毒辨证

近 10 多年来，随着社会流动人口增多，其中极少数的性传播疾病患者，成为传染源，使感染邪毒的妇产科疾病得以传播。产后痉病有因感染破伤风而致者，亦属感染邪毒病证范畴。

感染邪毒病证大多表现为湿热、湿毒实证，亦有表现虚实夹杂证候者。对此类疾病辨证时，要特别注意邪毒接触病史的询问和进行妇科检查和必要的实验室检查。常见证候有下列几种。

1. **湿证蕴结证**　特性证候：带下增多，色黄绿如脓样或淡黄色如奶样，有泡沫，或色白如凝脂样，气味腐臭或腥臭，阴部潮红灼热伴瘙痒，或小便短赤涩痛或如脓水样、米泔样等。

共性证候：发热或不发热，脘腹满闷，恶心呕吐，口中黏腻，食欲不振，口干不欲饮水，大便不爽，舌红，苔黄腻，脉弦滑数。

2. **热毒壅盛证**　特性证候：小腹灼热，疼痛拒按，盆腔肿块压痛，带下色黄、质稠，气味臭秽，月经量多或崩中漏下，夹有瘀块，产后恶露不止伴有臭气，阴部疮疹、菜花状和乳头状湿疣，皮肤杨梅样疹或腹股沟部硬结、浅盆状溃疡等。

共性证候：高热恶寒，甚或高热寒战，皮肤斑疹，口干渴饮，大便燥结，小便短赤，舌红或舌绛，苔黄燥，甚或起芒刺，脉滑数。

3. **正虚邪盛证**　特性证候：月经稀少，经色黯红，阴部及口舌疮疹等。

共性证候：身体消瘦，精神倦怠，食少便溏，甚或腹泻反复发作，低热咳嗽，瘰疬累累，或癥瘕结块，舌淡黯，或有瘀点、瘀斑，苔腻或花剥，脉弦细涩。

4. **脾肺虚损证**　特性证候：月经后期量少，经色淡红质稀，阴部疮疹，甚或形成溃疡，疮面黄水淋漓，不痛不痒等。

共性证候：羸瘦乏力，低热起伏，咳嗽痰少或干咳无痰，食欲不振，慢性腹泻，舌淡红，苔白，脉细缓。

由于这类病证的邪毒多由性接触传染而来，生殖器局部的证候尤要重视。当病势蔓延至全身，局部病变往往容易为全身证候所掩盖，因此，辨证时必须全面了解疾病发生和发展的全过程，才能正确辨证。

（五）三焦辨证

三焦，指上焦、中焦、下焦，常以此概括病之部位及传变。妇产科的临床中有时也采用三焦辨证。

病在下焦的辨证：

1. **下焦湿热证**　特性证候：带下量多，色黄，或如脓，或夹血，有臭味，阴痒，阴疮，阴吹，崩漏，痛经，产后发热，恶露不绝，妊娠小便淋痛等，或兼见少腹疼痛作胀。

共性证候：困倦厌食，或大便溏，小便黄，苔黄厚腻，舌质红，脉滑。

2. **下焦虚寒证**　特性证候：带下量多、质清，小腹空坠，痛经，不孕，月经过少，闭经。

共性证候：腰膝酸软，小便清长，四肢不温，舌质淡，苔薄白，脉沉弱。

（六）卫、气、营、血辨证

卫气营血辨证是温病的辨证方法，它以卫、气、营、血归类证候，认识病变之程度、深浅与传变。在妇产科临床中对一些急性感染的疾病有时亦采用这种辨证方法。如产后感染发热，证见恶寒、发热、苔薄白、脉浮者，病在卫分；证见壮热、烦渴、汗多、恶露臭秽、大便结燥、小腹疼痛、苔黄、脉洪大者，病在气分；证见高热不退、谵语、舌绛苔黄或黄腻、脉多数，病入营分；证见神昏谵语、皮下出血、高热而肢冷、面色发白、舌红绛、苔黄燥、脉数而微者，病入血分。

二、妇产科各类病的辨证要点

妇产科病分为月经、带下、妊娠、产后和杂病等五类，除杂病外，各类疾病均有其各自特殊的病理变化规律，在错综复杂的证情中，形成各类病的证候特征，这些特征性的证候，是指导临床辨证的重要依据之一。

（一）月经病辨证

月经病辨证是以月经周期、月经量、月经色、月经质和行经天数为主要的辨证依据，同时结合全身证候、舌、脉等综合分析。

月经病辨证要点：月经先期、量多、色红、质稠者，多属血热；月经先期、量多、淡红、质稀者，多属气虚；月经后期，量或多或少，经色黯红，质稠，或夹瘀块者，多属气滞；月经后期、量少、淡红、质稀，多属血虚；月经后期，量多或量少，淋漓日久，经色紫黯有块，多属血瘀；月经先后不定期，量或多或少，经色黯红，质稠，多属肝郁；月经先后无定期，量时多时少，经色淡黯，质稀薄，甚或如乌豆汁样，多属肾虚。

有些症状如小腹疼痛、乳房胀痛、头痛、吐血、衄血、口舌糜烂、水肿、泄泻、发热等，每于月经来潮同步出现，并且作为就诊的主要原因者，也属于月经病范畴。这些月经病的辨证当结合病因病机和全身证候进行。

有些月经病的发生与年龄有密切关系，如青春期功血多因肾气不足，绝经前后诸症以肾虚为主，这些月经病患者，年龄就是辨证的参考依据之一。

中西医结合的研究结果，创立了仿卵巢内分泌周期性变化的月经病辨证方法，临床也较常用。

（二）带下病辨证

带下病主要依据其量、色、质、气味，及有无伴发阴部红肿灼热、疼痛或瘙痒等症状进行辨证。

带下病辨证要点：带下量多，或量少绵绵不断，色白或淡黄，质黏腻，无臭气，多属脾虚；带下量多，清稀透明，甚或如水样，多属肾阳虚；带下或多或少，色黄或兼赤，质黏，伴阴户潮红灼热，多属肾阴虚；带下量多，色黄或如豆浆状有泡沫，气秽臭，或色黄绿如脓样，质稠，气腐臭，伴阴户红肿热痛或瘙痒，多属湿热；若带下连绵不断，黄水样，甚或五色杂见，如脓如血，气味恶臭难闻，多属热（湿）毒内结。

带下增多除上述辨证规律外，尚须根据带下发生的时间，以辨别生理性的增多，还是病理性增多。对伴有阴痒的带下病，应结合必要的检查以明确是否属性传播性疾病，及时有效地治疗和预防其复发，对制止这类疾病的传播十分重要。有些妇产科恶性肿瘤如输卵管癌、宫颈癌等的早期症状，也以白带增多的表现为主，此时若能提高警惕，进行相应的检查，早期发现，早期治疗，将大大提高治疗效果。

（三）妊娠病辨证

妊娠期疾病的辨证，必须紧密结合妊娠生理变化和病理特点进行，同时注意胎儿在宫内的情况和胎儿对母体的影响。

妊娠病辨证要点：妊娠以后，恶心呕吐，多属胃虚肝热；妊娠以后，腰酸膝软或腰痛下坠，或屡孕屡堕，多属肾虚；妊娠以后，腹痛下血，量少色淡，或孕后腹形小于妊娠月份，甚或胎死腹中、堕胎小产，多属气血虚弱；妊娠以后，肢体面目水肿或腹大于正常孕月，多属脾虚；妊娠期间，烦闷不安或心烦不眠，或干咳无痰，声音嘶哑，甚者不能出声，多属阴虚；妊娠中晚期、临产或产后，头晕目眩，心中烦闷，视物模糊，多属肝肾阴虚，若病情进一步发展而至突然昏仆不知人，颧红，呼吸声粗，四肢抽搐，多属肝风内动；妊娠过期不产，多属血瘀。

（四）产后病辨证

产后病辨证可根据恶露的量、色、质、气味，乳汁的有无、多少，腹痛的有无，汗液的多少，大小便是否通畅，有无发热等，并结合产后生理病理特点进行。

产后病辨证要点如下：

产后阴道大出血，或恶露过期不止，色淡红，质稀，无臭气，四肢抽搐或肢体麻痹、酸痛，乳汁漏出不止或乳汁稀少，大便难排，多属气血虚弱；产后胞衣不下，或恶露不绝，色黯红，有瘀块，腹痛，多属血瘀；产后阴道流血持续不止，色鲜红，或小便失禁，或子宫、阴道壁下坠，多属产伤；产后发热寒战，恶露臭秽，腹痛拒按，或四肢抽搐，角弓反张，牙关紧闭，多属感染邪毒。

产后感染邪毒发热，其临床表现及疾病演变过程可按卫、气、营、血辨证。

（五）杂病的辨病辨证

不属经、带、胎、产疾病，而又与妇女生理病理有关的病种，总称为妇科杂病类。包括的病种有不孕证、子宫脱垂、阴痒、阴蚀、阴吹、癥瘕 、脏躁、热入血室等，这些病种各具病理特点，因而临床表现各异，临证时须按其病种的概念、机制、临床表现特点进行辨病辨证。如不孕症，首先须排除男方原因，并配合有关检查，为原发不孕者，多属先天不足，冲任未通盛；属继发不孕者，多属冲任虚损，或冲任瘀滞。

三、辨病与辨证的关系

辨病和辨证都是妇产科识别疾病的方法，都是依据患者和医者直观感觉，即从望、闻、问、切四诊得来的疾病的表现，进行分析、归纳而成。病，是指某一种妇产科疾病的总体表现，它反映了疾病发生、发展全过程的基本特征，在没有干预因素的情况下，在一定时期内，这种基本特征是相对恒定的，是诊断妇产科疾病的主要依据。证，则是对疾病发展过程中某一病理阶段的病因、病机、病性、病势的概括，它受病因、气候、生活和工作环境以及患者的体质、性格、发病时所处的生理状况等诸多因素的影响，因此，证也是疾病病机在不同个体的特殊表现。辨证就是要辨认妇产科病的某一特殊病理过程，是辨病的深一层次，更能反映病的个体差异。一个病可以包含一个或一个以上的证；这种证从属于病，对其的辨别必须在辨病的前提下进行，治疗时若能针对疾病的特殊性，即证的表现，就能取得较好的治疗效果。例如：高晓哲等曾对 457 例产科门诊定期检查的孕产妇进行了中医辨证分型，以探讨整个孕期和产后期生理变化的中医证型分布，以及不同证型与妊娠高血压综合征发病之间的关系。他们将孕 12 周以内定为孕早期，孕 26～30 周为孕中期，孕 36～40 周为孕晚期，产后 30 天以内为产后期。根据中医辨证分为正常型、脾虚型、肝阴虚型、肝肾阴虚型和脾虚肝旺型等。结果显示：孕早期以正常型为主；孕中期和孕晚期，正常型比例减少，肝阴虚、肝肾阴虚和脾虚肝旺型比例增加；产后期随着分娩的结束，其证型回复到正常型，该组病例中发生妊娠高血压综合征者 168 例，发病率为 36.73%，其证型以脾虚、肝阴虚和脾虚肝旺型居多。本研究说明妊娠高血压综合征的发病和病情发展与妊娠期间机体的生理变化有非常密切的关系，也提示证与病有共同的病理基础，证从属于病的关系。

然而，临床的辨证时常会受到困扰，主要有下面两种情况：

（一）无证可辨

临床上可遇到某些患者，就诊时只诉述要求解决的病，再没有任何证的表达，望、闻、问、切四诊也无异常，医生就难于辨证。例如不孕患者，月经白带正常，又无其他症状，只凭四诊有时亦难于辨别此不孕症的病位和病性了。

（二）证的程度难分

中医辨证以直觉为主，病变程度多用文字形容，使辨证时用的颜色深浅、胀痛轻重、量的多少不易界定，如乳房胀痛的程度，用"胀痛"、"胀痛明显"、"胀痛剧烈"、"痛甚不可触衣"等不同的形容词加以表达，其中明显与剧烈，剧烈与痛甚之间缺乏定量的比较。

上述问题不只出现在中医临床，西医同样会遇到这些问题，他们也要借助 X 线、超声波、放射性同位素、纤维内镜等技术和实验检验，提高辨病的能力。中医妇产科在建国后得到了很大的发展，运用了现代化技术对辨病的方法和证的实质进行了广泛深入的研究，使病与证的内涵更加丰富，进一步提高了辨病与辨证水平。现代临床上多采用辨病的同时结合辨证。这样不但可以提高诊断的符合率，准确地辨证，又将提高临床辨证论治的水平和疗效。

四、辨病辨证与施治的关系

病、证或病证结合的辨识，其最终目的是为了制订治疗方案，对患者进行有效的施治。因此治疗效果的好坏，与辨病、辨证是否正确是分不开的，只有辨明疾病的病因、病位和病的属性，才能定出正确的治疗方案。中医妇产科临床上常用的方法有辨病论治、辨病与辨证结合论治两种。

（一）辨病论治

本法只辨病不作辨证分型而施以治疗。门建章根据《金匮要略·妇人杂病脉证并治》"妇人六十二种风及腹中血气刺痛，红蓝花酒主之"的启示，用红花、黄酒，浸泡后，滤渣，取药酒治疗痛经，取得满意的止痛效果。许曼理用温经散寒、活血止痛中药制成药散，于经前 3 天用黄酒拌药散成糊状敷脐中治疗痛经，也取得满意的疗效。这种不分证治疗的方法，多用于妇产科痛证、血证的止痛、止血治疗。

（二）辨病与辨证结合论治

本法可分为 3 种情况。

1. 中医辨病与辨证相结合治疗　这是运用传统的中医妇产科理论在辨中医病的基础上进行辨证分型施治的方法。裘笑梅报道了中药治疗崩漏 73 例，其中功能失调性子宫出血 67 例，子宫肌瘤 2 例，子宫内膜炎 4 例。按中医辨证分为血热、气虚、阴虚和血瘀等 4 型，分别立方遣药予以治疗，疗效评定以恢复规则的阴道流血为指标，即以中医的疗效指标评定疗效。裘氏认为这种治法用治本病，近期疗效好而复发率高。其原因在于裘氏对崩漏的病名诊断是按传统习惯认识的，包括了卵巢功能失调和生殖道炎症、创伤、肿瘤等器质性病变所引起的子宫出血，因此，必须针对不同病因所导致的崩漏鉴别其属功能性或器质性病变，施以更有针对性的治疗，才能取得更好的远期疗效。

2. 西医辨病与中医辨证相结合治疗，以中医指标判定疗效　如杨瑞珊把西医功能失调性子宫出血从属于中医崩漏的范畴，进行分型论治，以止血为疗效的评定指标。功血的西医治疗以女性激素为主，但性激素的不良反应较大，中药治疗有较肯定的疗效而无明显的毒副反应，目前这种西医辨病与中医辨证结合论治的方法有扬中医之长，避西医之短的作用，是当今临床上常用的方法之一。

3. 西医辨病与中医辨病相结合治疗，以西医指标判定疗效　李超荆等通过中药治疗功能失调性子宫出血的研究观察发现，脾不摄血可以发生属于中医崩漏范畴的功血，用补脾中药调治可以使部分病例控制出血周期和出血量，但往往复发，卵巢功能也多未能恢复正常，根据《内经》"肾气盛……月事以时下"的理论，认为功血的中医辨病本在肾虚，改用补肾法治疗功血 100 例，结合卵巢功能测定作为辨病和疗效判定的客观指标。结果100％病例控制周期，72.8％病例恢复了排卵而达到治愈。其他如子宫肌瘤的中医治疗，除辨证治疗之外，尚辨别瘤体体积治疗前后的变化，对与子宫肌瘤发病有关的内分泌、血液流变、微循环等的变化为指标进行定性定量的观察研究，使子宫肌瘤的辨证微观化，疗效的判定更具客观性。

随着病证结合研究的逐步深入，目前中医妇产科临床或科研较多地采用着中西医结合辨病与辨证相结合的治疗方法。此法既继承了传统的中医妇产科学术理论，又运用了西医学的新理论、新方法、新技术，使中医妇产科疾病的辨证论治更具客观化和微观化的表达，有利于对中医病证进一步的研究。

五、辨证诊断的成立与验证

妇产科疾病证的诊断主要是依据经、带、胎、产、乳和杂病等妇产科病证的特殊性表现，结合证的共性表现而作出的，有主证、兼证和复合证等不同。传统中医证的诊断以直觉资料为主，随着对证进行广泛和深入的研究，近年来运用多学科、多层次的研究方法，对证开展了定性与定量相结合、动物实验与临床研究相结合的研究，在证的实质和证的诊断方面取得了长足的进展，使辨证诊断增添了客观化指标。下面扼要介绍妇产科辨证诊断的一些情况。

（一）证的量化验证

临床上较多地采用计分法、量度法，对构成证的各个因素进行评分，然后界定一个分值作为辨证诊断成立的指标或疗效评定的量化依据。对与量变有关的证候，用直接或间接测量法以辨别证的轻重程度。如用酸性正铁血红素比色法、经血血红蛋白或血铁含量、放射性同位素 Fe 标记细胞或碱性正铁血红素比色法等测定经血量；用一定面积的材料制成月经血垫，以垫上浸润面积的范围估计月经血量或人工流产、正常分娩的失血量。刘士敬等人用多元线性逐步回归法，对崩漏脾气虚证（西医无排卵型功血）117 例进行了证的量化研究。从临床常用的 47 项诊断因素中，经逐步回归分析，筛选出对崩漏脾气虚证贡献度最大的 24 项，并经回归方程验证，与临床诊断总符合率达 88.09％，并对崩漏（西医功血）脾气虚证激素类等实验室指标 9 项因素进行分析，选出了对崩漏脾气虚证最大贡献度的 5 个因素，综合以上分析结果，制定了崩漏脾气虚证的量化诊断标准，既能根据中医临床辨证方法为主，又能结合西医临床常用的症状、体征和实验室检查，既体现了崩漏脾气虚证的辨证要求，又使该病证的诊断同时具有质的定性和定量的指标。这种设计对中医证的量化作出了良好开端，值得借鉴，今后当不断积累证的量化指标，使中医证有客观验证。

（二）证的诊断标准规范化

每个证总有一定的证候表现，对具体证候进行整理规范是辨证论治规范化的一个重要方面。"中医证候规范研究"课题组于 1986 年撰写并初审了 77 条脏腑证候的规范条例，如心阴虚、肝气郁结等。全国中西医结合虚证与老年病防治学术会议于 1982 年制定了中医虚证辨证参考标准，并于 1986 年作了第一次修订，其中包括了气、血、阴、阳的虚证和心、肺、脾、胃、肝、肾的虚证等，每证列出主证、次证表现若干条，定出具体的诊断标准。全国活血化瘀研究学术会议两次修订了血瘀证诊断标准，对血瘀证诊断的主要依据、其他依据、实验室依据和判断标准，以及血瘀证兼有其他证候的诊断，作了具体的规范。由卫生部制定颁布的《中药新药临床研究指导原则》中对脾虚证、肝郁脾虚证、肝胃不和证、寒湿困脾证、湿热蕴脾证、胃热证、胃阴虚证的诊断都订出了细致和详尽的指标。1994 年国家中医药管理局颁布了《中医病证诊断疗效标准》，其中列举了 33 种妇科病证的诊断依据、证候分类和疗效评定标准。1997 年国家中医药管理局医政司又组织编制了《中医临床诊疗术语》，对中医病、证、症状和病案作了规范，其中对证的规范，包括了证名规范、辨证要素的统一、证的诊断标准和辨证体系的建立等。这些证与病证的诊断标准已为妇产科临床研究广泛应用。

（三）证与自主神经功能

叶雪清等用自主神经（植物神经）平衡因子分析法对功血、继发性闭经和无排卵患者的中药治疗研究表明：八纲证候与自主神经系统功能有关，实热型表现为交感神经功能偏胜，而虚证型则副交感神经偏胜；又对妇科内分泌门诊中具有畏寒、头昏、便溏、乏力等阳虚证的患者 39 例，另 16 例为年龄相仿的健康妇女为对照，两组进行植物神经系统平衡因子分析法等多项指标测定，证实阳虚患者交感神经功能衰减，影响微血管袢数减少，流速减慢，袢间出血和渗出，正是这些改变引起临床上畏寒、手足冰冷、头昏、乏力、便溏等系列症状。李家邦等采用皮温测定、握力试验、局部皮肤划纹反射、太阳神经丛反射、眼心反射、体位变换试验等多项检查指标，结合自主神经功能障碍的主要症状等对 72 例辨证为肝郁脾虚患者（其中痛经者 34 例，慢性活动性肝炎 38 例）进行分析，并以 38 名健康者对照，结果显示 72 例中自主神经功能亢进者 68 例，占 94.4%，健康者仅占 7.9%，提示该综合指标能反映肝郁脾虚证的特征。危北海认为，肝主谋虑、藏魂，包括了大脑皮层和自主神经功能，肝阴虚多趋向皮质抑制过程减弱和交感神经功能偏亢。

（四）证与生殖内分泌

李超荆等对无排卵型功血的研究结果表明：肾阴虚证者雌激素水平偏高，肾阳虚证者雌激素水平偏低。叶雪清等对功能性子宫出血、继发性闭经和无排卵患者 58 例进行辨证治疗，发现辨证为虚热证与虚寒证者雌、雄激素水平均低于实热证，其中以虚寒证者的降低尤为明显，与实热证比较有显著性差异。崔文清通过基础体温曲线的观察，发现无排卵型不孕阴虚内热证者基础体温曲线呈单相偏高水平，而阳虚不足证者基础体温曲线却呈现单相偏低的变化。廖玎玲等对 100 例辨证为肾虚证的闭经、稀发月经妇女进行性腺功能变化观察，结果提示，肾阳虚、肾阴虚和无特殊见证组之间 24 小时尿中雌三醇（E_3）含量均值差异极显著（$P<0.01$），E_3 均值水平依次为肾阴虚组＞无特殊见证组＞肾阳虚组，与李超荆等用阴道细胞涂片观察无排卵功血的结果相似。LHRH 垂体兴奋试验，肾阳虚

与肾阴虚患者多数呈低差或延迟反应，无特殊见证组与正常月经比较无显著差异，说明导致月经障碍的"肾虚"与下丘脑功能紊乱有一定关系。史常旭等将117例多囊卵巢综合征患者辨证为痰湿证、肾虚证和肾虚痰湿证，各证型阴道细胞激情素水平测定的结果显示有差异，痰湿证患者的阴道细胞角化指数呈中等水平，而肾虚证患者呈低水平，提示了不同证有不同水平的雌激素表达。上述研究表明，生殖内分泌的变化与证有密切关系。

（五）证与免疫功能

章育正测定了多种虚证和实证患者免疫功能数百例，发现两者有一定差别，虚证患者 E-花环形成率、血清补体 C_3 含量、IgM、IgG 含量均较正常人明显降低，实证患者，E-花环形成率、血清补体 C_3 含量、IgG 含量与正常人比较无明显差异，且部分患者 IgM、IgG 含量及单核细胞吞噬功能有偏高现象。章氏认为中医的"精气"包括了西医有关免疫功能的内容，上述结果可以用"邪气盛则实，精气夺则虚"的中医理论予以阐明。有报道 90 例慢性肾炎肾病型属阳虚证者，在病情活动期有 81% 患者的 IgG 低于正常，中西医药合补肾中药治疗后，80% 症状完全缓解，IgG 全部上升，其中 50 例接近正常，22 例达到正常值，本研究通过中医辨论治疗的效果说明了 IgG 的变化反映了阳虚证的病变程度。由此可见，免疫功能的改变，是机体正气与邪气之间相互作用的结果。在疾病发生、发展或转化的演变过程中，正气与邪气的盛衰所导致的虚证、实证或虚实兼夹证，必须使免疫功能发生相应的变化，所以证与免疫功能存在着内在联系。

（六）证与血液流变学、甲皱微循环

刘平等对 99 例功血患者血液流变学的变化进行了观察，发现全血比黏度、红细胞压积随气血虚实不同而呈不同变化。辨证属气滞血瘀证的全血比黏度、全血还原比黏度、红细胞压积显著高于正常人组，气血两虚证或虚实兼夹证均较正常人组明显降低，而以气血两虚证的下降尤为明显，上述病例甲皱微循环检查结果，提示了功血患者的甲皱微循环均有异常变化。异形管襻增加，血细胞聚集，血流流态异常，血流速度减慢，管襻淤血等血液流变学的改变，可能是血气瘀滞的具体表现，而毛细血管开放减少、管襻轮廓模糊出现率增加等局部血流量减少的病理变化，可能是虚证的客观反映。有学者根据辨证论治原则，选择了符合肝郁脾虚证的胃及十二指肠溃疡、慢性胃炎等病，结合血液流变学和甲皱微循环检测进行证的研究，结果显示，肝郁者有血液流变学障碍，表现为全血比黏度与血浆比黏度增高，红细胞电泳时间延长，血沉降率加速。中医认为，肝藏血，主疏泄，即有调节血量和贮藏血液的功能，肝郁则气滞，气滞则血行不畅，即可出现微循环障碍。气虚血少，则毛细血管充盈不足，同样可以发生微循环障碍，但它表现为血流量减少的病理变化。妇产科病的虚证与实证多采用这一指标作为辨证的参考依据之一。

（七）证与环核苷酸

环核苷酸与生殖系统的密切关系早已受到重视，作为机体代谢的第二信使，参与机体的生化过程，对机体有着广泛的生物作用。其中环磷酸腺苷（cAMP）和环磷酸鸟苷（cGMP）是对生物细胞具有双向调节作用的一对拮抗物。一些实验证明，cAMP 可能参与单胺类递质释放促性腺激素释放激素而引起促性腺激素的分泌，从而影响着下丘脑-垂体-卵巢性腺轴的功能，也可能参与胚胎的着床过程。把 cAMP 和 cGMP 含量的变化或 cAMP/cGMP 比值的变化作为证的客观指标，国内的研究虽然有意见分歧，但不失为一种从分子生物学水平去研究证的方法，值得进一步探讨。有人对甲亢患者不同证候与 cAMP 含量之间的关系进行研究，将 70 例患者依症状不同分为阴虚心火旺、阴虚肝火旺、

阴虚心肝火旺和阴虚火旺不明显等4个证，并设健康组对照。研究结果显示，阴虚火旺不明显的甲亢患者cAMP含量与健康组cAMP含量无明显差异，而阴虚火旺证甲亢患者cAMP含量则显著高于健康组和阴虚火旺不明显者。本研究表明同一疾病不同证的表达，具有不同的病理代谢基础。国内研究认为，阳虚证患者大多数cAMP水平较低，cGMP水平偏高，cAMP/cGMP比值偏低。为进一步探讨阳虚证与cAMP与cGMP之间的关系，李贵海运用阳虚小鼠动物模型（氢化可的松法）以温阳方剂——右归饮水煎服，测定实验动物环核苷酸含量，并与灌服生理盐水的动物模型对照。结果显示，温阳药使阳虚动物症状改善的同时，cAMP含量较对照组明显升高，cGMP明显下降。以上临床与实验研究结果，都提示了环核苷酸与证有密切关系。因此有学者提出，可以将血浆中环核苷酸量的变化作为阴虚证和阳虚证定性定量的客观指标之一。

此外，尚有利用盆腔血液图对妇产科的常见证进行研究的。如洪家铁等对痛经、不孕症患者进行盆腔血流图分析，发现血瘀证患者盆腔血流图的波幅值、血流灌注量较健康妇女降低，而流入时间指数、异常波形与两侧波幅差的出现率均较健康妇女明显增高，以上5项指标反映了痛经或不孕症患者盆腔的血液循环功能和血管功能状态，因此，盆腔血流图分析可作为血瘀证辅助诊断指标之一。

上述关于证的研究可以作为中医妇产科证的诊断依据，而临床研究和动物实验研究又为证的确定提供了一些目前较好的验证方法。近年来如子宫内膜异位症、输卵管阻塞不孕、多囊卵巢综合征等妇科病的动物模型，和阳虚、阴阳虚、脾虚、肝郁、血虚、血瘀等证的动物模型的建立，为中医妇产科病证研究提供了接近人体病理变化的病证模型，为辨证论治提供了科学的验证方法，使妇产科领域的研究更为广泛和深入，将证的研究推向更高的水平。

（欧阳惠卿）

参 考 文 献

1. 高晓哲. 妊娠中毒症和中医辨证分型关系的探讨. 中医杂志, 1984, (11): 25.

2. 门建章. 红蓝花酒治疗痛经. 中医药研究, 1988, (2): 44.

3. 许曼理. "痛经外敷散"为主治疗痛经. 上海中医药杂志, 1984, (3): 21.

4. 裘笑梅. 中药治疗崩漏73例总结. 浙江中医学院学报, 1981, (6): 11.

5. 杨瑞珊. 功能性子宫出血的辨证论治. 北京中医, 1983, (2): 43.

6. 李超荆. 肾主生殖与排卵机制的初步探讨. 中医杂志, 1982, (6): 69.

7. 肖碧莲. 月经血量测定方法. 中华妇产科杂志, 1980, (3): 159.

8. 胡琦. 妇产科病例失血量的估计方法. 中华妇产科杂志, 1989, (2): 113.

9. 顾知方. 人工流产出量的直接与间接测定. 中华妇产科杂志, 1982, (2): 121.

10. 刘士敬. 中医妇科崩漏病脾气虚证型量化诊断标准的研究——117例功能性子宫出血脾气虚诊断因素多元回归分析. 中国中医药科技, 1997, (2): 67.

11. 国家"中药证候规范研究"课题组第二次会议资料, 1986. 北京.

12. 沈自尹. 中医虚证辨证参考标准. 中西医结合杂志, 1983, (3): 117.

13. 沈自尹. 中医虚证辨证参考标准. 中西医结合杂志, 1986, (10): 598.

14. 血瘀证诊断标准. 中西医结合杂志, 1987, (3): 129.

15. 血瘀证诊断参考标准. 中西医结合杂志, 1989, (2): 111.

16. 中华人民共和国卫生部. 《中药新药临床研究指导原则》第一辑. 1993.

17. 国家中医药管理局 . 《中医病证诊断疗效标准》. 1994.

18. 中医病证治法术语 . 中医诊断杂志（专集）. 1997（3）.

19. 叶雪清 . 功能性子宫出血、继发性闭经和无排卵的治疗研究 . 中医研究，1985，（9）：53.

20. 叶雪清 . 阳虚患者植物神经系统功能、甲皱微循环和血液流变学的改变及相互关系 . 中西医结合杂志，1989，（10）：618.

21. 李家邦 . 肝郁脾虚证患者植物神经功能障碍的特征 . 湖南医学院学报，1985，（1）：63.

22. 危北海 . 对肝藏象研究的一些看法 . 湖北中医杂志，1980，（1）：16.

23. 崔文清 . 中药治疗基础体温单相型（无排卵型）不孕症 . 浙江中医学院学报，1986，（3）：11.

24. 廖玎玲 . 闭经、稀发月经妇女"肾虚"与性腺功能变化的观察 . 中西医结合杂志，1986，（10）：590.

25. 史常旭 . 多囊卵巢综合征的中医治疗——附 117 例临床分析 . 中华妇产科杂志，1985，（3）：144.

26. 章育正 . 虚证和实证病人的免疫状态 . 上海中医药杂志，1984，（6）：44.

27. 余青萍 . 补肾疗法的临床效果及对 IgG 的影响 . 湖北中医杂志，1982，（1）：20.

28. 刘平 . 功能性子宫出血血气瘀滞、血气两虚的血液流变性和甲皱微循环变化的初步观察 . 上海中医药杂志，1984，（4）：46.

29. 湖南医学院第一附属医院中医基础理论研究室等 . 137 例肝郁脾虚证的临床与实验研究 . 湖南医学杂志，1981，（5）：2.

30. 袁其晓 . 环核苷酸与生殖 . 国外医学·妇产科分册，1981，（3）：113.

31. 李贵海 . 右归饮温阳的实验研究 . 中西医结合杂志，1990，（9）：547.

32. 汪建 . 阴阳学说的分子基础 . 中医药学报，1984，（3）：6.

33. 洪家铁 . 女性盆腔血流图对血瘀型痛经的临床观察及其应用的初步探讨 . 中华妇产科杂志，1984，（4）：203.

34. 郑晓南 . 血瘀型、肾阳虚型不孕症患者的盆腔血流图变化规律初探 . 陕西中医，1988，（8）：378.

第五章
中医妇产科治法学概要

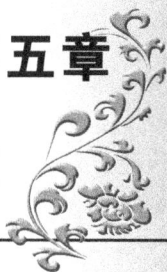

第一节　中医妇产科治法概述

　　《内经》"谨察阴阳所在而调之"，目的在于"以平为期"，恢复机体正常功能。治法应针对病机拟订。根据中医妇产科疾病的病机特点，总的治疗原则是调补脏腑、调理气血、调固冲任、调控肾-天癸-冲任-子宫生殖轴，在这个重点突出"调"的治则下，又有相应的治法和方药。内治法体现了从《内经》发展至今形成的严谨的理、法、方、药 4 个层次的中医治疗思路与方法。但某些以局部证候为主要表现的疾病又应借助外治法，"急则治其标，缓则治其本"是中医治疗学的基本原则之一；同时配合调畅情志，再针对各病类及不同病种的具体病机，提出相对具体的论治原则和方法。中医妇产科的治法具有以下几大要点。

一、内治为主，明辨病位病性，治有主次

　　中医妇产科学源自"大方脉"，属内科性学科范畴，临床治疗以内服药物为主要手段，治法的确立以辨证求因、审因论治为基本准则。在通过四诊（含必要时辅以的妇科检查与各辅助检查）全面收集病史资料的基础上，运用中医基础理论和中医妇科学专业知识与技能，对之进行归纳、分析获取病因病机病性结论，并以之为纲，确立相应治法，遣方用药，是中医妇产科临床诊疗的基本而习惯的思维程序。因此，治法应该与病因病机有着最为直接的联系。基于此，就妇产科领域治法而言，调补脏腑（尤重肾、肝、脾）、调和气血和调理冲任就组成了中医妇产科学内治法的主线。并根据致病因素的不同，所涉病位呈现的不同病理表现形式，又有相关治法的进一步分类与确立。如血气不调有病在气、病在血的主次之分，就有治气治血的不同侧重，以病变在血为例，又有寒、热、虚、瘀之异，治亦有温、清、补、化诸法之别；又如病位在肾，以虚为主，有肾气虚、肾阴虚、肾阳虚、肾精虚甚而阴阳两虚的不同，论治以"虚者补之"为基点，分列有补肾益气、温肾助阳、滋肾益阴、滋肾填精、阴阳双补诸法；再如脾虚于妇科常呈现脾失健运、脾失统摄之病机，脾失健运又演变有化源不足、水湿内生的不同病理，脾失统摄可致血液流溢散失或中气不升下陷，治法又相应划分有健脾养血、健脾除湿、健脾摄血、健脾升阳。如此等等，此其常也。

二、动态辨证，注意病情演化，常中达变

动态的辨证治疗观，也是中医治法学的重要内容。患者症状的转变，往往是疾病自身发生变化的反应，因此"应变"而辨和"应变"而治，是临证确立治法的又一关键。如无论何因引起崩漏，在崩或漏的出血过程中极易继发气随血耗、阴随血伤，因而当患者见有气虚、阴虚或气阴两虚之候，即当佐以益气、养阴或气阴双补之法；又如胎漏或胎动不安与堕胎或小产属既有联系又有区别的同一类疾病不同阶段的表现，要点在胎元未殒或已殒，故其治疗原则与大法迥异，但若前者发展至后者，治法亦随之而变。

三、辨病论治，把握主体病机，方不致误

需要指出的是，辨证求因、审因论治虽是中医治疗学的精髓，但临床实际中，确有部分患者因素体状况差异、病邪入侵程度和病位的深浅不同而导致了临床症状的多变与复杂性，有的病家除表现出诊断该病的主要而必备的症状外，确无他症可寻，甚至舌脉无异；有的患者局部病变表现与全身证、舌脉征所反映的"病因"不尽相同；于此时，就当注意把握该病的主体病机，确立治法。

四、不同阶段，治法各有侧重，足资借鉴

根据学科特性，经临床实践归纳总结的行之有效的治疗原则，亦属在确定治法中应重视或借鉴参考的。具有代表性的是女性不同年龄阶段治有侧重及依据经、孕、产、乳的不同生理时期的生理特点或各疾病病理特征而确立治法的学术见解，诸如金元·刘河间《素问病机气宜保命集》所云："妇人童幼天癸未行之间，皆属少阴；天癸既行，皆从厥阴论之；天癸已绝，乃属太阴经也"。"经前勿犯补，经后无乱攻"，崩漏"初用止血以塞其流，中用清热凉血以澄其源，未用补血以复其旧"，"胎前宜凉，产后宜温"，等等，均属其例，对治法的具体拟立，颇多启迪。

五、外治诸法，局部病变用药，功专力宏

由于女性解剖生理特点所造成的局部易感病邪而诱发局部症状为特征的一类疾病如带下病、阴痒、阴疮等，多配用外治法，发挥局部用药"直达病所"、"通贯经络"对病邪起到"或攻而散之，或提而出之"的治疗优势，内外合治，力宏效彰，此亦是妇产科治法中之常也。此外，针灸、药熨、割治、外敷、外阴熏洗、外阴冲洗、阴道冲洗、阴道纳药、肛门导入诸法在妇产科疾病治疗中的合理应用，丰富了中医妇产科学的治法内容与内涵。此外，在妇科临床上使用外治法时，必须遵守以下几项原则：

1. 所有外用制剂（栓、膏、散等）必须按标准操作规程制备，消毒后使用；所有自煎外用药水，必须煮沸 20～30 分钟以上方可使用。

2. 治疗部位应常规清洁或消毒。

3. 月经期前、后 3 天内不宜施用阴道内的外治法，妊娠期、新产后宜少采用外治法，特殊需要者除外。

4. 外用药物治疗期间，禁止房事和盆浴。

5. 从整体观念出发，强调局部外治与全身调治相结合的原则，突出辨证论治。

六、综合施治，撷汇相关治法，提高疗效

随着对疾病研究的不断深入，中西医结合研究的广泛开展，中医治法学的不断丰富与完善，针对各病证的具体情况，妇科临床又常综合患者机体正邪关系，现症及其动态发展预测，将该病通常应用的，彼此间存在有相关性和内在联系的治疗方法，在可能的条件下有机结合起来，采用综合疗法以扬长避短、相辅相成，进一步提高疗效。综合疗法在妇科临床应用颇为广泛，择要例举如下。

1. 内服外治　由于内服药物是中医妇科学的主要治疗手段，外治法所涉范围甚为广泛，坐浴、外阴熏洗、阴道冲洗、纳药、外敷、宫腔注入、肛门导入、中药离子导入、针灸等，甚或各种物理疗法（电疗、光线疗法、热灼、热熨、激光、冷冻类）一并归属其间，再加以妇科某些疾病在局部所呈现的证候特征，内服与外治相互配用是临床综合疗法中常采用的一种方式。如外阴瘙痒、子宫脱垂、阴疮、外阴湿疹等局部病变内服配熏洗；闭经、绝经前后诸症、带下病，妊娠恶阻、产后小便异常、不孕症、癥瘕等针药并施；崩漏、痛经标证急重时，口服、针灸、按摩、外敷同用，皆其例也。

2. 中西结合　中西医结合治疗，是我国医药学科领域的一大特色和优势，近来特别是进入与现代科学技术的手段、方法相结合的阶段以后，中西医结合研究治疗妇科疾病已取得很大进展，在某些方面获得了相当喜人的成就，为保障妇女健康作出了贡献。无论从提高疾病临床疗效的角度（如功能失调性子宫出血病、子宫肌瘤、女性生殖器炎症、产后发热、不孕症等），或危重病症的急治、急救处理，或是疑难病种，尤其是妇科恶性肿瘤如子宫颈癌、乳腺癌之类的施治，中西医综合治疗确已成为众所公认较理想的治疗方法之一，肿瘤患者放、化疗术后反应应用中药以增强疗效和减低不良反应，就是具代表性的例子。

以下就中医妇科学中常用治法以内治法，调治"肾-天癸-冲任-子宫法"，外治法，急症与急治，饮食疗法，药物对胎儿、新生儿的影响，经、带、胎、产、杂病论治原则，分述于后。

第二节　内　治　法

一、滋肾补肾

肾主藏精，生髓通脑，为生殖发育之本，主纳气，主水液，开窍于二阴。肾藏精，系指"受五脏六腑之精而藏之"（《素问·上古天真论》），为人体生长、发育与生殖之源泉。肾气的盛衰决定了女性各阶段的生理特征（见《素问·上古天真论》）。女子以阴血为事，而"血之源头在乎肾"。由此可见，补肾是治疗妇产科疾病的重要方法之一。临证之要在辨明属肾气虚、肾阴虚、肾精亏、肾阳虚或阴阳两虚，选用滋肾、补肾或阴阳双补等不同治法。

（一）补益肾气

肾气不足会影响天癸的泌至和冲任的充盈与通畅，呈现功能低下或减退的状态。其外症或偏于肾阳虚或阴阳两虚，故补肾气常从肾阴阳两方面着手调补，阳生阴长，肾气自旺矣；或在调补肾阴阳之中适当加入黄芪、人参、炙甘草等补脾益气药以养先天。常用方如

肾气丸（《金匮要略》）、寿胎丸（《医学衷中参西录·妇科方》）、归肾丸（《景岳全书·新方八阵》）、补肾固冲丸（《中医学新编》）。若先天不足，天癸不能至期成熟、泌至，又常于补益肾气方药中，佐以健脾养血、益胃生津之品，先后天共养育之。

（二）温补肾阳

凡肾阳不足，命门火衰，则元阳不振，阴寒内盛，治宜温肾暖宫，补益命门之火，所谓"益火之源，以消阴翳"。常用药如附子、肉桂、巴戟天、肉苁蓉、仙灵脾、仙茅、补骨脂、菟丝子、鹿角霜、益智仁、蛇床子等。代表方如右归丸（《景岳全书·新方八阵》）、右归饮（《景岳全书·新方八阵》）、温冲汤（《医学衷中参西录》）等。至于肉桂、附子，虽属温补肾阳常用之品，但其性味辛热，因"妇人之生，有余于气，不足于血"，恐有燥烈伤阴之虑，不如巴戟天等药常用。阳虚则阴寒内盛，易凝滞冲任血气，故温肾常与活血之品同用。譬如有研究者采用补肾活血法治疗排卵功能障碍导致的月经不调、不孕症，活血药多选当归、川芎、丹参、益母草、茺蔚子、桃仁、红花等。

肾为胃关，关门不利，聚水而从其类，可致子肿；气化失常，又可变生妊娠小便不通、产后小便异常（不通、频数等）诸疾，又当于温补肾阳之中，佐以行水渗湿之品，如猪苓、茯苓、泽泻、木通之属，代表方有真武汤（《伤寒论》）、济生肾气丸（《济生方》）、五苓散（《伤寒论》）。此外，脾、肾为母子之脏，命火失煦，肾脾同病，又常常直接成为水湿为患的病因病机，或加剧其病变程度。此时，又当以温肾健脾、利水渗湿为法。

（三）滋益肾阴（滋肾填精）

肾阴不足，其阴亏损，需补不足，治宜滋益肾阴。常用地黄、黄精、女贞子、墨旱莲、制首乌、菟丝子、桑椹子等。方如左归饮（《景岳全书》）、补肾地黄汤（《陈素庵妇科补解》）、六味地黄丸（《小儿药证直诀》）。若先天禀赋不足，肾精未实或多产房劳耗损肾精而为肾精不足之证者，又当滋肾填精。治此之时，常在滋肾益阴药品基础上，补之以味，以血肉有情之品养之，可酌选加紫河车、阿胶、鹿角胶、龟胶，共奏填精之功。

阴阳互根，肾阴不足，阴不敛阳，阳失潜藏，可呈现阴虚阳亢之候。论治之时，宜于养阴之中佐以镇摄潜阳之品，如龟甲、龙骨、牡蛎、鳖甲、珍珠母、石决明之类，举如妊娠眩晕肝肾阴虚型。若阴虚而虚热内生，又当以大补真阴为主，"壮水之主，以制阳光"，亦宜随机加入养阴清热药，标本同治。肾水滋养肝木，上济心火，是以肾阴亏虚又易于变生肝肾、心肾同病之证，当两脏甚或三脏同治。肾虚肝郁以致月经先后无定期，选方定经汤（《傅青主女科》），绝经前后诸症之心肾不交型，方用六味地黄丸（《小儿药证直诀》）合天王补心丹（《摄生秘剖》）加减，皆其例也。

肝藏血，肾藏精，精血互生，乙癸同源，肾精不足可致肝血衰少，肾阴匮乏能使肝阴不足，宜用滋肾养肝法，方如一贯煎（魏玉璜方）、调肝汤（《傅青主女科》）、养精种玉汤（《傅青主女科》）。该法常用于月经后期、月经过少、闭经、经行乳房胀痛、不孕症诸疾。

（四）阴阳双补

肾之阴阳为对立统一体，彼此既互相依存，又互相影响，是以阴损可以及阳，阳损亦可及阴，而呈现阴阳两虚之候，尤以重症、久病或年老之人易见之。遣方用药应注意滋阴不忘阳，补阳不忘阴，阴阳双补。要点在于分清阴阳之虚的主次关系而调治之，或滋肾益阴佐以温肾助阳，或温肾助阳佐以滋肾益阴，可于温滋两法方药权宜择之。肾为水火之脏，藏真阴而寓元阳，阴阳消长，水火互济。因此，补肾之法重在平调阴阳，因"阴平阳秘，精神乃至"，明代医家张景岳根据阴阳互根的观点创制了左归、右归之类。《景岳全书》所论"善补阳者，必于阴中求阳，则阳得阴助而生化无穷；善补阴者，必于阳中求阴，则阴得阳升而泉源不竭"，既是补肾精要之言，又是阴阳双补治法之机。

近代妇产科领域内，补肾法的研究起步早，且卓有成效。有研究者通过实验观察，发现补肾法对幼龄雌性大鼠具有以下作用：①使子宫增重；②提高阴道上皮细胞角化率；③E_2和 cAMP 水平上升；④呈现形态学的变化，子宫内膜处增生晚期或分泌期的表现，颗粒细胞呈活跃状态。表明补肾方药对幼龄大鼠生殖系统发育有促进作用，具有类性激素样的效应，作用机制之一是增强 cAMP 的作用而奏效。对去势雌性大鼠，补肾方药能使血中 FSH、LH 进一步升高，此可能是补肾中药直接作用于脑垂体细胞，促进 LH、FSH 的合成、分泌；也有可能是补肾中药先作用于下丘脑成更高中枢，通过调控机制，间接地促进脑垂体促性腺功能，使血中促黄体生成素（LH）、卵泡刺激素（FSH）含量进一步增高。还有实验证明，补肾方药不仅对骨髓造血干细胞增殖具有明显促进作用，还对病理损伤下骨髓微循环及其基质细胞具有明显的促修复作用，表明补肾方药确有"生血"作用。

有关补肾方剂的药理研究：二仙汤及其拆方对更年期综合征的疗效可能与提高血浆性激素水平有关。该方在基因水平上，通过调整增强酶蛋白的基因编码，提高抗氧化酶活性，减少自由基产物，从而具有延缓衰老的疗效。寿胎丸对正常大鼠和妊娠大鼠离体子宫平滑肌收缩具有抑制作用，可增强垂体-卵巢促黄体功能，方中菟丝子具有雌激素样活性，可使动物阴道上皮细胞角化，子宫重量增加。六味地黄丸能促进生殖期和敏感期孕鼠的胎盘增重。右归丸使肾阳虚组大鼠生长卵泡数目明显增多，有促使初级卵泡向生长卵泡发育的作用，如此等等。大量的实验研究在一定程度上较为客观地反映出补肾方药的部分作用机制，较深入地揭示了补肾中药对下丘脑-垂体-卵巢-子宫性腺轴功能的调节作用，这正是补肾方药治疗多种妇产科病证的药效学基础，也为临床使用补肾方药提供了相关实验依据。

二、疏肝养肝

肝藏血，主疏泄，司血海，体阴而用阳，喜条达而恶抑郁。妇女若肝气平和，肝血充沛，则经脉流畅，血海宁静。然女性有余于气不足于血，"妇人善怀而多郁。"《笔花医镜·妇女证治》有云："妇女之症……然大要不离乎情郁结者近是。盖妇女阴凿之性，识见拘墟。一有逆意，即牢结胸中，又不能散闷于外，则郁久而成病矣。"妇人多郁且情绪容易激动，每致肝失条达，疏泄无度，冲任不调，则经、带、胎、产、杂诸病生焉。究其病机，主要有肝气郁结、肝郁化火、肝经湿热及肝阴、肝血不足，从而常相应选用以下治法。

（一）疏肝解郁

七情之中，若由于抑郁或忧思以致肝失条达、经久导致月经不调、经行腹痛、经行乳房胀痛、闭经、产后缺乳、不孕等，治宜疏肝解郁。常用柴胡、郁金、川楝子、香附、青皮、橘叶、枳壳、白芍、乌药、素馨花、玫瑰花、佛手等药。代表方如柴胡疏肝散（《景岳全书·新方八阵》）、逍遥散（《太平惠民和剂局方》）、乌药汤（《济阴纲目》）。需注意女性素体血常不足，而一般行气药多辛燥，用量不宜过重，以免耗散阴血；或于行气药中，稍佐山茱萸、麦冬、枸杞子、制首乌、地黄类滋阴养血药，预培其损或避制其弊。

（二）疏肝清热

肝郁化火，热扰冲任，或气火上炎，则可发生月经先期、月经过多、崩漏、经行头痛、经行吐衄、产后乳汁自出等证，治宜疏肝理气，清肝泄热。常用川楝子、丹皮、栀子、黄芩、桑叶、夏枯草、菊花、青蒿等药。代表方如丹栀逍遥散（《女科撮要》）、宣郁通经汤（《傅青主女科》）。尤宜配以生地、麦冬、天花粉、玉竹类养阴生津之品，理如前疏肝解郁法所述。

（三）养血柔肝

营阴不足，阴液耗损，肝血衰少或肝脉乳络失于濡养，致月经后期、月经过少、经行乳房胀痛、闭经、子晕、不孕症等，治宜养血柔肝。常用地黄、白芍、桑椹子、女贞子、枸杞子、玉竹、山茱萸、墨旱莲、北沙参、制首乌、当归等药。代表方有一贯煎（《续名医类案·魏玉璜方》）、杞菊地黄丸（《医级》）。肝体阴而用阳，若肝阴不足，肝阳上亢者，应于育阴之中，加入潜阳之品，如生龟甲、生鳖甲、珍珠母、石决明、天麻、牡蛎之类，常用方如三甲复脉汤（《温病条辨》）。阳化则风动，肝阳上亢演化为肝风内动，急当平肝息风，用羚角钩藤汤（《重订伤寒论》）。

（四）疏肝清热除湿

肝郁乘脾，运化失司，水湿内生，肝热与脾湿相合，下注冲任或任带二脉，出现经期延长、经间期出血、痛经、带下病、阴痒等证，治宜疏肝清热利湿。常用龙胆草、车前子、败酱草、柴胡、黄芩、栀子、泽泻、茵陈等药。代表方如龙胆泻肝汤（《医宗金鉴》）、清肝止淋汤（《傅青主女科》）、四逆四妙散（验方）。

大量资料表明，心理情志等因素对神经-内分泌-免疫网络的影响相当重要。妇女自身所特有的"有余于气，不足于血"的生理环境导致了其善抑郁、易患怒的情志特征。由于肝喜条达而恶抑郁，一遇情志刺激就会引起肝失疏泄，气机不畅。有关临床资料表明，妇产科病中，见有肝郁气滞证者明显高于其他科的患者。西医学亦已证明，情绪反应与下丘脑的关系非常密切，动物的"假怒"可使腺垂体所分泌的各种激素产生相应的变化，并认为"肝郁"是高级神经活动紊乱而表现的一组症候群，情志异常是主要原因。对于雌性动物，这种肝郁"假怒"现象会使整个性腺轴激素分泌发生紊乱。肝之所以能够在下丘脑-垂体-卵巢轴中起到重要的调节作用，很大程度上取决于情志变化对该性腺轴的影响。肝郁妇女患者及肝郁雌性大鼠模型的催乳素（PRL）均较正常人有不同程度的升高，且伴有E_2、P含量的降低。通过给予疏肝活血中药后，妇女肝郁血瘀症状和月经异常均得到好转或纠正的同时，血清PRL水平明显下降，E_2、P含量明显上升，为中国医学肝司血海的理论，提供了客观依据。可以认为，下丘脑-垂体-卵巢轴所释放的神经递质、激素有与精神情志因素之间相应的神经内分泌活动的联系关系，与"肝司血海"功能颇相一致。逍遥散为疏肝解郁之验效例方，有研究发现，该方可使下丘脑中NA含量增加，提示该方具有抗抑郁作用及具有类似雌激素样作用，可使动物子宫重量明显增加，该方的雌激素样作用是通过卵巢实现的。

三、健脾和胃

胃主受纳腐熟，脾主运化统摄，表里相配升降相依，燥湿互济，为后天营养之本，血气生化之源。所谓健脾和胃，应从两方面来理解，一为"补"之意，即在脾虚的情况下，采用"甘味"之药健脾补中，加强脾胃生化气血功能，既防病邪入侵，又可资血于肝；二为调之意，即用调和之法，以防脾土壅滞。从而维持脾胃正常的运化功能。又冲脉隶于阳明，脾胃健旺，津微充足，血气旺盛，"谷气盛血海满"，则经、孕、产、乳如常，反之则病矣，故健脾和胃，培补后天，以供养身心，为妇产科重要治则和常用治法。

（一）健脾法

凡脾虚气弱者皆宜本法主之。结合妇产科实际而言，脾虚气弱功能失常可表现脾失健运或脾失统摄的不同病机，至于脾失健运又可因水谷津微输布失常而导致血气生化之源不足或水湿内生的不同病理结果；脾主中气而统血，脾虚失摄则可呈现血液流溢散失或失于升清而气虚下陷的两类病变。基于此，健脾法又常划分为健脾养血、健脾除湿、健脾摄血、健脾升阳诸法，兹分述于后。

1. 健脾养血　脾虚运化失司，血气生化之源不足、气血衰少导致月经后期、月经过少、闭经、胎动不安、产后腹痛、缺乳等。常用人参、白术、茯苓、砂仁、莲子肉、大枣、山药、黄芪等健脾益气，并在此基础上针对生化不足之机，辅以养血之品如熟地、当归、枸杞子、白芍、制首乌之属，共奏气血双补之功。常用方如八珍汤（《太平惠民和剂局方》）、人参养营丸（《太平惠民和剂局方》）、圣愈汤（《兰室秘藏》）等。

2. 健脾除湿　脾虚气弱，输转失施，津微不布，水湿内生，溢于肌肤则发为经行水肿、妊娠肿胀，合水谷并走肠道可发为经行泄泻，损伤任带则为带下病，治当健脾益气与利水渗湿同施。常用药物：党参、茯苓、苍术、白术、陈皮、大腹皮、泽泻、薏苡仁、赤小豆、砂仁等。常用方剂如白术散（《全生指迷方》）、完带汤（《傅青主女科》）、参苓白术散（《太平惠民和剂局方》）。

3. 健脾摄血　适用于脾虚气陷，统摄无权所致的月经过多、崩漏、经期延长、胎漏、堕胎、小产、产后恶露不绝等以阴道异常出血为主证诸疾。临证之时，首当健脾益气，佐以举陷，方如举元煎（《景岳全书·新方八阵》）、固本止崩汤（《傅青主女科》）、补中益气汤（《脾胃论》）以治其本，佐以收涩止血之药，如荆芥炭、炮姜炭、艾叶、赤石脂、乌贼骨、血余炭、仙鹤草、煅龙骨、煅牡蛎等以治其标。

4. 健脾升阳　脾主中气而升清。脾虚气弱，清阳下陷可变生妇产科诸疾，如气虚下陷、胎失所载可致胎动不安；胎元下坠压迫膀胱，膀胱气化不利可引起妊娠小便不通；胞脉失于维系，胞宫从正常解剖位置下移发为子宫脱垂等。均治当健脾益气，升阳举陷。药用人参、黄芪、白术、升麻、柴胡、桔梗。代表方如补中益气汤（《脾胃论》）、举元煎（《景岳全书》）、益气导溺汤（《中医妇科治疗学》）。

应指出的是，气为血帅，气升则血升，气陷而血亦下归矣，是以脾虚气陷常随之继发经、孕、产方面诸多以出血症状为主的病证，如月经过多、崩漏、胎漏、产后恶露不绝等。于此之时，健脾升阳又常与固摄止血合用（方药如前健脾摄血法所述）。

健脾方药的相关药理研究证实，补中益气汤对子宫有选择性的兴奋作用。补脾益气方药的老龄鼠药效学试验表明，补脾药物具有一定的免疫活性，能直接影响免疫器官，促进免疫器官中淋巴细胞活化，从而增强机体免疫机能。临床资料方面有研究者通过多途径观察提出：对于子宫脱垂、膀胱膨出、脱肛、重症肌无力等症，选用补中益气汤合剂为佳；用于治疗营养不良、贫血等气血虚弱的疾患，当选丸剂为好；对于胃肠下垂、慢性腹泻等，则丸剂、合剂均可。

以上选录的实验研究及临床资料从不同角度证实了健脾方药治疗相关疾病的机制与作用。

（二）和胃法

1. 和胃降逆　凡胃气不和，失于和降者均可选用此法。妇科中胃失和降常因脾虚胃弱，或中宫虚寒，或胃热内盛，或木郁横侮所致，其治虽均以和胃降逆为要，但需分清虚、实、寒、热而分调之。因虚而逆以致妊娠恶阻，常用香砂六君子汤（《名医方论》），偏寒以干姜人参半夏丸（《金匮要略》）、砂半理中汤（验方）主之；因热而逆可选橘皮竹茹汤（《金匮要略》）；肝胃失和而气逆作呕，则当抑肝和胃，并视其郁热之偏盛，以苏叶黄连汤（《温热经纬》）或芩连橘茹汤（上海第二医学院附属产科医院方）治之；至若久吐耗气伤阴，又当养阴和胃或益气养阴、降逆止呕兼用。

2. 清胃泄热　冲脉隶于阳明，胃热炽盛灼烁津液，谷气不盛，血海不满，甚而冲任津血无源变生经闭，治当清胃泄热、养阴润燥，方用瓜石汤（《刘奉五妇科经验》）；若胃热并冲气上逆，火载血上而病经行吐衄者，又当清热降逆、引血下行，以玉女煎（《景岳全书》）之类方药治之。

四、调和血气

《灵枢·五音五味》曰："妇人之生，有余于气，不足于血，以其数脱血也"，《妇人大全良方》："妇人以血为基本"。女性机体常处于血气相对不平衡的状态之中，这种生理上的不平衡，又成为致病因素最易侵犯之地，即"至虚之处，便是邪客之所"意也；再者脏腑功能失调、经络失畅又常影响波及血气，是以血气失调成为中医妇产科疾病重要的发病机制之一，调理血气亦理所当然地成为治疗妇产科疾病的常用方法之一。

调理血气首在分清病之在气在血、属实属虚、属寒属热，以为立法的依据。调气主要针对气虚、气滞、气逆、气陷等病变有补气、理气、降气、升举诸法；理血则据血虚、血热、血寒、血瘀的不同病机而以补血养血、清热凉血、温经散寒、活血化瘀分治之。气血同病见诸气血两虚、气虚血脱、气滞血瘀，当根据气血病变的轻重主次，决定治法的主从而兼治之。

（一）理气法

1. 理气行滞　肝失调达是引起气机郁滞最常见的病因，"妇人多郁"，这在妇产科中尤其突出，因而理气行滞之法常与疏肝解郁法同用，其证治方药见前所述。

此外，其他致病因素如寒凝、痰湿、湿热、瘀血等亦可引起气机失畅而变生经、孕、产各类妇产科疾病。调治时，应在针对原发病因、确立治法的基础上（如寒凝者首主温经散寒，痰湿者先以化痰除湿）理气行滞，药用橘核、荔枝核、乌药、木香、香附、枳壳、陈皮、厚朴之属。一般而言，气机郁滞在妇科学中，多以从属病因位置出现，因而"理气行滞"亦甚少独立采用，通常与疏肝、温经、化痰、除湿、活血诸法相配伍，共同调治。

2. 调气降逆　气逆者，降之，此常也。因气逆因致妇科疾病，多涉及肝、胃及冲脉，表现为肝气（阳）上亢、胃失和降、冲气上逆，前两者已于肝、脾治法中论及，至若平降上逆之冲气，习惯上遵循"冲脉隶于阳明"、"降胃气以平冲气"之经验，主以和胃降逆之品治之（可参本节"调理冲任"法所述）。

3. 补气升提　气虚者补之。气虚不足诸症在妇产科中多常见，临证以肾、脾为主；中气不足且气虚下陷者宜佐以升提之品（可参本节"补益肾气、健脾和胃"法所述）。

（二）调血法

1. 补血养血　月经以血为物质基础，孕期血以养胎，分娩需阴血濡润产道，乳汁与血同源，是以血虚冲任不足可致月经后期、月经过少、痛经、闭经、胎动不安、胎萎不长、缺乳等症，治以补血养血。《景岳全书·妇人规》："妇人所重在血，血能够精，胎孕乃成。欲察其病，惟于阴分调之。"强调治疗妇科病，需时时顾护精血。历代医家立方以血药为主直接补血，常用当归、熟地、何首乌、枸杞子、阿胶、白芍、黄精、鸡血藤之类。常用方如四物汤（《太平惠民和剂局方》）、人参养营汤（《太平惠民和剂局方》）、滋血汤（《证治准绳·女科》）等。补血要药之一的当归所含当归多糖，能增加外周血红细胞、白细胞、血红蛋白及骨髓有核细胞数，且这种作用在外周血细胞减少和骨髓受到抑制之时尤为明显，体外培养证明其对正常小鼠和贫血小鼠的早、晚期红祖细胞（BFU-E、CFU-E）均呈刺激增殖作用。何首乌"养血"效用的作用机制在于加强了骨髓造血祖细胞增殖，促进红粒细胞的生成。放血法所致犬与家兔失血性贫血的试验研究均证明，阿胶具有良好的补血作用。试验研究表明了上述药物的补血养血功能作用的有效性。

2. 清热凉血　血热是导致妇产科疾病发生的常见致病因素之一，故清热凉血之法颇为常用。临证应分清热因、热势而为之。即前所言，无论是素体阳盛、外感热邪、过食辛辣、过服温热药物、肝郁化热等属实热范围，治当清热凉血，以清经散（《傅青主女科》）、保阴煎（《景岳全书》）诸方治之；属阴虚血热者，主以养阴清热，常用黄柏、地骨皮、丹皮、白薇、青蒿、玄参、生地、知母等组方，如知柏地黄汤（《医宗金鉴》）、清热固经汤（《简明中医妇科学》）。"热为火之渐，火为热之极，火盛成毒"，清热又当辨明热、火、毒之势，分别主以清热凉血、清热泻火、清热解毒各法。因女性"不足于血"，清热不宜过用苦寒，尤其是热易动血、迫血妄行，常致经、孕、产的异常出血病证，如月经先期、崩漏、胎漏、产后恶露不绝等，组方用药中常佐以滋阴养血之品，清经散、保阴煎中均选用熟地、白芍，其例也。若热灼营血，煎熬成瘀，又当酌配活血化瘀之品如赤芍、桃仁、川芎、丹参、益母草、泽兰之属。

3. 清热解毒　湿热蕴郁，日久不愈，可成湿毒；热淫于内，与血相结，瘀热壅积，亦可成毒或直接感受湿毒、热毒、邪毒之邪，可致月经过多、带下病、产后发热、阴疮、阴痒、女性生殖器炎症、肿瘤、性传播疾病等。均宜以清热解毒法治之。常用银花、连翘、紫花地丁、野菊花、红藤、败酱草等药。代表方如五味消毒饮（《医宗金鉴》）、银甲丸（《中医妇科学》）、银翘红酱解毒汤（《妇产科学》）等。

4. 活血化瘀　血液的稀稠度有所改变，呈现浓、黏、凝、聚状态，以致流行迟滞或渗出脉道之外而成离经之血，皆属于瘀。究其原因，妇科学中常有寒凝、热灼、气滞、气虚或外伤（含金刃所伤）等。其病理改变可见：瘀阻冲任，胞脉胞络失畅，发为月经后期、月经过少、闭经、痛经、难产、产后腹痛、恶露不下、癥瘕等病；冲任瘀阻，恶血不去，新血不得归经，又可引起月经过多、崩漏、恶露不绝等证。治宜活血化瘀，常用桃仁、红花、当归、川芎、丹参、益母草、泽兰、蒲黄、五灵脂、三七，甚而三棱、莪术、水蛭、虻虫、蟅虫等药。代表方：桃红四物汤（《医宗金鉴》）、少腹逐瘀汤（《医林改错》）、生化汤（《傅青主女科》）、大黄蟅虫丸（《金匮要略》）。

由于瘀血之生，与寒、热、气或外伤攸关，因而血瘀亦常以继发病因的方式出现，故活血化瘀之法，常据其原发病因而相应拟立。如因寒而凝宜温经散寒、活血化瘀，因热灼浓黏不畅，则应清热凉血、活血化瘀；气机不利血行迟滞者，理气行滞、活血化瘀；气虚又当补气化瘀。

应用活血化瘀药时，还应综合瘀血病变程度与机体素质情况筛选，一般而言，活血化瘀药常据其药物作用程度分划为和血、活血、破血三类。和血类系指有养血活血作用的，如当归、赤芍、鸡血藤；活血药类包括川芎、红花、蒲黄、五灵脂、三七、益母草、泽兰、乳香、没药、王不留行、姜黄、大黄等具有活血、行血、通瘀作用之品；破血药指有破血消瘀攻坚作用的水蛭、虻虫、桃仁、血竭、三棱、莪术、䗪虫之类。体虚不足或需长期服用活血、破血类药，注意攻补兼施。大量活血化瘀中药的药理实验研究证实：各类和血、活血、破血药有不同程度地改善血流动力学和血液流变学状态、抗血栓形成、改善微循环的作用。以此为基点，妇科常用活血化瘀方药治疗血瘀所致相关疾病的药理、药效学试验研究亦有较多报道。如当归、川芎、丹参、红花、赤芍等有改善盆腔血液流变学和微循环的作用，能使卵巢和子宫的供血加强，功能得到改善，从而获得调经、种子等疗效，临床可用于治疗性腺功能失调，或因人工流产术所致子宫粘连，或慢性生殖器官炎症所致月经不调、痛经、闭经、不孕。活血化瘀药物在体外或动物体内有增强纤溶作用，有利于宫腔或输卵管粘连的松解和吸收，对子宫、输卵管因炎症造成的粘连阻塞有一定疗效。活血化瘀方药治疗不匀称型胎儿宫内发育迟缓的研究者认为，该类药能改善子宫胎盘循环，减轻胎盘病变程度，从而有助于提高胎盘功能，改善胎儿生长环境而达到促进胎儿宫内发育的目的。

瘀阻冲任新血不得归经而导致月经过多、崩漏、产后恶露不绝，常选用化瘀止血药，其临床效应有的是通过兴奋子宫平滑肌，使子宫收缩而达到止血，如益母草；也有通过增强凝血酶的活性缩短凝血时间而止血，如三七、蒲黄等。活血化瘀药物中的益母草、当归、红花、赤芍、桃仁、制大黄等，具有抑制抗体产生的药理作用，这又为免疫性不孕、卵巢早衰等自身免疫性疾病的治疗提供了研究方向。

活血化瘀常用方药的药理研究表明，血府逐瘀汤能明显改善由高分子右旋糖酐造成的大鼠急性微循环障碍，可使处于微循环障碍病理状态下大鼠的微血管扩张，加快血流速度，使毛细血管开放数量增多，从而增加组织灌流量，阻断微循环障碍病理过程的进展，能增强红细胞变形能力和降低全血黏度，有明显抗凝血作用；失笑散既能收缩子宫而有利于子宫复旧及恶露排出，又能缓解平滑肌痉挛有助于痛经、产后腹痛症状的缓解。生化汤对雌性大鼠子宫的影响有双向调节作用，即在子宫异常增大时可使其回缩与减重；当卵巢功能低下时，又能代偿部分卵巢功能以防止子宫萎缩，并增强子宫对雌激素的敏感性；对大鼠、小鼠正常离体子宫平滑肌呈正性肌力作用，使肌张力、收缩频率和幅度都明显增加。虽然中药药理研究绝不等同于临床效应，但这些实验研究结果有助于深化我们对相关方剂功效作用的认识、理解、评估。

瘀积日久，结而成癥者，虽因有些活血化瘀药如水蛭、虻虫、三棱、莪术等有程度不同的破血消癥作用，可择而用之，但习惯上常与软坚散结之品同用，如牡蛎、鳖甲、穿山甲以增其效。此外，俗有"无痰不成积"之说，治癥瘕积聚，亦可酌选海藻、昆布、海蛤壳、白芥子、浙贝母软坚化痰之品合用。

五、温经散寒

寒邪客于冲任、胞络，易引起经脉出现拘挛、蜷缩、绌急类病理改变，影响血气运行，或致瘀血形成或不通则痛，诱发月经后期、月经过少、闭经、痛经、妊娠腹痛、产后腹痛、恶露不下、癥瘕等病证，应以温经散寒法治之。常选用肉桂、桂枝、吴茱萸、小茴香、乌药、补骨脂、细辛、艾叶诸药，方如温经汤（《妇人良方大全》）、少腹逐瘀汤（《医林改错》)、艾附暖宫丸(《沈氏尊生书》)等。

寒之所生,亦有内外、虚实之别,妇产科学中以阳虚而阴寒内盛者为多,故温经扶阳散寒法尤为常用。但无论虚实,其病理易影响血气,故又宜辅以活血之品或化瘀止痛之药而同治之。

阳虚而寒者,又常导致脏腑生化功能下降,继发血气不足之征,即景岳所云"阳气不足则寒从中生而生化失期"之意,故温经扶阳散寒法中又常佐以补气、养血之品。

此外,寒邪易与湿邪相合变为寒湿为患,诸如冒雨、涉水、游泳,久居阴湿之地或工作环境当冷湿之所而病者,治之之时,又当温经散寒与除湿法合用,痛经寒湿凝滞证治用少腹逐瘀汤加苍术、茯苓就是其例。

六、利湿除痰

湿邪为患,既具有其性重浊、黏滞,易阻遏阳气致升降失常、经络阻滞的病理特征,又以其有形,病程缠绵经久难愈,呈现易于合邪及转化的特点,如与寒并,则成寒湿;与毒邪相合,则为湿毒;湿郁日久而化热,则为湿热;湿聚成痰,则属痰湿。当分别治以利水渗湿、清热利湿、化痰除湿各法。

以湿邪而言,同寒、热之邪一样,有内外之异,妇科又以水湿内生为主。其生于内者,多与机体水液代谢活动相关的脏腑功能失常有关,亦可因气滞而津液环流受阻,聚而生湿,故利湿法又常与健脾、补肾法同施,组成健脾利湿、温阳化湿法则(见前健脾、补肾法相关内容)。气滞湿阻者则以理气行滞与利水渗湿药合用之。

清热利湿,需分清湿热之来源而调治。湿热因于外感为患,如带下病、阴痒的湿热证,以止带方(《世补斋·不谢方》)、萆薢渗湿汤(《疡科心得集》)主之;内生则有因肝经湿热下注,肝脾不调而肝热与脾湿相合,或因"脾胃有亏,下陷于肾,与相火相合,湿热下迫"(《兰室秘藏》)所起,而以龙胆泻肝汤(《医宗金鉴》)、四逆四妙散(经验方)、三妙红藤汤(经验方)等分治之。

聚液成痰,下注胞中,影响胞宫、胞脉、胞络,损及冲、任、带诸经,可致闭经、带下病、不孕等,治宜燥湿化痰,利湿与化痰药同用。化痰常用药物如南星、半夏、生姜、竹茹、橘皮、白芥子、莱菔子等,常用方如苍附导痰丸(《叶天士女科全书》)、涤痰汤(《奇效良方》)、启宫丸(经验方)。

七、止血止痛

凡经、孕、胎、产诸疾,表现以阴道出血为主证者,如月经过多,崩漏、经期延长、胎漏、产后恶露不绝等,均当"急则治标",以止血涩血为首务。但需根据脾虚失摄、肾虚不固、热迫血行、瘀血内阻的不同原因,在治本的基础上,佐以相应止血药而止涩之。如脾虚失摄、肾虚不固者,以龙骨、牡蛎、仙鹤草、乌贼骨、棕榈炭收涩止血或炮姜炭、艾叶炭、赤石脂、鹿角胶温经止血;血热者常选黄芩、炒黄柏、丹皮炭、侧柏叶、炒地榆、槐花、贯众炭、茜草根、蚤休清热凉血止血或墨旱莲、炒白芍、乌梅炭、五倍子、苎麻根、白茅根养阴清热止血;瘀阻冲任,当酌选炒大小蓟、炒蒲黄、炒丹参、血余炭、三七、益母草等化瘀止血之品。方如固本止崩汤(《傅青主女科》)、清热固经汤(《简明中医妇科学》)、逐瘀止崩汤(《安徽中医验方选集》)。

众多止血中药,举如地榆、槐花、小蓟、仙鹤草、艾叶、血余炭、五倍子、苎麻根均有不同程度的缩短血凝时间及出血时间，促进血液凝固，减少出血量的作用。对有"止血不留瘀"、"止血之神药"美誉的三七，国内外大量研究资料已证明其不仅能促进凝血过程，缩短出凝血时间，促进凝血酶生成，使局部血管收缩，同时又有抑制血小板、明显抑制纤维蛋白量的减少、明显缩短球蛋白溶解时间等"溶血作用"。蒲黄、茜草亦被证实既有止血作用，又有促进血液溶解，抑制血小板聚集，表现出止血活血、行血化瘀的双重功效。这对我们认识、运用止血药、化瘀止血药多有裨益。

同理，于疼痛为主证的疾病，特别是疼痛程度较剧者，如经行腹痛，盆腔疼痛症等，"急则治标"而止痛，亦属临证常用。止痛仍应针对引起疼痛的原因相应选择。痛甚者，多为实证，责之"不通则痛"，常因寒凝、气滞、热灼而致，据此，将妇科常用止痛药择类归录于下。

1. 寒痛　治以温经止痛，药用艾叶、小茴香、炮姜、肉桂、乌药、吴茱萸、高良姜、荔枝核、细辛、白芷等。

2. 滞痛　治以行气止痛，药用香附、郁金、川芎、木香、青皮、沉香、九香虫、佛手等。

3. 瘀痛　治以化瘀止痛，药用川芎、延胡索、三七、当归、没药、乳香、五灵脂、王不留行等。

4. 热痛　治以清热止痛，药用川楝子、丹皮、赤芍、红藤、败酱草、雪胆等。

八、调理冲任

冲任，不仅与女性经、带、孕、产、乳生理活动密切相关，而且是在妇产科疾病的发病机制中占有重要地位的两条经脉。故徐灵胎《医学源流论》有"凡治妇人……必先明冲任之脉……此皆血之所从生，而胎之所由系，明于冲任之故，则本源洞悉，而后所生之病，则千条万绪，以可知其所从起"之名论，《校注妇人良方》亦有"妇人病有三十六种，皆由冲任劳损而致"之说，《高等医药院校教材·中医妇科学》归纳提出"冲任二脉损伤，是妇产科疾病中最重要的发病机制"。尤是观之，据中医学"谨守病机，各司其属"的治疗学规律，"调理冲任"理所当然地应成为妇科治法学的主要内容之一。然而，因为某些众所周知的缘故，调理冲任之法仍在探求之中，溯源而论，可能与下述见解相关。

1. "冲任不能独行经"说　本见解主要认为冲任与肝、脾、肾三经密切相关，其间有经络直接、间接相通，所言"冲为血海"、"任主胞胎，为阴脉之海"亦与"肝藏血"、"肾藏精"、"脾主运化统血"的功能活动息息相关，故妇产科病虽重冲任，究其根底不离"病在冲任二脉，责之肾、肝、脾三经"，因而治肝、脾、肾，即是治冲任，"养血即可调养冲任"，从而在一定程度上束缚和影响了"调理冲任"治法的研讨。

2. 本草学归经理论　归经是药物作用的定位概念，即药物作用部位的表示，它是以脏腑、经络理论为基础，以所治病证为依据而确定的，因而它也是临床用药选择的一个习惯依据。但无论是侧重于脏腑系统或侧重于经络系统确定药物归经，绝大多数本草学专著均极少涉足冲任二脉。这一现实状况，使中医妇产科"调理冲任"在药物"归经"方面少以借鉴，从而留下了难以直接选择"调理冲任"药物的遗憾。

然而，冲任二脉在女性生理、病理中的不可替代的重要性，使越来越多的中医妇产科学家达成了正视"调治冲任"问题的共识，在他们的有关冲任理论及实践研究的著述中对"调治冲任"进行了"溯源"及"创新"的探讨，并取得了相应进展。

通过对有关论著的检索，已发现在屈指可数的一些本草学著作，如清·严洁、施雯、洪伟著《得配本草》附奇经药考中即有"巴戟入冲脉"，"香附入冲脉"，"川芎行冲脉"，"鳖甲行冲脉"，木香、当归、白术、芦荟、槟榔、吴茱萸均能"主冲脉为病，逆气里急"，"龟板通任脉"，"鹿衔草补温冲督之精血"，"杞子补冲督之精血"，"王不留行通冲任二脉"，"甘草和冲脉之逆"等的归经认识；《本草便读》载紫石英"镇冲气上升"；《本草纲目》录巴戟天"补血海"，泽泻"补女人血海，令人有子"，李时珍曰"龟、鹿皆灵而有寿，龟首常藏向腹，能通任脉，故取其甲以补心、补肾、补血"，绿毛龟主治"通任脉，助阳道，补阴血，益精气"；《傅青主女科》云"巴戟、白果通任脉"；《临证指南医案》、《叶氏医案存真》不仅有"杜仲能补冲脉之气"、"龟板治任脉"之言又有"冲脉为病……其虚者必甘辛温补，佐以流通脉络"，选用紫河车、熟地、枸杞子、沙苑蒺藜、杜仲、人参、当归身、秋石、羊肉类治之；于"奇脉之结实者"，结合古人"必用苦辛和芳香以通脉络"之法，辄用柏子仁、当归、泽兰、生地、生姜，随证配用泄肝理气、活血化瘀、温经通络的用药举例，且在部分妇科疾病的治疗验案如崩漏案，叶氏指出此乃"阴虚火动，冲脉任脉皆动，下无堤防约束"，采用龟板、鲍鱼、乌骨鸡、人乳等血肉有情之品以填补之。《济阴纲目》治妇人病方中注明，治冲任病变的有四物汤、茸附汤、断下汤、伏龙肝散、调生丸、内补丸等。《寓意草》用龙荟丸治经闭，"以敛其血入内而下通于冲脉，则热退经行"；王孟英的温养奇经方：龟板、鹿角胶、当归、茯苓、枸杞、菟丝子、甘草、芍药、肉苁蓉等；还有龟鹿二仙胶亦是冲任双补的名方。近代张锡纯虽未强调奇经专药，但创制了固冲、安冲、理冲、温冲等方剂；《何子淮妇科经验集》总结了调冲十法，通过治肝肾、治血气、除邪气达到调理冲任的目的。近代名医张锡纯，论治妇科疾病，甚为重视冲脉，归纳冲脉病机可呈"冲气上逆"、"冲脉瘀阻"、"冲脉虚寒"、"冲脉滑脱"等不同的病理表现形式。对冲气上逆者，采用降胃平肝、敛冲镇冲之法，习用半夏、赭石平降，芍药、青黛平肝泄木，生地、山萸肉、山药补肾，综合调治以平之降之，疗倒经、恶阻诸疾；对冲任瘀阻而致闭经、产后恶露不尽、癥瘕，或用下瘀血汤或理冲汤，据体之虚实，证之缓急而消补兼施；对冲任虚寒者，法当补肾温冲，以温冲汤治血海虚寒不孕；若肾虚失藏，冲脉不敛，便有滑脱之虑，滋生崩漏、滑胎之患，常用安冲汤、固冲汤、寿胎丸类益气补肾、固涩下元止滑脱。诸如此类，都为妇科病调治冲任留下了宝贵的经验。

侯玲玲于 1982 年、1984 年先后撰文认为"冲任药物确是客观存在"，并就"个人水平试根据古今医药书籍记载、一般临床用药规律及现代科研成果"，将冲任药物归纳举例为：偏补冲任之气：鹿茸、人参、巴戟天、肉苁蓉、鹿衔草、紫河车、黄芪、蛇床子、覆盆子、杜仲、仙茅、菟丝子等；偏补冲任之精血：鹿角胶、龟甲胶、阿胶、乌骨鸡、枸杞子等；疏调冲任：当归、香附、牛膝、川芎、柴胡、王不留行等；兴冲缩宫：益母草、蒲黄、茜草、枳壳、桃仁、红花、吴茱萸、丹参等；固涩冲任：鹿角霜、补骨脂、乌贼骨、赤石脂、金樱子、白果、龟甲、牡蛎、墨旱莲等；清冲任：丹皮、黄芩、黄柏、生地、芍药、马齿苋等；温冲任：吴茱萸、炮姜、肉桂、艾叶、川椒；镇冲降逆：紫苏、陈皮、半夏、砂仁、伏龙肝、竹茹。并认为：龟鹿二仙胶、寿胎丸、加减苁蓉菟丝子丸、补肾固冲丸为补冲任之例方；四物汤、定坤丹、二仙汤、乌鸡丸乃调补冲任例方；香艾芎归饮、桂枝茯苓丸、生化汤、痛经散为疏通冲任方；固冲汤、止血丸、龟鹿补冲汤为固冲任方；丹栀逍遥散、清热固经汤、保阴煎属清冲任方；温经汤、艾附暖宫丸、香桂丸为温冲任方；小半夏加茯苓汤、紫苏饮乃镇冲降逆方。

汤叔良编著的《女科方药指要》中，以冲任督带为纲归述 183 味常用中药之归经，如川芎、赤芍、丹参、泽兰、益母草、苏木、郁金、柴胡、香附、乌药、川楝、延胡索等 19 味有调冲之功；甘草、吴茱萸、鹿衔草、黄精、当归、白芍、枸杞子、肉苁蓉、巴戟天、鳖甲、阿胶等有补冲作用；竹茹、半夏、木香、砂仁、紫苏、伏龙肝具安冲之效；代赭石、紫石英、羚羊角可平降上逆冲气；黄连、贯众、马齿苋等品可清冲凉血，治血海沸腾迫血妄行；仙鹤草、三七、苎麻根、棕榈炭、龙骨、血余炭固冲止崩弥漏。黄芩、败酱草、野菊花、穿心莲能清带脉之湿热；人参、麦冬、黄芪、白术等有补带之功；白果、升麻、椿根皮、五倍子等有摄纳带脉弛纵作用；白芷、木槿皮、苍术、地肤子、车前子、苡仁等可化带脉之湿浊；白薇、地骨皮、黄柏、生地、玄参、丹皮等清任脉之热；龟甲、熟地、女贞子、墨旱莲、麦冬等滋任育阴；乌贼骨、牡蛎、桑螵蛸、莲须、赤石脂、金樱子、覆盆子固任脉之滑脱；羊肉、小茴香、蛇床子、艾叶温解任脉之寒凝；鸡血藤、红藤、桃仁、红花、刘寄奴、牛膝、大黄、五灵脂等通任脉之闭塞；鹿茸、紫河车、狗脊、补骨脂等补督脉之阳；淫羊藿、仙茅、肉桂、附子、鹿角霜等温督脉、振阳气；鹿角、全蝎、蜈蚣、僵蚕、蜂房、海马、石菖蒲等宣通督脉之闭塞。

丛春雨《中医妇科临床经验选》，在归述冲任病机的基础上，提出了相应的治疗方药。冲任虚衰证：代表方剂大补元煎（《景岳全书》）、归肾丸（《景岳全书》）、寿胎丸（《医学衷中参西录》）；冲任不固证：代表方剂固冲汤（《医学衷中参西录》）、安冲汤（《医学衷中参西录》）、补肾固冲丸（《中医学新编》）、鹿角菟丝子丸（《中医妇科治疗学》）；冲任虚寒证：代表方剂温经汤（《金匮要略》）、温肾调气汤（《中医妇科治疗学》）、育孕汤（《中医症状鉴别诊断学》）、补肾养血汤（《中医症状鉴别诊断学》）、当归建中汤（《千金翼方》）；冲任实寒证：代表方剂少腹逐瘀汤（《医林改错》）、温经汤（《妇人大全良方》）、缩宫逐瘀汤（《中医症状鉴别诊断学》）；冲任虚热证：代表方剂两地汤（《傅青主女科》）、加减一阴煎（《景岳全书》）；冲任实热证：代表方剂清经散（《傅青主女科》）、保阴煎（《景岳全书》）、清热固经汤（《简明中医妇科学》）、清肝引经汤（《中医妇科学》四版教材）、解毒活血汤（《医林改错》）。

以上几位医者对古今调理冲任方药进行的较为系统的整理，于临床调理冲任颇有启迪。

可以认为：论治妇产科疾病，在传统辨证基础上，在调补脏腑功能、调和气血的同时，酌情选加相应调理冲任的药物，能够达到提高治疗效果的见解，已成为不少临床医学家的共同认识。同时也完全可以相信，随着对冲任理论及实践研究的不断深入，尤其是有关联系肾-天癸-冲任-胞宫与丘脑下部-垂体-卵巢-子宫这两条中西医认识女性生理的不同内涵，但又有异曲同工之妙的轴心学说之间中药药理药效学研究的逐步深化，中医妇产科学有关冲任的认识及调理冲任的治法亦将日臻完善。

九、调养胞宫

胞宫是女性特有的内生殖器官的概称，胞宫受病可直接影响女性的生殖生理，因此调养胞宫是治疗妇产科疾病的一个重要措施。胞宫的生理活动，以脏腑、天癸、血气、经络的功能活动为基础，一方面，通过调理脏腑、血气、经络可达到调治胞宫的目的；另一方面直接调养胞宫，也是当今学者重视和善用的有效方法。

根据胞宫与脏腑、血气、经络的相互关系，以及导致胞宫功能失常的主要机制，现归纳调治胞宫的主要治法如下。

1. 温经暖胞　外寒或阳虚阴寒内盛，犯及胞宫，血行迟滞瘀阻不通发生月经后期、月经过少、痛经、胞衣不下、癥瘕、不孕症等。可选桂枝、吴茱萸、细辛、干姜、小茴香、乌药等散寒温胞，方如温经汤（《傅青主女科》）、少腹逐瘀汤（《医林改错》）。胞寒者，又以虚寒多见，肾为元气之根，有温煦胞宫或子宫之职，故温肾以暖胞为常法。可选紫石英、附子、肉桂、艾叶、蛇床子、补骨脂类，方如艾附暖宫丸（《沈氏尊生书》）、温胞饮（《傅青主女科》）。

2. 泻热清胞　胞宫受血热、湿热、热毒、邪毒、瘀热诸邪，致胞内蕴热，发生月经过多、经期延长、带下、胎漏、胎动不安、产后发热、癥瘕等证，均宜泻热清胞法治之。常用黄柏、黄芩、丹皮、赤芍、红藤、败酱草、马齿苋、蚤休、鱼腥草、连翘等，代表方如清经散（《傅青主女科》）、清热调血汤（《古今医鉴》）、清热固经汤（《简明中医妇科学》）、银翘红酱解毒汤（《妇产科学》）。

3. 补养益胞　先天禀赋不足，子宫发育幼稚，或因产伤直损，或因肾-天癸-冲任-胞宫轴功能紊乱，胞宫过早萎缩，而致月经过少、闭经、带下过少、滑胎、不孕等，宜补肾益阴或滋肾填精以育宫。酌选熟地、制首乌、菟丝子、枸杞子、肉苁蓉、覆盆子、紫河车、鹿角胶、鹿茸等，代表方如加减苁蓉菟丝子丸（《中医妇科治疗学》）、滋肾育胎丸（《罗元恺女科述要》）、毓麟珠（《景岳全书》）。产伤失血过多或哺乳过长耗血，血虚而胞失所养，发生闭经、产后血劳、不孕诸疾，法当补血养胞。药用枸杞子、菟丝子、当归、熟地、白芍、阿胶等，代表方如四二五合方（《刘奉五妇科经验》）。

4. 逐瘀荡胞　瘀阻胞宫发生经、孕、产、杂诸症，如月经、崩漏、堕胎、小产、难产、产后恶露不绝、产后腹痛、癥瘕等，治需逐瘀荡胞。常用益母草、莪术、桃仁、红花、川牛膝、丹参、大黄、䗪虫等，方如桂枝茯苓丸（《金匮要略》）、生化汤（《傅青主女科》）、桃红四物汤（《医宗金鉴》）、脱花煎（《景岳全书》）、逐瘀止崩汤（《傅青主女科》）、大黄䗪虫丸（《金匮要略》）。

5. 益气固胞　"胞络者，系于肾"，肾主系胞，肾气不足，发为子宫脱垂，需要补肾固脱。方如大补元煎（《景岳全书》）、寿胎丸（《医学衷中参西录》）。脾主升清，因产伤或产后操劳过度，劳则耗气，"气下冲则令阴挺出"，发为阴挺。宜以升阳托举子宫，方如补中益气汤（《脾胃论》）等。

（谭万信　黄　英　李　燕）

参 考 文 献

1. 王本祥. 现代中药药理学. 天津：天津科学技术出版社，1997.

2. 成都中医学院妇科教研室. 中医妇科学. 北京：人民卫生出版社，1986.

3. 罗元恺. 中医院校教学参考丛书. 中医妇科学. 北京：人民卫生出版社，1988.

4. 马宝璋. 中医妇科学. 上海：上海科学技术出版社，1997.

5. 理有佳. 叶天士调理冲任八法初探. 上海中医药杂志，1985，(2)：23.

6. 侯玲玲. 再谈冲任理论. 新中医，1984，(7)：1.

7. 汤叔良. 女科方药指要. 天津：天津科学技术出版社，1994.

8. 丛春雨. 中医妇科临床经验选. 北京：中国中医药出版社，1994.

9. 欧阳惠卿. 中医妇科学. 北京：人民卫生出版社，2002.

10. 张红，李春光，张凤华. 董克勤中医妇科特色治法探析. 辽宁中医杂志，2003，30（12）：961-962.

11. 马宝璋. 中医妇科学. 北京：中国中医药出版社，2004.

12. 李仁杰，经燕. 妇科病从脾论治探讨. 中国临床医生，2004，32（12）：39-41.

13. 尤昭玲，袁家麟. 中医妇科学. 北京：中国中医药出版社，2005.

14. 张玉珍. 中医妇科学新世纪（第2版）. 北京：中国中医药出版社，2007.

15. 魏铭，刘丽华，姜学连，等. 补益精血法在中医妇科临床中的应用. 中国医药指南，2008，6（23）：341-342.

16. 张军. 浅谈中医妇科病的诊疗特点. 中国实用医药，2008，3（17）：17.

第三节　调治"肾-天癸-冲任-子宫"法

对于中医妇产科肾-天癸-冲任-子宫生殖轴，本书在生理病理中已作了阐明，在治疗学上亦当相应运用。近来也有在这方面的临床和实验研究报道，故本章提出调治"肾-天癸-冲任-子宫"法，为临床作参考。

自1963年中药人工周期疗法创立以来，国内不少学者结合自己的经验不断完善并广泛应用于妇科临床，如用于治疗月经不调、闭经、崩漏、月经前后诸症、多囊卵巢综合征、不孕症等，取得了较好的疗效。

一、中药人工周期疗法

中药人工周期就是依照中医的基本理论，结合卵巢的周期性变化采取周期性用药的方法，即于行经后期（卵泡期）、经间期（排卵期）、经前期（黄体期）、行经期分别选方用药。

目前各医家对中药人工周期疗法的应用虽有差异，但大都遵循补肾-活血化瘀-补肾-活血调经的立法原则。经后期为阴长期，血海空虚，在肾气作用下逐渐蓄积精血，由虚而满，治法上以养血补益肝肾为主。经间期为重阴转化期，血海充盈，阴精盛，又为重阴，重阴转阳，阴盛化阳，冲任气血活动显著，应在补益肝肾中辅温补肾阳化瘀理气之品。经前期又为阳长期，阴充阳长，以维持肾阴阳相对平衡状态，治宜阴中求阳，加用温肾暖宫之药，维持黄体功能。行经期为重阳转化期，重阳则开，血海满盈而溢下，冲任气血变化急骤，治宜活血调经，冀其推动气血运行，胞宫排经得以通畅。当然，也有学者认为经前期，应在补肾的基础上加补脾之药，以达后天促先天之功。

综合各医家的观点，中药人工周期疗法的实质是调补肾阴肾阳和周期性用药。肾藏精，主生殖，主骨生髓。脑为髓海，故肾上通于脑，下联冲任二脉，维系胞宫，与女子的生长衰老及生殖生理的演变过程有密切关系。肾对生殖功能的调节是通过肾-天癸-冲任-胞宫这条轴而进行的。它与西医学认为生殖生理功能是由中枢-下丘脑-垂体-卵巢轴调节机制有类似之处。中药人工周期疗法正是通过调节肾-天癸-冲任-子宫的功能而对下丘脑-垂体-卵巢轴起作用的。

（一）临床研究

廖玎玲等用中药人工周期对继发性闭经的研究表明，中药人工周期对下丘脑性闭经患者垂体 GnH 起正反馈兴奋作用，说明中药人工周期有微量雌激素样作用；其作用机制在于增加脑垂体 GnH 对 LRH-A 的敏感性，并增加促黄体生成素（LH）贮备能力，进一步促使卵巢性激素的分泌功能，提高 E_2 水平；中药人工周期对卵巢早衰患者垂体 GnH 起负反馈抑制作用，同样说明它有雌激素样作用。而对多囊卵巢综合征（PCOS）患者，能使其卵泡刺激素（FSH）上升，LH下降，有调整LH/FSH比值的作用。

林至君应用中药人工周期治疗不孕及月经病等发现，治疗后患者阴道角化细胞指数明显升高，说明中药人工周期有类似雌激素和促进卵巢分泌性激素的作用。

俞瑾等应用补肾化痰法治疗闭经和PCOS患者，26例闭经患者治疗前后系统观察阴道脱落细胞伊红指数（E_1）变化。结果发现，原E_1水平低者治疗中均上升，中水平者无一例下降，高水平者治疗后降为中水平。PCOS患者治疗中生殖内分泌激素都有一定变化，主要是FSH及E_2升高，LH/FSH与睾酮/雌二醇（T/E_2）比值降低。提示补肾治疗对下丘脑-垂体-卵巢轴各个平面都可能有一定作用。

李超荆等对9例PCOS患者做黄体生成激素释放激素（LHRH）垂体兴奋试验。结果表明：原来FSH、LH基值低或正常者，垂体兴奋试验多无反应。说明PCOS致病的主要环节在下丘脑。经补肾化痰治疗后都不同程度地恢复卵巢功能并有排卵。提示补肾促排卵的作用环节主要在下丘脑。

郑姜钦等对中药人工周期治疗多囊卵巢综合征45例临床疗效进行了观察和分析，结果表明：T下降显著；BMI、FINS、Homa-IR下降极显著；LH虽有下降，但无显著意义。说明了中药具有改善胰岛素抵抗，调节内分泌紊乱的作用。推测中药治疗可能是通过降低胰岛素水平，从而降低胰岛素抵抗和改善胰岛β细胞功能，也可能改善下丘脑-垂体-卵巢轴的功能，进而降低LH和T的水平，恢复排卵功能，达到改善生殖内分泌机能的作用，其机制有待进一步探讨和挖掘。

（二）实验研究

李柄如等的研究表明：助阳补肾中药菟丝子、巴戟天、肉苁蓉、仙茅和淫羊藿能使大白鼠垂体前叶重量、卵巢重量、子宫重量比对照组明显增加，血浆LH水平未见改变，但卵巢绒膜激素/促黄体生成素（HCG/LH）受体特异结合力增加；其中卵巢HCG/LH受体部位的数目，菟丝子和巴戟天组增加。而补血滋阴中药熟地、枸杞子则不表现上述作用。助阳补肾中药可使去卵巢大白鼠对LHRH的反应性增强，而补血滋阴中药则未见此种作用。由此可见，助阳补肾可增强下丘脑-垂体-卵巢轴的促黄体功能，但这种作用并不是由于它们直接刺激垂体LH的分泌，而是提高垂体对LHRH的反应性及卵巢对LH的反应性。这种反应性的提高可能与受体有关。据报道，六味地黄丸可增加肾血流量，因此它们可能通过增加卵巢-子宫的血流量，或改变局部的激素浓度而发挥其对生殖功能的调节作用，不过尚有待进一步探讨。

张新民等以初老雌性大鼠、雌性去势大鼠及雄性去势大鼠为对象进行研究。结果发现：补肾中药能明显提高初老大鼠血E_2的含量；能明显提高雌性去势大鼠血LH与FSH的含量；提高雄性去势大鼠血LH的含量。

徐晋勋等所做动物实验表明：具有滋肾补肾养血作用的促卵泡汤能使去势雌性小鼠阴道涂片出现50%以上角化细胞，提示促卵泡汤有雌激素样作用，与用己烯雌酚的对照组比较作用较微弱。现代妇产科学认为，小剂量雌激素能兴奋下丘脑-垂体，使之分泌促性腺激素促使卵巢功能恢复。提示临床应用促卵泡汤的效果，可能是通过它的微量雌激素样作用兴奋下丘脑-垂体，从而改善人体性腺功能而实现的。徐氏的另一实验表明，促卵泡汤的乙醇提取液能使未成年雌性大白鼠的子宫、卵巢增重，并有排卵；说明促卵泡汤有微量促性腺素样作用。

奚明等的实验结果显示，具有补肾健脾作用的促黄体汤能提高假孕大鼠黄体孕酮分泌高峰期的水平及延长孕酮分泌高峰期的时间，但不能延长黄体寿命；同时也提高血浆 LH 的含量。提示本方具有促进黄体功能的作用，其作用环节除直接作用于卵巢外，也有兴奋垂体的作用。

中药人工周期疗法中，于排卵前或排卵期加入活血化瘀药，主要是增加血流量，改善微循环，促使气血运行畅顺。有报道：桃仁、红花能增加子宫静脉血中的前列腺素，前列腺素能使卵泡周围平滑肌收缩，促使发育成熟的卵泡排卵。

综上所述，中药人工周期疗法中的滋肾补肾药具有微量促性腺激素样、微量雌激素样作用，它对下丘脑-垂体-卵巢轴功能的影响可能是多成分、多层次、多环节、多途径的，其作用效果可能与下丘脑-垂体所处的甾体激素环境有关。

二、针刺促排卵

针刺促排卵是通过针刺、电针或激光针等方法刺激某些穴位引起排卵的一种方法。它以中医学的经络理论和针灸实践为基础，至今已有 30 多年的临床实践。关于针刺对神经生殖内分泌影响的研究也取得了一定进展。

早在元代王国瑞的《扁鹊神应针灸玉龙经》云："女子经候不匀调，中极、气海与中髎"。1961 年上海妇产科医院首次报道针刺关元、中极、子宫、三阴交等穴和口服少量己烯雌酚治疗 44 例月经不调患者，排卵率达 54.4%。后来他们又进行深入的研究，分别作了"针刺、中药结合诱发排卵 59 例观察"和"电针排卵和手部皮肤温度变化的观察"的报道，结果排卵率为 33.9%～54.4%，其排卵效果与治疗前患者 E_1 水平有一定关系。其中 E_1 30%～70%者针刺促排卵率为 50%～60%；E_1 ＜30%者，针刺后 E_1 上升者半数出现排卵现象，而针刺后 E_1 不升者未排卵；E_1 ＞71%者，针刺后 E_1 均下降，其中 50% 有排卵。说明针刺对 E_1 有双向调节作用。钟礼美等对 108 例不排卵患者，用中药和针刺结合方法进行治疗，并以家兔进行试验。动物针刺参照人体分寸取中极、血海、大赫、三阴交等穴，观察针刺前后 LH 和孕酮的变化。结果针刺组在 E_2 作用下能诱导 LH 高峰出现，促使排卵，孕酮增加。关于针刺促排卵机制的探讨，我国学者认为：针刺有可能通过调整脑内神经递质（5-HT、ACh、DA、NE 等）而对 GnRH 等产生作用。现代研究表明，与女性生殖功能调节有关的脑内阿片肽有 β-内啡肽、强啡肽和甲-强啡肽，其作用主要是通过中枢间接作用于垂体。俞瑾等研究发现：针刺后手温升高者，血 β-内啡肽水平趋向稳定或可由原来较高水平降低，而电针后易出现排卵；针刺后手温下降者，血 β-内啡肽明显升高或维持高水平不下降，一般无排卵。由此可见，针刺在一定条件下可能通过调节中枢 β-内啡肽水平而促进 GnRH 分泌引起排卵。

综上所述，中药人工周期疗法及针刺促排卵的作用机制及其与内分泌的关系还不十分明确，尚有待进一步研究。

随着中西医学的互相渗透，西医妇科内分泌药物治疗也已逐渐被用于中医妇科临床治疗，并取得较好的疗效。不少学者的研究表明，适当采用内分泌药物治疗与中医治疗相结合，可提高疗效并有广阔的研究前景。因此，有必要对妇科常用激素类药物治疗与中医药治疗妇科内分泌功能失调性疾病的问题有所了解。

三、内分泌激素制剂

西医妇科学的内分泌激素治疗具有调整 H-P-O-A 的作用，现介绍于后，作为临床调治"肾-天癸-冲任-子宫"法的参考。

（一）雌激素制剂

1. 天然雌激素 体内分泌的天然雌激素为雌二醇、雌酮和雌三醇。目前，国内临床常用的雌激素多为其衍生物。

（1）苯甲酸雌二醇：为雌二醇的苯甲酸酯。作用时间较长，可维持 2～3 日。为油溶剂，供肌内注射。1mg/支、2mg/支。

（2）戊酸雌二醇：雌二醇的戊酸酯，是长效雌激素制剂。作用持续时间 2～4 周。供肌内注射。5mg/支，10mg/支。

（3）雌二醇凝胶（爱斯妥凝胶）：为外用制剂。0.06％的 30g/支。供皮肤、阴道给药。

2. 半合成雌激素制剂

（1）炔雌醇：为口服强效雌激素，作用为己烯雌酚的 20 倍。0.015mg/片，0.005mg/片。

（2）尼尔雌醇：为雌三醇的衍生物，是长效雌激素。口服。1mg/片，2mg/片，5mg/片。

3. 合成雌激素（非甾体雌激素） 己烯雌酚，又称乙蔗酚。口服有 0.25mg/片，0.5mg 片，1mg/片。肌注针剂有 1mg/支、5mg/支。

雌激素的药理作用：促使生殖器官的生长发育，使子宫内膜增生和阴道上皮细胞增生角质化；增强子宫平滑肌的收缩，提高子宫对催产素的敏感性；对抗雄激素的作用；对下丘脑与脑垂体有正负反馈作用，影响卵泡发育和排卵；促进骨的钙沉积，减少骨质吸收。

雌激素制剂的适应证：月经不调、痛经、闭经、崩漏、绝经前后诸症及回奶等。

雌激素制剂的不良反应有恶心呕吐、头晕乏力、白带增多。肝脏是激素的代谢场所，肝炎患者忌用。生殖器官肿瘤、乳房肿块或肝癌患者忌用。

（二）孕激素制剂

1. 黄体酮 又称孕酮。为常用的孕激素制剂，由人工合成。肌注针剂有 10mg/支、20mg/支。黄体酮胶囊（安琪坦胶囊），为法国产品，100mg/粒。复方黄体酮肌注针剂，每支 1ml，内含苯甲酸雌二醇 2mg 及黄体酮 20mg。

2. 17α 羟孕酮衍生物 常用制剂有：

（1）醋酸甲孕酮：商品名为安宫黄体酮，简称甲孕酮。口服剂有每片 2mg、4mg、10mg 的。

（2）甲地孕酮：商品名为妇宁片。口服。1mg/片。

（3）氯地孕酮：口服。2mg/片，6mg/片，12mg/片。

（4）己酸孕酮：为长效孕激素。其激素活性为孕酮的 7 倍，并可持续 1～2 周。肌注针剂有 125mg/支、250mg/支。

3. 19-去甲基睾酮衍生物 睾酮在 19 位上去甲基后具有强孕激素作用。常用制剂有：

（1）炔诺酮：商品名为妇康片。除有强效孕激素作用外，尚有轻微雄激素作用。口服。0.625mg/片，2.5mg/片，3mg/片，5mg/片。

（2）甲炔诺酮：称 18-甲基炔诺酮，是诺酮族中孕激素作用最强者，并有雄激素作用。口服。0.3mg/片，3mg/片。

（3）孕三烯酮：亦名内美通、三烯睾诺酮。本品为三烯-19-去甲甾类化合物，有复杂的激素特性,作用于下丘脑-垂体轴,减少促性腺激素的释放而抑制雌激素和孕激素的分泌。口服,用于治疗子宫内膜异位症。为胶囊剂,2.5mg/粒。

孕激素的药理作用:抑制子宫收缩和使子宫内膜由增生期转变为分泌期组织象,因此有安胎及调节月经的作用。长期使用可使子宫内膜萎缩,特别是异位的子宫内膜。大剂量孕激素可使分化良好的子宫内膜癌细胞退变,故用于治疗子宫内膜异位症及子宫内膜癌。通过抑制下丘脑 GnRH 的释放,抑制 FSH 和 LH 分泌,抑制排卵,使子宫颈黏液减少,黏度增加,可用于避孕。

孕激素制剂的适应证:月经不调、痛经、闭经、崩漏、胎漏、胎动不安、癥瘕等。

(三)雄激素类制剂

1. 丙睾酮 是目前最常用的雄激素制剂,为油剂,供肌内注射。针剂有 10mg/支、25mg/支、50mg/支。

2. 甲睾酮 效能为丙睾酮的 1/5。片剂有 5mg/片、10mg/片,舌下含化。

3. 三合激素 为以雄激素、孕酮为主的针剂,每支含丙睾酮 25mg、苯甲酸雌二醇 1.25mg 及黄体酮 12.5mg,肌内注射。

4. 达那唑 为人工合成的 17α-乙炔睾酮衍生物,具有弱雄激素作用,能抑制下丘脑-垂体功能,使 FSH、LH 分泌减少,从而抑制卵巢性甾体激素,使子宫内膜萎缩,故主要用于子宫内膜异位症。口服胶囊剂有 100mg/粒、200mg/粒。

雄激素的药理作用:对女性主要是对抗雌激素,抑制子宫内膜增生及卵巢与垂体功能。长期或过量应用可出现女性男性化、水肿及肝功能损害等不良反应。

雄激素制剂的适应证:崩漏、痛经、癥瘕等。

(四)其他制剂

1. 氯米芬 又名氯底酚胺、克罗米芬及舒经芬,为人工合成的非甾体制剂,化学结构与己烯雌酚和三苯氯胺相似。具有雌激素和抗雄激素作用,有阻断内源性雌激素对下丘脑的负反馈,使 GnRH 分泌增多,从而增加 FSH、LH,以促发排卵。口服。50mg/片。

2. 溴麦角隐亭 简称溴隐亭,作用于下丘脑,增加 PIF 的分泌或直接作用于垂体前叶抑制 PRL 细胞活性,减少 PRL 的分泌及释放,解除 PRL 对 GnRH 分泌的抑制,恢复卵巢功能及终止溢乳。主要用于高催乳素血症。口服。2.5mg/片。

3. 促性腺激素

(1)尿促性素(HMG):又称绝经促性素,由绝经期妇女尿中提取而制成。每支含 FSH 和 LH 各 75U,肌内注射。

(2)绒促性素(HCG):又称绒膜激素。从孕妇尿中提取制成。作用类似 LH。粉针剂,每支含 500U、1000U、2000U、5000U。肌内注射。

促性腺激素的药理作用:HMG 能促使卵泡发育成熟并分泌雌激素,雌激素通过正反馈作用间接使垂体分泌足量 LH 而诱发排卵。HCG 可诱发排卵及维持黄体功能。

促性腺激素适应证:用于闭经、不孕症等。

4. 促性腺激素释放激素(GnRH) 它既有 LHRH 作用,又有 FSHRH 作用。注射液每支 $500\mu g$(1ml)。粉针剂每支 0.8mg、3.2mg。喷鼻液每瓶 10g 溶液中含 20mg、苯甲醇 100mg(相当 100 次使用量)。可用于垂体兴奋试验、下丘脑性闭经及不孕症等。

5. 促性腺激素释放激素类似物(GnRH-A),别名阿拉瑞林、丙氨瑞林。是人工合成的肽类化合物。与 GnRH 的不同是第 6 位氨基酸被丝氨酸取代,生物活性比 GnRH 强

100 倍。粉针剂 25μg/支、150μg/支。

6. 利维爱片　荷兰产。本品是一种"仿性腺"甾体激素，兼有雌激素、孕激素及雄激素的性质。口服。2.5mg/片。

四、内分泌激素的临床应用

（一）治疗月经病

1. 止血　适用于功能失调性子宫出血，出血量多或少量出血日久不净，或大量出血后淋漓不净者。应根据出血量，出血的时间，与上次出血的关系，体质及体内雌激素水平确定用药的种类、用量及用药持续时间。止血应在 8 小时内见效，48～72 小时内止血。

（1）孕激素：为长期受单一雌激素作用而有子宫异常出血患者的首选药物。常用制剂为炔诺酮和安宫黄体酮。孕激素止血法的特点是停药后内膜脱落快，撤药性出血时间短，3～7 天干净。其出血量与用药前内膜厚度有关。

应用孕激素的依据：雌激素测定显示水平偏高，B超检查显示内膜厚，诊刮时组织物多，妇科检查子宫稍大较软。

用法：

①大量出血：炔诺酮 5～7.5mg（或安宫黄体酮 8～10mg），每 6 小时一次（甚至每 3 小时一次），服 3～4 次出血量减少后改为每 8 小时一次，血止后每 3 天递减 1/3 量，直至维持量2.5～5mg/d（安宫黄体酮 4～6mg/d），血止后 20 天停药。服药期间若有突破性出血，应加用炔雌醇5～10μg（或己烯雌酚 0.1mg），每日 1 次。

②少量出血者可用黄体酮 10～20mg，肌内注射，每日 1 次，一般 3～5 天血止后，根据患者体质撤药或改用人工周期法。

（2）雌激素：适用于雌激素水平偏低的中青年患者。雌激素止血法的特点是撤药出血量不会很多，但内膜脱落慢，出血时间长。

用法：己烯雌酚 1～2mg（炔雌醇 0.05～0.1mg），每日 3 次，甚至可高达 10mg/d；血止后每 3 天递减 1/3 量，直至维持量 1mg/d。胃肠反应不耐口服者，可用苯甲酸雌二醇 2mg 肌内注射，每 6～8 小时一次，血止后再逐渐减至维持量。不论用哪种雌激素，两周后开始加孕激素，使子宫内膜转化；用黄体酮 10mg，肌内注射，每日 1 次，或安宫黄体酮 6～10mg 口服，每日 1 次，共用 7～10 天。雌孕激素同时停药，有利于子宫内膜同步脱落，一般在停药后 3～7 天发生撤药性出血。

（3）雄激素：雄激素有对抗雌激素作用，能增强子宫平滑肌与子宫血管的张力，减少盆腔充血而减少出血量，与雌、孕激素配合使用有增强止血效果的作用，用于更年期功血患者。

用法：甲睾酮 10mg，每日一次舌下含化或连服 2 个月，停 1 个月后可再服如前。丙睾酮 25mg，肌内注射，每日 1 次，连用 3～5 日。甲睾酮用于调经；丙睾酮用于出血期量多者。

2. 调整周期

（1）联合法：即雌、孕激素合并应用，雌激素使子宫内膜再生修复，孕激素限制子宫内膜增生的程度。适用于育龄期和更年期功血患者。

用法：己烯雌酚 0.5mg 及安宫黄体酮 4mg，于出血第 5 日起两药并用，每晚 1 次，连服 20 日。或短效口服避孕药 1 号或 2 号（含雌、孕激素），于出血第 5 日开始，每晚服

1粒，连服20日。

（2）雌、孕激素序贯法：即人工周期疗法，模仿自然月经周期中卵巢的内分泌变化，将雌、孕激素序贯应用，使子宫内膜发生相应的变化，引起周期性脱落；并用促进下丘脑-垂体轴功能的作用。适用于雌激素水平偏低的中青年功血患者及闭经患者。

用法：己烯雌酚1mg（炔雌醇0.05mg），出血第5日起，每晚1次，连服20日；至服药第11日，每日加黄体酮10mg肌内注射（或安宫黄体酮6～10mg），两药同时停止。停药1～2日，甚至3～7日开始出血，于出血第5日重复使用，一般连续使用3个周期。

（3）后半周期-短期疗法：用孕激素作用于增生的子宫内膜，停药后使"月经"来潮（撤退性出血）。本法适用于体内有一定雌激素，无需诱发排卵，使子宫内膜定期脱落。用法：一般在相当于"月经"周期的后半期用药，常用甲羟孕酮10mg/d，口服5～10天，在预计月经来潮前5天停药。

3. 促使排卵 适用于青春期和育龄期功血、闭经、不孕症、多囊卵巢综合征患者。

（1）氯米芬：氯米芬胺有微弱雌激素作用。它在下丘脑竞争性结合雌激素受体，产生抗雌激素作用；通过抑制内源性雌激素对下丘脑的负反馈，诱导GnRH的释放而诱发排卵。适用于体内有一定雌激素水平的患者。

用法：月经来潮（撤药出血）第5日起，每晚服50mg（多囊卵巢综合征用25mg），连续5日。若排卵失败，可重复用药，剂量可逐渐增至100～150mg/d。一般可连用3～4个月经周期。

（2）绒促性素（HCG）：具有类似LH的作用而诱发排卵。适用于体内有一定FSH水平，雌激素水平中等者。

用法：监测卵泡发育接近成熟时，连续肌内注射3日HCG，剂量依次为1000U、2000U及5000U。

（3）尿促性素（HMG）：适用于垂体GnRH水平低下的闭经患者及氯米芬诱发排卵失败与黄体不健的不孕患者。

用法：于月经（或撤药出血）干净后，每日肌内注射1～2支（若卵巢无反应或反应差，每次递增1支/日，最高剂量为3支/日），直至卵泡发育成熟则停用HMG，加用HCG5000～10000U，一次肌内注射，并用B超监测卵泡发育情况，警惕卵巢过度刺激综合征。

（4）纯卵泡刺激素（FSH）：对内源性LH本来就呈高分泌的PCOS患者尤为适用。用法：从月经周期的第5天开始，隔日给予纯FSH 150u，肌内注射，肌注，直至观察到卵泡发育成熟。

（5）促性腺激素释放激素（GnRH）：适用于经氯米芬或HMG治疗无效者。用法：采用静脉注射泵，模拟GnRH生理释放模式，每90分钟给药1次，5～20μg/次，直至基础体温上升或B超提示排卵时停止注射。

4. 痛经 内分泌激素治疗主要用于原发性痛经。原发性痛经的发病机制，可能是由于子宫内膜所产生的前列腺素引起子宫平滑肌强烈或痉挛性收缩的缘故。

（1）己烯雌酚1mg，每晚1次，共20～22天。主要作用是抑制排卵，使经期前的子宫内膜呈增生期改变，内膜中前列腺素含量减少；同时使子宫发育，肌纤维与间质比例协调，从而减轻经期疼痛。适用于子宫发育较差的功能性痛经患者。

（2）孕激素与雌激素合并疗法：口服短效避孕药，月经第5日开始，每晚服1片，连服 22 天。作用也是抑制排卵，使子宫内膜呈蜕膜样萎缩性内膜，前列腺素含量减少，使经期疼痛减轻。

（二）安胎

适用于黄体功能不足所引起的先兆流产。但应注意选择孕激素品种。一般来说，孕激素的衍生物具有溶黄体作用，而由 19-去甲基睾酮衍生而来的孕激素制剂，则可引起女胎生殖器官男性化。因此，安胎最好选用黄体酮，肌内注射 20mg，每日 1 次。近年已经上市的天然黄体酮制剂有软胶囊或胶丸，可供口服，0.1g/粒约等于 10mg 肌内注射黄体酮，可用于早孕安胎，有利于蜕膜的生长及早期孕卵的发育。一般在阴道流血停止 1 周后停药。

（三）避孕

1. 激素的抗生育作用　是通过影响下丘脑-脑垂体-卵巢轴的功能以抑制排卵；改变宫颈黏液的黏稠度以阻碍精子的穿透；改变子宫内膜的形态，从而干扰受精卵着床发育。

2. 常用的激素避孕法　有短效口服避孕片、长效口服避孕片、避孕针、皮下埋植、含药工具等。各类避孕药均为雌、孕激素的结合物，它们之间的差异不外乎雌、孕激素的比例不同及合成激素结构上的差异。

（四）回奶

1. 雌激素回奶法　其作用机制可能是大量雌激素阻碍催乳素（PRL）对乳腺的作用。用法：

（1）己烯雌酚 3mg，每日 3 次，连用 3 日。

（2）己烯雌酚 4mg，肌内注射，每日 2 次，连用 3 日。

2. 溴隐亭回奶法　口服溴隐亭 5mg，每日 2 次，连用 5～7 日。能抑制 PRL 分泌，从而抑制乳汁分泌。

（五）治疗高催乳素血症

高催乳素血症常引起溢乳或（和）闭经、不孕等症，或伴有垂体肿瘤。治疗高催乳素血症的特效药有溴隐亭、硫丙麦角林、麦角苄酯、溴隐亭 SRO 等，最常用的是溴隐亭。

作用原理：溴隐亭作用于下丘脑，增加催乳激素抑制因子（PIF）的分泌，抑制脑垂体 PRL 的合成及释放，或直接作用于垂体前叶抑制 PRL 细胞的活性，使血中的 PRL 水平下降，解除 PRL 对 GnRH 的抑制，恢复卵巢功能；同时使垂体肿瘤缩小。

用法：开始服溴隐亭每次 1.25mg，每日 2 次；3 天后增加为每次 2.5mg，每日 2 次，必要时可每天服 3 次。大多数患者于服药 1 个月内恢复正常月经周期。Blockwell（1985）提出，连续服药 12～14 周后停药，1 个月后复查血清 PRL，经随访 6 个月若患者保持无泌乳及催乳素水平正常者常可永久治愈；若有反复，可能有垂体微腺瘤存在或有下丘脑神经递质功能失调，应长期服药。

不良反应：主要为恶心呕吐，食欲不振，治疗头 2～3 天出现，随着治疗时间的持续而逐渐消失。其次还可出现体位性低血压，故晚上服药较为妥当。

（六）治疗生殖器官器质性病变

1. 子宫内膜异位症　用激素治疗的目的是抑制排卵或造成子宫内膜（包括异位的内膜）类似妊娠的蜕膜反应及坏死萎缩，减少出血量和缓解疼痛，使病灶缩小。

（1）炔诺酮、甲地孕酮、安宫黄体酮：于月经周期第 5～26 天服药，每日 4～8mg 连续周期性服药 3～6 个月经周期。

（2）甲睾酮：每日舌下含服 5～10mg，连续 3～6 个月；亦有主张在月经周期第15～25 日，每日舌下 5～10mg 含服；或用丙睾酮 25mg，每周肌内注射 2 次。无论何种方案，每月总量不得超过 300mg。

（3）达那唑：每日 400～600mg，分 2～3 次服，连续服 3～6 个月。常见的不良反应是体重增加、多毛、痤疮、声调降低、潮热、乳房缩小、性欲改变等，但一般不影响日常生活与工作，停药后上述症状自行消退。

（4）内美通：又名三烯睾诺酮，具有抗孕酮及抗雌激素作用。于月经周期第 5 日开始服，每次 2.5mg，每周 2 次，连用 6～8 个月。其不良反应与达那唑相似。

2. **子宫内膜癌** 孕酮类药物对控制子宫内膜癌的发展有一定疗效，对分化良好的内膜癌疗效更为显著。它作用于内膜细胞，直接延缓脱氧核糖核酸与核糖核酸的合成，从而控制癌瘤细胞的生长；同时它还可增强癌细胞对放疗的敏感性，对早期患者能使肿瘤缩小、消失和分化好转。临床上多用于术后治疗。

常用的药物有己酸孕酮，每周 1000～2000mg；安宫黄体酮，每周 1000～1500mg；甲地孕酮，每日 40～80mg。用药时间应持续 2 年甚至更长。

3. **子宫肌瘤** 对肌瘤小、无症状或症状轻微的年轻及近绝经期患者，可采用激素治疗。

（1）甲睾酮：每日 10～20mg，连续服 3 个月。但应注意对肝脏的损害，尤其是每日剂量＞10mg 者。若出现肝功异常，应立即停服。

（2）丙酸睾酮：每周 50～75mg，肌内注射，连续 3 个月。如有男性化症状者应停药。

（七）更年期综合征

1. **尼尔雌醇** 每半个月 1～2mg 或每月服 2～5mg，可有效地控制潮热、多汗、阴道干涩、尿路症状，预防骨质疏松。虽然它对子宫内膜作用弱，久服也可引起子宫增生。对此，一般采取每服药 3 个月便加服甲孕酮 10mg/d，连服 7 天以保护子宫内膜。

2. **利维爱** 每日 2.5mg，连续服用。可抑制血管舒缩症状（潮热，汗出），使降低的内啡肽水平回复正常，改善情绪不稳、感觉不适、性欲低下等症状，并预防骨质疏松。

3. **爱斯妥凝胶**（雌二醇凝胶） 阴道局部涂用，可改善由于雌激素缺乏所引起的阴道萎缩、干涩等症状。

（梁国珍 吴克明）

参 考 文 献

1. 乐杰主编. 妇产科学. 第 6 版，北京：人民卫生出版社，2005.

2. 郑卫国，梁素娣. 现代妇科治疗学. 广州：广东科技出版社，1995.

3. 王淑贞. 实用妇产科学. 北京：人民卫生出版社，1987.

4. 林至君. 中药人工周期疗法在妇科内分泌疾病的临床应用. 江西医药，1982，（增刊）：29.

5. 林至君. 简化中药人工周期三联法治疗排卵障碍不孕的临床观察. 中西医结合杂志，1986，（12）：717.

6. 李衡友. 中药人工周期疗法及其治疗不孕症的辨证应用. 江西中医药，1983，（11）：30.

7. 夏桂成. 运用时象变化规律调治月经周期中的阴阳盛衰. 上海中医药杂志，1990，（2）：30.

8. 胥京生. 运用中医周期调经法的体会. 上海中医药杂志，1988，（3）：11.

9. 尚云. 朱南孙治疗不孕的经验. 中医杂志，1988，（6）：417.

10. 杨文兰. 中药人工周期治疗原发性不孕症 132 例临床观察. 上海中医药杂志，1987，（6）：18.

11. 王静宇. 中药人工周期治疗原发性不孕 75 例临床观察. 四川中医，1994，(8)：38.

12. 廖玎玲. 中药人工周期对继发性闭经妇女垂体 GnH 释放和储备功能的影响. 中西医结合杂志，1989，(8)：8.

13. 俞瑾. 补肾化痰治疗多囊卵巢综合征对下丘脑-脑垂体-卵巢功能的调节. 中西医结合杂志，1986，(4)：218.

14. 俞瑾. 补肾化"痰"治疗下丘脑-脑垂体功能失调性闭经. 中西医结合杂志，1983，(4)：203.

15. 李超荆. 肾主生殖与排卵机制的初步探讨. 中医杂志，1982，(6)：69.

16. 李柄如. 补肾药对下丘脑-垂体-性腺轴功能影响. 中医杂志，1984，(7)：63.

17. 张新民. 补肾中药对大鼠生殖内分泌作用机制研究. 中医杂志，1995，(11)：686.

18. 徐晋勋. "促卵泡汤"女性激素样作用的观察. 中医杂志，1982，(1)：65.

19. 徐晋勋. 中药人工周期治疗排卵功能失调. 中华妇产科杂志，1984，(4)：193.

20. 奚明. 促黄体汤对假孕大鼠垂体卵巢轴功能的影响. 中西医结合杂志，1988，(2)：101.

21. 俞瑾. 针刺促排卵的机制研究. 见：上海医科大学妇产科医院编. 妇产科临床内分泌进修讲义. 1991.

22. 祝秀都. 针刺、中药结合诱发排卵 59 例观察. 上海中医药杂志，1987，(3)：12.

23. 俞瑾. 电针排卵和手部皮肤温度变化的观察. 中西医结合杂志，1986，(12)：720.

24. 钟礼美. 中药和针刺排卵机制的研究. 天津中医，1990，(5)：17.

第四节 外 治 法

一、外用药治法

外用药疗法是中医外治法的重要组成部分，其内容之丰富，方法之多样，历史之悠久，均堪称道。如长沙马王堆汉墓出土的我国迄今发现最早的医方书《五十二病方》，其中即载有"傅（敷）法"、"封（涂）法"、"洒（喷撒）法"、"尾（冲洗）法"、"浴法"、"熏法"以及"沃腥（灌肠）法"等。而熏法中又有药烟熏、药气熏蒸的不同用法。如说："令烟熏腥（直肠）"，"以羽熏纂（会阴）"，"血痔，以弱（溺）熟煮—牡鼠，以气熨"。同时，书中尚有依据病情而数法合用以疗疾的记载。如敷药后再用"燔楕石，淬酨（醋）中，以熨"。便是敷法与熨法的综合运用。

书中在记述用药汤熏蒸治疗"胁久伤者痈（腿部溃疡）"时，还巧妙地设计了在药汤中置木踏足，既可防止脚掌在热汤中烫伤，又可借助圆木的滚动，使容器中保持足够的蒸汽。同时还交代了药汤熏蒸中的诸多注意事项，如：宜饭后进行，每次治疗需维持较长时间，要随时调节容器内的温度，以及脓尽肉芽长出后即终止治疗等，考虑可谓周密，反映了当时的外用药疗法，不仅实践经验已颇丰富，其方法技巧亦已相当高超。

又帛书《养生方》中，尚有关于女子阴道给药法的记载。如"勺"、"益甘"题介绍：将诸药粉碎，取各等分，"以蜜若枣脂和丸，大如指端，裹以疏布，入中（塞入阴道）"，或"令女子自探，入其戒（玉门）"。所用药物如干姜、菌桂、蛇床子等，均属辛热之品，对女子阴冷、性欲淡漠者，当有一定作用。姑不论其使用这种方式的目的为何，就其在用药史上的意义而言，足证我国至迟在汉初已经采用了阴中坐药疗法。《养生方》"☐巾"一题还介绍了以药巾摩探局部，借从皮肤给药的治法，其对药巾的制备过程及方法，介绍尤详。《灵枢·寿夭刚柔》亦有关于药巾的制备及使用方法的详细记述，可知秦汉时期这种外用药疗法的使用已较普遍，只是后世临床应用较少，文献记载亦不多见，今天是值得进一步发掘和推广的。

外用药疗法见载于《内经》中有如《素问·玉机真脏论》之汤熨法、浴法，《灵枢·寿夭刚柔》之寒痹药熨法，《灵枢·经筋》之马膏膏法，《灵枢·痈疽》之豕膏膏法等，皆方、法悉备，且每以外用药与内服药兼施，或与其他疗法配合应用。如豕膏治米疽既饮亦涂，并配以砭石；寒痹熨法系以药巾熨"所刺之处"等，对后世具有一定启迪作用。

《金匮要略》妇人三篇，不仅首开专篇论述妇科病证治之先河，且在"妇人杂病脉证并治"篇中，载有多种妇科外用药疗法。如：以蛇床子散为温中坐药治寒湿带下；狼牙汤淋洗阴部治下焦湿热，阴中生疮；矾石纳阴中治内有干血，阴中时下白带；膏发煎导肠治阴吹正喧等，迄今仍有一定应用价值。其中，蛇床子性温用于阴中寒湿，狼牙性寒用于下焦湿热，已体现了外用药需辨证施用的原则。

仲景以降，历代医家在妇科病外用药疗法方面不断有所发展，不仅所治病种日益广泛，所用方药亦日渐繁多。如宋代《太平圣惠方》，仅妇人阴疮及阴部湿痒的熏洗方，即列有 24 首之多。

至清代吴尚先，"博采他书，益取其精"，在总结前人经验的基础上，结合自己的实践体会和心得，著《理瀹骈文》一书，是为我国第一部外治法专著。其中"先列辨证，次论治，次用药"。不仅所载方法之多，疗病之广，蔚然可观，且对外用药疗法的理论依据、施用原则等，亦有精辟论述。如"略言"及"续增略言"说："外治之理即内治之理，外治之药亦即内治之药，所异者法耳。"论病当先"察其阴阳，审其虚实"，"求病机"、"分脏腑"，以"求其本"。"本者何，明阴阳，识脏腑也。"在治疗上，则"外治必如内治"，用药须"如汤有君药，……在臣、佐、使药"，"风归风、寒归寒、气归气、血归血、痰归痰……有散有敛，有清有温，有凉有热，有攻有补。"因此，要"知古人处方用药之意，庶几用膏薄贴，用药掺敷，用汤头煎抹、炒熨，无不头头是道，应手得心，具有内外一贯之妙。"总之，治法虽有内外之分，唯宜恪守"医理药性无二"的宗旨，"虽治在外，无殊治在内也。"诸凡这些论述，对临床确有指导意义。

外用药疗法沿至近代，在给药途径、施用方法以及理论研究等方面，均有长足发展。其在妇科临床的应用更是愈加普遍，并积累了大量经验。如外阴熏洗法、阴道冲洗法、阴道纳药法、贴敷法、热熨法、导肠法、腐蚀法，以及药物离子导入法、中药宫腔内注入法等，均为目前所常用。

（一）熏洗法

即以煎取的药液对患部进行熏蒸、洗涤或坐浴的方法，以期达到消肿、止痛、止痒及软化局部组织的目的。常用于外阴、阴道及会阴部位的病变，如阴痒、阴疮、阴部肿痛、带下量多以及子宫脱垂、小便淋痛、肿瘤等病证。

使用方法：将药物用纱布包扎，冷水（1000～2000ml）浸泡 15 分钟，煎煮 15 分钟后，倾入专用器中，趁热熏蒸患部，候温度适宜再行洗涤或坐浴。熏洗共 15 分钟，早晚各 1 次。熏洗后，患部无需拭干，待其自然吸收。一包药可用两次，用过的药液不宜再用。

疗程及每次用药量，可依病情酌定。有溃疡者一般不宜洗浴；子宫脱垂者需注意坐盆高度，不宜下蹲。

（二）冲洗法

即以药液直接冲洗外阴、阴道而达到治疗目的的方法。适用于阴痒、带下量多等病证。阴道红肿焮热者慎用此法。若有破溃，伴发热、腹痛者，一般禁用此法。

使用方法：将备用药液（药温 37℃ 以下）的一次用量（约 500ml），倾入特制的阴道冲洗器内，按常规操作程序冲洗外阴及阴道。

（三）纳药法

系将药物纳入阴中，使之直接作用于阴道、宫颈外口等部位的方法，以期达到解毒杀虫、除湿止痒、祛腐生肌、收缩子宫等治疗目的。常用于阴痒、带下量多等病证，包括阴道炎、子宫颈糜烂和肥大、宫颈癌、子宫脱垂等。禁忌同阴道冲洗剂。

使用方法：纳药可有栓剂、涂剂、膏剂、粉剂、片剂、丸剂等不同剂型。一般涂剂、粉剂、膏剂及宫颈上药等，应由医务人员进行操作；若为栓剂、片剂（泡腾片）、胶囊等，可嘱患者于清洁外阴后自行纳入。药物宜置于阴道后穹隆部，以免从阴道脱落。若带下量多，先行冲洗阴道，俟白带清除后再行纳药为佳。

（四）贴敷法

即将药物直接敷贴患处，以达到解毒消肿、散寒止痛、利尿通淋或托毒生肌等治疗作用的方法。常用于乳病、外阴炎、外阴白色病变及盆腔包块、痛经、小便淋痛等病证。

使用方法：可按需要将药物制成膏剂、粉剂、糊剂，或取鲜药捣烂如泥敷贴于患部或穴位处。敷贴前宜先用温水将局部清洗并拭干。药物可 24 小时一换。

（五）热熨法

系将药物加工并加热后敷贴患部，借助药力及热力的作用，使局部气血流畅，以达到活血化瘀、消肿止痛，或温经通络的目的的方法。常用于寒凝气滞所致的妇科痛证、小便癃闭等。

使用方法：将药物切碎，或为粗末，以布包扎或置入布袋，封口，隔水蒸热 15 分钟，敷于患部，冷则易之。每日 1～2 次，每次 30～60 分钟，或据病情反复应用，取效则止。

也有于药末中加入致热物质，置袋中密封。应用时抖动药袋，使之发热，敷于患处，可持续发热 10～15 分钟。

另以泥、蜡或盐、砂、葱白、姜（均炒热），以及加热熨器作热熨，也可为应急措施。

使用热熨法应注意勿灼伤皮肤。

（六）导肠法

即将中药栓剂纳入肛中，或以浓煎剂保留灌肠，以达到润肠通腑、清热解毒、活血化瘀之目的的方法。适用于产褥感染之发热腑实证、阴吹症，以及邪毒蕴结下焦、气滞血瘀所致之胞中癥块、慢性盆腔炎、慢性盆腔淤血症等。

使用方法：若为中药保留灌肠，宜用浓煎剂约 100ml，药温不超过 37℃，一次性倾入肛管，管插深度在 14cm 左右，一般每日 1 次，7～10 次一疗程。经期停用，孕妇禁用。如为栓剂，可嘱患者于每晚临睡前自行纳入肛中。

使用导肠法须在排空二便或清洗灌肠后进行，给药后宜卧床 30 分钟，以利保留。

（七）腐蚀法

即用药物腐蚀患部，以祛腐生新为治疗目的的方法。可用于子宫颈糜烂、肥大及早期宫颈癌。

使用方法：视患部面积的大小及深浅程度不同，将药物制成不同剂型，按操作程序上药。切勿使患部周围的黏膜、皮肤触及腐蚀药物。

（八）宫腔注入法

此法系将药制成注射剂，直接注入宫腔和（或）输卵管腔内，以达到活血化瘀、通络散结的治疗目的。可用于宫腔和（或）输卵管粘连、阻塞所致之月经不调、痛经、不孕等病证，也可用于引产。

使用方法：常规消毒外阴、阴道后，将药液加压推注至宫腔和（或）输卵管腔内，压力可维持在 15.96～26.6kPa 的水平。

（九）药物离子导入法

此法系运用药液，借用药物离子导入仪的直流电场作用，将药物离子经皮肤或黏膜导入胞中或阴道，以达到清热解毒、活血化瘀、软坚散结的治疗目的。常用于慢性盆腔炎、癥瘕、外阴炎及妇科手术后腹膜粘连等病。

使用方法：电极置于外阴（阳极）及腰骶部（阴极），药液从阳极导入，电流为5～10mA，持续 20 分钟，每日 1 次。疗程视病情而定。

妇科外用药疗法中，多在乳房、脐、小腹、阴部等部位施药。尚有采用鼻腔敷药以疗乳疾者。如刘再明等以100％莞花根浸出液棉球塞鼻腔，治疗乳痈200 例，每次 15～30分钟，每日 2 次。结果：消散169 例，化脓 32 例（江苏中医杂志，1982（3）：31）。为验证这一疗法，有人曾用100％莞花根浸出液塞于家兔鼻腔，观察到家兔的乳腺管扩张及乳房血管扩大，说明莞花根液外用，能促进乳汁排泄，加强乳房血液循环，从而能使乳房的炎症吸收，为中药敷鼻治疗乳痈提供了科学依据（南京中医学院学报，1981（1）：47）。

外治法在妇科临床应用中，同样具有辨证用药与辨病用药两种治疗思路。

（一）辨证论治

1. 清热除湿，解毒止痒 处方举例。

（1）蛇床白头翁汤（《中医妇科验方选》）

蛇床子 60g 白头翁 30g 苦参 30g 黄柏 30g 金银花 30g 黄药子 20g 百部 20g 荜茇 15g

功效：清热凉血，解毒杀虫。

适应证：湿毒带下（滴虫性阴道炎）

用法：熏洗。

（2）苦蛇合剂（四川中医，1986（11）：26）

苦参 蛇床子 白鲜皮 黄柏 金龟莲 乌贼骨

功效：清热除湿，解毒杀虫。

适应证：滴虫性阴道炎。

用法：阴道冲洗。

（3）老年性阴道炎冲剂（《中医妇科验方选》）

野菊花 30g 金银花 30g 淫羊藿 30g 当归 15g 紫草 30g 黄柏 15g 蛇床子 15g 赤芍 15g 丹皮 15g 冰片 3g（冲）

功效：清热解毒，益肾养血，凉血。

适应证：老年性阴道炎。

用法：冲洗。

（4）苔藓散（《中医妇科验方选》）

硼砂 12g　雄黄 10g　朱砂 12g　蛤蜊粉 12g　冰片 1g

功效：解毒杀虫。

适应证：外阴苔癣，奇痒难忍。

用法：共为细末，以凡士林适量合匀，涂于患处。忌辛辣。

（5）赤芍 10g　蒲公英 15g　败酱草 20g（中医杂志，1980（2）：67）

功效：清热解毒，凉血活血。

适应证：慢性盆腔炎。

加减法：肝郁气滞加柴胡或郁金；下腹冷痛加乌药及肉桂；有硬条块加乳香、没药、三棱、莪术。

用法：每剂煎 2 次，共得煎液 100～150ml，为一次量。用时适当加温，3 分钟灌（肠）完，侧卧 5～10 分钟，每日 1 次，15 次为一疗程，最多用 2 个疗程。

（6）野菊花栓（陕西中医，1987（11）：498）

野菊花制成栓剂（每粒含生药 4g）。

功效：清热解毒。

适应证：盆腔炎。

用法：每晚临睡前将药栓放入肛门内 5～7cm 处，7 日为一疗程，最长不超过 10 个疗程。

（7）通管助孕汤（陕西中医，1999（5）：210）

熟地　穿山甲　皂角刺　益母草　路路通各 15g　赤芍　三棱　莪术　乳香　没药　昆布　海藻　夏枯草　桃仁各 9g　丹参 30g

功效：活血软坚散结止痛，清热。

适应证：输卵管阻塞性不孕症。

用法：灌肠法。上方水煎取浓汁 100ml，每晚临睡前，先排空便，取膀胱截石位，输液器连接药瓶灌肠，药温 38～42℃，保留 30 分钟，每日 1 剂，经期停灌。

（8）毛冬青甲素（中国中医药学会第五届全国中医妇科学术交流会论文集）

功效：活血化瘀，清热解毒。

适应证：慢性盆腔炎。

用法：月经干净后第 3 天宫腔注药，连续 3 天。

2. 活血祛瘀，除湿止痛　处方举例。

（1）红花 3g　没药 1.5g　乳香 1.5g　泽兰 6g　赤芍 6g　丹参 6g　当归 9g　三棱 6g　莪术 6g　大黄 6g　败酱草 6g　枳壳 6g　香附 3g　苍术 6g　天花粉 15g　白芷 3g　姜黄 6g　防风 3g　川乌 1.5g　草乌 1.5g　黄柏 6g　厚朴 3g（新中医·妇科专辑，1983（3）：45）

适应证：下腹部湿热所致包块兼疼痛、白带增多者。

用法：热熨法或贴敷法。热熨每日 2 次或趁热敷贴每日 1 次，10 日为一疗程。

（2）丹参 500g　白花蛇舌草 500g　没药 100g　乳香 100g　血竭 25g　红花 30g　桂枝 50g　香草 100g　当归尾 500g　赤芍 75g　川椒 125g

功效：活血止痛。

制备：用 1500ml 的水浸泡 3h 后蒸煮至 500ml，装瓶放在冰箱里备用。

适应证：盆腔炎。

用法：离子导入。

（二）辨病论治

处方举例

1. 麻黄 6g　炒枳壳 12g　透骨草 9g　五倍子 9g　小茴香 6g（《哈荔田妇科医案医话选》）

功效：祛湿消肿，通络固脱。

适应证：子宫脱垂。

加减法：子宫脱垂较重者，加桑寄生、升麻、金樱子。另可用五倍子、石榴皮、生枳壳、露蜂房等分，配以坐药纳入阴中。

2. 消糜栓（中西医结合杂志，1987（5）：280）

硼砂　蛇床子　川椒　枯矾　血竭等（剂量适情而定）

功效：燥湿止带。

适应证：子宫颈糜烂。

用法：按法制成栓剂。于每晚临睡前先清洗外阴，将栓剂置入阴道深部，每次 1 粒，隔日一次，5～8 次为一疗程，一般用 1～3 个疗程。

3. 黄硝粉（《中医妇科验方选》）

黄柏　海螵蛸各等量

功效：清热燥湿，固涩止带。

适应证：阴道炎，宫颈糜烂。

用法：共研细末，高压消毒，用消毒棉球蘸上药粉，放置阴道内，12 小时后取出。

4. 痛经外敷散（浙江中医学院学报，1985（4）：25）

当归　吴茱萸　乳香　没药　肉桂　细辛各 50g　樟脑 3g

功效：活血温经止痛。

适应证：痛经。

制备：先将当归、吴茱萸、肉桂、细辛水煎两次，煎液浓缩成膏状，混入溶于适量95％乙醇的乳香、没药液，烘干，研细末，加樟脑备用。

用法：经前 3 天，取药粉 5g，以黄酒数滴调成糊状，外敷脐，用护伤膏固定，药干则调换一次，经行 3 天后取下，每月一次，连续使用，至愈或微为止。

5. 隔盐灸法（中西医结合杂志，1985（11）：692）

功效：温化膀胱。

适应证：尿潴留。

用法：先将炒热食盐填入脐孔（神阙穴），上置葱饼（葱白捣如泥压成约 0.3cm 厚），然后将艾柱压在葱饼上，锥尖朝上点燃，使火力由小至大慢慢深入，皮肤有灼痛感时再换 1 壮，待有热气入腹难忍即有尿意。小便自解后，可隔日再灸 1～2 壮以巩固疗效。

6. 中药锥切法（中西医结合杂志，1983（3）：156）

药物、适应证、制备及用法见宫颈癌节。

7. 丹参（中华理疗杂志，1982（1）：41）

功效：活血化瘀。

适应证：盆腔炎。

用法：以全草溶液 15ml，直流电导入，每日 1 次，15 次为一疗程。

使用外用药治法注意事项：

1. 外用药疗法亦应遵循辨证论治原则拟定治则，遣方用药，必要时须与内治法配合使用。

2. 凡直接接触患部的药物，均须正规研制并消毒备用。

3. 严格遵守治疗规程，需由患者自行操作治疗的，须经医务人员指导进行。

4. 凡阴道用药，宜在月经净后 3～7 天施行，经期或新产后禁用阴道冲洗法、阴道纳药法等。妊娠期不宜用导肠法或冷敷、热熨少腹。

5. 治疗前应排空尿液，治疗部位须先行清洁或消毒，治疗期间或治疗前后的一段时间里禁房事或盆浴。患者自用洗具等均应消毒处理。

二、物理疗法

今之妇产科临床，对外生殖器炎症（外阴炎、外阴湿疹、外阴瘙痒、前庭大腺炎等），内生殖器的急慢性炎症（阴道炎、子宫颈炎、子宫炎、输卵管炎、子宫附件炎、盆腔炎等），妇产科术后并发切口感染、肠粘连、盆腔栓塞性脉管炎、尿潴留，或孕期、产后尿潴留，以及痛经、不孕等症，常针对性地选用下述疗法以增效。

（一）电疗法

1. **直流电疗法** 通过直流电刺激皮肤或黏膜的感受器，引起自主神经反射，电极下的组织充血，改善局部的营养，消除炎症，加速组织再生，使瘢痕组织软化。还可产生催眠、镇痛和缓解痉挛的作用。

2. **直流电药物离子导入疗法** 又称药物电泳疗法。常用导入药物有青霉素、链霉素、黄连素、丹参、新斯的明、碘、钙等。此疗法不仅具有直流电本身治疗作用，而且可把药物直接导入病灶，在局部保持其性能作用。因此常据疾病的病位、病性以及欲达之治疗目的，有针对性地进行药物导入的极性、药物的结构式及制剂的选用。外阴瘙痒、内生殖器炎症尤其是慢性盆腔炎常用此法。

3. **交流低频脉冲电疗法** 脉冲电能刺激运动神经及肌肉，使肌肉收缩。因此，当神经、肌肉受损害而见不同程度变性时，可能通过改变脉冲电流的各种参数，达到治疗效果。

4. **高频电疗法** 常用者有共鸣火花电疗法、中波透热疗法、短波透热疗法、超短波疗法及微波疗法。

（1）中波透热疗法，又称"内生热疗法"；利用较大电流获得的温热效应使血管扩张，血液及淋巴循环增强，组织营养改变，新陈代谢提高，白细胞的吞噬作用增强，应用于治疗炎症，并有减轻疼痛的作用。

（2）共鸣火花电疗法：局部应用高频电是抗神经痛的有效方法，对某些皮肤瘙痒症也可起到止痒作用。同时又能促进组织活力，对于局部营养失调起良好作用。

（3）短波透热疗法：又名"感应热疗"，较中波透热疗法而言，短波电磁场穿透力强，使各层组织的产热较为均匀，能使血管扩张，能影响新陈代谢，对神经系统有镇静、安定作用，对于内分泌系统能起调节作用。

（4）超短波疗法：又称"超高频疗法"，以其产热比较均匀，机体任何深度的组织均可获得比较明显的加热效应，而对急性炎症有良好疗效，且有镇痛、扩张血管、加强血液循环、改善组织营养，从而改变组织反应性，使修复过程加速的作用。

（5）微波疗法：其主要作用为热效应，此疗法可以准确地限定治疗部位，但穿透力较弱，不能作用于过深的组织与血管。

（二）光线疗法

1. 紫外线疗法　对上皮细胞有直接作用，使之产生组织胺酸的衍化物，分布于血内，起到扩张血管并增强代谢过程的作用，具有抗炎、抗神经痛及脱敏的效应。同时利用其杀菌作用而用于亚急性、急性炎症。

2. 红外线疗法　可引起组织的主动性充血，而充血就可以起到使病变消散和镇痛的作用，同时也有抗神经痛与消炎作用，可使局部温度升高，蒸发水分，而对渗出较严重的皮肤表面制止渗出，尤适于亚急性及慢性炎症。

（三）热疗法

使用电疗中的"内生热"、光疗中的辐射热及传导热。前者已如上述，至于传导热，则有干性与湿性之异。利用介质石蜡、炒盐、炒砂、热水袋等传导热的属干性者，如采用热水、药液、浸透的布料热敷或坎离砂置于患处的属湿性者。无论干湿，其共同点是借热的作用使局部皮肤及皮下组织温暖，皮浅部及较深部的血管扩张，动脉血流增加，淋巴循环加强，使炎症消退，疼痛减轻，同时又能刺激组织的再生，如急慢性盆腔炎即常采用。其中较为常用的石蜡疗法，对急性外伤即有防止组织内淋巴液和血液的渗出，减轻组织水肿，促进渗出液吸收的作用，有助于炎症的消散、吸收和止痛及加强再生的作用。

（四）冷疗法

乃局部置放冰袋、冷水袋或冷水浸湿之布料的治疗方法。它可以通过寒冷的刺激使血管收缩，血流减慢以减缓出血或减轻组织水肿，使炎症局限化。

在此疗法中，应用时间长，范围广的是使用液氧、液氮、固体二氧化碳及氟利昂等制冷剂，采用浸透、灌注、喷雾或接触的不同方法，利用冷冻技术，使机体局部组织的温度明显下降，局部血流淤滞，管腔内血栓形成和微循环阻滞等，促进其组织坏死；使神经传导减慢，暂时丧失功能及使感觉的敏感性降低；使血管收缩，改变血管的通透性，减少渗出和防止水肿等，获解痉、镇痛、麻醉诸功。常用于治疗宫颈糜烂、宫颈间变、原位癌，对于宫颈浸润癌及外阴癌，作为一种辅助或姑息疗法，冷冻确可起到一定的作用，用宫腔冷冻治疗功能失调性子宫出血、月经过多也收到良好的效果。使用时应注意手术时间、术前准备、手术注意事项、术后反应及处理。

值得注意的是，国内外学者就冷冻与免疫的关系做了大量的动物实验及临床研究，均已证明冷冻治疗恶性肿瘤潜存着很大的免疫功能，随着冷冻技术的不断改善与深化，冷冻疗法有望成为治疗癌症的重要手段之一。

（五）热灼及热熨术

使用电灼器或电熨器进行热灼或热熨，常用于治疗外阴湿疣、尿道口肉阜以及宫颈某些良性病变，其间尤常用于治疗某些宫颈病变，如热熨用于治疗宫颈糜烂，热灼用于治疗宫颈息肉、宫颈潴留囊肿、尿道肉阜等。亦应注意掌握手术时间，手术注意事项及术后处理之常识。

（六）激光疗法

妇产科领域常用的激光器有：二氧化碳激光器、氦-氖激光器、掺钕钇铝石榴石晶体（YAG）激光器及氦-镉激光器。其中以二氧化碳激光器应用最广，可用于宫颈病变（慢性宫颈炎、宫颈间变及原位癌）、外阴瘙痒、痛经等，而氦-氖激光器则用于治疗慢性盆腔炎发作期、痛经与纠正胎位，氦-钙激光器主要用于子宫颈癌的早期诊断。

激光是一种受辐射而发生的光，激光辐射被生物组织吸收后，引起系列效应，一般认为有热效应、压力效应、光化学效应、电磁效应，并以其不同的波长、强度、作用时间而决定其治疗作用，如大功率的激光是利用其对组织的物理性破坏作用（热效应），而小功率的激光主要利用其化学效应，起消炎止痛和促进组织再修复等作用。归纳起来，激光治疗的主要作用为：

1. 消炎作用　刺激机体产生较强的防御免疫机能，可使白细胞吞噬指数增加，免疫球蛋白（IgG、IgM），肾上腺皮质功能加强，淋巴细胞的耗化功能提高等，可改善血液和淋巴液的循环，使病理代谢产物吸收、消散，促进炎症的消退。

2. 止痛作用　使水肿的组织迅速减轻或消退，改善其渗透压，降低炎症介质的浓度，减少对神经末梢的化学性及机械性刺激作用，达到缓解疼痛的效应。

3. 促进组织的修复　小功率激光能通过增强上皮细胞的合成代谢作用，以促进上皮细胞的增殖和加速溃疡面的修复愈合。

利用激光疗法的上述作用，目前，慢性宫颈炎（宫颈糜烂）、外阴白斑、慢性皮炎、白癜风、溃疡、湿疹等外阴皮肤病、外阴瘙痒常采用本法治疗。此外，痛经、慢性盆腔炎、功血、胎位不正等用之亦有一定疗效。

三、介入疗法

介入疗法是近50余年来，随着新材料、新技术的不断发展与应用而出现的一种新的治疗方法。其主要是在医学影像设备（如放射、超声、内镜等）的引导下，经皮穿刺或经自然孔道至靶器官局部给予介质进行治疗的一种新方法。介入疗法以其所具定位准确、微创性、见效快、疗效高、并发症发生率低和可重复应用的特点及治疗优势，在临床医学中日益广泛地得到应用。现阶段在妇产科学领域中主要开展有经阴子宫、输卵管注射药物，经阴道后穹隆穿刺术或经皮穿刺局部灌注或注射药物等。据有关临床资料报道所示，中医妇产科也已成功应用了介入疗法。

山东中医药大学附属医院妇科连方等，在X线下对输卵管阻塞的介入治疗方法：患者常规行子宫输卵管造影术，观察子宫输卵管阻塞的部位和程度。撤掉造影管，依次向子宫腔内放入9F导管、5.5F导管，透视下将5.5F导管置于子宫角部输卵管口处，放入3F导管和0.015in同轴导丝，透视下疏通阻塞部位，撤除导丝，先注入2%利多卡因1ml，然后注入造影剂2~5ml造影，观察该侧输卵管通畅情况，如阻力大，输卵管有阻塞现象，则加压注射生理盐水或造影剂，如仍阻力大，将0.015导丝再次放入3F导管，用导管导丝在阻塞部位同轴或分别疏通阻塞的输卵管，直至输卵管通畅。输卵管扩通后注入鱼腥草注射液25ml，在最后2ml时边推注边撤除3F导管。回撤5.5F导管，旋转9F导管的方向，以同样的方法疏通对侧，获得了理想的临床疗效。

连氏等同时还在透视下经阴道输卵管插管于输卵管妊娠囊表面注射氨甲蝶呤（MTX），术后配合每日口服异位汤（丹参、桃仁、赤芍、三棱、莪术、红花、金银花等）连续服25天，每日静脉滴注丹参注射液16ml与5%葡萄糖注射液500ml，连续10天为一疗程，共用2个疗程。10例患者8例治疗成功，2例治疗失败，改行手术治疗，同时还进行了近期、远期疗效的追踪观察随访。认为上述介入疗法配合中药治疗具有促进胚胎吸收，促进输卵管、卵巢功能恢复等作用。

广州中医药大学第一附属医院严英等，应用活血化瘀法结合介入再通术治疗输卵管阻塞性不孕 46 例。内服药物按中医辨证分为气滞血瘀型、寒湿瘀滞型、湿热瘀滞型、气虚血瘀型拟法组方用药；外治以双柏水蜜膏热敷患部及 20％复方毛冬青液直肠保留灌肠；结合介入输卵管再通术，采用选择性输卵管造影、导丝导管疏通术和中西药灌注术（中药为复方丹参注射液 5ml，西药分别有庆大霉素 8 万 U、α-糜蛋白酶 5mg、地塞米松 5mg），术后常规使用抗生素并密切观察有无阴道流血、腹痛等情况，术后行宫腔通液 2～3 次。第 2 个月经周期开始择期同房，追踪随访 12 个月。结果治愈 18 例，有效 23 例，无效 5 例，总有效率 89.1％。严氏等认为：介入输卵管再通术能有效地扩张分离腔内粘连，崩解黏液栓和挤出脱落细胞碎屑及炎性渗出物等，从而使梗阻的输卵管重新开放。但这种治疗仅仅是针对各种原因导致输卵管阻塞，仅为治标，非治本之法。若不彻底治疗瘀证，虽经介入再通术后，开通的输卵管又可重新闭塞。该临床观察表明在介入输卵管再通术基础上，采用活血化瘀中药内外合治，可显著提高临床疗效。应用综合治疗能有效地解除"瘀"，改善局部内环境，促使输卵管功能恢复，从而提高妊娠率。

江西省妇幼保健院妇科舒宽勇等，应用介入疗法血管内药物灌注术提高盆腔淤血症的治疗效果。采取每日用微量注射泵于导管内注入 5％葡萄糖注射液 200ml 加复方丹参注射液 20ml/次，注射完毕后再用 1g 氨苄青霉素（皮试阳性者改用 0.6g 林可霉素）及 2ml 枸橼酸钠液推注，以防感染及血栓形成，连用 15～20 天后拔管的方法，治疗患者 18 例，均取得了显著的疗效。舒氏等体会血管内药物灌注术能使药物直接作用于病变局部，药物首先经病变部位的细胞膜吸收滤过再进入全身循环，从而提高了局部治疗效果。

南京铁道医学院附属徐州医院孙凌飞等，试用双侧髂内动脉化疗栓塞后行放射治疗法治疗中晚期宫颈癌 20 例。其中高分化 3 例，中分化 13 例，低分化 4 例；Ⅱa 期 2 例，Ⅱb 期 1 例，Ⅲa 期 10 例，Ⅲb 期 7 例。获得 13 例出血者在栓塞后 1～2 天内完全停止；16 例巨块型者肿块均有不同程度缩小，其中 7 例在放疗时体积已缩小 50％以上。再经过结合放射治疗，疗效均较满意。效果满意的标准是：局部瘤消失，宫颈原形恢复，质地均匀，硬度正常，宫旁组织硬结消失，质地软，弹性好。作者认为："介入联合放疗治疗中晚期瘤体巨大或反复出血的患者，近期疗效满意，较单纯放疗有一定优点。"

此外，尚有采用超声介导下输卵管阻塞的诊断与治疗，超声介导下输卵管配子移植的助孕技术、输卵管黏堵术，盆腔脓肿、症状性子宫肌瘤以及子宫体癌、卵巢癌等应用介入治疗的实施与探索的报道。

通过上述例证可以看出，介入疗法或介入疗法与其他治法的综合应用，在治疗某些妇产科疾病中的疗效优势。其间不足的是，作为一种新技术、新方法在妇产科领域的应用范围目前仍显得较为局限，尤其是直接使用的中药制剂仅见有复方丹参注射液、鱼腥草注射液等极少数品种。因此，加紧对新的中药制剂的研究与开发，扩大中药制剂直接在妇产科介入治疗中的应用，例如在妇科肿瘤瘤体内的注射，通过动脉灌注，在肿瘤内行动脉栓塞等，进一步提高中药制剂在介入治疗中的疗效性，乃是值得研究和亟待解决的问题。完全可以确信，随着这些问题的逐步解决，介入疗法一旦成为中医妇科治疗学的重要组成部分，必然推动和促进妇科治疗方法的完善、充实和提高。

（哈孝贤　谭万信）

参 考 文 献

1. 哈荔田妇科医案医话选. 天津：天津科学技术出版社，1982.

2. 成都中医学院妇科教研室. 中医妇科学. 北京：人民卫生出版社，1986.

3. 中医妇科验方选. 天津：天津科学技术出版社，1989.

4. 黄燕珍. 音频配合中药离子导入治疗盆腔炎127例. 福建中医药，1995，(2)：20.

5. 徐仙. 中医综合治疗输卵管阻塞性不孕症39例. 陕西中医，1999，(5)：210.

6. 连方. 导管扩张术和活血祛瘀中药治疗输卵管阻塞的临床研究. 中国中西医结合杂志，1994，(2)：80.

7. 连方. 中药配合经阴道输卵管插管注射甲氨蝶呤治疗输卵管妊娠临床观察. 中医杂志，1998，(2)：103.

8. 严英. 活血化瘀法结合介入再通术治疗输卵管阻塞性不孕46例疗效观察. 新中医，2000，(6)：25.

9. 舒宽勇. 介入疗法在盆腔淤血症中的应用. 江西医学院学报，1998，(2)：84.

10. 孙凌飞. 介入与放射联合治疗中晚期宫颈癌的可行性探讨. 承德医学院学报，1998，(4)：296.

11. 王淑贞. 实用妇产科学. 北京：人民卫生出版社，1987.

12. 王淑贞. 妇产科理论与实践. 上海：上海科学技术出版社，1985.

13. 乐杰. 高等医药院校教材. 妇产科学. 北京：人民卫生出版社，1997.

第五节 急症与急治法

妇产科急症的紧急处治正确与否，是患者生死攸关的问题。由于历史发展条件的限制，古医籍有关妇产科急症的紧急处理，除灌服丸、散成药，或外用针灸、熏、蒸、熨、淋等治法外，仍是按辨证论治，处以方药急煎内服。例如清代·张曜孙《产孕集》"拯危第十二"说："产后诸疾，危迫者多。顷刻生变，有延医治药所不及者。""世俗治此，恒昧其道。稍有不顺，辄谓不治。治之不善，又不啻下石而杀之。盖能起死而定乱者鲜矣！著拯危一篇以政惑焉。产后血晕，最为危急。其候儿甫堕地，母即昏绝，不省人事。""以韭菜一把细切，瓶盛之，灌以热醋。以瓶口向产母鼻管灌之。仍以铁石器火烧焠醋，令室中得醋气。或以醋喋其面，或以漆器烧之。""用药宜辨虚实。虚者其候昏闷烦乱，卒然晕倒，口张手撒，遗尿鼾声。四肢厥冷，寸口脉微细散乱，或伏匿不至。此正气大虚，微阳欲脱，阴离阳决，危在俄顷。救之稍迟则气不复返。宜清魂散。""实者心下满急，神昏口噤，腹胀气粗，两手紧握。脉无虚象。乃下血过少，恶露上逆。当破其恶血，宜黑神散。"

对于难产，宋代杨子建《十产论》描述了不同的助产手法。金代张从正《儒门事亲》又记载了接生者妄用粗暴手法助产，致胎死母危，后经医生以手术结束分娩并救活产妇的个案："一妇人临产，召村妪数人侍焉。先产一臂出，妪不识轻重，拽之。臂为之断，子死于腹。其母面青身冷，汗染染不绝，时微喘呜呼。病家甘于死。忽有人曰，张戴人有奇见。试问之。戴人曰，命在须臾，针药无及。急取称钩，续以壮绳，以膏涂其钩。令其母分两足向外偃坐，左右各一人脚上立足。次以钩钩其死胎。命一壮力妇倒身拽出死胎，下败血五七升。其母昏困不省。待少顷，以冰水灌之。渐咽二口，大醒，食进。次日以四物汤调血。数日方愈。戴人常曰，产后无他事，因侍妪非其人，转为害耳。"

又"一孕妇二十余，临产。召稳婆三人。其二婆极拽妇之臂，其一婆头抵妇之腹，更以两手扳其腰，极力为之，胎死于腹。良久乃下，儿亦如血。乃稳媪杀之也。岂知瓜熟自落，何必如此乎！其妇因兹经脉断闭，腹如刀剜，大渴不止，小溲闷绝。主病者禁水不与饮。口舌枯燥，牙齿黧黑，臭不可闻，食饮不下，昏愦欲死。戴人以冰雪水恣意饮之，约二升许，痛缓渴止。次以舟车丸、通经散，前后五六服，下数十行；食大进。仍以桂苓甘露饮、六一散、柴胡饮子等调之。半月获安。"

　　这两个病例，在今天来看虽属侥幸得救的罕见个案，但也体现了古代医师的智慧和高尚医德。对《十产论》的难产助产手法，明代楼英《医学纲目》已作了客观正确的评价："若看生之人非精良妙手，不可依用此法。恐恣其愚，以伤人命。"

　　对于服药救助难产，也有个案记载。如明代孙子奎《孙文垣医案》"元素内人双胎难产"："余侄元素内人，夏季难产。夜过半，亟叩予门。起而问之，为产者急矣？曰然！作何状？曰产已及户不能下。用力则胸膈间有物上冲，痛不可忍。予思少顷曰，此必双胎，胞已分而一上一下也。及户者在下欲产，在上者以用力而上冲。唯上冲，胸膈故痛也。势亦险矣！乃诸书如《产宝》、《良方》、《胎产须知》与各大方家俱未论及。将何以处？因详思其治法，偶悟必安上而下始用力产也。即取益元散一两与之。令以紫苏汤送下，嘱必如法。饮药入腹而胸膈痛止。不逾时产二女。母亦无恙。予仲子泰来问曰，益元散非产科急剂，何能取效如是？予曰紫苏安胎下气，滑石滑以利窍，亦催生之良品。盖医者意也，予亦以意裁处之耳。此法方书无载，故记之以备专女科者采而用焉。"

　　辨证服药或针灸救治其他妇科急症成功的个案如：

　　宋代陈自明《妇人大全良方》："有一亲戚妇人产后胞衣不下，血胀迷闷，不记人事。告之曰，死矣！仆曰，某收得赵大观文局中真花蕊石散在笥中。谩以一帖赠之。以童便调，灌药下即甦。衣与恶物旋即随下。乘兴无恙。"

　　《丹溪心法》："一妇人面白，素多欲，产后血运，不知人事。急于气海灼灸五十五壮，遂苏。连进人参、黄芪、当归等补药，二月安。"

　　明代薛己《薛氏医案》："一妇人饮食后因怒忽患血崩，四肢逆冷，抽搐口噤，如发痉然，吐痰如涌。灌以二陈、柴胡、山栀、枳壳，吐出酸味，神思稍醒，药止。次日进薄粥少许，但乳胁胀痛，寒热欲呕，四肢倦怠。余以为悉属肝火炽盛，致脾气不能运化。先用六君、柴胡、山栀、钩藤钩，诸证顿退。惟四肢不遂，血崩如初。或以为肝火未息，欲投清肝凉血之剂。余以为肝脾气血俱弱。先用补中益气汤培其脾土而血气归经。又用四物、参、术、柴胡养肝和筋而四肢便利。"

　　明代王肯堂《证治准绳》："王御医直夜，有一宫女血如山崩。其时暑月，药笥中只有大顺散两帖，以冷水调服，旋即奏效。以此知医者要在权变也。"

　　又"一妇人年逾四十，形色苍紫，忽病血崩。医用凉血或止涩俱罔效。汪石山诊之，六脉皆沉濡而缓，按之无力。曰，此气病，非血病也。当用甘温之剂健脾理胃，使胃气上腾，血循经络则无复崩矣。遂用补中益气汤多加参芪，兼服参苓白术散。果愈。"

　　《孙文垣医案》"黄熙斋内子产未弥月醉犯房事血来如崩"："黄熙斋内子新产，醉犯房事，血来如崩，势不可遏。发热头晕，大小便俱热，六脉洪大。以竹茹、蒲黄、白芍各一钱，香附、茯苓、侧柏叶、青蒿各七分，甘草、炮姜、艾叶各三分。血止大半，腰犹胀痛，下午胸膈饱闷。改以川芎五分，当归、茯苓、破故纸、蒲黄、香附各八分，姜炭、甘草各一分，陈皮七分，人参一钱。服此血全止，腰痛亦愈。"

　　又"予表嫂小产后腹痛晕厥"："予有表嫂，小产后腹痛晕厥，冷汗淋淋，遍身麻木，心怔悸动，左脉绝不应指。虚极故也。以当归三钱，川芎一钱五分，人参、荆芥穗灯火烧存性各一钱，益母草、泽兰叶各八分，甘草五分，水煎饮之。腹痛减，惟怔怔不宁。以四君子倍加黄芪为君，当归、香附、益母草为臣，川芎为佐，炮姜为使，两剂而安。"

又"倪二南内人小产后小腹痛晕厥"："倪二南内人小产后，小腹痛，夜分作热作晕。予曰，此气血虚而恶露未尽也。川芎一钱半，当归三钱，泽兰、益母草、香附、丹参各一钱，人参七分，荆芥穗五分，山楂、桂皮各一钱。一帖而小腹痛止，再帖而热晕悉除。"

又"姚小娘子腹疼"："姚小娘子腹疼，饮食及药入腹皆疼，疼来遍身无力。此由血崩而致，宜急治之。人参、黄芪各二钱，白术一钱，茯苓、陈皮各八分，白芍药、贯众各一钱，姜炭、荆芥穗、莲蓬壳烧灰各三分，煎服而安。"

又"温巽桥子妇带下"："温巽桥子妇，吴车驾涌澜公长女也。发热、恶心、小腹痛。原为怒后进食，因而成积。左脚酸痛已十日矣。南浔有陈女科，始作瘟疫疗治，呕哕益加。又作疟治，粒米不能进，变为滞下，里急后重，一日夜三十余行。陈技穷而辞去，且言曰，非不尽心，犯逆症也。下痢身凉者生，身热者死。脉沉细者生，脉洪大者死。今身热脉大而又禁口，何可为哉？因请予治。脉之，两手皆滑大，尺部尤搏指。予曰，症非逆，误认为疫为疟，治者逆也。虽多日不食而尺脉搏指。《内经》云，在下者引而竭之。法从下可生也。即与当归龙荟丸一钱五分服下，去稠积半盆，痛减大半。不食者十四日，至此始进粥一瓯。但胸膈仍饱闷不知饿。又与红六神丸一钱，胸膈舒而小腹软。惟两胯痛，小腹觉冷。用热砖熨之。子户中白物绵绵下，小水短涩。改用五苓散加白芷、小茴香、白鸡冠花、柴胡服之。至夜满腹作疼。亟以五灵脂醋炒为末，酒糊为丸三钱，白汤送下，通宵安寝。次日精神清健，饮食大进，小水通利矣，而独白物仍下。再用香附炒黑存性、枯矾各一两，面糊为丸，空心益母草煎汤送下二钱。不终剂而白物无，病全愈矣。专科赧然称奇而服，录其案验而去。"

清代程文圃《程杏轩医案》："洪召亭翁夫人胎动血晕急救保全"："召翁夫人怀孕三月，胎动血崩发晕，促往诊视。乃告翁曰，妊娠胎下血晕已为重险。今胎未下而晕先见，倘胎下晕脱，奈何？翁嘱立方。予曰血脱益气，舍独参汤别无良药。翁问所需若干？予曰数非一两不可。翁出取参，予闻房内雇妇私语胎产服参不宜。亟呼之出，语曰，尔何知？勿妄言以乱人意。少顷，翁持参至，予欲辞回。思适才雇妇所言，恐病人闻之疑而不服，岂不偾事？只得俟之。翁持参汤，予随入房。病人果不肯服。翁无如何。予正色言曰，性命安危在此一举。今若不服此汤，胎下晕脱莫救。俗见胎产忌服人参，无非恐其补住恶露。在胎下后犹或可言。今胎未下，与平常临产无异。岂平常临产可以服参，今昏晕欲脱反不可服参乎？予治此证颇多，勿为旁言所惑。病人疑释，一饮而罄。予曰，有此砥柱中流，大势可守，尚防胎下复晕；其参渣再煎与服为妙。诘朝复诊，翁云，昨遵论仍将参渣煎服。薄暮胎下，恶露无多，晕亦未作。令多服培养气血之剂而痊。续翁媳升治令兄政半产，胎下血晕。时值寒冬，寅夜招诊。两脉已脱，面白肢冷。亟以参附汤灌甦。一家两证势俱危险，皆仗参力保全。胎产不可服参殊属谬论。"

又"汪心涤兄夫人半产血晕危证"："汪心涤兄夫人，体孱多病，怀孕三月腹痛见血，势欲小产。延余至时，胎已下矣。血来如崩，昏晕汗淋。面白如纸，身冷脉伏。予曰，事急矣，非参附汤莫挽。金谓用参恐阻恶露。予曰，人将死矣，何远虑为！亟煎参附汤灌之。少甦，旋覆晕去。随晕随灌，终夕渐定。续用参、术、芪、草、归、地、枸杞大剂浓煎，与粥饮肉汁间服。旬日始安。再投归脾汤数十剂乃愈。后张放伊翁夫人证同，亦照此法治验。乾隆甲寅秋，予室人叶孕三月胎堕血晕，日进参芪十数两乃定。后仍半产数次，势皆危险，均赖补剂挽回。倘惑于浮议，并殆矣！"

又"别驾菽田何公仆妇子痫"："吾郡别驾何公续迁甘肃，眷属仍居郡城。宅中一仆妇重身九月偶患头痛。医作外感治，其痛益甚，呕吐汗淋。至二鼓时，忽神迷肢挛，目吊口噤，乍作乍止。何公少君六吉兄当晚遣力相召，晓造其宅。六兄告以病危之故。入视搐搦形状，诊脉虚弦劲急。谓曰，此子痫证也。势虽危险，幸在初起，当不殒命。六兄曰，昨夕仓皇，恐驾到迟，故近邀女科一看，亦言证属子痫。然服药不效奈何？出方阅之，羚羊角散也。予曰，此乃古方，原属不谬。不知子痫疾作之由，因子在母腹，阴虚火炽，经脉空疏。精不养神，柔不养筋而如厥如痫，神魂失守，手足抽掣。其病初头痛者，即内风欲动之征也。医家误作外风，浪投疏散，致变若此。至羚羊角散，方内唯羚角入肝舒筋，当归、枣仁补肝益血，茯神安神，甘草缓急，与证相符。其余防、独、木香、杏仁俱耗真气。苡仁下胎，多不合宜。岂可以为古人成方漫不加察耶？于是仍以本方除去防独等味，参入熟地、沙参、麦冬、阿胶、芝麻，养阴濡液，少佐钩藤、桑寄生平肝熄风。头煎服后，其搐渐平。随服二煎，搐定；头痛亦减。六兄喜甚。予曰，病来势暴，今虽暂熄，犹恐复萌。嘱再市药一剂，俟今晚服尽，搐不再作方许无虞。次日复诊，痛搐俱止，神清脉静，纳食不呕。方除钩藤、寄生，加白芍、玉竹、女贞、石斛。逾月分娩，母子俱得无恙。"

又"许静亭翁夫人产后感邪重用清下治验"："丹溪云产后当以大补气血为主，他证从末治之。言固善矣，然事竟有不可执者。乾隆乙巳仲夏，岩镇许静亭翁夫人病，延诊。据述产后十二朝。初起洒淅寒热，医投温散不解，即进温补，病渐加重。热发不退，口渴心烦，胞闷便闭。时值溽暑，病人楼居，闭户塞牖。诊脉弦数，视舌苔黄。告静翁曰，夫人病候乃产后感邪。医药姑息，邪无出路，郁而为热。今日本欲即用重剂清解，恐生疑畏。且与一柴胡饮试之，但病重药轻，不能见效；明早再为进步。并令移榻下楼，免暑气蒸逼。诘朝视之，脉证如故，舌苔转黑。众犹疑为阴证。予曰，不然。阴阳二证舌苔皆黑。阴证舌黑，黑而润滑，病初即见，肾水凌心也。阳证舌黑，黑而焦干，热久才见，薪化为炭也。前方力薄不能胜任。议用白虎汤加芩连。饮药周时，家人报曰，热退手足微冷。少顷又曰，周身冷甚。静翁骇然，亦谓恐系阴证，服此药必殆。予曰，无忧。果系阴证，前服温补药效矣！否则昨服柴胡饮死矣。安能延至此刻？此即仲景所谓热深厥亦深也。姑待之。薄暮厥回复热，烦渴欲饮冷水。令取井水一碗，与饮甚快。予曰，扬汤止沸不若釜底抽薪。竟与玉烛散下之。初服不动。再剂，便解黑矢五六枚，热势稍轻。改用玉女煎数剂，诸候悉平。调养经月而愈。众尚虑其产后凉药服多，不能生育。予曰无伤，经云有故无殒。至今廿载，数生子女矣。"

以上所举妇产科急症验案虽仅 10 余例，却包括了妇产科常见的急性阴道出血、急性下腹痛、厥脱、产后发热，或崩脱并见，或痛脱并见，或热脱并见等的中医急治法。也正如《程杏轩医案》"自序"所说："余自业医以来，以古为师，亦或间出新意，以济古法所未及。虽未能发皆中鹄，而郑重不苟之心固有可自信者。故凡应手之处，往往录而存之，以自验学力之浅深。"古医籍中如这类妇产科急症"应手之处"的验案，虽为数不多，却展示了妇产科常见急症按中医药理论辨证论治的具体急治法，具有相当的参考、学习和研究价值。

妇产科急症，尤其是产科急症在病种数量上远较妇科急症为多，而且涉及孕妇和胎儿双方的安危，故有不同于其他临床各科急症的特殊性。

1. 临床表现并非急症，而病家却一般都会认作急症看急诊。这就是足月孕临产发作或假发作。

2. 孕妇尚无明显自觉症状，只是按孕期保健要求产前检查，常规门诊。但医生却发现已是中或重度妊娠高血压综合征或发现有胎儿宫内窘迫，都必须按急诊处治。

3. 孕期阴道出血，如不全流产、葡萄胎、恶性葡萄胎、绒毛膜癌、前置胎盘、混合性出血型胎盘早期剥离；产后出血，如胎盘滞留、粘连、部分植入性胎盘、软产道撕裂伤、产后宫缩乏力，少数功能失调性子宫出血等所致的血崩；异位妊娠、卵巢黄体破裂、子宫穿孔、子宫破裂、大面积隐性出血型胎盘早期剥离等所致的急腹痛和严重内出血；梗阻性难产、卵巢肿瘤或囊肿扭转或破裂、化脓性输卵管炎或盆腔脓肿等所致的急腹痛或急腹痛伴高热；胎膜早破、脐带脱垂等急症。手术往往是最关键的急治法之一。

有关上述病种和妊娠剧吐、子痫、绒癌脑转移或颅内出血所致晕厥、抽搐、昏迷等妇产科急症的急治法，详见本书疾病篇有关章节。本节主要讨论以厥脱、血崩、急性下腹痛、高热为妇产科急症主诉时的急治法。对这几种急症的辨证论治，也不属本节讨论的范围，详见疾病篇中之有关章节。

一、厥脱证急治法

无论急性阴道大出血的暴崩或急性下腹疼痛，也无论产后高热或急性下腹痛伴高热，均可能继发厥脱证。这些妇产科急症引发的厥脱证，与西医学的休克基本一致，也是导致患者死亡的直接原因。所以妇产科急诊医生在诊断、辨证和紧急处理暴崩，尤其是产科性暴崩，诊治疑为妇产科疾病所致急性腹痛或（和）高热患者时，都必须高度警惕并及时发现厥脱的先兆。必须严密观察患者的神、色、脉、血压、体温和尿量等的变化。若有烦躁不安或表情淡漠，面色苍白，口唇和指甲发白或轻微发绀，手足发凉，皮肤湿冷，脉细数小或弱，脉压差<4.0kPa（30mmHg），尿少，或患者虽然四肢温暖，皮肤不潮，肢端稍红，脉虽数而不弱，查血压偏低，尿量减少，则已属休克早期，脱在眉睫。应在积极诊治原发病的同时，立即针对厥脱，采取有效措施，尽快防止休克的加深。

（一）中成药

1. 独参汤（《景岳全书·古方八阵·补阵》）

方药：人参（或西洋参，或高丽参，或潞党参）。

《景岳全书·妇人规·气脱血晕》："气脱证，产时血既大行，则血去气亦去，多致昏晕不省。微虚者少顷即甦，大虚者脱竭即死。但察其面白眼闭，口开手冷，六脉细微之甚，是即气脱证也。速用人参一二两急煎浓汤徐徐灌之。但得下咽即可救活。若少迟延则无及矣！余尝救此数人，无不随手而愈。此最要法也。"本方后并注云："治诸气虚、气脱及反胃呕吐、喘促、粥汤入胃即吐，凡诸虚证垂危者。"不过在具体应用时，人参或西洋参或高丽参用量若为30g，改潞党参代人参则应加倍为60g。尽管本方力专效宏，但仍须急煎且只能口服，有时也难于满足救急要求的速效和长效。故在应用上也受到一定的限制。

2. 人参注射液

方药：人参（红参）。

功效：大补元气，补脾益肺，生津安神。

主治：气虚欲脱（亡阴、亡阳、血脱等虚脱证）。主要用于呼吸循环衰竭和失血性休克的急救。

用法：2～4ml 肌内注射，或加入葡萄糖注射液中静脉注射或静脉滴注，每日 1～2 次（每 2ml 相当于原药材 0.2g）。

3. 参附汤（《世医得效方》）

方药：人参、附子。

急煎浓汁顿服或灌服。

本方功在补气回阳救脱，主治阴阳气血暴脱，手足逆冷，头晕气短，汗出脉微之气脱兼见亡阳之证。《中国医学大辞典·参附汤》注云："此为先后天并救之方。""补后天之气无如人参，补先天之气无如附子。此参附之所由立也。二脏虚微之甚，参附量为君臣，二药相须。用之得当，则当于瞬息之间化气于乌有之乡，生阳于命门之内，最为神速。"故无论产后胎前或经血暴崩所致血脱亡阳均可采用。不过按常规，附子须久煮去毒，对如此危急重症，确有缓不济急的弊病而不易用之得当。

4. 参附注射液

方药：红参、附子。

功效：回阳救逆。

主治：阳气暴脱，证见各种出血及其他疾病出现四肢厥冷、冷汗淋漓、面色苍白、脉微欲绝等，如感染性、心源性、失血性休克等。

用法：50～100ml 加入 5％葡萄糖水或生理盐水或糖盐水 400～500ml 静脉滴注。

本品为参附汤制成静脉针剂，克服了汤剂煎煮不易及时的弊端，且静脉给药也较口服更易发挥其救急之功。

5. 参附青注射液

方药：红参、附子、青皮。

功效：回阳救逆，升压固脱。

主治：阳气暴脱，感染性休克出现阳气暴脱者用之最佳。

用法：10ml 加入 25％葡萄糖注射液 20ml 缓慢静脉注射。待血压上升后，用本品 60～150ml 加入 5％葡萄糖注射液或生理盐水 400～500ml 中静脉滴注。在厥脱纠正后即可停药而不需逐渐减量。

参附青注射液系参附汤加青皮组方，后者的作用在行气以助参附补气回阳之力迅猛发挥而固脱。药理研究展示，人参可减慢心率而增强心肌收缩力；附子可降低心肌耗氧量，增加心肌的血流灌注，改善心律失常；青皮能明显改善心肌兴奋性、收缩性、传导性和节律性。故本注射液对内毒素所致之脏器实质性损害有一定的保护作用，尤其可使毛细血管内皮细胞的损伤明显减轻，能阻断内毒素与血小板的释放反应和嗜中性粒细胞的脱颗粒现象，增强体外培养的乳鼠心肌细胞搏动幅度以及不稳定的减慢频率作用。所以单味青皮对心肌细胞并非有益，而与参附配伍便使其毒性大为减低。

6. 参附丹参注射液

方药：人参、附子、丹参。

功效：回阳固脱，强心，扩冠，兴奋呼吸中枢。

主治：阳虚欲脱、心力衰竭、完全性房室传导阻滞、心源性休克及各种失血所致之亡阳。

用法：10～20ml 加入 5％葡萄糖注射液 100ml 中静脉滴注。

阳气将脱，危在顷刻。此时血运无力而瘀滞，丹参养血活血而去瘀，配参、附上振心阳，下温命火，更有助于回阳固脱而留人治病。

现代药理研究显示，人参有调节生理功能、兴奋呼吸中枢和扩张冠脉的作用；附子所含消旋去甲乌头碱有强心功效；丹参有扩张血管的作用。这些药理作用，对休克时出现微循环血液灌流量危急性锐减病理生理的动因——交感-肾上腺系统大量分泌儿茶酚胺所致之血管收缩，是有阻抗作用的。

7. 枳实注射液

方药：枳实。

功效：行气降浊，强心升压。

主治：昏迷，休克。

用法：5～10ml 加入 25％葡萄糖注射液 20ml，静脉缓慢注射。或 20～25ml 加入 5％葡萄糖液 500～1000ml 中，静脉滴注。

枳实尽管为人脾胃破气行痰，消痞散积之药，但所含之主要成分为对羟福林和 N-甲基酪胺，有明显增强心肌收缩的作用；且较去甲基肾上腺素的升压持续时间更长，并能改善血流动力学的紊乱。动物实验表明，它能增强肌肉和皮肤血管阻力，增加心、脑、肾的血液灌流量，改善心脏泵血功能，故有良好的抗休克作用。

8. 升压灵注射液

方药：陈皮。

功效：宣郁开闭，行气通脉，强心升压。

主治：昏迷，休克。

用法：20～30ml 加入 5％葡萄糖注射液或生理盐水中静脉滴注。若收缩压低于 6.7kPa（50mmHg）者，先用本品 5ml 加入 25％葡萄糖注射液 40～60ml 中缓慢静脉推注。待血压回升后改为静脉滴注，并视血压调整滴速。当血压稳定 6 小时后，逐渐减量至停药。

陈皮本为理气健脾，燥湿化痰之品，《本草纲目》谓其"苦能泻能燥，辛能散，温能和。其治百病，总是取其理气燥湿之功"。但现代药理研究揭示，本品有快速而显著升高实验犬、兔和大鼠血压的功效，且能明显增加犬冠脉血流量，心肌耗氧量增加，氧摄取百分率基本不变；可使手术性休克或中毒性休克犬的低血压回升，体循环和微循环障碍改善。

9. 生脉注射液

方药：人参、麦冬、五味子。

功效：益气敛汗，养阴生津，生脉，醒脑。

主治：气阴两虚，心律不齐，心源性休克及感染性休克等。

用法：2～4ml 肌内注射，每日 1～2 次，或 10～20ml 加入 50％葡萄糖注射液静脉推注，或10～20ml 加入 10％葡萄糖注射液 250～500ml 静脉滴注。

生脉注射液系《内外伤辨惑论》生脉散原方经现代制药工艺研制而成的注射针剂。方中人参甘温益气生津，麦冬甘寒清热养阴，五味子酸温敛肺止汗。故对热伤元气，汗出过多津气耗伤，气短口渴，六脉虚弱等证有效。现代药理研究表明，本注射液具有多种药理效应：①增加冠脉血流量，调整心肌代谢。有降低心肌耗氧量，改善心肌功能，提高心脏输出量，并可降低心肌自律性，延长不应期而提示有一定的抗心律失常作用。②对革兰阴性杆菌的内毒素有解毒作用。能延缓内毒素所致休克大鼠和小鼠的死亡时间，降低其死亡率；抑制内毒素所致豚鼠的发热反应和显著降低致热家兔的体温升高。③能改善血液的高凝倾向，抑制血栓形成，促进纤维蛋白溶解，对大分子右旋糖酐所致的微循障碍和 DIC 的病理变化，有一定的对抗和保护作用。④促进单核吞噬细胞系统的吞噬功能和明显兴奋垂体-肾上腺皮质系统的功能。这些可能是生脉注射液解毒抗休克的重要环节。

（二）针灸

针灸作为急症的急治法，历史悠久。医史所记扁鹊用针灸和熨法救活虢太子尸厥，可谓最早的病例验案。晋代葛洪《肘后备急方》更记有大量的针灸急治法。但对于前述妇产科急症并发的厥脱证，针灸多半只能作为一种辅助治疗或暂时的对症处理，以便为中药或（和）西医药诊疗急救争取更多一些的时间。

1. 体针　取穴：常用穴：素髎、内关、涌泉。备用穴：水沟、足三里、十宣、百会、合谷。

刺法：一般仅取常用穴。如针后收缩压仍小于 10.7kPa（80mmHg），可适当增加备用穴位。平补平泻。素髎穴从鼻尖端斜向上刺入，深 0.5～1 寸，持续运针 30 分钟；其他穴位可连续捻转提插 3～5 分钟，稍作间歇又继续运针，直至血压回升，留针 1～12 小时。视血压稳定、病情改善后去针。留针期间宜间断运针。

据不同作者的报道共以此救治 364 例厥脱证，平均有效率为 88.6%。

2. 耳针　取穴：常用穴：肾上腺、皮质下、升压点、心。备用穴：神门、肺、交感、肝。

刺法：以常用穴为主，每次取 1～2 个穴，效不明显时再酌加穴位。常规消毒后，用毫针直刺至耳软骨中部，以 50 次/分的频率捻转 2 分钟，中度捻力，然后接上电针仪连续刺激，并适当调节强度与频率，直至升压满意为止。升压点在耳屏间切迹之正下方。

有报道耳针救治厥脱 50 例，有效率为 96%。

3. 艾灸　取穴：常用穴：关元。备用穴：膻中、百会、气海。

灸法：用艾条按雀啄法熏灸关元 15～30 分钟，艾火距穴位区以患者能耐受为度，至脉出为止。如停灸后血压下降，可再灸。若疗效不佳，可加灸备用穴。

文献报道以此救治感染性休克和低血容量性休克 67 例，有效率 67.6%～73%。

以上有关针灸治疗报道的疗效判断是按以下标准作出的：

①显效：半小时内收缩压升至 10.7kPa（80mmHg）以上，且 12 小时内一直保持稳定；或全身情况改善，血压在 1～2 小时内升至 10.7kPa 以上。

②有效：全身情况和血压有改善，但血压在 2 小时内未升至 10.7kPa。

③无效：全身情况及血压无改善。

（三）西医药

1. 失血性休克

（1）一般处理

1）争取就地急救。

2）保持平卧位或头胸部和下肢均抬高 30° 的体位（即"V"形位），或平卧与抬高交替的体位，以增加回心血量及改善呼吸。

3）保持呼吸道通畅，并常规以 24L/min 或更大流量鼻导管或面罩给氧。

4）必须血压相对稳定后，才能短距离搬动运送患者。

5）寒冷季节应保暖，但不要在体表加温，以免皮肤血管扩张；炎热季节室温宜保持在 20℃ 左右。

（2）尽快针对病因采取有效止血措施，否则休克很难挽回。若必须手术止血，则应在休克相对控制，血压相对稳定时进行，并继续其他抗休克治疗。

（3）快速补充血容量：这是抢救失血性休克的关键性措施之一。必须在进行病因学诊断同时或更先开始。在掌握主诉并获得生命体征数据同时进行。

1）立即建立静脉输液通道：静脉穿刺应选较粗大的血管。病情急重者应建立两条静脉通道，以满足输血、补液和必要时与输药同时进行和快速扩容的要求。

2）输液输血的程序：静脉穿刺成功后，先采足血样，以供配血和必要的化验，如血常规、血型、红细胞比容、二氧化碳结合力（CO_2CP）、电解质、血小板、凝血因子等用。

继以 20％甘露醇 5ml/kg 作为一个剂量（一般约 250ml）在 10 分钟内快速静滴完。通常血压即可升达正常水平，脉搏变慢有利，循环改善，浅静脉充盈，并能维持 30～90 分钟。若滴完 10 分钟血压仍未升，可重复一个剂量。武汉市第十二医院经验，18 例失血性休克输一个剂量成功 15 例，两个剂量成功 3 例。快滴高渗甘露醇升压的机制除迅速改善微循环，并可清除氧自由基减少组织细胞的损伤，从而防止休克恶化，防止肺、脑水肿和保护肾功能。虽然快滴甘露醇的升压等作用是暂时的，但却为输血和扩容等治疗赢得了宝贵的时间。

输完甘露醇后，便可以滴平衡盐液扩容，若需输血，此时也已配好，即可与补液同时进行。

3）补液输血速度的掌握：在心肺功能正常的患者，理论上应"越快越好"。但 60 岁以上的老年人或心肺功能不全者，则应注意避免循环超负荷，应采取尽可能减少补液量的适当扩容方针，输液的速度也应在医护人员的严密观察下相应放慢。对心肺功能正常的中青年患者，一般在 1～2 小时内补足丢失的血容量；而且开始治疗的第 1 小时内输入量不应少于 1000ml，输血不能少于 60 滴/分。

4）扩容量的掌握：一般地说是"缺多少，补多少"、"缺什么补什么"。但血源宝贵，而贫血并非休克发生的根本机制。若单用平衡盐液或其他晶体溶液代替输血，所需液体量，失血<1500ml 者，需 2～3 倍失血量；1500ml 以上的失血，则应按此量的 3～4 倍甚至更多的晶体液才能补足丧失的血容量，何况晶体溶液维持血容量的时间仅 4～6 小时。而且大量晶体液快速扩容，会加重"缺血-再灌注损伤"，很容易引起血循环超负荷，导致肺水肿、右心衰竭、成人呼吸窘迫综合征（ARDS）、脑水肿等严重并发症。因此，这便涉及丢失血容量和失血量的估计。估计的实用方法是根据休克的严重程度。

休克代偿期：患者通常无明显症状或体征，部分患者可略显兴奋、表情紧张，收缩血压正常而舒张压有代偿性升高，脉压开始变小，脉搏加快，尿量开始减少。此时估计血容量减少 10％～15％，失血量 400～600ml。

轻度休克：常有烦躁不安，面色苍白，口渴，冷汗，四肢由温变凉，收缩压降至 12kPa（90mmHg），脉数可达 100 次/分。若由卧位坐起再测收缩压下降 1.3kPa（10mmHg），脉搏增加 20 次/分，或者平时有高血压卧位收缩压＞12kPa，却较平时所测下降 2.7kPa（20mmHg），均应视为轻度休克。估计此时血容量已减少 20％～25％，失血量 800～1200ml。

中度休克：患者由烦躁不安转为神情淡漠，面色明显苍白，渴更甚，皮肤潮湿发凉，四肢冷而稍显发绀。收缩压降到 9.3～8.0kPa（70～60mmHg），脉压显著缩小；脉细数无力，常在100～120 次/分。尿量明显减少。估计此时血容量已减少 30%～40%，相当于失血1200～1600ml。

重度休克：表情极度淡漠，意识模糊，面如白纸，口唇和肢端发绀，四肢厥冷，皮肤呈花纹样发绀，呼吸急促，收缩压 8.0kPa（60mmHg）或更低；脉微涩达 120 次/分，无尿。估计血容量减少40%～50%，失血1600～2000ml。

极度休克：患者已处于昏迷状态，其他临床表现更甚于重度休克。收缩压＜6.0kPa（45mmHg）或测不出，脉已模糊而难触清，心音小远＞120 次/分。此时估计血容量丧失＞50%，失血＞2000ml。

单用晶体液扩容治疗只适用于失血 500ml 左右的患者。失血＜1500ml 者，虽也可以不一定输全血，但必须以部分血浆或血浆制品与晶体液同时或先后补入。血源充足时，凡失血＞500ml 者，都以输一定量的全血或一定量的血浆之类胶体溶液和晶体溶液，才能达到补足丧失的血容量。

输血量的掌握，可根据红细胞比容的检测数据来确定。失血性休克红细胞比容＜0.30时，须输全血；＞0.30，可输血浆或血浆制品。每次输血量以达到提高红细胞比容0.02～0.03 为宜。当输血使红细胞比容＞0.35 时，则应以平衡盐液补足其余所需之容量。当红细胞比容＞0.30 而有心功不全时，则宜只输红细胞并控制输液速度，同时可给少量毒毛旋花子苷 K 或毛花苷丙（西地兰）。

5）血容量补足的标志：神志清楚安静，面色肤色明显改善，皮肤和手足转温。收缩压稳定在 12kPa（90mmHg）或以上，脉压＞4.0kPa（30mmHg），脉搏减慢有利，尿量≥30ml/h。

（4）纠正酸中毒：凡休克在 6 小时以上都会发生程度不等的代谢性酸中毒。收缩压＜10.7kPa（80mmHg）有 2 小时，或重度休克 1 小时，也会导致代谢性酸中毒。对此必须在扩容的同时进行纠正。

平衡盐溶液（乳酸钠林格液）又名平衡电解质溶液：林格液 470ml＋11.2% 乳酸钠300ml。1000ml 含 NaCl 6g、KCl 0.336g、$CaCl_2$ 0.28g 及乳酸钠 4g，或 Na^+ 138.3mmol/L、K^+ 4.5mmol/L、Ca^{2+} 2.5mmol/L、Cl^- 112.1mmol/L 及乳酸根 35.7mmol/L。这些平衡盐液虽较生理盐水或 5% 葡萄糖盐水更合乎休克时补液扩容的要求，但尚不足以纠正代谢性酸中毒。

为此可按 1000ml 液体中加入碳酸氢钠 5g，即 5% $NaHCO_3$ 100ml 作为首次剂量。然后根据患者二氧化碳结合力（CO_2CP）计算补给碱溶液。常用 5% $NaHCO_3$ 以 5ml/kg 体重作为一个剂量计算，一次补给一个剂量可提高 CO_2CP 4～5mmol/L。但为避免补碱过量，可按应提高 CO_2CP 的 mmol/L 数所需 $NaHCO_3$ 总量之 1/3～1/2 补滴。之后再按复查 CO_2CP 数据决定是否继续补碱。

（5）保护肾功：失血性休克时，肾血管痉挛，组织缺氧，时间一长便可能引起肾小管坏死，并发急性肾衰。为预防肾衰，应注意保护肾功。

1）观察小时尿量：对估计可能需要手术止血的轻度以上休克患者，在建立静脉输液通道后，视休克改善情况，及时安插保留尿管，以便观察小时尿量。

2）尽快控制休克：争取 1～2 小时，最晚不超过 4 小时，恢复血压和脉压至正常低限水平。

3）正确使用血管活性药：失血性休克一旦补足血容量，又未继续出血，也无酸中毒，血压便恢复到正常，便不需加用活血管药。但若低血容量和酸中毒已纠正，血红蛋白和红细胞也稳定，而收缩压<11kPa（82mmHg），则提示微血管扩张状态尚未矫正，就有指征加用活血管药。但应尽可能避免使用只兴奋α受体的单纯收缩血管的升压药。对此可用多巴胺与间羟胺各20～40mg加入5％葡萄糖注射液250ml中静脉缓滴，以维持基础血压，心率和呼吸为调节滴速的参考依据。

4）及时使用利尿剂：经扩容、纠酸等治疗，血压已正常而尿量仍<20ml/h，即应使用利尿剂以防止急性肾衰。可首选20％甘露醇，按5ml/kg体重，以10ml/min的速度静滴。若滴后观察2小时平均尿量，<30ml/h，则应改用呋塞米40mg，加入10％～20％葡萄糖注射液20ml静脉缓注，并每半小时加倍给药一次。但所给呋塞米总量达300mg仍尿少时，则应按急性肾衰请内科或泌尿科会诊处理。

5）预防感染：失血性休克易招致感染。在抢救过程中或稍后，应联系急性出血病因考虑选用抗生素以预防感染或控制感染问题。

2. 感染性休克　一般处理如体位、搬动、保持呼吸道通畅、给氧、纠正酸中毒、保护肾功能等，均与失血性休克同。其他急治处理为：

（1）积极有效控制感染

1）及时采集病原学诊断标本：凡宫腔分泌物、伤口分泌物、穿刺液、输液时静脉穿刺血样标本，均应送细菌涂片和（或）培养并做药敏试验，为进一步选择抗生素提供可靠依据。

2）尽快应用足量抗生素：输液开始即可在液体中分别加入氨苄西林（氨苄青霉素）、诺氟沙星（氟哌酸）、甲硝唑。青霉素过敏试验阳性者可改用红霉素或氯霉素。

3）及时清除原发病灶：在休克的危机状态有所缓解，一般临床症状有好转，血压回升并趋于稳定的条件下，对盆腔脓肿应及时切开引流。对感染性不全流产或盆腔感染病灶的清除，最好在休克已纠正或基本纠正的情况下进行。但也应根据临床实际，若不彻底清除病灶便不能纠正休克时，病情有好转也应手术。

（2）补充血容量：感染性休克若不伴失血或呕吐、腹泻失水等，血容量减少先是细菌及其毒素或抗原抗体复合物等的刺激和机体应激状态导致交感肾上腺髓质系统大量分泌儿茶酚胺，引起微循环前动脉痉挛，动静脉短路大量开放，毛细血管网有效灌注量急剧减少所致。但随着休克加深，儿茶酚胺继续增多和组织无氧代谢致组织胺不断增多，使毛细血管网前血管扩张而后血管收缩，形成微循环只灌不流的淤积状态。在生理状态下，只有10％～20％交替开通的毛细血管床容纳全身5％～10％的血量，此时因毛细血管床的大量开放血液淤滞其中，而形成有效循环血量减少，即有效血容量减少。理论上，若所有毛细血管床都开放，可以容纳正常血量的4倍；仅肝脏的全部毛细血管床都开放，便可容下全身的血量。可知感染性休克时有效血容量减少是必然的。何况毒素、组织缺氧、酸中毒等使毛细血管壁通透性增加，血管内液外渗如组织间隙等病态，也令循环血量减少。因此，适当的补液扩容以纠正这种由体液分布失调造成的体循环和微循环有效血容量较少，是控制和矫正感染性休克的重要急治法组成内容之一。

建立两条静脉输液通道和输液扩容程序与失血性休克时一样。所不同者为：

1）静脉穿刺成功后，所采取血样标本应增加细菌培养和药敏试验。

2）输液的组成、速度和量的掌握：从临床表现估计感染性休克有效血容量减少的程度，较失血性休克者更难。而且感染性休克时有细菌及毒素等对脏器的损伤，较失血性休克仅为缺氧引发的损伤为重。输液速度和量的掌握不当，既可因慢或少达不到迅速控制纠正休克的目的，也可因快或多并发肺水肿、左心衰竭等加重危重病态。为了监测静脉回流和心功能以预防输液过快过多造成循环超负荷，装置中心静脉压（CVP）测定器，对休克较重者尤为有利。

CVP 的正常值为 $0.59\sim0.98kPa$（$60\sim100mmH_2O$）。为便于记忆掌握，可按 CVP $0.6\sim1.0kPa$ 作为正常值。休克时，CVP$<0.6kPa$，提示血容量不足，是输液的指征；$<0.3kPa$，应快速输液；$0.3\sim0.8kPa$ 应适当控制输液速度；$0.8\sim1.2kPa$ 应减慢滴速。$>1.2kPa$ 应考虑暂停输液或给快速强心剂。CVP$\geqslant1.5kPa$ 示有心衰前兆，输液已属禁忌，必须给快速强心剂。

若无条件测 CVP，则应在补液过程中随时观察患者呼吸频率、肺部啰音、颈静脉充盈度等的变化。如呼吸每分钟>20 次而<28 次或听诊肺部出现啰音，便应降低输液速度或给快速强心剂。

一般输液速度、组成内容和数量可按三段式进行，即先快、后慢到维持出入量平衡：

快速输液阶段：无心肺功不全的中青年患者，一条静脉输 6％低分子右旋糖酐 500ml，另一条输 5％$NaHCO_3$ 200ml。按每分钟 $7\sim8ml$ 滴速输入。5％$NaHCO_3$ 输完即可加入平衡盐液 500ml。以 $1\sim2$ 小时内输液总量 1000ml 为宜。

继续输液阶段：经快速输液后，若病情有好转，可调慢滴速，按 12 小时内输入 2000ml 的总量，继续输平衡盐液和 5％或 10％葡萄糖水，直到休克明显改善，并根据 CO_2CP 补输 5％$NaHCO_3$ 所需之半量。$4\sim6$ 小时后复查 CO_2CP。

维持输液阶段：经以上两阶段输液纠酸等治疗，休克明显改善后，则应按每 24 小时生理需要量，继续输入达总量 3000ml 左右，维持至休克症状消失能进饮食为止。本阶段仍以平衡液和 5％或 10％葡萄糖液，参考小时尿量调整输液滴速即可。

（3）血管活性药物的应用：感染性休克有效循环血量减少系因微血管舒缩功能异常，导致体液分布失调所致。故采用血管活性药物的针对性调节作用，以纠正休克也相当重要。但必须注意：休克早期即微血管痉挛期和休克晚期即微血管衰竭期应选用扩血管药；休克中期即微血管扩张期可选用缩血管药。而且应在补充血容量和纠正酸中毒的基础上加用扩血管药，才能收到更好效果。因此，当快速输液后未见休克好转时，便应给扩血管药。

同时应用多巴胺和间羟胺：剂量同失血性休克。开始可按每分钟 20 滴的速度输入，再据休克改善情况调节快慢。

氢溴酸山莨菪碱：若加用多巴胺和间羟胺（阿拉明）一定剂量后而休克血压未见改善，则可改用本品 $15\sim25mg$ 静脉注射，并可每 $10\sim30$ 分钟重复一次，至血压回升病情好转后逐渐减量，病情稳定后停药。

（4）快速强心剂的应用：感染性休克因缺氧、细菌毒素与心肌抑制因子、酸中毒、快速输液致循环量超负荷等，均可导致心肌乏力乃至心衰。因此在快速输液阶段和继续补液阶段，如果患者有呼吸迫促，每分钟>20 次而<28 次，烦躁，发绀，阵发性咳嗽吐泡沫痰，肺听诊有湿啰音，颈静脉充盈等，应给快速强心剂。也可在快速输液阶段给一次毒毛旋花子苷 K $0.125\sim0.25mg$ 或毛花苷丙（西地兰）$0.2\sim0.4mg$，加入 25％葡萄糖注射液

20ml 中，以不少于 5 分钟的速度缓慢静脉注射。必要时在 2 小时后可再以首次剂量的半量静注一次。

（5）肾上腺皮质激素的应用：肾上腺皮质激素有稳定溶酶体膜，保护细胞受自由基，尤其是羟基自由基的损伤，具抗炎、抗免疫、抗毒、改善微循环灌流量和增加体循环血容量的作用，因此有抗休克的药效。对严重的感染性休克，在有效抗感染药物已经输入的前提下，应早期、足量、短期使用皮质激素，可以明显减少补液量和缩短纠正休克的时间。

一般采取在滴入抗生素后的快速输注阶段，用甲基泼尼松龙 30mg/（kg·d）或地塞米松 1～3mg/（kg·d），分别 4～6 次于 24 小时内给完。将所选激素稀释与平衡盐液或 5% 葡萄糖注射液中在 15～30 分钟内滴完。每两次间隔 4～6 小时，病情好转逐渐减量至停药，一般可连用 3～5 天。

（6）固脱抗休克中药针剂的应用：前述人参注射液、参附注射液、参附青注射液、枳实注射液、生脉注射液等，在输液扩容过程中都可以根据这些针剂的使用说明书照用。但在与其他西药如抗生素、血管活性药等同时应用时，必须注意酸碱度配伍禁忌问题，切勿病急乱投药；必要时可以分先后分别加入输液中滴注或静脉推注。对失血性休克也是如此。

二、血崩证急治法

血崩可由妇科的功能失调性子宫出血、子宫肌瘤尤其是黏膜下肌瘤、子宫颈癌、子宫内膜癌引起，也可是产科的不全流产、滋养细胞疾病、前置胎盘、显性出血型胎盘早期剥离、产后出血或晚期产后出血的症状。此外，有的血液病也可因经期血崩而看妇科急诊。

止血以塞流固然是血崩证的主要急治法，但有效的止血必须建立在对血崩证病因病种之正确诊断基础上，同时还应积极预防休克防止厥脱而采取相应的急救措施。

（一）中成药

1. 牛西西注射液（《药剂学与制剂注解》）

方药：牛西西（又名金不换、土大黄）。

功效：凉血止血，清热解毒。

主治：月经过多、功能失调性子宫出血，以及鼻衄、痔出血、外伤出血、胃肺等出血。

用法：2ml，肌内注射，1 日 2 次（每毫升相当于原生药 1g）。

牛西西性寒味酸苦，有凉血止血、清热解毒之功，对热盛迫血妄行者最宜。动物试验证明，牛西西缩短兔凝血时间的作用强于仙鹤草素和维生素 K，故可用于多种出血证。

2. 贯众注射液（《药物制剂注解》）

方药：贯众。

功效：清热止血，收缩子宫。

主治：产后出血，崩漏。

用法：2～4ml/次，肌内注射（每 2 毫升相当于原药材干品 5g）。

贯众味苦性寒，有清热解毒、止血杀虫之功。临床和药理均表明，本品收缩子宫的作用优于麦角新碱。一般注射后 3～5 分钟便出现明显的缩宫作用。对产后出血有较满意的止血效果。

3. 三七注射液

方药：三七。

功效：散瘀止血，消肿止痛。

主治：外伤出血、大咯血、胃出血、崩漏以及瘀血疼痛。

用法：2～4ml/次，肌内注射。（每毫升相当于原生药 0.25g）

三七味甘微苦性温，为止血要药且能散瘀。《濒湖集简方》记载用本品研末，米汤送服，治吐血、衄血、便血、血痢、血崩及产后失血过多。因本品活血散瘀，能止血止痛而不留瘀，故可用于各种出血证。

4. 雉子筵浸膏片（雉子筵止血片）

方药：雉子筵。

主治：子宫肌瘤出血、月经过多、功能失调性子宫出血、产后出血等。

用法：2～3 片/次，口服，1 日 3 次（每片含雉子筵乙醇提取物 0.2g，相当于原药材 1g）。

雉子筵性平味甘苦，为妇科止血专药。其所含成分主要为右旋儿茶素。服后偶有食欲减退、恶心欲吐，但无需治疗，停药即消失。

5. 断血流片（《中华人民共和国药典》）

方药：断血流。

功效：止血、清热解毒。

主治：咳血、衄血、吐血、便血、崩漏、原发性血小板减少性紫癜等。

用法：3～5 片/次，口服，1 日 3 次（每片相当于原生药 7g）。

断血流性凉味苦涩，最善止血并具清热解毒功能，故对血热妄行之出血疗效较好。其提取物可缩短兔和小鼠的凝血时间。浸出液对金黄色葡萄球菌、绿脓杆菌、痢疾杆菌均有抑制作用。

（二）针灸

应用针灸治血崩的现代期刊实例报道颇难见到。兹摘录古医籍者供参考：

《针灸聚英·卷二》："妇人月事不调，带下崩中，因产恶露不止，绕脐疞痛，灸气海。"

《针灸逢源·卷五》："血崩……肾俞、气海、关元、中极俱灸妙。"

《针灸摘英集·治病直刺诀》："治妇人经血过多不止并崩中者，毫针刺足太阴经三阴交二穴。次针足厥阴经行间二穴。次手少阴经通里二穴。""针入二分，各灸二七壮。凡灸，虚则炷火自灭；实则灸火吹灭。"

（三）西医药

1. 药物

（1）肌内注射、静脉推注或点滴的止血药：这类药物虽然能促进凝血机制而适用于临床各科出血的止血，但对妇产科血崩的止血常难达到立竿见影的效果，而只作为辅助治疗。这些药物中，以止血效果论，止血环酸（反式对氨甲基己酸、凝血酸、抗血纤溶环酸）最强，止血芳酸（对羧基苄胺、抗血纤溶芳酸）次之，止血敏（羟基磺乙胺、止血定）次之，安络血（肾上腺色腙、安特诺新）又次。

止血环酸 0.25 克/次，加 25％葡萄糖注射液 20ml 稀释后静脉缓慢注射，或加入 5％或 10％葡萄糖注射液中静滴，1 日 2 次。本品止血机制主要为抑制纤维蛋白溶解酶原激活酶，使纤维蛋白溶解酶原不能被激活为纤溶酶而防止纤维蛋白被溶解。这便为损伤部位血凝块的形成而止血提供了重要保证。

止血芳酸 0.1～0.2 克/次，用 25％葡萄糖注射液或生理盐水 20ml 稀释后静脉缓慢注射，1 日 2～3 次。止血机制同止血环酸。

止血敏 0.25～0.75 克/次，肌内注射，1 日 2～3 次；也可加入 5％葡萄糖注射液中静滴或静脉缓慢注射。但有静脉注射发生休克者，值得注意。本品止血机制为能增加血小板的循环量并促其积聚、黏附且释放参与形成凝血酶的激活酶，从而缩短凝血时间，加快血块收缩。此外尚有增加微血管张力，降低其通透性而防止血液外渗的作用。

安络血 5～10 毫克/次，肌内注射，1 日 3 次。由于具有降低毛细血管通透性和促进毛细血管断裂端回缩的作用，故常用于毛细血管壁通透性增加的各种出血。

立止血是经过分离提纯的凝血酶，每支 1 单位（IU），可肌内注射或静脉注射，每次 2IU，第 1 天 2 次，第 2 天 1 次，第 3～4 天 1IU/d。注射 20 分钟后出血时间会缩短 1/3～1/2，疗效可维持 3～4 天。

（2）局部止血药：常用的明胶海绵、淀粉海绵、纤维蛋白海绵、氧化纤维素，以及中药三七、云南白药、白及粉等，均有促进局部出血灶加速血凝的作用。但只能用于阴道或宫颈并不急剧的出血灶，才可能有效；而对猛急的血崩，仅有一定的辅助止血作用。

（3）性激素：主要适用于功能失调性子宫出血或有出血倾向的血液病女性患者在经期表现的血崩证。功能失调性子宫出血的性激素止血用法详见疾病篇有关章节。有出血倾向的血液病，如血小板减少性紫癜、再生障碍性贫血、白血病患者经崩，性激素中以炔诺酮的止血效果好。

炔诺酮（妇康片）5mg 口服，每 8 小时一次。2～3 天血止后，可逐渐减量，方法为每次只减去原量的 1/3，3 天减一次，直至维持量 2.5～5mg/d；从血止算起共 22 天停药待撤药性出血。

若血崩太猛，炔诺酮 5～10mg 口服，每 3 小时一次，几次后出血量明显减少，可延长间歇时间直至 8 小时服一次。血止后亦按每 3 天减量 1/3 递减到维持量，共维持血止期 22 天或更长才停药。炔诺酮止血的机制主要在转化子宫内膜，限制螺旋动脉的发育。

（4）宫缩剂：主要适用于子宫收缩乏力性产后出血。也可用于葡萄胎吸宫术前血崩和术中减少出血。

催产素，10IU 肌内注射或 10～20IU 加入 5％葡萄糖注射液 250ml 中静脉滴注。

麦角新碱 0.4mg 肌内注射，但需 5 分钟才显效。出血急者可用 0.2mg 或 0.4 mg 静脉注射，40～60 秒内即显效并可维持 30 分钟。之后可改为肌内注射，每 6～8 小时一次，或改为催产素静滴。

麦角新碱作用强而持久，但静脉注射有引起头痛、呕吐、冷汗、一过性血压升高等的不良反应，故不宜常规采用静脉滴注。而且无论静脉注射或肌内注射，其极量为每次 0.5mg、1mg/d。该药极量与中毒量较为接近。若超量应用，可致急性中毒，出现头痛、耳鸣、胃痛、吐、泻、脉细弱而迟、视力模糊、瞳孔缩小、昏迷、呼吸抑制等严重反应。对有心血管疾病的产妇，即使常量静注也须审慎，因易导致肺水肿。对妊高征产后出血、心肌病、肝病或胎儿未娩出前的出血禁用。

前列腺素中，常用者为 15-甲基前列腺素 $F_{2\alpha}$（卡波-甲基前列腺素）或前列腺素 E_2（PGE_2）。前者为 $PGF_{2\alpha}$ 之衍生物，兴奋子宫平滑肌的作用较 $PGF_{2\alpha}$ 强 20～100 倍且作用较持久。

15-甲基前列腺素 $F_{2\alpha}$，2mg，肌内注射，每 8 小时一次。

PGE_2，0.5～1mg，肌内注射，每 2～4 小时一次。或 0.5～1mg 加入 5％葡萄糖注射液或生理盐水中，按每分钟 $50\mu g$ 静脉滴注。

前列腺素在引起子宫强烈收缩而止血的同时，有可能出现恶心、呕吐、腹泻、头痛、心悸、视力模糊等不良反应，尤其在大剂量静脉给药时易发生。凡严重心脏病、高血压、支气管哮喘或疑有青光眼的患者，均属禁忌证。

2. 压迫止血　主要适用于阴道或宫颈病变的血崩。具体说就是绒癌或恶性葡萄胎转移瘤或子宫颈癌的大出血。方法是在窥阴器扩开阴道后，于直视下认清出血灶，用有止血药粉或不带止血粉的无菌长纱布或纱布块多个，有条不紊地填塞压紧出血灶，24 小时后抽出纱条或纱布。若仍有出血，可重新填塞。如采用浸有碘伏的纱条或纱布，则可在 5～7 天后抽出。不过，对绒癌或恶性葡萄胎阴道或宫颈的转移灶出血，在用填塞压迫止血时，为避免扩大转移瘤的破溃口，可先用手指摸清出血部位并用带止血药粉的纱布块紧压该处，然后再扩开阴道用纱条填塞。首先把穹隆部填满并依次填满整个阴道，然后安上保留尿管并用丁字带固定。24 小时后抽出纱条虽未再出血，仍应重新填塞，否则再出血的危险仍难避免。只有待静脉点滴全身化疗起作用后才可停止填塞。通常从开始化疗起需 5～7 天，方可停用填塞，因此碘伏纱条最为适用。此外，也可用浸有 5-FU 的纱条填塞。

对宫颈癌的大出血，要注意置入窥阴器时必须在进入阴道口后即逐渐打开鸭嘴，避免接触到子宫颈才打开窥阴器引起的创伤而加重出血。此外，配合注射止血环酸等药物也是有帮助的。

3. 手术　妇产科疾病的血崩，包括子宫、宫颈或阴道的病变或创伤，也无论是否与妊娠有关，甚至功能失调性子宫出血，在一定条件下，手术都是最有效的止血急治法。针对引起出血的不同疾病，可以采用局部缝合、刮宫、结扎髂内动脉或切除病变区的手术治疗。

三、急性下腹痛急治法

女性急性下腹痛除妇产科疾病外，还包括阑尾炎、输尿管结石、乙状结肠憩室炎、局部型回肠炎等疾病。在采取急治以缓解疼痛的止痛法时，必须首先做好诊断和鉴别诊断。因为能以止痛治标而取得疼痛完全缓解，并持续以日为单位计算缓解期的近期治愈之疾病，主要为原发性痛经、经间期腹痛、子宫内膜异位症和子宫肌腺症。其他以急性下腹痛看急诊的妇产科疾病，如流产、异位妊娠、卵巢破裂、卵巢囊肿扭转、卵巢囊肿破裂、出血性输卵管炎、急性盆腔炎、隐性出血型胎盘早期剥离、子宫破裂等，止痛急治法很难奏效。而强力镇痛剂如哌替啶（杜冷丁）之类药物虽可能减轻疼痛，但却有掩盖病情变化、贻误及时作出确诊进行有效治疗而导致病情恶化的危险，因此在作出确诊前或在确定开腹探查前均属禁用。

对确诊为原发性痛经、排卵期腹痛、宫内膜异位症或子宫肌腺症所致之痛经，以及某些慢性盆腔炎表现的经期急性下腹痛患者，可以采用止痛的急治法。

（一）中成药

1. 野木瓜注射液

方药：野木瓜。

功效：祛风除湿，行气止痛。

主治：风湿痹痛、三叉神经痛、神经性头痛、坐骨神经痛、癌症晚期疼痛等。

用法：2~4ml，肌内注射，1日2次。

野木瓜性平微苦，有祛风湿，行气止痛之功。本品有明显的镇痛、镇静作用，且能解除子宫痉挛。对其他疗法无效的病例，单用本品或联合应用亦有效。

2. 雪莲注射液

方药：雪莲。

功效：散寒除湿，活血止痛。

主治：风湿痹痛，小腹冷痛，肺寒咳嗽。

用法：2~4ml，肌内注射，1日1~2次，或遵医嘱。

新疆雪莲大热有毒，有散寒除湿，活血止痛和温阳强筋之功，故可用于上述诸证。

3. 徐长卿注射液

方药：徐长卿。

功效：活血祛风，镇痛利尿。

主治：风湿性关节炎、腰腿痛、牙痛、胃痛、痛经等。

用法：2~4ml，肌内注射，1日2次（每毫升相当于原生药0.5g）。

徐长卿性温味辛，有祛风活血、利尿解毒之功，有一定的镇痛作用。本品安全，应用广泛，反复使用无成瘾性。

4. 苦碟子注射液

方药：苦碟子。

功效：清热解毒，排脓止痛。

主治：头痛、腰腿痛、腹痛、牙痛、肠炎、痢疾及各种化脓性炎症等。

用法：2ml，肌内注射，1日1~4次（每毫升相当于原生药2g）。

苦碟子性平味苦辛，能清热解毒，排脓止痛，故对各种热毒炽盛而气血郁滞的疼痛效果较好。本品含黄酮类，对小鼠有镇静、镇痛作用，能解除动物平滑肌痉挛，并有一定的抗炎作用。

5. 复方当归注射液

方药：当归、川芎、红花。

功效：活血化瘀、止痛、扩张冠状动脉。

主治：冠心病、心绞痛、关节痛、痛经、各种急慢性劳损等。

用法：2~4ml，肌内注射，1日1次（2毫升相当于全方药量的1.5g）。

本品当归补血和血，为治血虚血瘀而月经不调、痛经、经闭等证的要药。川芎辛散温通，行气活血，亦为妇科调经止痛要药。两者相配即《医宗金鉴》所载徐文仲方佛手散，再加辛散温通、活血通络、去瘀止痛的红花，使本方养血活血、去瘀止痛的力专而效宏，故适用于上述诸证。现代药理表明，本品有增加血液循环，改善冠脉血流量和末梢循环的作用。因本品活血化瘀之力较强，月经过多者慎用。

（二）针灸

针灸作为制止疼痛的急治法早已为公众所认同。但由于腹痛的病种复杂，尤其是器质性病变引起的急性腹痛，以针灸治愈的现代期刊报道颇少，故特摘录古医籍者供临床应用和研究参考。

《针灸摘英集·治病直刺诀》："治小腹疼痛不可忍者，刺任脉关元一穴；次针足阳明经三里一穴。"

《神应经·腹痛胀满门》："小腹急痛不可忍及小肠气……灸足大趾次趾下中节横纹当中，灸五壮，男左女右；极妙。二足皆灸亦可。"

《针灸资生经·第四》："中极主腹中热痛。行间主腹痛而热。"

《针灸聚英·卷二》："腹痛……实痛宜刺泻之：太冲、三阴交、太白、太渊、大陵。"

《针灸大成·卷九》："腹内疼痛，内关、三里、中脘……如不愈，复刺后穴：关元、水分、天枢。"

（三）西医药

1. 药物

（1）解痉药

1）阿托品，0.5mg，肌内注射，4小时后必要时可重复1次。本品为副交感神经抑制药，解除平滑肌痉挛而止痛。但有口干或心跳加快等不良反应。

2）沙丁胺醇（舒喘灵），0.1～0.3mg，肌内注射，原发性痛经或子宫肌腺病、子宫内膜异位症之痛经剧烈者可静脉注射，6～8小时后必要时可重复1次。静注宜缓，约1分钟注毕。

3）特布他林（间羟舒喘灵），0.25～0.5mg，皮下或肌内注射，4～6小时后必要时可重复1次。

对中轻度痛经也可给口服沙丁胺醇2～4mg每6小时一次，或特布他林2.5～5mg每8小时一次。

此外，也可用沙丁胺醇或特布他林0.2～0.25mg气雾吸入剂。方法为首先大口呼气，开始深吸气时即吸入药雾，吸气毕停止呼吸3～4秒钟，继而从鼻孔徐徐出气，然后再深吸药雾一次即可。此法方便而速效，颇为实用。

后两种药均为β-受体兴奋剂，由于有选择性兴奋 β_2 受体的专一性，使不良反应显著减少。当本品作用于平滑肌细胞膜上 β_2 受体，腺苷酸活化酶激活后，致细胞内 cAMP 含量增加，同时促进肌质网膜蛋白磷酸化，加强 Ca^{2+} 的结合，并抑制肌凝蛋白链激酶活性，从而使子宫肌肉松弛，迅速缓解疼痛。但也有增加心率、升高血压的不良反应，故甲状腺亢进、心脏病、高血压患者慎用。

（2）前列腺素合成抑制剂

1）吲哚美辛（消炎痛），2.5mg，口服，1日3～6次；或50mg，1日3次。

2）甲氯那酸（扑湿痛），首剂500mg，口服，6～8小时后可按1次250mg重复服用。

3）布洛芬，400mg，口服，1日4次。

4）芬必得（布洛芬缓释胶囊），1粒（含布洛芬300mg），口服，每12小时一次。

5）萘普生（消痛灵），首剂500mg，口服，必要时6～8小时后可再服250mg，1日总量不应超过1250mg。

以上药物均属非甾体类消炎镇痛药并为前列腺素合成抑制剂，镇痛作用显著，但有一定的不良反应，如头晕、头痛、耳鸣、胃肠道症状、皮疹等。其中以吲哚美辛出现的不良反应较多见，萘普生和芬必得的不良反应偶见而轻微，可作为首选药。理论上作为前列腺素合成抑制而止痛的应用，应在疼痛发作前2～3天开始最好。不过作为痛经的止痛急治法，已发生腹痛时服用，仍然有效。

（3）钙离子阻断剂：硝苯地平（心痛定），10～20mg，口服，1日3次。若求速效可舌下含化2～3分钟即可取效。本品主要用于心血管系统的药物。但由于其药效机制在阻止 Ca^{2+} 通过肌膜上的钙通道，而不能进入肌细胞内，并可能抑制细胞内钙存贮部位如肌浆网之钙触发的 Ca^{2+} 释放。这便使 Ca^{2+} 激发肌细胞收缩的机制受到抑制，从而缓解了平滑肌痉挛之疼痛。其不良反应为面部潮红和窦性心动过速。个别有口干、舌发麻、出汗、头痛、纳呆或恶心者。但一般这些症状都较轻，持续时间也短，无须处理。

2. 手术　妇产科急性下腹痛的药物止痛急治法，必须在确诊为没有外科情况或手术指征的前提下采用。但孕3个月以后的难免流产和不全流产，宫外孕输卵管流产或破裂，卵巢破裂，卵巢囊肿扭转或破裂，急重型胎盘早期剥离，子宫破裂等发生的急性下腹痛和急性出血型输卵管炎，急性盆腔炎表现的急性下腹痛，以及常见的急性阑尾炎、输尿管结石等的诊断与鉴别诊断，有时并不太易。具体的诊断及手术急治法，详见疾病篇有关章节。而是否需要急症手术的掌握原则如下。

1）任何患者急腹痛持续超过6小时，都应认为有急症手术的可能，直至手术的可能被否定为止。在进行诊断和鉴别诊断的同时，应禁用强力止痛剂，禁食和禁灌肠。除严密观察病情变化外，应采取防止休克和抗感染的处治措施。

2）经以上急治腹痛逐渐减轻，或发病已过3天而病情未恶化加重，可以暂不考虑手术急治。

3）经以上急治，原有的腹膜炎体征范围缩小或减轻提示已局限化，可以暂不采取急症手术。

若在保守性急治过程中，一时尚难于确诊而出现以下情况之一者，则应当机立断采用手术急治法。

1）有进行性腹内出血征象，如休克不能控制而逐渐加深，贫血体征渐趋明显，血红蛋白继续下降。腹部叩诊移动性浊音由阴性转为阳性。

2）并发中毒性休克经抗感染、抗休克治疗病情不能稳定。

3）疑有子宫穿孔或破裂。

4）腹肌紧张、压痛、反跳痛加重或向全腹发展。

5）腹痛伴有弛张热，妇科检查有盆腔包块，后穹隆穿刺抽出脓液者。

四、高热证急治法

当体温升高达39℃时，患者多会到内科急诊。但出现高热是在孕期、产后、流产或流产后，或虽与孕产无直接联系，却伴发下腹疼痛时，患者便会看妇产科急诊。孕期以发热为主诉的患者，绝大多数都是合并内科性感染性疾病。流产、产后的发热，除产褥中暑外，也都与感染有直接联系。非孕期或产后、流产后出现发热伴下腹疼痛的急性盆腔炎，则属生殖道感染。这些由病原微生物所致的感染发热，涉及呼吸系统、泌尿系统、消化系统，也涉及多种细菌、病毒以及支原体等。而比起厥脱、血崩和急性下腹痛，以发热为主证的妇产科患者，从急诊的角度看，更有条件首先检查诊断清楚，然后再进行治疗；也更有条件采用传统中医学理法方药的辨证论治，给服汤药或其他制剂。对具体疾病的诊治问题，详见疾病篇有关章节。这里只需要强调接诊妇产科高热证时，应在明确病种诊断的基础上，尽快查出病原体或作出病原学的诊断。对妊娠合并内科性感染发热，还要考虑感染的病原体对胚胎或胎儿的有害影响和是否需要终止妊娠的问题；考虑药物对胚胎或胎儿的毒害而慎重选择有效而安全的治疗方案；在诊治过程中，还必须随时注意防止感染性休克的发生和控制其发展。至于针对热证的急治法为：

（一）中成药

1. 感冒清热冲剂（《中华人民共和国药典》1985 年版）

方药：荆芥穗、薄荷、防风、柴胡、紫苏叶、葛根、桔梗、苦杏仁、白芷、苦地丁、芦根。

功效：疏风散寒，解表清热。

主治：风寒感冒，头痛发热，恶寒身痛，鼻流清涕，咳嗽咽干等症。

用法：1 袋 12g，1 日 2 次，开水冲服。

本品方中以荆芥穗、紫苏叶、防风、白芷之辛温疏散风寒以解表发汗退热，配辛凉之薄荷、柴胡、葛根以透散肌表之热，更兼桔梗、苦杏仁之苦辛温，宣降肺气而化痰止咳，苦地丁、芦根之清热解毒生津而收解表退热之功。本方辛温寒凉同用而无温燥寒遏之弊，适用于感冒初期。

2. 重感灵

方药：青蒿、羌活、板蓝根、葛根、毛冬青、马鞭草、石膏。

功效：解表清热，消炎止痛。

主治：恶寒高热，头痛，四肢疼痛，咽喉疼痛，咳嗽等重感和流感。

用法：6～8 片，口服，1 日 3 次（每片 0.25g）。

本品方中板蓝根清热解毒凉血，毛冬青清热解毒活血，配马鞭草清热消炎，共清在里热毒，石膏清热泻火解肌腠，青蒿和少阳清热透邪外出，更加葛根解肌发表生津，羌活解表止痛，共奏解肌表、清里热、和内外之功。故适用于重感、流感内外合邪之发热。

3. 柴胡注射液

方药：柴胡。

功效：散邪退热。

主治：各种感冒引起的发热，尤适于邪在卫分、气分的发热。

用法：4ml，肌内注射，每 4 小时（每毫升含生药 1g）。

柴胡性平味苦，入肝胆经，能透表泄热。研制成注射剂，颇适于发热症的急治应用。

4. 复方柴胡注射液（《上海药品标准》，上海中药一厂）

方药：北柴胡、细辛。

功效：解热止痛。

主治：流感、普通感冒、疟疾及其他卫分、气分热证。

用法：2～4ml，肌内注射，1 日 1～2 次。

本品柴胡和解少阳，透表泄热，细辛发散风寒，解热止痛，二药合用祛邪解热之力大增，故风寒、风热感冒皆可适用。

5. 鱼腥草注射液

方药：鱼腥草。

功效：清热解毒，消痈肿。

主治：邪在卫分、气分的发热，如大叶性肺炎、肺脓疡、上呼吸道感染、妇科炎症及其他化脓性感染。

用法：2～4ml，肌内注射，1 日 3～4 次（每毫升含生药 1g）。

鱼腥草辛寒，亦名蕺菜，内服或捣敷均可用于实热痈毒肿痛。以其专入肺经，故对肺部感染尤宜。制成针剂更适于热证急治要求。

6. 鱼青注射液

方药：鱼腥草、青蒿。

功效：清热凉血解毒，清暑退虚热。

主治：同鱼腥草注射液，并治热邪入于阴分之夜热早凉，发热无汗，如产后发热，产褥中暑以及疟疾等证。

用法：2～4ml，肌内注射，1日3～4次（每支2ml，相当于原生药6g）。

本品鱼腥草专清实热解毒消痈肿，青蒿苦寒入肝胆经清阴分虚热，二药合用故适应证更加广泛。制成针剂，颇合热证急治要求。

7. 复方紫花地丁注射液

方药：紫花地丁、野菊花、连翘。

功效：清热解毒，抑菌消炎。

主治：扁桃体炎、支气管炎、盆腔炎、外科感染以及痈疮疔毒等。

用法：2ml，肌内注射，1日1～2次（每毫升相当于原药材3g）。

本品方中紫花地丁、野菊花均为清热解毒，善治疮痈的常用药，更配连翘专入心经清火解毒散结之疡科圣药，故作用更强，抗菌谱更广而有更宽的适应证。作为针剂，颇合热证急治要求。

8. 板蓝根注射液

方药：板蓝根。

功效：清热解毒。

主治：流行性腮腺炎、脑膜炎、胆囊炎、急性黄疸型和无黄疸型肝炎等。

用法：2ml，肌内注射，1日1次（每毫升含有原生药1g）。

板蓝根苦寒，有清热凉血，解毒利咽作用。对多种革兰阳性和阴性细菌均有抗菌作用。

（二）西医药

1. 西药

（1）氯丙嗪，25～50mg溶于生理盐水500ml中，静脉滴注，1～2小时滴完。若高热达40℃以上之病情危急者，可用本品或异丙嗪25mg溶于5％葡萄糖注射液或生理盐水100～200ml中，静脉滴注，10～20分钟注毕。未见体温下降，2小时后可重复给药。本药的作用主要在抑制体温调节中枢，扩张血管，加快散热，松弛肌肉减少震颤而降低机体代谢与耗氧量，防止过多产热。异丙嗪虽属抗组胺药，但其化学结构与氯丙嗪相似亦较易进入脑组织而有降温散热作用。

（2）地塞米松，5～10mg，加入50％葡萄糖注射液20ml，静脉注射，之后以10～20mg加入5％葡萄糖注射液500ml，静脉滴注。本品有抗炎、抗毒素、抑制致热原、稳定溶酶体膜，防止组织受溶酶体酶的损伤而稳定体温中枢和防止脑水肿等作用。

（3）地西泮（安定），10～20mg，加入50％葡萄糖注射液20ml，缓慢静注。必要时10～30分钟可重复一次。本品有镇静、抗惊厥和作用于中枢令肌肉松弛的效果，故适用于高热或超高热所致的抽搐，由于控制肌肉的过度活动，也防止了继续大量的产热和氧耗。

（4）补充体液和纠正酸中毒：可参看厥脱证感染性休克的治疗。但若只是发热而未伴发感染性休克者，视能否饮水进食和尿量多少，以保持 24 小时出入量平衡再加上隐性失水量计算补液量。一般可先补入 1000～2000ml 5％或 10％葡萄糖和平衡盐液各半，然后根据尿量、口干、皮肤弹性、有无汗等适当增加。

（5）保护肾功能：与厥脱证者同。

（6）病因治疗：在未查明感染病原体前，可先从静脉输入大剂量青霉素和甲硝唑（灭滴灵）。但在 3 个月以内的妊娠应避免选用甲硝唑。细菌学检测和药敏试验有结果后，再按药敏结果调整选择抗生素。即使高热系由产褥中暑所致，也可从预防感染的观点考虑加用青霉素和甲硝唑。

以上降温、防止脑水肿和抗惊厥药物的应用指征应以体温达 40℃左右为准，39.5℃以下的高温可以采用冰袋冷敷、酒精擦澡、通风等物理降温法，暂不宜采用冬眠疗法，而应以补液和抗感染并严密观察为主。

2. 手术　确诊感染性流产出血不多，待感染控制后清宫；若出血多，也应在抗感染、输血等充分准备条件下，轻柔操作吸出残留组织，达到基本止血并继续强力控制感染。

确诊乳腺炎已成乳腺脓肿者，应及时切开引流。

确诊盆腔脓肿者，应及时做后穹隆切开引流。

（王成荣　孙国娟）

参考文献

1. 顾学裘. 药物制剂注解. 第 2 版. 北京：人民卫生出版社，1981：179.

2. 王左，熊旭东. 参附注射液治疗厥脱证临床验证. 中国中医急症，1997，(5)：196.

3. 王海. 参附青治疗厥脱证 16 例疗效分析. 内蒙古中医药，1990，(4)：7.

4. 徐德先. "升压灵"治疗出血热低血压休克 17 例疗效分析. 中医急症通讯，1989，(9/10)：2.

5. 顾学裘. 药物制剂注解. 北京：人民卫生出版社，1983：409-410.

6. 胡迁溢，等. 针刺对产科休克疗效的观察. 中华妇产科杂志，1960，(1)：23.

7. 陈契贤. 针灸抢救严重休克病人的疗效介绍. 中医杂志，1962，(4)：30.

8. 湖南医学院第二附属医院. 新针升压治疗休克 160 例疗效分析. 新医药杂志，1973，(2)：10.

9. 危北海. 针灸治疗休克的临床研究概况. 中国针灸，1982，(6)：43.

10. 田道正. 急症的针灸治疗. 中国急救医学，1983，(1)：58.

11. 中山医学院第二附属医院. 用新针治疗中毒性休克. 新医学，1970，(附刊)：17.

12. 上海第二医学院附属广慈医院. 中西医结合防治休克的研究. 全国中西医结合研究工作经验交流会议资料选编. 北京：人民卫生出版社，1961：73.

13. 中医研究院. 针灸研究进展. 北京：人民卫生出版社，1979，189-196.

14. 张仁. 急症针灸. 北京：人民卫生出版社，1988：166.

15. 陈盛患，江旺祥. 失血性休克中高渗甘露醇的应用. 内科急危重症杂志，1997，(1)：16.

16. 高根五. 休克扩容疗法的新概念. 实用外科杂志，1993，(7)：387.

17. 顾学裘. 药物制剂注解. 北京：人民卫生出版社，1981：397.

18. 顾学裘. 药物制剂注解. 第 2 版. 北京：人民卫生出版社，1983，110.

19. 沈阳药学院《常用药物制剂》编写组. 常用药物制剂. 第 2 版. 沈阳：辽宁人民出版社，1979：563.

20. 中华人民共和国卫生部药典委员会. 中华人民共和国药典. 广州：广东科技出版社，1995：290-291.

21. 顾学裘. 药物制剂注解. 北京：人民卫生出版社，1983：383-384.

22. 沈阳药学院《常用药物制剂》编写组. 常用药物制剂. 沈阳：辽宁人民出版社，1975：304-305.

23. 沈阳药学院《常用药物制剂》编写组. 常用药物制剂. 第 2 版. 沈阳：辽宁人民出版社，1979：543.

24. 中华人民共和国卫生部药典委员会. 中华人民共和国药典. 广州：广东科技出版社，1995：628.

25. 顾学裘. 药物制剂注解. 北京：人民卫生出版社，1983：73-75.

26. 沈阳药学院《常用药物制剂》编写组. 常用药物制剂. 第 2 版. 沈阳：辽宁人民出版社，1979：541.

27. 顾学裘. 药物制剂注解. 北京：人民卫生出版社，1983：389.

第六节 饮食疗法

一、饮食疗法概述

饮食疗法（简称"食疗"），是在中医理论指导下，将某些具有药用价值的食物相配伍，经过特定的烹调加工，成为预防、治疗、强身、抗衰老作用的一种疗法。其内容包括饮疗、粥疗、汤疗、糕疗、羹疗、饼疗、胶疗、粉疗、鸡蛋疗法等。饮食疗法，是现代综合疗法中的重要组成部分，对患者来说，具有特殊营养的食物其实就有特定的药用价值，经过特殊营养饮食的配合，有的能直接影响疾病的转机，有的要为机体进行其他（如手术、毒副反应的药物）治疗，创造必要条件。此外，还能增强患者体质，促进疾病的早期治愈，防御复发。

自夏朝发明了酿酒后，中医食疗已经萌芽，西周时期，宫廷内就有了"食医"的官员，专门负责掌管帝王的饮食保健。

春秋战国时期，对食疗的认识及其理论已初具规模，关于饮食五味与人体健康以及防病治病各方面的关系和饮食宜忌等基本原则已经确立。如《内经》要求"药以祛之"，"食以随之"，强调"人以五谷为本"，并总结了"毒药攻邪，五谷为养，五果为助，五畜为益，五菜为充，气味合而服之，以补精益气"的饮食配伍原则。本书载方 13 首，竟有 6 首与食疗有关，第一首中医妇科方剂"四乌鲗骨一藘茹丸"便是范例。

东汉，我国第一部药学专著《神农本草经》问世，书中载药用食物 50 种左右，涉及米谷、菜蔬、虫鱼、禽类，可谓谷、肉、果、菜尽全，如妇产科常用的薏苡仁、枸杞子、大枣、鸡、茯苓、莲子等，均名列其间。同时代之仲景《伤寒杂病论》更是把食物恰当地运用于医方之中的典范，他所创制的小建中汤、当归生姜羊肉汤、甘麦大枣汤、百合鸡子黄汤、猪肤汤等，便是后世妇产科甚为常用的既可治病又作食疗的名方。

两晋南北朝时期，对食物防治疾病的知识有显著的增长，如葛洪《肘后备急方》所记载的简便验方属食疗者不少，对饮食卫生与禁忌的论述颇详细。陶弘景撰《本草经集注》充分注意了食物的特殊性，如在"诸病通用药"章"大腹水肿"项下所举的小豆、大豆、苦瓜、鲤鱼、鲫鱼等食物，在后世论治妊娠水肿等疾病中得以广泛应用。

唐代，食疗保健有了进一步的发展，并有所创见。药王孙思邈《备急千金要方》列"食治"为首篇，认为"夫为医者，当领先调晓病源，知其所犯，以食治之，食疗不愈，然后命药"，并要求"安身之本，必资于食……食能排邪而安脏腑，悦神爽志以资气血，若能用食平疴，释情遣疾者，可谓良工"，突出了食疗的重要性。该书中用母猪蹄、鲤鱼、鲫鱼疗妇人无乳，用羊肉汤方、猪肾汤方、羊肉黄芪汤方、鹿肉汤、杏仁汤方、乳蜜汤方等疗妇人产后虚羸等疾，对后世影响很大。同时，我国现出的食疗专著《食疗本草》面世，书中记载食物227种，几乎包含了人们日常生活的所有食物，并对其性能、效用及进食原则进行了分别介绍，为发展饮食疗法作出了重大贡献。

宋代，以食物防治疾病已趋普遍，官修大型方书《太平圣惠方》、《圣济总录》专设"食治"门，所载食疗方均在百首以上，记述了28种疾病的饮食治疗，其中治消渴小便频数的羊肺羹，疗水肿的鲤鱼粥，治咳嗽的杏仁粥、粳米桃仁粥等，当妇产科疾病中出现上述症候时均可相应选用。陈直的《养老寿亲书》是我国现存的早期老年医学专著，其所载方中药膳占70%。

元代，食疗专著大量问世，其中以饮膳太医忽思慧的《饮膳正要》最有价值。该书十分重视日常食物的合理调配和添加适当的药物，翔实地记载了饮食的烹调制作，论述了食物的性味、主治，总结了饮食方法，提供了人的膳食标准，收录了常用药物近203种，书中所载果菜，如桃、梨、柿子、葡萄、枣、黄瓜、胡萝卜等，均是妇女一生中为维持健康所需的食品。该书总结的"可者行之，不可者忌之，如妊妇不慎行，乳母不忌口，则子受患，若食爽口而忘避忌，则疾病潜生而中，不悟有年之身，而忘于一时之味，其可惜哉"，对临床有一定的指导意义。

明代，由于药学和食疗的发展，收入"本草"中的食物亦大为增加。如《本草纲目》所载谷、菜、鳞、介、禽、兽等食物就有500种左右，并对某种食物治疗某种病某症及食用方法（煮食、作馄饨食、加醋炖食等）作了详尽的记述。其他如《食物本草》、《食鉴本草》等均从不同角度论述了常用食品的治疗价值。

清代，食疗已受到众多医家的普遍重视，如《食物本草会纂》、《随息居饮食谱》、《调疾饮食辨》等都很有见地，内容丰富，既有基础知识，也有实际应用，既可用于疾病的治疗，也有用于预防和保养。王士雄的《随息居饮食谱》介绍了药用食物七门三百余种，章穆的《调疾饮食辩》所涉及的药用食物更多，袁枚的《随园食单》介绍了多种药膳的烹调原理和方法，曹庭栋的《老老恒言》（又名《养生随笔》）中则列出老年保健药粥百种。

综上，中医食疗从古至今已有3000多年的历史，于有关医籍录载外，还广泛流传于民间。近年来，随着人民生活水平的提高和中医事业的发展，食疗也为之兴旺，并已在国际上引起重视。先论食补，再议药功的治疗观已逐渐为人们所崇尚。目前在中医药学领域中，中医食疗学已基本独立分化，并在科研、临床、教学等方面取得了可喜成绩，大量专著应运而生，食用保健品的开发如火如荼，食疗课程或专业，已在不少院校开设，在不远的将来，食疗将广泛渗透到中医学多个领域，受到重视与应用。

二、饮食疗法在妇产科的运用

由于妇女在生理上具有月经、妊娠、分娩、哺乳、带下等特点，在预防保健及临床过程中，辨证施食、合理用膳会对妇女的生理功能、病理变化发挥重要的作用。妇产科疾病的食疗必须注重冲任、气血与肝、肾、脾胃之间的关系，针对病性寒热虚实的不同予以调理，择食配药。女性"以血为本"，"以血为用"饮食当以补阴、补血为要，应尽量以多汁多液之食物为主。又据刘完素《素问病机气宜保命集·妇人胎产论》所提出的"妇人童幼天癸未行之间，皆属少阴，天癸即行，皆从厥阴论之，天癸已绝，乃属太阴经也"的理论，不同年龄又当予以不同的膳食结构，即少女以滋阴补肾为先，进补宜选血肉有情之品如鹿茸、海参、鱼、虾、紫河车等。如真阴亏虚，肾阴不足，酌用银耳、鱼肉、桑椹等；肾阳不足，命门火衰，酌用羊肉、狗肉、韭子、菟丝子等，使阴阳协调，水火相济。中年妇女调肝之物为常用，并辅以滋补肝血，举如猪肝、菠菜、刺莓果、花生、大枣、荔枝等，使肝血充沛，疏泄正常。绝经期则以健脾补脾之品为重，常用猴头菇、水牛肉、黄大豆、粳米、怀山药等，不宜过用甘润。

月经是女性特有的生理现象，在行经期间血室正开，机体抗病能力相对较弱，邪气易于入侵，因而合理调摄至关重要。此期不宜过食辛辣香燥，温阳助热之品，否则易耗损阴津，致血分蕴热，迫血妄行；亦不宜过食寒凉生冷酸涩之物，否则经脉凝涩，血行受阻，正如《妇科玉尺》所云："若经来时，饮冷受寒，或吃酸粉，以致凝积，血固不流"，饮食当以清淡有营养为佳。至于月经过多、崩漏类患者，常因失血过多继发贫血而闭经，也可因营养不良、贫血，致营养不足、血海空虚所起，因此应食用高蛋白饮食，如蛋类、瘦肉、鱼类等，蛋类以鸡蛋营养最好，含有丰富的易被机体所吸收的蛋白质，有补气血安五脏的作用；瘦猪肉有补肝肾益精血之功；猪肝含有丰富的铁质，对贫血有良好的补养作用，鱼类如黄花鱼、带鱼等均有补益气血、滋补强身作用，经常食用，能恢复体力，强壮身体，气血充足，对月经得复常有明显的效应。此外，痛经当宜温通，进温补食物，闭经则忌生冷、滑腻、寒凉、黏滞食物，如冷饮、生菜、肥肉、蟹、螺、海鱼、海带、豆酱、腌腊制品；至于经前紧张综合征（如经行乳房胀痛、经行浮肿、经行泄泻、经行情志异常等）又当以清淡、利水、低盐食物如瓜类、绿豆、百合之属，《金匮要略》之甘麦大枣汤颇为适宜。调经方面，应视人之虚实寒热及脏腑功能盛衰，按照"益精者宜食，增病者多忌"的原则。气虚者，可食红枣、桂圆、山药等，以益气摄血；血热者，饮食以清淡为主，如莲子、藕等，以清热凉血调经。忌食辛辣刺激食品；阴虚血热者，多食甲鱼、猪腰、猪肝、紫菜、黑木耳等，忌葱、姜、辣椒等动火之品；气滞血瘀者，忌食生冷、酸涩之品，以免收涩滞血，影响经血运行。辨证施食内容，各论中将有相应记载，于此不多赘述。

妊娠期间，由于内分泌系统与新陈代谢状况发生了一系列变化，随着孕卵的发育和胎儿的长大，孕妇整体呈现阴亏。因此，良好的食养对保证胎儿的正常发育和维护母体的健康至关重要，应遵循《达生篇》："宜淡泊、不宜肥浓；宜轻清，不宜重浊；宜甘平，不宜辛热"，"择其所欲食者食之"，总体食用原则为："优质、适量、全面"。优质即营养丰富、质地优良、新鲜而易于消化吸收，如高蛋白、脂肪、新鲜水果蔬菜等。适量，即营养不能缺乏，亦不可过剩，否则不但影响胎儿生长，甚或引起婴儿先天畸形，如孕妇进食大量的维生素A，或某一种微量元素过剩，均可致畸。全面，即营养素要全面，不可偏食，如蛋白质、脂肪、碳水化合物、各种维生素、无机盐、微量元素均不能缺，需搭配食用。如蛋白质不足影响大脑发育；缺钙会影响胎儿骨骼的形成，缺锌又会致胎儿大脑及生殖系统发育不全；缺镁容易发生早产，婴儿体重不足，严重时可发生新生儿搐搦、新生儿窒息甚至死亡。另有研究表明，缺镁的孕妇更容易患妊娠高血压综合征、心脏病、糖尿病。妊娠初期，由于基础代谢旺盛，胎前多热且冲气易于上逆，出现择食、厌食、恶心现象，并喜食酸物，故饮食宜清凉滋润、清淡易消化且富有营养的高蛋白，少食油腻物，并以少食多餐为宜，忌食辛膻异味、辛辣燥热之品，否则助热伤阴，或热毒内炽，致使新生儿胎热、胎毒之热丛生。妊娠中期，孕妇食欲倍增，胎儿形体长大，饮食必须多元化，选用含有丰富蛋白质、维生素、果糖、纤维素、钙、铁、磷等的食物，除以蛋、乳、瘦肉为主外，各种谷物（包括粗粮如薯类）、各类蔬菜水果、豆类、鲜鱼等品宜适量配食以刺激肠蠕动，减少便秘，避免孕妇营养不良，防止胎怯（胎儿营养不良）。同时，有关肉类的选食亦很考究，中医典籍中还有许多说法，如与其食飞鸟，不如食家禽，飞鸟偏燥，家禽偏润；与其食走兽，不如食家畜，兽肉偏燥，畜肉偏润；禽畜中雄性偏热（雌性偏润），偏热偏毒者孕妇应少食或不食，如狗肉偏燥热，羊肉偏热毒（有春牛毒如蛇之说），孕妇不宜；鹅肉偏风毒，孕妇当少食为好；水产之类与其吃虾，不如吃鱼，吃鲢鱼又不如吃鲫鱼，因虾偏助阳，鱼偏养阴，鲢鱼偏温阳，鲫鱼偏益阴故也。另外，辛辣香燥之品调味即可，嗜之则忌。孕妇出现水肿，应进低盐或无盐饮食，含钠、钾高的香蕉之类亦不宜多食，并辅以健脾渗湿之品，如赤小豆、扁豆、鲤鱼、砂仁、陈皮、茯苓之类；妊娠后期，胎儿生长发育更快，营养要求全面，宜多吃动物蛋白类富含卵磷脂及锌的食物以助大脑发育，限制脂肪、糖类、食盐的摄入，防止病理反应及难产的发生。

中医妇产科学传统理论认为"产后多虚多瘀"，所以，产褥期食疗的配制应根据补虚祛瘀的治则，选择食品药物配方。《沈氏女科辑要笺正》认为"宜淡不宜咸，咸则耗血"。《逍遥子导引诀》又曰"淡食能多补"，"盖淡能通利九窍，可以清神，可以固精，可以和平气血，而身以康健矣。"故产褥期（尤在产后 7 天之内）应以清淡易消化的粥类补品为宜，以食为主，药补为辅，忌以药代食，以补代食，若壅补、蛮补，往往造成产妇胃肠积滞，或产后恶露行之不畅；产褥后期则要保持足够的热量，多食高蛋白和含铁丰富的汤类，切忌生冷酸涩，古人云："肉食稍冷休哺啜，瓜茄生菜不宜食"，产妇尤当如此。生冷易伤脾胃，脾胃一伤，生化之源不足，无以化生乳汁；再者，生冷酸涩之品易影响恶露畅行，并有引起缺乳之嫌，如酸梅、酸李、酸醋、酸酱、酸蕹、酸菜、各种凉瓜、生冷拌菜应有所禁。另外，色素、调味品可能引起泌乳功能缺乏，已逐渐为人们所认识，应当节制。麦芽、麦芽糖之属在哺乳期亦不宜食。为利于婴儿健康，《饮膳正要》精辟地概括为："母勿太饱乳之，母勿太饥乳之，母勿太热乳之……乳母忌食寒、凉、发病之物。"

在药食两用品的选择方面，如补气可用生晒参、北沙参、黄芪、山药、香菇、芡实、芝麻类、甘果类、薏苡仁类等；养血酌选大枣、枸杞子、当归、桑椹子、红米、赤小豆、糯米草根；滋阴常用麦冬、天冬、百合、北沙参；食物多以鲫鱼、墨鱼、鸽子、母鸡、鲜肉骨、鳝类等配合蛋、乳、粗粮、豆类、蜂蜜食物互补。

绝经前后（更年期）妇女，合理的膳食结构尤为重要。因随着年龄的增长，脏腑功能活动逐渐衰减，饮食方面以少食糖类和动物脂肪为宜，多食蔬菜水果，以保持大便通畅。需有一定数量的蛋白质摄入，以植物蛋白为好，如黄豆有健脾益气、清热解毒的作用，《日用本草》曰其"宽中下气，制大肠，消水肿，治肿毒"，为常人理想的补益之品。有关研究表明，大豆蛋白能降低胆固醇，对防止更年期高血压，冠心病有良好的保健作用。经绝前后，由于内分泌紊乱，水钠潴留而现水肿者，又以清淡、富有营养的低盐饮食为佳。

带下是妇女的生理现象，若其量、色、质、气味异常，又属病理反应。未病先防，防微杜渐，饮食上注意顾护脾胃，宜清淡和营养丰富、易于消化，多食新鲜蔬菜、水果，忌食辛辣油腻、生冷之物，根据患者的具体情况，辨证施护，指导患者做好饮食调护。脾虚者宜多吃健脾除湿、固涩的食物，如山药、扁豆、薏仁米、莲子、白果等做粥食用。肾阳虚者宜食牛、羊、鸡、狗肉、山药等食物，以补肾阳。肾阳虚者忌食温燥辛辣等刺激性食品。湿热型宜多吃清热利湿健脾的食物，如绿豆汤、薏仁米粥、茯苓饼等。

食疗在中医妇产科学中的运用甚广，涉及范围亦宽，除遵循证施食，按照妇女各个时期的不同用膳外，还必须根据食物本身的特性，食物之间的相须相克以及用食者的体质情况等，按照三因制宜（因时、因地、因人）的原则，平衡膳食，合理配餐。只有这样，食疗的作用才能得以充分体现，只有这样，人体才会获得全面的营养，水谷精微充足，气血旺盛，脏腑安和，人体精力充沛，疾病无从发生。对于患者而言，药疗与食疗的同时进行，相互配用，有利于促进疾病的及早治愈和患者早日康复。

（吴成芳 曹俊岩）

第七节 药物对胎儿、新生儿的影响

一、对胎儿、新生儿有影响的中药

药物对胎儿、新生儿的影响，是一个热门敏感而复杂的议题，就传统理论和经验而言，为切实地保障胎儿在母体内顺利生长发育直至分娩，在应该使用药物治疗的过程中应尽可能避免因用药对胎儿产生不良影响，甚至因药源性缘故造成伤胎、堕胎、小产，或给胎儿、新生儿遗留疾患及素体缺陷。

中医妇产科学领域研讨最多的是药物对胎儿的影响，亦即通常所说的妊娠药物宜忌。早在《神农本草经》中已有水银、牛膝、䗪鼠、地胆、石蚕能堕胎和瞿麦可破胎堕子的记载，率先提出注意孕期药物使用的问题。此后，历代众多中医药学家在大量的医著如《小品方》、《备急千金要方》、《妇人大全良方》、《胎产证治》、《胎产指南》、《胎产心法》、《女科秘诀》、《日华子本草》、《本草纲目》中不断补充了妊娠禁慎药物的种类、数量，其中尤以《本草纲目》分列妊娠禁忌药、堕生胎药、治产难药、滑胎药、下死胎药等归纳收录总数达247味之多而最为详尽。有关文献提示：凡药物见有堕胎、下胎、动胎、碍胎、行血、破瘀、渗利、滑下、重坠、辛窜等作用者，均属历代医家所列示的妊娠禁慎应用之品。不仅如此，为提起医者正视，《卫生家宝产科备要》、《证治准绳·女科》、《便产须知》、《医学心悟》、《景岳全书·妇人规》等医著尚附录有"妊娠药宜忌歌"以利记诵遵循。如《便产须知》歌曰："斑蝥水蛭与虻虫，乌头附子及天雄，野葛水银暨巴豆，牛膝薏苡并蜈蚣，棱莪赭石芫花麝，大戟蛇蜕黄雌雄，砒石硝黄牡丹桂，槐花牵牛皂荚同，半夏南星兼通草，瞿麦干姜桃木通，硇砂干漆蟹爪甲，地胆茅根莫用好。"

自1963年《中华人民共和国药典》开始录载妊娠禁忌药，分划包含"孕妇忌用药"58种、"孕妇慎用药"20种两类；2000年版，又录记分有禁服类26种，忌服类6种，慎服类38种；至2005版，又对妊娠禁慎药略有增删。而全国高等中医院校使用教材《中药学》1～7版均收载有妊娠禁忌药，划分为"孕妇禁用药"、"孕妇忌用药"、"孕妇慎用药"、"孕妇不宜用药"四类。如《中药学讲义》（第1版）记载孕妇禁用药2种，忌用药40种，慎用药13种，孕妇不宜用药4种；《中药学讲义》（第7版）记载孕妇禁用药5种，忌用药62种，慎用药31种，孕妇不宜用药3种。秦伯未、张赞臣撰文统计得药物、食物凡107种；何时希归纳《喻选古方》、《本草经》、《忌药汇录》、《胎产证治》、《本草纲目》等24部医著录载的药物、食物达432种之众（因作者们对妊娠禁忌药物、食物范围界定，收集文献资料有所不同之故），又在以上列述药物、食品中，据其所识而删除"不常用或从来不用的，如地胆、蟹爪甲、斑蝥等"、"基本不入汤剂之品如硇砂、干漆、水银、雄黄类"、"带有唯心主义色彩的如鳖、兔、生姜等"，妊娠期需注意禁慎而具有临床价值意义的药物仅有 40 多种，归纳起来，凡属峻下如大黄、巴豆、大戟、芫花、甘遂，滑利如丑牛、滑石、苡仁、冬葵子，化瘀如桃仁、红花、水蛭、虻虫、益母草，耗气散气如三棱、枳实，有毒如乌头、附子、雷公藤、蜈蚣，重坠如半夏，芳香走窜如麝香、冰片等，在孕期一般来说宜禁慎之。

现代研究认为水银、虻虫、蜈蚣、麝香、肉桂、京大戟、巴豆、瞿麦、木通、地不容、硇砂、蟹爪、槐角、阿魏、蒲黄、大戟、大黄等具有胚胎毒性作用，常引起胚胎死亡、功能不全或晚期死胎；再如蒲黄、水蛭、半夏、甘遂、猪苓、茵陈、石菖蒲、水菖蒲、青蒿、土荆芥、桂皮、花椒、八角、细辛、天花粉蛋白、安宫牛黄丸等报道有致畸作用。雷公藤、红花、昆明山海棠、半夏、狼毒、大戟、茵陈蒿、山慈菇、羌活、内蒙古黄芪、杜仲、当归、熟地黄、半夏、大黄、石菖蒲、洋金花、板蓝根、马兜铃酸与马兜铃酸A、喜树、槐花、桂皮、桂枝、羌活、花椒等药目前报道有致突变作用。

有关妊娠禁慎中药对胎儿的影响，归纳起来，主要有引起堕胎可能或损伤胎儿，甚至导致胎儿宫内死亡或影响胎儿生长发育、致畸可能性等几方面；对孕妇主要是影响脏腑气血，危害健康；现代研究表明，有些妊娠禁忌中药可能引起肝功能损害、药物性黄疸、中毒性肝炎等；也有造成肾功能损害，甚至肾功衰的可能；还有可能引发心律失常，严重者可因中毒而致死亡。

当然，事物常具两重性，即便属于上述禁慎药品，从《金匮要略》起，就有气化不行，小便不利而见妊娠水气，以葵子茯苓散主之；干姜人参半夏丸主治胃虚寒饮所致妊娠呕吐不止；阳虚胞宫失煦，孕妇腹痛恶寒用附子汤温阳散寒、暖宫止痛的方药记载，今天更有不少医者采用消瘀化癥之剂桂枝茯苓丸治疗子宫肌瘤合并妊娠之疾，以去瘀滞、安新血、养胎元，显示了妊娠禁慎药物的非绝对性。因此，在今天的诊疗实践中，这类药物的使用与否，应当综合孕妇年龄、体质状况、孕产次数、此次妊娠的胎龄以及孕后胎气是否健固，既往有无堕胎、小产、滑胎病史，所患妊娠疾病性质、程度的现症和所选择使用药物的毒性大小、毒理反应状况，并注意结合药物的剂量、配伍等综合分析思考作出决定。即使有《素问·六元正纪大论》"有故无殒，亦无殒也"，"大积大聚，其可犯也，衰其大半而止"之论，也当因人因病区别对待，不可单独作为放胆肆用妊娠禁忌药物的依据。

近 30 余年来，随着中医药的现代化，国内药学家、植物化学家、药理学家及妇产科临床医学家运用现代科技方法对许多中药的生药、化学、药理及其临床应用进行了大量而引人注目的系统研究，丰富和发展了中医药宝库。现选择中药药理学研究资料中与妊娠禁慎有关的主要内容节录如下，供临床参考。

1. 益母草　其水提取液、醇提浸膏及益母草碱等多种制剂对豚鼠、兔和狗的在体子宫均有直接兴奋作用，可使子宫收缩频率、幅度及紧张度增加。还有实验表明口服益母草煎剂 4~5 次（总量 200~250mg）对小白鼠有一定抗着床和抗早孕作用。

2. 牛膝　多种浓度的牛膝总皂苷对未孕或已孕家兔子宫平滑肌均有兴奋作用且有量效关系。怀牛膝苯提取物 50~80mg/kg 有明显抗生育、抗着床及抗早孕作用。氯提取物 80~120mg/kg 亦有明显抗生育、抗早孕作用。

3. 莪术　其根茎的醇浸膏及其有效成分（单萜类和倍半萜类化合物）对小鼠、大鼠均有非常明显的抗早孕作用，对孕犬尚有抗着床作用。

4. 红花 煎剂对小白鼠、豚鼠、兔及犬的离体子宫均有兴奋作用，尤其对已孕子宫的作用更加明显；煎剂对妊娠大鼠灌胃实验发现有胎鼠致死和致胎儿宫内发育迟缓（IUGR）毒性。

5. 水蛭 妊娠小鼠皮下注射水蛭水煎液 2.5g/kg，1 日 2 次，对其孕卵着床有明显的阻止作用，而妊娠早期小鼠在给药后第 2 天可出现阴道流血并伴有胚乳掉下。表明水蛭对小鼠早期妊娠有明显的抑制作用。

6. 王不留行 其醇提取物每日灌胃剂量 5g/kg，连续给药 15 天，结果显示有抗早孕作用。

7. 半夏 有实验研究显示半夏蛋白 30mg/kg 对小鼠有明显抗早孕作用，抗早孕率达 100%，采用皮下注射后 24 小时，血浆孕酮水平下降，子宫内膜变薄，出现蜕膜反应，胚胎停止发育并死亡。认为此由于半夏蛋白影响了卵巢黄体功能，使血源性孕酮水平下降导致蜕膜变化，胚胎失去支持而流产。还有研究者发现生半夏、姜半夏、法半夏的水煎液腹腔注射对受孕小鼠有致畸作用，尤以生半夏为严重。为此提议临床用其治疗妊娠呕吐应持慎重态度。

8. 芫花 能使蜕膜细胞变性坏死，促使内源性前列腺素释放增加，促进宫缩引起流产，经羊膜腔注射后可直接作用于胎儿和胎盘而导致引产。

9. 甘遂 有资料报道 50% 的甘遂注射对妊娠 14～26 周的 615 例孕妇羊膜腔内注射，引产成功率达 99.51%，通过病理检查发现胎儿为死后自溶现象，胎盘绒毛充血、出血、水肿，蜕膜有明显蜕变。

10. 麝香 对大鼠、豚鼠、家兔的未孕离体子宫及已孕在体子宫均有兴奋作用，且已孕者较未孕者敏感。

11. 紫草 石油醚提取物有终止小鼠妊娠及对家兔有抗早孕作用，可能与其兴奋子宫，阻断垂体促性腺激素及绒毛膜促性腺激素的作用有关。

12. 姜黄 100% 的姜黄煎剂从腹腔注射给妊娠小鼠和早期妊娠之家兔，均有明显终止妊娠作用。

13. 金银花 乙醇提取后的煎液，腹腔注射给药有明显抗生育作用，其作用机制既与前列腺素有关，又与其对性激素的影响关系密切。

14. 薄荷 水溶部分和薄荷油有直接兴奋子宫及抗生育作用，其原因可能是使子宫收缩加强和对蜕膜组织的直接损伤。

15. 贯众 其煎剂及提取物对子宫平滑肌有兴奋作用，其粗茎鳞毛蕨提取物经小鼠、大鼠、家兔等动物试验证明有抗早孕及堕胎作用。

16. 雪莲 腹腔注射 25% 的雪莲水煎液，每日 1 次连续 1～4 日，对小鼠各个时期的妊娠均有明显的终止作用，且其作用随剂量的加大而增加。

17. 威灵仙 其醇提液肌注对大鼠中期妊娠有引产作用，同时有抗着床、抗早孕的活性。

18. 鹿衔草 用其煎剂灌胃连续 10 天后，对成熟雌性小鼠生育抑制率达 100%，其作用可能与抑制发育期和使子宫特别是卵巢萎缩有关。

19. 昆明山海棠 其根醇提取物灌服妊娠大鼠，用药后第 1 日即见抑制桑椹胚的发育、成长，甚至破坏桑椹胚。妊娠第 6 日给药，药后第 4 天胚胎坏死解体或部分被吸收，周围蜕膜化差。

20. 九里香 腹腔注射九里香煎剂 0.3g/kg 对小鼠离体和在体子宫都有兴奋作用，对小鼠抗着床有明显效果，并认为其终止妊娠可能是通过对蜕膜损害和导致前列腺素释放而起作用的。

21. 棉酚 有抗着床作用，有关研究提示棉酚对抗 LH 和 HCG 对黄体功能的支持可能是其抗着床和抗早孕的机制之一，也有资料报道发现棉酚对体外培养的小鼠胚胎有直接损伤作用。

22. 天花粉 临床资料报道其蛋白注射液有中期妊娠引产的高成功率，并认为该药对滋养叶细胞有特异的破坏作用。据孕猴实验表明，其最早出现变化的部位是绒毛合体滋养层细胞、坏死细胞的碎片充斥在绒毛间隙，引起血流阻塞、凝血和纤维蛋白沉着，由此导致的循环障碍又加速绒毛细胞的变性坏死使 HCG 和甾体激素迅速下降，胎盘功能受损，从而使母体与胎儿之间正常的内分泌关系和代谢物质的交换遭到破坏。另一方面又因胎膜及蜕膜细胞广泛地退变坏死而释放大量前列腺素引起宫缩导致流产。临床常采用该药肌内注射、羊膜腔注射、宫颈注射、宫腔注射引产，尚未见煎剂内服以引产的有关资料。

23. 补骨脂 其有效成分补骨脂酚和异补骨脂素对试验小白鼠有显著的抗着床、抗早孕作用。

24. 川芎 其水煎剂经十二指肠给药，对在体兔子宫有明显收缩作用。浸膏溶液对离体妊娠家兔子宫试验表明：小剂量能兴奋子宫平滑肌。给妊娠大鼠或家兔连续注射 1％川芎浸膏 40ml/kg，可使胎仔坏死于子宫内。

25. 瞿麦 其乙醇提取物对麻醉兔在体子宫及大鼠离体子宫肌条均有明显的兴奋作用，表现在振幅、频率和张力改变，少数子宫肌条可呈强直性收缩。水煎液对小鼠着床期、早孕期作用明显，可引起早期妊娠小鼠流产。

26. 重楼排草 其提取物能使已孕或经产未孕豚鼠及大白鼠离体子宫肌的收缩频率、收缩振幅和肌张力增加，增大剂量则可使子宫呈强直收缩。

27. 冰片 有实验报道，113.4mg/kg 的冰片乳液抗早期妊娠有效率为 100％，抗晚期妊娠有效率为 91％。

28. 远志 其煎剂对离体豚鼠、家兔、猪、犬之未孕及已孕子宫均有兴奋作用。

29. 地龙 对离体和在体、已孕和未孕兔和大鼠子宫平滑肌均有兴奋作用，剂量增大时，子宫平滑肌呈痉挛性收缩。

30. 五味子 肌内注射五味子浸膏 0.2g（生药）/kg，可使家兔子宫节律性收缩显著增强，五味子悬液浆果和种皮混合悬液对家兔在体、离体无孕子宫及早期妊娠和产后子宫均可引起节律性收缩，其兴奋作用与垂体后叶素作用为同一类型。

31. 龟甲 浓煎至每毫升相当于 1g 的龟甲，对大鼠、豚鼠、家兔和人的离体子宫均有明显的兴奋作用。

32. 辛夷 其煎剂、流浸膏和浸剂对大鼠和家兔未孕离体子宫有兴奋作用，浓度过高能引起强直性收缩，静脉注射对家兔和犬在体已孕子宫作用更明显。

33. 阿魏 对怀孕的离体子宫呈兴奋作用，在小鼠妊娠第 6 天腹腔注射 10mg，1 日 1 次，连续 5 天，有明显的抗着床作用。

34. 马鞭草 在浓度为 1.6×10^2 g/ml 时，对大白鼠子宫肌条及非妊娠人体子宫肌条均有一定的兴奋作用。有研究发现马鞭草对子宫平滑肌有着专一性，并与前列腺素间有相互增强子宫平滑肌兴奋的效应。进一步的研究证实马鞭草抗早孕的主要成分是马鞭草苷3，4-二氢马鞭草苷和5-羟基马鞭草苷。

35. 马蔺子　所分离出的马蔺子甲素，小鼠灌胃有抗着床、抗早孕作用。

36. 寻骨风　醇提取物马兜酸A对大鼠和小鼠具有明显的抗早孕作用。

37. 雪莲花　煎剂对大鼠、豚鼠离体子宫及家兔在体子宫都有兴奋作用；对小鼠各期妊娠、家兔早期妊娠都有显著的终止作用。其终止妊娠作用以宫腔注射最强，腹腔注射次之，内服亦有。

38. 蜈蚣　灌胃给药结果提示其能使怀孕率降低，致畸率升高，也有明显堕胎作用。

39. 郁金　温郁金水煎剂、煎剂乙醇沉淀物水溶液腹腔或皮下注射，对早、中、晚期妊娠小鼠和早期妊娠家兔均有显著终止作用，口服无效；认为其终止妊娠作用可能是抗孕激素和收缩子宫所致。

40. 鸡冠花　水提醇沉法制成注射液对孕鼠、孕豚鼠、家兔等宫腔内给药有中期引产作用。

综上可以看出，部分中草药的实验研究对妊娠可呈现不同程度的影响，甚则引起终止妊娠的后果。而这些中草药中，不乏历代医籍载录的妊娠禁慎之品。可见，中医妇产科学传统列述妊娠禁慎药物，确有一定的临床经验依据，绝非纯属臆断妄测。作为妇产科工作者在诊疗妊娠疾病的过程中，应该对这些妊娠禁慎药物予以重视和警惕，引之为鉴。

二、对胎儿、新生儿有影响的西药

（一）抗生素

1. 氨基糖苷类　孕期使用氨基糖苷类维生素，尤其是链霉素可影响胎儿正在发育的前庭神经及耳蜗神经，但造成新生儿耳聋的发生率很低，且与母体用药量有关。故妊娠期对链霉素要慎用，也可采取间歇使用即每周用2天的方法，这样能明显降低链霉素的毒性反应。庆大霉素对听神经有毒性，而前庭毒性大于耳蜗毒性，因而孕期亦应慎用。妥布霉素亦有易通过胎盘，具有对孕母和胎儿产生肾毒性和耳毒性。临床中，若肾功能不全者，原则上尽量避免使用本类抗生素。

2. 氯霉素　对胎儿可能产生再生不良性贫血或婴儿灰色综合征；对孕妇可抑制骨髓造血系统，是以本药在妊娠期应严格控制使用。

3. 四环素类　妊娠5月以上孕妇用后，出生的幼儿乳牙可出现黄染变色，牙釉质发育不全，易于造成龋齿。动物模型显示四环素可致畸，发生畸形几乎与反应停相同。对母体可致急性坏死性脂肪肝、胰腺炎以及肾脏损害。因其于妊娠早、中、晚期对胎儿均有不良影响，故在全妊娠期均不宜使用四环素。

4. 磺胺类药物　尤其是长效磺胺，有与胆红素共同竞争与血浆蛋白结合，致使游离胆红素浓度升高引起核性黄疸的可能。故孕期应避免使用，足月妊娠时忌用。

5. 甲硝唑（灭滴灵）　对人类可能存在致畸或致癌的危险，孕期应禁慎使用。

（二）降压药

1. 利血平　使用持续2～6周，能通过胎盘和分泌到乳汁，一方面可能有致畸形作用；另一方面若在产前特别是在分娩前两天使用，约有10％的新生儿出现鼻分泌增多、充血及嗜睡，严重时可发生发绀、肋间凹缩，甚至新生儿死亡。足月妊娠时应用利血平还可由于其儿茶酚胺耗竭作用，导致原发性冷损伤和新生儿晚期死亡，故不宜在孕期使用。

2. 普萘洛尔（心得安）　孕期使用可引起胎儿宫内生长迟缓、新生儿呼吸抑制及围生期死亡率的增加，也可能导致婴儿心动过缓、抑郁、低血糖。

（三）血管扩张剂
二氮嗪：有引起婴儿低血糖、高胆红素血症、血小板减少症的报道。

（四）利尿剂
噻嗪类：可能引起母体电解质紊乱、高血糖症及高尿酸血症，这些并发症对胎儿有不良影响，甚至导致死亡。还有可能抑制胎儿骨髓生成血小板的作用，或因母血循环中抗血小板抗体通过胎盘影响胎儿，导致新生儿血小板减少症或出现血小板减少性紫癜，也可导致新生儿血糖过低及血胆红素过高。

（五）抗癫痫及抗惊厥类药
1. 苯妥英钠　有明显的致畸作用，可引起胎儿裂唇、裂腭及心脏畸形。海因及苯妥英钠可导致"胎儿海因综合征"，表现为多系统畸形（包括颅骨及面部畸形，如小头畸形、鼻梁宽而塌陷等）、指趾骨发育不良、智能缺陷、宫内生长迟缓等。

2. 三甲双酮　可引起"胎儿三甲双酮综合征"，主要表现有眉毛呈 V 形、有内眦赘皮、两耳低位后倾、耳轮向前卷、上腭畸形，以后可见智力低下、牙齿不齐等。

（六）镇静催眠药
1. 巴比妥类　有报道指出，孕妇服用本类药物后其无脑儿、先天性心脏病、严重四肢畸形、唇裂、腭裂、两性畸形、先天性髋关节脱位、颈部软组织畸形、尿道下裂、多指（或趾）、副耳等先天性畸形的发生率比对照组高得多，娩出的婴儿有晶状体改变。

2. 非巴比妥类药
（1）地西泮（安定）：妊娠早期服用，其胎儿发生唇裂和（或）腭裂的相对危险性比对照组高 4～6 倍。

（2）眠尔通、利眠灵：在妊娠 6 周内服用可能有致畸作用的报道，也有人观察到在早孕期服用眠尔通或利眠灵后，死胎率有所增加，若整个孕期服用可引起胎儿、新生儿发育迟缓。

（3）反应停：可引起胎儿短肢、耳鼻、泌尿道、胃肠道及心脏畸形，孕期禁用。

（4）氯氮草：有对胎儿致畸、增加死胎率及长期服用可致胎儿、新生儿发育迟缓的报道，孕期禁用。

（七）解热镇痛药
1. 阿司匹林　有报道，每日服用水杨酸盐者，婴儿体重较对照组显著减轻。有的研究指出，孕期每日服用阿司匹林，围生期新生儿死亡率增高。妊娠晚期特别是近分娩前服用本药能导致新生儿紫癜和（或）出血。还有报道在 34 周或不足 34 周分娩者的孕妇，如在分娩前 7 天服用过阿司匹林，其早产婴颅内出血的发生率明显高于未服药者。此外，新生儿血中高水平的水杨酸盐可能伴有撤退性症状，如表现为全身性的张力过高及反身应激性增强，并伴有尖声哭叫，稍触之即激动不安等情况。基于妊娠晚期孕妇服用水杨酸盐对母体、胎儿均有不良影响，故应尽可能避免使用。

2. 吲哚美辛（消炎痛）　长期应用可促使胎儿肺动脉系统管壁平滑肌肥厚，导致新生儿持续性肺动脉高压。

3. 非那西汀　可引起新生儿高铁血红蛋白症或溶血病，孕期应避免使用。

（八）性激素类药

1. 雌激素类 据调查在早期妊娠时应用除可影响女胎生殖系统的发育外，女孩长大后患阴道腺病及阴道透明细胞癌的发生率明显增高。而阴道腺病的发病与孕期用药时间有明显关系，以 8～17 孕周用药者发病率最多。此外，生殖道其他良性病变也极为常见，如轮状宫颈、宫颈外翻、阴道横隔和阴道发育不全、子宫发育不全等。有应用雌激素类药物史的妇女，不育率、流产和早产率均高于对照组。由于宫颈发育异常及宫颈功能不全，可能发生中期妊娠流产。男性胎儿受雌激素类药物影响时可发生附睾囊肿、睾丸或阴茎发育不全，其发病率比对照组明显增高。其他畸形如睾丸未降、尿道下裂、尿道狭窄的发病率均高于对照组。

2. 孕激素 孕期应用合成的孕激素，特别是 19 去甲基睾丸酮类，可使女性胎儿男性化，如阴蒂肥大、阴唇融合，形如阴囊。有资料报道，在早孕期应用炔诺酮，女性胎儿男性化的发生率为 23.7%，12 孕周以后为 4.3%，若在早孕时期，特别是正值心脏快速发育的孕 2～3 月时，应用雌-孕激素制剂，就有发生心脏及大血管移位的很大可能性。

3. 氯米芬（克罗米芬） 有资料报道指出临怀孕以前或怀孕时服用氯米芬可能导致胎儿先天性畸形，特别是神经管缺陷，有研究者认为本药的致畸倾向在人类无确切证据。

4. 醋酸氯羟甲烯孕酮 若在妊娠 6～12 周内服用，男婴可能发生与睾丸女性化相同的症状，如内、外生殖器均不发育，有睾丸，但亦有阴道的现象，故应禁用。对服药期间怀孕者，亦应行人工流产终止妊娠。

5. 绝经期促性腺激素、戈那瑞林 易引发流产，应禁用。

6. 达那唑 可使女胎男性化，导致生殖道畸形，如阴蒂过长，禁用。

7. 米非司酮 可致流产、胚胎死亡，禁用。

（九）抗凝血药

丙酮苄羟香豆素（法华令）：有明显致畸作用，有资料证明早孕时应用，约有 15%～25%可引起"华法令胎儿综合征"，主要表现为面部器官发育异常、鼻骨发育不全、指或趾骨发育不全、点状骨骺、生长和智力发育有迟缓、视神经萎缩等。中期妊娠时应用还可能影响胎儿的抗凝作用，晚期妊娠时应用又可引起胎儿和围产儿出血。故孕期不宜使用本抗凝血药。

（十）解毒药

孕期使用 D-青霉胺可能引起胎儿全身结缔组织异常，如皮肤松弛、关节过度屈曲、静脉曲张等。还可影响胶原组织的合成，影响新生儿手术后伤口的愈合。

（十一）麻醉药

鸦片及其合成药可引起新生儿呼吸抑制，其影响视给药途径、药量及用药至分娩的时间长短而异。在妊娠早期应用吗啡类药物（尤其是可待因），婴儿发生唇裂、腭裂的概率明显高于对照组。也有人发现，卡波卡因宫颈旁阻滞麻醉可引起胎儿心动过缓、酸中毒及新生儿呼吸抑制。如在出生前 2～3 小时给药，新生儿抑制现象表现最为明显。全身麻醉对于母体和胎儿的危害包含有呕吐物的吸入、新生儿抑制、母体和胎儿缺氧、以及产后子宫收缩力减弱，引起产后出血等。

（十二）胃肠药物

颠茄有可能与胎儿畸形，特别是眼、耳发育缺陷有关。蒽醌轻泻剂也可能有致畸作用，应禁用。氢氧化镁有可能危及胎儿的神经和神经肌肉系统，还可能因镁中毒而损害心血管。服用毓克静止吐，有报道发现婴儿出现颚裂和小肢症等畸形，也有可能引起脑、脊髓系统的功能障碍。

（十三）维生素类

大剂量服用维生素 A，可能引起胎儿肾和中枢神经系统畸形。过量服用维生素 D 可引起因母体的高钙血症导致胎儿高钙血症，促进骨化。维生素 K 的过量又可引起新生儿高胆红素血症和核黄疸。有研究者鉴于高水平的氧化剂可能对胎儿代谢不利而主张妊娠早期不宜使用大剂量维生素 D。

（十四）治疗糖尿病药

磺酰脲类（如甲苯磺丁脲、氯磺丙脲等）可引起胎儿畸形，表现为并指（或趾）、耳和外耳道畸形、内脏畸形以及脑积水等，还有产生死胎的危险。

（十五）抗癌药

在早期妊娠期间，胎儿特别容易受到抗癌药的影响，导致宫内死亡而流产或引起先天性畸形。如仅在中期或晚期妊娠时接受化疗之孕妇，尚未发现胎儿畸形。

1. 白消安　可导致胎儿宫内生长迟缓，有临床资料报道，35 例接受白消安治疗的孕妇中，有 4 例发生胎儿畸形。可引起腭裂、小眼球、角膜混浊、卵巢发育不全、外生殖器发育不良。

2. 环磷酰胺　早孕期间，本药与放射治疗同时应用，先天性畸形的发生率增加。也有引起胎儿死亡或造成胎儿生长发育迟缓、缺指（趾）、心血管异常和其他轻微畸形的报道。

3. 氨甲蝶呤、氨基蝶呤类叶酸拮抗剂　若于妊娠早期时使用这些药，可引起多数胎儿宫内死亡而流产，在存活胎儿中约有 20%～30% 呈多种畸形，表现如耳及面部畸形、唇裂、腭裂、大脑发育不全、脑积水等。

此外，氮芥、塞替派、硫唑嘌呤、氟尿嘧啶、放线菌素、阿霉素、普卡霉素、长春碱、顺铂等多种抗代谢药、抗肿瘤药均有不同程度的胚胎毒作用或致畸危害，故孕期均应禁用。

（十六）中枢神经系统刺激剂

黄嘌呤及其衍生物咖啡因、茶碱等对胎儿可能产生心动过速、心悸合并期前收缩、肝损害和血凝障碍的损害作用。

（十七）抗精神病药

1. 硫杂蒽类　氟哌啶醇可引起胎儿主要表现为肢体畸形等的致畸作用。

2. 吩噻嗪类　虽无明显证据表明本类药物的致畸作用，但有氯丙嗪引起骨骼畸形、脑积水、心脏畸形、死胎及兔唇，建议妊娠早期禁用的资料报道。

3. 碳酸锂　有资料显示 66 例服用此药的孕妇中，15 例见胎儿畸形，其中有 13 个婴儿为心脏及大血管畸形。

（十八）肾上腺糖皮质激素

动物实验结果显示出本类药物可引起胎儿、新生儿如下多系统的不良反应。

1. 胎儿　胎盘有丝分裂↓　　　　死亡↑

胎盘衰老↑　　　　出生体重↓

母体—胎儿葡萄糖输送↓　　肺的发育↑

裂腭↑　　　　胰岛成熟与退化↑

2. 新生儿　抗体反应↓　　　胸及身体重量↓

运动器官活力↓　　　免疫反应↓

胸腺萎缩↑　　　　　死亡↑

中枢神经系统胆固醇↓

中枢神经系统DNA↓

中枢神经系统功能异常↑

皮质激素分泌的周期节律被阻断

其中倍他米松、地塞米松对胎儿可引起胎儿宫内生长迟缓、中枢神经发育低下、死胎等后果。

（十九）子宫收缩药

麦角可因使子宫收缩过强致胎儿死亡，奎宁更有引起胎儿听力障碍、畸形甚至死胎的可能，不合理使用催产素也可出现子宫收缩胎儿死亡的情况。

此外，过量吸烟会导致胎儿宫内生长迟缓。而吸烟的孕妇出现死胎率、早产率和新生儿死亡率均较不吸烟者高，但吸烟是否会引起胎儿畸形尚无确切定论。

孕妇饮酒，轻者可引起胎儿宫内生长迟缓，重者引起"酗酒胎儿综合征"，可表现胎儿在宫内及出生后生长发育迟缓、小头畸形、睑间隙狭小、有内眦赘皮、上颌骨发育不全、下颌小、腭裂、关节畸形、掌纹异常、心血管畸形、外生殖器畸形等，其机制尚不明确。

（二十）抗病毒药

利巴韦林：对不同种类的受试动物应用本品后都出现有致畸和杀胚作用，孕期禁用。

（二十一）抗心律失常药

氟卡尼：对兔的胚胎和胎仔分别有胚胎毒性和致畸作用；但对小鼠、大鼠的胎仔无致畸作用。

（二十二）在乳汁中含量较高的西药

由于几乎所有母体服用的药物都能通过血浆-乳汁屏障转运于乳汁而出现在乳汁中，虽其含量极少超过母亲摄入量的1%～2%，一般不至于对婴儿产生危害，但因某些药物在乳汁中的排泄量较大，对这类药物尤应注意认真考虑其利弊，合理使用。目前认为哺乳期需慎禁使用的药物主要有：

氯霉素：可经乳汁排泄，抑制婴儿骨髓造血，应禁用。

四环素、强力霉素：能影响乳齿，应禁用。

异烟肼：其代谢物乙酰异烟肼可在乳汁中出现而引起婴儿异烟肼肝中毒，需慎用或用药期间停止哺乳。

甲硝唑（灭滴灵）：有报道口服200mg后，乳汁中浓度达 $1.8\mu g/ml$，对幼儿的安全性尚未肯定，故建议最好不用。

巴比妥类：一般认为在乳汁中排泄很少，不影响婴儿，但有个别报道乳母日服苯巴比妥和苯妥英钠各400mg，使婴儿出现高缺血红蛋白血症，全身大淤斑、嗜睡和虚脱现象，故哺乳妇女应避免长期使用巴比妥类药物。

放射性制剂：如[131]I可通过血浆-乳汁屏障，对婴儿甲状腺产生抑制作用。因而建议对哺乳母亲必须注射放射性的诊断性药物时，应待乳汁样品中放射作用完全消失后再恢复哺乳（[131]I的消失时间为7～9天）。

抗癌药物：抗代谢类药物经乳汁排泄，对婴儿有抗-DNA 活性，必须应用者，宜断乳。

苯茚二酮：有乳母服用后婴儿凝血酶原时间和部分凝血酶时间延长而致出血的报道。

此外，尚有主张溴剂、利尿药、激素类、缓泻药、麻醉药、口服避孕药等，也不宜在哺乳期使用。

有关药物对胎儿、新生儿影响的研究，至今已取得了较大进展和一定的成就并在某些局部领域有所突破，但其间仍有不少疑点、难点。如药理研究中，各类实验动物模型的生殖生理与人相比，存在着极大差别，其给药途径、服药时间、药物的量效关系等并非完全一致；中草药品种、产地、炮制方法、药用部位等也对胎儿和新生儿有不同影响，单味药和复方间临床效应也迥然不同等。因此这一议题尚有待生化、生理、药理、病理、免疫、妇产科等多学科共同合作，方有可能完美解决。

附：妊娠忌用中成药（《新编国家中成药》）及美国药物和食品管理局（FDA）颁布的对妊娠的危险性等级标准。

妊娠忌用的中成药： 阿魏麝香化积膏（忌贴）、安康心宝丸、安神温胆丸、安阳壮骨药酒、八宝瑞生丸、八宝五胆药墨、八宝玉枢丸、八厘散、白药胶囊、白药散、百宝丹、保安万灵丹（丸）、豹骨活络丸、豹骨酒、豹骨木瓜酒、豹骨追风膏（忌贴）、痹祺胶囊、痹通药酒、辟瘟片、槟榔四消片、槟榔四消丸、拨云锭、拨云复光散、补肾益精酒、补天灵片、补益活络丸、草仙乙肝胶囊、柴石退热颗粒、蟾麝救心丸、产灵丸（产灵丹）、长春红药片、嫦娥加丽丸、潮安胶囊、沉香化滞丸、沉香利气丸（沉香四宝丸）、虫草芪参胶囊、创伤散、唇齿清胃丸、醋制香附丸、大败毒胶毒、大川芎口服液、大黄化瘀丸（五香聚宝丸）、大黄清胃丸、大活络胶囊、大活络丸、大力药酒、大七厘散、荡石片、得生片、得生丸、涤痰丸、地榆槐角丸、癫狂龙虎丸、癫狂马宝散、点舌丸、跌打风湿酒、跌打红药片、跌打片、跌打损伤散、跌打损伤丸、跌打止痛散（跌打散）、跌打止痛液、丁公藤注射液、丁香烂饭丸、定喘疗肺丸、定坤丸、都梁软胶囊、杜仲壮骨胶囊、杜仲壮骨丸、肚痛丸、阿胶生化膏、耳聋通窍丸、二仙丸、二益丸、飞龙夺命丸（飞龙夺命丹）、风寒双离拐片、风湿骨痛胶囊、风湿骨痛丸、风湿关节酒（万灵筋骨酒）、风湿关节炎片、风湿关节炎丸、风湿灵片、风湿灵仙液、风湿片、风湿伤痛膏、风湿圣药胶囊、风湿痛药酒（风湿骨痛药酒）、风湿药酒料、风湿液、风湿镇痛丸、风湿止痛药酒、风痛宁片、风痛丸、妇宝金丸（妇宝金丹）、妇康宁片、妇科毛鸡酒、妇科通经丸、妇科乌金丸、妇女痛经丸、妇女养血丸、附桂紫金膏（忌贴）、复方蟾酥丸、复方当归注射液、复方鹿胎丸、复方曼陀罗药水、复方清带灌注射、复方热敷散、复方天仙胶囊、复方小活络丸、复方雪莲胶囊、复方益母草膏、复方益母草膏（安神益母草膏）、复方益母口服液、复肝康颗粒、甘露膏（忌贴）、肝络欣丸、感冒解表丸、高力清心丸、高血压速降丸、蛤蚧养肺丸、根痛平颗粒、更衣胶囊、更衣片、宫瘤宁片、狗皮膏、骨刺片、骨筋丸、骨筋丸胶囊、骨筋丸片、骨痛丸、骨折挫伤胶囊、瓜霜退热灵胶囊、关节克痹丸、冠脉宁片、归红跌打丸、桂灵丸、桂枝茯苓胶囊、国产血竭胶囊、国公酒、海马多鞭丸、海马万应膏、海蛇药酒、海洋胃药、寒痹停片（寒苦乃停片）、寒湿痹颗粒、寒湿痹片、寒湿痹丸（天麻祛风丸）、和合丸、荷丹片、红茴香注射液、喉症丸、葫芦素片、琥珀利气丸、华佗再造丸、化虫丸、化痔片、黄连清胃丸、黄连上清片、回生第一丹胶囊、回生第一散（回生第一丹）、回天再造丸、活络健身液、活络丸、活络镇痛片、活血解毒丸、活血解痛膏、活血舒筋酊、活血应痛丸、活血壮筋丸、济生万应锭、加味八珍益母膏、加味龟龄集酒、加味烂积丸、加味四消丸、加味西黄丸、加味益母草膏、甲鱼软坚膏、建参片、健步强身丸、降脂减肥片、接骨灵贴膏、接骨片、接骨七厘片、接骨丸、结石通片、解热消炎胶囊、解暑片、金不换膏（忌贴）、金佛止痛丸、金关片、金鸡虎补片、金匮肾气丸、金蒲胶囊、金钱白花蛇药酒（白花蛇药）、金钱胆通口服液、金衣万应丸、筋骨宁膏、筋骨疼痛酒、京制牛黄解毒片、精制五加皮酒、颈复康颗粒、颈痛灵药酒、九龙化风丸、九制大黄丸、久强脑立清（北京脑立清）、久芝清心丸、救心金丸、救心丸、局方至宝丸、菊花茶调散、开光复明丸、开胸理气丸、开郁老蔻丸、康氏牛黄解毒丸、抗宫炎胶囊、抗宫炎片、克伤痛擦剂、控涎丸、宽中顺气丸、溃疡颗粒、溃疡片、坤月安颗粒、阑尾消炎丸、烂积丸、老范志万应神曲、老蔻丸、雷公藤多苷片、雷公藤片、嶓峒丸理气舒心片、利膈丸、连翘败毒膏、连翘败毒片、连翘败毒丸、凉膈丸、梁财信跌打丸、辽源七厘散、疗毒丸、临江风药、灵宝护心丹、灵猫香解毒丸、灵猫香散、灵源万应茶、六灵含片、六灵解毒丸、六灵丸、六神丸、六味能消胶囊、六郁丸、龙苓春药酒、龙脑安神丸、鹿骨雪莲酒、鹿筋壮骨酒、绿萼点舌丸、绿雪、绿雪胶囊、麻仁润肠软胶囊、麻仁润肠丸、马鬃蛇药酒、脉络宁口服液、脉络通、脉络通颗粒、梅花点舌丸、礞石滚痰片、礞石滚痰丸、秘治胶囊、闽东建曲、明目上清片、明目上清丸、木瓜丸、木香理气片、囊虫丸、脑得生袋泡剂、脑立清胶囊、脑立清片、脑塞通丸、宁坤养血丸、牛黄安心丸、牛黄净脑片、牛黄宁宫片、牛黄清宫丸、牛黄清火丸、牛黄清脑丸、牛黄清胃丸、牛黄西羚丸、牛黄消炎片、牛黄消炎丸、牛黄醒消丸、牛黄至宝丸（牛黄至宝丹）、暖宫孕子丸（调经种子丸）、女宝胶囊、女金片、女胜金丹（养血调经丸）、排石利胆颗粒、盘龙七药酒、皮肤病血毒丸、皮敏消胶囊、片仔癀、片仔癀胶囊、平安丸、七味新消丸、七叶莲酊、芪冬颐心口服液、耆鹿逐痹胶囊、耆鹿逐痹口服液、千金化痰丸、黔曲、强筋健骨丸（强筋英雄丸）、强心丸、青龙蛇药片、轻身消胖丸、清肺抑火片、清肝祛黄胶囊、清膈丸、清淋颗粒、清脑降压片、清宁丸、清热安宫丸、清热地黄丸、清热丸、清热通淋胶囊、清胃和中丸、清胃丸、清心滚痰丸、清心明目上清丸（明目上清丸）、清血内消丸、庆余辟瘟丹、祛风除湿药酒、祛风湿膏（忌贴）、祛风止痛片、全鹿大补丸、泉州百草曲、人参女金丸、人参天麻药酒、人参药酒、人参再造丸、人参至宝丸、如意定喘片、如意定喘丸（丹）、乳疾灵颗粒、乳块消片、乳宁颗粒、乳癖散结胶囊、乳泉颗粒、软坚口服液、三黄宝蜡丸、三两半药酒、三七片、三七伤药片、三七血伤宁胶囊、三七血伤宁散、三七药酒、散寒活络丸（追风活络丸）、散结灵胶囊、杀虫丸、痧气散、痧气丸、山药丸、山楂化滞丸、伤科八厘散、伤科跌打片、伤科跌打丸、伤科活血酊、伤科接骨片、伤湿宝珍膏、伤湿解痛膏、上清丸、少腹逐瘀颗粒、少腹逐瘀丸、蛇伤解毒片、麝香风湿胶囊、麝香活血化瘀膏、麝香接骨胶囊、麝香解痛膏、麝香牛黄丸、麝香奇应丸、麝香祛风湿油、麝香伤湿解痛膏、麝香丸、麝香熊羚丸、麝雄至宝丸、参桂理中丸、参桂再造丸、参鹿膏、参茸安神片、参茸鞭丸、参茸酒、参茸鹿胎膏、参茸木瓜药酒、参茸丸、参茸壮骨丸、参茸追风酒、参三七伤药片、参三七伤药散、参麝活络丸、神农药酒、神香苏合丸（庆余救心丸）、神州跌打丸、沈阳红药、沈阳红药胶囊、圣济鳖甲丸（鳖甲丸）、十滴水、十滴水胶丸、十滴水软胶囊、十香定痛丸、十香返生丸、十香暖脐膏、十枣丸、时疫救急丸、疏风定痛丸、疏风再造丸、舒安卫生栓、舒胆片、舒肝保坤丸、舒肝健胃冲剂、舒肝健胃丸、舒肝平胃丸、舒肝调气丸、舒筋定痛片、舒筋定痛酒、舒筋活络丸、舒筋活血定痛散、舒筋活血片、舒筋活血丸、舒筋丸、舒络养肝丸、舒气丸、舒神灵胶囊、水蓬膏（忌贴）、四季三黄丸、四物益母丸、四消丸、苏南山肚痛丸、天麻追风膏（忌贴）、田七跌打丸、调经健胃丸、调经止痛片、调经至宝丸、调经姊妹丸、调气丸、调胃丹、调胃舒肝丸、调中四消丸、跳骨片、通便宁片、通便清火丸、通经甘露丸、通络活血丸、通窍耳聋丸、通窍散、通窍镇痛散、通幽润燥丸、同仁大活络丹、痛克搽剂、透骨镇风丸（透骨镇风丹）、万灵筋骨膏（忌贴）、王回回狗皮膏（忌贴）、胃病丸（胃病丹）、胃肠复元膏、胃尔康片、胃尔宁片、胃复宁胶囊、胃活灵片、胃痛散、胃痛丸、温中镇痛丸、乌金止痛丸、乌梅丸、无敌药酒、无极丸、五海瘿瘤丸、五积丸、五瘕丸、五参芪苓丸、五香丸、武红灵散（武红灵丹、开窍暑疫散）、西黄胶囊、西黄丸、下番锭、香连化滞丸、香药胃安胶囊、消喘膏、消积化滞片、消积丸、消渴灵片、消络痛胶囊、消络痛片、消痞阿魏丸、消栓胶囊、消栓通颗粒、消水导滞丸、消瘿五海丸、小败毒膏、小活络丹、肖金丹（丸）、哮喘丸（哮喘金丹）、泻青丸、心安口服液、心宝丸、心脑静片、心宁片、心舒丸、行军散、醒脑降压丸、醒脑安神胶囊、醒脑牛黄清心片、醒脑再造胶囊、醒脑再造丸、熊胆救心丹（丸）、熊胆丸、雪莲药酒、雪隆胶囊、血府逐瘀胶囊、血府逐瘀丸、血美安胶囊、血栓心脉宁胶囊、炎可宁片、养脾散、养胃宁胶囊、养血祛风丸（活络止风丸）、养血荣筋丸、养血调经膏、养阴清肺颗粒、腰腿痛丸、一把抓、一粒止痛丸、一粒珠、乙肝灵丸、益妇止血丸、益坤丸、益母草片、益母草注射液、益母颗粒、益母丸、益髓颗粒、益心丸、鱼鳞病片、玉枢散、玉液金丸、玉液丸、愈带丸、愈伤灵胶囊、鸢都寒痹药酒料、鸢都寒痹液、元胡止痛滴丸、云南白药、云南白药酊、云南白药胶囊、云南白药片、云南红药胶囊（云南七龙散胶囊）、云南红药散、云香精、增生平片、漳州神曲（或遵医嘱）、照山白浸膏片（产后身痛片）、珍黄安宫片、珍杉理胃片、珍香胶囊、脂可清胶囊、止咳宝片、止痛风湿丸、止痛水、止痛紫金丸、治伤跌打丸、治伤胶囊、治伤散、痔瘘舒丸、痔血丸、中风再造丸、中华跌打酒、中华跌打丸、舟车丸、周公百岁酒、周氏回生丸、珀珀安神丹（丸）、诸葛行军散、逐瘀通脉胶囊、壮骨酒、壮骨木瓜酒、壮骨药酒、壮骨追风酒、壮腰消痛液、追风活络酒、追风舒经活血片、追风透骨片、追风透骨丸、追风药酒、紫金锭、紫金散（紫金锭散）。

妊娠禁用的中成药：阿魏化痞膏、白带净胶囊、白蚀丸、鼻塞通滴鼻剂、纯阳正气丸、慈丹胶囊、大黄䗪虫丸、丹花口服液、丹蒌片、丹香清脂颗粒、胆石通胶囊、当归龙荟丸、跌打活血散、跌打伤科酒、跌打丸、东方活血膏、风湿定胶囊、风湿定片、风湿福音丸、风痛片、冯了性风湿跌打药酒、佛山人参再造片、佛山人参再造丸、妇科万应膏、附桂骨痛颗粒、附桂骨痛片、附片液、复方南星止痛膏、复方益肝丸、复方益母草流浸膏、肝脾康胶囊、宫瘤清胶囊、宫糜膏、古楼山跌打酒、古楼山跌打丸、骨刺宁胶囊、冠心苏合胶囊、冠心苏合丸、龟龄集、红花跌打丸、红灵散、红卫蛇药片、红香止痛酊、化癥回生片、化癥回生口服液、活血通脉胶囊、活血止痛胶囊、活血止痛散、加味七厘散、减味紫雪口服液、健心片、结石通茶（玉石茶）、金龙胶囊、金龙舒胆颗粒、筋骨痛消丸、九分散、九气拈痛丸、九气拈痛胶囊、蠲哮片、开胸顺气丸、克痢痧胶囊、苦参软膏、狼疮丸、雷公藤双层片、雷公藤贴膏、利胆排石片、利胆排石散、痢特敏片、龙珠软膏、楼莲胶囊、陆英颗粒、陆英片、陆英糖浆、马钱子散、脉络疏通颗粒、慢肝宁胶囊、秘制舒肝丸、木瓜丸、木香槟榔丸、脑血康胶囊、脑血康片、尿路通片、牛黄解毒片、牛黄解毒丸、牛黄解毒丸（水丸）、暖脐膏、暖脐膏（橡胶膏）、培元通脑胶囊、盆炎清栓、皮肤康洗液、七厘散、七味清咽气雾剂、芪冬解毒口服液、芪龙胶囊、芪蛭降糖胶囊、芩苓子阴道灌注液、清肝扶正胶囊、清喉散、清金糖浆、清咳散、清热凉茶、清脂胶囊、驱风苏合丸、乳结康丸、乳癖消贴膏、三七活血丸、三七伤科片、三七伤科散、三乌胶、三乌胶丸、桑葛降脂丸、痧药、痧药蟾酥丸、蛇胆追风丸、麝香保心丸、参七脑康胶囊、参茸固本还少丸、参茸黑锡丸、伸筋丹胶囊、伸筋片、升华红黑丸、生白口服液、失笑散、石龙清血颗粒、暑症片、苏合丸、苏合香丸、痰饮丸、天草颗粒、天和追风膏、天龙息风颗粒、天舒胶囊、葶贝胶囊、通痹片、通络开痹片、通天口服液、通心络胶囊、痛经丸、瓦松栓、外用无敌膏、尪痹复康颗粒、胃复胶囊、胃逆康胶囊、无敌止痛搽剂、豨莶通栓丸、豨莶络达胶囊、香石双解袋泡剂、消尔痛酊（有出血倾向）、消痔栓、消肿片、消肿止痛酊、小活络丸、小金丸、心复康胶囊、心灵丸、心泰片、心通口服液、心痛舒喷雾剂、醒消丸、咽速康气雾剂、延枳丹胶囊、腰痛宁胶囊、医痫丸、益母草膏、益母草颗粒、益母草口服液、益母草流浸膏、益气活血颗粒、益气温阳胶囊、玉真散、玉真散胶囊、再造丸、正骨膏（正骨膏药）、脂必妥胶囊、痔康片、壮骨伸筋胶囊、紫雪。

妊娠慎服的中成药：安宫牛黄片、安宫牛黄散、安宫牛黄栓、安宫牛黄丸、安神补心颗粒、八宝眼药、八珍胶囊、瘢痕止痒软化膏、百花活血跌打膏、半贝丸、宝珍膏、冰连滴耳剂、补益地黄丸、柴胡滴丸、柴连口服液、沉香化气片、沉香化气丸、沉香舒气丸、川芎茶调散、川芎茶调丸、苁蓉通便口服液、大黄通便冲剂、大黄通便颗粒、丹桂香颗粒、丹栀逍遥片、胆石利通片、当归芍药颗粒、跌打扭伤灵酊、跌打镇痛膏、定风止痛胶囊、独圣活血片、独一味胶囊、杜仲药酒、番泻叶冲剂、防风通圣丸、防己关节丸、肺宁口服液、分清五淋丸、风痛灵、蜂蜡素胶囊、妇科分清丸、妇乐颗粒、妇宁颗粒、妇宁栓、妇炎净胶囊、妇炎平胶囊、妇炎平散、附子理中丸（片）、附子理中液、复方蟾酥膏、复方川贝精片、复方川芎胶囊、复方丹参滴丸、复方丹参片、复方丹参气雾剂、复方瓜子金含片、复方海蛇酊、复方黄柏液、复方鸡血藤膏、复方牛黄清胃丸、复方夏天无片、复方血栓通胶囊、复方枣仁胶囊、复肾宁片、腹安颗粒、肝达康胶囊、肝达康片、肝达片、肝得治胶囊、肝维康片、感冒胶囊、高丽清心丸、骨刺宁酒、骨健灵膏、固本统血颗粒、固齿散、关节解痛膏、关节镇痛膏、冠心安口服液、冠心丹参滴丸、冠心膏、广东凉茶、广东凉茶颗粒、桂附理中丸、桂枝茯苓丸、和络舒肝胶囊、和络舒肝片、和胃安眠片、和胃片、喉疾灵胶囊、喉疾灵片、喉痛解毒丸、喉痛消炎丸、喉炎丸、虎力散、虎力散胶囊、虎梅含片、琥珀止痛膏、华山参滴丸、华山参片、滑膜炎颗粒、黄连上清丸、活血通脉片、活血消炎丸、活血止痛膏、鸡血藤膏、加味天麻胶囊、降压丸、解痉镇痛酊、金胆片、金花消痤丸、金鸡胶囊、金鸡颗粒、金鸡片、金龙伤湿止痛膏、津力达口服液、筋骨草胶囊、骨草片（白毛夏枯草片）、经前平颗粒、九味双解口服液、开郁舒肝丸、开郁顺气丸、抗感颗粒、抗骨髓炎片、咳欣康片、溃得康颗粒、阑尾消炎片、蓝芩口服液、利胆片、苓桂咳喘宁胶囊、龙胆泻肝丸（片）、罗黄降压片、马应龙麝香痔疮膏、慢支紫红丸、泌石通胶囊、摩罗丹、木瓜酒、木香分气丸、尿石通片、牛黄清心丸（局方）、牛黄上清片、牛黄上清丸、牛黄醒脑丸、女金糖浆、女金丸、盘龙七片、芪贝胶囊、芪风颗粒、芪蓉润肠口服液、奇应内消膏、秦归活络口服液、气滞胃痛颗粒、强力枇杷胶囊、清肺抑火丸、清火片、清金宁肺丸、清脑复神液、清热暗疮片、清热暗疮丸、清热化痰口服液、清热醒脑灵片、清胃黄连丸、清心丸、清咽滴丸、祛风湿药酒（风湿药酒）、祛风舒筋丸、祛痰止咳颗粒、泉州茶饼、乳康片、乳癖消片、润肠宁神膏、赛隆风湿软胶囊、三黄片、三妙丸、三七胶囊、三蛇药酒、山莨菪麝香膏、山龙药酒、山玫胶囊、山楂降压袋泡茶、伤湿镇痛膏、伤湿止痛膏、伤痛宁膏、少林风湿跌打膏、少林正骨精、蛇犬化毒散、麝香拔湿膏、麝香跌打软膏、麝香狗皮膏、麝香抗栓胶囊、麝香抗栓丸、麝香祛风湿膏、麝香祛痛搽剂、麝香舒活精、麝香心脑乐片、麝香止痛贴膏、麝香痔疮栓、麝香壮骨膏、麝香追风膏、参桂鹿茸丸、参茸三七酒、参芍片、参蛇花痔疮膏、参椹丸、神农镇痛膏、肾炎灵胶囊、生三七散（生田七粉）、生血康口服液、十香丸、十香止痛丸、史国公药酒、首明山胶囊、疏风活络片、疏风活络丸、舒腹贴膏、舒肝丸、舒肝止痛丸、舒筋活络酒、舒心口服液、舒心糖浆、舒胸片、双清口服液、速效牛黄丸、泰脂安胶囊、天麻胶囊、天麻片、天麻丸、天母降压片、通关散、通脉养心口服液、通窍益心丸、同仁牛黄清心丸、屠苏液、外用跌打止痛膏、万灵片、万氏牛黄清心片、万氏牛黄清心丸、万应茶、万应锭、尪痹颗粒、尪痹片、胃安宁片、胃力片、胃气痛片、五虎散、五淋丸、五灵丸、五灵止痛胶囊、五味通栓口服液、五味治肝片、夏天无片、夏天无注射液、仙灵脾酒、香桂活血膏、消积顺气丸、消痔丸、心力丸、心荣胶囊、心荣颗粒、心荣口服液、心舒静吸入剂、辛芳鼻炎胶囊、新癀片、杏灵颗粒、雪莲注射液、雪上一枝蒿片、雪上一枝蒿总碱注射液、血尿胶囊、养阴清胃颗粒、腰肾膏、野苏颗粒、野苏胶囊、一枝蒿伤湿祛痛膏、伊痛舒口服液、蚁参护肝口服液、益心复脉颗粒、益中生血片、银屑灵、银杏叶胶囊、银杏叶口服液、御制平安丸、月见草油乳、云南白药膏、晕复静片、增力再生丸、增液口服液、镇江橡胶膏、镇心痛口服液、栀子金花丸、止喘灵口服液、治感佳胶囊、治感佳片、治偏痛颗粒、痔宁片、珠贝定喘丸、竹沥达痰丸、壮骨木瓜丸、壮骨麝香止痛膏、壮腰健肾口服液、紫冰油、祖师麻关节止痛膏。

美国药物和食品管理局（FDA）颁布的对妊娠的危险性等级标准为：

A 类：对照研究显示无害。已证实此类药物对人胎儿无不良影响，是最安全的。

B 类：对人类无危害证据。动物实验对胎畜有害，但在人类未证实对胎儿有害，或动物实验对胎畜无害，但在人类尚无充分研究。

C 类：不能除外危害性。动物实验可能对胎畜有害或缺乏研究，在人类尚缺乏有关研究，但对孕妇的益处大于对胎儿的危害。

D 类：对胎儿有危害。市场调查或研究证实对胎儿有害，但对孕妇的益处超过对胎儿的危害。

X 类：妊娠期禁用。在人类或动物研究，或市场调查均显示对胎儿危害程度超过了对孕妇的益处，属妊娠期禁用药。

常用药物的等级标准

一、抗组胺药

扑尔敏（B）、西米替丁（B）、苯海拉明（B）、异丙嗪（C）

二、抗感染药

1. 驱肠虫药　龙胆紫（C）

2. 抗疟药　氯喹（D）

3. 抗滴虫药　甲硝唑（B）

4. 抗生素　丁胺卡那霉素（C）、庆大霉素（C）、卡那霉素（D）、新霉素（D）、头孢菌素类（B）、链霉素（D）、青霉素类（B）、四环素（D）、土霉素（D）、金霉素（D）、杆菌肽（C）、氯霉素（C）、红霉素（B）、林可霉素（B）、多黏菌素 B（B）、万古霉素（C）

5. 其他抗生素　复方新诺明（B/C）、甲氧苄胺嘧啶（C）、呋喃唑酮（C）、呋喃妥因（B）

6. 抗结核病药　乙胺丁醇（B）、异烟肼（C）、利福平（C）、对氨水杨酸（C）

7. 抗真菌药　克霉唑（C）、咪康唑（C）、制霉菌素（B）

8. 抗病毒药　金刚烷胺（C）、阿糖腺苷（C）、病毒唑（X）、叠氮胸苷（C）、无环鸟苷（C）

三、抗肿瘤药

博来霉素（D）、环磷酰胺（D）、瘤可宁（D）、顺铂（D）、阿糖胞苷（D）、更生霉素（D）、噻替派（D）、柔红霉素（D）、阿霉素（D）、氟尿嘧啶（D）、氮芥（D）、马法兰（D）、氨甲蝶呤（D）、长春新碱（D）

四、植物神经系统药

1. 拟胆碱药　乙酰胆碱（C）、新斯的明（C）

2. 抗胆碱药　阿托品（C）、颠茄（C）、普鲁苯辛（C）

3. 拟肾上腺素药　肾上腺素（C）、去甲肾上腺素（D）、麻黄碱（C）、异丙肾上腺素（C）、间羟胺（D）、多巴胺（C）、多巴酚丁胺（C）、间羟舒喘宁（B）、羟卞羟麻黄碱（B）

五、中枢神经系统药物

1. 中枢兴奋药　咖啡因（B）

2. 解热镇痛药　乙酰水杨酸（C/D）、非那西丁（B）、水杨酸钠（C/D）

3. 非甾体抗炎药　吲哚美辛（B/D）

4. 镇痛药　可待因（B/D）、吗啡（B/D）、阿片（B/D）、哌替啶（B/D）、纳洛酮（C）

5. 镇静，催眠药　异戊巴比妥（C）、戊巴比妥（C）、苯巴比妥（B）、水合氯醛（C）、乙醇（D/X）、地西泮（D）、硝基安定（C）

6. 安定药　氟哌啶（C）、氯丙嗪类（C）

7. 抗抑郁药　多虑平（C）

六、心血管系统药物

1. 强心苷　洋地黄（B）、地高辛（B）、洋地黄毒苷（B）、奎尼丁（C）

2. 降压药　可乐宁（C）、甲基多巴（C）、肼苯达嗪（B）、硝普钠（D）、哌唑嗪（C）

3. 血管扩张药　亚硝酸异戊酯（C）、潘生丁（C）、二硝酸异山梨醇（C）、硝酸甘油

（C）

七、利尿药

氢氯噻嗪（D）、利尿酸（D）、呋噻米（C）、甘露醇（C）、氨苯蝶啶（D）

八、消化系统药

复方樟脑酊（B/D）

九、激素类

1. 肾上腺皮质激素　可的松（D）、倍他米松（C）、地塞米松（C）、氢化泼尼松（B）
2. 雌激素　己烯雌酚（X）、雌二醇（D）、口服避孕药（D）
3. 孕激素　孕激素类（D）
4. 降糖药　胰岛素（B）、氯磺丙脲（D）、甲磺丁脲（D）
5. 抗甲状腺药物　丙基硫氧嘧啶（D）、他巴唑（D）

（谭万信）

参 考 文 献

1. 秦伯未，张赞臣，徐福民，等. 妊娠禁忌药的初步整理. 上海中医药杂志，1956，（2）.
2. 何时希. 妊娠识要. 上海：学林出版社，1985.
3. 江苏新医学院. 中药大辞典. 上海：上海科学技术出版社，1986.
4. 王淑贞. 实用妇产科学. 北京：人民卫生出版社，1987.
5. 赵维中. 药物与妊娠——人类畸形与有关问题. 合肥：安徽科学技术出版社，1992.
6. 孙克武. 临床理论与实践·妇产科分册. 上海：上海科学普及出版社，1994.
7. 王本祥. 现代中药药理学. 天津：天津科学技术出版社，1997.
8. 蒋式时. 妊娠期哺乳期用药. 北京：人民卫生出版社，2000.
9. 高学敏，许占民，李钟文. 中药学. 北京：人民卫生出版社，2001.
10. 宋民宪，郭维加. 新编国家中成药. 北京：人民卫生出版社，2002.
11. 杜惠兰. 妊娠期中西药物用药禁忌. 北京：人民卫生出版社，2007.

第八节　经、带、胎、产、杂病的论治原则

一、月经病治疗原则

（一）调经治本

调经治本之法及"谨守病机"，"审证求因"，"谨察阴阳所在而调之，以平为期"。治疗原则又有调理气血，补肾，扶脾，疏肝，调固冲任，综合调治"肾-天癸-冲任-子宫"等。

调理气血：病在气者当治气，佐以理血；在血者当治血，佐以理气。理气调血常为治经病始终之法。

补肾："经水出于肾"，"养肾气以安血之室"，调经治本，归根在肾，平补肾气以资天癸。若阴阳有偏颇，偏于肾阴虚者，当以填补精血为主，但"资水更当养火"，故又当少

佐补阳之品；偏于肾阳虚者，又当以补阳壮火为主，但补火又当滋水守阳，故应当稍佐养阴之品。总宜使肾中阴阳平衡，经血俱旺，经水方能如期而至。

扶脾："补脾胃以资血之源"。以健脾升阳为主，使脾气健运，统摄有权，生化有常，血海充盈，并以后天养先天，使月经量有常。

疏肝："肝司血海"，藏血而调血量，以疏肝养肝为主，意在调其疏泄功能，使肝气调达。又肝肾同源，治肝亦佐辅肾共司其能，使血海蓄溢有其常度。

调固冲任："任脉通，太冲脉盛，月事以时下"。调经的最终目的是使冲任通盛，功能正常。或求肝脾肾之治以调固冲任，或直接补、调、理、固、清、温冲任，冲任得以调固，自无经病之虑。

（二）分清经病和它病论治

《医学入门》说"必先去其病，而后可以调经也"。肖慎斋为此在《女科经纶》中加按语说："妇人先有病而后致月经不调者，有因经不调而后生诸病者。如先因病而后经不调，当先治病，病去则经自调；若因经不调而后生病，当先调经，经调则病自除"。具体来说，如先患痨瘵，虫积病而后出现月经不调者，当先治痨瘵，虫积病，病愈则月经可望恢复。若先月经过多，崩漏失血而引起的怔忡、心悸等病证时，则应先治月经病。

（三）标本兼顾，分期论治

月经病，其见证常随经前、经期、经后或经间期而有所变化，不易断然划分治标治本，若以治标为急，但又须热则清之，寒则温之，虚则补之，实则泻之以治本；虚证痛经以温经养血治本，又宜兼以和血止痛。

临证治经病，常分经前、经期、经后、经间期不同阶段论治。治法既各有侧重，又应当有所联系。

夏桂成教授根据月经各阶段的生理变化特点，及各阶段的阴阳变化规律，提出了月经周期的七期分类法，即行经期、经后初期、经后中期、经后末期、经间排卵期、经前前半期、经前后半期。月经周期的七期分类法，是调周理论应用的基础。行经期的特点是排出经血，去旧生新，属于重阳必阴的转化阶段，故重在活血调经，因势利导；经后初期的特点是阴长的基础阶段，故应滋阴养血、以阴扶阴；经后中期的特点是阴长已达中等水平，属于阴长至重的过渡阶段；经后末期的特点是阴长水平较高，渐趋于阴长至重的水平；经间排卵期的特点是重阴转阳的变化阶段，治疗予以补肾活血，重在促进阴阳顺利转化；经前前半期的特点是阳长阴消，治疗予以补肾助阳、扶助阳长；经前后半期的特点是重阳的持续期，冲任血海充盛。

（四）用药宜忌

调经用药，勿伐脾胃，勿伤肾气，勿劫肝阴；补肾不可呆填；扶脾不宜过于辛燥或者滋腻；调肝不宜过于疏散；月经过少或者闭经，不可以通为快；月经过多，亦不可以执一固涩。

二、带下病治疗原则

（一）因势利导，除湿固带

湿邪外溢为带浊，故"治遗浊者，固不可以兜涩为能事也"（《沈氏女科辑要笺正》），当因势利导之治。"夫带下俱是湿证"，故治带以除湿为主。除湿之法，根据病因，有健脾除湿，温阳除湿，清热利湿等。"阴虚而兼湿火者"，治当以养阴清热佐以除湿。对带下清冷，滑脱无禁，又当补肾、涩精、固任止带。

（二）内外和治，祛邪除秽

秽浊侵渍，可成毒生"虫"，故当在内治服药的同时，配以外治法，或采用熏洗法，或用冲洗法，纳药法以祛邪除秽。

（三）用药宜忌

滋腻之品易生湿热，宜少服。

三、妊娠病治疗原则

（一）治病安胎

妊娠期中，无论患何病，治病当固胎。若为妊娠病，胎伤未殒者，宜当治病与安胎并举。安胎之法，以补肾培脾为主，补肾为固胎之本。培脾乃益血之源，固本血充，可望胎安。

（二）养胎安胎

《金匮要略》提出了养胎学说，所谓的养胎是指用药物调养以养护胎元，以达到防病、足月和顺产的目的，其中包含了祛病、预防的精神。妇人妊娠，肝脾两脏甚为重要，肝主藏血，血以养胎，脾主运化，而输送精微。妊娠之后，阴血聚于冲任以养胎元，致使阴血相对偏虚，阴血虚则生内热。脾不健运则水湿停滞，血虚湿热内阻，影响冲任则胎动不安。

（三）去胎益母，急以下胎

胎伤已殒，势有难留，或胎死腹中，安之无益，则应从速下胎以宜母。或以通瘀去胎，或以刮宫术去胎，或以引产术去胎，或按产科处理。

（四）有故无殒，亦无殒也

妊娠期间用药宜注意妊娠禁忌，但根据病情必须注意一两味妊娠慎用药时，应在掌握标本缓急同时，严格选择和掌握用药剂量，"衰其大半而至"。不可拘泥于古人此言，草率任用妊娠慎禁药物。

（五）用药宜忌

见本章第六节。

四、产后病治疗原则

（一）勿拘于产后，亦勿忘于产后

"凡产后气血俱去，诚多虚证。然有虚者，有全实者。凡此三者，但当随证随人，辨其虚实，以常法治疗，不得执有诚心，概行大补，以致助邪。"（《景岳全书·妇人规》），故勿拘于产后补虚，亦勿忘于产后多瘀，慎勿犯"虚虚实实"之诫。

（二）遣方用药，兼顾气血

产时耗气伤血，产后余血未尽，故产后气血尚未调和，因此治疗产后病，无论虚实，总宜调和气血，使得补而不滞，泻而不伤。

（三）精血辨证，防产后"三病"

《金匮要略》所称产后郁冒、痉病，乃阴血虚、阳气遂厥而阴寒复郁之，则头眩而目瞀也；大便难者，液病也，因胃藏津液而渗灌诸阳，今亡津液，胃燥，则大肠失其润而便难也。三者不同，其为亡血伤液则一也，皆为产后常见之病，其病机皆为亡血伤津。但痉与郁冒二病又有差异，痉病的内因为血虚汗多，外因是感受风邪；郁冒则亡血复汗、头汗出较重，津液上行而不下润之故，所以然者，亡阴血虚，孤阳上厥而津气从之也。大便难，为失津液，胃燥与宿食相结故也……最忌者，但头汗出，则为阴亡下厥，孤阳上出也。从临床分析看，妇人新产郁冒，是由血虚复汗而阴液亏损，虚阳浮越于上，形成血虚阳浮之症，若能养阴以敛阳，则病愈也。此外，胃家欲解的自汗出是主动的，而用小柴胡汤后汗出而解，则是被动的；但养阴以敛阳的目的则是一致的。故临床治疗产后病必须把握阴阳，同时结合精血辨证，因病以症立，方以法取，以法立方，随方遣药，方能疗效卓著。

（四）产后用药诸禁

产后亡血伤津，古人有产后"三禁"的提法，即禁汗，禁下，禁小便，以防更伤经血津液。还要注意开郁勿过耗散，消导必兼扶脾，清热不宜过于寒凉，温燥不可耗劫津液，补虚不滞邪，化瘀不伤血。哺乳期间误伤脾胃并禁用有毒之品。

五、妇科杂病治疗原则

根据不同病种，照顾妇女生理特点，谨守病机，审因论证。

（宋 韬 刘敏如 连 方）

参 考 文 献

1. 池雷，夏桂成．夏桂成教授调周疗法治疗月经病述要．实用医技杂志，2008，15（33）：4914．
2. 韩洁茹，《金匮要略》对妊娠病的证治及方药运用．中医药通报，2008，7（6）：24-25．
3. 解凤娥，张丽英．从验案试述《金匮要略》产后三病．陕西中医，2008，29（3）：360-361．

第六章
妇女保健与康复概要

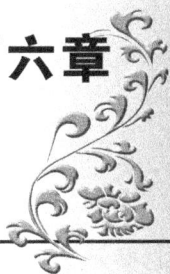

保健是指保持健康的体魄，属于未病先防的预防医学体系；康复则是指促使患病的身体恢复健康和功能，属于既病防变和病后防残的治疗医学体系。但康复又不同于治疗，它更多的是采用各种综合措施以恢复患病机体的生理功能。中医学在长达几千年的医疗实践中，积累了极有价值的有关摄身防病、却病延年的经验和理论，如"天人相应"的整体观、形神兼养的生理观、劳逸结合的动态观、起居有常的生活观、合理进食的营养观、正气御邪的防病观等，这些理论观点一直指导着中医学保健和康复医学的实践，至今仍有极大的理论和应用价值。

妇女由于自身解剖和生理的特点，担负着生育后代和从事社会工作的双重任务。女性一生中除了随着生殖系统的发育、成熟和衰萎而要经历不同年龄阶段的身体变化以外，在长达 30 余年的育龄期中，还要经历月经、婚姻、妊娠、分娩、产褥和哺乳等特殊生理，在女性的不同年龄阶段和特殊生理时期，怎样做好摄身保健工作，这对于防止外邪入侵和内因干扰、防止和减少妇产科疾病的发生具有十分重要的意义，对于提高妇女的身体素质和子孙后代的优生优育也具有重大的意义。以下按年龄阶段和不同生理时期分节叙述各期妇女保健的重点内容。

第一节　青春期保健

一、正确认识月经生理，解除心理负担

青春期是女性生殖功能从开始发育到逐渐成熟的过渡时期。此期以月经初潮为标志，年龄一般在 11～16 岁之间。中医理论认为，青春期肾气初盛，天癸开始泌至，生殖功能渐趋成熟，第二性征渐趋明显，任脉流通，冲脉大盛，胞宫、胞脉及内外生殖器官也逐渐发育成熟。女性在月经初潮后虽然具备了受孕的能力，但由于肾气初盛而未裕，生殖功能尚未完全发育成熟，在初潮后的一段时间内卵巢功能尚不稳定容易发生月经期、量失调和功能性子宫出血等病症，因此不宜较早结婚和怀孕。如早在南齐褚澄所著《褚氏遗书·求嗣门·问子》中就明确指出："合男女必当其年，男虽十六而通精，必三十而娶；女虽十四而天癸至，必二十而嫁。皆欲阴阳气完实而交合，则交而孕，孕而育，育而为子，坚壮强寿。"褚氏提倡适当晚婚和晚育的观点，是符合现代优生学和妇女保健要求的，至今仍然具有现实的意义。

青春期保健的重点是，通过卫生宣教让青春期少女了解女性生殖器官的解剖特点和生理卫生知识，以科学的态度认识月经是一种正常的生理现象，从而解除害羞心理和思想负担，懂得怎样正确注意月经期卫生。

二、及时发现月经异常，针对原因进行处理

月经是女性在一定年龄阶段内由于子宫内膜剥脱而表现出的周期性、有规律的阴道流血现象，其实质既是性周期结束后的子宫出血，又是新的性周期的开始，正常情况下一般每月一次，经常不变，如月有盈亏，潮有朔望和朝夕之变化，信而有期，故谓之月经。正常月经有一定的周期性和规律性，其初潮的年龄以及期、量、色、质等都有一定的常度，是脏腑气血调和、生殖功能正常的反映。若发现月经初潮过早或过晚，或经量过多、经期延长，或初潮后 1 年以上还不能建立规则的月经周期等，就属于异常现象，均应及时就医，寻找原因，以便针对原因进行必要的处理。

第二节　月经期保健

月经期间冲脉血海由满盈而溢泄，子宫泄而不藏，全身气血变化急骤，随着子宫内膜剥脱而出血，血室正开，全身也会发生相应的生理性变化，此时如不注意调护和清洁卫生，外邪容易入侵而引起妇科疾病。如宋代陈自明《妇人良方大全》中说："若遇经行，最宜谨慎，否则与产后症相类。若被惊恐劳役，则气血错乱，经脉不行，多致瘕瘕等疾。"为了防止发生妇科病证，月经期保健重点应注意以下事项。

一、保持外阴部清洁

正值月经期间，内裤及月经带应勤换勤洗，用纸要洁净柔软，使用合格的消毒卫生巾。每天用温热水淋洗外阴，但不宜坐盆洗浴。月经未彻底干净之前，严禁性交；若非必要，一般不做盆腔检查，以免致病菌入侵而发生炎症，或使经血逆流而发生子宫内膜异位症。保持外阴清洁，经常用专用毛巾和盆具以及干净温水淋洗外阴。大小便后用手纸时要由前向后擦，这样可避免把肛门周围的细菌带到外阴处。

二、避免寒热刺激

月经期间不宜游泳，要避免淋雨涉水，注意保暖，防止受凉感冒。一般忌食生冷瓜果和冷饮，不宜饮酒和嗜食辛辣炙煿及刺激性大的食物，因寒凉生冷损伤脾阳、凝滞血脉，可使经血排出不畅而发生痛经甚或闭经；辛温燥热扰动血海，迫血妄行，可发生月经过多甚或崩漏等病证。月经期间可吃些容易消化吸收的食品，如蛋类、瘦肉、豆制品、蔬菜、水果，同时还要多喝开水，不吃生冷辛辣等刺激性食物，保持大便通畅，减少盆腔充血。

三、注意劳逸适度

经期不宜参加剧烈运动和重体力劳动，凡长途跋涉、竞技运动或挑担负重等都应尽量避免；若非月经量过多或严重痛经，也不宜久坐久卧。因过劳耗气，劳倦伤脾，脾气损伤则统摄无权，气虚下陷则血随气陷，可引起月经过多或崩中漏下。但如过度贪图安逸而不适当劳动，也可使气机呆滞、血行不畅，又能引起痛经或经期延长。因此，要做到劳逸适度。

四、正确对待经期反应

月经期由于全身神经体液的生理变化和盆腔局部充血比较明显，可出现一些不适症

状，如精神困倦，情绪不稳，乳房轻微胀痛，腰骶部不适和下腹部重坠感等，一般不影响生活和工作，只要注意适当休息和保持心情舒畅，避免精神刺激，即可顺利渡过。如果经期反应严重，以致影响正常生活和工作时，则应及时就医。

五、经期用药，因势利导

月经期间因病用药，不要妨碍月经血的正常排出，也不宜过用活血通经的药物，总之应顺其自然，因势利导，以免引起痛经或月经过多。若非必要，月经期间可暂停用药，尤其不能采用阴道冲洗及外阴局部和阴道内用药，以防引起宫腔内感染。

（吴克明　付　雨）

第三节　新婚期保健

一、实行婚前体检和遗传咨询

女性在青春期以后，随着年龄的增长，绝大多数都会通过结婚与异性建立家庭，为了使婚后生活幸福、融洽和美满，除了婚前应充分了解对方的人品、性格、志趣和爱好外，还要重视婚前检查和遗传咨询，以便了解本人和配偶的健康状况，是否存在婚姻法规定的某些不宜或暂时不宜结婚的疾病。对于患有具遗传性倾向疾病的人，最好劝其不要结婚或婚后不要生育。为了保证婚后优生优育，防止有先天缺陷和遗传病儿的出生，要禁止近亲通婚。

（一）婚前检查的内容

1. 询问病史　询问病史，需全面了解以下几方面的内容。

（1）双方的过去和现在的病史，例如是否患过精神病、麻风病、性病、传染病、重要脏器及生殖器疾病、智力发育障碍等；

（2）双方是否为直系血亲或三代以内旁系血亲；

（3）女方月经史和男方遗精情况；

（4）若某方有遗传性或精神疾病，还得了解其父母、祖（外祖）父母及兄弟姐妹的有关的病史，父母是否近亲婚配；

（5）若为再婚，还应了解过去婚姻状况及孕产史。

2. 全身体格检查　除一般常规检查项目外，还应注意对特殊身材者要测量身高和体重，以排除巨人症、侏儒症、特纳综合征等；注意皮肤、毛发、淋巴结、面容、五官、四肢肌肉以及运动功能和精神状态等。

3. 生殖器检查　目的在于及时发现影响婚育的生殖器官炎症、肿瘤和畸形等。

（1）女性生殖器检查：一般对未婚女性只做视诊和肛腹诊，对处女膜完整与否一律不予记录，不作鉴定，不加追究，更不应议论，对其个人隐私应严格保密。如检查发现其已经怀孕，应向其讲明检查结果。

（2）男性生殖器检查：重点是检查影响性功能的包茎、包皮过长、尿道下裂及阴茎短小以及影响生殖功能的隐睾、睾丸过小、精索经脉曲张及鞘膜积液等疾病。

4. 实验室检查　一般需做 X 线胸透、血常规及血型、尿常规、白带常规、乙型肝炎表面抗原（HBsAg）、谷丙转氨酶等检查，另外根据需要选做心电图、尿妊娠试验、精液常规化验、染色体核型分析、脑电图、智商测定等。有条件者还可做染色体检查，为有遗传病家族史者提供可靠的数据。

（二）婚育指导

通过婚前检查，如男女双方均未发现影响婚育的病情，则可出具"婚前体检合格，可以结婚"的证明；如有异常发现时，则应根据具体情况分类给予指导。一般可分为以下几种情况。

1. 不宜结婚　不宜婚育的，从医学和优生角度来说主要有以下几种情况：

（1）患有严重危害配偶健康的疾病，如麻风病。

（2）患有传染性较强的疾病或一旦妊娠对孕妇和后代健康都不利的疾病，如急性传染病、血液病及严重的心、肝、肾等重要脏器的疾病。这些疾病患者未被治愈的或其症状未能减轻的，暂时不宜结婚。

（3）生殖器官发育异常者（如隐睾、小睾丸、尿道下裂、先天性无阴道、阴道横隔、处女膜闭锁、两性畸形），未治愈前不宜结婚。

（4）一方或双方患有不危害配偶，但必定导致或有可能导致孕育出严重生理缺陷儿的疾病者；患有危及后代生长发育的某些遗传病、遗传性精神病、遗传性智能缺陷、严重的遗传性畸形，以及遗传性躯体疾患（如遗传性脊髓性运动失调、遗传性小脑性运动失调、进行性肌营养障碍症、家庭性肌萎缩性侧索硬化症）的人，虽可结婚但不应生育。

（5）禁止近亲结婚。《婚姻法》规定："直系血亲和三代以内的旁系血亲禁止结婚。"这是由于近亲婚配容易使某些同样的隐性致病基因相遇，从而导致后代患遗传病的几率增加。统计资料表明，近亲结婚者孕育的婴儿发育较差、身体矮、体重轻、头围小，而且近亲结婚导致胎儿流产、婴儿死亡，以及一些多基因遗传病（如智力低下、先天性心脏病、无脑儿、脊柱裂、唇裂等）的发病率均高于随机婚配。由此可见，近亲结婚给子代带来的影响是多方面的，所以应当禁止。

2. 可以结婚，但不宜生育

（1）男女任何一方患有某种严重的常染色体显性遗传病，如强直行性肌营养不良、软骨发育不全、双侧性视网膜母细胞瘤、先天性无虹膜及小眼球等。

（2）男女双方均患有相同、严重的常染色体隐性遗传病，如先天性聋哑、白化病等。

（3）男女任何一方患有以下3种多基因遗传病，即先天性心脏病、精神分裂症、躁狂抑郁性精神病。

3. 可以结婚；但生育时须控制下一代性别　女方为严重的隐形遗传病患者，如血友病、假性肥大型肌营养不良症的基因携带者，当其与正常男性婚配时，若将致病基因传给儿子可发病，而传给女儿则为携带者，故只可生女而不可生男。但在无条件作产前诊断的地区则不宜生育。

4. 应劝阻其不宜婚育的情况

（1）影响性功能且无法矫治的生殖器官严重缺陷。

（2）已发展到威胁生命的重要脏器疾病或无法治愈的恶性肿瘤。

（3）结婚和生育足以使双方已患疾病加重或将影响后代健康者，应根据具体情况劝阻其结婚和生育。如甲状腺功能亢进患者应在治愈后婚育；系统性红斑狼疮患者不宜生育；频繁发作的原发性癫痫或伴有精神异常、智力障碍者，均应劝阻其婚育。

二、做好新婚期计划生育指导

新婚期间，男女双方都应学习和了解一些有关受孕、妊娠、分娩、哺育和避孕方面的知识。夫妻双方在经济、住房等物质条件和心理准备尚未充分时，婚后最好采取切实措施避孕一段时间，不要急于怀孕和生育。对于月经规则而无生殖器炎症的妇女，避孕可采取男用避孕套于每次同房性交前使用，或安放宫内节育器，或遵医嘱正规口服避孕药。上述方法尤以避孕套无任何不良反应而应提倡使用。安全期自然避孕方法因不易掌握常常导致避孕失败，故不宜采用。

婚后妇女，月经一向正常，一旦过期不潮，应及时到医院检查是否怀孕。如经检查证实怀孕而双方暂时不准备要孩子，应尽早采取补救措施，可选择用药物或手术方法人工流产及时终止妊娠。如错过早孕人流时机，则要等到妊娠16周左右时才能做中期妊娠引产术。但应明白，人工流产和引产术并不是计划生育的常规方法，而只是避孕失败后不得已采用的补救措施，故不宜反复多次进行，以免损害妇女健康。

如已到晚婚晚育年龄而准备生育，应在双方身体健康、精力充沛时选择排卵期同房。对于月经规则的妇女，估计排卵期在下次月经来潮前的14天左右。由于卵子一旦排出，其寿命一般为24小时，如未受精就会死亡；而精子进入子宫腔后最长可以存活72小时，故在排卵前3天和排卵后1天同房性交是容易受孕的时期。

三、性卫生知识指导

（一）注意性生活卫生

新婚蜜月，夫妻双方的性欲都特别旺盛，但由于操办婚事往往要消耗很多精力，以致新婚期间常常感到疲惫不堪；若外出蜜月旅行，沿途跋山涉水游览风景名胜，也常使人身体疲劳。因此，新婚期间要适当控制性生活的频度，不宜每天进行房事。

（二）初次性交时正确对待处女膜破裂

女子在第一次性交时，会感觉疼痛和少许出血，这是处女膜破裂所致，属正常现象。为避免感染和增加痛苦与恐惧，应暂停几天性生活，使伤口早日愈合。另有一些女子的处女膜弹性较大，阴道口较松，或因剧烈运动和摩擦已经发生过破裂，即使第一次性交也可以不发生破裂和流血，也属正常现象。

（三）保持外阴清洁

夫妻每次在同房性交前，双方都应用温水洗净外生殖器，尤其是皱褶较多处或男方包皮过长者更要重点清洗。性交后应立即排尿一次，可将尿道的细菌冲洗出来，减少泌尿道感染。性生活应选择在清洁、温馨和隐秘的室内进行。男方如有性功能障碍如阳痿、早泄、不射精等，女方有性欲淡漠或每次同房达不到高潮和获得性快感等情况，应首先调整性生活方式及延长性生活间隔时间，这样过一段时间后，性功能障碍有望得到改善。

（四）性生活要有节制

性要求的周期长短因年龄、体质、生活环境以及精神状态等情况而异。一般说来，在过了新婚蜜月以后，性生活的频度以每周1次或每月3～4次为宜，不宜过频或过稀，过频则男方精液质量和精子数量都达不到受孕的要求，过稀则精子老化，均不利于受孕，且有损男女双方身体健康。正如《素问·上古天真论》所说："法于阴阳，合与数术，食饮有节，起居有常，不妄作劳，故能形与神俱而尽终其天年，度百岁乃去。"如果"以酒为浆，以妄为常，醉以入房，以欲竭其精，以耗散其真，不知持满，不时御神，务快其心，逆于生乐，起居无节，故半百而衰也"。

（五）下述情况应禁止性生活

1. 男女任何一方卫患急性传染病，或身体重要脏器功能不佳而需要休息静养。

2. 女子月经期间。

3. 女性外阴有创伤，或男性包皮环切术后伤口未愈合前。

4. 妊娠头 3 个月和末 3 个月。

5. 分娩后 8 周内、剖宫产 3 个月内以及恶露未净者。

6. 人工或自然流产后 1 个月内，子宫颈治疗术后伤口愈合前，子宫输卵管碘油照影后 2 周内。

（吴克明　付　雨）

第四节　妊娠期保健

从卵子受精开始，到胎儿及其附属物从母体娩出为止，共长达 10 个妊娠月的时间为妊娠期。为了适应胚胎及胎儿生长发育的需要，妊娠期母体要发生一系列适应性生理变化。做好孕期保健，对于保护孕妇身体健康和胎儿正常发育，达到优生优育以及预防产科病证的发生都具有重要意义。

中医古籍很早就论述了孕期摄身保健的方法和重要性，并认识到胎儿在母腹内可对外界刺激产生反应，因而孕期要注意胎教。如隋代巢元方在《诸病源候论》中指出："妊娠三月而胎始……形象始化，未有定仪，见物而变……欲令子贤良盛德，则端心正坐，清虚如一，坐无邪席，立无旁倚，行无邪径，目无邪视，耳无邪听，口无邪言，心无邪念，无妄喜怒，无得思虑。"这就要求孕妇在妊娠期间要口谈正言、身行正事、保持心情舒畅和情绪稳定的思想，是符合现代优生学观点的。此外，北齐徐之才的《逐月养胎法》、唐代孙思邈的《备急千金要方·养胎》、明代万密斋的《万氏女科》、清代阎纯玺的《胎产心法》、张曜孙的《产孕集》、亟斋居士的《达生篇》等妇产科专著或专篇等，分别从孕妇的饮食、起居、服饰、情志、房事、用药等各个方面论述了孕期保健应注意的问题。现根据中医学传统理论，结合现代优生学和围产医学的有关知识，兹介绍孕期保健应注意的事项如下。

一、定期产前检查

怀孕以后，按期对孕妇和胎儿进行检查和监护，可以及时发现病理性妊娠和妊娠合并症以及胎儿发育异常和畸形，并适时纠正异常胎位等。因此，产前检查是贯彻预防为主方针、保障孕妇与胎儿健康以及安全分娩的必要措施。

产前检查的时间应从确诊早孕时开始。常规做妇科检查以了解软产道、骨盆腔及内生殖器官有无异常，测量血压作为基础血压，检查心、肺，测尿蛋白及尿糖；对于高龄孕妇，可疑胎儿畸形或曾经分娩过畸形儿者，或有遗传病家族史的孕妇，均应于妊娠 16～20 周时做产前宫内诊断，测定羊水中甲胎蛋白含量及羊水细胞培养做染色体核型分析，以避免先天缺陷儿及异常病儿的出生。

首次产前检查需要了解病史、推算预产期及全身检查和产科检查，了解软产道及内生殖器官有无异常，检查乳房发育情况，乳头大小及有无凹陷，测量血压作为基础血压，检查心肺肾等情况。推算预产期（EDC）方法是：末次月经来潮的第一天算起，月份加 9（或减 3），日数加 7。若以农历计算月数相同，日数改为加 14。

复诊检查是为了解前次检查以后有无异常，询问前次检查以后有无特殊情况，每次检查均应测量体重、血压、腹围与宫高、扪胎位、听胎心，并约定下次复诊时间。如发现妊娠 28 周后体重增加每周＞0.5kg 或发现有血压升高、蛋白尿、水肿或胎位不正、胎心不正常等情况，应做进一步检查，并给予及时处理。

早孕时经全面体格检查未发现异常者，则于妊娠 20 周起至 36 周期间每 4 周检查 1次，妊娠 36 周以后每周检查 1 次，前后至少应做产前检查共 9 次。现也有认为定期产前检查应从妊娠第 16 周开始，即正常妊娠 16～28 周每 4 周检查 1 次，28～36 周每 2 周检查1 次，36～40 周每周检查 1 次，整个妊娠期共做产前检查 12 次。如有异常，或属高危妊娠，应根据需要增加产前检查次数，并及时给予相应的生活指导和治疗处理，必要时应及时终止妊娠。

二、孕期保健要求及监护内容

（一）孕早期
要求尽早发现孕妇确定孕龄，了解有无妊娠禁忌证及合并症，做好孕期保健指导。

1. 临床检查　有关早孕的检查及体格检查，测基础血压、体重等。

2. 辅助检查　尿常规及白带常规，血红蛋白及血型，肝功能及乙肝表面抗原，必要时 B 超检查，有禁忌证者应终止妊娠。

3. 卫生宣教　介绍早孕生理特点和优生优育知识，预防胎儿先天畸形。

（二）孕中期
要注意胎儿生长发育及孕妇营养情况，发现胎儿宫内生长迟缓或畸形。

1. 临床检查　测子宫底高度及腹围，量血压与体重。听胎心和描绘妊娠图。

2. 辅助检查　B 型超声波检查，母血甲胎蛋白及微量元素测定。

3. 卫生宣教　介绍孕期卫生及饮食营养知识。

（三）孕晚期
要求尽早发现妊娠高血压综合征及其他高危情况，及时处理，预测分娩方式。

1. 临床检查　称体重，量血压、骨盆，查尿蛋白，估计胎儿大小，纠正胎位，指导孕妇自我检测胎动，高危评分。

2. 辅助检查　胎盘功能及胎儿成熟度检查，B 型超声波及生物物理检查等。

3. 卫生宣教　介绍临床及分娩生理知识，做好产前准备，预防早产及过期产。

三、产前监护中几项重要临床检测的应用

（一）子宫底高度、腹围、体重及妊娠图
这几项检查是初筛预测胎儿异常的简易而有效的方法，其中以宫底高度变异系数最小，较腹围和体重更灵敏。

（二）孕妇身高和体重
难产率随孕妇身高的降低而增加，随体重的增加而增加。如孕妇孕前体重指数＞24［体重指数 BWI＝体重（kg）/身高（m）］，或孕期体重增加＞15kg 者，其妊高征、巨大胎

儿、产程延长、阴道助产及剖宫产率均比体重正常者明显增高。故应加强孕妇的营养指导和体重管理。

（三）胎动、胎心的自我监测

1. 胎动计数　从妊娠 28 或 32 周开始，孕妇对自我感觉到的胎动进行计数和动态观察，借以评定有无胎儿宫内窘迫，是一种十分简便、实用、不需任何仪器设备的产前自我监护方法。其监测的方法和标准有 3 种。

（1）每日记录 3 次，每次 30～60 分钟，胎动≤3 次/小时为异常。

（2）每日记录 12 小时，胎动<10 次/12 小时为异常。

（3）每日早、中、晚各记录 1 次共 3 次，3 次之和乘以 4 得 12 小时胎动数，胎动<10 次/12 小时为异常。此外，如每日胎动数逐渐减少或突然增多，超过平时计数的 50%，亦为异常。

2. 胎心听诊　应在宫缩前或宫缩结束 30 秒钟内各听胎心至少 1 分钟，注意胎心的次数、节律及其性质。如有可疑，应延长听诊时间，或让孕妇取左侧卧位休息后再听胎心，同时结合病情及其他检查指标进行综合判断。

四、孕妇用药对胎儿的影响

胎儿在母体内处于生长发育旺盛阶段，但因各器官的生理功能尚不成熟，此时若孕妇用药不当，可使胎儿致畸或发育不良，甚至胎死宫内，故孕妇用药必须慎重衡量，正确选择与合理使用。虽然目前有许多药物对胎儿影响尚未完全肯定，但如用药剂量大、时间长以及注射用药对胎儿造成危害的机会也相应增加。关于中西药物对胎儿、新生儿的影响在本篇第五章治法学概要第六节已作过详细介绍，此处再做简要归纳以示注意。

（一）能够通过胎盘进入胎儿体内的西药

1. 抗生素　氨基糖苷类如链霉素、卡那霉素等具有肾毒性和损害第Ⅷ对脑神经，四环素能明显致畸，氯霉素蓄积在胎儿体内可出现"灰婴综合征"，故孕期禁用。

2. 磺胺类　磺胺进入胎儿体内可使血清内的胆红素大量游离，以致出生后发生高胆红素血症甚至核黄疸，故妊娠后期和分娩前应避免使用。

3. 甾体激素　己烯雌酚可引起女性子代在青少年期发生阴道腺病、男性子代睾丸及阴茎发育异常等。孕激素目前虽未发现有致癌倾向，但其影响尚难以肯定。故雌激素在孕期应禁用，黄体酮则应慎用。至于糖皮质激素，如确属病情需要而长期应用时，应尽量以较小剂量维持。

4. 镇静安定药　反应停能明显致畸，现已禁用。巴比妥类以及地西泮、眠尔通、利眠宁等在孕早期服用，亦可能有致畸作用或使胎儿宫内发育迟缓。

5. 治疗糖尿病药物　除胰岛素最安全外，其他口服磺脲类药物均有致死胎和畸胎的危险。

6. 利尿药　呋塞米是孕期应用较安全的利尿药。噻嗪类利尿药可能引起新生儿血小板减少症。

7. 其他药物　抗痉挛药物、吗啡类药物、抗癌药物、抗甲状腺药物在孕期应用均能对胎儿产生不良影响或严重危害。

8. 烟和酒　过量吸烟和饮酒可使胎儿宫内发育迟缓，发生早产、死胎及新生儿死亡。酗酒使妇女生育能力减退，并可引起胎儿畸形。

（二）孕期应用中药应注意的问题

中药属于天然药物，成分复杂，一般说来，凡属毒、剧药或破气破血、大寒大热、滑利沉降的药物都应尽量避免使用，以免损伤胎儿。临床根据中药的毒性、效力及对胎儿的影响程度不同，可将之分为孕期禁用药和慎用药两大类。

1. 孕期禁用药　这类药大多是毒性较强和药力峻猛的药物。

（1）毒、剧药：如生川乌、生草乌、生附子、马钱子、水银、砒霜等。

（2）峻下逐水药：如芫花、甘遂、大戟、牵牛子、商陆、芦荟、巴豆等。

（3）破血通经药：如三棱、莪术、干漆、水蛭等。

（4）辛香走窜药：如麝香、皂荚等。

（5）催吐药：如瓜蒂、藜芦、猪牙皂等。

2. 孕期慎用药　大多是破气破血或攻下滑利的药物。

（1）破气破血药：如枳实、苏木、牛膝、桃仁、红花等。

（2）攻下滑利药：如大黄、芒硝、冬葵子、瞿麦等。

如无必要，妊娠期应避免使用以上禁用药和慎用药。但是，如果因病情需要而非使用不可时，应严格掌握药物炮制、煎服方法、用药剂量及时间等，以免造成轻则伤胎、重则堕胎或伤害母体的不良后果。

五、孕期生活起居注意事项

（一）调饮食，节嗜好

早孕期间，胚胎及胎儿所需营养尚少，如妊娠反应较重，饮食可随孕妇的喜恶加以选择，不必过多讲究营养。随着胎儿在子宫内生长发育，需从母体源源不断地获得营养，尤其在进入妊娠中期以后所需营养量更是大大增加。因此，妊娠中期应鼓励孕妇进食，逐渐增加营养，除了保证摄入足够的热量以外，还要增加动物性蛋白质、矿物质和维生素的摄入，此时孕妇的饮食应多样化和富于营养。一般说来，禽蛋、瘦肉及豆类杂粮含有较多的动物和植物蛋白，新鲜蔬菜和水果则富含多种维生素和粗纤维。因此，各种食物应搭配使用，以使营养全面。但生冷瓜果亦不宜多食，以免寒凉损伤脾胃。烟、酒属于禁忌，而饮料最好不喝。

（二）慎起居，舒服饰

孕妇要保证足够的休息和睡眠，做到早睡早起，中午应午睡1小时。所穿衣服以宽大、柔软、舒适的纯棉制品为宜，不要紧胸束腰，以免妨碍乳房发育和子宫增大。鞋、袜应适足，鞋底以平软厚适宜，应根据天气变化及时增减衣物，避免受凉感冒，受热中暑。不宜负重努挣和攀高履险，以免跌仆损伤。妊娠早期虽可驾车和骑车，但要防止碰撞和摔倒。孕妇不要经常出入于空气污浊的公共场所，如影剧院、大商场、证券交易所等，以防传染疾病。

（三）畅情志，节房事

孕妇要保持情绪稳定、心情舒畅，避免不良精神刺激。凡恚怒、抑郁、忧伤、悲哀、焦虑等不良情绪都可给孕妇健康带来危害，对腹中胎儿造成恶性刺激。孕妇应经常听优美的乐曲，观赏美丽的图片，或常到风景如画的大自然中去饱览天然的景色。

孕妇应慎戒房事。一般在妊娠早期3个月内和临产前的3个月内均应禁止性生活，妊娠中期虽可同房，但应避免动作粗暴，以免引起流产、早产、胎膜早破或产褥感染。

（四）适劳逸，勤沐浴

怀孕早、中期，仍可从事一般正常工作，但要避免重体力劳动；孕晚期要注意多休息，预产期前2周应停止工作，养精蓄锐以备临产分娩。整个妊娠期，孕妇既要保证足够的休息和睡眠，但又不可过度贪图安逸，而应适当参加劳动和运动，可经常到空气清新、阳光充足的公园、花园或郊外散步，这样可使血脉流畅，关节滑利，有利于自然分娩。

孕妇由于新陈代谢旺盛，皮肤汗腺的分泌物和排泄物较平时增多，因此要勤换衣被，经常洗澡洗头。孕妇阴道分泌物和排泄物较平时增多，且较黏稠，只要色、质、气味无异常，属于正常生理现象。但如原有阴道炎症，如真菌感染等，孕期容易复发，如有异常，应积极医治，最好局部用药，因口服药物有可能对胎儿造成危害。妊娠晚期，要经常用温水擦洗乳头以保持乳头清洁，冬天在擦洗后可再涂抹润滑护肤的油脂，可预防产后发生乳头皲裂。如有乳头内陷，孕期中可经常用手指向外牵拉乳头，或用吸奶器负压吸引，以防产后婴儿吸吮困难。自怀孕1个月开始，乳头每月进行按摩1次，以手指揉捏乳头2分钟，以增加乳头皮肤韧性，以防产后哺乳时发生皲裂。若有乳头内陷或过于平坦，可用手捏住乳头根部向外牵拉，以保证产后顺利哺乳。

（五）慎用药，防致畸

正常妊娠，无需用药；如若患病，用药特别要谨慎。凡患有急、慢性病者，应先治愈后再怀孕。孕妇在生病必须用药时，应充分考虑到妊娠情况，在有经验的专科医生指导下正确用药。即使在妊娠晚期，也必须严格掌握用药方法和剂量，以免对胎儿造成不利影响。妊娠前两个月，是胚胎器官形成时期，某些药物可直接作用于胚胎，使正处于高度分化、发育阶段的某些器官细胞受损而致流产、畸形、功能异常，所以孕期用药应慎重，大多数药物可通过胎盘传入胎儿体内，如解热、镇痛类药、抗生素、激素类、抗癌药对胎儿均不利。在孕12周内必须用药时，应在医师指导下慎重使用。大量吸烟、酗酒可导致流产、早产、胎儿宫内发育迟缓，死胎、畸形等，故应禁止。

当然，若是胎元不正、胎成不实，或胎堕难留，甚至胎死腹中而需从速下胎者，即使禁忌药也可选用，但要特别注意用药安全，要在具有急诊手术条件和严密观察下根据病情需要辨病和辨证用药，临床不提倡使用中药打胎堕胎，一般以采取手术吸宫、钳夹刮宫、药物引产或剖宫取胎较为安全和稳妥。

（吴克明　付　雨）

参 考 文 献

1. 曾敬光，刘敏如. 中医妇科学. 北京：人民卫生出版社，1986.
2. 叶惠方等. 妇产科医师进修必读. 北京：人民军医出版社，1996.
3. 乐杰. 妇产科学. 北京：人民卫生出版社，1997.
4. 冯桃莉. 婚前检查与妇科检查有何区别. 自我保健，2007，（4）：43.
5. 刘治凤，訾文芳. 孕期宣教与保健. 中华现代临床护理学杂志，2006，（1）：89-90.

第五节　产褥期保健

一、产褥期应注意观察的症状与体征

产褥期内，尤其是新产后（产后第1～7天），产妇身心状态都将发生较大的变化。在

心理变化方面，主要是情绪的波动性、敏感、易受暗示和依赖性强，表现出易喜悲、易郁易怒的特点；在生理方面，以子宫的变化为最剧；同时伴有体温的波动、恶露、褥汗、腹痛、腰痛、泌乳等症状与体征。这些身心的变化，既是产后脏腑气血经络等机体组织器官变化所引起的，同时又是反映脏腑、气血、经络等机体组织与功能是否恢复的具体指标。因此，将如下一些症状与体征作为产褥期临床观察的重要参考指标，借以客观反应产褥复旧的情况。

1. 客观指标

（1）子宫的变化：子宫的高、宽、厚度及其相对体积的变化，是直接反映子宫复旧状态的指标，尤以产后 10 天变化最迅速。一般说，在妊娠末期，子宫的相应体积约为 35cm×22cm×25cm，容积可达 5000ml 以上，分娩后子宫重量可达 1000～1200g，而在非妊娠状态下，子宫的大小约为 7cm×5cm×3cm，重量约 50g，容积约为 5ml。可见在妊娠末期或者刚分娩后，子宫的重量较前约增加 20～24 倍，容积增加 1000 倍。分娩结束后，子宫底约平脐，以后逐渐恢复，平均每天约下降 1～2cm，至产后 10～14 天，回缩入盆腔。产后 6 周可恢复到非孕状态。

（2）腹围大小：产后腹壁松弛，固然与妊娠及分娩有关，更由于多食肥养而少体动、少哺乳而使痰脂留滞、水津失布所引。

（3）饮食与二便：饮食、二便可反映脾胃功能的强弱、津液的盛衰及肠道濡润情况。同时食欲旺盛，又为乳汁的化生提供了保证。产后常感口渴，喜食半流或流食，但食欲不佳，需加以调理，逐渐恢复。若过逸少动，常常发生便秘甚至引发痔疮。新产后，小便增加，当随时排泄，不可憋尿，以免引起尿潴留。

（4）体温：产后 24 小时内，因分娩元气亏损、津血耗伤、阳气外越而体温可略有升高。一般不超过 38℃。产后 3～4 天，乳房充盈，乳汁化生，乳汁通而不畅时，体温亦可升高，称为蒸乳热。有时可达 38.5～39℃，但持续时间不超过 12 小时。若体温持续升高且两次以上达到或超过 38℃者，应注意排除感染邪毒或因其他原因所引起。

（5）舌脉：舌脉是反映人体气血与脏腑功能状态的重要指标。产后舌脉正常或淡，苔薄白或薄黄而少津；脉多缓滑，若失血较多，可见细数脉或见芤脉。

2. 主观指标　有一些症状，能在一定程度上反映产褥复旧的正常与否。但它受受试者主观因素的影响，其变化与受试者禀赋及精神状态相关。目前虽尚难以较为准确的量化指标予以考察，但它们又是临床不可忽视的重要指标，因而也应加以观察。

（1）腹痛：包括产后儿枕痛和术后疼痛。其原因为子宫收缩而痛或因脏器失荣、失煦或瘀血阻滞作痛。通过观察腹痛发生的时间、部位、性质和程度来反映气血的变化与瘀血的留滞情况。

（2）恶露：通常血性恶露及浆性恶露应在产后 3～4 周内干净。临床当注意观察产后恶露排泄的时间、量、色、质、有无异味及恶露干净时间，以反映子宫复旧的好坏与瘀血的留滞的情况。

（3）乳汁：乳汁由脾胃化生，通过乳汁的量、色、质、乳汁是否通畅及泌乳时间，可了解脾胃气血的化生功能及心肝二脏功能情况。同时应注意观察乳房有无红肿、硬结、压痛等情况。

（4）褥汗：褥汗由于产后百脉空虚，阳气浮散，腠理疏松，浮阳不敛而致，一般数日后可自行好转。由此可测津液伤耗及卫表功能状况。

（5）腰痛：产后腰痛亦属常见。乃与气血亏虚，腰府失荣或强力伤肾有关。

（6）情绪：了解产褥心理变化特点，询问并观察其心理感受与心理反应，分析其原因并给予积极的疏导。

以上客观与主观两类指标，是反映产褥复旧情况好坏的重要依据，当在产褥期（尤以新产后）予以密切关注。

二、产褥期保健要点

产褥期妇女处于"多虚多瘀"的生理状态之中，又有哺育婴儿之劳顿，所以"致疾之易，而去疾之难，莫甚于此"。因此，必须加强产褥期保健，以利于母婴健康。

1. 和饮食，足睡眠　妇人产后气血亏虚，机体呈现出一派虚弱之象。故产后当须大补气血，通过健固脾胃以顾护后天气血生化之源，而达到补虚的目的。饮食原则是：①食物要松软、可口、富于营养、易消化吸收。②少食多餐：产妇的胃肠功能还没有恢复正常，要少食多餐，每日可达5～6餐。③干稀搭配：这样更利于消化吸收。④荤素相宜，温养和清淡适宜。特别在产后第1～2天，最好先以清淡而易消化的食物为宜，然后逐渐增加营养。如牛奶、鸡蛋、鱼、瘦肉、排骨汤、豆制品及维生素、矿物质等。产妇每天所需的热量约为717kJ，其中蛋白质100～200g，钙质2mg，铁15mg。一般而言，如每日主食500g，肉或鱼150～200g，鸡蛋2～4个，豆制品100g，豆浆或牛奶200～500g，蔬菜500g，加上一些水果，即可满足产妇在哺乳期的营养需要。另外，产后津亏肠燥，易致大便难。因此，和调饮食，适当多喝汤汁新鲜水果等物，以补充津液之虚，保持大小便的通畅，预防产后二便难等病变的发生。⑤同时烹饪要根据产妇口味的好恶，和调饮食，不可过咸，不可过食滋腻、生冷、辛燥、坚硬的食品，以免损伤脾胃，影响气血和乳汁的化生。⑥不宜过度、过快进补。

新产后，气血亏虚，机体虚弱，强调卧床休息，保证足够的睡眠，以恢复耗伤的体力。尤以有产伤者（难产、剖宫产、会阴切开等）者，更要适当增加休息时间，不宜过早操劳负重，以免引起产后血崩、阴挺下脱等症。

2. 慎起居，适寒温　产后正气不足，汗出较多，腠理空虚，易感外邪。因此当注意生活起居及寒温的调摄。居处宜保持新鲜空气，注意空气流通，但不宜当风坐卧，避免外邪侵袭。有条件者室内温度最好保持在20～22℃为宜，相对湿度为60%～70%。通风换气时，室内温度变化不宜超过2～3℃。室内应有充足的阳光。冬日应注意保暖，亦应适时使空气对流。夏日更不可关闭门窗或衣服着过厚，以免中暑。产后多汗，应及时用干毛巾擦汗并勤换内衣，避免汗出当风受凉感冒。产褥期内不可同房，以防在子宫口尚未完全关闭的情况下病菌侵入，或因子宫口收缩不完全而引起出血，于产后42天门诊复查正常后方可恢复性生活；产钳及缝合术者，在伤口愈合、瘢痕形成后才能恢复性生活；若是剖宫产，至少要等到3个月以后，但是应采取避孕措施。哺乳者以工具避孕为好，不哺乳者可选用药避孕。

3. 舒情志，调劳逸　产妇往往情绪不稳定，敏感、易受暗示。表现出悲喜无常，且易郁易怒的特征。一方面，这是由于生理的、躯体的突然的变化而产生的心理反应；另一方面，这些强烈的心理反应（情绪变化等）又可以作用于机体，导致病变，比如产后焦虑可影响乳汁分泌，产后抑郁可影响食欲，影响子宫复旧等。因此要对产妇进行正确的产褥期心理、生理变化知识的宣传普及。同时，要求家庭、亲属及社会对产妇不仅仅要从生活上加以关心、爱护，更要从心理方面深层次地加以体贴、理解、照护，使她们处于一种安全、温馨、愉悦的生活环境与氛围之中，这样才有利于母体的康复与婴儿的成长。作为产妇来说，不要被动地接受外界信息刺激，要有意识地提高心理修养，调控情绪，使自己能顺利度过产褥期。

舒情志是针对心理而言，调劳逸则针对躯体而言。产后强调充足的睡眠，强调卧床休息，这是"逸"的一方面。以逸为主，适当活动可加快组织肌肉的恢复，即所谓"动静结合"的调理原则。比如卧床休息后，可起床稍事走动；卧床休息时，注意变换体位，如左右侧卧位、俯仰卧位。不要一直采用仰卧位，以防子宫后卫及脱垂。分娩后腹壁及盆地肌肉组织比较松弛，应在医护人员指导下进行适当的腹肌运动与提肛肌收缩运动，做适当的产后保健，包括抬头、抬腿、伸手、局部按摩及缩肛运动等。运动方式与运动量因人而异，以不超过其耐受限度为宜。

4. 重护乳，勤哺乳　为了母体的健康，为了保证母乳喂养，应从孕晚期开始进行乳房保健工作。对于乳头很小、扁平，甚至凹陷者要经常用拇指和食指捏住乳头向外牵拉或用吸奶器拉乳头，使乳头伸展性增强。要经常用温热的是毛巾揉擦乳头，可起到强韧乳头皮肤的作用。产后提倡母乳喂养，产后半小时即让婴儿吮吸乳头，不仅有利于刺激乳汁的分泌，而且也有利乳房形态的保健和生殖器官的复旧。第一次哺乳前，应用清水洗乳头，然后用清水及热毛巾清洗乳房，母亲也要将手清洗干净。以后每次哺乳前均用温开水清洁乳房及乳头。每当婴儿啼哭或母亲觉得该喂哺的时候，便可喂哺，按需喂奶而不需要定时。刚开始，吸吮的次数越多越好，下奶后，一昼夜哺乳约 8～12 次，哺乳时间从最初的每次 3～5 分钟到以后的 10～20 分钟。哺乳时，母亲和婴儿均应选择最舒适的姿势与体位。母亲抱婴儿于怀，将乳头及大部分乳晕放在婴儿舌头上方，将拇指和四指分别放在乳房上下方，呈"C"字形托起整个乳房并挤压乳房，协助乳汁外溢，防止乳房堵住婴儿鼻孔。婴儿头依母亲手臂，口含乳头，分别吸吮两侧乳房。注意先吸空一侧后再换另一侧，每次轮流一侧开始，这样使每侧乳房都有机会被吸空。哺乳完毕后，以软布擦净乳头乳房，戴上舒适的乳罩，并将婴儿抱起轻轻拍背部 1～2 分钟，排出胃内空气，以防溢乳。哺乳后宜右侧卧位，头略垫高。哺乳期以 10～12 个月为宜。哺乳 4 个月后开始加辅食，6 个月后逐渐以辅食代替部分母乳，直至断奶。

若发生乳房胀痛，应尽量让婴儿吸空乳房。如果喂哺不能缓解胀感，要将乳汁挤出，也可用吸奶器或热敷，配合按摩乳头周围的皮肤，不断挤奶，直至胀痛消除。若乳房形成硬结，可用散乳结的中药，如柴胡（炒）、青皮、桔梗、当归、王不留行、白芷、漏芦等，水煎服，配合温热毛巾湿热敷乳房，使乳汁通畅。若乳头皲裂，多因哺乳方法不当或护理不当所致，轻者可继续哺乳，在哺乳的间隔，让乳房多暴露在空气和阳光下，每次喂奶后，在乳头上留一滴奶，有助于乳头皮肤的愈合，或喂奶后在乳头局部涂以 10% 复方安息香酸酊或 10% 鱼肝油铋剂，也可用枯矾油（枯矾 3g，研成细末，加热植物油 10ml，混合而成）局部涂抹，于下次哺乳前洗净。皲裂严重者应停止哺乳，配合上法治疗，并用吸乳器将乳汁吸出后喂给婴儿。

若出现乳汁不足，除指导正确哺乳，调节饮食外，可根据乳汁、乳房及身体状况进行辨证，采用针灸、中药或食疗等不同方法予以治疗。常用针灸催乳的穴位有膻中、天宗、少泽、合谷、外关、乳根、督俞、膈俞等。中药催乳方疗效好，可根据不同情况选用。如肝郁气滞可用下乳涌泉散（《清太医院配方》）、涌泉散（《卫生宝鉴》）、通肝生乳汤（《傅青主女科》）等加减；气血虚弱者可选用通乳丹（《傅青主女科》）、涌乳良方（《丹方精华》）；下乳以天浆散（《医部全录》）等加减。确属乳汁不足经治疗而疗效不好者，应及时以按比例稀释的牛奶满足婴儿喂养需要。

若产妇因病不能哺乳，可采取中药外敷或内服中药或西药的方法适时断奶。中药外敷可选明矾、芒硝等；内服中药常用麦芽、神曲、山楂等；或用大剂量雌激素或抑制催乳素的分泌而退奶。

5. 讲卫生，勤清洗　产后3～4周，恶露才能排净。排泄恶露期间，血室正开，易感外邪，故产后需讲卫生、勤清洗、保持外阴清洁。产后1～5天便可以洗澡，但不应早于24小时，且以淋浴为佳，产后6周内不宜洗盆浴或大池洗浴，每晚用温开水兑成1：5000高锰酸钾或2%新洁尔灭液冲洗外阴，以免不洁脏水进入生殖道引起感染。会阴部有侧切口者，尽量向健侧卧位，并保持会阴伤口清洁、干燥，局部可用红外线照射。内裤、垫带要消毒使用，或选用洁净的卫生巾，以防感染。浴后应及时擦干头发、身体以免受凉。产后初次洗浴时间，夏季产后3天即可，冬季产后1周。民间常从桃树白皮、柳枝、防风、黄芪、艾叶、菖蒲、生姜等中选二三味煎水药浴。另外，产后汗出较多，也要经常擦浴及换洗内衣。衣着宜用纯棉制品，宽松自然，保持良好的吸汗透气功能。

（王继飞　曹俊岩）

第六节　绝经前后及老年期保健

妇女绝经前后包括更年期和绝经后期。更年期又称围绝经期，即绝经前和绝经1年内的一段年龄时期，一般是指40岁以后出现内分泌、生物学变化与月经紊乱等临产表现，至停经12个月内。其中从月经开始出现紊乱到最后一次月经之间的阶段称为绝经过渡期，即绝经前期，平均持续4～5年。判断绝经必须在最后一次来月经的12个月后，且年龄在40岁以上。绝经年龄个体差异很大，与本人健康状况、体质、禀赋、遗传因素等关系较大，而与种族、地理、气候环境等关系不大，一般在45～54岁之间绝经。近10年来国际上围绝经期医学发展很快，世界卫生组织已将妇女由生育期过渡到老年期的时期由"更年期"改称为"围绝经期"，但围绝经期是指绝经过渡期及绝经1年内的一段特定时期，介于45～55岁之间，年龄限定较窄；更年期则是指妇女从生育期向老年期过渡的转化时期，分为绝经前期、绝经期和绝经后期3个阶段，介于40～60岁之间，年龄范围又偏宽。据文献资料报告，北美、欧洲及亚洲妇女的自然绝经年龄平均在49～51岁；我国北京地区为48.4岁（1993），上海为48.9岁（1996），国内及国外其他地区报道亦与此接近。

1996年我国女性平均期望寿命为73.04岁，发达城市如上海为78.21岁，也就是说，女性一生有1/3以上时间是在绝经后度过的。随着社会的进步和人民生活质量的提高，妇女的平均寿命已达76.85岁，围绝经期妇女在人群中已占较大的比例。

随着年龄的增大，国际老年学会规定60～65岁为老年先期，65岁以后为老年期。因此，绝经前后及老年的保健问题越来越受到重视和关注。

一、绝经前后及老年期的生理与心理特点

（一）绝经前后及老年期的生理特点
中医学认为：妇女经过长达30余年的育龄期，受月经、妊娠、分娩、哺乳等特殊生

理阶段数伤于血的影响，进入更年期后由于肾气渐衰，肝肾精血亏虚，致使天癸逐渐耗竭，主司全身精血津液的任脉和冲脉血海逐渐虚衰，胞宫行月经和主胎孕的功能逐渐衰退，整个内外生殖脏器也逐渐丧失其功能。因此，更年期的妇女容易出现月经紊乱和肾的阴阳平衡失调的一些全身症状，如面色潮红、烘热汗出、腰酸骨楚、情绪不稳定等。随着年龄增大，生殖脏器进一步萎缩，全身脏腑功能下降，气血亏虚，抗疾病能力减弱，容易发生多种老年疾病。

现代医学认为：更年期生理变化最主要的特征是由于卵巢功能的衰退，卵泡数量明显减少，由青春期约 30 万个卵泡降至 40 岁时仅约 8000 多个，且对垂体促性腺激素的反应不敏感，卵泡不能发育成熟，因而雌孕激素的合成与分泌减少，负反馈作用减弱，致使卵泡刺激素（FSH）释放量增加，从而引起生殖器官、心血管系统、神经内分泌系统出现一系列变化和症状，如月经紊乱、生殖功能丧失、身体发胖、血压升高、血脂及胆固醇升高，容易发生动脉粥样硬化、冠心病、骨折以及潮热汗出、情绪不宁等。老年妇女年龄越大健康状况越差：70 岁时心搏出量不到青年时期的 70%，肺活量仅为 40%，最大换气能力低于 60%；80 岁时的脑重量约减少 15%，脑组织及神经传导功能减退，动作减慢，反应不灵敏，记忆与计算能力均下降。

（二）绝经前后及老年期的心理特点

更年期妇女由于卵巢功能减退，雌激素水平下降，会出现一系列以自主神经功能紊乱为主的症候群，绝经以后及老年妇女由于全身各系统技能减退，加上社会环境与家庭因素的影响，如工作变动、下岗或失业、退休、子女升学或就业、亲朋丧亡等，容易产生焦虑、烦躁、悲观、抑郁、失落等不良心理反应，少数妇女甚至发展成心理精神障碍及罹患各种心身疾病。

1. 烦躁焦虑 更年期妇女正是工作经验丰富，在各行各业中发挥骨干作用的时期。由于面临各种工作压力和家庭中子女升学、就业的压力，加上身体上发生的生理变化，很容易产生焦虑和烦躁情绪，动辄发脾气或自寻烦恼，如得不到家庭和同事的理解和关心，不能及时疏导和消除不良情绪，常易发展成严重病态。曾富荣等对抚州地区更年期妇女焦虑状况进行调查，其结果更年期妇女的焦虑症状明显高于男性。

2. 抑郁悲观 有的妇女不能正确对待更年期和绝经，认为自己已经衰老，不再对家庭和社会有多大作用，因而产生抑郁不乐、悲观厌世和自卑心理。尤其是进入老年期以后往往兴趣减退，对新鲜事物缺乏好奇心，生活内容单调枯燥，对工作和社会活动失去兴趣，尤其当身体健康状况不佳时，易对生活失去信心。

3. 孤独失落感 突然退休，感到无事可做，无所适从，产生失落感；子女长大成人，离家学习或工作，或子女成家独立生活，或丧偶独身，感到孤独空虚不习惯；老年妇女体力下降，精力减退，社会交往及聚会活动减少，如再闭门独居，极易产生孤独感。

4. 性格行为异常 更年期妇女情绪不稳定，常喜怒无常，容易冲动，好发脾气，或无端猜疑；老年妇女情感较脆弱，性格较固执，遇事爱唠叨，对子女晚辈的态度较敏感，兴趣爱好减少，常沉醉于对往事的回忆。

二、绝经前后及老年妇女保健要点

1. 加强卫生宣教 通过科普读物、宣教图画、幻灯、录像等形式或在社区老年活动中心开展讲座等多种形式，向进入更年期的妇女本人及其家属进行卫生宣教，使其了解更年期妇女的生理变化、心理特点及容易发生的病证，正确认识妇女这一特殊年龄阶段各种变化和表现，消除焦虑恐惧心理，加强自我保健，顺利渡过更年期及绝经这一特殊生理时期。

2. 注意心理卫生　更年期和老年妇女要掌握心理卫生知识，增强自信心，主动参与社会公益活动，以各种形式为社会和家庭多做贡献，发挥余热，退休后仍要寻找新的生活内容，多做一些力所能及的事情，使精神有所寄托。还要善于调理心态，克服消极悲观情绪，多走出家门，多与同龄人和年轻人交往，培养乐观、开朗的性格，保持心理青春期与和谐的人际关系。当情绪难以安宁时，勿让怒气和悲伤或委屈积压胸膛，应以适当方式宣泄，必要时可在倾诉中大哭一场。当出现较严重的心理障碍时，除及时找医生接受心理咨询和疏导外，必要时还应给予药物治疗，包括雌激素、镇静药、抗抑郁药与中药等。近年来，世界卫生组织提出了身体健康和心理健康的衡量标准，即用"五快"来衡量机体各系统的健康状况，用"三良"来衡量心理的健康状况。所谓"五快"即食得快、便得快、睡得快、说得快、走得快。所谓"三良"即良好的个性、良好的处世能力、良好的人际关系。

3. 坚持体育锻炼　适当的运动和锻炼可促进血脉流通、吐故纳新和机体代谢，并能调节神经功能，改善休息和睡眠，防止衰老，如坚持散步、慢跑、打太极拳、跳舞、舞剑、骑车、郊游等，还要参加力所能及的体力和脑力劳动，延缓肌肉、筋骨、关节和大脑的功能退化和衰老，但应注意避免过度劳累和大运动量的活动。

4. 生活规律，起居有常　更年期、绝经后及老年妇女无论在职或退休，每天均应按时睡眠、按时起床，不宜经常熬夜，三餐应定时定量，如有胃肠道和呼吸系统疾病，不能暴饮暴食和酗酒，应戒掉吸烟，睡前不宜喝浓茶、咖啡等饮料，定时解大便。

5. 饮食清淡，富于营养　饮食清淡，不宜嗜食辛辣、厚味、肥甘之品，以免燥涩津血或酿生痰湿。不宜偏食偏嗜，饮食宜荤素、粗细搭配。糖宜少吃，盐宜少放，最好每天能喝一杯纯鲜牛奶以补钙。总之，食物中既要经常有牛、羊、瘦猪肉、鸡、鸭、鱼、蛋、奶、大豆等富含蛋白质的营养品，也要有新鲜蔬菜、水果、淀粉类，还要注意适当摄入矿物质、粗纤维和微量元素。

6. 定期体检，合理用药　更年期妇女是妇科多种恶性肿瘤如子宫颈癌、乳腺癌、子宫内膜癌等的好发人群，老年妇女又会出现一个发病高峰。如果坚持定期体检，可以早期发现、早期确诊和根治一些恶性病变；但也不要患"恐癌症"，总是怀疑自己有这病那病而乱投医乱用药。尤其是绝经前后的更年期，有些人全身症状较多，应先看专科医生排出一些内、外科疾病，而大多是属更年期综合征，其病因主要是由卵巢功能下降、雌激素分泌减少引起的生殖系统的退行性病变和全身各个系统功能性病变，如无禁忌证和不适应证，适当补充雌激素和孕激素，配合中医药辨证论治，即可有效缓解各种症状，并可预防骨质疏松症、缺血性心脏病和动脉硬化等老年病。

三、绝经前后及老年期常见病证防治要点

(一)与内分泌变化有关的症状

1. 临床表现

(1)血管舒缩功能失调的症状：以潮热、出汗为最具特征的症状，表现为突然感觉轰热自胸颈部开始，涌向头部，面部发红、出汗，持续数秒至数分钟，轻者每日数次，重者

频繁发热出汗达数十次。

（2）情绪不稳的症状：如烦躁易怒，容易激动，脾气变坏，经常无端发脾气而不能自控。

（3）生殖泌尿道症状：绝经后及老年妇女因外阴、阴道萎缩，常见阴道干涩灼痛，或全身皮肤及外阴瘙痒。由于子宫萎缩，骨盆底松弛，可发生子宫脱垂和阴道壁膨出。因尿道括约肌松弛、黏膜变薄，常有尿频急甚或尿失禁。

（4）其他症状：老年妇女由于胆固醇、甘油三酯、低密度脂蛋白增高，而容易发生动脉粥样硬化和冠心病；由于骨质丢失，使骨质疏松而发生骨节疼痛、骨折、椎体压缩变形，身高缩短和驼背。

2. 防治要点

（1）雌激素补充疗法：雌激素是治疗更年期综合征最有效的药物。国内最常用雌激素是：①尼尔雌醇，为一种长效雌三醇衍生物，主要作用于外阴和阴道，及早应用能改善血管舒缩失调和生殖泌尿道症状，控制骨质丢失，从而减轻骨痛，防止病理性骨质疏松。常用剂量为每月 1～2mg，口服分 1～2 次；或每次 2mg，阴道给药，每周 1 次；均每 3～6 个月加服甲羟酮每次 4mg，每日 2 次，连服 10 天。停药 2 周后重复用药同前。②也可用妊马雌酮 0.3mg 口服，每日 1 次，连用 21 天，后半期或每 3～6 个月加服安宫黄体酮 4mg，口服，每日 2 次，连用 10 天。③利维爱每日口服 2.5mg，可单独较长期服用而不需加用其他药物。利维爱具有类孕、雌、雄激素样作用，能有效缓解潮热、出汗和失眠等症状。

以上雌激素类药物对有严重肝、肾功能障碍或肾脏、乳房及生殖器肿瘤患者均禁用。

选择性雌激素受体调节剂（Selected Estrogen Recerptor Modulator，SERM）已被寄予厚望。三苯氧胺是第一代 SERM，洛昔芬（Relox irene）是新一代的 SERM，但目前的 SERM 不能改善某些绝经问题，理想的 SERM 还有待开发。植物性雌激素亦正成为研究及药物开发的一个热点。

（2）口服补钙：除饮食中应保证经常有牛奶、鸡蛋、大豆、瘦肉、虾皮等含钙丰富的食物外，可在雌激素补充疗法的同时每日服用钙尔奇-D 1～2 片，或氨基酸螯合钙（乐力）1～2 片，或每次服用活性钙（盖天力）100mg，每日 3 次。

（3）中医中药：可按绝经前后（经断前后）诸症辨证论治。也可用中成药治疗，如潮热汗出明显者，可选知柏地黄丸；眩晕耳鸣、腰酸骨楚明显者，可选杞菊地黄丸；失眠、心悸明显者，可选柏子养心丸。以上中成药每次 6g，口服，每日 3 次。

（二）神经精神及心理症状

1. 临床表现　如精力不易集中，记忆力减退，头晕头痛，倦怠乏力，失眠易醒，性格改变，抑郁悲观，自卑自怜等。

2. 防治要点

（1）一般处理：加强卫生宣教和心理咨询，增加妇女对绝经前后及老年期生理和心理特点的了解，消除不必要的思想顾虑，做到生活有规律，劳逸结合，调节身心，积极参加社会公益活动和中老年集体活动，保证充足的睡眠。

（2）调节自主神经功能：①谷维素 10～20mg/次，每日 3 次，口服；②三合胶囊剂（每粒含维生素 E100mg，维生素 B_2 10mg，谷维素 10mg），于早、晚饭后 30 分钟各服 1 粒；③麦固醇或谷固醇每次 3～6g，每日 3 次，口服。

（3）镇静助眠药：①地西泮每次 2.5～5mg，每晚睡前口服 1 次。②利眠宁 10～20mg/d，口服。③眠尔通每次 0.2g，每日 2～3 次，口服。

（4）激素补充疗法及中医中药辨证论治同前。

（三）非特异性及老年性外阴、阴道炎症

1. 临床表现　外阴、阴道瘙痒、灼热、疼痛，阴道分泌物增多，呈黄色水样或脓性。妇科检查见阴道黏膜充血，或呈点状出血点，或见浅表溃疡，老年妇女阴道皱襞消失，上皮菲薄，大阴唇萎缩，阴道口变小，发红充血。

2. 防治要点

（1）预防：注意个人卫生，勤换内裤，保持阴部洁净干燥。不穿化纤内裤，经常锻炼，增强机体抵抗力，注意浴室及便池卫生，防止交叉感染。

（2）局部用药：①红外光局部照射，每次 20 分钟，然后阴道上药 5％氯霉素葡萄糖粉加 0.1％己烯雌酚葡萄糖粉，或雌三醇乳膏每日 1 次，连续 5 次为一疗程。②中药外洗方（银花藤 30g，黄柏 15g，丹皮 15g，白鲜皮 15g，蛇床子 30g，苦参 20g，薄荷 30g），每日 1 剂，水煎取汁，分 2 次先熏蒸后坐浴或冲洗阴部。③中成药还可分别选用洁尔阴、肤阴洁、殷泰、皮肤康等洗剂，适当加温开水稀释后熏洗，每晚临睡前药液洗浴后可再选择康妇特栓、保妇康栓、妇炎洁泡腾片等塞入阴道 1 粒。

（3）内服药物：①中药可辨证选用知柏地黄汤（丸）加减，或萆薢渗湿汤加减，或止带方，或五味消毒饮，或四妙丸等；②西药可采用雌激素补充疗法、抗生素治疗等。

（吴克明　付　雨）

参考文献

1. 程敏．加强更年期妇女保健培训教育工作．第四军医大学吉林医学院学报，2002，3（1）：41-42.

2. 曾富荣，熊宝福，周智群，等．更年期妇女焦虑状况调查与更年期保健．健康心理杂志，2000，8（3）：317-318.

3. 张育，杨莘．围绝经期妇女健康问题的护理研究进展．现代护理，2005，11（23）：1986-1987.

第七节　性卫生咨询

性是世间一切生物所同具的特征。英国作家劳伦斯指出："性是人生来具有的自然本性，性与生命同在。"人类的性活动在人类生活中有着至关重要的作用和地位。人类的性活动又存在着生物属性（即自然属性）和社会属性。诚如恩格斯所言："人类社会和历史的发展，其决定性的因素是人的再生产和物质的再生产。人的再生产则要依赖于人类的性行为。"

自远古以来，人们对性学的研究便予以高度的重视。远在先秦时期就出现了大批的性学专著，如长沙马王堆汉墓出土的书简《十问》、《合阴阳》、《天下至道谈》等。到了魏晋南北朝时期，性学得到了较大的发展，出现了许多房中术专著，如《素女经》、《玉房秘诀》、《玄女经》等，至今仍具有很高的学术价值和研究价值，被国内外的性学研究者推崇为经典之作。

人类的性行为，除了娱乐功能和生育功能之外，正常和谐的性生活对人的身体健康也起着特殊的作用。性养生保健思想源于殷周，成于秦汉，荣于魏晋隋唐，隐于宋元明清。

孟子曰："食色，性也。"性活动为人发育成熟后的本能，但性欲之事，具有双重性，不可无，亦不可纵。班固在《汉书》中概括地指出："房中者，情性之极，至道之际，是以圣王制外乐以禁内情，而为之节文。《左传》曰：'先王之作乐，所以节百事也。'乐而有节，则相平寿考。及迷者弗顾，以生疾而陨性命。"充分肯定了房事是人生之需；但无规律和节制的房事将导致疾病，损伤寿命；从而提出能使人既快乐又养生的房事方法和规律。正如《医方类聚·养生门》中所言："房中之事，能杀人，能生人。故知而能用者，可以养生，不能用之者，立可致死。"

但是，在人类历史发展过程中，对性的认识历来都存在着矛盾和斗争。如性学家王效道所说："人类的性爱和情爱活动，始终充满着神圣与邪恶、忠诚与背叛、贞洁与淫荡、欢乐与悲痛、智慧与愚昧、科学与神秘、节制与放纵、开放与禁锢的矛盾和斗争。任何民族都存在一部笼罩着朝云暮雨迷雾的性文化史。"因此，正确地认识性活动，是一个重要的课题。

一、和谐性生活有益健康

孔子曾经说过："饮食男女，人之大欲存焉。"性活动如同饮食一样，是人类的正常需要，是必不可少的。《玉房秘诀》曰："男女相成，犹天地相生；天地得交会之道，故无终究之限；人失交接之道，故有夭折之渐。"《三元延寿参赞书》中亦说"男女居室，人之大伦，独阳不生，独阴不成，人道有不可废者"。说明男女之交合，如同宇宙间的自然规律一样，由于有了男女间的交合，人类才能代代相传，繁衍不息，才能无终究之限。人类如果没有性的交合，便会自然灭亡。

从人的身体健康方面而论，正常的性生活对健康是有益的。反之，如《素女经》所说："阴阳不交，则生痈疽之疾，故幽闲怨旷，多病而不寿。"说明人们没有正常的性生活，容易发生疼痛瘀滞之类的疾病。《千金要方》亦云："男不可无女，女不可无男，无女则意动，意动则神劳，神劳而不寿。"不少文献亦表明，独身的男女多病寿短。日本学者的调查分析结果表明，离婚或丧偶者与家庭生活美满的夫妻相比，其平均寿命男性短 12 岁，女性短 5 岁。意大利一家周刊对 10 万居民 2 年内死因的调查发现，独身主义者、离婚者死亡率比有健康和睦夫妻生活的人死亡率高得多，其中死于肝硬化者竟达后者的 6 倍。以河南省 3 个企业职工为对象进行的调查分析，未婚、离婚及丧偶与已婚的员工相比较，专业低效能感得分前者高于后者（$P < 0.01$），提示单身者及丧偶者更有可能产生倦怠。

性爱既以情爱为基础，也是情爱发展的结果，因此性活动受精神因素的支配和调节。良好的身体和心理准备，是和谐性活动的前奏。《素女经》中说："……在于定气、安心、和志，三气皆至，神明统归，不寒不热，不饥不饱，亲身定体，性必舒迟……女快意，男盛不衰……。"指出了男女阴阳和合的法度在于安心、凝神、定气，情绪轻松愉快，动作舒缓而不急躁，要以保护和增进男女双方的身心健康和生育健康后代为最高准则。过度的精神紧张，如婚外性行为、性生活时外界的突然刺激、夫妻间情感的不悦、环境条件的影响（如居室、温度等），都不利于定气、安心、和志，常常造成性生活的不和谐，甚者可导致性功能低下或性功能障碍。有研究表明，幽静舒适的房间是夫妻性生活的首选环境，因为环境嘈杂，居住拥挤，隔离不良是会影响性高潮的。

《素女经》强调男女双方必先有"爱乐"然后行，做到"相感而相应"。《医心方·和志》云:"男欲求女,女欲求男,情意合同,俱有悦心。"其意是性生活只有在男女都有性要求、情意绵绵、心情愉悦的情况下才能顺利进行,达到和谐、欢乐。如果是"男摇而女不应,女动而男不从",即"阳不得阴则不喜,阴不得阳则不起。男欲接而女不乐,女欲接而男不欲,二心不合,精气不感",久之则对男女双方都会有损害。一般情况下,男子性兴奋的发动时间短,进展快,几秒或几十秒阴茎即可勃起;而女子的性欲唤起则较为缓慢,常需数分钟甚或 20 分钟左右。因此在性生活之前,男方应多予女方以爱抚、亲吻等,以激发女方的性欲冲动。对某地区 853 名已婚妇女的问卷调查说明,该地区已婚妇女感觉最好的性刺激是丈夫亲昵的触摸,其次是拥抱、接吻和甜言蜜语,而在所有性刺激中能提高性高潮获得频率的则是丈夫亲昵的触摸和挑逗性的语言。如古人所描绘:"凡初交会之时……申燕婉,叙绸缪,同心同意,乍抱乍勒,二形相搏,二口相吻……于是男感阴气则玉茎振动,女感阳气则丹穴津流……此乃阴阳感激使然。"此即中医古籍中十分强调的"神交",亦即男女感情的交融。万全《广嗣纪要·协期篇》中也指出:"男女情动,彼此神交,然后行之,则阴阳和畅,精血合凝,有子之道也。"

和谐的性生活还能使"男致不衰,女除百病,心意娱乐,气力使然"。因此,当男女一方或双方心情不悦或身体疲倦,没有性欲时,不可强力交接,否则病由此生。如《养生经》中所说:"交合之时,女有五伤之侯;一者阴户尚闭不开,不可强刺,强刺则伤肺;二者女兴已动欲男,男或不从,兴过如交则伤心,伤心则经不调;三者少阴而遇老阳,玉茎不坚,茎举而易软,虽入不得摇动,则妇伤其目,必至于盲;四者女经水未尽,男强迫合则伤其肾;五者男子饮酒大醉,与女子交合,茎物坚硬,久刺不止,女情已过,阳兴不休则伤腹。"此五者之交合皆不符合性卫生,久之则有伤身体。

《天下至道谈》中提出"七损八益"之说,用以指导人们防治房室疾病、去病延寿。虽然这些房事指导多针对男性,但对女性的性养生保健还是有一定的意义。七损为应该避免的对身体有害的七种性行为,七损者:"一曰闭,二曰泄,三曰渴(竭),四曰勿,五曰烦,六曰绝,七曰费。""为之而疾痛,曰内闭。为之出汗,曰外泄。为之不已,曰竭。臻欲之而不能,曰勿。为之喘息中乱,曰烦。弗欲强之,曰绝。为之尽疾,曰费。"即精道闭塞、虚汗外泄、精液短竭、阳痿不举、心烦意乱、勉强交接、急速泻精等。

八益指对身体有益的八种行为,八益者:"一曰治气,二曰致沫,三曰智(知)时,四曰畜气,五曰和沫,六曰积气,七曰寺(待)赢,八曰定顷(倾)"。即调治精气、招臻津液、掌握恰当的交接时机、蓄养精气、调和阴液、积存稿气、等待精气盈满和定倾等。"气有八益,有(又)有七孙(损)。不能用八益、去七孙(损),则行年四十而阴气自半也,五十而起居衰,六十而耳目不葱(聪)明,七十下枯上脱,阴气不用,泣留(流)出。令之复壮有道,去七孙(损)以振其病,用八益以贰其气,是故老者复壮,壮[者]不衰。"该书还指出:"善用八益去七损,耳聪目明,身体轻利,阴气益强,延年益寿,居处乐长。"

二、交合有度,不妄作劳

中医养生,历来强调男女交合要有节制,不可纵欲妄为。如《天下至道谈》所说:"故贰生者食也,孙(损)生者色也。是以圣人合男女必有则也。"

(一)男女交合,必当其年

《周礼·地官》记载:"凡男女自成名以上,皆书年月曰名焉,令男三十而娶,女二十而嫁。"《礼记·内则》说：女子"十有五年而笄，二十而嫁，有故，二十三年而嫁"，认为女子十五岁开始插上发笄，要到二十岁才能出嫁，如遇特殊情况，可以等到二十三岁再出嫁。《褚氏遗书》中明确地提倡晚婚有利优生优育的理论："合男女必当其年，男虽十六而精通，必三十而娶；女虽十四而天癸至，必二十而嫁。皆欲阴阳完实而交合，则交而孕，孕而育，育而为子，坚壮强寿。"强调男女不可早婚，不得年少而交合，必待发育成熟之后方可交接。孔子也曾说过，少男少女，气血未充，不可过早交合。尤其少男少女，多情善动，少能自制，易交接过频，或强力求欢，损伤气血为病。人不可以无欲，男大当婚，女大当嫁，但欲不可过早。元代李鹏飞在《三元延寿参赞书》中指出："男破阳太早则伤其精气，女子破阴太早则伤其血脉"，血脉伤则月事不调，诸疾蜂起。

（二）欲不可纵，纵则伤身

男女之交合，当有节制，不可放纵。若入房过度，则易伤肾。《素问·上古天真论》曰："……今时之人不然也，以酒为浆，以妄为常，醉以入房，……以欲竭其精，以耗散其真，不知持满，不时御神，务快其心，逆于生乐，起居无节，故半百而衰也。"认为放纵情欲，耗竭阴精，导致早衰。此外又可引起月经量少，或月经后期，甚或闭经。亦可使"精气滑泄"，而导致带下过多，或白淫不尽等疾。故古人养生之道，颇重节育。如《寿世青编》所说："保养之道无他，在于平时饮食男女之间，能节自爱，即是省身修德。"

性生活的频度与年龄、体质等有直接的关系，不能一概而定。青年男女，尤其新婚燕尔，充满激情，性欲高涨，性生活较为频繁；老年时期，肾气虚衰，女子阴道黏膜变薄，液体分泌量少，性欲下降，性交时阴道干涩或疼痛，性交频率明显下降。历代医家皆注意到这一生理差异，《寿世保元》就认为："人年二十者，四日一泄。三十者，八日一泄。四十者，十六日一泄。五十者，二十日一泄。六十者，闭精无泄。"1990 年对桂林市 104 名已婚育龄妇女性生活频度调查，每月性生活频度平均为 8.8 次，范围为 1～28 次。1995年广东省中山市对 3340 例已婚育龄妇女性生活频度调查，月性交频度均数为 4.18 次，范围为 1～32 次。利用 1997 年全国人口与生殖健康调查资料，有研究者对我国已婚育龄妇女的性生活频度及其影响因素进行了分析，表明已婚育龄妇女月性生活频度中位数为 4次，90％的可信限为 1～12 次，全距为 0～30 次；妇女对性生活满意者性生活频度高于不满意者，并随着满意度的降低，性生活频度呈现下降的趋势；没有妇科不适的妇女性生活频度高于有妇科不适的妇女，有过怀孕经历妇女的性生活频度低于没有怀孕的妇女，有流产史妇女的性生活频度高于没有流产史的妇女。

研究证明，老年妇女的性生活频度较青年妇女大为减少，但不可以完全没有。原苏联长寿研究委员会的一项报道证实：保持性活动超过 60 岁的人，能增寿 8～10 年。妇人年逾 60 岁而又有生育者，中外皆有报道。有调查表明，老年人对性爱的需求，可持续到生命的终结。老年人保持适度的性爱有益于健康长寿。

三、性卫生

（一）新婚期卫生

新婚伊始，妻子便自然而然地担负起生儿育女的责任。不少女性由于担心怀孕，而影响性生活的正常进行，难以达到性高潮，或使性欲降低，有的可因此影响到夫妻感情。如婚后一段时间内无生育计划者，应采取有效的避孕措施，如口服避孕药、避孕套或宫内节育器等。体外排精法避孕不宜久用，久用不仅可能影响女性性高潮的产生，导致性功能障碍，还可能导致盆腔淤血症。

不少新婚女性，容易罹患急性膀胱炎，属中医学之淋证。本病的发生与婚后性生活次数较多、过度的疲劳及长时间的憋尿有关。患者多在婚前有较长时间的紧张筹备，身体疲惫，加之饮食失常，膀胱长时间憋尿，性生活时尿道受压内陷，细菌乘虚内侵而致。

为了使女性愉快度过新婚期，预防本病的发生时很重要的。应避免过度劳累，注意休息；适当饮水，及时排空膀胱；同时，应注意房事卫生，性生活后及时排尿或清洗。

如患急性膀胱炎，需停止性生活，以减少不必要的刺激，并结合药物治疗。

（二）妊娠期卫生

中医认为胎元系于肾。《陈素庵妇科补解》中就提到："房事太多而胎动者……"，《景岳全书·妇人规》指出："凡受胎之后，极宜节欲以防泛溢……如受胎三月、五月而每堕者，虽薄弱之妇常有之，然必由纵欲不节，致伤母气而堕者为尤多也"。万全《妇人科》亦云："古者妇人有孕，即居侧室，不与夫接，所以产育无难，生子多贤，亦少疾病。"《傅青主女科》认为孕期行房可导致血崩、小产，专列"行房小产"论治。叶天士更强调"保胎以绝欲为第一要策"。

现代医学认为，妊娠早期（怀孕3个月内）要停止性生活。妊娠初期，性交刺激可引发宫缩而导致流产。《景岳全书·妇人规》云："妇女性偏，恣欲火动于中，亦能致胎动不安而有坠者。""妊娠之妇，大宜寡欲。其在妇女多所不知；其在男子而亦有不知者，近乎愚矣。凡胎元之强弱，产育之难易，及产后之崩淋、经脉之病，无不悉由乎此为其故也……"妊娠最后2~3个月，也应禁止性生活，因为性交可将病菌带入产道和宫腔而引起感染，或由于性交刺激及挤压腹部而引起胎膜早破，导致早产感染。

妊娠中期可适度性交，但要有节制，动作要轻柔，尽量避免挤压腹部。有调查表明多数孕妇承认在妊娠期有性生活的欲望，这种自然的需要被自我意识的理智所压抑，95.5％孕妇担心性生活的过程会影响到胎儿，在这一主要理由的支配下，她们不喜欢过性生活（71.4％）；其次的理由是因为父母对她们的告诫（46.4％），有性生活的孕妇在其过程中并没有性快乐的增加。此外文献报道对已育妇女852人进行回顾性调查，表明60.3％的妇女在孕期有性行为，多发生在孕中期，孕早期及孕晚期较少；因性生活而引起宫缩流血等不适者占15.0％。

高龄孕妇，曾有不孕史、早产史和习惯性流产史的孕妇，妊娠期间均应停止性生活。

（三）产后性卫生

产后何时可以开始性生活，是男女夫妻双方都很关心的问题。一般而言，以分娩产后2个月开始为宜，如在妊娠期间合并有羊水过多，或为多胎妊娠、巨大胎儿，或有产褥感染者，性生活开始时间应酌情退后。有文献表明，调查的852人中91.1％的受访者在产后42天以后恢复性生活。

《千金要方》指明："产后满百日，乃可合会"；"妇人产后百日以来，极须殷勤忧畏，勿纵心犯触，及即便行房。若有所犯，必身反强直，犹如角弓张，名曰褥风"；"息风气，脐下虚冷，莫而由此早行房故也"。孙思邈还指出："凡妇人非止临产须忧，至于产后，大须将慎，危笃之至，其在于斯。勿以产时无他，乃纵心恣意，无所不犯。患时微若秋毫，感病广于嵩岳。……凡产后满百日，乃可交会，不尔，至死虚羸，百病滋长，慎之。"

产后，女性的卵巢功能需要一段时间才能恢复。在这期间，有些产妇性欲低下，或性唤起艰难，丈夫不可与之强力交合。不少产妇担心再次妊娠而不欲同房，应采取有效的避孕措施，解除受孕顾虑。在哺乳期内，产妇阴道黏膜的柔韧性较差，性交时动作要柔和，以免造成阴道壁损伤或引起阴道疼痛而导致性功能障碍。

（四）老年妇女性卫生

绝经后的妇女，其卵巢功能明显衰退，雌激素水平大幅度下降，导致外阴逐渐萎缩，阴道分泌物减少，阴道亦变短变窄，扩张和收缩能力降低，性兴奋的发动时间延长，性高潮的出现明显减少，易发生性交痛。但并不等于绝经就意味着断绝性生活。相反，绝经后的妇女，由于不再担心怀孕，性生活反而变得轻松。

适度的性生活可以使老年夫妻更好地交流情感，对老年人消除孤独感颇有益处，同时还能够增强老年人对自身生命活动的信心。由于缺乏性知识，不少人女性认为绝经后月经不再来潮，生育功能从此终止，表明自己已经衰老，因而不能再过性生活。即便有性兴奋和性要求，也被心理性的衰老暗示而受到抑制，进一步加重了生理性的衰老。据文献报道，绝经后妇女没有适度性生活者，其衰老进度常常比有性生活的妇女要快许多，寿命也缩短。

由于受封建观念的影响，在老年人的性生活这一问题上，误解历来颇多，包括老年人自己、子女等在内，在心理上给老年人造成很大的压力。

老年人对性生活的要求个体差异很大，同时受很多因素的影响。概括地说，老年人的性生活，应掌握以下原则：

1. 勿强忍　老年人有性欲和性生活，是正常生理现象。

2. 不强求　老年妇女由于体质不同，环境的差异，或有病在身，当性欲低下或暂无性要求时，男方不可强求与之交合。

3. 精神专一　在性活动中，性爱是情爱的延伸，任何精神刺激，或注意力的转移，均会影响性生活的正常进行。所以在性生活中，尽量不想与性生活无关的事情，更不能谈论不愉快的事情。

4. 勿突然中断　性生活有其自然的周期，由兴奋期-持续期-高潮期-消退期组成。若多次突然中断性生活，可导致性欲减退，或产生性厌恶。

5. 细心品味　许多长寿老人在谈到老年人的性生活时，其中一个共同点就是：老年人性生活频度明显减少，且持续时间及兴奋度亦减弱，男子射精力下降，女子性高潮亦较少出现。因而，若性交前辅以较长时间的爱抚和准备，或使用少量的阴道润滑剂，以预防性交痛的发生，以提高性交的快感。许多老年人在细心体验，得出一个重要结论，即情爱胜于性爱，尽管不少老年人的性生活反应不似年轻时强烈，但感情上的交流不亚于年轻时。

四、性生活禁忌

和谐的性生活需要有一定的环境氛围及良好的心态和身体条件。在上述条件不适宜时，不宜交合。如《景岳全书·妇人规》中所说："如寝室交合之所，亦最当知宜忌"。有下列情况时，不宜进行性生活。

1. 酒醉饭饱后不宜　古人对酒后入房的危害论述最多，认为酒性大热，一方面能灼耗人体的精、血、脂、髓；另一方面又能煽动性欲之火，促使性欲亢进，双耗精血，促人寿命，是早衰的根由。《素问·上古天真论》曰："以酒为浆，以妄为常，以欲竭其精，以耗散其真，……故半百而衰也。"对于女性而言，《素问·腹中论》中说明："若醉入房中，气竭肝伤，故月事衰少不来也"。《医心方》引《养生要集》则谓："交接尤禁醉饱，醉而交接，或致恶创，或致上气。"明代龚廷贤曰："大醉入房，气竭伤肝……女子则月事衰微，恶血淹留，生恶疮。"《随息居饮食谱》言："烧酒，性烈火热……孕妇饮之，能消胎气。"李鹏飞所著《三元参赞延寿书》云："饱食过度，房室劳损，血气流溢。渗入大肠，时便清血，腹痛，病名肠癖。"饱食后行房，不仅影响消化功能，还会影响下一代的健康。

因此，前人总结："已醉勿房，已房勿醉；已饱勿房，已房勿饱"，对房事具有指导意义。因为酒"大热，有毒"，且能乱性，还可影响卵子和精子的发育以及受精卵的质量，不符合优生优育原则。醉酒同房后出生的胎儿可能会有先天缺陷，甚至畸形、痴呆等。某研究的 162 例唐氏综合征患者中，父母有吸烟饮酒史 57 例占 35.1%。另一调查结果显示，孕期饮酒（每周≥1 次，每次饮酒量相当于纯乙醇≥30ml）出生的病残儿童比例明显高于对照组（$P<0.05$）。

2. 情绪不良时不宜　过喜盛怒、大悲忧伤等过度强烈的精神刺激之后不宜房事。盖因七情过极，气血逆乱，勉强交合，易损伤脏气，或诱发痈疽。《诸病源候论》曾指出：夫妇争吵之后，气愤的心情未曾平息，此时勉强交合，会使子宫气血闭塞，积聚为病，造成经血漏下或带下黄白如膏。《三元参赞延寿书》曰："恐惧中入房，阴阳偏虚，发原，自汗盗汗，积而成劳。"唐孙思邈也在《千金要方》中说明："大喜大怒，…皆不可合阴阳。人有所怒，气血未定，因而交合，令人发痈疽。"

3. 过度疲劳时不宜　过度劳倦，气血俱伤，性欲低下，强力交合，易损伤脾肾、冲任，导致崩漏、带下，或发为五劳虚损。古籍中"强力"所指多为性交频繁、劳累过度、汗出过多等体力消耗过大之类情况。《黄帝内经》论证了强力入房的病理："因而强力，肾气乃伤，高骨乃坏。"王冰注上引文曰："强力入房则精耗，精耗则肾伤，肾伤则髓气内枯，腰痛不能俯仰。"如《医心方》引《玉房秘诀》云："劳倦重担，志气未安，以合阴阳，筋腰若痛；以是生子，子必夭残。"《遵生八笺》则告诫说："勿远行疲乏入房"，《三元参赞延寿书》也说"强勉房劳者，成精极。体瘦尪羸，惊悸梦泄，遗沥便浊，阴萎，小腹里急，面黑耳聋"。性医学专著《十问》对因劳累而致性功能丧失者，指出应通过消除顾虑，加强营养，锻炼身体来恢复。

4. 病中及大病初愈时不宜　大病初愈，阴血津液耗损未复，如不节房事，易使旧病复发。唐代王焘在《外台秘要》中告诫女性"中间病未可，必不得近丈夫"；《千金要方》指出，疾病期间或疾病初愈时，"余劳则可，女劳则死"，极其强调带病同房的危害。而大病后元气犹弱，应节欲保精，禁房事。此时若行房事伤其肾气，损其肾精，病遂乘虚复发。古人有"房劳复"、"女劳复"、"阴阳易"，并认为因此而复发的病较前更重，不易治愈。《伤寒总病论》说："新瘥后精髓枯燥，切不可为房事，犯房事劳复必死。"《伤寒指掌》也指出："病后气阴两虚，早犯房事，真元大伤，而复着外邪，邪入下焦阴分，销烁阴精，为病极重。"《三元参赞延寿书》中也有"金疮未痊而交，动于血气，令疮败坏"、"赤目（按：即红眼病）当忌房事，免内障"之类的论述。

5. 月经期不宜　《诸病源候论》明确指出："若鲜血未尽而合阴阳，即令妇人血脉挛急，小腹重急支满……经牢恶血不除，月水不时，或月前或月后，因生积聚，如怀胎状。"《千金要方》也说："月事未绝而与交合，令人成病。"宋代《陈素庵妇科补解·经行入房方论》进一步指出："经正行而男女交合，败血不出，精射胞门，精与血搏，入于任脉，留于胞中，轻则血沥不止，阴络伤则血内溢。重则瘀血积聚，少腹硬起作痛，小便频涩。

痛似伏梁,甚则厥气上冲,奔窜胸膈,病似癫状、终生不愈,皆由经行合房所致。"并指出"或年少经经行交合,中年发病"。《妇科玉尺》又引万全言:"或血未行而妄合以动其血,或经未断而即合,冲任内伤,血海不固、为崩为漏,有一月再行者矣。"

现代医学认为,月经期妇女的身体抵抗力往往比平时低,子宫内膜此时又形成创面,子宫颈口松弛,此时性交难免会将细菌带入女性生殖道,有可能发生子宫内膜感染,甚至蔓延至盆腔;同时,经期性生活时,诱发泌尿系感染的机会也会增加,细菌混杂在经血、白带、精液或尿液中,逆行侵犯尿道后,便出现尿频、尿急、尿痛或尿血等现象。其次,行经时子宫内膜广泛充血,如果发生性行为,加上性生活的刺激冲动带来的一系列神经反射,会引起子宫不同程度的收缩,更加重了性器官的充血,月经会变得不规则,表现为经血量增多,月经延长或月经滴沥不尽,还会加重经期的不适现象,例如烦躁不安、乳房肿痛、腰酸等。此外在经期受内分泌的影响,大脑兴奋性降低,常伴有轻度疲倦、郁闷或烦躁的情绪,一般女性在此期间也不愿性交。即使性交,由于情绪影响,往往不易得到快感,时间长了,也是引起女子性冷淡的原因之一。经期性交,对男性身体也有不良影响,可发生尿道刺激症状,这是月经分泌物进入男性尿道所致。

6. 气候剧变时不宜 古人认为:"当避大寒大热、大风大雨,日月蚀、地动雷电,此天忌也。"《素女经》中提到的"合阴阳"、"避九殃",也是指的此类禁事。其言曰:"人之始生,本在于胎合阴阳也。夫合阴阳之时,必避九殃。九殃者,日中之子,生则殴逆,一也;夜半之子,天地闭塞,不瘖则聋盲,二也;日蚀之子,体戚毁伤,三也;雷电之子,天怒兴威,必易服狂,四也;月蚀之子,与母俱凶,五也;虹蝗之子,若作不祥,六也;冬夏日至之子,生害父母,七也;弦望之子,必为乱兵风盲,八也;醉饱之子,必为病癫疽痔有疮,九也。"

7. 忍小便时不宜 梁代陶弘景《养性延命录》云:"欲小便忍之以交接,令人得淋病,或小便难,茎中痛,小腹强。"《三元参赞延寿书》也认为:"……忍小便入房者,得淋,茎中痛,面失血色,或致胞转,脐下急痛死。"

(郭志强 刘艳霞 胡 翔)

参 考 文 献

1. 王雯,李晓丽.婚姻质量对人身心健康与工作质量的影响.中国性科学 2008,17 (4):16.

2. 濮宁镇.离退休知识分子生死观调查分析与心理卫生保健.中国初级卫生保健,2001,15 (12):59.

3. 周财亮,朱伟,苏东梅.员工工作倦怠现状及其影响因素调查.郑州大学学报(医学版),2007,42 (6):372.

4. 刘健,王成瑜,马金亭.苏州市 219 例已婚妇女性行为的初步调查.实用妇产科杂志,1994,10 (3):135-136.

5. 范利军,李卓珍,吴美琼.已婚妇女性爱艺术与性高潮的关系研究.中国性科学,2005,14 (5):29.

6. 何展鹏,于永纲,陈云鹏,等.104 名已婚妇女性心理和性行为调查.中国心理卫生杂志,1991,5 (3):128.

7. 何家操,朱嘉铭.3340 例已婚育龄妇女性生活频数现况调查及影响因素初探.性学,1996,5 (4):3.

8. 陈锡宽,高尔生,武俊青,等.中国已婚育龄妇女性生活频度及其影响因素分析复旦学报(医学科学版).2001,28 (6):529-530.

9. 刘云，胡丽娜，张唯力，等 . 孕期妇女性观念和性生活状况的调查分析 . 重庆医科大学学报，2005，30（2）：273.

10. 何智坚，吴美琼，范利军 . 职业妇女围生期性行为调查 . 中国性科学，2005，14（7）：3.

11. 夏丽，郭跃贞，周麟 . 太原地区唐氏综合征遗传因素分析及优生对策探讨 . 中华临床医学研究杂志，2006，12（23）：3248.

12. 刘风云，颜世义，尹迎春 . 孕期行为与病残儿发生的相关性 . 中国临床康复，2005，9（35）：6-7.

第八节　妇产科疾病的调护与康复

调护也是医疗活动的重要组成部分，"三分医疗，七分护理"充分揭示和肯定了调护的重要意义。正确的护理是杜绝疾病复发和促进机体康复的重要环节，调护得当能协助治疗，充分发挥药效，调和失当常导致病情反复难愈，机体久不康复。《珍本医书集成·伤寒括要》说："劳复，大病新瘥，最忌思虑劳神，多言耗气，梳浴行动，则因劳发热，病复发初。"可见调护在疾病康复中的重要性。

在古代长期的医疗实践中，中医学积累了丰富的调护知识。中医古籍中有"待疾"、"将养"、"调养"、"摄养"、"守护"、"服药宜忌"、"饮食宜忌"、"劳复"、"食复"等记载。调护方法包括精神调护，生活起居调摄，饮食调养、服药调护、瘥后调养等。近年来中医护理已成为一门独立的学科，广泛应用于临床，大大丰富了调护内容。

妇产科疾病的调护内容包括经、带、孕、产、杂病等各类疾病过程中的调理和护理，本节按调护方法、辨证施护、适应病症及康复进行归类，分别阐述妇产科疾病过程中的情志调护与康复、起居生活调护与康复、饮食调护与康复，病后的调护与康复、出血证的调护与康复等。

一、情志调护与康复

调情志常用于七情过极、肝郁不疏、气血失调、气滞血瘀引起的多种妇产科疾病。如月经不调、闭经、痛经、月经前后诸证、妊娠腹痛、脏躁、不孕症、癥瘕等。

妇女的情绪变化复杂，易见忧思郁怒，多愁善感，又不易解脱。正如《校注妇人良方》所说："女子郁怒倍于男子。"古代医家不惟重药疗，尤重疗人之心，认为不知疗人之心，犹舍本逐末，不穷其源而攻其流，欲求疾愈，安得可乎。《医学切要全集·论补法》说："药补不如食补，食补不如精补，精补不如神补，节饮食，习精神，用药得宜，病有不痊焉寡者也。"情志调护是妇产科疾病最常用的方法。

情志变化与内分泌失调有密切关系，据现代医学家对肝郁证的研究证明，肝气郁滞、肝郁血瘀的患者，孕激素降低，雌激素升高，雌激素/孕激素（E/P）的比值升高。故可以通过调节情志的方法使患者去掉一切忧思郁虑，舒畅心情，乐观则肝气调达，疏泄正常，气血畅通，脏腑和顺而达到调节内分泌功能的目的。

情志调护方法颇多，常用的有音乐感、开心怡神、静养、语言开导、以情胜情、移情变气等。

（一）音乐感受

音乐可以分散患者的注意力，排除忧患，放松身心，驱散疲劳。使用音乐感受来治病在我国已有较长的历史，如明代《理瀹骈文·续增略言》说："七情之为病，看花解闷，听曲消愁，有胜于服药者也"。又如《棣香斋丛书·待疾要语》说："病时烦躁，急难解释，惟弦索之声可与悦耳，可以引睡……也驰病之一助也。"采用音乐感受法时，应使患者处于一种幽静、舒适、空气清新、无忧无虑之环境中，从而达到心理的自我调节。即《素问·上古天真论》所说："恬淡虚无，真气从之，精神内守，病安从来。"国外有学者认为，听半小时音乐其效应相当于服 10mg 镇静剂。临床研究证明，音乐可以通过心理调整而改善情绪，减轻焦虑症状，提高情绪的稳定性，从而避免了各种应急状态对人体的损伤。其信息刺激大脑边缘系统，促使边缘系统调节人的情绪活动，往往产生感情上的共鸣，引起情绪反应。改变交感神经或迷走神经的紧张度，从而使心血管、呼吸、胃肠等系统功能产生变化。有学者报道，适宜的音乐可以使人体交感神经系统活动减少，副交感神经活动增强，从而在应激状态下使患者呼吸平稳，血压、心率稳定，有助于各项操作的顺利进行，并可通过影响内啡肽等物质的释放而达到镇静、催眠的作用。现音乐疗法已用于妇产科疾病中的各种痛证，经前后诸症、脏躁、人流术及手术的镇静等。

（二）开心悦神

高兴喜悦，心旷神怡，能使人体全身肌肉放松，神经血管松弛，脏腑安和，使人体进入一种生机兴奋旺盛，气血运行自然的境界。对疾病的康复大有助益，俗有"一笑治百病"之说。心藏神，其志之喜，表现在外为笑，喜则气散，能化气散结，舒肝解郁；心主血脉，喜能推动气血运行，使血脉流通。有研究认为"笑能使人体内的膈、心、肺、肝脏得到不同程度的锻炼，笑能加速血液循环，增强心搏动，使肺部扩张，清除呼吸系统异物，促进新陈代谢，促进肠蠕动，可解除紧张、忧郁、烦恼的心理状态及疼痛"。此法常用于妇产科手术后患者的心理状态调护，或用于解除术前紧张，忧郁情绪，或妇产科多种痛证。

（三）静养

静养是指环境幽静，身心安宁，心静神藏，使气息调匀的养病方法。《黄帝内经》说："动则生阳，静则生阴。"静养可益阴养血，减少阴气耗散，潜镇浮散之阳气。调护方法首先是加强自身调护。古人主张患者须自克，不可愤怒、忧愁、悲伤，无劳神思，无妄想，无杂言，节喜怒，戒骄躁；病中须意志坚强，凡遇不顺之事宜自加忍耐。病情重者宜静养卧养神，心中只存"乐"事，使之元气归复。病缠绵者可静坐观空，远眺山景。家室应和睦无不快之事。医护人员须勤快轻巧耐心，避免各种对患者会有不良刺激的语言和行为，做到"见彼苦恼，若己有之"，才能帮助患者排遣情思，改易心志，以转移或分散患者对疾病的注意力，消除造成不良刺激的原因。患者久坐多言劳倦，故探视不宜过长，不得谈论是非。努力为患者创造一个幽静、舒适的环境，室内要凉爽通风，窗明几净。

保证充足的睡眠。常言道："不觅仙方觅睡方。"心主血脉，人卧则心气潜藏，血归于肝，血行缓慢，故睡眠能降低气血耗损，助正抗邪；睡眠能使人忘却一切烦恼。此法可用于崩漏、产科出血证、子痫、子肿、子烦、产后发热、妇产科手术前准备等患者的调护。促进睡眠可用音乐诱导、气功引睡或按摩神门、内关、三阴交等方法。

（四）语言开导

语言开导是使用针对性的语言作耐心细微的心理疏导工作，达到舒肝解郁的目的。它关系到语言学、文学、心理学、医学等多学科知识的综合应用。早在春秋战国时期就提出用说教来治病，如《黄帝内经》说："言，百代宗之，是无形之药也。"采用开导治病也应因病而宜。患者或因受凌辱，或因妄想不断，所愿未遂，或因忧悲过度成疾，病中又不能解脱，以致精神抑郁，神志不安，气血紊乱加重病情或久不康复。心生之病常有难言之隐，开导者应与患者促膝谈心，首先获得其信任，方能畅言其隐私，这是有效开导的前提。

（五）以情胜情

《医方考》："情志过激，须以情胜。"此方法即应用五行生克制化的道理以情胜情。《素问·阴阳应象大论》说："人有五脏化五气，以生怒、喜、悲、忧、恐。"又说："怒伤肝，悲胜怒……喜伤心；恐胜喜……恐伤肾，思胜恐。"就是说，一种情志致病可用另一种情志来克制它。这种治疗方法在古代不乏例证。如范进中举因高兴太过致狂，其丈胡屠夫打他一耳光，范进突然惊醒而病愈。此为恐胜喜；华佗用怒胜思的方法治愈一太守的病；有些患不孕症的妇女，常心怀抑郁，忧伤不已，当她领养一子女后，心中高兴，很快就受孕，此乃喜胜忧的调护方法。张子和在《儒门事亲》中概括其以情胜情的调护方法说："悲可以制怒，心怆恻苦楚之言感之；喜可以胜悲，以虐狎之言娱之；恐可以治喜，以恐惧死亡之言怖之；怒可以治思，以污辱欺用之言触之；思可以治恐，以虑彼志此之言夺之。"

（六）移情变气

所谓移情变气者就是移易患者的精神，变改精气，增强正气，抗御邪气的方法。《素问·移精变气论》指出："古人治病，不用汤药，不劳砭石，惟用移精变气，可祝而已。"临床上可采用声像、音乐、歌舞、说教、针灸、暗示或改变环境等方法来转移患者的精神，分散其注意力以达到治病的目的。即移易精神，变化脏气，排遣情思，改易心志，以转移或分散患者对疾病的注意力，或给予患者以良性暗示，使其情感从某种纠葛中摆脱出来。如清代名医吴师机在《理瀹骈文》中所说："七情之病也，看花解闷，听曲消愁，有胜于服药者矣。"《续名医类案》指出："矢志不遂之病，非派遣性情不可"，"虑投其好以移之"。常用于痛觉的转移和心理因素诱发的妇产科疾病。妇产科手术前的紧张恐惧、痛经、产后腹痛、脏躁、月经前后诸症、绝经前后诸证等凡与精神意识有关系的情况和病变时，均可采用此法。今年来使用针灸麻醉行妇产科手术转移痛点。美国有学者提出一种新的镇痛技术，即手术或治疗时让患者戴上耳机聆听激情优美的音乐可以使患者完全忘记疼痛。

二、生活起居调护与康复

生活起居调护常用于寒温失调、劳逸失度、房事不节所引起的妇产科疾病，如痛经、闭经、崩漏、漏胎、堕胎、带下病、阴痒、阴挺、产后恶露不绝、产后发热等。

（一）适寒温

寒温十条对妇女的精、带、胎、产、杂病等疾病的发生、发展、变化都有十分明显的影响。《女科经论》引王子亨之言曰："寒温乖适，经脉则虚，如有风冷，虚则乘之。邪搏于血，或寒或温，寒则血结，温则血消，故月经乍多乍少，为不调也。"

调护的方法为谨守病机，寒者热之，热者寒之。如因感受寒邪而导致痛经、闭经、月经过少、妊娠腹痛、癥瘕等，调护宜温，以厚衣、热食、温床、暖室调护之。尤须暖护下腹部，因这类患者均有下腹部喜热畏寒的现象。据现代中医综合研究证明，此类患者盆腔深温比正常人低 $0.7\sim1.5℃$。可使用温针、艾灸、热敷、热药熨下腹部。选用附子、干姜、小茴香、艾叶、细辛、桂枝、吴茱萸等温热药炒热布包热熨下腹部或病灶，可温散寒邪。忌食生冷瓜果和冷饮。如因血热引起月经过多、崩漏、漏胎、湿热带下、产后发热、产后恶漏不绝等，调护宜凉爽通风，衣被宜薄，饮食宜淡，多食新鲜水果、蔬菜，多喝水，忌食辛燥之品，忌触冒高温。热盛者可用冷敷、针刺解热。必须注意在应用寒凉调护时不能使下腹部受寒。

（二）劳逸适度

"动则生阳"，活动时气血运行加快，阳气外彰，增强脏腑经络的功能，是保障女性健康必不可少的因素。同时消耗气血，但过劳则过度消耗气血使机体抗病力减弱，邪气易入。《素问·宣明五气篇》说："五劳所伤，久视伤血，久卧伤气，久坐伤肉，久立伤骨，久行伤筋"，过度劳倦与内伤密切相关。适当休息也是生理的需要，它是消除疲劳、恢复体力和精力，调节身心必不可缺的方法。"静则生阴"，静卧休息，血行减慢，气血消耗降低，可使阴血渐生，阳气内潜，机体凉爽，正气渐旺，抗病力增强以助药力，合理休息是增强机体免疫能力的重要手段。现代实验证明，疲劳能降低生物的抗病能力，易于受到病菌的侵袭。但过逸又可致气血运行不畅。

对崩漏、月经过多、漏胎、堕胎、癥瘕出血、产后流血过多、阴挺等，属气血虚弱或肝肾亏虚者，宜以休息为主，以保养元气，助正抗邪，提高药效。休息方式，须根据病情而定。《叶氏女科证治》云："于未产之前，亦须常为运动，庶使气血流畅"，若属漏胎、滑胎、崩漏、产后流血、产后发热，宜绝对休息；若为产后恶露不下、不绝、产后腹痛、湿热带下、癥瘕出血、输卵管妊娠破裂等，须采取半卧休息，仰面屈膝竖足，褥作背靠，有利于分泌物排出，减少毒素吸收，并有利于盆腔渗出液局限，避免炎症扩散；若为孕痈腹痛、右侧附件炎、右侧输卵管妊娠，则宜取左侧卧位，避免子宫对下腔静脉及病灶压迫；若患妊娠病或久病不起者，睡时宜两边换睡，以利于气血流通，胎儿活动便利，又可避免压疮；若妇产科出血证流血过多，有休克危象者，宜取仰头低足高位，头低15°，足高30°为宜。以增加脑血流量；病属子肿、经行水肿、绝经前后水肿，宜取两足抬高位；若病子痫、产后羊水栓塞、产后痉病，症见胸满气急、牙关紧闭、痰声漉漉，宜取侧卧头低位，以利口腔、气管内的痰液排出；若属痛证宜取随意体位以舒适为宜。

对于痛经、闭经、月经过少、妊娠腹痛、产后头痛、身痛、癥瘕等属于气滞血瘀或寒湿阻滞经脉不通之实证者，或气血虚弱病情较轻者，均宜适当活动，小役其身，使其阳气外彰、气血流通。可采取散步、太极拳、气功、体操，适当的劳动和锻炼等，可促进血液循环，加快瘀血吸收。

（三）节房事

古云："房中之事能杀，能生人"，就像水能载舟，亦能覆舟一样，从而悟出"合男女必有则"的交接之道，顺之者延年益寿，逆之者早衰早夭。平人节欲能强精延寿，患者节欲能蓄精抗邪。凡先天禀赋不足或久病损伤，肾气亏虚，精血不足导致的闭经、月经过少、崩漏、绝经前后诸症、带下、胎漏、不孕症等之患者，都须节房事。若不惜病体，恣情纵欲，强使阴精外泄，将使已亏之肾愈亏，无不使病情加重或久不康复。房事不洁则湿热邪毒直入冲任胞宫。若因虚而病者则虚中夹实，病实证者则实者愈实。

患月经过多、经期延长、崩漏者，因血室常开，气血耗伤，机体抵抗力减弱，若行房事，邪气易直入冲任、胞宫加重月经病。故上述月经病患者须禁房事。

妊娠期房事生活易致流产，尤在怀孕3个月以前和7个月以后房事引起的流产率更高。故凡患妊娠腹痛、漏胎、胎动不安、妊娠恶阻及其他属于气血虚弱的妊娠疾病者均须禁房事。

产后气血耗伤，百脉空虚，营卫失调，抗病力低下，最易受邪，此期禁房事最为紧要。孙思邈主张产后满百日乃可合会，患者尤须分房独宿。

三、饮食调护与康复

《素问·脏气法时论》说："毒药攻邪，五谷为养，五果为助，五畜为益，五菜为充，气味合而服之，以补精益气。此五者，有辛、甘、酸、苦、咸，各有所利，或散或收，或缓或急，或坚或软，四时五脏，病随无味所宜也。"治病不仅依靠药力，饮食调护得当则能助药抗邪。中药多取之植物和动物，其中许多是食品，如姜、桂、枣、葱、蒜、豉、艾、椒、茴、薏苡仁、山药、百合、葛根、杏子、鸡子黄、赤小豆、芡实、莲子、扁豆、羊肉、猪肤等，既是食物也是药品，故云"药食同源"。张仲景《金匮要略·禽兽鱼虫禁忌并治》告诫医者说"凡饮食滋味以养于生，食之有妨，反能为害，须知切忌者也。所食之味，有与病情相宜，有与身为害，故得其宜则益体，害则成疾，以此致危，例皆难疗。"医者应当根据病情辨证施食，寒者热之，热者寒之，虚者补之，实者泻之，留者攻之；同时应注意患者因病本身受到损害，抗病力下降，故在疾病过程中须加强营养。

患血热引起的经、带、孕、产、杂病诸疾时，饮食宜清淡、凉润，宜多进食青菜、萝卜、黄瓜、苦瓜、丝瓜、芹菜、蕹菜、藕片、藕粉、冬葵、番茄、银耳、黑木耳、甲鱼、淡菜、鳝鱼、乌贼、瘦肉、鸭、莲子，及西瓜、梨、柚、柿子、广柑等凉性水果，多饮水浆；忌食辛辣温燥动火之食品，如烟、酒、葱、姜、蒜、椒、大枣、胡桃、荔枝、桂圆及各种煎炒油炸火爆烟熏之类，避免伤阴助火动血；少食肥甘厚腻之品，以免助热留邪。

患血为寒凝，经脉阻滞不通导致的各种妇产科疾病时，宜食辛温行散的食物，如少呷白酒，食红糖、醪糟、姜、葱、蒜、薤白、韭菜、辣椒、胡椒、大枣、桂圆、红橘、胡桃、山楂、牛、羊、犬肉等，忌食冰浆瓜果生冷滋腻之品及一切酸涩之物如醋、梅、李、杏等。

患七情伤肝，肝郁气滞所致的月经不调、痛经、闭经、妊娠腹痛、产后恶露不下、癥瘕等病时，宜多食辛香行气之物，如红橘、柚、橙、佛手、薤、姜、葱、蒜等，忌食豆类如大豆、蚕豆、黄豆及豆类制品等产气滞膈之物。

气血虚弱，冲任血海空虚引起月经过少、痛经、闭经、妊娠腹痛、产后腹痛、恶露不下、缺乳、产后血晕者及妇产科手术后，宜多食健脾生血滋补的食物，如鸡、鸭、鱼、瘦肉、蛋类、红枣、赤豆、红花生、龙眼肉、山药、莲子、乳类，多食当归生姜羊肉汤、莲米山药粥、三红汤（红枣、红豆、红花生）以健脾益血，多食新鲜蔬菜水果，忌食生冷。

《素问·阴阳应象大论》说："形不足者，温之以气；精不足者，补之以味。"调补冲任、精血之不足，常用味厚之品尤其取之于动物的"血肉有情之品"，如鹿茸、龟甲、鲍鱼、鲤鱼、猪蹄等。肝肾亏虚，精血不足而致闭经、月经过少、痛经、崩漏、产后头痛、腰膝酸软、痿弱无力、足跟痛、不孕症等病者，宜多食乌鸡、甲鱼、乌龟、墨鱼、桂圆肉、黑木耳、银耳、胡桃肉、蜂蜜、黑芝麻、瘦肉、淡菜，多食新鲜蔬菜、水果、水果如梨、藕、甘蔗汁、香蕉等。忌食辛辣煎炒动火的食品。

脾胃阳虚，健运失常，水湿停聚所致的子肿、经行水肿、泄泻、绝经前后水肿、泄泻、带下等病者，宜多食健脾利湿的食物，如薏仁、胡桃、大枣、荔枝、桂圆、牛肉、羊肉、冬瓜、萝卜、赤豆等，忌生冷浆瓜果等和滋腻伤脾之物，《备急千金要方》用鲤鱼汤治疗胎水肿满。水肿者应控制食盐摄入量，每日只能摄入 1g 左右，忌食腌腊制品及海产类如紫菜、牡蛎、海藻、带鱼等，并控制饮水量。

除辨证施食外，尚须根据患者的生活习惯、喜好进行权变。《灵枢·师传》说："入国问俗，入加问讳，上堂问礼，临患者问所便。"若患者所思之物与病情相反，也宜少少与之，此乃患者胃气所需，若不与则逆其胃气，反不能进食。正如《珍求集成·十四册》说："饮食不妨任所欲，或咸淡不宜据，纵然适口莫浪食，只吃八成便足矣。"可用于妊娠恶阻的饮食调护。

四、病后的调护与康复

病后调护是机体得到根本康复的关键，它包括体质、体形的康复，月经生理的康复，生殖器官和生殖功能的康复。妇产科疾病经治后，病虽去而因久病气血阴阳内损，形体消瘦，或因正气不足邪气稽留，形成痼疾、癥瘕积聚；或因分娩创伤形成阴挺下脱、尿瘘；或因受伤导致生殖器官缺损，以致月经生理及生殖功能异常，引起闭经、崩漏、不孕症等；或因妊娠哺乳引起妇女体形变化等，均可通过调护逐渐康复。

调护方法：综合性、长期性与辨病辨证相结合。若因病后气血虚弱形体消瘦者，应加强饮食调护，多食高蛋白滋补食物，注意锻炼身体，增强体质，调情志，适寒温。若因正气不足，邪气稽留者，调护宜助正祛邪，除加强饮食营养外，更须注意精神恬愉，适当的体育锻炼，配以针灸、按摩、热敷、热熨、气功等以利气血流通，促进炎症或包块吸收。若因久病肾虚而致月经生理或生殖功能异常者，应适当节制房事，防止七情过极，多食补益肝肾的食物，起居生活应避免风寒湿邪侵袭，常须暖护下腹部。若产后形体肥胖、子宫脱垂，可以配合产后体操，如腹肌运动及盆底肌、提肛肌运动，进扎腹带，按摩下腹，缩肛缩阴道等运动。若疾病初愈，气血虚弱，营卫失调，邪气易入，须慎起居，防六淫，调七情，戒恼怒、忧思、抑郁，尤须加强饮食营养。

五、出血证的调护与康复

妇女患月经过多、崩漏、产后出血、癥瘕出血、流产、小产失血、前置胎盘、胎盘早剥、葡萄胎、输卵管妊娠破裂等出血证，常因出血过多导致气血虚弱，肌体失养，脏腑失和，严重者发生厥脱危候。

出血期间，若感受热邪或饮食辛辣炙烤，热伏冲任，迫血妄行，加重血证者，饮食宜清淡滋润，多食蔬菜水果，忌食辛辣炙烤、烟酒助热之品，居处宜凉爽通风，避暑热邪气侵袭。若七情过极，怒动肝火，五志之火内生，血海沸腾，损伤络脉，加重血证者，须做好情志调护，进行耐心细微的开导工作，劝告患者自克，戒恼怒闭目静心调养，常宜睡以平息志火。若体质素弱，脾肾气虚，血失统藏者，宜补养脾肾，多食滋补饮食或药膳，清心寡欲，绝禁房事。各种出血证均须加强饮食营养。活动性出血时，应绝对卧床休息。

对于妇产科出血证应当随时注意发现休克危象。观察患者的体温、呼吸、脉搏、血压等的变化；观察表情是否淡漠或烦躁不安或反应迟钝，意识是否模糊；观察额头是否汗出而黏；观察面色、唇色是否苍白或发绀；观察皮肤弹性是否正常；观察指甲床是否出现灰白或青紫；观察手足背静脉是否塌陷；观察心率的变化，以了解缺氧和休克的程度。一旦出现休克，须即时抢救。

服药期间应注意观察出血的量、色、质、气味的变化，以辨别病情的进退情况。如出血量渐减而瘀块增多者，多为使用收涩止血药过量；若药后血质由稠转稀薄，量渐减少，此属热势之退，出血将止；若药后血质由稠转薄而量渐增者，此乃正气损伤，血失统摄；若气味由秽臭变为难闻，多属血热化毒；若为瘀血引起的出血证，服活血化瘀药后，观察到局部有不定位的针刺样疼痛，此为瘀血渐化，血液吸收过程的现象。

（陈松慧　曹俊岩）

第二篇 疾病篇

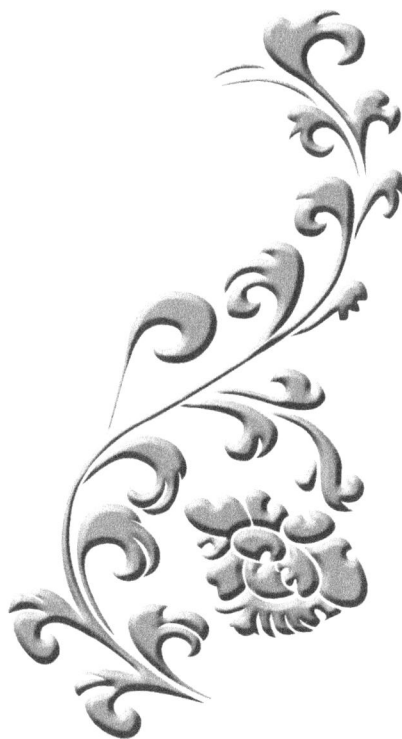

月 经 病

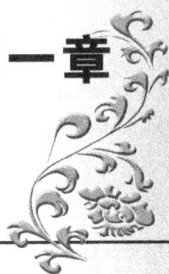

第一节 月 经 先 期

月经周期提前7天以上，甚则10余日一行，连续2个周期以上者，称月经先期。又称"经行先期"、"经水先期"、"月经提前"、"月经超前"、"经早"、"经水不及期"等。

早在《金匮要略·妇人杂病脉证并治》中即有"经一月再见"的录载，仲景主以调营血破瘀滞的土瓜根散治之，开创了论治月经先期之先河。而"先期"之名，则首见于宋代陈自明撰著的《妇人大全良方》，并率先提出："阳太过则先期而至"的病机认识（《调经门·王子亨方论》）。《普济本事方》在此基础上进一步阐述"阳气乘阴则血流散溢……故令乍多而在月前"。后世医家亦多宗"先期属热"之说，如元代朱丹溪有"经水不及期而来者，血热也"的见解，赵养葵亦有"经水如不及期而来者有火也"之论。奠立了本病"血热"的病因病机观。

明代医家对本病的认识有了长足的进步，《万氏女科》率先将"不及期而先行"、"经过期后行"、"一月而经再行"、"数月而经一行"等划分成不同病证逐一论治，突破了既往将月经先期、月经后期、月经先后无定期、经期延长、月经过少合称"月经不调"的惯例，有利于对各病证进行细微、深入的研讨。《景岳全书》不仅明确划分"血热有火者"、"微火阴虚而经早者"等血热虚实之异，同时提出了"矧亦有无火而先期者"、"若脉证无火而经早不及期者，乃其心脾气虚，不能固摄而然"的气虚不摄病机，从而形成了月经先期"血热"、"气虚"的主体病因病机说。

《证治准绳·女科》云："经不及期有瘀血者矣……欲知瘀血有尤，须以小腹满痛与不满痛别之"，《傅青主女科》云："夫同是先期而来，何以分虚实之异？……先期者火气之冲，多寡者水气之验。故先期而来多者，火热而水有余也；先期而来少者，火热而水不足也"。其所指出凡血热者辅以量之多少辨虚实的经验之论，均可资辨证参考。

西医妇科学所称黄体功能不健（LPD），因卵巢黄体分泌孕酮不足，黄体期短而出现月经周期提前的临床证候，中医妇科学可归属月经先期论治。

西医妇科学认为，有排卵型功血中黄体功能不足，是一种由多因素引起的症证，其发病机制主要有三个方面：①卵泡发育不良，常由于卵泡期颗粒细胞数量和功能分化缺陷，特别是颗粒细胞膜上LH受体缺陷，引起排卵后颗粒细胞黄素化不良及分泌孕酮量不足。卵泡发育不良多发生在垂体FSH分泌不足的周期。②LH排卵峰分泌不足，卵泡成熟时LH排卵峰的作用，除触发排卵，还促进卵泡膜和颗粒细胞黄素化及黄体形成。LH排卵峰分泌不足也见于存在抑制LH排卵峰的因素，如应急性垂体催乳激素的升高，循环中雄激素水平偏高。③LH排卵峰后LH低脉冲缺陷，LB排卵峰后的垂体LH低脉冲缺陷分泌是维持卵泡膜黄体细胞功能的重要机制，若此分泌机制缺陷将导致黄体功能不足。以上任何一个环节缺陷均可引起黄体功能不足而致月经周期短缩。另外，如子宫内膜异位症、流产、输卵管结扎术后，以及药物影响（如枸橼酸氯米芬、已烯雌酚、甲孕酮）、卵巢因素、代谢因素、自主神经功能紊乱、微量元素、免疫因素等。激素治疗是主要方法，但临床疗效不尽如人意。基于此，数年来中医妇科学术界多有学者从临床与实验研究入手，开展对月经先期患者黄体功能的检测、观察，并进行病因病机学和治则的研讨，以期深化对月经先期的认识，提高临床疗效。

基于黄体不健（LPD）疾病，可归属中医妇科学月经先期辨证、辨病的共识，数年来中医妇科学术界先后已有学者从临床与实验研究入手，展开对月经先期患者黄体功能的观察、检测，并进行病因病机学和治则的研讨，以进一步深化对月经先期疾病实质的认识。

尤昭玲等据"舌为心之苗，苔乃胃气所生"这一中医传统理论的提示，进行了女性性周期不同时相中的舌黏膜细胞化学变化的动态研究，发现"舌苔细胞的化学变化随月经周期的变化而变化，与体内激素水平变化同步，同阴道脱落细胞一样，可以反映体内激素水平的变化"，"健康育龄妇女，月经周期中舌苔 LDH（乳酸脱氢酶）、MDH（苹果酸脱氢酶）、G-6-PDH（葡萄糖-6-磷酸脱氢酶）的活性从月经期逐渐上升，至排卵期达到高峰，排卵后逐渐下降，于月经前期达低值"。而"月经先期患者性周期中舌苔细胞 LDH、G-6-PDH 的活性，于月经期后逐渐下降，增生期中期又逐渐回升，至排卵期达高峰，排卵后稍下降而月经前期又有回升的趋势，呈现为 LDH、G-6-PDH 在增生期的滑坡与 MDH 的反抛物线状曲线改变"。研究者认为"这种改变是评价黄体功能不全的重要指标"，而"3种酶在月经先期患者中表现出的变化曲线特征，似可作为月经先期患者舌诊微观化的一个指标"。

如何健全黄体功能，孙宁诠采用补肾为主，辨证分为肾阴虚、肾阳虚、脾肾两虚、肾虚肝郁 4 型，同时借鉴多人根据"天人相应"、"生物钟"等学说进行的大量研究所获月经4 期变化是肾阴肾阳转化的结果这一结论，在补肾为主的基础上，结合中药调整月经周期疗法而论治黄体功能不健。

张华严等对 53 例黄体期功能不足者，采用补肾法治疗三个月经周期，同时观察与检测患者治疗前后血清 FSH、LH、E_2、P（孕激素）、PRL 及 BBT 变化和子宫内膜检查，结果显示"LH、PRL 较治疗前下降（$P<0.05$），P 的水平明显上升（$P<0.01$），内膜时相得到改善"，初步证明"该补肾法使性腺轴趋于正常，卵泡发育得到促进，从而改善了黄体功能"。

北京中医医院、北京市中医研究所则采用疏肝调肝法，选用坤宝Ⅲ号（柴胡、白芍、郁金、橘叶、黄芩、炒栀子、丝瓜络等）治疗黄体功能不健，并通过实验检测，认为该方有显著改善 BBT，降低 PRL，调整 E_2 的作用趋势。

刘敏如在指导博士研究生所进行的黄体不健疾病（LPD）的中医学病机研究中，基于"月经周期之所呈现月经期、经后期、经间期、经前期 4 个时期，乃是肾气消长、气血盈亏变化节律的体现"。其中经间期至经前期处于"冲任血旺气盛，阴生阳动，氤氲精泄，血海充盈"的状态，若此期精血虚少，冲任失养，可发生经、孕诸疾的见解，提出"精血虚少是 LPD 的主要病机，补肾填精是其基本治则"的学术观点，并通过内服"补肾填精"方药进行临床试验。结果表明黄体不健患者治疗后月经周期缩短的临床主症及 BBT 维持天数、排卵前后高低温度差和子宫内膜分泌机能不足现象，均有了较显著改善，血清 P、E_2 含量有一定提高。所进行的动物实验亦发现：该补肾填精方药，能升高实验兔下丘脑去甲肾上腺素水平，降低多巴胺和 5-羟色胺水平，能增加卵巢大卵泡数量，促进子宫腺体及血管增生、增加子宫内膜 ER 数量，并能增加子宫组织 β-EOP 含量。

金季玲在指导研究生刘艳玲进行"温肾助阳"方药（菟丝子、熟地、制何首乌、淫羊藿、山茱肉、鹿角胶、肉苁蓉、山药、制黄精、紫河车、巴戟天）治疗黄体不健的临床试验研究中，设立温肾助阳方药为主配合西药安宫黄体酮 4mg 组，及单用西药安宫黄体酮

4mg组，于体温上升2天始服，日一剂，共10天。组间对照观察，连续治疗三个月经周期。结果表明：在临床总有效率、基础体温改善（采用HPS评分）及P激素分泌的改善方面，中西药结合组与西药对照组，组间差异有显著性（$P<0.05$）。认为中西药结合组具有独特的"整体调整"功效。

杨家林指导博士研究生选用具有清热凉血、滋肾养阴、调经止血作用的清经胶囊（组成：丹皮、黄柏、地骨皮、生地、白芍、枸杞、女贞子、墨旱莲等）进行临床及实验研究。以自然老化大鼠作为模型动物，实验结果显示：清经胶囊能提高阴道上皮角化细胞对雌激素反应阳性率，增加卵巢、子宫指数；调节体内性激素水平使之达到正向平衡；改善卵巢内环境，增加生长卵泡数目、黄体数目、增加卵巢血管数，使管壁变厚，管腔增大，形状规则，调节和维持卵巢生殖功能；能改善子宫内膜腺体、间质分泌，保护内膜正常的组织形态，防止萎缩；降低颗粒细胞Caspase-3含量及分布，抑制生殖器官的细胞凋亡，对颗粒细胞闭锁、黄体细胞退化有保护作用；提高子宫PR、卵巢FSHR含量，提高其对激素的反应性和敏感性。初步佐证清经胶囊对H-P-O-A的多个环节均具有不同程度的有效调节，因而认为其调经作用可能是多层次、多环节、多系统协同综合作用而体现的。临床实验根据国家GCP有关内容要求制定及执行，按照随机对照原则，采用双盲、双仿真、阳性药平行对照法，观察月经先期虚热证患者63例。结果表明：清经胶囊所治疗月经先期黄体期缩短属虚热证患者32例，21例月经完全恢复正常，显效8例，总愈显率90.63%；五心烦热，口干咽燥，大便干结，小便短黄等虚热证候有明显改善，改善愈显率为87.5%，有效率96.85%。相关检测指标提示清经胶囊具有缩短出凝血时间，提高血小板计数，明显延长黄体期天数；不同程度改善BBT，提升黄体期血性激素水平，对子宫内膜分泌期改善至成熟也有一定作用。

可以认为：对黄体不健疾病进行中医学机制及论治的研究，并将之与月经先期病证作有机联系，不仅能丰富发展中医学对月经先期的病机、论治内容，而且有利于本病临床疗效的提高。

【病因病机】 景岳云："血动之由……惟火惟气耳"，经血内动不及期而潮，亦多由气虚和血热所致。然气虚又有体质素弱或饮食失节或劳倦或思虑过度以致脾虚气弱，或青年肾气未充，或绝经前肾气渐衰，或多产房劳损伤或大病久病穷而及肾，肾气不固之异。血热亦有素体阳盛，或过食辛辣燥热之品，或过服、误服辛热暖宫药物，或外感热邪，或抑郁恚怒木火妄动等归属阳盛血热及素体阴虚，或失血伤阴，或精血亏耗，终致阴虚内热之分。此外，尚有经期产后，余血未尽或为寒热所伤或因气郁血滞，瘀血阻滞冲任，新血妄走而见经水先期而潮者。

肾脾为母子之脏，无论肾病及脾或脾病及肾均呈脾肾同病之机；月经提前，常伴经血量多，若此者可继发气随血耗、阴随血伤而变生气虚、阴虚甚或气阴两虚诸候；经血失约也可呈现经水淋漓至期难尽，三者并见有发展为崩漏之虑。

黄体不健所致先期者，基于"健全的黄体功能与卵泡发育状态有关，卵泡充分成熟，适时排卵与黄素化是导致健全黄体功能的重要因素"，"卵泡发育不良是导致LPD的一个重要原因"的见解，和"卵乃女性生殖之精"、"肾藏精主生殖"、"经水出诸肾"等中医学生殖生理认识观，可以认为黄体不健常与肾虚精血不足有关。同时，采用补肾药物调整恢复女性下丘脑-垂体-卵巢-子宫生殖轴的多项研究，也为本观点提供了佐证。

【诊断与鉴别】

一、诊断要点

（一）临床表现

月经提前来潮，周期不足 21 天，且连续出现两个月经周期以上，即可诊断月经先期。

（二）黄体不健所致月经先期临床诊断要点

（1）病史：已婚育龄妇女常见有早期流产或习惯性流产以及不孕史；

（2）基础体温（BBT）双相，但高温相评分（HPS）<5，或 BBT 高温相短于 10 天，并持续 2 个周期以上者；

（3）排卵后 6 天，两次血清孕酮量（P）<10ng/ml；

（4）经前期子宫内膜呈分泌期变化，但与正常月经周期的反应日期相比相差 2 天以上；

（5）黄体期卵巢 B 超显像见黄体表现而有临床症状；

（6）阴道涂片有时可见角化细胞指数偏高，细胞堆积，皱褶不佳。

以上（2）、（3）、（4）、（5）、（6）有两项具备，结合临床，即可诊断。

二、鉴别

1. 经间期出血 如临床表现为"月经"提前，每 10 多天一潮，应注意与经间期出血鉴别。方法是询问、观察患者出血持续时间及出血量。先期者，血量虽多少不定，其出血持续时间多在 3～7 天内。经间期出血常呈现出血时间短，血量偏少；BBT 测定有助于诊断与鉴别。

2. 崩漏 若见周期提前，血量时多时少且出血时间长，又当与崩漏相鉴别。崩漏属月经周期、经期、经量三者同时发生紊乱的月经病证，临床表现为阴道出血量多势急或淋漓不断，连月甚至数月不净，或见停经数月又暴下或淋漓的。

【辨病论治】

一、辨病要点

临床实践中，部分月经先期患者，仅见月经周期提前，余无他证可供中医辨证，病史资料亦难于提供有价值的参考，素体状况未见异常。此时，就应注意把握本病主体病机的普遍性规律，辨病论治，遣方用药。

二、治疗方法

1. 养阴益气汤（《中医妇科治疗学》）

组成：泡参、丹参、地骨皮、白芍、黄柏、麦冬、五味子。

功效：养阴益气，清热凉血。

此方原治月经先期气虚偏热者。因血热所致先期多伴经血量多，且易继发气随血耗，阴随血伤的机变，本方不仅清热凉血，又针对血热的主体病机，用泡参伍麦冬、五味子含生脉散气阴双补之意。方药精当，多面兼顾，是以宜于月经先期无它证可辨者服之。

2. 何子淮验方（《全国名医妇科验方集锦》）

组成：桑叶 15g，生地 15g，地骨皮 15g，槐米 12g，丹皮 10g，玄参 12g，生白芍 12g，炒玉竹 15g，紫草根 15g。

功效：养阴清热凉血。

此方原治月经超前，量多色鲜者。以其具养阴清热凉血，"潜移默夺子宫清凉而血海自固"之功，于血热致月经先期的主要病机相宜，故选用于此。

因黄体不健表现为月经先期者，月经提前是标证，是现象；黄体不健是根本，是本质。只有改善、健全黄体功能，方能治愈疾病。因而结合上述有关健全黄体功能的临床与实验研究成果，"辨病施治"，实为治疗本类型月经先期患者的有效途径之一。

兹举孙宁诠补肾调周法，以资临证参考。

经后期（周期第4～11天），滋肾调气血。基本方用药：女贞子、墨旱莲、当归、丹参、制香附、木香、乌药、泽泻。

经间期（排卵前3天），温阳通络，行气活血。基本方用药：桂枝、肉桂、葛根、红花、当归、丹参、制香附、木香、乌药、泽泻。

经前期（周期第17～28天），滋肾温肾，气血双调。基本方用药：仙灵脾、仙茅、女贞子、墨旱莲、当归、丹参、制香附、木香、乌药、泽泻。

月经期（行经期1～4天），行气活血调经。基本方用药：桃仁、红花、川牛膝、苏梗、当归、丹参、制香附、木香、乌药、泽泻。

每期均辅以随证加减，用于黄体不健。

【辨证论治】

一、辨证要点

本病辨证，首应重视经血的色、质。一般而言，先期而量多，色淡红，质清稀者，属虚；色深红或紫红，质稠黏者，属热，此大概也。在此基础上，又须详查其脉证，若伴神疲乏力、气短懒言、小腹空坠、舌质淡、苔薄白、脉细弱之候，辨为气虚失摄；兼见腰膝酸软、夜尿频多、舌淡、脉沉细者，归属肾虚不固；经血深红或紫红，质稠黏，心烦口渴，大便干结，小便黄热，舌质红，苔黄，脉数者，病因阳盛血热，扰动血海，冲任失固所致；以此类推，逐层分析。同时，患者的病史、产史资料及素体状况，亦是辨证的重要依据之一，如对素性抑郁、忧虑者，当注意是否肝气郁滞或肝郁脾虚；孕产频多或房劳过度所伤者，多属肾虚，即其例也。

二、治疗原则

治疗月经先期，补虚、清热是其常法，而补虚又有健脾益气、补肾固冲之异；清热则首当"察其阴气之虚实"，或清热凉血或滋阴清热；少数因血瘀而致者，当活血化瘀。为调整月经周期使之复常，又须重视经间期调治。基于黄体不健所致月经先期临床并非鲜见的实际情况，诊治月经先期，特别是病史资料中有早期流产、习惯性流产、不孕史的患者，尤须借助相关检查，了解黄体功能，注意辨病与辨证相结合，方为不误。

三、分证论治

（一）血热证

1. 阳盛血热证

（1）临床见证：月经提前，量多或正常，经色深红或紫红，质稠黏，流出时有热感。或伴发热头痛，流浊涕，舌尖红，脉浮；或兼面红唇赤，口渴心烦，小便短黄，大便干结，舌质红，苔黄，脉数或滑数。

（2）辨证依据

1）经色深红或紫红，质稠黏，有热感。

2）面红唇赤，心烦便结，舌红苔黄，脉数。

3）素体阳盛或嗜食辛辣或有常服温热药物史。

（3）治法与方药

治法：清热凉血，止血调经。

1）清经散（《傅青主女科·调经·经水先期》）

组成：丹皮、地骨皮、白芍、熟地、青蒿、茯苓、黄柏。

本方主治月经先期量多者，为清热之剂。方中凉血泻火多用退虚热之品，且佐养阴，意在使热去而阴不伤，血安冲任固则经自调。对于"有余于气，不足于血"之女体又见实热型先期量多，傅氏组方可谓匠心慎密也。

外感热邪为患，加金银花、连翘、桑叶、鱼腥草疏风清热。因偏嗜或药物酿生血热者，配制大黄、知母、竹叶清胃泄热。经血量多，宜去茯苓之渗利，加炒地榆、炒槐花、茜草、马齿苋清热凉血止血。经血质稠而有块，小腹灼热或疼痛不适，为热灼致瘀，酌加丹参、赤芍、益母草活血化瘀。

2）先期汤（《证治准绳·女科》）

组成：当归、白芍、黄柏、知母、黄芩、黄连、川芎、生地、阿胶、艾叶、香附、炙甘草。

本方主治经水先期而来。方以芩连四物汤为基础组合而成，既能凉血清热以控制月经先期，又不寒凉凝滞影响经血外泄，可谓有祛邪安正之长，无遗正拾标之弊。经行量多之际，宜去当归、川芎而用之。

3）清经颗粒（四川恩威中医药研究所）

功效：清热凉血，滋肾养阴，调经止血。

主治：月经先期。

用法：每次1包，冲服，1日2次。经净后开始服药，15天为一疗程，连用两个疗程。

2. 肝郁血热证

（1）临床见证：月经提前，量或多或少，经色深红或紫红，质稠，排出不畅，或有血块，烦躁易怒，或胸胁胀闷不舒，或乳房、小腹胀痛，或口苦咽干，舌质红，苔薄黄，脉弦数。

（2）辨证依据

1）经色深红或紫红，质稠，或有血块。

2）烦躁易怒，口苦咽干，胸胁、乳房或少腹胀痛，舌红苔黄，脉弦数。

3）或有情志（如郁怒）内伤史。

（3）治法与方药

治法：疏肝清热，凉血调经。

1）丹栀逍遥散（《薛氏医案·内科摘要》）

组成：丹皮、栀子、当归、白芍、柴胡、白术、茯苓、煨姜、薄荷、炙甘草。

本方原治肝脾血虚发热，或潮热晡热，或自汗盗汗，或头痛目涩，或怔忡不宁，或颊赤口干，或月经不潮，或肚腹作痛，或小腹重坠，水道涩痛，或肿痛出脓，内热作渴等症。本方为逍遥散（《太平惠民和剂局方》）加丹皮、栀子所成，乃疏肝解郁、养血健脾、兼清血热之剂。诸药合用，使肝郁得解，血虚得养，脾虚得补，郁热得除，故主肝脾血虚发热等证。以其全方具疏肝清热、健脾和营之功，亦宜于肝郁血热、冲任不固而致月经先期者服之。见土为木克之象，重用苓、术或酌加陈皮、砂仁，甚而神疲体倦者，须配党参、黄芪。

2）清肝达郁汤（《重订通俗伤寒论·六经方药》）

组成：柴胡、菊花、栀子、丹皮、当归、白芍、橘叶、橘白、薄荷、炙甘草。

本方乃俞根初从加味逍遥散加减而成。何秀山按：以丹溪逍遥散法为君，然气郁者多从热化，丹溪所谓气有余便是火也，故又以栀子、丹皮、滁菊清泄肝火为臣，佐以青橘叶清芬疏气以助柴胡、薄荷之达郁。此为清肝泄火，达郁宣气之良方，于肝郁血热者服之甚为切贴。

量少而自觉经行不畅，加红泽兰、丹参、益母草活血行滞。量多者，宜去当归加黄芩、茜草、大蓟、小蓟清热凉血止血。胸胁、乳房、少腹胀痛，可酌加制香附、郁金、炒川楝、延胡索行气止痛。

3. 阴虚血热证

（1）临床见证：月经提前。量少或量多，经色鲜红、质稠、颧红、手足心热，潮热盗汗，心烦不寐，咽干口燥，舌质红苔少，脉细数。

本证多见于青春期阴血不充、肾精未实者，或更年期素体阴虚之妇女，亦可见于以上血热各型热伤阴津或失血伤阴发展而来者。

（2）辨证依据

1）经血量少或量多，色鲜红，质稠。

2）颧红潮热，咽干口燥，舌红苔少，脉细数。

3）素体阴虚或失血伤阴或久病、多产暗耗营阴史。

（3）治法与方药

治法：滋阴清热调经。

1）两地汤（《傅青主女科·调经·经水先期》）

组成：生地、地骨皮、玄参、麦冬、阿胶、白芍。

原治月经先期、量少属火热而水不足者。全方重在滋阴壮水，水足则火自平，阴复而阳自秘，其病自愈。

2）清化饮（《景岳全书·新方八阵·因证》）

组成：丹皮、茯苓、黄芩、生地、麦冬、芍药、石斛。

本方原治妇人产后，因火发热及血热妄行，阴亏诸火不清等证。全方共奏清热泻火、凉血养阴之功，是以亦宜于阴虚内热，扰动血海的月经先期之证。

3）阴虚内热方（《男女科病千首妙方》）

组成：白芍 15g，生地 20g，小蓟 20g，墨旱莲 10g，女贞子 10g，茜草 10g，槐花 10g，生蒲黄 10g，丹皮 10g，丹参 10g，生牡蛎 30g。

全方有滋阴清热，固冲止血诸功，滋而不滞，清而不凉，于阴虚血热所致先期而见量多者服之尤宜。

虚热甚，颧红潮热，咽干口燥，手足心热明显者，酌加知母、黄柏、白薇。兼见头晕、耳鸣、冲热等证，两地汤加龟甲、牡蛎、夏枯草、菊花治之；若经血量多，配女贞子、墨旱莲、乌梅炭滋阴止血。青春期患者，宜加菟丝子、制首乌、山茱萸滋肾益阴。届更年期，酌配党参、山药、白术。因少女重肾、老年重脾故也。

（二）气虚证

1. 脾气虚弱证

（1）临床见证：月经周期提前，经量或多或少，血色淡红，质清稀；神疲乏力，倦怠嗜卧，气短懒言，小腹空坠，纳少便溏，脘闷腹胀，舌质淡，苔薄白，脉细弱。

（2）辨证依据

1）经血色淡红，质清稀。

2）神疲乏力，气短懒言，小腹空坠，舌质淡，脉细弱。

3）思虑劳倦太过或有饮食不节病史。

（3）治法与方药

治法：补脾益气，摄血调经。

1）补中益气汤（《脾胃论·卷中·饮食劳倦所伤始为热中论》）

组成：人参、黄芪、甘草、当归身、橘皮、升麻、柴胡、白术。

东垣谓：补中益气汤全方甘温补其中而升其阳，甘寒泻其水，故主饮食劳倦所伤，始为热中之证。基于本方功能补脾益气、升阳举陷，使气升则血升，而获摄血之效，故于脾虚失摄，冲任不固之月经先期者，亦恰切相宜。有中药药理研究资料报道，补中益气汤对在体子宫或离体子宫及周围组织有选择性兴奋作用，方中加入益母草、枳壳等药物时，作用更为突出，其对子宫的兴奋作用不受阿托品的影响，说明直接作用于子宫。因而本方有益于气虚所致先期量多者获止血之功。

2）归脾汤（《济生方·健忘》）

组成：人参、白术、黄芪、茯神、龙眼肉、当归、酸枣仁、远志、木香、炙甘草、生姜、大枣。

本方原治思虑过度，劳伤心脾健忘、怔忡。全方健脾益气，养心宁神，用于心脾两虚之月经先期者，可获"心脾平和则经候如期"之功。

3）安冲调经汤（《刘奉五妇科经验》）

组成：山药、白术、炙甘草、石莲、川续断、熟地、椿根白皮、生牡蛎、乌贼骨。

本方原治脾肾不足，夹有虚热所引起的月经先期，月经频至，或轻度子宫出血。方中山药、白术、炙甘草补脾；川续断、熟地补肾滋肾；石莲、椿根白皮、生牡蛎、乌贼骨清热固涩。"全方平补脾肾，补而不躁"，使"脾气充则能统血，肾气足则能闭藏，清补兼施，标本兼顾，气血调和而经水自安"。脾肾两虚月经先期量多者，服此为宜。

若脾虚失摄经血量多，补中益气汤去当归之"走而不守，辛温助动"，加炮姜炭、乌贼骨、牡蛎固涩血。腰膝酸软、夜尿频多，配用菟丝子、杜仲、乌药、益智仁。气虚失运，血行迟滞以致经行不畅或血中见有小块，酌加红泽兰、益母草、王不留行以行滞调经。先期而量多，不仅耗气更易伤血，症兼面色㿠白或萎黄，头晕眼花者均宜加制首乌、枸杞子、阿胶等以补血养营。

2. 肾气不固证

（1）临床见证：月经提前，经量或多或少，舌黯淡，质清稀，腰膝酸软，夜尿频多，色淡，苔白润，脉沉细。

本证常见于初潮不久的少女或将近绝经期妇女。由于青春期肾气未盛，绝经前肾气渐衰，肾虚封藏失职，冲任不固，月经先期而潮。肾脾乃先后天之脏，母子攸关且血气相依，失血者每耗其气，因而肾气不固所致月经先期量多，易见肾脾气虚而伴神疲乏力、体倦气短之候，或气损及阳兼肾阳不足之征。

（2）辨证依据

1）经色黯淡，质清稀。

2）腰膝酸软，夜尿频多，舌淡苔白润，脉沉细。

3）禀赋不足，或有房劳多产史。

（3）治法与方药

治法：补益肾气，固冲调经。

1）归肾丸（《景岳全书·新方八阵·补阵》）

组成：熟地、山药、山茱萸、茯苓、当归、枸杞子、杜仲、菟丝子。

本方原治肾水真阴不足，精衰血少，腰酸脚软，形容憔悴，遗泄阳衰等证，有阴阳双补之功。景岳谓为左归、右归二丸之次者也。由于本方平补肾阴肾阳，亦宜于肾气不固月经先期者。

经色黯淡、质清稀，肢冷畏寒者，宜加鹿角胶、淫羊藿、仙茅，温肾助阳，益精养血。量多加补骨脂、续断、焦艾叶，补肾温经，固冲止血。神疲乏力，体倦气短，加党参、黄芪、白术。夜尿频多配服缩泉丸（《妇人良方》）。

2）龟鹿补冲汤（《中医妇科治疗学》）

组成：党参、黄芪、鹿角胶、艾叶、龟甲、白芍、炮姜、乌贼骨、炙甘草。

本方原治劳伤冲任的骤然下血，先红后淡，面色苍白，气短神疲，舌淡苔薄，脉大而虚。方中鹿角胶、艾叶补肾益精，温经止血；龟甲、白芍滋肾敛阴，益阴以守阳；党参、黄芪、炙甘草健脾益气；炮姜、乌贼骨固冲止血，故也宜于脾肾两虚之月经先期量多者服之。

（三）血瘀证

（1）临床见证：月经周期提前，经量少而淋漓不畅，色黯有块，小腹疼痛拒按，血块排出后疼痛减轻，全身常无明显症状。有的可见皮下瘀斑，或舌质黯红，舌边有瘀点，脉涩或弦涩。或小腹冷痛不喜揉按、肢冷畏寒，或胸胁胀满、小腹胀痛。

瘀阻冲任，新血不安离经下走，遂使月经先期而行。瘀阻冲任，未伤脏腑，是以身无他症。若因经期、产后感寒，寒凝致瘀者，可伴小腹冷痛，不喜揉按，得热痛缓或肢冷畏寒。气滞血瘀，常兼胸胁胀满，乳房或小腹胀痛之候，或询及素性抑郁情怀不遂病史。热邪灼伤，质稠而瘀者，又可见面赤唇红、小腹灼热、经血紫红、舌红等证。

（2）辨证依据

1）经血量少，淋漓不畅，色黯有块。

2）小腹疼痛拒按，血块排出后疼痛减轻。

3）或舌质黯红，舌边有瘀点，或脉涩。

4）情怀不遂，忧郁过度，或经期、产后感寒饮冷史。

（3）治法与方药

治法：活血化瘀调经。

1）桃红四物汤（《医宗金鉴·妇科心法要诀·调经门》）

组成：当归、熟地、白芍、川芎、桃仁、红花。

本方原治月经先期，血多有块，色紫稠黏者。方中四物汤养血活血，补而不滞，桃仁、红花活血祛瘀。瘀血行、新血安则冲任固而经自调。

2）通瘀煎（《景岳全书·新方八阵·因阵》）

组成：归尾、山楂、香附、红花、乌药、青皮、木香、泽泻。

本方原治妇人气滞血积，经脉不利，痛极拒按，及产后瘀血实痛，并男妇血逆血厥等证。用药共奏理气行滞，活血祛瘀之功，故气滞血瘀所致月经先期者，服此为宜。

瘀阻冲任血气不通的小腹疼痛，加蒲黄、五灵脂化瘀止痛。小腹冷痛，不喜揉按，得热痛缓或肢冷畏寒者，宜用肉桂、小茴香、细辛、乌药，温经散寒，暖宫止痛。如血量多，酌加茜草、大小蓟、益母草化瘀止血。血瘀而致月经先期，活血化瘀不宜选用峻猛攻逐之品，恐伤冲任，反致血海蓄溢紊乱；化瘀之剂亦不可过用，待月经色质正常，腹痛缓解，即勿再服。若瘀化而经仍未调，当审因求治以善其后。

【其他疗法】

一、针灸疗法

（一）针法

1. 取穴：曲池、中极、血海、水泉。

刺法：以泻为主，不宜灸。

方义：曲池为手阳明经合穴、血海乃足太阴脾经腧穴，二穴相配有清泄血热的作用。中极乃任脉经穴，又是足三阴经的交会穴，有调理冲任、清泄下焦郁热的作用。水泉为肾经腧穴，有益阴清热、调理经血的作用（取壮水以制火之意）。诸穴相伍，血热得清，冲任得调，周期自可复常。适用于阳盛血热证。肝郁血热证可配行间、地机，以泻为主。

2. 足三里、三阴交、气海、关元、脾俞。针刺行补法，并施灸。适用于脾气虚弱证。

3. 肾俞、关元、中极、阴谷、太溪。针刺行补法，可灸。适用于肾气不固证。

4. 气海、三阴交、地机、气冲、冲门、隐白。针刺行泻法，可灸。适用于血瘀证。气滞血瘀者，加太冲、期门。因寒凝致瘀，重用灸法。

5. 耳针　卵巢、肾、内分泌、子宫。

6. 头针　双侧生殖区。适用于脾气虚弱及肾气不固证。

（二）灸法

1. 温针泻法　关元、血海、三阴交。三穴用 2～2.5 寸毫针行提插、捻转、呼吸 3 种手法的复式泻法后，于针柄上置艾条半寸许，点燃后急吹其火，令其速燃熄灭，待针体稍凉，即可加施开阖补泻之泻法，摇大其孔，不闭其穴。行间穴可同前法，复溜穴行迎随补法后，在针柄上置寸许艾条，点燃后自燃勿吹，待其自灭。

2. 隔物灸　切鲜姜一片约 2mm 厚，将如绿豆大小艾炷置于姜片上，共同放在上述诸穴上，点着火后急吹之，令其快速燃烧，取其清热辛散之意。适用于血热证。

3. 艾条灸或艾炷灸　令患者先仰卧，灸气海、关元、足三里。艾炷以黄豆粒大小为宜，以穴位局部皮肤潮红为度，每穴可灸 5～10 壮。再换俯卧位，灸脾俞穴。此穴可灸10～15 壮，艾炷同前大小或稍大些均可。

4. 艾条灸　患者按医嘱可以在经行前 5 日即开始用上述穴位，每穴 15 分钟左右，方法同上。

5. 温针补法　气海、关元穴行呼吸补法后再用艾条寸许放在针柄上慢慢烧灼，每穴可以加灸 2～3 次。适用于气虚证。

二、推拿疗法

基本操作：

1. 患者俯卧，医者用双手拇指捏按患者的肾俞穴 1 分钟，先左后右，使之有沉胀感。

2. 医者用双手按压患者的命门穴 2 分钟，使之有沉胀感，并向小腹传导。

3. 双手顺势下移，至八髎穴处，用中等力度揉按八髎穴 2 分钟。

4. 患者仰卧，医者用手揉按气海穴，反复数次。

5. 患者取坐位，医者用拇指按揉法，分别在双足三里、三阴交穴处揉按 1 分钟，以有酸胀感为宜。

随证加减：

1. 加取膈俞、脾俞、大肠俞、关元、肓俞、气冲，施以揉按小腹凉血法。即患者仰卧，医者用单掌揉按小腹，继以双拇指揉按脐下冲任脉路线，再以拇指揉按关元、肓俞，并以双拇指同时压气冲，反复 3～5 遍，最后揉按大腿内侧敏感点数次。适用于血热证。

2. 加取肺俞、肝俞、膈俞、次髎、中脘、气海等穴，施以推揉背腰养血法。即患者俯卧，医者以两掌分推其背腰部，继以掌根按揉脊柱两侧（重点在肝俞至大肠俞及腰骶部），再以拇指按压肝俞、三焦俞、肾俞、次髎等穴，手掌揉推八髎部位。适用于脾气虚弱证。

三、贴敷疗法

1. 太乙膏　大黄 128g，玄参、生地、当归、赤芍、白芷、肉桂各 64g，以小磨麻油 1000g 熬，黄丹 448g 收膏，贴关元处。每日 1 次，月经前后 10 天用，3 个月为一疗程。适用于血热型月经先期。

2. 乳香、没药、白芍、牛膝、丹参、山楂、广木香、红花各 15g，冰片 1g。除冰片外，余药烘干，研为细末，过筛，再将冰片末调入重研一遍，装瓶备用。用时取药末 20g，以生姜汁或黄酒适量，调为稠膏，敷神阙穴及子宫穴，上置塑料薄膜，纱布覆盖，胶布固定，2 日换药一次，连用至月经干净，3 个月一疗程。适用于血瘀型月经先期。

四、饮食疗法

1. 芹菜 30g，荠菜 90g。将芹菜、荠菜拣洗干净，切成条状，清水下锅烧开后倒入，煮沸后捞起，拌适量猪油、精盐、味精服食。一般服 7～10 剂。适用于阳盛血热证。

2. 乌骨鸡 1 只，当归、黄芪、茯苓各 9g。将鸡洗净，把药放入鸡腹内用线缝合，放沙锅内煮烂，去药渣。调味后食肉喝汤，分 2 次服完，月经前每天 1 剂，连服 3～5 剂。适用于脾气虚弱证。

3. 参芪大枣瘦肉汤　黄芪 20g，党参 20g，大枣 8 枚，猪瘦肉适量，加适量水煎汤，吃参、枣、肉喝汤。适用于脾气虚弱证。

4. 韭菜炒羊肝　韭菜 150g，羊肝 200g。韭菜切段，羊肝切片，放铁锅内急火炒熟后，佐膳食用。月经前连服 5～6 剂。适用于肾气不固证。

5. 益母草、陈皮煮鸡蛋　益母草 50g，陈皮 10g，鸡蛋 2 只。加适量水共煮，蛋熟后去壳，再煮片刻，饮汤吃蛋。适用于血瘀证。

【预防与调护】

一、预防

平素特别是经期、产后须注意适寒温，避免外邪中人，勿妄作劳，免遭劳则气耗、劳倦伤脾之灾，保持心情舒畅，维护血气安和，重视节制生育和节欲以蓄精葆血。总之，注重摄生即有利于减少或避免月经先期的发生。

二、调护

月经先期又见量多者，经行之际勿操劳过度，以免加剧出血，亦不宜过食辛辣香燥，以免扰动阴血。对于情志所伤者，给予必要的关怀、体谅、安慰和鼓励，同时注意经期勿为情志重伤。经期用药，注意清热不宜过于苦寒，化瘀不可过用攻逐，以免凝血、滞血或耗血、动血之弊。

【疗效判定】

治愈：治疗后月经周期、经量、经色、经质恢复正常，其他症状消失，停药 3 个月经周期未复发。

显效：治疗后月经周期、经量、经色、经质恢复正常，其他症状减轻或消失。

有效：治疗后月经周期恢复至 21～35 天，经量、经色、经质基本正常，其他症状减轻。

无效：治疗后月经周期、经量及其他症状均无改善。

【重点提示】 月经先期以月经周期缩短不足 21 天，且连续两个周期以上为主要表现，治疗上应注重在非行经期间治本调周；伴经量过多者，经期又需佐以固冲止血，减少经血流失。月经先期与西医妇科学黄体不健（LPD）有较密切之相关性，确属 LPD 证，可采用辨证与辨病相结合的方法，运用中医药为主调治。

（谭万信）

参 考 文 献

1. 尤昭玲. 月经先期患者性周期不同时相中舌黏膜细胞化学变化的动态研究. 中国中医药科技, 1995, (3)：8.

2. 连方. 中医药治疗黄体功能不健. 中医杂志, 1989, (6)：33.

3. 张华严. 补肾治疗黄体期功能不足的初步探讨. 中国中西医结合杂志, 1990, (8)：473.

4. 北京中医医院, 北京市中医研究所. 黄体功能不健所致不孕症的临床观察与实验研究. 北京中医杂志, 1990, (4)：51.

5. 张晓金. 清经胶囊治疗月经先期的临床及实验研究. 成都中医药大学博士学位论文集, 2002, (04)：01.

6. 刘昭阳. 黄体不健病因病机的国内外研究概况. 中国中医基础医学杂志. 2002, 8 (3)：80.

7. 张玉珍. 新世纪全国高等中医院校规划教材. 中医妇科学. 北京：人民卫生出版社, 2002.

8. 周惠芳. 黄体功能不全的国内外研究进展. 长春中医学院学报, 2001, 17 (3)：55-56.

9. 丰有吉. 妇产科学（M）. 北京：人民卫生出版社, 2004：329.

10. 刘艳玲. 温肾助阳法配合西药治疗黄体不健的临床观察. 天津中医学院硕士学位论文集, 2004, (05)：01.

11. 张晓金. 中医治疗黄体功能不全的临床研究. 中医杂志, 2004, 45 (3): 230-231.

12. 杜莹. 黄体功能不全的中医治疗概况. 新中医, 2006, (3): 22-23.

第二节 月 经 后 期

月经周期推后 7 天以上, 甚至四五十天一行, 连续两个周期以上者, 称为月经后期。若偶尔一次错后不属本病。初潮不久, 月经周期尚未建立者, 一年内不做月经后期诊断。如已建立正常周期而月经周期延后 7 天以上, 甚至四五十天一行, 连续两个周期以上者, 则属月经后期。45 岁以后进入围绝经期的妇女月经延迟的, 也不做月经后期诊断。本病又称"经行后期"、"经水过期"、"月经延后"、"月经缩后"、"月经落后"、"月经错后"、"经迟"等。

月经后期可归属西医学功能失调性子宫出血范畴, 分为排卵型和无排卵型两类。

有关月经后期的记载, 最早见于汉代《金匮要略·妇人杂病脉症并治》。张仲景称本病为"至期不来", 采用温经汤治疗, 开后世用温经活血治疗本病之先河。以后历代医家对月经后期都有论述, 如唐代《备急千金要方》有月经"隔月不来"的证治。宋代王子亨首先提出"阴不及则后期而至"(《校注妇人良方·调经门·王子亨方论》) 的论点, 这就为后世认识阴精亏虚, 血虚不足导致月经后期奠定了理论基础。到了明代, 在月经后期的认识和治疗实践方面都有了较大的发展, 尤其阳虚阴寒的病机受到普遍重视, 如《普济本事方·妇人诸疾》谓:"阴气乘阳则胞寒气冷, 血不运行……故令乍少而在月后", 指出了外寒伤阳, 胞寒气冷, 血不运行则可致月经后期。张景岳亦认同"血寒者经必后期而至", 但同时指出所以血寒,"亦惟阳气不足, 则寒从中生, 而生化失期, 是即所谓寒也"(《景岳全书·妇人规》), 阐明了血寒既可由"阴寒由外而入"所致, 亦可因"阳虚生内寒"。张景岳还认为血热不仅可以导致月经先期, 亦可为月经后期的致病机制, 谓:"其有阴火内灼, 血本热而亦每过期者, 此水亏血少燥涩而然"。《万病回春》则补充了"经水过期而来"的病机尚有"气郁血滞"。吴崑总结了这一时期对月经后期实证之因的认识谓:"为寒、为郁、为气、为痰, 为月经后期实证之因"(《医方考》)。治疗方面, 这一时期的治法方药也很丰富, 如张景岳主张血少燥涩者治宜"清火滋阴", 无火之证治宜"温养血气", 寒则多滞, 宜在温养血气方中"加姜、桂、吴茱萸、荜茇之类"。另外, 薛己、万全等医家对月经后期尚有补脾养血、滋水涵木、开郁行气、导痰行气等治法。到了清代, 如《医宗金鉴·妇科心法》、《女科辑要》、《妇科玉尺》等著作, 对月经后期的理论和辨证论治进行了整理, 有的医家结合自己的经验还有所发挥, 使月经后期在病因病机、辨证论治方面臻于完备。

综上所述, 历代医家对本病的认识总可以属虚和属实以概之。属虚者中, 阴精亏虚, 血虚不足; 或阳虚生内寒, 寒从中生; 或阴火内灼, 水亏血少, 燥涩而然。属实者中, 可为阴寒由外而入, 阴气乘阳, 胞寒气冷, 血不运行; 或气滞痰阻而致血滞等。治法当根据虚实、寒热属性而分别予以温补、清补、行气导痰、活血行滞。

西医学认为月经后期的病理机制是由于机体内外任何因素影响了下丘脑-垂体-卵巢轴某一环节的调节功能, 以致卵巢功能失调, 性激素分泌功能紊乱, 促卵泡成熟激素 (FSH) 相对不足, 致使卵泡发育迟缓, 卵泡期延长, 从而影响子宫内膜的周期性变化而致月经延后。近 10 多年来有些研究者结合上述理论, 应用中医方法对包括月经后期在内月经失调进行调治，作了有益的探索。

有人应用阴阳消长理论进行调经。夏桂成认为：女子以血为本，经水出诸肾，经后期阴长阳消，是奠定周期演变物质基础的时期，这一时期应以滋阴养血、充实提高阴精为主；随着经后期的转移，滋阴助阳，阴阳并补，达到阴阳在低、中、高（重阴）水平上的生理波动；经间排卵期，应补肾调气血，促其重阴转阳的变化。罗仲斯认为补肾应重补阳，以激发阴的功能，根据现代药理研究，补肾助阳之巴戟天、菟丝子、肉苁蓉、杜仲等具有提高垂体对下丘脑促黄体生成激素释放激素反应的作用，以分泌更多的黄体生成素，促进卵巢功能，促使卵泡成熟而有助于排卵。罗氏根据文献报道活血化瘀药能促进卵巢排卵，故主张在补肾基础上适当加用活血化瘀之品。

罗仲斯认为月经与人体阴阳二气具有重要联系，阴消阳长，阳消阴长，子宫由满而溢，藏泄有时，顺其生机，则按期经至。经净后阴精渐盛，应以滋养肾阴及养血为主，使宫内膜逐渐充血，恢复增生，同时促进卵泡的增长成熟。至排卵前期，于滋补肾阴中稍佐温补肾气或肾阳之品，如仙灵脾、紫河车、或少量附子以助阳，促使由阴转阳，达到届期排卵，月经按期而至的目的。

梁建宁用补肾药调治 35 例月经失调患者，治疗前后进行了阴道脱落细胞检查，观察到成熟指数与角化细胞指数均显示雌激素水平呈低落状态者，经补肾药物治疗后，均可见雌激素水平明显升高，提示补肾药有促进卵泡发育的作用，认为中医理论中的肾-天癸-冲任-胞宫，实际上与西医下丘脑-垂体-卵巢-子宫内分泌系统极为相似，它们之间相互依存，相互制约而成为调节月经周期中的重要环节，提示肾阴阳互根消长，与性激素之间有密切的关系。通过补肾调节阴阳，也就是对雌激素、卵泡发育进行调节，有助于调节月经周期。

谯朗等用超声手段客观评价安神调经针治疗月经后期卵泡发育延迟的疗效，方法：随机抽取排卵型月经后期患者共 60 例，分实验组及对照组，分别用安神调经针及传统针法治疗，在实验前 1 个月经周期和治疗中第 3 个月经周期结束后 5 天起，每隔 2 天行超声检查，观察卵泡发育情况。结果：实验组卵泡发育改善明显优于对照组（$P<0.05$），具有统计学意义。结论：安神调经针在治疗月经后期、促卵泡发育方面有确切的疗效，值得临床推广应用。

【病因病机】　本病的病因不外虚实两端。虚者，或由于营血不足，血海不能按时满溢；或因于肾虚，肾精不足，无精化血，血海不能按时满溢；或因肾气不足，血海不能按时施泄；或因肾阳不足，脏腑失于温煦，生化不及等，均可致月经后期而至。实者可因寒凝气滞或痰湿阻滞，致气血运行不畅，冲任滞涩，经血不能按时而行，月经后期而至。

血虚者，可因体质素弱，营血不足，或久病失血，或产乳众多，耗伤阴血，或脾气虚弱，化源不足，均可致营血亏虚，冲任不盛，血海蓄溢时间延长，月经后期而至。《丹溪心法·妇人》云："过期而来，乃是血虚。"

肾虚者，或因先天肾气不足，冲任通而未充，从初潮起始即月经周期延后；或因多产房劳，损伤肾精，无精化血，血海充盈时间延长，月经后期而至；或因肾气虚怯，日久及阳，脏腑失于阳气温煦，功能衰减，影响血的生化，冲任不足，血海充盈时间延长；或因肾精不足，日久及阴，阴虚火炽，灼伤精血，水亏血少，亦可致月经后期而至。

血寒者，可因经行调摄失宜，在经行之时冒雨涉水，感受寒邪；或过食生冷寒凉之品，血为寒凝，滞涩冲任，经血运行不畅，月经后期而至。若素体阳虚或久病伤阳，阳虚阴寒内盛，脏腑失于阳气温煦，影响气血的生化，冲任不足，血海充盈时间延长，月经后期而至，此属月经后期虚寒证，正如《妇科玉尺》所云："经水后期而行者，血虚有寒也。"

气滞者，或因素性抑郁，情怀不畅，肝气郁结，疏泄失职，该泄不泄，月经后期而至；或气郁血滞，冲任滞涩，血运受阻，血海充盈时间延长，月经后期而至。有研究发现，中医辨证为肝郁气滞型月经后期患者多存在不同程度的心理障碍，根据国际疾病分类中 ICD-10 的定义，此类患者当属心身疾病的范畴。祖国医学认为，产生月经后期的原因可因虚或因实，其中在肝郁气滞证型中，患者大多因现代社会竞争日益激烈，工作生活节奏加快，自身应激增加而使大脑皮层长期处于高度紧张状态，影响了"心-脑-肾气-天癸-冲任-胞宫"轴的调节功能。

痰湿阻滞者，或因于素体脾虚，运化失常，聚湿生痰；或嗜食肥甘，酿生痰湿；或形体肥胖，痰湿内盛，痰湿壅滞冲任，盘踞血海，月经后期而至。

综上各病因，不外虚实两端，而虚与实又常互相兼夹，如阳虚易致寒凝，血虚易致气滞。其病机总由血少肾虚，精血不足，血海不能按时满溢；或血寒、气滞、痰阻，经血不能按时而行，月经后期而至。

西医学认为，本病的发生多由下丘脑-垂体-卵巢轴的功能紊乱所致，可见于有排卵型月经失调，卵泡期因促卵泡成熟激素（FSH）分泌相对不足而卵泡发育迟缓，不能届时成熟而排卵延后，月经后期而至；或在月经周期中不能形成促黄体生成激素（LH）高峰，卵巢不能排卵而致月经紊乱，表现为月经周期延后。

本病若治不及时或失治，日久病深，可向闭经转化。

【诊断与鉴别】

一、诊断要点

1. 病史　素体禀赋不足，或久病失血，或外感风寒，或过食寒凉生冷，或有情志不遂史。

2. 临床表现　本病以月经周期延后超过 7 天以上，甚至四五十天一行，并连续出现两个月经周期以上，诊断即可成立。可伴见经量、经色、经质的异常。一般伴见经量偏少（抑或量多），经色呈深红、淡红或暗红，经质稠黏、可稀薄或伴有血块。有的还可伴有胸胁、小腹胀满或疼痛。

3. 检查

（1）妇科检查：阴道窥器及盆腔内诊检查子宫大小正常或略小，余无明显阳性体征。

（2）辅助检查：妊娠试验多次阴性；B 型超声检查用以了解子宫、卵巢有无发育不良或包块等病变，包括子宫大小、内膜厚度等；动态检测基础体温、阴道上皮脱落细胞、宫颈黏液形态以及生殖内分泌激素等以了解性腺轴功能，常常有卵泡发育延迟的情况存在。

二、鉴别

1. 与早孕停经鉴别　育龄期妇女有性生活史，既往月经正常，一旦过期不潮，应首先排除妊娠。如为妊娠，可有尿妊娠试验阳性，妇科检查宫颈着色，子宫体增大变软，B超可探及宫腔内有孕囊，或有早孕反应如恶心呕吐、厌食择食，头晕，倦怠思睡等。如为月经后期，则无上述妊娠表现，而追溯以前 1～2 个月经周期，多有月经延后病史。

2. 与妊娠期出血病证鉴别 如既经月经周期及量色质均正常，本次月经延后一至数周又出现阴道流血，量色质均与以往不一样，或伴小腹疼痛而不同于以往行经腹痛特点者，应注意与流产的各种临床类型如胎漏、胎动不安、堕胎、小产以及宫外孕流产或破裂等妊娠有关病证相鉴别；若月经延后又伴有少量阴道出血和小腹疼痛，尤应注意与异位妊娠鉴别。

3. 与并月、居经鉴别 主要从行经有无周期规律上加以鉴别。若月经有规律地两月或三月一潮，属并月、居经范畴。月经后期者，其周期常在 37～50 天之间徘徊。

【辨病论治】

一、辨病要点

月经周期延后 7 天以上，甚至四五十天一行，而无器质性病变者。个别月经后期患者，既无既往史，临床又无特殊症状，可以有关的辅助检查作为辨别卵泡发育迟缓所致月经后期的重要依据，把握西医卵泡发育迟缓的病理见解，把握中医关于阴长不及和阳不生阴不长以及寒凝气滞、痰湿阻滞而致阴精难复的基本病机规律，确定治疗本病的基本思路，辨病论治。

二、治疗方法

1. 温经摄血汤（《傅青主女科》）

组成：大熟地（酒蒸）30g，白芍（酒炒）30g，川芎（酒洗）15g，白术（土炒）15g，柴胡 1.5g，五味子 1g，肉桂（去粗）1.5g，续断 3g。

功效：温中补虚。

傅青主谓：此方大补肝、肾、脾之精与血，以益精血之源，方中肉桂温经散寒，柴胡疏肝解郁，是补中有散而散不耗气，补中有泄而泄不损阴，所以补之有益，而温之收功。本方针对月经后期基本病机立方，攻补兼施。倘元气不足加人参 3～6g 亦可。

2. 王大增验方（《全国名医妇科验方集锦》）

组成：当归 30g，黄芪 30g，淫羊藿 15g，菟丝子 30g，生姜 3 片，大枣 10 枚。

功效：益气养血，温补肾阳。

主治：本方按阳生阴长立法，益气以生血，补肾以调经，故适用于病机为黄体功能欠佳的月经后期、量少的病证。

用法：月经净后开始服，可连服 10～20 剂，连服数月。阴虚火旺者不宜。

3. 归艾老姜汤（《中医妇科验方选》）

组成：当归 30g，生艾叶 15g，煨老生姜 15g，红糖（分 2 次兑服）60g。

功效：活血通经，温阳散寒。

主治：月经后期，经血过少。

用法：水煎，每日 1 剂，分两次服，每次临用时加红糖 30g 搅拌后趁热饮服。宜在行经第 1 天服药，连服 4 剂，服用数月。

【辨证论治】

一、辨证要点

首先是辨别虚实。其次，进一步辨别虚与实的内涵，如虚证是血虚还是肾虚，实证是气滞还是痰阻，寒证是实寒还是虚寒等。临床应根据月经的量、色、质及全身症状，结合舌脉进行辨证。

如量少色淡质稀薄，伴见面色萎黄或苍白无华，头晕眼花，心悸少寐，唇舌淡，脉细弱等，多属血虚；量少色黯淡质薄，腰酸足弱，小便清长，夜尿频多者，多属肾虚；月经量少，色黯有块，小腹冷痛，得热痛减，畏寒肢冷，舌质紫黯，苔白，脉沉紧或沉涩者，多属实寒；若量少色淡质稀薄，无血块，小腹隐痛，喜温喜按，大便稀溏，小便清长，舌淡苔白，脉沉迟或细弱，多属虚寒；量少或多，血色正常，有块，行而不畅，或小腹胀痛，按之不减，抑郁不乐，胸胁乳房胀痛，舌质正常或红，苔薄白或微黄，脉弦或弦数者，多属气滞；经血多或少，色淡，质黏夹涩，平素痰多或带多，或胸闷呕恶纳差，舌胖苔白腻，脉滑或沉弦者，多属痰湿阻滞。

二、治疗原则

本病治疗以调整周期为主。本着"虚者补之、实者泄之、寒者温之"的原则进行辨治。经后期重点在于补充阴阳消长转化的物质基础，或补血、补肾，或理气行滞，燥湿化痰，通调气机，缩短阴长期，促进阴阳的按期转化，阴极转阳而排卵。经行之时，重点在于泄实，通因通用，以利实邪随经血而去，以助脏腑功能的恢复。对由心理情志因素所致的月经后期，不能仅从舒肝解郁调经论治，而应从心脑、神志入手，抓住月经后期之卵泡发育迟缓这一病理关键环节，调节性腺轴，促进卵泡发育，治疗月经后期。

三、分证论治

(一) 血虚证

(1) 临床见证：月经周期延后，量少色淡，质清稀，伴见面色苍白或萎黄，头晕眼花，心悸少寐，手足发麻，或小腹绵绵作痛，唇舌淡，苔薄白，脉细弱。

血虚则血海不能按时充满盈溢，月经后期而至；血虚不足，故月经量少，色淡、质清稀；胞脉失养则可见小腹绵绵作痛，余症、苔脉亦为血虚之症。

(2) 辨证依据

1) 经量偏少，经血色淡，质清稀。

2) 面色苍白或萎黄，唇舌淡，头晕心悸少寐，脉细弱。

3) 或有久病体虚，或失血过多，或产乳过多，或饮食劳倦伤脾史。

(3) 治法与方药

治法：补血调经，佐以益气。

1) 小营煎 (《景岳全书·新方八阵·补阵》)

组成：当归、熟地、白芍、枸杞子、山药、炙甘草。

本方原治血少阴虚。全方滋养肝肾，补益精血，精血充则经血有源，故也宜于阴血不足而月经后期量少者。

脾运不佳、大便稀溏者，加炒白术、茯苓、砂仁，以健运脾胃利于血生。心神不宁、心悸少寐者，加五味子、炒枣仁、柏子仁以宁心安神。经血量少加鸡血藤补血活血。

2) 归地滋血汤 (《中医妇科治疗学·月经后期》)

组成：当归、熟地、鹿角霜、党参、白术、桑寄生、枸杞子、山茱萸、香附。

本方主治月经后期属血虚者。全方补肝肾，益精血，兼以益气健脾，使精血同补，气血互生。

血虚便结者加肉苁蓉，以益精补血、润肠通便。

（二）肾虚证

（1）临床见证：月经初潮年龄较晚，或初潮后即月经周期延后，量少，色黯淡，质清稀，可见腰膝酸软，头晕耳鸣，夜尿频多，舌淡苔薄白，脉沉细弱。

肾精亏虚多由素体肾虚不足，或久病穷必及肾，或多产房劳伤肾。"经水出诸肾"，肾虚故经血虚少，色淡质稀，后期而至；肾虚不主作强，则腰膝酸软；肾虚精亏，髓海失聪则头晕耳鸣；肾气不足，膀胱失约，则小便清长或夜尿多。

（2）辨证依据

肾气不足者：

1）月经量少，色黯淡或正常，质清稀。

2）腰酸痛，尿清长或夜尿频多。

3）素禀不足，初潮较晚，自初潮即有月经后期量少。

肾精不足者：

1）月经量少，色淡质稀。

2）腰膝酸软，头晕耳鸣，舌红少津苔少，脉沉细数。

3）或有多产房劳史。

（3）治法与方药

治法：肾气不足者，补肾养血调经；肾精不足者，滋肾填精，养血调经。

1）当归地黄汤（《景岳全书·新方八阵·补阵》）

组成：当归、熟地、山茱萸、怀山药、杜仲、怀牛膝、甘草。

本方原治肾虚腰膝疼痛等症。全方重在补肾益气，益精养血，故也宜于肾气不足的月经后期者。另加枸杞子，既可温肾养血，又可补肾填精。

肾气不足，日久伤阳，而见腰膝酸冷，可酌加菟丝子、巴戟天、淫羊藿、杜仲等温补肾阳、强壮腰膝。肾阳不足、殃及脾运者，加补骨脂、肉豆蔻补火生土、温肾止泄。夜尿频多，甚或小便失禁者，加益智仁、桑螵蛸等固肾缩尿。

2）左归丸（《景岳全书·新方八阵·补阵》）

组成：熟地、山药、枸杞子、山茱萸、川牛膝、菟丝子、龟甲胶、鹿角胶。

本方原治真阴肾水不足，不能滋养营卫，渐至衰弱，或虚热往来，自汗盗汗，或神不守舍；或虚损伤阴，或遗淋不禁，或气虚头晕，或眼花耳聋，或口燥咽干，或腰酸腿软。全方滋补肝肾，填精益血，宜于肾精不足之月经后期者。

3）加减一阴煎（《景岳全书·新方八阵·补阵》）

组成：生地、芍药、麦冬、熟地、知母、地骨皮、炙甘草。

本方原治水亏火盛而火之甚者。全方重在补阴滋液，清热生津，壮水制火，宜于阴虚内热，灼津耗血，阴血燥涩，经行延后，量少色红或黯，质稠，伴见颧红潮红，骨蒸盗汗，舌红苔少，脉细数者。另可酌加北沙参、天冬养阴清热、润燥生津；加丹皮、黄柏凉血泻火；加阿胶、当归滋阴补血调经。

（三）血寒证

1. 实寒

（1）临床见证：月经延后量少，色黯有块，小腹冷痛拒按，得热痛减，畏寒肢冷，舌质紫黯，苔白，脉沉紧或沉涩。

本证多见于经行、产后调摄失宜，或感受寒邪，或过食生冷寒凉食品，血被寒凝，冲任滞涩者。寒与血搏，血为之凝滞，冲任滞涩，血海不能按时满溢，故月经周期延后、量少；寒凝胞中，阻遏阳气，经脉失煦，故小腹冷痛，得热则寒散而痛减；寒伤阳气则畏寒肢冷；舌质紫黯，脉沉紧或沉涩等均为寒邪内阻之证。

（2）辨证依据

1）经血量少，色黯或有块。

2）畏寒肢冷，小腹冷痛拒按，得热痛减。

3）舌质紫黯，脉沉紧或沉涩。

4）或有临经感寒，或嗜食生冷，摄生不慎的受寒史。

（3）治法与方药

治法：温经散寒，活血行滞。

1）温经汤（《妇人大全良方·调经门》）

组成：人参、当归、川芎、白芍、桂心、莪术、丹皮、川牛膝、甘草（炒）。

全方有温经散寒，益血通阳调经之效，宜于寒邪阻滞胞脉所致的月经后期量少，小腹冷痛者。

如经量多则去活血之莪术、川牛膝，酌加炮姜、焦艾以温经止血。腹痛拒按，时下血块者，加蒲黄、五灵脂化瘀止痛。

2）姜黄散（《证治准绳·女科·调经门》）

组成：姜黄、白芍、延胡索、牡丹皮、当归、莪术、红花、桂心、川芎。

本方原治血脏久冷，月水不调，脐腹刺痛。姜黄破血行气，通经止痛；莪术辛散温通，行气血之滞；丹皮活血行瘀；延胡索辛散温通；红花活血通经，去瘀止痛。五药合用，行气活血，化瘀通络止痛。桂心温经散寒，通经止痛，增强诸药活血通经之效，又可避免其耗伤阴血之弊。宜于寒凝血瘀，经色黯红，量少有块，小腹冷痛拒按之月经后期证。

2. 虚寒

（1）临床见证：月经周期延后，量少，色淡质清稀，无血块，小腹隐痛，喜温喜按，腰膝酸软，小便清长，大便稀溏，舌淡苔白，脉沉迟或细弱。

本证多见于素体阳虚或久病伤阳者，阳虚阴寒内盛，脏腑失于温煦，影响气血的生化和运行，血海不能按时满溢，月经后期而至。

（2）辨证依据

1）月经量少，色淡质清稀。

2）小便清长，大便稀溏，小腹隐痛，喜温喜按，舌淡苔白，脉沉迟或细弱。

3）素体阳虚或久病伤阳史。

（3）治法与方药

治法：温阳散寒，养血调经。

1）温经汤（《金匮要略·妇人杂病脉证并治》）

组成：当归、吴茱萸、桂枝、白芍、川芎、生姜、丹皮、法半夏、麦冬、人参、阿胶、甘草。

本方原治妇人病下血数十日不止，瘀血在少腹不去，暮即发热，少腹里急，腹满，属阳虚不能胜阴者。方中吴茱萸、桂枝、生姜温经散寒暖宫；当归、川芎、阿胶养血活血；丹皮、芍药和营去瘀；麦冬、半夏润燥降逆；人参、甘草补气和中。全方温经散寒，补虚调经，宜于月经后期之虚寒证。阳虚甚者，加补骨脂、巴戟天、鹿角霜等以温补肾阳。

2）温肾调气汤（《中医妇科治疗学·妊娠疾病》）

组成：杜仲、续断、桑寄生、台乌药、补骨脂、菟丝子、焦艾叶、炒狗脊。

本方原治妊娠腰酸作胀，小腹有下坠感之妊娠腹痛证。方中菟丝子、杜仲、续断、桑寄生温补肝肾、补益精血；狗脊补肝肾、强腰膝；补骨脂温补命门之火；艾叶温经散寒；台乌药顺气散寒止痛。诸药合用有补肾助阳，散寒暖宫止痛之意，于阳虚内寒之经迟者亦颇相宜。

3）右归饮（《景岳全书·新方八阵·补阵》）

组成：熟地、山药、山茱萸、枸杞子、杜仲、肉桂、附子、甘草。

《景岳全书》云："此方益火之剂也，凡命门之阳衰阴盛者，宜此方加减主之。"方中熟地滋阴补血填精；枸杞子、杜仲、山茱萸补肝肾之精血；肉桂、附子温命门之火；山药、甘草补肾健脾。全方合用，有温肾填精之功，宜于月经后期，阳虚而又精血不足者。

病程较长，去甘草，加菟丝子、鹿角胶、当归即成右归丸，温肾填精之力更著，可以长期缓缓服之。

（四）气滞证

（1）临床见证：月经周期延后，经量或少或多或正常，经血色质正常，或行而不畅，色黯有块，或小腹胀痛，按之不减，情志抑郁，时欲叹息，胸胁乳房胀痛不适，舌质正常或红，苔薄白或微黄，脉弦或涩。

本证多见于素性抑郁或突然精神刺激，情志不畅之人，肝气郁结，疏泄失职，该泄不泄，则月经后期而量多，经血色质正常；若肝郁气滞，冲任滞涩，血行受阻，血海不能按时满溢，则月经后期而量少，经血色黯有块；胸胁乳房胀痛，脉弦或涩，亦为肝郁气滞，血行不利之征。

（2）辨证要点

1）经血量或多或少或正常，色正常或色黯有块，行而不畅，或小腹胀痛，按之不减。

2）胸胁乳房胀痛不适，时欲叹息。

3）素来性格内向或有情志内伤史。

（3）治法与方药

治法：开郁行滞，活血调经。

1）加味乌药汤（《证治准绳·妇科·调经门》）加当归、川芎

组成：乌药、缩砂仁、香附、木香、元胡、甘草、当归、川芎。

加味乌药汤主治妇人经水欲来，脐腹疼痛。方中乌药辛开温通、顺气行滞，散寒止痛；香附理气解郁，调经止痛；元胡辛散温通，行血止痛；木香调畅肠胃气机，行气止痛；砂仁调中行气，醒脾养胃；甘草和中，调和诸药。加当归、川芎增强行气活血调经之力，气畅血和，病自可愈。若气郁日久化热，加丹皮、栀子清泄郁热。两胁痛者加青皮、白芍理气柔肝止痛。

2）疏肝解郁汤（《中医妇科治疗学·月经门·痛经》）

组成：香附、青皮、柴胡、郁金、丹参、川芎、红泽兰、元胡、川楝子。

本方原治经前或经期腰腹胀痛，月经量少，行而不畅，脘胁胀满，矢气后舒者。方中香附、青皮、柴胡、郁金疏肝行气解郁，丹参、川芎、红泽兰活血化瘀通经，元胡行气活血止痛，川楝子行气止痛。诸药合用有行气活血止痛之功，用于气滞所致经迟也当有效。

如气郁化热加黄芩、山栀、丹皮清解郁热。经血量多者去川芎之辛温动血，加益母草、茜草、地榆以凉血止血。

3）柴胡疏肝散（《景岳全书·古方八阵·散阵》）

组成：柴胡、香附、枳壳、白芍、川芎、甘草、陈皮。

本方原治胁肋疼痛，寒热往来。有疏肝解郁、活血行滞之效。可加当归、鸡血藤养血活血通络，台乌温经行气，茺蔚子行滞通经，川楝子、元胡、姜黄理气行滞，活血止痛，共收行滞活血调经之功。

（五）痰湿阻滞证

（1）临床见证：月经周期推后，经量或多或少，色淡夹黏涎，或带下量多黏腻，或胸闷呕恶纳差，口腻痰多，或见形体肥胖，舌体胖，苔白腻，脉滑或沉弦。

痰湿内盛，流注下焦，壅阻滞塞冲任，血海不能按时满溢，而致月经后期量少；痰湿溢于经血之中，混杂而下故经血色淡夹黏涎；痰湿中阻则胸闷呕恶纳差或口腻；痰湿下注则带下量多，形体肥胖；苔腻脉滑也为痰湿内盛之象。

（2）辨证依据

1）经血色淡夹黏涎。

2）平素痰多或带下量多，质黏腻，或胸闷呕恶口腻，舌胖苔腻脉滑。

3）形体肥胖或素体脾虚，或素嗜肥甘之品。

（3）治法与方药

治法：健脾理气，燥湿化痰，活血调经。

1）二陈汤加川芎、当归（《丹溪心法·妇人》）

组成：半夏、橘红、茯苓、炙甘草、生姜、川芎、当归。

本方原治经水过多、色淡属痰多者。全方有燥湿化痰、理气和中、活血调经之效，也宜于月经后期量少质黏，平素白带较多色白，饮食正常而体不虚者。

如形体肥胖，舌苔厚腻者，加苍术、香附以增强燥湿行气之效。痰湿化热者加黄连苦寒燥湿清热。

2）六君子加归芎汤（《万氏女科·经过期后行》）

组成：人参（用党参代）、白术、茯苓、陈皮、法半夏、归身、川芎、香附、生姜、炙甘草。

本方主治肥人及饮食过多、痰湿壅盛之月经后期者。全方益气健脾，燥湿化痰，兼理气解郁调经，也宜于脾胃虚弱，痰湿内盛之人。

如脘闷呕恶加砂仁芳香醒脾。痰湿甚，白带多者加枳壳、苍术、苡仁健脾燥湿。

3）导痰调气汤（《中医妇科治疗学·月经疾病·月经后期》）

组成：当归、丹参、橘红、建菖蒲、竹茹、红泽兰。

本方主治月经后期属痰湿阻滞者。方中橘红、竹茹理气化痰，建菖蒲芳香和中，避浊化湿；当归、丹参养血活血，红泽兰活血调经。全方共奏养血活血、燥湿化痰之功。

【其他疗法】

一、针灸疗法

（一）针法

1. 体针　取穴气海、三阴交、血海、归来。一般多在月经前 3～5 天开始针刺，连刺 3～5 天，下次月经来潮前再针。

针刺气海、归来应先排空小便，针尖略斜向会阴部，直刺 1～1.5 寸，使针感放散至小腹和会阴部，或大腿内侧。刺四肢穴位时针尖略偏于上，针感可向上传导，有了针感后均留针，并间歇捻转，使针感持续，针刺手法采用弱刺法。针刺后可加用悬灸，使热深透于内。

吴节等采用安神调经针法和常规针灸疗法治疗 40 例肝郁气滞型月经后期、闭经患者，在治疗前及治疗中第三个周期采用 B 超动态监测卵泡发育及对临床症状进行量化评分，两组在治疗前、后卵泡发育情况的改善及疾病疗效、调经疗效、症候疗效各方面评分均有极显著性差异（$P<0.01$）。结论：安神调经针法治疗月经后期在促进卵泡发育及临床疗效上均明显优于常规针灸疗法。

2. 耳针　取卵巢、肾、内分泌、子宫等耳穴。耳针治疗以药籽贴压为好。先在各穴区探得敏感区，然后对准穴位贴压，并每日重按 3～5 次，每次不少于 3～5 分钟，以患者能耐受为度。

王越等用耳穴压丸治疗月经后期 31 例疗效观察显示：与黄体酮人工周期疗法相比，有确切疗效，且无恶心呕吐等不良反应，还可消除由于月经后期出现的小腹胀满，心烦不适等症状具有一定的优势。

3. 头针　取双侧生殖区，依法操作，针感要求强烈些。

若能体针、耳针、头针综合运用，可提高疗效。

（二）灸法

1. 气海、三阴交、血海。

加减：实寒者加天枢、归来；虚寒者加命门、关元。

方义：气海调补元气，温通下焦，配血海以温养营血；三阴交补益肝、脾、肾三经的阴气。合三穴共收调补冲任、养血和血之效。天枢、归来为足阳明经穴，冲脉隶属阳明，可温通胞脉，活血通络；命门、关元温补肾阳，阳气振而寒凝消。故本方适于寒伤冲任证。

操作法：

（1）温针灸：于各穴施术针柄上置艾条寸许，点着自燃。

（2）艾炷灸：可于上诸穴直接艾炷灸，每穴 5 壮左右，腹部诸穴可以多加 5 壮。

（3）隔姜艾炷灸：在腹部诸穴施艾炷灸时加垫鲜姜片约 2mm 厚，此时，施术各穴相应灸 10 壮以上均可。

（4）艾条悬灸：每次 15～20 分钟，以穴位灸至局部皮肤红润为度。

2. 气海、血海、三阴交、脾俞、足三里、膈俞。

方义：气血之海双调，气血双补；脾俞能壮生化之源；足三里、三阴交调中健运，升清降浊，斡旋中州；膈俞乃血之会穴，通理血分之虚。本方适于血虚证。

操作法：

（1）温针灸：血海、足三里、三阴交三穴均可用 2 寸毫针随迎随补法加艾条寸许置于针柄，点着自燃；气海穴以 2.5 寸毫针行呼吸补法后再用前温针灸法。

（2）直接艾炷灸：血海、足三里、气海均可采用艾炷灸，每穴 5～7 壮。

（3）艾条悬灸：此法对肢体各穴嘱患者自行操作，以耐受和局部皮肤耐受为度。

3. 蠡沟、行间、三阴交、气穴。

方义：蠡沟、行间为足厥阴之荥穴和络穴，泻之可疏肝解郁；气穴乃冲脉与肾经交会穴，配三阴交以养肝阴，以肝脏体阴而用阳故也。本方适于肝郁气滞型。

操作法：

（1）温针泻法：气穴可用毫针行呼吸泻法后，以半寸长艾条置于针柄上，点燃后急吹其火，令其速燃，待针稍凉后即可行开合补泻法，将针取出。其余三穴可同此法。

（2）艾条悬灸：此法用点着的艾条，行雀啄灸法，适用于肢体之穴，每穴 10 分钟左右即可。

二、推拿疗法

基本手法：

1. 患者俯卧，医者立其侧，以双掌相叠按揉八髎穴部位 3～5 分钟，在患者能耐受情况下，加重按揉力度。

2. 以擦法在脊柱两旁肌肉往返操作 3～5 分钟，重点在肝俞、脾俞、肾俞穴上。

3. 双手拇指点按命门穴各 1 分钟，使之有沉胀感，并向小腹传导。

4. 患者仰卧，医者以拇指置股上部外侧，其余四指置股内侧，自股内上方阴廉、足五里穴向下拿揉，经阴包。血海穴至阴陵泉穴止，操作 3～5 分钟。

5. 往返推擦大腿内侧，以热为度。

6. 点按、弹拨三阴交穴 1 分钟。

7. 以气海穴为圆心，做单掌环形摩法 3～5 分钟。

随证加减：

1. 月经后期量少寒凝型以基本手法加：①推擦小腹两侧及腹股沟处，以热为度；②双掌指捏、拿肩井穴处肌肉 5～10 次，力量稍重；③沿脐以掌分推腹、腰一周，以热为度。

2. 月经后期量少气滞型以基本手法加：①点按膻中穴 1 分钟；②双掌从腋下向下推擦至腰髂部 15～20 次；③双掌前后交替推擦胸、腹部 10～15 次。

三、饮食疗法

1. 参芪羊肉汤 羊肉 500g，黄芪、党参、当归各 25g，生姜 5g。将羊肉、生姜洗净切块，药物用布包好，同放沙锅内加水适量，武火煮沸后再以文火煮两小时，去药渣，调味服食。月经后，每天 1 次，连服 3～5 天。适用于气血两虚证。

2. 黑豆苏木汤 黑豆 100g，苏木 10g，红糖适量。黑豆、苏木加水适量炖至黑豆熟透，去苏木，加红糖溶化后即成。1 天分 2 次服，食豆饮汤。适用于肾虚血瘀证。

3. 糖水山楂 山楂 50g，红糖 30g。将山楂煎水去渣，冲红糖温服，每日 2 次。适用于血寒瘀滞证。

4. 当归生姜羊肉汤 羊肉 250g，当归 10g，生姜 15g。上三味加水少许，隔水蒸炖，加黄酒少量去其膻气，加适量食盐，佐料。每日吃1次。适用于血虚偏寒证。

5. 白芷鱼头汤 鱼头1个（一般以大鱼头为好），川芎9～15g，白芷9～12g，生姜适量。将药物用布包好，与上料共放沙锅内加水适量炖至烂熟，去药渣，食肉喝汤。月经前隔天一次，连服3～5次。适用于血虚气滞证。

【预防与调护】

一、预防

注意平素及经期调摄，切勿在行经期间冒雨涉水，或感受寒邪，或饮食寒凉生冷，加强锻炼，增强体质。搞好计划生育，选择切实可行的避孕措施，以防产乳或人流过多耗伤精血。注意劳逸结合，防止思虑劳倦过度伤脾，以免脾虚化源不足致营血虚少；或脾虚运化失职，聚湿生痰，痰阻经隧。保持心情舒畅，避免突然的精神刺激，使肝气条达则冲任气血条畅。

二、调护

经期及经行之际注意调摄寒温，免食过冷过热食品，情志抑郁者，应加强心理护理，以情治情。经期用药，根据寒热虚实合理用药，注意不可太过。

【疗效判定】

治愈：治疗3个周期后月经周期恢复正常，经期、经量亦正常，其他主要症状消失，停药3个月经周期未复发。

显效：治疗3个周期后月经周期恢复正常，经期、经量亦正常，其他主要症状减轻，停药后观察3个月经周期仍属正常范围。

有效：治疗3个周期后月经周期有所改善，但偶有延后超过7天，其他主要症状减轻。

无效：治疗3个周期后月经周期无改善。

【重点提示】 月经周期推后7天以上、连续两个周期以上者称为月经后期；如果月经常常四五十天甚至二三月一行，又称为月经稀发。月经后期既可单独发病，也可与经量异常合并发生。月经后期稀发如伴经量过多，常常见于无排卵性功血；月经后期稀发如伴经量过少，注意是否属于西医学的多囊卵巢综合征或卵巢功能低下，宜辨证与辨病结合施治，失治或治而鲜效，可进一步发展成为闭经或卵巢早衰。

（夏泽芳 郑 君 吴克明）

第三节 月经先后无定期

月经周期时或提前时或延后7天以上，并连续3个周期以上者，称为"月经先后无定期"。初潮一年内月经周期尚未建立者，或45岁后进入更年期的妇女，若月经发生上述改变，但无其他不适，均不做月经先后无定期诊断。本病又称"经行或前或后"、"经乱"、"月经愆期"、"经水先后无定期"、"经行先后无定期"等。为月经周期严重异常的疾病。

月经先后无定期属于西医学功能失调性子宫出血范畴。功能失调性子宫出血可分为无排卵型和有排卵型两类，前者占70％～80％，多见于青春期及绝经过渡期妇女，后者占

20%～30%，多见于育龄期妇女。本病相当于西医学有排卵型功能失调性子宫出血病的月经不规则。

本病作为月经不调来描述者当首见于唐代《备急千金要方·月经不调》，内中描述："妇人月经一月再来或隔月不来"。气候宋代《圣济总录·妇人血气门》则成为"经水不定"。直至明代万全《万氏女科》始提出"经行或前或后"的病名，并提出"悉从虚治"的治法，主张用"加减八物汤主之"，并宜常服"乌鸡丸"。明代张景岳《景岳全书·妇人规·经脉类》则将本病称为"经乱"，亦赞同万全对本病"悉从虚治"的观点，但进一步将虚明确分为血虚和肾虚，而有"血虚经乱"和"肾虚经乱"之说，认为"凡女人血虚者，或迟或早，经多不调"，"凡欲念不遂，沉思积郁，心脾气积，致伤冲任之源而肾气日消，轻则或早或迟，重则渐成枯闭"，并提出了相应的治法和方药，告诫后人，对血虚之证不可妄行克削及寒凉等剂，再伤肾脾以伐生气，肾虚者宜兼治心脾，当慎于房事，不可纵欲，认为思郁不解致病者非得"情欲愿遂"，多难取效。清代《医宗金鉴》称本病为"愆期"，认为提前为有热，延后属血滞，血滞之中又有气虚血少、涩滞不足和气实血多、瘀滞有余之别，进一步阐明本病并非"悉然属虚"，尚有属实者。清代《傅青主女科·调经》将本病称为"经水先后无定期"，认为"经来或前或后无定期"为肝气郁结，由肝及肾所致，认为"经水除诸肾，而肝为肾之子，肝郁则肾亦郁矣，肾郁而气必不宣，前后之或断或续，正肾气之或通或闭耳"，治法主张"疏肝之郁而开肾之郁"，方用"定经汤"。傅青主在景岳"心脾气积"、"肾气不守"的基础上有了更进一步的发展，认为本病在肝肾之郁，重在肝郁，由肝郁而至肾郁，强调肝气郁结为经水先后无定的重要病理，为后世认识本病病机重在肝失疏泄、气血失调提供了理论依据，至今在临床上具有十分重要的指导意义。

综上各医家所论，对月经先后无定期的病因病机的认识，由"悉然属虚"到有虚有实，渐趋全面和完善，调肝、补肾、健脾的观点为后世医家所遵从，至今仍有主要的临床指导意义。

今人在前人理论和实践的基础上，结合现代医学研究，认识到月经先后无定期主要是下丘脑-垂体-卵巢轴功能紊乱，激素分泌或高或低，故致月经周期时前时后，先后无定，在中医学认为肾-天癸-冲任-胞宫生理轴功能紊乱，而其中与肝、肾、脾功能失调关系最为密切。

王希浩根据肝主疏泄在调节情志与调节月经中具有极其重要作用的中医理论，通过临床观察肝郁型月经病与血清催乳素（PRL）水平的关系，发现肝郁型月经病（包括肝郁气滞型、肝郁肾虚型、肝郁血瘀型）患者血清 PRL 值明显升高，与正常人和肾气虚证型、血瘀证型相比，均有显著差异（$P < 0.001$）。故可以认为肝气郁结、疏泄失常、血清 PRL 水平异常升高，是使性腺轴功能紊乱，进而导致冲任失调、月经紊乱的主要病理机制。对 31 例肝郁血瘀月经病患者，经疏肝活血法治疗后，月经异常得到纠正，血清 PRL 水平也明显下降（$P < 0.01$）。故认为疏肝解郁可以降低高 PRL 水平，是疏肝法调经的一个重要机制。

姚石安以温肾疏肝法为主治疗肾虚肝郁型黄体功能不全和无排卵的月经先后无定期或后期量少的不孕患者，认为肝主疏泄，"为肾行气"，肝郁气滞能窒痹肾阳活动，影响肾藏精的功能，而肾阳不足又加重肝郁之证，使疾病缠绵难愈，故临床不仅要认识到肝肾经血互生，更要重视肝肾阳气同源，在燮理肾之阴阳的基础上，调理肝之气血，能有效地增强其疏泄机能，即"疏肝之郁以开肾之郁"。姚氏通过自主神经平衡因子分析法和甲皱微循环的检测，发现温补阳气能明显促进血循环，提示阳气在微循环中的推动作用。经对78例卵巢功能失调患者运用温肾疏肝法的治疗，卵巢功能恢复总有效率84.6%，其中黄体功能不全有效率88.7%，无排卵型有效率68.7%，为进一步探讨本病的论治规律打下了一定的基础。

沈晓雄根据"肾主藏精"和月经周期不同时期阴阳气血消长的理论，自拟复坤汤，以熟地、女贞子等填补阴精，菟丝子、肉苁蓉等阴中求阳，当归、川芎、丹参、香附调理气血以助其阳，把调整月经的重点放在经行之后，意在使经后阴精渐复，阴极转阳，使阴阳得以按期消长转化，卵泡按时发育成熟，至期排卵，达到调理月经周期的目的，通过对61例无排卵型月经病患者的临床观察，排卵率为60.7%。通过对小鼠的实验观察，证实复坤汤能促进小白鼠卵泡发育成熟和排卵（$P<0.05$），并有促进子宫发育的作用（$P<0.01$）。说明补肾填精、调理气血可促进肾阴阳转化，促使卵泡届时发育成熟并排卵，月经自可如期而至。

杨文瑞等在减肥门诊中发现肥胖症伴月经失调患者，用降脂减肥片减肥取得疗效的同时，月经周期亦得到调整而恢复正常。肥胖症是脾失健运，水谷精微不能敷布而化为痰湿，贮于体内而成，肥胖加重了痰瘀阻胞，肥胖伴月经失调时，应从痰瘀入手以调理月经。降脂减肥片以大黄为主，具有行瘀化痰之功，故在治疗肥胖中，月经周期亦得到调理。从文献看，健脾化痰，调整女性激素比例，改善女性内分泌环境，从而使脏腑、气血、经络更好的发挥作用。此型病证，痰湿阻滞胞脉是标，脾虚不运生湿生痰是本，健脾除湿化痰、行瘀启宫则标本兼治，月经不调才有根本转机。

陈家旭等经实验显示，脾气虚模型大鼠子宫、卵巢重量明显下降、E_2 分泌减少，与正常组比较有统计学意义（$P<0.05$），而 P 则显现升高趋势（与正常组比较无统计意义）。受体检测显示：脾气虚大鼠子宫、下丘脑 ER 阳性细胞颗粒数、面积、积分光密度均大幅度下降，与正常组比较有高度统计意义（$P<0.01$）；下丘脑 PR 显著下降，子宫 PR 变化则不明显。脑是雌性激素的重要靶器官，ER、PR 分布广泛。健脾益气止血药组成的复方能增加脾气虚大鼠子宫、卵巢重量至正常水平，能使脾气虚大鼠 E_2、P 水平恢复正常，使脾气虚大鼠子宫、下丘脑 ER 水平升高，下丘脑 PR 进一步下降，子宫 PR 水平则上升。说明健脾益气止血药组成的复方在调节雌性生殖功能中有重要作用。

【病因病机】 月经先后无定期的主要病理机制是经血蓄溢失常，与肝、肾、脾三脏功能和气血失调密切相关。因肝为藏血之脏，通过主疏泄，由气机调节血量的出入用藏。肝气条达，肝之疏泄正常，月经按期而至。若郁怒伤肝，肝之疏泄太过，经血不当泄而泄，则月经先期而至；若情志不畅，肝气郁结，疏泄不及，经血当泄不泄则月经后期而潮。正如《傅青主女科》云："妇人有经来断续，或前或后无定期，人以为气血之虚也，谁知是肝气之郁结乎！"即认为月经先后无定期其病因病机重在肝气之郁结。

青春期肾气未盛，更年期肾气日衰，或多产房劳伤肾，或久病及肾，肾精亏虚，无精化血，经血蓄期延长则经行后期；阴虚相火偏旺，迫血妄行，则经行先期。可见肾气不足，或肾精亏虚，进而致肾的阴阳偏盛偏衰，均可致月经周期先后无定。如《傅青主女科》云："经水出诸肾"、"前后之或断或续，正肾气之或通或闭耳。"

脾主运化，统摄血液，脾气健运则生化有常，统摄有节，月经按时而下。若劳倦思虑过度，或饮食失节，损伤脾气，脾虚生化受阻，血海不能按时满溢，则月经后期而至；脾气虚弱，统摄失职，冲任失调，则月经提前而潮。

三脏之间，常可两脏或三脏同病，如肝为肾之子，肝之疏泄功能失常，子病可以及母，而致肾之封藏失司；肝与脾又为相克关系，肝病可以克脾土，使脾生化气血、统血摄血功能失常；肝肾可以同病，肝脾可以同病，亦可肝、肾、脾同病。见之临床，妇女经、孕、产、乳屡伤于血，相对而言为血不足而气有余，气有余则气机易于郁滞；血不足则肝失血养而易失冲和条达之性，使肝易郁而气易结，气机易于逆乱，气乱则血亦乱，故月经先后无定期虽与肝、肾、脾功能失调、经血蓄溢失常密切相关，而其中尤以肝失疏泄、气血失调为本病病机的重点。

从西医学观点看，本病的发生多由性腺轴功能失调所致，或因卵泡早期促卵泡成熟激素分泌相对不足，卵泡发育缓慢，不能届时发育成熟，排卵延后，而致月经后期而行；或虽有排卵，但促黄体生成激素（LH）分泌峰值不高，致使排卵后黄体发育不全，过早衰退，月经提前而至。当体内促卵泡生成激素（PSH）与促黄体生成激素（LH）的比例失调，或下丘脑分泌的黄体生成激素释放激素受到抑制，月经中期的黄体生成激素高峰消失，则卵巢中虽有卵泡发育但卵泡期延长或未排卵，随着雌激素分泌量逐渐增多，促使子宫内膜不断生长，此时临床上则表现为月经后期。如卵泡发育不良，雌激素分泌不足，不足以支持子宫内膜而剥脱出血，则表现为月经提前。或虽有排卵，但因卵泡生长发育不良，或黄体生成激素不足，排卵后黄体发育不全过早萎缩，亦表现为月经提前。卵泡发育、排卵、黄体形成是生殖内分泌调控的结果，而这一过程又与雌、孕激素的变化密切相关，也是形成"月经失调"的关键基础。本病相当于西医学有排卵型功能失调性子宫出血病的月经不规则。子宫内膜出血必须要求子宫内膜增殖达到一定的厚度，故有学者提出"雌激素的内膜出血阈值"，使内膜增殖到"阈值"厚度及所必需的雌激素水平是出血阈值的两个要素，而"阈值"概念的提出，可使临床研究中内分泌指标与内膜影像指标建立量化动态关系。

卵泡发育与激素及其受体、局部生长因子（IGF-1 等）、激活素和抑制素有关。而排卵过程与 PG、MMPs、tPA/PAI 等因素相关。黄体功能维持则涉及 LH、生长因子、凋亡等机制。而中医药治疗可能正是通过上述综合途径，达到治疗目的。

本病若治不及时或失治，若以后期为多见而有经量偏少者，可向闭经转化；若以先期为多见而又经量偏多者，可向崩漏转化。

【诊断与鉴别】

一、诊断要点

1. 病史 可有不孕史或自然流产史。

2. 临床表现 以月经周期先后不定为临床特征，至少连续 3 个周期提前或推后 7 天以上，提前时，其周期最短不短于 16 天，常在 16～21 天；延后时，其周期最多不长于 50 天，多在 36～50 天；提前延后交替出现，经期、经量基本正常。

3. 妇科检查 内外生殖器官无器质性病变存在。

4. 辅助检查 内分泌激素测定，月经周期中不能形成 LH 高峰，卵巢不能排卵；或虽有排卵，但早期 FSH 相对不足，使卵泡发育延迟；或黄体期 LH 相对不足，黄体不健。基础体温测定为单相，或虽为双相，但低温相期过长或过短，或黄体期过短，高低温差小于 0.3℃。经潮 6 小时内子宫内膜活检，有排卵者，在延后周期可示正常黄体分泌功能不足，在提前周期可示黄体分泌功能不足；无排卵者则呈增生期改变。

二、鉴别

1. 崩漏　月经先后无定期为月经连续 3 个周期提前或延后 7 天以上，经期和经量基本正常。如伴经血暴下不止或淋漓持续难净，则属崩漏范畴。

2. 妊娠　对月经先后无定期的育龄妇女，当出现月经周期延后时，当注意与妊娠鉴别，切不可因病员主诉既往月经不正常而忽视妊娠的排除。

【辨病论治】

一、辨病要点

对部分无特殊症状可辨的月经先后无定期患者，可根据月经周期时提前、时延后，而经期、经量基本正常的特点进行专方专药的治疗。

二、治疗方法

1. 泽兰汤方（《中医妇科验方选》）

组成：泽兰 14g，红花 2g，香附 14g，当归 12g，续断 14g，柏子仁 12g，赤芍药 12g，牛膝 6g，延胡索 8g，甜酒为引。

功效：疏肝解郁，活血通络。补益肝肾，宁心安神。

主治：适用于情志抑郁、气血不调、气滞血瘀、肝肾两虚所致月经先期、月经后期、月经先后无定期、月经过多、月经过少、痛经等。

肝郁较著者加柴胡、川楝子以加强疏肝理气解郁之功。血瘀偏甚者加蒲黄、五灵脂以增强活血化瘀之效。偏肾虚者加菟丝子、枸杞子以增强补肾填精益肝效果。以后期多见者加桂枝温经通络，以先期多见者加丹皮、黄柏凉血清热。

用法：水煎服。正值经期连服 3 剂。

2. 血竭红花散（《中医妇科验方选》）

组成：血竭 15g，红花 15g，苏木 15g，寒水石 15g，甘草 15g。

功效：活血祛瘀，行气止痛。

主治：月经不调，或前或后，经行腹痛及产后一切病证。

用法：将上药炮制成细面，以酒温热冲服，微汗即止。服药后避风一日。

3. 补肾定经汤（《中医妇科验方选》）

组成：菟丝子 10g，杭芍 15g，熟地 15g，当归 10g，茯苓 10g，山药 15g，焦芥穗 6g，柴胡 3g。

功效：补肾，疏肝，调经。

主治：月经先后无定期，肾虚或肝郁，水不涵木者。全方补肾、疏肝兼顾健脾，故凡月经先后无定期者皆可用。

【辨证论治】

一、辨证要点

因本病的发生是由于肝、肾、脾三脏功能失常，气血失调，进而血海蓄泄失常而致，故辨证的要点首当辨其病变在肝、在肾，还是在脾，或肝肾同病，肝肾脾同病。根据已经量、色、质，结合兼证，舌脉进行辨证。一般说来，经量时多时少，色质正常，血出不畅有块，小腹胀痛连及胸胁，舌正脉弦者，多属肝郁；经量正常或稍少，经血色淡，质清稀，腰部酸痛，舌淡脉沉者，多属肾虚；经量或多或少，色淡质稀薄，伴见神疲气短，纳少便溏，舌淡苔薄白，脉缓弱者，多属脾虚。又肝、肾、脾三脏在发病过程中可互相传变或互相转化，出现肝肾、脾肾、肝脾或肝肾脾同病，如《傅青主女科》即有："肝为肾之子，肝郁则肾亦郁矣……。子母关切，子病而母必有顾复之情……。"故在辨证之时，根据不同的主证和兼证、舌脉，辨其病变之脏腑。

二、治疗原则

治疗本病，当视其在肝、在肾、在脾的不同而分别施以疏肝理气、补肾固肾、健脾益气、调理冲任。傅青主认为肝气郁结是乱经的主要病因，疏肝理气，调畅情怀，恢复肝之正常疏泄功能，月经自可如期而至。但妇女经、孕、产、乳屡伤精血，血虚不能养肝、柔肝，又可加重肝气之郁。且疏泄之品，其性常偏温而燥，过用则克伐精血，反过来可加重肝气之郁，故对此型者，在运用疏肝理气药时，注意不要过于香燥，同时遵循肝肾同源、精血互生、益精以生血、养血以柔肝、标本兼治的治疗原则。

补肾调冲是治疗本病的关键。但运用此法时，注意不可过用补阴或补阳之品，以免波及肾之阴阳平衡，当遵循阳生阴长、阴阳互根的特点，使肾精充足，肾气健旺，阴阳平衡，冲任调畅，重建肾主藏精，主施泄的功能，月经自可如期而至。

在健脾方面，以提前为主者，当重在补脾益气，以增强摄纳功能；以延后为主者，当重在健脾养血，以增加月经的物质基础，促使月经按期而至。又脾虚可因于肝郁，亦可因失于肾阳的温煦，故对本型患者尤当处理好肝与脾及肾的关系。

根据肝、肾、脾三脏密切相关，且相互影响的特点，根据兼证、舌脉，对所涉及的他脏进行相关的治疗。本病常虚实兼挟而以虚证多见，虚实兼夹时应扶正祛邪，但勿犯"虚虚实实"之诫。

三、分证论治

1. 肝郁证

（1）临床见证：月经周期时前时后，经量或多或少，色质正常或黯红，血出不畅或有块，小腹胀痛。连及胸胁，心烦易怒，或郁郁不乐，时欲叹息，舌质正常，苔薄白或薄黄微腻，脉弦。

肝怒伤肝，肝失疏泄，血海蓄溢失常，故月经时前时后，经量时多时少；肝郁气滞，进而血滞，则经行血出不畅或伴血块；余症、舌脉亦为肝气郁结之征。

（2）辨证依据

1）经血时多时少，色正常，血出不畅或有块。

2）小腹胀痛。连及胸胁，心烦易怒或郁郁不乐，时欲叹息，舌质正常，苔薄白，脉弦。

3）素性抑郁或有怄气伤肝史。

（3）治法与方药

治法：疏肝解郁，养血调经。

1）逍遥散（《太平惠民合剂局方》）

组成：柴胡、当归、白芍、白术、茯苓、甘草、煨姜、薄荷。

本方原治肝郁血虚，两胁作痛，头痛目眩，口燥咽干，神疲食少，或往来寒热，或月经不调，乳房作胀，舌淡红，脉弦而虚者。诸药合用，使肝气得疏，血虚得补，脾气健旺，气机调畅，疏泄功能正常，月经自可如期而至。

若经行不畅，血出有块，小腹胀痛加丹参、泽兰、川牛膝、元胡。兼见脘闷纳呆加厚朴、陈皮理气和脾。肝郁化热，经量增多，色红质稠，去当归、煨姜，加丹皮、栀子、茜草、贯众清热凉血止血。

2）定经汤（《傅青主女科·调经·经水先后无定期》）

组成：菟丝子、白芍（酒炒）、当归（酒洗）、熟地、山药、白茯苓、荆芥穗（炒黑）、柴胡。

本方主治经水先后无定期，兼见腰膝酸软、精神疲惫、经量减少等兼有肾郁者。方中当归、白芍、熟地、菟丝子补益肝肾之精血；山药、茯苓健脾以培精血之源；荆芥、柴胡调肝解郁。全方合用补益肝肾，解郁调经。

3）一贯煎（《续名医类案·心胃痛》）

组成：北沙参、麦冬、地黄、当归、枸杞子、川楝子。

本方原治胁痛、吞酸吐酸、疝气等一切肝病。也宜于月经先后无定期，量少色红，胸胁攻痛，胸腹胀，咽干口燥，舌红少津，脉细弱或虚弦者。方中北沙参、麦冬、地黄、枸杞子、当归滋阴养血；川楝子疏肝理气，解郁止痛。全方合用则肝肾之阴血得养，肝气之横逆可平，尤适于阴虚肝郁之月经先后无定期。

2. 肾虚证

（1）临床见证：经来先后无定期，经来正常或时多时少，色黯淡，质清稀，伴见头晕，腰脊酸痛如折，小便频数，夜尿频多，舌淡红，苔薄白，或舌红少苔，脉沉弱无力或细数。

肾气不足，封藏失职，冲任失固，血海蓄溢失常而致月经周期先后无定，肾虚精血不足，故见经血量少，色淡质稀。余症、舌脉亦为肾气不足。若舌红少苔，脉沉细数为精亏虚热之征。

（2）辨证依据

1）经色黯淡，质清稀。

2）头目眩晕，腰脊酸痛，夜尿频多。

3）初潮较晚或年过四旬，或有多产、反复流产史。

（3）治法与方药

治法：补肾益气，调固冲任。

1）寿胎丸（《医学衷中参西录》）

组成：枸杞子、续断、桑寄生、阿胶。

本方原治肾虚滑胎。方中阿胶滋阴养血，菟丝子、续断、桑寄生益精补肾。全方合用补肾益气，健旺精血，也宜于月经先后无定期证见经色黯淡质薄，腰脊酸痛，或腿软足弱，或夜尿频多，舌质淡嫩，苔白润，脉细弱等肾气虚弱者。

肾精不足可加枸杞子、熟地、制首乌。腰脊酸痛，腿软脚弱加杜仲、怀牛膝以补肾强腰膝。夜尿频多加益智仁、桑螵蛸、覆盆子、桑椹子以滋补肝肾。若月经以延后为多者酌加巴戟天、仙茅、淫羊藿、肉苁蓉温补肾阳。

2）归肾丸（《景岳全书·新方八阵·补阵》）

组成：熟地、山药、山茱萸、茯苓、当归、枸杞子、杜仲、菟丝子。

本方原治肾水真阴不足，精衰血少，腰酸腿软，形容憔悴等症。诸药合用有平补肾阴肾阳之效，也宜于月经先后无定期属肾之精气亏虚者。

夜尿频多者去茯苓之渗利，加益智仁之温肾缩泉。经量多者加川断、补骨脂固冲止血。经血清稀加鹿角胶温肾助阳而益精血。

3）左归饮（《景岳全书·新方八阵·补阵》）

组成：熟地、山药、枸杞子、茯苓、山茱萸、炙甘草。

本方原治名门之阴衰证。全方为纯甘壮水之剂，也宜于月经先后无定期以先期多见，经量少，色红质稠，兼见颧红、盗汗，或口燥咽干、舌质红、苔少或无苔、脉细数等肾阴不足、虚热内生者。

4）右归饮（《景岳全书·新方八阵·补阵》）

组成：熟地、山药、山萸肉、枸杞子、肉桂、附子、杜仲、炙甘草。

景岳原谓"凡命门之阳衰阴盛者，宜此方加减"。方中熟地、山药、山萸肉、枸杞子补肾精，阳得阴助则化生无穷；肉桂、附子温养肾阳；炙甘草补中益气。全方合用温肾阳、益精血，兼能温冲调经，适宜于月经先后无定期而以延后为主，经色黯淡，质清稀，兼见面色㿠白，肢冷畏寒，小腹不温，舌质嫩，苔白，脉沉细无力等属肾阳虚者。

若经量过多去肉桂之温通，加焦艾叶温经止血。大便溏泄加补骨脂、肉豆蔻补肾助阳、温脾止泻。食少腹胀加砂仁和中醒脾。夜尿频多加台乌药、益智仁温肾缩小便。白带清稀量多加金樱子、芡实固涩止带。

3. 脾虚证

（1）临床见证：月经先后无定期，经量或多或少，经血色淡，质清稀，伴见面色萎黄不华，气少懒言，四肢倦怠，消瘦，纳少腹胀，大便稀溏，舌淡苔薄，脉缓弱。

脾虚生化不足，血海不充则经行后期量少；脾气虚弱统摄无权则经行提前，经量增多；生化不足，气血俱虚故经血色淡，质清稀；余症、舌脉亦为气血不足之征。

（2）辨证依据

1）经量或多或少，色淡质清稀。

2）面色萎黄或苍白无华，形瘦肢倦，纳少腹胀便溏，舌淡，脉缓弱。

3）有饮食失节，思虑劳倦伤脾史。

（3）治法与方药

治法：补脾益气，养血调经。

1）参苓白术散（《太平惠民和剂局方》）

组成：人参、白术、茯苓、砂仁、苡仁、山药、莲子、扁豆、桔梗、炙甘草。

本方原治脾胃虚弱，纳食不香，困倦乏力，中满痞噎等症。全方合用甘淡实脾，脾健则气旺血充，也宜于经来先后无定期。经量时多时少，色淡质清稀，纳少腹胀便溏，肢困体倦，舌淡苔薄或白腻，脉缓弱者。

2）六君子汤（《医学正传》）加当归、川芎。

组成：党参、白术、茯苓、陈皮、半夏、生姜、大枣、炙甘草、当归、川芎。

本方原治脾胃不健，饮食不思，或胸膈不利，或膨胀呕吐吞酸，大便不实等症，是为益气健脾的常用方剂。也宜于经来先后无定属于脾气虚弱者。

若兼见气短懒言，小腹下坠，经期以提前多见者，加黄芪、升麻以升举阳气，并见经量增多，加乌贼骨、棕榈炭以固涩止血。如因血气化源不足，经期以推后为多见，经量过少者，加熟地黄、枸杞子、制首乌以补益精血。

月经先后无定期属月经周期异常较为严重的疾病，其病或因肝郁，或因肾虚，或因脾虚，且各证型间还可相互转化，亦可两脏或三脏同病。当相互兼夹时，应分辨主次，在针对主要疾病的方药中，根据兼证予以相应的加减化裁。

【其他疗法】

一、针灸疗法

（一）针法

1. 气海、三阴交、肾俞、交信、脾俞、足三里。

一般多在行经前3~5天开始针刺，连针3~5天，至下次月经来潮前再针。针刺气海应先排空小便，针尖略斜向会阴部，直刺1~1.5寸，使针感放散至小腹和会阴部或大腿内侧。针刺肾俞、脾俞应向脊柱方向直刺0.5~1寸。脾俞穴针感可向胁间扩散；肾俞穴针感可放散至腰臀。于四肢穴位针尖略偏于上，针感可向上传导。有了针感后均留针，并间歇捻转，使针感持续。针感宜稍弱。针灸并用为好。针刺加灸用悬灸，使热感深透于内。

2. 肝俞、期门、中极、太冲、三阴交。

方义：取俞募配穴法，更有肝之原太冲善疏理肝气；中极当任脉上，位置少腹正中，临近胞宫；佐三阴交会穴，养肝之阴而顺肝之性，令其肝气条达，疏泄有权而月经自可定期而下。诸穴配合，有疏肝解郁，理气调经的功效。适用于月经先后无定期属肝郁气滞者。

3. 温针泻法 毫针刺肝俞后复改仰卧位后再刺期门和中极穴，此二穴行呼吸补泻之泻法后，取艾条寸许置于针柄，急点吹火令其速燃，毕则摇大其孔，不闭其穴。三阴交用随迎随补法，令针感沿胫骨内缘向阴股方向放散。亦可用耳针、头针治疗，或体针、耳针、头针配合运用，疗效更佳。

（二）灸法

1. 艾条雀啄灸 关元、肾俞、太溪、三阴交、水泉，每穴灸10分钟。

方义：关元位于脐下3寸当任脉之上，益阴脉之海，肾经原穴及其背俞合用以培补先天，合水泉、三阴交填精滋水而益冲任之脉。诸穴配合，有滋水涵木、调养精血的功效。适用于月经先后无定期属肾气不足者。

2. 艾条悬灸 关元、肾俞均可以艾条温灸，每穴20分钟左右。太溪、三阴交、水泉各穴灸10~15分钟即可。每日2次，连灸3~5日。

3. 温针灸 肾俞以2寸毫针进针后行呼吸补法，再切2cm左右艾条置于针柄上，慢慢烧灼，烧毕待针凉再紧闭其穴，勿令气泄，将针取出。其余诸穴亦可用此法。中极可以连灸2~3次，其余穴位1~2次，此法亦可连用数日。若在月经与预期该至之时前3日施治效果更佳。

二、推拿疗法

基本手法：见月经后期推拿疗法基本手法。

治疗月经先后不定期应在基本手法基础上再加：①按揉膝上股内侧血海穴并渐次向下移至阴陵泉、三阴交穴处止，重复操作 1～2 分钟；②点按太溪穴 1 分钟；③做全腹顺时针按摩 3 分钟后，再以掌置关元穴处施振颤法 1～3 分钟。

三、穴位敷贴法

定水丹（鹿茸 15g，肉苁蓉 30g，菟丝子 30g，枸杞子 30g，阿胶 30g，熟地 40g，川楝子 10g 共研细末，瓶储密封备用），临用时先取麝香末 0.05g 纳入脐中，再取上药末 10g 加入适量水调和成团，涂以神阙穴，外盖纱布，胶布固定，每 3 天换药 1 次，10 次为 1 个疗程。

四、饮食疗法

1. 肾气虚损证

（1）月季桃仁酒：月季花 9g，核桃仁 30g，红糖 60g，甜酒 60ml。前 3 味加水适量煎汤，冲甜酒服用。经前每日 1 次，连服 5～7 天。

（2）韭菜炒羊肝：韭菜 100g，羊肝 150g，葱、姜、盐适量。将韭菜洗净切成段，羊肝切片，加葱、姜、盐，共放铁锅内炒熟。每日 1 次，佐餐食用，月经前连服 5～7 天。

（3）当归人参羊肉汤：当归 15g，人参 10g，生地 15g，干姜 10g，羊肉 500g，葱 2 根，料酒、盐、糖、味精适量。将药洗净、晾干、切碎，置于沙锅内，加清水约 850ml，浸泡 1 小时。然后放大火上煮沸，再换小火煮 30 分钟，用双层纱布滤过，约得药液 400ml，为头煎。药渣加清水 700ml，煮法同前，约得药液 400ml，为二煎。羊肉洗净，切成 3cm 大小肉块，置沙锅内，倾入头、二两煎药液和适量清水，加入葱段。先用大火煮沸，撇去浮沫，加入料酒、盐、糖、味精适量，换小火炖至羊肉烂熟。每日 2 次，每 2～3 日 1 剂，饮汤食肉。

2. 肝气失调证　柴胡白芍合欢汤：柴胡 10g，白芍 10g，合欢花 10g。将 3 味加水 500ml，煎水代茶喝，月经前连服 5～7 天。

3. 脾气虚弱证

（1）当归益母粥：当归 15g，益母草 15g，大枣 10 枚，粳米 50g，红糖 20g。将当归、益母草除去杂质，洗净放入沙锅或不锈钢锅内，加清水 600ml，浸泡 1 小时。先用大火煮沸，改用小火煎 30 分钟，用双层纱布过滤，约得药液 200ml，为头煎。药渣加水 500ml，煮法同前，得药液 200ml，为二煎。红枣、粳米拣去杂质，淘洗干净，放入锅内，注入头煎、二煎药液及清水共 500ml。将锅置大火上煮沸，再换小火熬至米化汤稠，加红糖，稍煮即成。每日 2 剂，分早晚热服，10 日为 1 疗程，可连服 2～3 个疗程。

（2）黄芪蒸乌骨鸡：黄芪 50g，乌骨鸡 1 只（约 1000g），味精、食盐、料酒、生姜片、葱段适量。将乌骨鸡宰杀，出尽血，用 90 度水烫后，煺毛开膛，除去内脏，斩去鸡爪，清洗干净。黄芪拣去杂质，洗净、晾干、切碎，纳入鸡肚内，用线扎好，放在大碗内。碗中加清汤适量，酌加味精、食盐、料酒、生姜片、葱段等调味品，置于笼内蒸 1～2 小时，以鸡肉熟烂为度。出笼，拣去葱段、姜片，食肉喝汤，当菜佐餐或单独食用。

【预防与调护】

一、预防

保持心情舒畅以利气血畅达，肝之疏泄正常；采取有效的避孕措施，避免房劳多产，以免肾气亏虚，肾精亏损，以利肾之封藏、施泄功能正常；注意劳逸结合，饮食适宜，忌暴饮暴食及辛辣刺激之品，如酒、浓茶、辣椒、芥末等。以利脾气健旺，气血生化有常，调摄有节。

二、调护

对精神抑郁，情志所伤者，予以关怀、体贴和开导，使其心情愉快，肝气畅达。饮食应富含营养，易于消化，劳逸适度，以免重伤脾气。

【疗效判定】

治愈：治疗 3 个周期后，月经周期恢复正常，经期、经量亦正常，其他主要症状消失，停药观察 3 个月经周期未复发。

显效：治疗 3 个周期后，月经周期恢复正常，经期、经量亦正常，其他主要症状减轻，停药观察 3 个月经周期未复发。

有效：治疗 3 个周期后，月经周期有所改善，经期、经量基本正常，其他主要症状减轻。

无效：治疗 3 个周期后，月经周期无改善。

【重点提示】 月经先后无定期总由肾气不足，或脾气虚弱，或肝气疏泄失常，引起气血不和、冲任失调所致。本病症既可合并发生月经过少，也可合并发生月经过多或经期延长，如未得到及时治疗，当病情向两极转化时，或转变成闭经，或转变成崩漏。故对于月经愆期的治疗要把握住一个"早"字，以阻止病情向深重发展。治疗总以补肾培脾、疏肝理气、调和气血为法则。

（夏泽芳 王静宇 吴克明）

参 考 文 献

1. 曹泽毅. 中华妇产科学（下册）. 北京：人民卫生出版社，2002：2118.
2. 徐苓. 功能失调性子宫出血的药物治疗. 中国实用妇科与产科杂志，2004，20（4）：199.
3. 马宝璋. 中医妇科学. 上海科学技术出版社，2002：56.
4. 陈家旭等. 健脾益气止血方对脾气虚大鼠血清 E_2、P 及下丘脑、子宫 ER、PR 的影响. 北京中医药大学学报，2002，25（4）：17-20.
5. 赵焕云，庞保珍. 定水丹贴脐治疗月经先后无定期 108 例. 吉林中医药，2004，24（3）：25.

第四节 月 经 过 多

月经周期和持续时间基本正常，月经血量较常量明显增多，或经量超过 100ml，连续出现两个月经周期以上者，称月经过多。常与周期、经期异常合并发生，如先期量多、后期量多、经期延长伴经量过多。故治疗时应参考有关合并症综合施治。本病归属于有排卵型功能失调性子宫出血范畴，此外，子宫肥大、子宫肌瘤、人流术后、安置宫内节育器后、子宫内膜炎、子宫内膜息肉等引起的月经过多亦可参照本病症治疗。

月经过多,最早见于《金匮要略》,称"月水来过多"。《丹溪心法》将月经过多的病机分为血热、痰多、血虚,奠定了月经过多辨证论治的基础。明清医家对本病的论述较多,各有卓见,丰富和发展了月经过多的诊治理论与经验。《证治准绳·女科》认为"经水过多,为虚热,为气虚不能摄血",可谓抓住两大纲领。《医宗金鉴·妇科心法要诀》根据经血的质、色、量、气味及带下特点,辨别月经过多的寒热虚实,则更为周详确当。

【病因病机】 常见的病因有气虚、血热、血瘀。总的致病机制为病理变化影响冲任的功能而致病。气虚则统摄失权,冲任不能制约经血,正如《济阴纲目》说:"血犹水也,气犹堤也,堤坚则水不横决,气固则血不妄行";血热损伤冲任,热邪破血妄行,经血流溢失常;瘀血停聚,积于冲任,新血不得归经而妄行;肾阳不足,胞宫失于温煦,气化不足,无力摄血,亦致月经过多。

【诊断与鉴别】

一、诊断要点

1. 病史 详细询问病史,特别注意月经过多与月经周期、经期的关系,经量、经质、经色的变化,及环境改变、情绪影响、所服药物、治疗经过等。

2. 临床表现 主要是经期血量明显增多,月经周期和经期基本正常。人流术后、安放宫内节育器后最初几个月内,可能会出现月经过多。

3. 妇科检查 内外生殖器无明显器质性病变,或有子宫增大,或可触及肌瘤结节,无妊娠并发症。

4. 辅助检查

(1) B超检查:了解子宫大小、有无肿物。

(2) 宫腔镜检查:明确有无子宫内膜息肉和黏膜下肌瘤。

二、鉴别

1. 崩中 月经过多者常连续发生,每月血量都多,持续3~7天自止。崩中者则多见月经周期紊乱,出血往往不能自止,或崩与漏交替。若既往月经血量正常,而于非行经期,突然下血量多如注,不能自止,则属崩中。

2. 流产 早期自然流产,尤其孕后1个月即流产,《叶氏女科论治》称"暗产者",其下血量较以往增多,且伴有下腹酸痛,应检查尿妊娠试验或血$HCG-\beta$,以及检查有胚胎组织排出,可资鉴别。

【辨病论治】 本病常见于有排卵型功能失调性子宫出血及子宫肌瘤患者,辨证多属虚实夹杂,或虚中夹瘀、本虚标实,故治疗上常以补气摄血、化瘀止血或养血和血、化瘀止血为法,总之要求止血不留瘀,化瘀不伤正。

1. 经验方 (《全国名医妇科验方集锦》)

组成:益母草30g,贯众炭15g,茜草12g,生山楂15g,炒红花10g,墨旱莲30g,生地榆30g,藕节30g,三七粉(另冲服)3g。

月经过多、经期延长、子宫肌瘤患者,于月经第2天服此方3剂,能减少出血,缩短行经时间。气虚者加黄芪、党参、白术炭、升麻。热象重者,加黑条芩、黑栀子、黄柏炭。偏寒者加炮姜炭、艾叶。腹痛者加元胡、五灵脂。血虚者加白芍炭、熟地炭、阿胶。若系放环出血或子宫内膜炎，加金银花炭、黑条芩、败酱草、白芷。

2. 参茜固经冲剂（《新药品种汇编》）

组成：党参、地黄、槐米、茜草等。

功效：益气养阴，滋肝健脾，和血固经。

主治：用于气阴两虚夹有瘀阻的月经过多症，如功能失调性子宫出血、子宫肌瘤、放置宫内节育器后引起的月经过多。证见：经前心烦、口干、便秘、疲劳、面色少华，脉细数或细弦等。

药理实验证明，本药在高浓度时，对离体大鼠子宫有收缩作用，对在体大鼠子宫具强直收缩作用，呈一定的量效关系。

用法：开水冲服，1 次 50g，1 日 2 次，经前 1 周开始，至经净为止。

不良反应：个别病例服药后有胃部不适感。

【急症处理】 参见崩漏及功能失调性子宫出血。

【辨证论治】

一、辨证要点

本病辨证，以经量多为特点，重在辨经色、经质，结合全身表现及舌苔脉象。一般经量多、色淡、质稀，气短乏力，面白脉虚，属气虚。量多、色鲜红或紫红稠黏，唇红口干，便结尿黄，舌红脉数，属血热。量多、色黯有块，伴小腹疼痛，舌紫脉涩，属血瘀。量多、色黯红或淡红、质清稀而有血块，伴形寒畏冷，小腹冷痛，舌淡苔白，脉沉迟，多属虚寒。

二、治疗原则

月经过多的治疗，重在止血固经，因其病因病机不同而辨证论治。气虚者，治宜补气摄血固冲。血热者凉血清热止血。血瘀者，宜活血化瘀止血。虚寒者，宜温经摄血。在此基础上，选加相应止血药，有助于减少出血。如有的医者主张，凡血热量多，在经期用药时加入马齿苋、益母草炭均能缩短经期，减少出血量。因为马齿苋和益母草均有较强的促使子宫收缩作用，服后由于子宫收缩增强，使子宫内膜迅速脱落，小血管闭塞，所以经期缩短、出血减少。《本草纲目》云："马齿苋散血消肿，利肠滑胎，解毒通淋，治产后虚汗。"现代药理研究证实，马齿苋有收缩子宫作用，对血管有显著的收缩性，此种收缩作用兼有中枢及末梢性。

三、分型论治

1. 气虚证

（1）临床见证：经行量多，色淡红，质清稀，面色㿠白，气短乏力，小腹绵绵作痛，舌淡，苔薄白，脉细弱。

气虚下陷，冲任不固，经血失约，故经量多而气短乏力。气虚火衰，阳气不布，则经淡质稀，面白无华，小腹空坠，绵绵作痛。舌淡苔薄、脉细弱亦属气虚之候。

（2）辨证依据

1）经量多，色淡质稀，面白气短乏力。

2）舌质淡，苔薄白，脉细弱。

3）平素体虚，或有脾胃受伤史。

（3）治法与方药

治法：补气摄血，养血调经。

1）举元煎（《景岳全书》）合固本止崩汤（《傅青主女科》）去当归

举元煎组成：人参、黄芪、升麻、白术、甘草。

固本止崩汤组成：人参、黄芪、白术、熟地黄、当归、炮姜。

方中参、芪、术、草补中益气，升麻助黄芪举陷升阳，气升则血升，不治血而自有摄血固冲之力，炮姜温经止血，去当归以防辛温动血。血多如注者，加阿胶、乌贼骨、茜草、益母草，促使子宫收缩，缩短经期，减少血量。小腹冷坠者，加艾叶、补骨脂以暖宫止血。

2）经验方（《中国当代中医名人》）

组成：生黄芪50g，当归10g，海螵蛸40g，茜草10g，生地榆50g，山萸肉20g。

功效：补气养血，止血固脱。

主治：气虚崩漏，或月经过多，经期延长，血色淡红，质清稀。

用法：加苦酒（食醋）30ml，水煎，日服3次，一般服用2～4剂即可止血。

本方为当归补血汤、四乌鲗骨一藘茹丸、地榆苦酒煎三方合用，加补益肝肾之阴，又能收敛即将散失之阳的山萸肉而成。"有形之血不能速生，无形之气所当急固"，故重用黄芪以益气摄血。

兼见心悸怔忡者，加生龙骨30～50g，生牡蛎30～50g。

2. 血热证

（1）临床见证：经来量多，色鲜红或深红，质黏稠，或有小血块。伴有心烦口干、身热面赤、尿黄便结，舌质红，苔黄，脉数。

热盛于内，血海不宁，迫血妄行，则经来量多。热灼经血，则经色鲜红，热愈盛则色愈深，甚或煎血而成块。热扰心胸，伤津耗液，则心烦口渴，面赤尿黄，舌红脉数。

（2）辨证依据

1）经血量多，色红稠黏，面赤心烦，口渴尿黄。

2）舌红，苔黄，脉数。

3）阳盛体质，或嗜食辛辣，或过服温热药物，或有感受热邪病史。

（3）治法与方药

治法：清热凉血，止血调经。

1）保阴煎（《景岳全书》）加地榆、槐花

组成：生地、熟地、黄芩、黄柏、白芍、山药、续断、甘草、地榆、槐花。

方中熟地、生地、山药、白芍养阴生津；地榆、槐花清热凉血止血；黄芩、黄柏苦寒泄火，清热止血。现代研究表明地榆确有明显的止血作用。地榆水提取物可使出血时间明显缩短。地榆中的鞣质类物质具有很强的止血作用，其机制是由于增加血小板的活性。槐花能缩短出血时间和减少出血量。其止血作用，可能系其所含鞣质有关；或许与其所含芦丁收缩末梢小动脉及毛细血管括约肌有关；也可能系所含芦丁改善了毛细血管脆性及异常的通透性有关。

大便秘结者，加知母、大黄泻火通便，更能加强止血作用。口燥咽干者，加沙参、麦冬以助养阴生津之力。若外感热邪，多加金银花、桑叶、鱼腥草。化火成毒，症见发热恶寒，少腹硬痛拒按者，酌加败酱草、红藤、蒲公英等以清热解毒。

2）清热止血汤（长春中医学院陈玉峰方）

组成：炙龟甲 25g，炒黄柏 15g，炒白芍 20g，炒香附 10g，炒黄芩 15g，炒椿皮 25g，烤海螵蛸 20g。

适应证：血热经漏。出血量多，色深红，面赤口干，烦躁少寐，舌质红，苔黄或少苔，脉洪数。

证因肝郁化火，阴液耗伤，血失所藏而致，治宜平肝清热，固经止血。方中龟甲、黄柏、白芍平肝滋阴，香附理气调经，黄芩、椿根皮、海螵蛸清热固经。以上诸药均炙成炭，既可清热平肝，又增止血之力，故收事半功倍之效。

3. 血瘀证

（1）临床见证：经血量多，紫黑有块，伴小腹疼痛拒按，舌质黯红，有瘀点瘀斑，脉细涩。

瘀阻胞宫，新血难安，则经血量多，持续难净，且紫黑有块。经络受阻，胞脉不利，则小腹疼痛拒按。舌脉亦为血瘀之征。

（2）辨证依据

1）经血量多，紫黯有块。

2）小腹疼痛拒按。

3）舌紫黯，脉细涩。

（3）治法与方药

治法：活血化瘀，调经止血。

1）失笑散（《太平惠民和剂局方》）加益母草、血余炭、茜草

组成：蒲黄、五灵脂、益母草、血余炭、茜草。

前二味相须为用，有活血止痛，散瘀止血之功。加益母草、血余炭、茜草活血祛瘀止血，有止血而不留瘀之效。现代研究表明，蒲黄有促凝血作用。蒲黄煎剂及生蒲黄口服，均能缩短凝血时间。有人认为异鼠李黄素等是蒲黄缩短血液凝固时间、呈止血作用的有效成分。实验研究证明：益母草对子宫有明显的兴奋作用。益母草兴奋子宫的有效成分是含在叶部的益母草碱，它可使不规律自发性收缩的子宫变成有规律的收缩。

2）经验方（《全国名医妇科验方集锦》）

组成：黄芪 9g，桂枝 9g，茯苓 9g，丹皮 9g，桃仁 9g，三棱 9g，莪术 9g。

主治：子宫肌瘤或合并月经过多者。

【其他疗法】

1. 中成药 宫血宁胶囊：每次 2 粒，每日 3 次；或益宫宁血口服液/经血宁胶囊/龙血竭胶囊/生三七胶囊任选一种，按照说明书用法用量单独口服，或配合中药汤剂使用。

2. 耳针疗法 主穴：肾、子宫、附件、盆腔、内分泌、肾上腺、皮质下、卵巢。

配穴：膈、肝、脾、心、腰痛点。

穴位皮肤常规消毒，将王不留行籽置于 0.5cm×0.5cm 胶布上，贴压于穴位上，主穴必贴，配穴随证选用。每次只贴一侧，左右交替。嘱患者每日按压 3～4 次，每次 10～15 分钟，以能耐受为度。隔日一次，15 次为一疗程（《中国针灸配穴疗法》）。

【预防与调护】 参见月经先期、先后无定期及崩漏等有关章节。

【疗效判定】

治愈：月经周期、经期、经量恢复正常，其他症状消失，停药 3 个月经周期未复发。

显效：月经周期、经期正常，经量较治疗前减少 1/3，或少于 100ml，其他症状消失或明显缓解，停药 3 个月经周期未复发。

有效：月经周期、经期正常，经量有所减少，其他症状较治疗前减轻。

无效：治疗后经量未减少，其他症状无明显改善。

【重点提示】 月经过多属于有排卵型功能失调性子宫出血范畴，可与月经先期、后期、痛经等合并发生，如不及时治疗，或治疗不当，病情进一步可发展为崩漏。其他如人流术后、放置宫内节育器后、子宫肥大、子宫肌瘤、子宫内膜炎、子宫内膜息肉等引起的月经过多亦可参照本病症治疗。但是，凡有器质性病变，尤其是子宫黏膜下肌瘤、子宫内膜息肉药物治疗无效时，应及时采取手术方法摘除，可选择宫腔镜直视下手术；如宫内节育器发生移位，则应取出后重置新器；如人流术后有宫内组织残留，残留较多者应选手术清宫，残留少而出血多者可按月经过多瘀血阻滞证治疗，以益气活血、化瘀止血方药治之。

（王耀廷　王　丹　付　雨　吴克明）

第五节　月 经 过 少

月经周期基本正常，经量明显减少，甚或点滴即净；或经期不足两天，经量少于正常，连续出现两个月经周期以上者，称为月经过少。又称"经水涩少"、"经水少"。临床可见于幼稚子宫、子宫发育不良、反复流产、子宫内膜结核、子宫内膜粘连等。本病可与月经后期、月经先后不定期、痛经等并见。

月经过少首见于晋代王叔和《脉经》，称"经水少"，认为其病机为"亡其津液"。宋代史堪撰《史载之方》："肺脉浮，主妇人血热，经候行少……忽两三月一次，忽半年不行，或止些小黑血"。明代万全《万氏女科》结合体质虚实，提出"瘦人经水来少者，责其血虚少也"，"肥人经水来少者，责其痰碍经隧也"。《医学入门》认为"内寒血涩可致经水来少"。综合历代医家论述，月经过少之因多为肾虚、血虚、血瘀、痰阻，临证尤以虚为常见。

【病因病机】 月经过少，虚实各异。虚者或因肾虚精亏血少，血海不盈；或因化源不足，血海亏虚。实者多因瘀血内停，或痰湿壅盛，阻碍经隧。幼稚子宫、子宫发育不良，多属先天不足，肾气不充，肾精未实。子宫内膜结核既可表现为肾阴亏虚，又可出现瘀血内阻之象，而子宫内膜粘连除用活血化瘀法治疗外，更须配合手术治疗。月经过少的病因病理与月经后期、痛经、闭经颇多相似或相同之处，故本病常与月经后期、痛经并见。如治疗不当，病情进一步发展，甚而形成闭经。

月经过少的病因病机虽有血虚、肾虚、血瘀、痰湿之不同，临床上以肾虚为主。肾精不足，气血生化无源，致胞脉空虚，血海不盈，发为本病。肾虚为病，无论肾阴精不足，还是肾阳气虚损，都可导致因虚致瘀的病理改变。瘀血内停、经隧阻滞，血行不畅、经血受阻致经行量少。《妇人规》谓："五脏之伤，穷必及肾，此源流之必然，即治疗之要着……脾肾大伤，泉源日涸，由色淡而短少，由短少而断绝。"

【诊断与鉴别】

一、诊断要点

1. 病史　应注意询问月经史、孕产史、妇产科手术史。了解有无反复流产、刮宫及术后恢复情况，刮宫术后月经过少应注意有无子宫内膜粘连。此外，尚应询问有无长期服用避孕药。

2. 临床表现　月经周期基本正常，经量明显减少，甚或点滴即净，为本病的诊断要点。

3. 妇科检查　应注意子宫大小、活动度、发育情况，并应注意第二性征，了解有无盆腔结核。

4. 辅助检查

（1）阴道脱落细胞检查：借以了解内分泌水平。

（2）B超检查：可判断子宫大小、位置，了解盆腔有无肿物。

（3）子宫内膜活检：了解子宫对性激素的反应及有无子宫内膜结核。通过刮宫还能协助确定有无子宫内膜粘连。

二、鉴别

早孕而有激经者，易与月经过少混淆而被忽视，应注意鉴别。

激经是受孕早期，月经仍按月来潮，一般血量较平时明显减少，可伴有恶心、头晕等早孕反应。尿妊娠试验阳性，子宫B超检查有助于鉴别。

【辨病论治】　对子宫发育不良、幼稚子宫所致月经过少，可采用中西医结合治疗，中药益肾填精，养血行血方药，如龟龄集、乌鸡白凤丸、六味地黄丸等，配合西药有关激素类，以共同促进子宫发育。若因子宫内膜结核所致月经过少，当用抗痨治疗。对子宫内膜粘连所致月经过少，应先手术剥离后，再用桃红四物汤类活血化瘀以善其后。

金季玲通过调节"肾—天癸—冲任—胞宫"间的平衡来改善"下丘脑—垂体—卵巢轴"的功能。卵泡期：治以滋肾养血，佐以助阳，促使卵泡发育，为排卵打下基础。排卵期：重阴转阳，补肾活血行气，疏通胞脉胞络，为排卵创造条件，因势利导，促发排卵。经前期：阴已转阳，血海渐为满盈，胞宫经血待泄。治以温补肾阳，佐以滋阴，促使黄体成熟，为胎孕或下次月经来潮奠定物质基础。月经期：重阳转阴，施以活血行气为治疗大法，去旧生新，为建立一个正常的月经周期创造条件。

【辨证论治】

一、辨证要点

月经过少，应从色、质及有无腹痛辨虚实。一般色淡、质稀，腹不胀不痛者为虚；色紫黯夹小血块，腹痛拒按者为血瘀；色淡红，质黏如痰如涕者，属痰湿。经量逐渐减少者多属虚，突然减少者多属实。并应注意结合既往史、全身证候及妇科检查、辅助检查综合分析。

二、治疗原则

本病虚多实少，治法重在濡养精血。即使是瘀滞亦多属气血有伤，不可过投攻破之品，以免损伤气血。使用活血逐瘀之药，亦应中病即止，不可过量久用。

三、分证论治

1. 血虚证

（1）临床见证：经血量少，或由常量而逐渐减少，甚或点滴即净，经血色淡红、质稀薄，经行小腹绵绵作痛，面色萎黄，头晕眼花，心悸气短，爪甲苍白。舌淡红，苔薄白，脉细弱无力。

营血衰少，血海不盈，则经行量少，色淡质稀。血虚胞脉失养，则小腹绵绵作痛；余症、舌脉亦属血虚之象。

（2）辨证依据

1）经血量少，色淡质稀，经行小腹绵绵作痛。

2）面色萎黄，爪甲苍白，心悸气短。

3）舌淡，脉细弱无力。

4）久病大病或有亡血伤津史。

（3）治法与方药

治法：养血益气调经。

1）滋血汤（《证治准绳·女科》）

组成：人参、山药、黄芪、茯苓、川芎、白芍、熟地、当归。

方中参、芪、山药益气健脾，以资生化之源，促进气生血长；四物养血补营。

如经来点滴即止，属精血亏少，乃闭经之先兆，宜加枸杞子、山萸肉、制首乌以滋养肝肾，填精益血。如脾胃虚弱，食少纳呆，宜加砂仁、陈皮醒脾健胃以助化源。心悸失眠者，加五味子、柏子仁以养心安神。

当归为补血活血要药，所含当归多糖能增加外周红细胞、白细胞、血红蛋白及骨髓有核细胞数。实验研究表明，当归多糖可能是促进造血功能的有效成分之一，当归补血的机制之一可能与当归多糖刺激造血组织细胞增殖、分化有关。

2）乌鸡补血汤（《中医妇科验方选》）

组成：乌鸡肉 250g，当归 15g，黄芪 30g。

功效：补气血，固冲任，调经血。

主治：月经量少、经行腹痛、赤白带下、久不受孕等身体虚弱症。

用法：先将当归、黄芪加水煎出药味，后下鸡肉煮熟，加少许食盐调味，吃肉喝汤。肠胃湿热患者忌服。

3）八宝坤顺丸（《中华人民共和国药典》）

功效：养血调经。

主治：用于气血两虚，月经不调，经期腹痛，腰腿酸痛，足跗水肿。

用法：口服，1 次 1 丸（9g），1 日 2 次。

2. 肾虚证

（1）临床见证：月经量少，色淡质薄，腰骶酸冷，小腹凉，夜尿频多，或乳房外阴发育不佳，宫体小，月经初潮迟。舌体瘦薄，色淡红，苔薄白，脉沉细缓。

先天不足，肾气亏虚，精血不充，冲任不盛，可见乳房、子宫、外阴呈现发育不良征象及月经初潮来迟、量少色淡。肾阳不足，胞宫失煦，则小腹凉。气化不足，则尿频、夜尿多。幼稚子宫、子宫发育不良多属此证。

（2）辨证依据

1）经量少，色淡质薄，腰骶酸冷，夜尿多。

2）乳房、子宫发育不良，舌淡，脉沉细缓。

3）月经初潮迟，或有房劳、产伤史。

（3）治法与方药

治法：补肾益精，养血调经。

1）归肾丸（《景岳全书》）

组成：菟丝子、杜仲、枸杞子、山萸肉、当归、熟地、山药、茯苓。

方中熟地、山萸肉、枸杞子、菟丝子、杜仲补肾养肝；山药、茯苓健脾和中，补后天以养先天；当归养血调经。全方既补益肝肾以治先天，又兼顾脾胃以补后天，使任通冲盛，经血自盈。

若小腹腰骶酸冷、尿频、夜尿多者，加补骨脂，益智仁、覆盆子、巴戟天等温补命门，鼓舞肾阳。如经色红，潮热咽干，舌红少苔，脉细数，则属肾阴不足，虚火上炎，宜加生地、玄参、丹皮之类。

现代研究表明，菟丝子具有明显的壮阳作用和雌激素样作用，可以显著增加肾阳虚小鼠体重、肾重、胸腺重、白细胞数、红细胞数、血红蛋白以及超氧化物歧化酶的活力。菟丝子水煎剂可使果蝇交配率明显增加。小鼠灌胃菟丝子水提取物 25g/kg，每日 1 次，连续 10 日，可以促进阴道上皮细胞角化，子宫重量增加。

2）经验方（《全国名医妇科验方集锦》）

组成：熟地 15g，枸杞子 12g，山萸肉 12g，鸡血藤 15g，菟丝子 15g，淫羊藿 10g，当归 12g，党参 15g。

适用于流产或产后闭经，月经过少，过服避孕药后所致的闭经或月经过少，症见肝肾不足者。水煎，每周服 2~3 剂，1 个月为一疗程。月经过少者，于月经干净后开始服用。

3）龟龄集（《中华人民共和国药典》）

功效：强身补脑，固肾补气，增进食欲。

主治：用于肾亏阳弱，记忆减退，夜梦精溢，腰酸腿软，气虚咳嗽，五更溏泄，食欲不振。

用法：口服。1 次 0.6g，1 日 1 次，早饭前 2 小时用淡盐水送服。

3. 血瘀证

（1）临床见证：经行量少，色紫黯，有小血块，下而不畅。小腹疼痛，拒按，舌紫黯，有瘀点瘀斑，脉沉弦或沉涩。

瘀血停聚，胞宫胞脉受阻，故经来量少。有块不畅，血气不通则小腹疼痛拒按。舌紫脉涩皆为瘀血内阻之征象。

（2）辨证依据

1）经量少，色紫黯，有小瘀块。

2）小腹疼痛拒按。

3）舌紫黯，有瘀斑，脉沉涩。

（3）治法与方药

治法：理气化瘀，活血调经。

1）桃红四物汤（见经期延长）

2）月月红酒（《全国名医妇科验方集锦》）

制备：月月红 30 朵，黄酒一斤半，浸泡半月，滤去渣服用。

主治：月经不调，经行后期量少，色紫黑有小血块者。

用法：每次 1 小匙，每日 2 次。经前 3 天服用，连服 7 天，经净即停服。阴虚有热者忌服。

3）少腹逐瘀丸（《中华人民共和国药典》）

功效：活血逐瘀，祛寒止痛。

主治：用于血瘀有寒引起的月经不调，经血量少，小腹胀痛，腰痛，白带量少。

用法：用温黄酒或温开水送服，1 次 1 丸（9g），1 日 2～3 次。

4. 痰湿阻滞证

（1）临床见证：经行量少、色淡、质稀或黏腻、夹杂黏液，形体肥胖，胸闷呕恶，倦怠乏力，或带多黏稠。舌淡胖，边有齿痕，苔白腻，脉滑。

痰湿阻络，与血相搏，气血运行不畅，血海不盈，故经行量少，色淡而夹黏液，且常与月经后期并见。痰湿内阻，中阳不振，则形体肥胖，胸闷呕恶，倦怠乏力。带脉受损，则带下量多黏腻。

库欣病、药物抑制综合征、多囊卵巢综合征等在出现闭经前都可能表现为月经过少、肥胖等症状。

（2）辨证依据

1）经血量少，质稀夹黏液。

2）形体肥胖，胸闷乏力，带下量多。

3）舌淡胖，有齿印，苔白腻，脉滑。

（3）治法与方法

治法：健脾燥湿，化痰调经。

1）苍附导痰丸（《叶天士女科诊治秘方》）

组成：茯苓、法半夏、陈皮、甘草、苍术、香附、胆南星、枳壳、生姜、神曲。

方中二陈汤健脾燥湿，和胃化痰。苍术、香附、枳壳理气健脾，燥湿行气。胆南星、神曲、生姜温中化痰，和胃健脾。脾健痰消，气机宣畅，则月经自调。

2）高金亮经验方（《全国名医妇科验方集锦》）

组成：北山楂、苍术、泽泻、枳壳、姜半夏各等分，炼蜜为丸，每丸 6g，制备 60 丸。

主治：月经量少、色淡，体胖痰盛。

用法：淡姜汤水送服。月经期开始，连服 15 天，早晚各服 1 丸。

3）越鞠丸（《中华人民共和国药典》）

功效：理气解郁，宽中除满。

原方为"六郁"而设，有化痰除湿，行气活血诸功，借用于此，亦颇相宜。

用法：口服。1 次 6～9g，1 日 2 次。

【预防与调护】　参见月经后期、闭经。

【疗效判定】

治愈：月经周期、经期、经量恢复正常，其他症状消失，停药 3 个月经周期无复发。

显效：月经周期、经期正常，经量较治疗前增加 1/3，或超过 20ml。其他症状消失或减轻。

有效：治疗后月经量有所增加，其他症状减轻。

无效：经量、症状与治疗前无改善。

【重点提示】 月经过少如因长期服用避孕药而致者，应停服避孕药而改用其他方法避孕；因放置含高效孕激素的宫内节育器而致者，此因孕激素抑制卵巢功能，使子宫内膜发育不良使然。月经过少如伴见月经后期稀发，应查明是否为多囊卵巢综合征，检查生殖激素和空腹及餐后胰岛素水平。若为月经延后而见月经过少，应特别注意与妊娠异常出血相鉴别，如胎动不安、胎漏、异位妊娠等。月经过少如伴月经先期甚或频发，应注意与经间期出血鉴别。总之，本病证临床是虚证多而实证少，故中医治疗以补肾益精、调肝养血、健脾益气为主要法则；虽有痰湿瘀血阻滞，但多为标证。

（王耀廷 王 丹 陈 薇 吴克明）

参考文献

1. 国佳. 调理月经周期法治疗月经过少 30 例. 新中医，2007，39（6）：57-58.

第六节 经 期 延 长

月经周期基本正常，经行时间持续 7 天以上，甚或淋漓半月始净，连续出现两个月经期以上者，称经期延长。又称"经事延长"、"月水不绝"、"月水不断"。

据统计，妇女经期延长占妇科门诊患者的 15％以上，因黄体萎缩不全，子宫内膜修复延长、盆腔炎、子宫内膜炎或因宫内节育器等因素引起的经期延长患者比例日益增高。如神经内分泌功能失调引起，由于下丘脑-垂体-性腺轴功能失调，包括生殖激素释放节律紊乱、反馈功能失调、排卵和黄体功能障碍；另有器质病变或药物等引起、免疫因素、子宫和子宫内膜因素等。

现代医学认为，宫内节育环引起的月经量多和经期延长，主要是由于节育环的机械压迫，引起子宫内膜和血管内皮细胞损伤，释放大量前列腺素、纤溶酶原激活因子、激肽等物质，使血管通透性增加，纤溶系统活性增加而导致月经量多或经期延长，同时节育环在宫内的机械压迫使子宫内膜坏死和溃疡，而经后子宫内膜不能修复亦是经期延长的原因。尤昭玲等通过以田七、茜草等活血化瘀药物对置 Cu-IUD 家兔子宫内膜超微结构影响的实验研究说明，活血化瘀药物能减轻置 Cu-IUD 家兔子宫血管内皮细胞、外周平滑肌细胞、间质细胞的病变，对子宫内膜的损伤具有修复作用，说明活血化瘀法对放环后子宫异常出血具有良好的治疗作用。

因环为有形之物放置宫腔，阻碍气机，使胞宫内气血瘀阻不畅，瘀久化热，热迫冲任，加之胞脉瘀滞而血不循经，致带有血、经期延长、经量增多，瘀热内阻，不通则痛，则出现腰腹疼痛或痛经。长期带血或经多不止，加之热耗阴津，阴损及阳，脾虚湿注或湿毒之邪乘虚而入，使带多黄臭，气阴两伤又加重带证、经证。如此周而复始，恶性循环，致使上环者病程绵长，反复不愈。

历代医家对本病有较多论述，始见于《诸病源候论》，该书"卷之三十七"云："妇女月水不断者……劳伤经脉，冲任之气虚损，故不能制其经，故令月水不断也"。《校注妇人良方·卷一》："妇人月水不断，淋漓腹痛，或因劳损气血而伤冲任，或因经行而合阴阳，以致外邪客于胞内，滞于血海故也。但调养元气而病邪自愈，若攻其邪则元气反伤矣。"《女科经纶》指出本病有内伤不足和外感有余之分，有余不足当参以人之强弱。

黄体萎缩不全型功能失调性子宫出血多表现为经期延长，子宫肌瘤、慢性子宫内膜炎，某些血液病患者亦可见经期延长，临证应认真辨别。

【病因病机】 外感内伤引起脏腑气血功能失调，阳气不充，冲任不能制约经血；或热邪内扰，血海不宁；或瘀血阻滞胞宫胞络。瘀血不去，新血难安，皆可导致经期延长。

西医学认为黄体萎缩不全型功能失调性子宫出血，是因黄体未能及时全面萎缩，孕酮分泌量不足，但分泌时间延长，子宫内膜不规则剥脱，且剥脱时间延长而致经期延长。子宫肌瘤、子宫腺肌病皆可因影响子宫收缩，内膜剥脱不规则而致经期延长。某些血液病、肝病或长期患慢性疾病凝血机制障碍，皆可导致经期延长。节育器放置于胞宫，异物阻滞而致血脉瘀阻，月经期冲任气血下注胞宫，使得瘀血内阻更加严重，新血不得归经故而经血逾期不止。此外，滥用性激素也可造成本病。

经期延长往往与月经过多并见，若失治或误治，病情进一步发展可形成崩漏。

【诊断与鉴别】

一、诊断要点

1. 病史 详细询问月经史及经期延长的原因、起病年龄、环境改变、内外环境的变化，精神和情绪因素、营养和工作（劳动强度）、疾病等。还要询问既往治疗过程，特别要注明曾用激素的种类、剂量、用药时间、近期效果、停药后的变化及末次服药日期。

2. 临床表现 常发生于育龄妇女，月经周期正常而行经时间延长，出血量正常或稍多，有时可在经前或经后有淋漓不断出血。

3. 妇科检查 内外生殖器无明显器质性病变，无妊娠并发症。

4. 辅助检查 测定基础体温呈不典型双向型，体温下降延迟或逐渐下降。阴道脱落细胞涂片或子宫颈黏液结晶无特殊变化。于月经第 5 天做子宫内膜病理检查往往呈混合型。

二、鉴别

必须排除全身性疾病、生殖系统器质性病变、与妊娠有关的情况或药物作用等。

1. 全身性疾患 血液病，其他内分泌腺（肾上腺、甲状腺）疾患，营养不良及心力衰竭等。严重的肝、肾功能障碍也可影响性激素的代谢而引起子宫异常出血。

2. 生殖系统病变 急慢性子宫内膜炎、子宫内膜结核、宫颈糜烂、宫颈息肉、子宫内膜息肉以及子宫肌瘤和卵巢多囊性变。此外，尚有绒癌、宫颈癌、宫体癌和功能性卵巢肿瘤等。

3. 与妊娠有关的情况 流产、早期宫外孕、葡萄胎、产后子宫复旧不全或胎盘胎膜残留、胎盘息肉等。

4. 药物影响 激素类药物，如口服避孕药和抗凝药应用不当或过量，均可引起子宫出血。

5. 放置宫内节育器后，短期内可有月经过多或（和）经期延长。

根据病史和临床表现，结合妇科检查及辅助检查，排除鉴别诊断中所列各项，本病的诊断即可确立。

【辨病论治】 本病属功能失调性子宫出血病范畴，其辨病论治参见有关章节，此处从略。

【辨证论治】

一、辨证要点

本病的辨证以月经的量、色、质变化为主，结合全身证候综合分析。一般经血量多、色淡质稀，倦怠乏力，气短面白，舌淡脉细，多属气虚或脾肾阳虚。经血量少、色鲜红，质黏稠，形瘦颧红，口干心烦，舌红少苔，脉细数，多属阴虚内热。若经血色黯如败酱，夹杂黏液，阴中灼热，兼见平素带下量多臭秽，舌红苔黄腻，脉濡数，又多属湿热蕴结。经血块多而色黯，伴小腹疼痛拒按，舌紫黯，脉沉弦，多属气滞血瘀证。

二、治疗原则

本病之本在冲任，病位在胞宫，病机为气虚、血热、湿热、血瘀等导致冲任失约，经血失制。上环后引起的经期延长主要是因为肝郁化火、肾水亏虚，故治疗宜滋肾养阴、清热柔肝法。

因此，治疗原则重在消除病因，调理冲任。经期尚须注意相应止血药的合理使用，以达缩短经期之目的。

三、分证论治

1. 气虚证

（1）临床见证：经行逾期 7 天以上，血色淡，质清稀，疲倦乏力，动则头晕目眩，腹满食少，舌淡，苔薄白，脉细弱。

气虚下陷，冲任不固，经血失约，不能按期而止，故经期延长；脾气虚弱，化源不足，则经血色淡，质清稀；余症、舌脉均为气虚弱之征。

（2）辨证依据

1）经期持续 7 天以上，色淡，质清稀。

2）头晕乏力，腹满食少。

3）舌质淡，脉细弱。

（3）治法与方药

治法：补气固冲，止血调经。

1）归脾汤（《校注妇人良方》）

组成：白术、茯神、黄芪、龙眼肉、木香、酸枣仁、人参、甘草、当归、远志。

归脾汤始载于《济生方》，主治思虑过度，劳伤心脾，健忘怔忡。元代危亦林《世医得效方》既载明了原方所治诸证，又增补了脾不统血妄行之吐血、下血。明代薛己《校注妇人良方》，在原方中增加了当归、远志二味，从此沿用至今。全方心脾同治，气血双补，脾气充则统血复，月经自调。

伴月经量多，加乌贼骨、棕榈炭、茜草。血少淋漓而腹痛者，乃虚中夹瘀，加炒蒲黄、五灵脂。

2）经验方（《全国名医妇科经验方集锦》）

组成：熟地 18g，杭芍 12g，龟甲 15g，黄柏 15g，椿根皮 10g，芡实 10g，阿胶（烊化）12g。

主治：月经经期延长，甚至淋漓不断，色淡或紫黑；经间期出血亦可用，宜加女贞子 12g，墨旱莲 10g。

用法：月经畅后 2～3 天开始服用 2～4 剂。

血寒者去黄柏，加姜炭 8g，荆芥炭 8g。

3）补中益气丸（《中华人民共和国药典》）

功能：补中益气，升阳举陷。

主治：脾胃虚弱，中气下陷，体倦乏力，食少腹胀，久泻，脱肛，子宫脱垂。

用法：口服，1 次 6g，1 日 2～3 次。

2. 脾肾阳虚证

（1）临床见证：经行逾期 7 天以上，色黯淡而质清稀，下腹冷痛，神疲体倦，气短；懒言，食少纳呆，腰膝酸冷，大便溏薄，小便数。舌质淡胖，脉象沉细，或沉缓。

肾阳不足，命门火衰，中土失煦则脾阳不振，统摄失权，经血失约，则经期延长；经血失却阳气温化故色黯淡而质清稀；余症、舌脉均为脾肾阳虚之候。

（2）辨证依据

1）经期持续 7 天以上，色淡，质清稀。

2）腰膝酸冷，脉沉细，或沉缓。

（3）治法与方药

治法：温肾健脾，摄血调经。

1）健固汤（《傅青主女科》）加补骨脂、乌贼骨。

组成：党参、白术、茯苓、薏苡仁、巴戟天、补骨脂、乌贼骨。

方中党、术、苓、苡益气健脾，巴戟天、补骨脂温肾扶阳，乌贼骨固涩止血，使脾气健运，肾气温固，自能制约经血。

腰冷痛者，加杜仲、菟丝子。小便频数，夜尿多者，加益智仁、覆盆子、桑螵蛸。气短懒言者，加黄芪。水肿便溏者，加泽泻。

2）益气固冲汤（《中医妇科验方选》）

组成：党参 24g，黄芪 25g，白术 12g，升麻 10g，枳壳 10g，补骨脂 10g，贯众 10g，艾叶 6g。

肾为元气之根，益气补肾乃治本之道。全方益气温阳，止血固冲，适用于月经过多、经期延长、崩漏等。出血期应连用 4～6 剂。

3. 阴虚内热证

（1）临床见证：经行延长，量不多，色鲜红，质稠，形体消瘦，潮热颧红，心烦，口干，舌红而干，少苔或无苔，脉象细数。

阴虚内热，冲任受扰，血海不宁，则经血过期不止；火热灼血津亏，则经量不多色鲜红，形瘦颧红，潮热口干，舌红少苔，脉见细数。

（2）辨证依据

1）经期延长，量少色鲜质稠。

2）心烦潮热，口干颧红，舌红而干，脉细数。

3）素体阴虚，或有亡血伤精病史。

（3）治法与方药

治法：滋阴清热，调经止血。

1）两地汤（《傅青主女科》）加女贞子、墨旱莲、乌贼骨、茜草。

组成：生地、地骨皮、玄参、麦冬、阿胶、白芍、女贞子、墨旱莲、乌贼骨、茜草。

方中两地汤滋阴壮水，平抑虚火。女贞子、墨旱莲乃二至丸，有滋养肝肾兼止血之功。乌贼骨与茜草乃四乌贼骨一芦茹丸，既能止血又可化瘀。全方滋阴壮水，虚火自平，化瘀止血而不留滞。

腰冷痛者，加杜仲、菟丝子。小便频数，夜尿多者，加益智仁、覆盆子、桑螵蛸。气短懒言者，加黄芪。水肿便溏者，加泽泻。

2）顾小痴经验方（《全国名医妇科经验方集锦》）

组成：当归 10g，细生地 15g，丹皮 10g，地骨皮 10g，白芍 12g，川芎 3g，炒蒲黄 10g，太子参 15g。

适用于月经先期或经期延长，量少淋漓，色紫黯兼夹瘀块。

用法：经期第一天开始服，连服 5～7 剂，血止停服，改服养血益气之剂。

3）固经丸（《中华人民共和国药典》）

功效：滋阴清热，固精止带。

主治：用于阴虚血热，月经先期、量多、色紫黑，赤白带下。与虚热所致经期延长亦颇相宜。

用法：口服，1 次 6g，1 日 2 次。

4）保阴煎（《景岳全书》）

组方：熟地黄、生地黄、黄芩、黄柏、白芍、山药、续断、甘草。

功效：清热凉血，固冲止血。

主治：经期延长、月经先期、量多、色鲜红或深红、质黏稠、口渴饮冷尿黄便结。

4. 气滞血瘀证

（1）临床症状：经来淋漓，延期十余日始净，量少，色黯有块，小腹疼痛拒按，精神抑郁，面色晦黯，有瘀斑，脉沉弦。

瘀血内阻冲任，新血难安，不得归经，则妄行而经期延长，色黯有瘀块。气血运行不畅，则小腹疼痛拒按。余症、舌脉亦为气滞血瘀之症。

（2）辨证依据

1）经行时间延长，经色紫黯有块。

2）小腹疼痛拒按。

3）舌紫黯，有瘀点瘀斑，脉弦或涩。

4）有气滞血瘀病史，伴抑郁不乐或嗳气叹息。

（3）治法与方药

治法：行气化瘀，止血调经。

1）桃红四物汤（《医宗金鉴》）加柴胡、枳壳组成：桃仁、红花、川芎、当归、白芍、熟地、柴胡、枳壳。

瘀阻冲任乃本证之机要，方以四物养血活血，桃、红逐瘀行血。瘀血行而经血得以归经，则经行如期而腹痛亦消。但行血之剂，攻破力强，应得效即止，不宜多服久服，以防破血逐瘀过度而导致经血过多，加柴胡枳壳意在疏肝解郁、理气行滞。血量多，加乌贼骨，茜草。腹痛不止者，加失笑散。血少淋漓者，加艾叶、香附炭、益母草。

2）徐志华经验方（《全国名医妇科验方集锦》）

组成：桃仁、红花、丹皮、丹参、当归、白芍、生地、益母草、炒蒲黄各 10g，白及、血余炭各 5g。

主治：经期延长、漏下淋漓不净。

3）女宝（《新中成药便览》）

功效：调经止血，暖宫止带，逐瘀生新。

主治：月经不调、经行腹痛、闭经、带下、宫寒不孕、产后腹痛、癥瘕等病证。

4）逐瘀止血汤（《傅青主女科》）

组方：桃仁、大黄、归尾、赤芍、丹皮、生地、龟甲、枳壳。

功效：活血化瘀，调冲任，养血止血。

主治：经期延长、漏下淋漓不净。如傅山所说："此方之妙，妙于活血之中，佐以下滞之品，故逐瘀如扫，而止血如神。"

【预防与调护】 经间期出血应注意调畅情志，避免进食寒凉及过热之品，适当休息，避免过劳。

【疗效判定】

治愈：月经经期、经量恢复正常，其他症状消失，停药 3 个月经周期未复发。

显效：月经周期。经量基本正常，经期恢复到 7 天以内，其他症状消失或减轻，停药 3 个月经周期未复发。

有效：月经周期、经期基本正常，经期较前有所缩短，其他症状减轻。

无效：治疗后月经周期、经量、经期无改善。

【重点提示】 经期延长因其发病机制主要是冲任不固所致，与肝、脾、肾密切相关。虽有血热，但出血日久，气随血耗，摄约无力，以致出血不止，因而血热易呈气虚夹热。又因出血日久，无瘀亦瘀，既有离经之血，定有瘀血内停，以致血不循经，出血不止，虽有瘀阻，终属气虚夹瘀。

（王耀廷　王　丹　来玉芹　吴克明）

参考文献

1. 尤昭玲，谈珍瑜，梁欣韫，等．活血化瘀法对置 Cu·IUD 家兔子宫内膜超微结构的影响．湖南中医学院学报，2005，4（2）：4-6.

2. 谭宝莲．活血化瘀法治疗放环后经期延长．四川中医，2006，24（9）：69.

3. 李丽琼，李海梅，杨再莲，等．环宁安冲汤治疗上环术后诸症的疗效观察．中国保健（医学研究版），2007，23（15）：135-136.

4. 苏玉萍，闫宏宇．经期延长的中医辨证分型与性激素的关系．中医中药，2007，4（3）：61-62.

5. 赵薇，黄永澄．滋肾柔肝法治疗上环后经期延长 30 例．辽宁中医杂志，1997，24（3）：125.

6. 谢静华，冉青珍．中药周期用药治疗放环后经期延长 59 例．陕西中医，2006，27（6）：686.

7. 林春，冯金英，香卫红．加减保阴煎治疗阴虚血热型经期延长 48 例．新中医，2003，35（3）：45.
8. 冯蓓．逐瘀止血汤加减治疗经期延长 35 例．四川中医，2006，24（3）：77.

第七节　经间期出血

经间期出血是指月经周期基本正常，在两次月经中间，即絪缊期时，出现周期性的少量子宫出血，又名絪缊期出血，相当于西医学的排卵期出血。

经间期出血，多发生在月经周期的第 12～16 天，一般历时数小时或 2～3 天，在中医学历代医籍中未见有此病名的记载，相关论述散见于月经先期、月经量少、经漏、赤白带下等记载中。1982 年全国第一次中医妇科学术交流大会上，首次提出经间期出血的专题文章，1986 年正式被收入统编教材《中医妇科学》列为教学内容。

关于经间期出血的研究起步较晚，相关资料亦少，发病机制有待进一步深入研究和阐明。西医学关于本病的病理生理研究显示，因其从不发生于无排卵型月经周期，因而认为本证发生与排卵有关。排卵期促黄体生成素（LH）分泌达高峰，促卵泡激素（FSH）分泌量也增多，排卵后雌激素水平骤然下降，如果雌激素的下降超过了能够维持增生晚期子宫内膜的阈值水平，则可引起子宫内膜表层的少量剥脱而发生突破性出血，随着黄体形成后孕激素的分泌和雌激素水平的再次上升，增生晚期子宫内膜向分泌期内膜转化而少量流血自然停止。

【病因病机】　在两次月经之间，即絪缊期，是月经周期节律中正值肾、冲任阴精充实，阳气渐长，由阴盛向阳气内动转化的过渡时期，又称"的候"或"真机期"，其实即指排卵期。早在明代《证治准绳·女科》引袁了凡说："天地生物，必有絪缊之时，万物化生，必有乐育之候……此天然之节候，生化之真机也……凡妇人一月经行一度，必有一日絪缊之候，于一时辰间，气蒸而热，昏而闷，有欲交接而不可忍之状，此的候也……顺而施之，则成胎矣"。即提示了絪缊期"气蒸而热"这种阳气内动的生理演变，此即为本病发生的内环境。若素体阴虚、脾虚或肝郁化火，或湿热、血瘀蕴滞于内，值经间期时内动阳气引动宿疾、伏邪，使阴阳转化不协调，或阴不敛阳，虚热内扰，引起冲脉血海蓄溢失常，故排卵的同时出现少量阴道流血，便可发生本症。血出之后，阳气、郁火、湿热、瘀血皆随之有所外泄，而冲任宁谧安固复常，故而血可自行停止，然机体状况未获彻底改善，病因亦未完全消除，因此下次月经间期仍然会如期复发。

1. 阴虚内热　素体阴虚，肾阴不足；或房劳多产，经血亏损；或失血伤阴，以致阴血亏损，虚热内生，热伏冲任。于絪缊之时，阳气内动，与虚火并扰血海，灼伤阴络，致经间期出血。

2. 肝郁化火　郁怒伤肝，气不调畅，郁而化火，伏于冲任。时值经间期阳气内动之时，引发木火，并扰血海，迫血妄行，以致经间期出血。

3. 湿热　经期、产后或流产手术之后，胞脉空虚，若摄生不慎，湿热之邪乘虚入侵；或情志所伤，肝郁犯脾，肝热脾湿相合，酿生湿热，湿热留滞，蕴于冲任。絪缊之时，阳气内动，引动湿热，扰于血海，迫血妄行，遂致经间期出血。

4. 血瘀　经期、产后，余血内留，蓄而为瘀；或七情所伤，气郁血滞，久而成瘀，瘀阻冲任。于絪缊之时，阳气内动，引动瘀血，扰及血海，血不循经，以致经间期出血。

5. 脾肾亏虚　脾肾不足，细缊之时重阴转阳而阳气不复，脾气失于统摄，肾虚不能蒸腾肾精化生肾气，影响到胞宫的固藏，重扰冲任，冲任不固，故发生经间期出血。

【诊断与鉴别】

一、诊断要点

1. 临床表现

（1）子宫出血：子宫出血有规律地发生在细缊之期，量少，持续时间短，一般历时数小时或 2～3 天，常不超过 7 天，能自行停止。

（2）腹痛：部分患者可伴有一侧少腹轻微疼痛或胀痛不适，一般持续几小时。

（3）带下：于出血之时可伴量较多色白透明如蛋清样的白带。

2. 妇科检查　常无明显阳性体征。

3. 辅助检查

（1）基础体温（BBT）测定：BBT 呈双相型，出血发生在低、高温相交替时。

（2）诊断性刮宫：子宫内膜呈早期分泌期改变，可能有部分晚期增生。

（3）B 超可观察卵泡的变化，帮助确定经间期。

二、鉴别

1. 月经先期　经间期出血发生在 BBT 由低相转高相的交替时期，出血量较月经量少，与正常月经形成一次出血量少、一次出血量多相间隔的表现；而月经先期的出血时间不在 BBT 低高温相交替的时候，出血量与平时正常月经量相同。

2. 赤带　经间期出血有明显的规律性，在 1 个月经周期内只发生 1 次出血，多能自然停止；而赤带的排除无规律性，持续的时间较长，或反复发作，且其排泄物是夹血之黏液。可有接触性出血史，或检查见阴道、宫颈、宫腔有炎症性或器质性病变。

3. 月经过少　月经过少者月经周期基本正常，其出血发生在 BBT 高温相下降时，两次出血的间隔时间常在 23～35 天以内。

【辨病论治】　在临床实践中有部分经间期出血患者仅见两次月经之间有少量阴道出血而无他症可辨，病史资料和素体状况亦难提供有价值的参考，此时就应根据经间期机体阳气内动的特殊生理变化，以及本病阴精亏虚的要点，辨病论治，遣方用药。

1. 经验方（《妇科奇难病论》）　班秀文认为经间期出血多见于阴虚阳亢之体，故正值经间期出血时，治宜滋阴壮水以制火，用两地汤加墨旱莲、藕节、夜交藤、益母草；平时调养宜用《景岳全书》之加减一阴煎（生地、白芍、麦冬、熟地、知母、地骨皮、甘草）去知母，加女贞子、怀山药、玄参、枸杞子治之，使阴阳转化协调，气血平和，以期达到从根论治，防止再出血的目的。在治疗期间凡是辛热香燥、动阳助火之品，一律禁忌；已婚妇女，则应禁止房事。

2. 温肾活血汤（经验方）

组成：仙茅、淫羊藿、菟丝子、巴戟肉、紫石英、熟地、怀山药、山萸肉、当归、红花、泽兰、益母草。

功效：温补肾阳，活血化瘀。

肾阳不足不能蒸腾肾精化生肾气，影响到胞宫的固藏，同时胞脉血行瘀滞，新血不得归经，以致子宫出血。全方温肾活血以治其本，本固则经间期出血自愈。

【辨证论治】

一、辨证要点

本病以绷缊期有周期性的少量子宫出血为主症。其辨证应根据出血的色、质，结合全身证候和舌脉进行综合分析。不同病因常呈现不同的血色、血质。阴虚内热而致者，多血色鲜红而质稠；肝郁化火而致者，血色紫红而质稠黏；湿热留滞者则血色深红或黯红，质黏腻，夹有较多黏涎；血色紫黯，有血块，多为血瘀之征；气虚者则血色淡而质稀。而相应舌、脉及病史阳性资料，共为辨证求因提供了确切依据。

二、治疗原则

以调理冲任、摄血止血为大法，并采取分期调治：经间期出血时，宜标本同治，在审因论治的基础上酌加固冲止血之品；平时当求因治本，选用滋阴、舒肝、清热、利湿、化瘀、补气之方药随证治之，直至病因消解。

三、分证论治

1. 阴虚内热证

（1）临床见证：经间期出血，量少，色鲜红，质黏稠无块，颧红潮热，咽干口燥，头晕耳鸣，腰腿酸软，手足心热，夜寐不安，大便干结，小便短黄，舌红，苔少，脉细数。

（2）辨证依据

1）出血色鲜红，质黏稠，无块。

2）颧红潮热，咽干口燥，头晕耳鸣，手足心热，便结溲黄。

3）舌红，少苔，脉细数。

4）禀赋素弱，或有房劳、多产、失血伤阴史。

（3）治法与方药

治法：滋阴清热，调冲止血。

1）两地汤（《傅青主女科》）

组成：生地、玄参、白芍、麦冬、地骨皮、阿胶。

全方重在滋水，使水足而火自平，阴生而阳自秘，阴阳谐和，冲任自调，而出血自止，达求因治本之效。出血期宜加女贞子、墨旱莲、炒地榆以滋肾止血；腰酸腿软者，加菟丝子、续断，以补肾壮筋骨。

2）六味地黄丸（《小儿药证直诀》）

功效：滋阴清热。

用法：每次 1 丸，口服，每日 2 次。每于月经干净后开始连续服用 15 天，连用 3 个月经周期为一疗程。

2. 肝郁化火证

（1）临床见证：经间期出血，量或多或少，色紫红而黏稠，或夹小血块，烦躁易怒，胸胁、乳房、少腹胀痛，或口苦、咽干、善叹息，舌红，苔薄黄，脉弦数。

（2）辨证依据

1）血色紫红而黏稠，或夹小血块。

2）烦躁易怒，胸胁、乳房、少腹胀痛。

3）舌红，苔薄黄，脉弦数。

4）素性抑郁，或有愤怒发作史。

（3）治法与方药

治法：疏肝清热，凉血止血。

1）丹栀逍遥散（《内科摘要》）去煨姜

组成：丹皮、栀子、当归、芍药、柴胡、白术、茯苓、炙甘草。

全方使肝气疏达，热清血宁，冲任调畅，而出血自止。

出血时加茜草根、乌贼骨、大蓟、小蓟。血中夹有小块者，酌加丹参、赤芍、三七；胸胁、乳房、少腹胀痛者加郁金、炒川楝、橘叶、蒲黄。烦躁易怒者加夏枯草、灯心草、竹叶。

2）滋水清肝饮（《医宗己任编》）

组成：熟地、山药、山茱萸、丹皮、茯苓、当归、泽泻、柴胡、白芍、栀子、大枣。

本方能使肾水足，郁热清，冲任固，则血自止矣。

3. 湿热证

（1）临床见证：经间期出血，量或多或少，血色深红或黯红，质黏腻，夹有黏涎，平时带下量多色黄质黏稠，有臭味，小腹时痛，心烦口渴，口苦咽干，胸闷纳呆，舌红，苔黄腻，脉滑数。

（2）辨证依据

1）血色深红或黯红，质黏腻夹有黏涎。

2）带下量多、色黄、质黏稠，有臭味。

3）胸闷纳呆，舌红，苔黄腻，脉滑数。

4）经期、产后、流产术后摄生不慎或房事所伤史。

（3）治法与方药

治法：清热利湿，调冲止血。

1）清肝止淋汤（《傅青主女科》）去阿胶、红枣、当归，加茜草根、炒地榆。

组成：白芍、生地、当归、牡丹皮、黄柏、牛膝、香附、小黑豆、茜草根、炒地榆。

全方具有清热利湿、调冲止血之效。

出血期间，去牛膝，酌加炒贯众、马齿苋。纳呆者去生地、白芍，酌加白豆蔻、苍术、薏苡仁。

2）经验方（《福建中医药》）

组成：黄柏、砂仁、绵茵陈、地榆、土茯苓、薏苡仁、生栀子、白茅根、侧柏叶。

热甚加乌豆、玄参。肾阴亏加女贞子、墨旱莲。

4. 血瘀证

（1）临床见证：经间期出血，血色紫黯，夹有血块，小腹疼痛拒按，舌紫黯、或有瘀点，脉涩。

（2）辨证依据

1）血色紫黯，夹有血块。

2）小腹疼痛拒按，舌紫黯，或有瘀点，脉涩。

3）经产留瘀或郁怒伤肝史。

（3）治法与方药

治法：活血化瘀，理血归经。

1）逐瘀止血汤（《傅青主女科》）

组成：大黄、生地、当归尾、赤芍、丹皮、枳壳、龟甲、桃仁。

全方具有活血化瘀、理气行滞、固冲止血之效。瘀血去，新血归经，则出血自止。

出血期间，去赤芍、当归尾，酌加三七、炒蒲黄。腹痛较剧者，酌加延胡索、香附、蒲黄、五灵脂。瘀而化热者，酌加黄柏、知母、地骨皮。

2）云南白药（云南白药集团公司）

功效：活血化瘀止血。

用法：每次 0.5g，口服，每日 2 次。每于月经周期第 10～16 日连服 7 天，3 个月经周期为 1 个疗程。

5. 脾肾亏虚证

（1）临床见证：经间期出血量少，色淡，质稀，神疲体倦，气短懒言，头昏耳鸣，腰膝酸软，尿频，或见食少腹胀，大便溏薄，舌淡，苔薄白，脉沉弱。

（2）辨证依据

1）血色淡红，质稀。

2）神疲体倦，气短懒言，头昏耳鸣，腰膝酸软。

3）舌淡，苔薄白，脉沉弱。

4）有忧思过度、劳力过极或房劳多产史。

（3）治法与方药

治法：补肾健脾，固冲摄血。

1）健固汤（《傅青主女科》）加怀山药、菟丝子、桑寄生、炒续断。

组成：党参、茯苓、巴戟天、苡仁、白术、怀山药、菟丝子、桑寄生、炒续断。

本方补肾扶脾，固护阳气，统摄经血，以助子宫冲任的固藏，不止血而血自止。

出血期酌加炒艾叶、炮姜炭、荆芥炭等温经止血。

2）毓麟珠（《景岳全书》）

组成：党参、白术、茯苓、炙甘草、白芍、川芎、当归、熟地、菟丝子、杜仲、鹿角霜、川椒。

全方具有益气生血、补肾助阳的作用，出血期可酌加补骨脂、覆盆子。

【其他疗法】

一、外治法

经间期出血腹痛，可用热水袋或热敷灵、寒痛宁熨疗袋等外敷、外熨下腹部，以缓解疼痛。

二、针灸疗法

取关元、三阴交、血海、行间穴。

用平补平泻手法，留针 20 分钟；留针期间可用 TDP 照射少腹部，感温热为度。宜于每次月经干净时针刺，隔日 1 次，10 次为一疗程。

三、推拿疗法

取关元、三阴交、足三里、肾俞、肝俞。

行穴位按摩疗法，每穴按摩 3～5 分钟，每天 1 次，10 次为一疗程。

四、饮食疗法

1. 猪皮胶冻（《药膳食谱集锦》） 猪皮 1000g，白糖 250g。将猪皮去毛、洗净、切碎、浓煎，加黄酒、白糖调匀，冷却备用。每次用 20g，以开水冲化温服。适用于阴虚证。

2. 乌梅糖水（《饮食疗法》） 乌梅肉 15g，红糖适量。将乌梅肉、红糖放入瓦罐内，加水 500ml，煎至 300ml，去渣分 2 次服，每日 2 次。适用于肝经郁火证。

五、西药治疗

1. 对症治疗 出血量较多者，给予止血剂；少腹疼痛剧烈者，给予止痛剂，或小剂量镇静剂。

2. 性激素治疗 预防出血，给予雌激素，提高雌激素水平，以避免其急剧下降所导致的出血。常采用己烯雌酚 0.125～0.25mg/d，自月经周期第 8～10 天开始服用，连服 7 天。或炔雌醇 0.005～0.01mg/d，自月经周期第 10 天开始服用，连用 10 天。

【预防与调护】

一、预防

1. 普及宣教相应的月经生理知识和卫生知识，解除顾虑，需要治疗者应及时就医。
2. 彻底治愈湿热、瘀血等宿疾；体虚不足者，及时培补。

二、调护

患者出血期间应避免过度劳累，注意休息；保持外阴局部清洁，防止感染；腹痛重时，可给予热敷；保持情绪稳定。排卵期前后禁食辛辣香燥助热生火之品。

【疗效判定】

治愈：治疗后出血停止，症状消失，停药后 3 个月经周期以上未复发。

显效：治疗后出血停止，症状基本消失，停药后复发。

有效：治疗后出血量减少或偶有极少量出血，症状有所减轻。

无效：治疗前后无变化。

【重点提示】 经间期出血属于生殖内分泌功能失调的月经病范畴，其诊断必须首先排除子宫颈糜烂、息肉、子宫内膜炎、生殖器肿瘤等器质性病变，故凡有条件者都应常规做妇科内诊检查、B 型超声检查或电子阴道镜检查。如常规检查后无明显器质性病变，而出血又正好发生在基础体温低高相交替时，量少、持续时间短，连续发生 2 个月经周期以上者，则可基本上确诊为本病而按本病辨证论治。

（时 丹 王 静 吴克明）

参 考 文 献

1. 党洁明, 刘景霞, 吴效科, 等. 中西医结合治疗经间期出血 26 例. 中医杂志, 2004, 45 (7): 494.
2. 沈玉莲, 金季玲. 经间期出血的中医治疗. 辽宁中医学院学报, 2005, 7 (4): 342-343.
3. 李文斌. 夏桂成诊治经间期出血的卓识. 辽宁中医杂志, 2006, 33 (9): 1069-1070.
4. 秦静. 针刺加 TDP 灯照射治疗妇女排卵期出血 20 例. 针灸临床杂志, 2004, 20 (10): 28.
5. 罗开美. 八正散加减治疗排卵期出血 30 例. 中国中医急症, 2007, 16 (8): 960.
6. 姚玉荣, 单珂. 加味八正散治疗排卵期子宫出血 32 例. 上海中医药杂志, 2002, 4: 17-18.
7. 付钧. 中药治疗经间期出血体会. 吉林中医药, 2006, 26 (7): 22.
8. 曹习诠. 滋肾固冲汤治疗经间期出血 57 例. 四川中医, 2004, 22 (1): 67-68.

第八节　崩　　漏

崩漏是月经周期、经期、经量发生严重失常的病证,是指经血非时而下,忽然大下谓之崩中,淋漓不断谓之漏下。崩与漏义虽不同,然"崩为漏之甚,漏为崩之渐",两者常互相转化,交替出现,且其病因病机基本相同,故临床统称崩漏。

崩漏属妇科疑难病证,亦是急重病证,疑在病名概念认识尚不一致,难在临床速获良效,急在耗失阴血,可发生于月经初潮后至绝经的任何年龄,足以影响生育,损及健康。所以,崩漏是十分值得研究的课题。传统认识为:凡阴道下血证,血势如崩似漏的,皆属崩漏范围;也有指崩漏为"经乱之甚"的;也有明确将崩漏列入月经疾病范围,却指出"崩漏是概指阴道出血而言","是多种妇科疾病所表现的共有症状"的。由于概念上未能定论,对崩漏的病因病机,辨证论治等可说无从进行规范性研究。因此,虽多次在中医妇科学术会议上讨论并已作决定将崩漏界定在月经疾病范围,然而近来又有提出异议者。为此本节根据有关记载及临床实践,重申将崩漏议定在月经疾病范围,其他病证所致的似崩似漏的下血证,则宜在有关内容中讨论,不属本病范围。

历代医著对崩漏论述不断深化。春秋战国时期成书的《素问·阴阳别论》所言"阴虚阳搏谓之崩",是关于崩的最早记载,泛指一切下血势急之妇科血崩证;王冰注《黄帝内经素问》释为"阴,谓尺中也。搏,谓搏触于手也。"马莳再释为:"尺脉既虚,阴血已损,寸脉搏击,虚火愈炽,谓之崩"。张志聪、马莳的《素问灵枢合注》进一步指出,此指妇女血崩而言,血是从胞宫而来。从《内经》原义理解,崩乃指妇科血崩证。漏,东汉张仲景《金匮要略·妇人妊娠病脉证病治》曰:"妇人宿有癥病,经断未及三月,而得漏下不止者,……其癥不去故也,当下其癥,桂枝茯苓丸主之。"首先提出"漏下"之名和素有癥病,又兼受孕,癥瘤害胎下血不止,以及瘀阻冲任、子宫之病机、治法及方药。在同篇的胶艾汤证中,对漏下、半产后续下血不止、妊娠下血三种不同情况所致的阴道出血症作了初步鉴别,并以胶艾汤异病同治之。在《金匮要略·妇人杂病脉证病治》中还指出了妇人年五十,病下血数十日不止,温经汤主之,是冲任虚寒兼瘀热互结导致更年期崩漏的证治。此外本篇还记载"妇人陷经,漏下黑不解,胶姜汤主之"和以脉诊断半产漏下。

值得注意的是隋代《诸病源候论》首例"漏下候"、"崩中候"、"崩中漏下候",简明论述了崩中和漏下的病名涵义、病因、病机,明确指出崩中、漏下属非时之经血,发病由"劳伤气血"或是"脏腑损伤",以致"冲任二脉虚损",或"冲脉任脉气血俱虚"、"不能约制经血"所致，并观察到"崩中"与"漏下"可以并见，"崩"与"漏"可以互相转化。

金元时代《兰室秘藏》论崩主脾肾之虚，治法重在温补，在发病机制上认为既或因湿热所致，亦是因脾肾有亏，湿热下迫与相火相合以致漏下不止。并阐述了阴虚致崩的机制为"肾水阴虚，不能镇守胞络相火，故血走而崩也"。《丹溪心法》提出"补阴泻阳"法治崩，用小蓟汤及凉血地黄汤治"肾水阴虚"之血崩。

至明代，诸医家对崩漏的论述有较大的发展，如《证治要诀》明确指出不可轻信恶血之说而滥用通瘀之法，指出血崩腹痛又见血色瘀黑，不可认为"恶血未尽"，而"不敢止截"，殊知"大凡血之为患，欲出未出之际即成瘀色"。《医学入门》论崩漏主热，指出病位在胞中、血海处。《女科撮要》论崩主肝脾。《古今医鉴》提出的"治崩问虚实，先用四物汤加荆芥穗（炒）、防风、升麻煎服，如不止，加蒲黄（炒）、白术、升麻并诸止血药止之"，是治崩先止血的先例。《景岳全书·妇人规》明确将崩漏归于月经病范畴，指出崩漏属"经病"、"血病"，为"经乱之甚者也"，是对崩漏归属认识的一大进步，并指出"五脏皆有阴虚，五脏皆有阳搏"，"凡阳搏必属阴虚，络伤必致血溢"。认为伤心则血无所主，伤肺则血无所从，伤脾则不能统血摄血，伤肝则不能蓄血藏血，伤肾则不能固闭真阴。进而提出"凡治此之法，宜审脏气，宜查阴阳。无火者求其脏而培之、补之；有火者察其经而清之、养之"，并出具了各证型之方药。如"举元煎治气虚下陷，血崩血脱，亡阳垂危等证。""若去血过多，血脱气竭者，当速用独参汤提握其气，以防脱绝。"这是补气固脱和回阳救逆防脱的崩漏急症抢救的措施。并且观察到"凡血因崩去，势必渐少，少而不止，病则为淋"和"由漏而淋，由淋而崩"的转化，而且还观察到崩闭交替现象："若素多忧郁不调之患，而见此过期阻隔，便有崩决之兆，若隔之浅者，其崩尚轻，隔之久者，其崩必甚"。为后世研究崩漏提供了理论与实践依据。《丹溪心法附余》提出的"初用止血以塞其流，中用清热凉血以澄其源，末用补血以还其旧，若只塞其流不澄其源，则滔天之势不能遏；若只澄其源不复其旧则孤子之阳无以立，故本末勿遗"，后世医家继承并发展了三法的内涵，推陈出新，成为治疗崩漏的"塞流"、"澄源"、"复旧"三法。也有提出"血乃中州脾土所统摄"，故"示人治崩，必治中州"，亦是治崩漏的一派之说，可供参考。《沈氏女科辑要笺正》中评论某些医者不识崩漏不绝多由阴不涵阳所致，"心中只有当归补血，归其所归之空泛话头，深印脑海，信手涂鸦，无往不误"，此经验之谈，值得珍视。

至清代《傅青主女科》又提出"止崩之药不可独用，必须于补阴之中行止崩之法"，创制治疗气虚血崩昏暗的"固本止崩汤"和治血瘀致崩的"逐瘀止血汤"，均为后世常用。《医宗金鉴·妇科心法要诀》总括崩漏为"淋沥不断名为漏，忽然大下谓之崩"。《妇科玉尺》较全面地概括崩漏的病因"究其源则有六大端，一由火热、二由虚寒、三由劳伤、四由气陷、五由血瘀、六由虚弱"。

现代对崩漏的研究有两种途径：一是总结中医治崩漏的经验（积累崩漏临床辨证论治的资料）以期规范出崩漏的证治规律；二是西医学借鉴崩漏的辨证论治研究"功能失调性子宫出血"的有效治疗方法。有关崩漏的论治从 20 世纪 50 年代起不乏报道，并多与西医学所指的功能失调性子宫出血（简称"功血"）相联系进行研究，如《肾的研究》中"无排卵性功能失调性子宫出血病的治疗原则与病理机制的探讨"认为："祖国医学中虽无功能失调性子宫出血的病名，但从临床表现而论，应属于'崩漏'范围。"该书有关资料说明："阴虚阳搏谓之崩"主要指肾阴虚，而崩漏病情深久，阴损及阳，终致阴阳俱虚，故认为"肾虚是致病之本。"这一认识至今属研究崩漏的主流，由此有不少的相关研究取得一定的进展。此外也有以气阴两虚立论，运用气阴双补塞流取得较好的疗效。如成都中医药大学参与研制的益宫止血口服液则属此列。也有不少的中成药新药问世治疗崩漏，如止血灵、宫血宁胶囊、珍珠贝母精卵液水溶液等。但目前治疗崩漏更多的仍是采用临床辨证、因人施治。

【病因病机】 崩漏的病因病机，前人有不少探讨，认识各有侧重，本病病因多端，病机亦错综复杂，并随病程、病势的发展而变化。而今之临床多从患者现证出发，审证求因，如现证表现为"气虚"，则此证之本在"气虚不能摄血"。或按一般血证的机制解释崩漏发病，即不外气虚不能摄血；血热迫血妄行；瘀血不去，新血不得归经；劳伤（内损、外伤）脉络以致血溢。这种传统认证释理的方法虽具有辨证求因的普遍性，却未能说明崩漏发病的根本，现大多数文献认为本病的病机多为冲任损伤，不能制约经血所致，而冲任损伤的原因又是多方面的，其多从脏腑（主要指肝、脾、肾三脏）功能失调和气血病变而论，可概括为虚、热、瘀。认为因热者有虚热、实热之分，热伤冲任，迫血妄行以致成为崩漏。因虚者有因脾肾之虚，有因肝肾亏损，有因气血两虚，有因脏腑俱虚，一致冲任虚损，不能约制经血，成为崩漏；因瘀者可因肝郁气滞而瘀，可因"冷积胞中，经脉凝塞"成瘀，可因热甚灼阴燥涩成瘀，也有湿热壅遏致瘀。瘀滞冲任经脉，新血不得归经，乃成崩漏之疾。

这些机制的阐释虽然有理论与临床依据，但是崩漏的治疗至今仍未能完全突破，有必要在崩漏的机制上进一步深入探讨。

基于崩漏属月经疾病范围这一前提，根据中医学月经生理、病理的理论，及目前有关中医生殖生理的研究，并参考中医学对功能失调性子宫出血的研究，本书讨论崩漏发病机制如下：

1. 多因素引起肾-天癸-冲任-胞宫生殖轴功能失调。

七情、饮食、劳伤、生活、环境、地理、气候等因素，或素体因素，或它病影响，均可成为崩漏的病因或诱因。

年少肾气未充或年老肾气渐衰，因故肾气益损，从而天癸源少不足以充养冲任二脉，冲任功能失调，经血蓄溢无以约制发为崩漏，此导致的崩漏临床多表现为肾气虚证或肾阳虚证。

或因多产亏耗肾精，或因饮食劳倦，忧思损脾，先后天失养，气血亏虚，肾气、天癸、冲任无以营养，以致调节月经的功能产生不良，造成月经紊乱，发为崩漏，此在临床多见为肾阴亏虚、阴虚血热、脾肾气虚等证。

情志因素困扰，肝气郁结，气机失于条达，冲任失于通畅，反侮于肾以致肾气、天癸、冲任失调，导致子宫非时下血而成崩漏，临床多为肝气郁结或肝郁化热证。

2. 因果相干，气血同病，多脏受累，致使肾-天癸-冲任-胞宫生殖轴难以调控。

崩漏发病常非单一原因，如怒动肝火，肝不藏血，冲任蓄溢失度，发为崩漏之始，但同时又因肝火侮脾及肾，因而又可有脾虚失统，肾虚失固的因素。又如阴虚阳搏成崩，病起于肾，而肾水阴虚不能济心涵木，以致"心火亢盛，肝肾之相火夹心之势亦从而相煽"，导致"血脉泛滥，错经妄行"（《女科正宗》），而成为心、肝、肾同病之崩漏证。也有阴病及阳，阳病及阴，阴阳俱虚，以致阴阳不相维系，封藏不固，冲任失约成为崩漏者。又如肝郁血瘀崩漏证本属实，而肝病传脾或及肾，因而亦可并见脾不统摄或肾失封藏，以致形成实中有虚的病变，气血虚弱崩漏证可因气虚运行无力，血虚冲任失养而有虚中兼滞的病变。由于崩漏长期失血，邪气乘虚侵入子宫，胞脉，冲任二脉，邪毒（湿热）壅遏以致崩漏加重。或崩漏患者复感寒邪、寒凝血瘀、血不得归经，致漏下淋沥。无论何因导致崩漏日久，由于失血耗气伤阴，以致均存在不同程度的统摄失司，冲任失养的病变，甚则气阴两虚或阴阳俱虚，正如《女科证治约旨》所云："盖血生于心，藏于肝，统于脾，流行升降。灌注八脉，如环无端。至经血崩漏，肝不藏而脾不统，心肾损伤，奇经不固，瘀热内积，堤防不固，或成崩，或成漏，经血运行，失其常度"，因而崩漏反复难愈。

从以上病机认识，可以说明崩漏在发病过程中常是因果相干，气血同病，多脏受累，势必日益加重，反复难愈，因而临床证型多样，很难始终证型不变，故本节辨证论治中所举各证仅作举一反三参考。

不过，本病属月经疾病，无论病起何脏，而"经水出诸肾"（《傅青主女科》），"月经全借肾水施化"（《医学正传》），故本病虽有在气、在血、在脏、在经的不同，其病本则在肾，变化在天癸，病位在冲任胞宫，见证在气血，表现在子宫非时下血，或为崩，或为漏，或崩漏并见的非时下血。因此，本病的认病释理当从肾-天癸-冲任-胞宫生殖轴入手，调节其间的阴阳动态平衡为治。

【诊断与鉴别】 崩漏的诊断根据其临床表现和月经周期的紊乱程度以及血势情况似乎不太困难，但是阴道出血是多种妇产科疾病的症状，临床仅靠症状鉴别却并不十分容易，故临床上常借鉴功能失调性子宫出血的诊断方法，以明确阴道出血的诊断。

一、诊断要点

（一）临床表现

崩漏的主要表现为月经不按周期妄行，出血量多势急或淋漓不止，不同证型表现有不同的证候，常见的出血情况有骤然大下继而淋漓的，或淋漓不断又忽然大下的，或乍出乍止又忽然暴崩的，也有淋漓连月不休的，或经闭数月又暴下或淋漓的。其血色或鲜红，或黯淡，血质或稠黏，或清稀如水，或有血块，气腥或秽。总之月经不规则来潮，血势或缓或急，或为崩中，或为漏下，或为崩闭交替。长期出血或忽然下血过多，可导致昏眩欲倒、恶心、面色苍白等严重贫血症状。

（二）病史

年龄和产育以及服药情况是诊断崩漏的重要参考。

青春期少女在月经初潮后的一二年内，由于肾气未裕，天癸甚微；更年期妇女在绝经前一段时间，因生理性肾气渐虚，天癸匮乏，因此，青春期或更年期妇女易罹患崩漏。尤须询问以往月经的周期、经期、经量有无异常，有无崩漏史等。

询问病史时还应了解房劳或流产，或有无滥服滥用避孕药或激素类药物，或过服辛温燥辣和峻补药、活血药，有无宫内节育器及输卵管结扎术史。此外，还要询问有无内科出血等情况。

（三）特殊检查

1. 基础体温测定　基础体温曲线呈不规则的单相型。

2. 阴道脱落细胞性激素水平 持续出现雌激素高，中度影响，而无排卵周期的变化，或呈低度影响。

3. 宫颈黏液结晶 宫颈黏液持续透明量多，延展性好，镜下呈现典型羊齿植物结晶。

4. 子宫内膜活检或诊断性刮宫 出血前或出血时刮取内膜组织为增生期子宫内膜，或增生过长，甚或腺囊型、腺瘤型增生等。

5. 超声波检查 内生殖器无异常声像图显示。出血期有时可见宫腔内有病变，或出血前内膜过厚。

6. 激素测定：酌情检查 FSH、LH、E_2、PRL 及血清孕酮。

二、鉴别

当与赤带、妊娠出血、产后出血、肿瘤出血、宫颈出血、损伤出血、其他月经病出血、内科凝血机制障碍所致的子宫出血，使用避孕药或激素药等所致的阴道出血相鉴别。一般通过病史或妇科检查、妊娠检查、诊断性刮宫和超声波检查，或某些特殊检查（如血液学检查），可以追寻或检出阴道出血的原因。

【辨病论治】 确立诊断后，在辨病上还需按崩漏的病机辨病，这样才能有的放矢地选方用药。

如前所述崩漏发病与肾-天癸-冲任-胞宫生殖轴功能失调有关，同时尚有与脏腑相关的病变出现。因此，按病机辨病，还当注意肾气并以累及脏腑、气血的相关症状作为依据。

一、辨病要点

根据临床表现，主要辨患者当时的阴道不规则出血的情况，若出血似崩则病为崩中，若出血似漏则病为漏下。

二、治疗方法

崩漏出血为崩中者，当根据舌脉他症，采用相应的止血法；若为漏下者，亦当采用相应的止血之法，若不在出血期，当按调周为治。

（一）塞流止血

1. 益宫止血口服液

主治与功效：补气摄血，养血止血，益肾固本。用于崩漏出血期的止血。

2. 宫血宁胶囊，或经血宁胶囊，或独一味胶囊，均为国药准字号上市中成药制剂，可任选1～2种小剂量配合中药汤剂用于崩漏止血。

3. 生脉二至止血汤（《中医妇科验方集锦》）

组成：人参、北沙参、麦冬、五味子、女贞子、墨旱莲、乌贼骨、茜草根、补骨脂、赤石脂、益母草、甘草。

本方为治疗崩漏出血的验方，寓生脉散以补气摄血，资血敛血；二至丸补肝肾调冲任；补骨脂、赤石脂固肾涩血；乌贼骨、茜草根收敛止血；益母草化瘀生新，引血归经。全方药性平正，使气阴得复，精血资生，本固血止。

4. 举元煎（《景岳全书》）合安冲汤（《医学衷中参西录》）去龙骨、牡蛎，加仙鹤草、炒地榆、山茱萸组成：人参、黄芪、蜜炙升麻、炒白术、干地黄、白芍、炒续断、乌贼骨、茜草根、仙鹤草、炒地榆、山茱萸。

本方"塞流结合澄源"，用于崩漏急性出血、量多势急阶段，有补气摄血、固冲止血之功，体现"有形之血不能速生，无形之气所当急固"之意。

（二）调整月经周期

1. 滋阴固气汤（《实用中医妇科学》）

组成：党参、黄芪、白术、阿胶、续断、菟丝子、何首乌、山茱萸、鹿角霜、白芍、炙甘草。

本方滋阴固气摄血，重用参、芪、术大补脾气，阿胶止血，酌加棕榈炭、赤石脂摄血止血，他药皆为补肝肾、调冲任、养精血之品。寓止血于澄源之中，标本兼顾，用于崩漏甚是得宜。

2. 中药周期疗法（江西医学院）

（1）促卵泡汤：熟地、当归、首乌、菟丝子、茺蔚子、肉苁蓉。肾阴虚者加女贞子、墨旱莲，肾阳虚者加仙茅、淫羊藿。于出血第5天或周期第5天开始服用，1日1剂，共7日。

（2）排卵汤：丹参、赤芍、紫河车、香附、当归、红花。肾阴虚加女贞子、墨旱莲，肾阳虚加仙茅、淫羊藿。用完促卵泡汤后，继服此方，1日1剂，共5日。

（3）促黄体汤：熟地、龟甲、白术、川断、肉苁蓉、炒槐花、当归。肾阴虚加女贞子、墨旱莲，肾阳虚加黄芪、巴戟天。服完排卵汤后，继服此方，1日1剂，共7日。

（4）调经活血汤：丹参、赤芍、茺蔚子、泽兰、桑寄生、香附、当归。肾阳虚加川芎。服完促黄体汤后，继服此方，1日1剂，共5日。

中药周期疗法是根据中西医的月经周期理论构思组方而成，治疗效果可取，唯用药周期长，若能形成系列中成药则方便服用。

（三）促进生殖功能恢复

1. 加减苁蓉菟丝子丸（《中医妇产科学》）加茺蔚子、路路通、巴戟天

组成：肉苁蓉、菟丝子、紫河车、覆盆子、淫羊藿、枸杞子、当归、艾叶、熟地、桑寄生。

方中肉苁蓉、覆盆子、淫羊藿固肾气，菟丝子、熟地、紫河车补肾精，桑寄生、枸杞子、当归养肝血，艾叶温经行气，加茺蔚子、路路通活血通络，巴戟天温补肾气。全方共奏补肾益精、调肝养血、活血通络之功，用于崩漏血止后的善后调理，有促进卵泡发育成熟和排卵的作用。

2. 经验方（《全国名医妇科验方集锦》）

组成：紫河车、鹿角霜、枸杞子、五味子、桑椹子、菟丝子、肉苁蓉、黄芪、当归、艾叶、茯苓、甘草。

方中紫河车、鹿角霜为温养肝肾精血的血肉有情之品，四子及肉苁蓉养精益血，黄芪补气，当归调经，艾叶暖宫，茯苓、甘草培脾。用于崩漏肝肾亏损的调周、复旧，有先后天同补，气与血齐调的求本疗效。

【辨证论治】 确定崩漏的诊断后，根据病机认识现证，分清证的属性从而分证论治。根据本病的发病机制，特别应注意有无肾的阴阳失衡、肝的疏泄失度、脾的统摄无权等证

候。青春期患者有无肾气不足、冲任未充之征；育龄期患者有无冲任受损的病史；更年期患者有无肝肾亏损的见证。一般在出血之际多见标证，血势缓和或出血停止之后常显本证。但本证标本错杂，故在审证求本中当掌握辨证要点，结合四诊辨证论治。

一、辨证要点

崩漏的主证是血证，辨证首先当辨血证的属性。根据出血呈现的量、色、质变化，初辨证之寒、热、虚、实。

经血崩下非时，量多势急，继而淋漓不止，色淡质清者，多属虚。属肾气虚者，多兼有腰膝酸软或有初潮迟至、滑胎、闭经、月经不调史；属气血虚者，多兼有神疲懒言，动则气促，头晕心悸，面色萎黄或有失血史、运动或劳动量过大史；属肾阳虚者，多兼有面色晦黯，肢冷畏寒，腰膝酸软，小便清长，精神不振；属肾阴虚者，多兼有五心烦热，夜寐不安，头晕耳鸣。

经血非时暴下，血色鲜红或紫红，血质稠黏，多属热。若淋漓漏下，色鲜质稠，多属虚热；兼见面赤头晕，烦躁易怒，口干喜饮，或有情志创伤史，多属肝郁化火；若血色紫黑或有臭或有块，苔黄腻，多属湿热；经血非时而至，时来时止，或时闭时崩，或久漏不止，血紫黯有块多有瘀滞，可兼见小腹疼痛，舌质紫黯或边有瘀点；若血色晦黯而质清稀，多属寒属虚，夹有瘀滞。

血势骤急多属气虚，淋漓不断多属血滞。久崩久漏是气血虚弱或兼瘀滞，久崩不止气血耗损可转为漏；久漏不止病势日进可转为崩。前人有漏轻崩重的说法，其实久漏不尽，来势虽缓，气血耗失岂能属轻；新病暴崩，来势虽急，正气未衰未必属重。辨证时当视其转化判断证情的轻重缓急。一般而论，崩漏虚证多，实证少，因热者多，因寒者少，即便是火亦是虚火，非实火可比。

二、治疗原则

崩漏论治，历来受到医家重视，提出过不少的治法理论和经验。如有人提出"治崩养血升提加诸止血药止之"（《证治准绳》）；有主张用甘药生血养营以益生发之气（《景岳全书·妇人规》）；《丹溪心法附余》提出"初用止血以塞其流，中用清热凉血以澄其源，末用补血以复其旧"；《傅青主女科》认为不可独用止血药，当于补阴之中求止崩之法。今人有侧重于按不同年龄阶段论治的，有主张采用一方一药或针灸论治的，有采用中药"人工周期"论治的，有主张辨证论治但治肾贯彻始终的，也有按塞流、澄源、复旧分步论治，或采用中西药结合或兼用其他疗法综合论治的。可见崩漏在治疗上困难仍很多，止血不易，调周更难，所以崩漏论治仍然是临床上比较棘手的问题。有关经验报道可供临床参考。

本节仍本着"急则治其标，缓则治其本"的原则，"谨守病机"，参合临床见证，采取塞流、澄源、复旧大法辨病辨证论治。

（一）塞流

即止血，暴崩之际尤当"辨其气之存亡，阴阳之亏伤"，快速收止血之效。

1. 固气止血　出血期间，尤在暴崩之际，"留得一分血便是留得一分气"，"气者，人之根本也"，补气固脱是最常用的方法。用独参汤或丽参注射液；高丽参10g，急煎服；

或丽参注射液 10ml，加入 50％葡萄糖液 40ml，静脉推注；或丽参注射液 20～30ml，加入 5％葡萄糖液 250ml，静脉滴注。

2. 气阴双补 使气固阴复血止。如选生脉散，以其人参能大补元气，摄血固脱，并具生津安神宁血之效；麦冬养阴清心润燥；五味子益气生津、补肾养心、收敛固涩。全方配伍较之单用一味独参汤更具补气摄血救急之效，也可用生脉注射液或参麦注射液 20ml 加入 5％葡萄糖液 250ml 静脉滴注。

3. 回阳救脱 若血失气脱阳微，当扶阳救脱，可选参附汤或扶阳救脱汤（人参、附子、黄芪、浮小麦）。

4. 收涩止血 用收敛药或炭剂药止血，如用十灰散（《十药神书》方：大蓟、小蓟、荷叶、侧柏叶、白茅根、茜草根、栀子、大黄、丹皮、棕榈皮）凉血止血，或用龙骨、牡蛎、珍珠母、乌贼骨等收涩药；或用乌梅炭等酸敛药，或服用云南白药或三七粉。收涩止血药可以与以上诸法同时应用。

5. 求因止血 找出失血的原因，或热者清而止血，寒者温而止血，虚者补而止血，瘀者行而止血，郁者疏而止血，即辨证施治从本治血。

6. 针灸止血 出血之际可辅以针灸治疗，如断红、百会、神阙、隐白等穴，昏厥者，急刺人中、合谷、足三里、百会。或艾灸百会穴、大敦穴（双）、隐白穴（双）。

必要时当输血或刮宫止血，待血势缓和，则当与澄源之法相参，并注意炭剂与胶类药的选用，以免犯虚虚实实之戒。

（二）澄源

即谨守病机，正本清源，求因治本，根据不同证类，以资血之源，安血之室。又当适时地补肾气以滋肝、养心、益脾、调节天癸冲任，使经调本固，一般用于出血减缓后的辨证论治。切忌不问缘由，概投寒凉或温补之剂，或专事炭涩，致犯虚虚实实之戒。

（三）复旧

即善后调理。一般采用气血同治、五脏兼顾之法，恢复正常月经周期后还当继续用药 3 个月经周期以巩固疗效。复旧调理方中可选用鹿角片、山茱萸、黄精、熟地、紫河车、淫羊藿等补肾之品以调补冲任。或黄芪、白术扶脾益气之品，使气壮固本以摄血，血生配气能涵阳。气充而血沛，阳生而阴长，冲脉得固，血崩自止。对青春发育期患者又重在益肾调冲任，育龄期妇女重在调肝养心理冲任，更年期患者重在补肾气以资天癸固冲任。

三、分型论治

临证时治疗崩漏，首先应当分清出血期和止血后的不同阶段进行辨证论治。

（一）出血期辨证论治

1. 肾虚证

（1）肾气虚证

1）临床见证：经来无期，出血量多势急，或淋漓日久难净。或初潮后又停经数月，继之崩下如注。血色淡或黯红，质多稀薄。面色黯而无泽，腰膝软而无力。舌质淡，苔白薄，脉沉弱。

肾气既虚，冲任不足，经血失于约制故经来无期，或如崩，或似漏。青春期患者由于肾气初盛而未平均，冲任通固尚无规律，故月经或停或崩。气虚则阳有不足，化血未赤，故血来黯淡稀薄。面色黯、腰膝软为肾气虚之证。舌质淡、脉沉弱乃肾虚气弱之征。

2）辨证依据

①经来无期，色黯淡，质稀薄。时崩下难止，时淋漓难净。

②面色黯，腰膝软弱，舌质淡，脉沉弱。

③患者多系青春期少女，或素体虚弱或大病身体未复之妇女。

3）治法与方药

治法：补益肾气，固冲止血。

①寿胎丸（《医学衷中参西录》）合固本止崩汤（《傅青主女科》）

组成：前方药用菟丝子、续断、桑寄生、阿胶。后方药用人参、黄芪、白术、熟地、当归、黑姜。

寿胎丸原为肾虚冲任失摄，胎元失固所设，此处取其菟丝子补肾益精，续断炒用固肾止血，桑寄生固肾气，阿胶养血止血，而能奏补肾固冲止血之效。固本止崩汤原为脾虚气陷崩漏之代表方，用之乃因经血之崩下，实为肾不固、脾不摄，故以参、芪、术补中升阳固气，熟地、当归补血，黑姜涩血。两方合用，用于肾虚气弱崩漏的崩血期。若崩血甚，则去当归，加棕榈炭、煅龙骨、煅牡蛎共行敛血塞流之效。若出血已少，则可去固本止崩汤，稍佐五灵脂、蒲黄，使其止血而不留瘀。青春期少女宜加鹿角霜、补骨脂。

②通脉大生片（《中医妇科治疗学》）

组成：杜仲、续断、菟丝子、桑寄生、艾叶、砂仁、茯苓、山药、鹿角霜、首乌、台乌药、当归、肉苁蓉、车前子、枸杞子、紫河车、荔枝核。

本方原为肾虚不孕所设，借用此方。方中杜仲、续断、菟丝子、桑寄生、鹿角霜、肉苁蓉、车前子，紫河车温肾补阳，调固冲任；首乌、当归、枸杞子养血益精；砂仁、茯苓、山药健脾益气；艾叶、台乌药、荔枝核散寒行气。本方药物众多，补肾而偏于温肾，伍以养血益脾理气之品，使肾气充盛，冲任得固，经水得调。故组方重在补肾，兼顾理脾，佐以调气，适用于先天不足或后天失养之肾虚崩漏的复旧期。临床已作为青春期崩漏患者的首选中成药之一。

（2）肾阳虚证

1）临床见证：经血暴下不止，或淋漓日久难净。血色淡黯，质稀薄甚如黑豆水。面色晦黯或虚浮，神差无力，畏寒肢冷，二便清，腰背觉冷，腿膝酸软，舌质淡胖，有齿痕、苔白滑多津，脉沉迟而无力。

肾阳亏虚，命门火衰，冲任固摄无权，故经血流注失禁。阳虚火衰血失生化，故出血清稀淡黯如豆汁。阳虚而失于温煦，故见面色晦黯，畏寒肢冷，腰背冷，腿膝软。阳虚无力鼓动，而见神差无力，脉沉而迟。阳虚寒水内泛，可见舌胖有齿痕、二便清稀。

2）辨证依据

①经来无期，暴注不止或涌泄难净。血色淡黯，质稀如黑水。

②形寒肢冷，腰膝酸冷，舌淡胖，脉沉迟。

③素禀阳虚或有过服寒凉药物史。

3）治法与方药

治法：温肾壮阳，固冲止血。

①右归丸（《景岳全书》）

组成：制附子、肉桂、熟地、山药、山茱萸、枸杞子、菟丝子、鹿角胶、当归、杜仲。

方中附子、肉桂、鹿角胶、杜仲、菟丝子温肾壮阳，熟地、当归、山茱萸、枸杞子温养精血，山药培脾补中。原方主治元阳不足或先天禀赋不足，或劳伤过度以致命门火衰不能生土，而为脾胃虚寒、怯寒、腰痛等多种证候，能速益火之源以培肾之元阳而神气自强。用于阳虚崩漏，取其异病同证则同治。若阳虚而崩血甚，原方去辛温动血之当归，加温肾涩血之赤石脂、禹余粮、补骨脂。若阳虚而漏血难净，则加温经止血之艾叶、黑姜。过服寒凉之品者，宜加小茴香、高良姜。

②赞育丹（《景岳全书》）

组成：杜仲、巴戟天、仙茅、淫羊藿、菟丝子、蛇床子、熟地、山茱萸、肉苁蓉、当归、白术。

赞育丹中集大队补肾温阳之品，诸如杜仲、巴戟天、仙茅、淫羊藿、菟丝子、蛇床子、肉苁蓉等，共奏补肾温肾，促进生殖功能旺盛，补助命火暖固下焦之功。又有熟地、山茱萸、当归等温精填精养血之辈，白术健脾气。原方用于治阳痿精衰、虚寒无子等证。与右归丸相较，本方更着力于峻补肾中阳气；而右归丸又独具祛寒强壮心阳之功。赞育丹治疗阳虚崩漏，仍当舍去当归，加温涩之艾叶、姜炭。此方若用于调周，宜反佐黄芩、黄精，以抑内生之火。

（3）肾阴虚证

1）临床见证：月经非时而下，暴注下迫或淋漓漏血。血色鲜红，质黏稠。形体偏瘦，面色潮红，五心烦热，咽干口燥，头晕耳鸣，腰脊酸痛，舌质红或瘦小，苔薄黄或乏津，脉细数。

肾阴亏虚，虚火滋生，冲任受扰，血海不宁，故见月经非时而至，出血难止。热灼经血，故见色红、质黏稠。虚热内扰而有五心烦热、面色潮红。咽干口燥。精亏不能充形、生髓，故见形瘦，脑转耳鸣，腰脊酸痛。舌红干，脉细数，为阴虚内热之征。

2）辨证依据

①月经非时而至，或崩注或漏泄。血色鲜红，质黏稠。

②五心烦热，头晕耳鸣，腰脊酸痛，舌质红干，脉细数。

③多为绝经期妇女。或有多产史，或素有血热月经先期，量多的病史。若为脑力劳动者，多为长期耗伤心血导致阴血亏虚，虚热内生。

3）治法与方药

治法：滋肾凉血，固冲止血。

①左归丸（《景岳全书》）

组成：熟地、山茱萸、枸杞子、龟甲胶、鹿角胶、山药、川牛膝、菟丝子。

方中熟地、山茱萸、菟丝子、鹿角胶填精养血，龟甲胶、枸杞子益精滋肾，牛膝引诸药下行入肾，山药培脾。原方用于真阴肾水不足，不能滋养营卫渐致衰弱及虚热诸证，能速壮水之主以培肾之元阴而精血自充。阴虚崩漏用此，取该方重在滋填肾中之精血，多产房劳伤肾者，用此血肉有情之方最为相宜。若系更年期患者，合用滋阴凉血之二至丸（女贞子、墨旱莲）更为投证。若阴虚血崩，恐牛膝之下行反助血泄，故去之，另加泄火坚阴之黄柏、知母，凉血止血之仙鹤草、大小蓟。若虚热内扰，漏血难尽，血色红而黏滞，宜去原方之鹿角胶，另加化瘀行血止血之桃仁、生地炭、鸡血藤。长期用脑过度，多思多虑者，宜加龙眼肉、酸枣仁。

②上下相资汤（《石室秘录》）

组成：人参、麦冬、五味子、沙参、玉竹、玄参、熟地、山茱萸、车前子、牛膝。

方中人参益气生津，伍麦冬、五味子有气阴两补，摄敛阴血之效；沙参、玉竹生津养阴液；熟地、山茱萸益精养阴血；玄参滋阴凉血；车前子、牛膝引药归肾。原方用于血崩之后口舌燥裂不能饮食之证。用于阴虚内热之崩漏，下能滋肾水，上能生肺金。全方清、滋为主，泄火而不伤阴，尤宜于更年期崩漏。崩血者，去车前子、牛膝之下行，加乌贼骨、茜根炭止血。漏血不止者，去车前子、牛膝，加贯众炭、益母草止血消瘀。若用此方调经，可去性凉之沙参，加山药、茯苓以强脾之运化。

2. 脾虚证

（1）临床见证：经血暴注下迫或非时血流如涌，或漏血渗血日久不净。血色淡红或红而不鲜，质稀不稠。面色萎黄，气短肢软，神疲倦怠，纳差，大便不实，平素可有白带量多而稠厚，舌质淡白，苔薄白，脉缓弱。

脾虚气弱，冲任无力以摄，故见经来失期，或崩或漏。气虚阳弱，脾失生化故血淡质稀。气血亏少，营养不足则面黄、舌淡；充养不足则倦怠、神差、肢软、脉弱。中焦气虚，脾失运化故有纳差，脾失摄纳故有带下量多。

（2）辨证依据

1）经血暴注或淋漓无期，经血色淡，质稀薄。

2）面黄肢软，倦怠纳差，舌淡脉弱。

3）经期过度劳累或负重，致气随血陷。或处心积虑，日久伤脾，血失统摄。或先天禀赋不足，后天体弱多病，脾胃素弱之人。

（3）治法与方药

1）固本止崩汤（《傅青主女科》）

组成：人参、黄芪、白术、熟地、当归、黑姜。

方中人参大补元气，黄芪、白术补中健脾，熟地、当归养血，黑姜止血。全方共奏补气健脾、固中养血、止血之功能，当归应炒炭用。临床加升麻以助黄芪升举中阳，固护脱陷之脾气，使血随气升。如崩血，加白草霜、灶心土温中收涩止血。若漏血难尽，加棕榈炭、三七粉止血养血化瘀。劳逸失度者加鹿衔草、炒续断。体质素弱者加阿胶、桑椹。

2）补中益气汤（《脾胃论》）

组成：见月经先期气虚证。

该方用于脾虚崩漏，有补脾益气之参、芪、术、草，有升举中阳之升麻、柴胡，并佐以理气之陈皮、调血之当归。出血期当归炒炭用或不用，另加养血止血的制首乌、阿胶，敛血止血的煅牡蛎、煅龙骨，效果益彰。用于调周，则当配伍温肾填精之品，如菟丝子、覆盆子、枸杞子、熟地、补骨脂之辈。既助脾土之温运而气健，又增脾血之生化。

本型崩漏善后固本，多采用归脾汤法。

3. 血热证

（1）临床见证：月经非时而下，暴注如迫或淋漓日久，或正常月经量多如注，血色鲜红或紫红而亮，质稠黏。口渴喜饮，身热而烦，大便干结，小便黄热而少。或经前有黄带或有阴部瘙痒，经期因经血刺激可有外阴不适。舌质红，苔黄，脉滑数有力。

血热内盛，冲任失固，故见经血非时暴下或淋漓难尽。或因热邪随经血下行，迫扰冲任使其失于约制，而使月经过多发展为崩中下血。热为火之类，烁血而见经血红、亮、黏稠。热邪内扰则身热心烦，热邪外攻则阴部不适，热邪伤津故口渴喜饮、便干尿黄而少。舌红、苔黄，脉数有力是血热内炽之征。

（2）辨证依据

1）经来无期或经量特多如水之流，血色鲜红或深红，质稠黏，常以崩为主。

2）口渴、身热、大便干、小便黄热，舌质红，苔黄，脉滑数或洪数有力。

3）素禀阳盛之体，或素有月经先期、量多，或喜嗜辛热香燥，或感受天暑地热之气。

（3）治法与方药

1）保阴煎（《景岳全书》）

组成：见月经过多血热型。

保阴煎中黄芩、黄柏苦寒泄火，直折热邪；熟地、生地、白芍养阴益阴，补偿阴血之损耗；续断固肾止血；山药、甘草培脾补中。用于血热之经崩，宜加仙鹤草、紫草、侧柏炭、地榆炭等凉血止血药。血热崩漏病程已久，还当伍以天冬、麦冬等滋水生津以制阳之品。喜嗜辛热者，药中可加生石膏、知母；感受暑热者，可用生大黄、金银花、菊花。

2）清热固经汤（《简明中医妇科学》）

组成：生地黄、焦栀子、黄芩、地榆、地骨皮、炙龟甲、牡蛎、藕节、棕榈炭、阿胶、甘草。

方中生地、焦栀子、黄芩、地榆性寒凉而能清血热，地骨皮退虚热，龟甲、牡蛎潜阳，藕节、棕榈炭止血，阿胶养血止血，甘草和中。与保阴煎相较，本方滋阴养血止血之力更优。适用于血热崩漏有阴分受损者。若血热之中又夹湿热，证见血紫稠，有臭气，或时伴少腹胀，口腻者，应去阿胶、棕榈炭，加红藤、败酱草、金银花、连翘除湿清热。若血热崩漏，阴伤较甚者，应与肾阴虚证崩漏互参。

血热崩漏之善后固本，宜仿增液汤、两地汤法。

4.肝郁证

（1）临床见证：经来无期。或先停经数月或月经推后数日，继而经血暴下如注，或时漏时止，或多或少，难有净日。经色乌红、质稠，或有乌血块。性情抑郁或烦躁、焦虑，胸胁胀满或四肢发胀。或有乳房、少腹胀痛，或有口干口苦。舌质常或黯，脉弦有力。

肝主疏泄，司理血海。肝气抑郁，久郁化火，疏泄失职，故见月经失期，闭崩交替，或淋漏不止。气滞导致湿阻，故有四肢胀而不适。情怀不畅，肝气不舒，故有胸胁满闷，或乳房、少腹胀痛。气郁若致血瘀，则血色可呈乌红，有血块，舌质黯。气郁化火可见口干口苦。脉弦为肝气失舒之征。

（2）辨证依据

1）月经非时而下，崩闭交替或崩漏交替，经色乌红，质稠可夹血块。

2）抑郁或烦躁，胸胁胀满或四肢不舒，舌质黯，脉弦。

3）素性抑郁或性格内向；或近期有强烈精神刺激史；或长期家庭失和者。

（3）治法与方药

治法：疏肝理气，固冲止血。

1）定经汤（《傅青主女科》）加桑寄生、炒续断、仙鹤草

组成：柴胡、当归、白芍、炒荆芥、茯苓、山药、菟丝子、干生地。

柴胡、炒荆芥、炒香附疏肝理气，白芍养血柔肝，山药、茯苓补土培脾，当归、干生地补血养肝，菟丝子、桑寄生、炒续断补益肾气。用于崩漏肝郁肾虚证，出血期可疏肝理脾、补肾止血，但宜去辛温动血之当归，酌加清肝凉血之栀子、茜草根。血止后用于调经，应加养肝补血之山茱萸、鸡血藤，疏肝理气之炒香附、路路通。

2）四逆散（《伤寒论》）合香艾芎归饮（《中医妇科治疗学》）

组成：柴胡、枳实、白芍、甘草、香附、焦艾叶、川芎、当归、延胡索。

四逆散中柴胡疏肝，白芍敛肝，枳实破气行气，甘草和中。此方着意疏肝郁理滞气。香艾芎归饮中香附、延胡索合用能疏肝、清肝，川芎、当归活血化瘀，理肝郁血瘀之证。焦艾收涩止血，以防疏理、化瘀之太过而耗气伤血。后方为恶露不下之气滞血瘀证而设，此处与前方合用，适用于肝郁气滞血瘀所致的崩闭交替的停经期，或崩漏夹有肝郁血瘀，时漏时止，时畅时涩，胀满不适之证。中年妇女既往月经正常，因情志因素导致月经失期，淋漏不畅者，用之以通为塞。

5.血瘀证

（1）临床见证：经血暴崩而下，血色紫黑，夹大量血块；或崩漏日久，血黏稠，时畅时涩。小腹胀痛拒按，血块排出后胀痛稍减。或先有月事停闭数月，又骤然下血排血块。舌质紫瘀或舌面有瘀斑、瘀点，脉弦或滑。瘀血内阻，冲任失调。恶血不去，好血难安，故有崩血漏血夹多量血块。血不畅则气不顺，故见少腹胀痛，排血块或血行通畅后胀痛得以缓解。舌紫脉涩均为瘀血内阻之征。

（2）辨证依据

1）经血暴崩而夹大量血块，或阴道出血滞涩而不畅。或月经先停闭，继之骤崩骤漏。血色紫黑、质黏稠。

2）小腹胀痛或满痛拒按，血块排出或血色转鲜时疼痛可以缓解。舌质紫或有瘀点，脉涩或弦。

3）或有经期冒雨、涉水导致月经骤停史；或曾有半产、流产史；或有继发性痛经与不孕史；或因于天寒地冻，经水凝滞，滞久成崩。

（3）治法与方药

1）失笑散（《太平惠民和剂局方》）合桃红四物汤（《医宗金鉴》）

组成：蒲黄、五灵脂、桃仁、红花、当归、川芎、赤芍、熟地。

失笑散活血化瘀止血，桃仁、红花活血化瘀，当归、川芎行血，赤芍化瘀凉血，熟地养阴血。二方合用，活血化瘀之力强，而养血止血之效亦存。用于血瘀所致崩漏，再加养血理血之鸡血藤，补血活血之三七，蒲黄炒用，可避免阴血流失过多。若有受寒史，可酌加艾叶和少许姜黄；若有继发痛经史者，加用荔枝核、桂枝；若有流产史者，加续断、补骨脂。

2）红花桃仁煎（《陈素庵妇科补解》）

组成：桃仁、红花、当归、川芎、生地、芍药、丹参、香附、青皮、延胡索。

方中桃红四物汤活血，丹参凉血，白芍药可以柔肝敛血，香附、青皮疏肝理气，延胡

索行气化瘀止痛。原方用于血瘀所致月水不通，腹痛者。此处用于血瘀崩漏而有肝郁或气郁之证者亦尤相宜。血多之际，仍当加用化瘀止血之茜根炭、益母草。

血瘀崩漏之善后固本，除病因治疗外，一般从疏肝理气调血着手，可仿血府逐瘀汤法。

（二）止血后治疗

止血后以复旧为主，结合澄源，但临证中应根据不同年龄的要求给以个体化治疗，临床常用的治疗方法有以下几种：

1. 辨证论治 寒热虚实均可导致崩漏，针对病因病机进行辨证论治澄源以复旧。可参照出血期各证型辨证论治，但应去除各方中的止血药，并配合补血以纠正贫血。

2. 按年龄阶段论治 对于青春期与生育期患者，治疗的主要目标是建立月经周期，恢复排卵功能以防复发。因青春期非生殖最佳年龄，首选中医药方法调经，使机体肾气逐渐充盛，生殖功能多可逐渐发育成熟，一般不提倡使用西药促排卵。但对于生育期患者，多因崩漏而导致不孕，故治疗要肝、脾、肾同调以治其本，恢复肾-天癸-冲任-胞宫轴，解决调经种子的问题。至于更年期患者，主要是解决因崩漏导致的体虚贫血和防止复发及预防恶性病变，常以健脾养血善后为主。

恢复排卵功能，常可采用改进后的中药人工周期疗法：即崩漏血止以后健脾益气、滋肾养血，促进卵泡生长发育；当 B 超动态监测到卵泡即将发育成熟时温肾行气、通络活血以促进排卵；卵子排出后调补肾阴阳和补肾疏肝以维持黄体功能；经前和行经期因势利导，如经行不畅或量少，则予活血化瘀通经，如经量正常则顺其自然暂停用药，待月经干净后重复上述方法序贯治疗。即使前两个用药周期不一定马上能够恢复其排卵功能，仍然可按照此思路连用 3 个月经周期，可望恢复正常月经，对有生育要求者或可达到经调子嗣而病愈的目的。

3. 按盈虚消长规律论治 根据月经产生是肾阴阳转化，气血盈虚变化的结果。经后冲任血海空虚，多从止血后开始以滋肾填精、养血调经为主。常选左归丸或归肾丸，或定经汤等先补 3 周左右，第 4 周在胞宫气血充盈的基础上改用活血化瘀通经，可选桃红四物汤加香附、枳壳、益母草、川牛膝。这样或可达到调整月经周期与促进排卵的治疗目的。

4. 中西医结合论治 根据病情可采用中药结合激素治疗。对于更年期崩漏患者，尽快消除因崩漏造成的贫血和羸弱症状。可选大补元煎或人参养荣汤健脾益气养血善其后。

5. 手术治疗 对于计划生育和更年期久治不愈的顽固性崩漏，或已经诊刮子宫内膜病理检查提示有恶变倾向者。宜手术治疗，手术方法分别为宫内膜切除术或全子宫切除术等，以除后患。

【其他疗法】

一、针灸疗法

1. 关元、三阴交、隐白

加减：实热加针泻血海、水泉；阴虚加内关、太溪；气虚加脾俞、足三里；虚脱加灸百会、气海。

方法：实热针刺用泻法；虚寒针刺用补法，常用灸法。

2. 断红穴（在手背第二、三指掌关节间向上一寸处）

方法：先针后灸，留针 20 分钟

3. 皮肤针 血海、膈俞、脾俞、三阴交、太白、肝俞、隐白、心俞、百会、关元、独阴、夹脊、八髎，散刺。

备穴：肾俞、承浆、公孙、内关、气海、三焦俞、大敦。

4. 水针 关元、三阴交、中极、血海。

方法：5％当归或维生素 B_{12} 100μg。每穴注入 0.5ml，每日 1 次，共 15 天。用于功血。

5. 头针 生殖区左右两侧同时捻针 3～5 分钟，停针 5 分钟，再捻。如此共 3 遍。

6. 耳针 主穴为肾、子宫、附件、盆腔、内分泌、肾上腺、皮质下、卵巢，配穴为膈、肝、脾、腰痛点。

方法：每次选主穴 3 个，配穴 2 个。用探棒或针柄测得所选耳穴的敏感点，稍加压留痕。常规消毒，在 0.5cm×0.5cm 大小胶布上，粘 1 粒王不留行籽，贴于穴上轻轻揉按，使之固定。再加一定力度按压，使患者有胀、麻、酸、痛等感觉。嘱患者每日按压 3～5 次，每次 10～15 分钟。双耳同时贴压，隔日换药一次，10 次为一疗程。

7. 耳针 子宫、卵巢、缘中脑、屏间（内分泌）。

方法：两耳交替取 2～3 穴，间歇运针、留针 1～2 小时。

二、饮食疗法

1. 炒鸡冠花 30g，红糖 30g，水煎代茶饮。

2. 血见愁 30g，水煎后与 15g 白米酒拌匀，一次服下。

3. 蚕沙 6g，铁锅炒炭即冲水吞服，每日 3 次。

4. 乌贼骨粉 1g，每日早晚各 1 次。

5. 苦参 30～50g，将饮片炒至颜色变深为度，加红糖 50g。每日 2 剂，早晚水煎温服。若药后恶心、呕吐，停服。

6. 熟地、当归头各 15g，枸杞子、桂圆肉各 30g，鲜生姜、肉苁蓉各 20g，肉桂 4g，红参 10g，生黄芪 50g，黄母鸡 1 只。用于崩漏益肾复旧。

【预防与调护】

一、预防

患者应少服或不服辛辣刺激燥烈之品，或生冷寒凉伤中之物，以防迫血动血或凝血成瘀；经前经后及出血期避免负重过劳或冒雨涉水，或头顶烈日劳作过久。素性抑郁者应减少接触内容悲哀、伤感的读物及音像制品。安放宫内节育器待月经恢复正常（连续 3 个周期且期、量均正常者）后进行；月经过多或提前者，不宜使用宫内节育器。出血期间禁止性生活。

二、调护

皮下埋植长效避孕药栓者，若治疗无效，持续出血或经来无期难净者应更换别的避孕方法。对崩血的患者，应卧床休息，并记录出血量，记录生命体征，做好输血准备。对情绪焦虑、恐惧不安的患者，应做好心理护理。

【疗效判定】

治愈：控制出血后，连续 3 个月经周期的周期、经期、血量均正常，自觉症状消失，血红蛋白在 100g/L 以上；能恢复正常排卵，黄体期不少于 12 天。或更年期妇女血止后绝经者。

显效：控制出血后，月经周期、血量基本正常，但经期仍较长（7 天以上，10 天以下），自觉症状基本消失，血红蛋白 100g/L 以上者。

有效：月经周期、经期部分自觉症状得到明显改善，血量减少，血红蛋白 80g/L 以上者。

无效：以上各项均无明显改善者。

【重点提示】 崩漏是月经周期、经期、经量均出现严重异常的一类月经疾病，其临床特点是月经非时而下，或崩，或漏，或崩漏交替，或崩闭交替。致病原因颇多，病机复杂，可归纳为虚、热、瘀去认识，但其病本在肾，病位在冲任不能约制经血，在发病过程中常是因果相干、气血同病、多脏受累，故崩漏往往反复难愈。

现代中医妇科学认定崩漏属月经疾病范围，其诊断的先决条件是要首先借助各种检查排除全身性和明显的器质性疾患，以及与妊娠和产褥有关的病变，或药物作用引起的阴道不规则出血。故崩漏实际上类似于女性生殖内分泌疾病中的"功能失调性子宫出血病"，而不应是明代以前多数医籍所泛指的各种阴道大出血或不规则出血。将崩漏确定在月经疾病范围的目的是为了将其作为一个独立的病证进行规范和深入的临床研究，否则，如是泛指各种阴道大出血或不规则出血就成了多种疾病影响到女性生殖系统的一个共同症状，而非独立病证。

有的月经紊乱临床表现虽符合崩漏，但并无卵巢功能失调依据，又未发现器质性改变者，亦属崩漏范围，所以崩漏又不能与功血完全对号等同。崩漏的辨证主要在于分清属虚属热属瘀和属何脏，治疗崩漏一定要遵循"塞流、澄源、复旧"三大法则分阶段、分缓急进行治疗。出血阶段着重分清病情缓急，量多势急则治标为主，以塞流止血为先；量少势缓则治本为要，应塞流佐以澄源；血止以后还应继续固本善后、调经复旧，以恢复冲任气血蓄溢之周期和胞宫定期藏泻之规律，达到彻底治愈。

崩漏就病之新久而言，"暴崩者，其来骤，其治亦易；久崩者，其患深，其治亦难"（《景岳全书·妇人规·崩淋经漏不止》）。就其疗效而言，止血塞流稍易，调经复旧较难。正如《女科证治约旨》所谓"崩中者势急症危，漏下者势缓症重，其实皆属危重之候。"崩漏虽属妇科危急重症，但只要治疗得当，并坚持善后调理，预后一般较好。

（张庆文　刘敏如　武权生　吴克明）

第九节　功能失调性子宫出血

功能失调性子宫出血病（简称"功血"），是指除外器质性疾病，而由于丘脑下部-垂体-卵巢轴的调节反馈功能失调而发生的异常子宫出血。临床根据卵巢功能状况，将功血分为有排卵型和无排卵型两大类。功血是临床常见病，约占妇科门诊患者的 10％。无排卵型功血约占 70％～80％，多见于青春期或绝经过渡期，分别称为青春期功血和围绝经期功血；有排卵型约占 20％～30％，多见于育龄期。有排卵型功血中又分为排卵型月经频发、黄体功能障碍（黄体发育不健、黄体萎缩不全）和月经中期出血三类。

　　建国以来，随着中西医结合研究该病的深入，将中医妇科学有关月经失调及崩漏的学说应用于功能失调性子宫出血病的研究，在理论和实践上都获得了新的进展。如将有排卵型功血根据临床主证的不同，分属于月经先期，月经过多，从气虚、血热、血瘀导致冲任失固论治。从氤氲期元精充实、阳气内动的生理常态认识经间期出血的机制，此期因肾阴不足，虚热内加于阳，而损伤阴络；或湿热因阳气引动而热伤冲任；或宿有瘀血，受阳气内动而损伤胞络。将无排卵型功血与崩漏比较，突出了该病由于损血耗气，日久转化为气血俱虚或气阴两虚，或阴阳俱虚的复杂性病机。其病无论起于何经何证，终伤于肾，崩久不愈易复感邪气，漏久不止常导致瘀证。由于该病虚实夹杂，因果相干，以致治疗很棘手。

　　临床研究中，论病或辨证治疗崩漏，或辨病辨证结合，或分血崩、经漏证，或按年龄段分治（如青春期功血从肾治，育龄期功血重调肝，更年期功血主健脾），也有用单味中药治疗功血的研究。中药的应用，减少了激素使用中的不良反应及停用后的"反跳现象"，提高了临床疗效。

　　早在 20 世纪 70 年代，北京中医院将 502 例功血分为 4 型，阴虚内热型以清热固经汤为主方，脾湿肝旺型用泄肝祛湿汤为主方，气虚下陷型用扶正固气汤为主方，脾肾不足型用助黄体生成汤为主方。无排卵型 344 例，治愈 80 例；有排卵型 158 例，治愈 41 例。沈阳冯欢报道，用傅青主固本止崩汤加减治疗功血 112 例，药用熟地 30g，黄芪、焦白术各 25g，党参、山药各 15g，海螵蛸 20g，牡蛎 30g，茜草 20g，陈皮 10g，阿胶（烊化）20g，升麻 7.5g。血多色鲜质稠者，加地榆炭 20g，丹皮、生地各 15g；出血时多时少，色黯夹瘀块者，去升麻，加益母草 30g，三七片 5 片；流血日久，面色㿠白、畏寒者，党参易人参，加艾炭 20g，黑姜 10g。服药 4～8 剂内血止者 91 例，占 81％。天津孙克彪比较 30 例功血用中药治疗前后血常规的变化，结果治疗后的红细胞数、白细胞总数及血小板数均较治疗前升高，后两者的升高具有统计学意义（$P<0.05$）。从而认为中药不单纯表现为止血，关键在于平衡阴阳，调和气血。孙萍叶治疗功血所用的清宫止漏汤，取党参增加机体免疫力，用当归增加子宫收缩力，用红棕炭、地榆炭、荆芥炭凉血敛血，以促进病变部位（出血区域）愈合，用益母草、赤芍、丹参、川芎活血化瘀，去腐生新，改善微循环，用柴胡疏肝理气，调节气机。组方体现"益气补血摄血，祛瘀凉血止血，攻补兼施"，治疗崩证 14 例，漏证 20 例，治愈 30 例，有效 4 例。

　　在青春期功血的中医药研究方面，上海叶静文等人提出，功血虽为冲任损伤失固所致，但因肾为冲任之本，胞宫只有在肾气盛的先决条件下，天癸、冲任、胞宫才能发挥其正常生理功能。青春期功血患者尤表现为肾水匮乏。姚安石提出，治疗青春期功血，止血时应贯穿澄源之法，分清寒热虚实，处理好止血、活血的先后与比例；调月经周期时应注意生理性白带的变化。量少时应采用补阴滋肾，少佐温肾阳之品；量渐多时可加大活血化瘀之品，以促进排卵。

　　在围绝经期功血的中医药研究方面，大多数学者认为，围绝经期妇女多以脾肾两虚，肝失疏泄、冲任失固居多。李雯认为，围绝经期妇女功血的发生多由于体质虚弱，与脾肾关系密切，其主要病机是脾气虚、肾气虚、肾阳虚、肾阴虚。健脾益气、摄血止崩、补肾气、温肾阳、滋肾阴、固冲任、摄经血，是治疗围绝经期功血的基本方法。李秀华等从宏观入手，认为围绝经期妇女经历了经、孕、产、乳，数伤于血，处于"阴常不足，阳常有余"的状态，而且绝经前后年届七七，"任脉虚，太冲脉衰少，天癸竭"。由于"冲任之气虚损，不能制其经脉，故血非时而下"致发生功血。因此，把握脾肾虚是治疗的根本切入点。对围绝经期功血的治疗，中医强调整体治疗，重视生理机能的平衡与协调，"急则治其标，缓则治其本"，在出血较多时，塞流止血是当务之急，止血后澄源、复旧，根据不同的病因病机，针对不同的个体阴阳偏盛，应辨证施治。

在育龄期功血的中医药研究方面，李雯认为，育龄期妇女多肝气郁滞，气郁日久化火，灼伤血络，迫血妄行，加以经、孕、产、乳等生理特点易损伤肾，肾虚冲任不固，经血不能制约而妄行，临床以肝旺肾虚型多见，兼有血瘀或气虚。杨晓海将生育期功血分为虚实两型，实证基本方：生地黄、黄芩、芍药、牡丹皮、香附、黄柏；虚证基本方：鹿角霜、菟丝子、山茱萸、丹参、鸡血藤、生茜草。

止血药方面，吴树忠在多年应用紫草止血的实践中，体会到该药色紫入血，善清血分之热；其性平和，凉血而不峻，活血而不妄行。以紫草 $20\sim30g$ 为主药，血热加墨旱莲、藕节、莲房炭，血瘀加蒲黄、三七、茜草炭，气虚加黄芪、党参、白术、升麻，血虚加阿胶、龟甲、熟地，阳虚加炮姜炭、艾叶炭、巴戟天、淫羊藿。用于已婚妇女功能失调性子宫出血，疗效确切。广州军区总院曾报道，用含珍珠贝母精卵液 30% 的水溶液肌内注射治疗功血，可在用药后 $10\sim24$ 小时内止血。昆明医学院亦报道，用重楼制成的"宫血宁"胶囊，止血有效率达 95.11%。

随着临床研究的深入，对中医药治疗功血疗效的评估，除继续重视传统症状、体征改善之外，随机分组对照，采用辅助检测手段及客观量化指标进行疗效客观评价，使中西医结合治疗功血的研究进一步规范。

【病因病机】 导致功能性失调性子宫出血的因素很多。诸如精神情志方面的过度紧张，强烈的精神刺激等。其中，生活起居方面，如过度劳累，剧烈运动，营养不良，经期运动，劳作方式失宜，大生、小产后失于复旧等。年龄方面的原因，包括青春期生殖系统功能发育未成熟，育龄期生育功能因多产房劳受到损害，更年期生殖系统功能日趋衰退等。其他如节育、避孕方式不适宜而直接引起生殖系统的功能失调，或者因常规的生活节奏变化，熟悉的环境、工作条件骤变等，这些因素通过神经内分泌系统，干扰了下丘脑-垂体-卵巢轴之间的正常反馈和调节，或调节机制不完善，都可导致子宫内膜变化失常而发生子宫异常出血。目前已确定关于功血的高危因素包括：年龄小于 20 岁和大于 40 岁，体重超重，运动过量，应激，多囊卵巢综合征等。

对于无排卵型功血而言，尽管卵巢中没有卵泡发育成熟产生周期排卵，但卵巢中处于不同发育阶段的众多卵泡仍在分泌雌性激素，并由于雌激素的积累作用，子宫内膜处于增生状态，甚或增生过长，一旦因激素撤退或下降到阈值水平以下而出血，其血管断端则难于闭合。同时因卵泡的闭锁，没有排卵后黄体的形成，体内单一的雌激素水平无规律地波动，使子宫内膜因之而不规则地剥脱、修复；或子宫腔内某些区域内膜剥脱，某些区域又内膜复生，或剥脱的局部又复生不完整等。因此，临床表现主要是月经周期紊乱，经期长短不一，经量多少不等，甚至短时大量出血而导致严重的继发贫血；或先出现短期停经，继而大量出血难止。某些情况下，增生的子宫内膜随出血已基本脱落，但卵巢中的卵泡发育迟缓，雌激素处于低水平，使子宫内膜的修复延迟，创面难于再生完全，表现为持续性的少量阴道出血。

有排卵型功血，卵巢中有卵泡周期性成熟而排卵。但排卵后形成的黄体缺乏足量的黄体生成素支持，故黄体发育不健全、过早萎缩，导致孕激素分泌量不足，使子宫内膜提前剥落。临床表现主要是经期提前、周期缩短，或排卵后、经前期点滴出血。若因黄体生成素持续分泌导致黄体萎缩不全，使激素量撤退不迅速，子宫内膜剥脱不完全、剥脱期延长，则修复期亦延长，临床表现主要是经期延长。如果系排卵前卵泡发育延迟，增生期偏长而内膜受雌激素影响较多，或本身雌激素水平过高、子宫内膜对雌激素反应过度，则临床表现为有排卵型月经过多。还有排卵期因卵巢激素水平不足或下降而导致排卵期出血的现象。

功能失调性子宫出血的临床表现，与中医妇科学的月经期、量（和色、质）异常的疾病相似。其中，无排卵型功血的病例，在中医临床常诊为崩漏；有排卵型功血则又多属中医妇科的月经失调及经间期出血。按照中医妇科学的病因病机理论，月经失调的病因不外寒、热、湿等外邪与血相搏干扰冲任；或生活所伤、情志因素导致冲任失调；或先天禀赋、体质类型导致脏腑、阴阳易于失和，冲任易于受扰。冲为血海，冲任失调则胞宫血气蓄溢失常，月经则或前或后，或多或少，或至而不去，甚或导致月经期、量均严重紊乱，崩中或漏下，或崩漏交替，或闭崩更替。因此，冲任损伤，经血失固，是出血性月经疾病的共同病机，冲任胞宫是出血性月经疾病的最终环节与病位。

【诊断与鉴别】

一、诊断要点

凡诊断为阴道异常出血，排除了内外生殖器官的器质性病变，以及妊娠、流产、炎症、激素使用不当，或全身性因素等导致的出血外，凡是由于生殖内分泌功能调节紊乱引起的异常子宫出血，诊断为功血。

（一）临床表现

1. 无排卵型功血

（1）青春期功血：青春期患者表现为初潮后月经稀发，短时停经后突发性不规则月经过多，经期延长和淋漓不尽等，部分患者伴有严重贫血。可根据上述临床特征，并结合基础体温和B超加以诊断。

（2）围绝经期功血：绝经期妇女临床表现多为月经频发，周期不规则，经量过多和继发贫血。

2. 有排卵型功血

（1）排卵型月经频发：青春期少女卵巢对促性腺激素敏感性增强而使卵泡发育加速，卵泡期缩短，月经频发，但排卵和黄体期正常。若为绝经前期，则卵泡期和黄体期均缩短或过早绝经。

（2）黄体功能障碍：包括：①黄体不健全：黄体期缩短不足10天，临床表现为月经频发，周期缩短，经前点滴出血，常合并不孕和早期流产。②黄体萎缩不全：表现为经期延长，淋漓不尽，月经第5～6天诊刮子宫内膜病理检查为增殖期与分泌期改变同时存在，基础体温在月经期仍为高相，不下降或下降缓慢等。

（3）月经中期出血：经间期少量子宫出血1～3天，个别出血较多可持续到下次月经期而形成假性月经频发，基础体温表现为排卵期体温上升时子宫出血。

（二）病史

1. 无排卵型功血　主要询问患者的年龄、生活工作学习环境及目前精神、情绪状况。要注意追述发病前3～6月中的重要事件对患者发病的诱因作用以及其他疾病和用药情况等。

2. 有排卵型功血 主要了解患者孕产哺乳情况、节育避孕措施以及精神、情感因素等。

（三）检查

包括全身检查、盆腔检查、实验室检查等。其中卵巢功能检查对区分功血的临床类型具有重要价值。

1. 诊断性刮宫 无排卵型功血，刮出物病理检查结果多为增生期子宫内膜，或见子宫内膜囊腺型增生过长，子宫内膜腺瘤型增生过长。偶尔可见萎缩型子宫内膜。有排卵型功血，黄体功能不全者，于经前或月经来潮 6 小时内取子宫内膜活检，多系分泌功能不足。黄体萎缩不全者，于经期第 5 天刮取内膜活检，仍可见子宫内膜中有呈分泌反应的腺体，即混合性子宫内膜。排卵型月经过多，经前宫内膜即可出现高度分泌反应。排卵期出血者，子宫内膜可呈早期分泌反应，部分表现为晚期增生期。

2. 基础体温测定 无排卵型功血，呈现起伏较大的不规则单相型、低温相曲线。有排卵型功血，黄体功能不足者，其双相体温曲线的高温期时间短，约为 9～11 天，且上升较慢，升高幅度较低。黄体萎缩不全时，双相型体温曲线的高温期时间较长，且下降缓慢。排卵期出血者，基础体温是双相，常在体温开始上升后，持续少量出血 2～4 天。

3. 宫颈黏液检查 无排卵型功血，子宫出血前宫颈黏液持续透明、拉丝度好。光镜下见典型羊齿植物状结晶。有排卵型功血，一般有周期性变化。

4. 阴道脱落细胞涂片 无排卵型功血，多见阴道脱落细胞堆集、皱褶，雌激素水平缺乏周期性变化。或出血前仍然是雌激素高度影响的指数。有排卵型功血，一般反应为有周期性变化。激素测定根据孕激素含量的异常有助诊断。

5. 血清生殖激素测定 包括卵泡刺激素（FSH）、黄体生成激素（LH）、雌二醇（E_2）、孕酮（P）、睾酮（T）、催乳素（PRL）。前 4 种激素的周期性变化明显，LH 及 FSH 峰在排卵前 24 小时出现，LH 峰前 24 小时左右出现 E_2 峰。排卵后 P 明显升高，黄体中期查血清 E_2 和 P，可了解黄体功能。在月经周期第 2～3 天测定，血清 FSH 水平、LH 比值升高和 E_2 水平降低，表明卵巢储备能力下降。必要时可测甲状腺、肾上腺皮质功能及其他内分泌功能。

6. 超声检查 B 超可排除子宫、卵巢、输卵管的器质性病变，对诊断黏膜下小肌瘤、子宫内膜息肉、子宫不全纵隔等有一定的帮助，并可动态地监测卵泡发育、子宫内膜厚度等。阴道 B 超能显示窦卵泡的数目，以判断卵巢储备功能。

7. 妊娠试验 有性生活史者应行妊娠试验，排除妊娠及妊娠相关疾病。

8. 宫颈细胞学检查 排除宫颈癌及癌前病变。

9. 宫腔镜 可以在直视下检查子宫腔内情况及取宫内膜组织送病理检查，对子宫内膜息肉、内膜增生过长、子宫黏膜下肌瘤、子宫内膜癌等诊断有独到之处。

10. 血常规 了解贫血情况。

11. 凝血功能测定 血小板计数、出凝血时间、凝血酶原时间、部分活化凝血酶原时间等。

12. 腹腔镜检查 对原因不明的难治性不规则阴道出血，经以上辅助检查仍无法明确原因，高度疑诊卵巢功能性肿瘤、输卵管肿瘤等，可行腹腔镜检查。

二、鉴别

在诊断功血前，必须排除生殖器官器质性病变或全身性疾病所导致的生殖器官出血。

1. 妊娠相关疾病出血　如自然流产、异位妊娠、滋养细胞疾病、子宫复旧不良、胎盘残留、胎盘息肉等，通过相关的妊娠检查可以排除。

2. 感染性疾病　如急性或慢性子宫内膜炎、慢性宫颈炎、子宫内膜息肉、支原体和衣原体感染等。生殖系统的感染常有经期不洁性生活史，或宫腔手术史等。除有阴道出血或血性分泌物外，常有分泌物臭秽，小腹疼痛，或发热、白细胞增高等感染现象。

3. 生殖器肿瘤　如子宫内膜癌、宫颈癌、滋养细胞肿瘤、子宫肌瘤、子宫腺疾病、卵巢肿瘤等。通过妇科检查、超声波检查及病理学检查，可以排除。

4. 宫颈局部出血　宫颈糜烂物理治疗后，脱痂出血，可通过消毒下阴道窥视检查及病史排除。

5. 应用激素类或宫内节育器导致出血时间延长　可通过询问服药史、了解避孕措施、检查节育器位置等排除。

6. 阴道损伤出血　误用强氧化剂导致阴道黏膜渗血，或宫颈疾病腐蚀治疗中，后穹隆保护不慎所致局部出血，通过阴道检查可以排除。

7. 子宫内膜异位症　可借助妇科检查及典型的继发性、渐进性痛经，与有排卵型月经过多相鉴别。

8. 全身性疾病　如血液病、肝肾衰竭、甲状腺功能亢进或减退症。血液病、肝病、代谢性疾病等导致的子宫出血异常，有原发病可寻。因跌打损伤而过服活血化瘀药所致经行过多、经期过长，可通过病史排除。

【辨病治疗】　功血患者由于出血量多，或出血时间长，常常导致整体情况下降，或继发性贫血。因此功血的治疗应积极止血，改善全身情况，纠正或防止贫血。出血时间长者，应配合应用抗生素，预防感染发生。中医药治疗，常分为出血期的止血和血止后的调经两步进行。若表现为血崩者，多采用塞流止血治其标，澄源复旧治其本的措施。并在急性出血期配合针灸止血。一般而言，止血应分清气虚失摄，或血热内迫，或血瘀阻滞、血不归经；调经则着重补肾、扶脾、疏肝和调和气血。近年来也有主张"中药周期疗法"，在周期不同阶段分别采取促卵泡发育、促排卵、促黄体生长发育等方法，因促排卵和促黄体功能健全是功血治疗的目标，但由于功血患者的月经周期已经严重紊乱，故"中药周期疗法"应在动态监测卵泡发育的基础上结合中医理论辨证论治才有可能取得较好的临床疗效。

一、无排卵型功血

（一）辨病要点

月经周期紊乱，出血期子宫内膜病检为增生期或增生过长宫内膜。或月经失调，基础体温单相型。

（二）治疗原则

对青春期、育龄期功血，治疗原则是止血、调整月经周期，促使卵巢功能健全和恢复排卵；对更年期患者，主要是止血，调整周期，使月经周期逐渐延长，经期缩短，经量减少。

（三）治疗方法

1. 止血　大出血患者，应在治疗 6 小时内出血明显减少，24～48 小时内出血停止。可先给予诊断性刮宫，既达止血目的，又有助于出血性疾病的确定。激素治疗可采取：

（1）大剂量雌激素促进子宫内膜迅速修复而止血，适用于青春期患者。己烯雌酚 1～2mg，每日 2～3 次，血止或明显减少后每 3 日递减 1/3 用药量，直至每日服 1～2mg，持续至下次月经前停药，3～7 天出现撤退性出血。总服药时间为 20～22 天。

（2）大剂量孕激素促使增生期或增生过长的子宫内膜转变为分泌期，然后彻底脱落。炔诺酮 5～7.5mg，或甲地孕酮 8mg，或安宫黄体酮 8～10mg，每 4～6 小时一次。出血停止或明显减少后每 3 日递减 1/3 药量，直至每日服炔诺酮 2.5～5mg，或甲地孕酮 4mg，或安宫黄体酮 4～6mg，持续至出血止后 15～20 天停药，3～7 天内撤药性出血。若仅少量淋漓出血，可用安宫黄体酮 2mg，每日 3 次连用 3～5 天，停药后 2～3 天出现撤药性出血。

（3）雄激素对抗雌激素，增强子宫肌肉及子宫血管张力的作用，改善盆腔充血，减少血量。可配合刮宫或孕激素用于更年期功血。

（4）其他止血药可辅助激素治疗，减少血量。必要时应及时输血。

（5）中药治疗功血的血崩证，可选用独参汤大补元气，或生脉散（人参、麦冬、五味子）气阴两补，或参附汤（人参、制附子）回阳固脱，通过益气摄血、敛阴潜阳，减少乃至制止出血。可配合灸百会、神阙、三阴交等穴位。治疗功血的漏下证，可选用失笑散（五灵脂、蒲黄）合生化汤（当归、川芎、桃仁、黑姜、甘草）加益母草、茜草根化瘀止血。

2. 调周　青春期功血可仿照自然月经周期卵巢激素变化，促使自发排卵。

（1）雌孕激素疗法：出血第 5 天开始，每晚服用己烯雌酚 1mg，连服 20 天；服药第 16 天起，每日加黄体酮 10mg 肌内注射，3 天后两药同时停用，重复 2～3 个周期。

（2）雌孕激素合并应用：己烯雌酚 0.5mg，安宫黄体酮 4mg，每晚 1 次（也可服用短效避孕药）。从出血第 6 天开始连服 20 天后停药。

（3）雌孕雄激素合并或三合激素治疗：适用于更年期患者，于出血前 8 天肌内注射给药 5 天，停药 2～3 天后产生撤药性出血。也可根据前次撤药出血量的多少，确定再次给药时间。

（4）中药调节周期可采取经期出血停止后或明显减少后。经前期、行经期三段法，也可采用经后期（出血停止后或明显减少后）、经间期（即排卵期）、经前期、行经期四段法进行调整。一般而言，经后期由于阴血亏少，多主张补肾填精养血为主，常用左归丸加减（熟地、山药、山茱萸、枸杞子、牛膝、菟丝子、鹿角胶、龟甲胶）。经间期因气血充足，阴精气盛，应当从阴化阳，促使阳气内动，故宜加淫羊藿、桂枝、茺蔚子等药，有助于阳生、络通、排卵。经前期当气血盈盛，阳气壮旺，故多提倡用补肾壮阳益精为主，常用右归丸加减（制附子、肉桂、杜仲、菟丝子、鹿角胶、当归、枸杞子、山茱萸、山药、熟地）。经前期因血海盈满，满则当泻，故用行血理气、逐瘀通经之法，可用膈下逐瘀汤（当归、川芎、桃仁、红花、枳壳、延胡索、五灵脂、丹皮、乌药、制香附、甘草）。

3. 促排卵　用于青春期和育龄期患者，是治疗无排卵型功血的关键步骤。

（1）小剂量雌激素周期疗法：出血第 6 天起，每晚服己烯雌酚 0.125～0.25mg，20 天一周期，连用 3～6 个周期。

（2）绒毛膜促性腺激素，用于卵泡发育近成熟时，肌内注射1000IU，次日肌内注射2000IU，第3日增量至5000IU。

（3）氯米芬争夺雌激素受体，消除过度影响的雌激素对垂体的抑制而恢复排卵。于出血第5天开始，每日服50～100mg，连续5天，可连续在3个周期中应用（应警惕过度刺激综合征）。

（4）中药促排卵，可在原处方中加入温经、通络、走窜之品，如桂枝、白芷、皂角刺、穿山甲、王不留行、泽兰等品，有人提出在排卵期加服大黄䗪虫丸，有助于排卵的成功。最近在促排卵治疗中提出的首重养精，如用养精胶囊（成都中医药大学附院生产）促进卵泡发育、成熟，使水到渠成，也达到了良好的排卵效果。

另外，在用激素治疗时，对出现的类早孕现象可服用维生素B_1、B_6，也可用中药和胃降逆止呕。如用旋覆代赭石汤（旋覆花、代赭石、制半夏、生姜、甘草、大枣、人参）去人参。

二、有排卵型功血

（一）辨病要点

月经有周期性，但经量过多，或经期延长，或月经提前。出血6小时内子宫内膜病检为分泌功能不良，或出血第5天为混合性宫内膜。或基础体温呈低、高相交替时出血。阴道脱落细胞涂片及宫颈黏液结晶，均有周期性变化。

（二）治疗原则

减少出血量，制止排卵期出血。缩短延长的经期，调理缩短的周期。亦即止血，恢复完善黄体功能，维持排卵期雌激素水平。

（三）治疗方法

1. 排卵型月经过多的治疗 可用雄激素对抗雌激素，或其他止血药，如6-氨基己酸、止血环酸、安络血等。中成药益宫止血口服液疗效可靠（详见"崩漏"），亦可按月经过多论治。

2. 黄体功能不全，月经周期缩短的治疗

（1）黄体酮替代疗法：经前8～12天，每日肌内注射黄体酮10～20mg，共3天，补充孕激素含量。

（2）绒促性素：于基础体温上升后第3天起，每日或隔日肌内注射1000～2000IU，共5～6次，刺激和维持黄体功能。

（3）中药多从气虚失固、血热内迫论治。气虚可用归脾汤；血热可选取保阴煎。组方中应加止血化瘀之茜草根、益母草、乌贼骨（详见"月经先期"）。

3. 黄体萎缩不全，行经时间延长的治疗

（1）孕激素：经前8～12天，每日肌内注射黄体酮10～20mg，共5天，调节性腺轴功能，促使黄体及时萎缩，使子宫内膜短期内彻底脱落。

（2）绒促性素，用法同黄体功能不全的治疗，以促进黄体功能。

（3）中药多从气虚摄纳不及、血热内扰冲任和血瘀瘀阻胞宫论治。气虚者可选补中益气汤，血热者可选两地汤，血瘀者可用桃红四物汤，并当注意止血与化瘀的关系（详见"经期延长"）。

4. 排卵期出血治疗 于月经周期第10天起，给炔雌醇0.005～0.01mg，共服10天，补充雌激素不足。中医药多从肾阴不足，阳伤阴络，湿热受扰，损伤冲任，瘀血内动，损伤胞络论治。肾阴虚者可用知柏地黄汤，湿热者可用四妙丸加红花、丹皮、栀子、晚蚕沙；瘀血者可用逐瘀止血汤（详见"经间期出血"）。

【预防与调护】

一、预防

1. 保持规律的生活节奏，做到有张有弛，避免过度操劳引起机体内分泌紊乱而致经期延长，出血增多。减轻精神负担，陶冶情操，提高心理承受力及应变能力。

2. 加强营养，增加富含蛋白质、铁与维生素 C 的食物。月经期间宜少食辛辣之品，平时治疗用药，应避免过度温热动血或克伐生气之品。

3. 加强体育锻炼，增强体质，减轻贫血程度。

4. 加强公众科普宣教，搞好计划生育，减少孕产次数，避免伤害和影响性腺轴功能。

二、调护

出血期避免剧烈运动和疲劳。出血多时应卧床休息，增加营养，纠正贫血。急性大出血时应入院治疗，消除病员紧张情绪，观察生命体征；保留会阴垫，估计出血量，做好输血或刮宫止血准备。出血时要禁止性生活，注意外阴清洁，勤换内裤，可用一些外阴清洁剂，或用温水清洗，避免盆浴。治疗后应定期随诊。如果采用激素治疗，应注意规律、准时服用，有恶心、呕吐时应对症处理。更年期患者用雄激素治疗，应避免出现声嘶、痤疮等男性化不良反应。另外，应定期检查肝功及凝血功能，避免激素周期疗法的不良反应发生。

【疗效判定】

痊愈：控制出血后，连续 3 个月经周期、经期、血量均正常，自觉症状消失，血红蛋白在 100g/L 以上。能恢复正常排卵，黄体期不少于 12 天。或更年期妇女血止后绝经者。

显效：控制出血后，月经周期、经期、血量基本正常，但经期仍较长，自觉症状基本消失，血红蛋白在 100g/L 以上者。

有效：月经周期、经期、部分症状得到明显改善，血量减少，血红蛋白在 80g/L 以上者。

无效：以上各项均无改善。

（张庆文　武权生）

参 考 文 献

1. 李雯，潘幽燕. 更年期功血与肝肾的关系解释. 中医药学刊，2004，22（11）：2074-2084.

2. 李秀华，李秀云，林韶冰. 辨证治疗更年期功血的临床体会. 中国中医基础医学杂志，2003，9（9）：73-74.

3. 刘玉，韦丽君. 围绝经期功血中医药研究进展. 甘肃中医学院学报，2009，26（1）：44.

4. 李雯，段萍，朱雪琼. 中宫止血糖浆调经治疗育龄期功血的临床研究使用. 中西医结合杂志，1998.11（1）：25-26.

5. 杨晓海. 生育期崩漏的辨治. 广西中医药，2001，24（2）：31.

6. 史常旭. 功血的临床类型及其诊断. 中国实用妇科与产科杂志，2004，20（4）：194-195.

7. 乐杰. 妇产科学. 7 版. 北京：人民卫生出版社，2008：307-308.

8. 周灿全，钟依平. 功能失调性子宫出血的相关检查及其意义. 中国实用妇科与产科杂志，2004，20

（4）195-197.

9. 石敏，汤春生．功能失调性子宫出血的鉴别诊断．中国实用妇科与产科杂志，2004，20（4）：197-198.

10. 刘孜．护理干预对治疗功能失调性子宫出血疗效影响．现代医药卫生，2010，26（16）：2530.

11. 林守清．增强妇科内分泌和健康意识，预防功能失调性子宫出血．中国实用妇科与产科杂志，2006，22（9）：647.

第十节 闭 经

女子年逾 16 周岁月经尚未初潮，或已行经而又中断达 6 个月以上者，称为闭经。前者称原发性闭经，后者称继发性闭经。

以下现象属生理性月经停闭：①少女初潮后一段时间内的停经现象；②妊娠期或哺乳期的停经现象；③更年期的停经及绝经现象；④由于生活环境的突然改变而出现的1～2次月经不潮而又不伴有其他不适，并且能随环境的适应自行恢复正常月经的现象。

因先天性生殖器官发育异常或后天器质性损伤、肿瘤等严重病变而致无月经者（如先天性卵巢、子宫缺如，或后天病变使卵巢被破坏或切除，或垂体肿瘤，或子宫、宫颈、阴道、处女膜粘连或闭锁等），非药物所能奏效，不属本节讨论范围。妇女在 40 岁以前月经提前绝止，可参考本节论治。

闭经是临床常见而又难治的病证之一，疗程长，疗效较差，值得重视。

闭经一病的记载，最早见于《素问·阴阳别论》之"女子不月"、"月事不来"。该书所载第一首妇科处方"四乌鲗骨一藘茹丸"即为"血枯"经闭而设。闭经既为症，又为病，历代医家多从辨病角度出发，对本病的病因病机及治疗进行阐述，为后人辨治本病提供了依据和线索。纵观各家所述，本病不外虚实两端，如《金匮要略》概其原因为"因虚、积冷、结气"，《医学入门》把闭经分为"血枯"、"血滞"两大类，《景岳全书》以"血枯"、"血隔"论治。因于虚者，古籍文献的记载有"醉以入房……劳伤过度"，"先经唾血及吐血、下血"（《诸病源候论》），"脾胃久虚"或"形羸气血俱衰"（《兰室秘藏》），"真阴之枯竭"（《景岳全书·妇人规》），"肾水既乏"（《傅青主女科》）；实者，有因"血脉瘀滞"（《备急千金要方》），"躯脂满经闭"（《丹溪心法》），"痰湿与脂膜壅塞"（《女科切要》），"忧愁思虑、恼怒怨恨、气郁血滞而经不行"（《万氏女科》）；另有虚实夹杂的"妇人经闭腹大……此必虫证"（《医学入门》）。关于治疗，本病虽有血滞之由，但不可妄行攻破，辨属虚者，当补而充之，即如《景岳全书·妇人规》所言："欲其不枯，无如养营，欲以通之，无如充之，但使雪消则春水自来，血盈则经脉自至，源泉混混，有孰能阻之者？"以上认识，至今符合临床实际。

闭经以经血当潮而未潮为表征，以生殖内分泌功能失调或低下为本质，因此，本病常常与不孕、更年期综合征、带下量少、阴中干涩等病证并见。

本病中医妇科与西医妇科的概念基本相同。关于闭经的分类，西医妇科除按闭经出现时间区分为原发性闭经及继发性闭经，还按发病部位区分为子宫、卵巢、垂体、丘脑下部及皮质中枢性闭经，还有其他内分泌腺功能障碍如先天性肾上腺皮质增生、肾上腺皮质肿瘤、甲状腺功能障碍等造成的闭经。

中医妇科将闭经作为一单独病证进行论治，西医妇科认为闭经本身不是一种疾病，而是由许多原因造成的症状，而且经常是某些疾病的组成症候之一。因此，现代中医妇科闭经的诊断、分类和疗效标准与传统认识有很大不同。为避免个人认识的偏颇，目前规范的报道多参照西医妇科对生殖轴的认识及对闭经的疾病分类和疗效标准。这种发展趋势使得本病由传统的、单纯的中医辨证治疗趋向现代的多元化治疗。现代治疗，也即中西医借鉴和结合的治疗，如辨西医某一与闭经有关病名，中医分型治疗；或西医的不同疾病造成的闭经，按中医认识的共同病机论治（也即"异病同治"）；或中药人工周期治疗；或中西药结合治疗；或中药的单方验方治疗等，目的是为了疗效标准的统一以易于评判疗效，以及治疗方法的易于推广。另外，传统对闭经的疗效认识是经行即为有效或治愈，现代的治疗要求是恢复自主有排卵月经及生殖轴正常功能，且能经受停药 3 个月以上的考验，与传统相比，疗效标准大为提高。经过近 30 年的临床探索和实践，中医药及中西医结合对下丘脑-垂体-卵巢轴功能失调性闭经、闭经溢乳综合征、多囊卵巢综合征、高促性腺激素性闭经、席汉综合征、人流术后闭经等病证在病机认识、治疗方法和疗效机制方面，取得了一些研究进展，并对闭经的疗效判断有了规范。

值得一提的是，在闭经的治疗中有两个比较显著的特点，临床中已收到比较肯定的效果。一是补肾法、补血调气法、疏肝泄火法、活血化瘀法、除湿化痰法等治疗的单用或联合使用；二是在闭经调理上多分两步治疗，即引经消除症状和调经种子。在病机的研究方面，根据中医肾主生殖的理论，闭经与生殖内分泌的相关研究仍是热点，也有根据闭经的病机之一是冲任气血衰少，而从生殖内分泌与生殖器官循环角度进行研究的。如陆华通过彩色多普勒检测发现闭经患者存在与卵泡发育障碍同步的卵巢血供障碍，初步认为与肾精不足有关；丁福荣等对 62 例闭经 6 个月以上患者（除外高血压、糖尿病、闭经溢乳综合征、多囊卵巢综合征、席汉综合征）进行血液流变学测定，并与 25 例正常健康妇女对照，发现 62 例闭经妇女中，反映血液黏滞性的全血低切黏度、血浆黏度、还原黏度均明显高于对照组；同时反映凝血机制的体外血栓形成长度、湿重也明显高于对照组。表明闭经妇女的血液黏滞性及血液凝固性比正常女性明显升高。观察结果还提示，闭经妇女的红细胞变形能力变化不大，但红细胞的聚集性却明显升高，因此将对微血管的血流产生严重干扰，使法林效应的逆转现象提前发生，结果使微血管内的黏度突增，明显增加血流阻力造成微循环障碍。以上研究为闭经的虚、瘀病机提供了客观依据。

【病因病机】 传统对闭经病因病机的认识，多是从月经的表象出发，以月经的主要成分是血，由经血的产生障碍和经血的排泄受阻推断闭经的原因，故有风寒、劳伤、失血、伤虫、脾肾虚损、气滞血瘀、痰脂阻滞等因，在传统认识的基础上，结合西医生殖轴的研究，现代对本病证病因病机的认识既注重月经产生机制中脏腑、气血、经络的正常生理活动的失常；更强调肾-天癸-冲任-胞宫轴生殖功能的失衡，同时，增加了手术创伤导致闭经的病因。

月经的形成有赖于肾、天癸、冲任、胞宫的生理功能的协调，肾为先天之本，天癸之源，脾胃为后天之本，气血生化之源，肝藏血，脾统血，冲为血海，任主胞胎，精血同源而互生，气为血帅，气行则血行，诸虚不足或瘀滞均可为闭经之由。

概而言之，闭经的病因病机虚者多责之肾、肝、脾之虚损，精、气、血之不足，血海空虚，经血无源以泻；实者多责之气、血、寒、痰之瘀滞，胞脉不通，经血无路可行。临床当辨虚实以补益通调。

现代以生殖轴不同部位进行闭经原因的疾病分类，认为子宫性闭经多由先天性子宫发育不良、子宫内膜损坏或子宫切除、子宫内膜反应不良等所致；卵巢性闭经多由先天性无卵巢或发育不良、卵巢损坏或切除、卵巢肿瘤、卵巢功能早衰、卵巢无反应综合征、卵巢功能低下、多囊卵巢综合征等所致；脑垂体性闭经多由脑垂体损坏、脑垂体腺瘤、原发性脑垂体促性腺功能低下、脑垂体功能减退等所致；丘脑下部性闭经多由精神因素、消耗性疾病、肥胖生殖无能性营养不良症、药物抑制综合征、闭经泌乳综合征、多囊卵巢综合征以及其他内分泌失调如甲状腺、肾上腺功能亢进或不足等所致。

【诊断与鉴别】

一、诊断要点

（一）分类

1. 原发性闭经　年逾 16 周岁尚未月经初潮。

2. 继发性闭经　月经停闭 6 个月以上，排除生理性闭经。

（二）病史

对原发性闭经者，应询问生长发育过程，幼年时健康情况，曾否患过某些严重急、慢性疾病（如结核），同胞姊妹及母亲的初潮年龄等。

对继发性闭经者，应询问末次月经时间，停经前的月经情况（包括周期、经期、经量、色、质及伴随症状等），有无精神刺激或生活环境改变等诱因，是否服过避孕药，停经后有无自觉症状（如周期性腹胀痛、头痛、视觉障碍、乳汁自溢、或头昏厌食、恶心呕吐、倦怠思睡、择食嗜酸等），诊治经过，是否接受过激素类药物治疗和治疗后情况，过去健康状况、营养状况，其他疾病病史（如肾上腺、甲状腺、结核等），有无近期分娩、流产、刮宫、产后大出血史、哺乳史、不孕史、月经不调史等。

对早绝经者，应询问月经初潮年龄、停经前月经情况、有无诱因（如放疗、卵巢切除等）及家族史、诊治经过等。

（三）检查

全身检查：观察患者的精神状态、体质、发育、营养状况、全身毛发分布情况，挤压乳房有无乳汁分泌。

妇科检查：结合病史及全身症状，有目的地检查内、外生殖器的发育情况，有无缺失、畸形、萎缩、增大、包块或结节等。对原发性闭经者，尤其要注意有无卵巢、子宫、阴道缺如或先天性子宫发育不良以及处女膜闭锁、结核性宫腔粘连等。对继发性闭经者，要注意排除环境变迁、妊娠、哺乳、使用避孕药所致的停经。

（四）辅助诊断

1. 子宫功能检查

（1）诊断性刮宫及子宫内膜活组织检查：多用于已婚妇女，以了解子宫或子宫颈有无粘连，子宫内膜有无结核及对性激素的反应情况；

（2）子宫输卵管碘油造影：了解子宫发育及宫腔形态，子宫腔有无粘连或子宫内膜结核；

（3）内镜检查：腹腔镜或子宫腔镜直接观察内生殖器、宫腔及内膜；

（4）药物试验：①孕酮试验：每日肌内注射黄体酮 20mg，连续 5 天；或每日口服安宫黄体酮 4～8mg，连续 5 天。若在停药后 2～7 天内出现撤药性出血，提示子宫内膜有功能，且受体内一定水平雌激素影响，对外源性孕酮有反应。②雌激素试验：如孕酮试验阴性，口服已烯雌酚每日 1mg，或炔雌醇每日 0.05mg，连服 20 天。若停药后 2～7 天有撤药性出血，为阳性反应，提示子宫内膜对雌激素有正常反应。

2. 卵巢功能检查

（1）基础体温测定：了解卵巢有无排卵。

（2）阴道脱落细胞检查及子宫颈黏液检查：了解雌激素水平及孕激素作用。

（3）血清雌、孕激素含量测定：了解卵巢功能。

3. 垂体功能检查

（1）血清促卵泡成熟素（FSH）、黄体生成素（LH）测定：如 FSH＞40IU/L，提示卵巢功能低落或衰竭；LH＜5IU/L，提示垂体功能低下；若 FSH 及 LH 均低，提示垂体或下丘脑功能低下。

（2）尿 FSH 生物测定：如 24 小时尿 FSH＞52.8 小白鼠子宫单位，提示垂体功能亢进，病变在卵巢；如＜6.6 小白鼠子宫单位，提示垂体功能减退，病变在垂体或下丘脑。

（3）垂体兴奋试验：将黄体生成素释放激素（LHRH）100μg 溶于 5ml 生理盐水中，静脉注射，在 30 秒内注完。于注射前及注射后 15、30、60、120 分钟各采血 2ml，测定血清 LH 含量。若注射后 30～60 分钟 LH 值升高至注射前的 3 倍以上，提示垂体功能良好，病变在下丘脑或以上部位；若注射后 LH 值不增高或增高不多，提示病变在垂体。

（4）蝶鞍摄片或 CT 检查：蝶鞍骨质及鞍腔大小可以诊断有无垂体肿瘤。

4. 其他检查　甲状腺、肾上腺功能测定、染色体检查等排除其他内分泌功能失常及先天性疾病等。腹腔镜检查可帮助诊断卵巢早衰或多囊卵巢综合征等。

另外，根据典型的体征、伴见症或病史，可提示进行相关的病因诊断检查，如伴有结核病史或不孕病史，要注意排除有无生殖器结核；伴有更年期综合征，要测定生殖激素或腹腔镜检查诊断是否卵巢功能早衰或卵巢无反应综合征；伴有多毛，要注意多囊卵巢综合征、肾上腺皮质功能亢进、卵巢的雄激素肿瘤等病的可能；伴有头痛、视力障碍或泌乳者，要排除下丘脑及垂体肿瘤；伴有腹部包块者，需排除妊娠、肿瘤或炎症；伴有产后大出血病史者，要注意是否席汉综合征；继发于刮宫术后者，要注意排除宫腔、宫颈粘连、子宫内膜受损、卵巢功能低下等。

通过辅助检查，可区别闭经的疾病归属及病变部位，有利于更有针对的辨证辨病论治及测知预后。

二、鉴别

（一）闭经与生理性停经和自然绝经的鉴别

1. 早孕　已婚妇女或已有同房史妇女月经正常，突然停经，或伴晨吐、择食等早孕反应，妇科检查子宫增大变软，妊娠试验阳性，B 超检查可见孕囊或胎心搏动，脉多滑数。

2. 哺乳停经　产后正值哺乳期，或哺乳日久，月经未潮，妊娠试验阴性，妇科检查子宫正常大小。

3. 自然绝经　更年期，月经正常或先有月经紊乱，继而月经停闭，可伴有更年期综合征，妇科检查子宫正常大小或稍小，妊娠试验阴性。

（二）闭经的内分泌病因鉴别

1. 垂体功能低下 如：嗜碱性细胞瘤、嗜酸性细胞瘤、闭经泌乳综合征、空蝶鞍征、垂体功能不足或减退（席汉综合征）。

2. 卵巢 卵巢功能不足、卵巢早衰、产生性激素之卵巢肿瘤（睾丸母细胞瘤）含肾上腺皮质瘤、卵巢门细胞瘤，畸胎瘤，多囊卵巢综合征。

3. 甲状腺 甲状腺功能低下、甲状腺功能亢进。

4. 肾上腺 肾上腺增生、肾上腺肿瘤（腺瘤、腺癌）、肾上腺分泌不足（艾迪生病）。

5. 体质保健因素 营养不足、结核、肥胖症、糖尿病、贫血、药物抑制。

6. 精神心理因素 神经精神因素、精神病、假孕、精神性厌食症。

【辨病论治】 由于闭经疗程长，临床亦多见仅有闭经而无他症可辨者，故可据肾主生殖理论，从本病的基本病机出发治疗，或补肾调冲，或补养气血，或配合针灸、食疗等而达到治疗效果。

一、内治法

1. 通脉大生片

功效：补肾益气，调理冲任。

主治：闭经、不孕、月经稀发。

用法：每日 3 次，每次 4～6 片，3 个月为一疗程。

2. 当归四逆汤

组成：当归 15g，桂枝 10g，芍药 12g，细辛 1.5g，甘草 6g，通草 10g，大枣 5 枚。

功效：温通冲任，调经。

主治：闭经、多囊卵巢综合征。

用法：每日 1 剂，早晚分服，10 天为一疗程，连服 2～3 个疗程。

虚证加仙灵脾 24g，炙黄芪 30g；实证加柴胡 10g，牛膝 15g，丹参 30g；体胖偏痰湿加苍术 15g，香附 30g；纳差加山楂 15g；内热、口干去细辛，加生地 20g，地骨皮 30g；腹痛加元胡 15g，香附 24g；白带多加车前子 24g。

3. 车前麦芽饮

组成：炒麦芽 30g，乌梅 9g，益母草 30g，生地 15g，甘草 6g，炒枳壳 12g，川牛膝 15g，车前子 20g（另包），白芍 15g，红花 15g。

功效：调气活血，回乳通经。

主治：闭经溢乳综合征。

用法：每日 1 剂，水煎 2 次，共得药液 600ml，早晚分服。

月经将至，去乌梅，加桃仁 12g，当归 15g；有热象者，加黄芩 12g，沙参 15g，丹皮 12g；气虚者，加太子参 15g，黄芪 30g。

二、电针疗法

天枢、血海、归来、三阴交、气冲、地机。

选腹部和下肢穴位组合成对，每次选用 1 对，接上电针仪，可选用密波，中等频率，通电 1～15 分钟。

【辨证论治】 本病辨证首先根据局部及全身症状，结合闭经的病史、病程及诱因进行虚实辨证，在此基础上，再进行脏腑气血辨证。如按基本病机进行论治，可参考辨病论治部分。

虚证：年逾16周岁尚未行经，或已行经而月经渐少，经色淡，经期延后，继而停闭，伴或不伴全身其他虚实证候；病程长者多属虚，也有因骤伤精血、冲任损伤而月经突然停闭者（如刮宫太过使子宫内膜基底层受损等）。属虚者多有先天不足或后天亏损或失血、房劳多产、多次人工流产刮宫病史，多见形体偏瘦，面色少华，伴见头晕失眠、疲倦乏力、纳食不佳、带下量少、阴道干涩、潮热汗出、烦躁等症，舌淡或红，脉细或弱，或细数。

实证：平素月经正常，骤然停闭，或伴有其他实象者。属实者，有感寒饮冷、涉水、郁怒等诱因，尤出现在经前或行经之初，多见形体壮实或丰腴，或伴胸胁胀满、腰腹疼痛或脘闷痰多等症，脉多有力。

本病虚多实少，虚实可并见或转换。

一、治疗原则

本病是月经当潮不潮或既潮又停闭，治疗的目的是恢复或建立正常自主有排卵的月经，所以，治疗原则是"虚者补而通之"，"实者泻而通之"。具体的治法为虚证补肝肾，填精血，健脾胃，盈气血；实证温经散寒，活血调气，除湿化痰。无论虚实证的治疗，非见血即停药，当调经至期、量、色、质正常。

又因本病虚多实少，常虚实夹杂，故非纯虚纯实证者，当补中有通，攻中有养，切勿呆补滥攻。

二、分证论治

（一）虚证

1. 肾气不足证

（1）临床见证：年逾18周岁尚未行经，或初潮偏晚而常有停闭，或月经已潮而又后期量少至停闭，长于3个月以上。体质纤弱，第二性征发育不良，或腰膝酸软，头晕耳鸣，或不伴有全身征象。舌淡红，苔薄白，脉多沉弱。

多由禀赋不足，肾气未充，天癸已至而未盛，胞宫未盈，无血可下，或天癸已至而未健，肾-天癸-冲任-胞宫轴失衡，以致月经当潮不潮或既潮而又停闭，故本证多见于青春期女性。肾气不足，腰府脑海失荣故见腰酸、头晕、耳鸣。骨失所主，则膝酸软。脉沉弱为虚象。肾主生殖，为月经之本，当肾气不足仅仅影响到月经及生殖功能时，全身可不伴见其他证候。

（2）辨证依据

1）青春期女子月经曾潮而不调，月经后期渐至停闭，或年逾18周岁月经未潮。

2）第二性征发育不良。

3）伴腰膝酸软，头晕耳鸣，舌淡红，苔薄白，脉沉弱。

（3）治法与方药

治法：补肾益气，调理冲任。

1）通脉大生片（《中医妇科治疗学》）

组成：杜仲、续断、菟丝子、桑寄生、艾叶、砂仁、茯苓、山药、鹿角霜、何首乌、台乌药、当归、肉苁蓉、车前子、枸杞子、紫河车、荔枝核。

原方用于肾虚型不孕证，此用于肾虚闭经，乃因肾为月经之本，脾为气血之源，方以补肾为主，兼补脾养血调气，使肾气渐充，任通冲盛，经水自行。

本方可单独连续使用3个月，每月15～30剂，如遇行经则停药，经净后继续服用；或以本方与其他活血调经方配合进行周期治疗，方法为连服本方20剂经不行而脉滑数者，可改服3～5剂养血活血通经方药如桃红四物汤加牛膝、王不留行、赤芍，若周期仍未潮，再服用通脉大生片20剂，如此反复3个周期以上。如月经已潮，则根据病情在经后仍以通脉大生片巩固，或辨证论治以调理月经周期。

烦热口干、舌红、苔薄黄、脉细数者，方中去艾叶、鹿角霜、砂仁、车前子，加生地、丹皮、地骨皮。

2）加减苁蓉菟丝子丸（《中医妇科治疗学》）

组成：肉苁蓉、菟丝子、覆盆子、淫羊藿、桑寄生、枸杞子、当归、熟地、焦艾叶、紫河车。

原方用于肾虚不孕症。方以肉苁蓉、菟丝子、淫羊藿温补肾气；紫河车、枸杞子、覆盆子、当归、熟地填精养血；桑寄生、焦艾叶补肾通络。全方补肾填精，温通冲任而经至如期。

2. 肝肾虚损证

（1）临床见证：既往月经正常，由于堕胎、小产、分娩后，或大病久病后，或月经骤然停闭，或月经逐渐减少、延后以至停闭。或腰酸腿软，或阴道干涩，或形体瘦削，面色少华，毛发脱落，神疲倦怠，舌黯淡，苔薄白或薄黄，脉多沉弱或细数无力。

本证主要指肾精亏损，常见于育龄期妇女，由于禀赋素弱，或因多产、房劳、堕胎，或产时失血过多，血脱精伤，肝肾失养，冲任虚损，以致经闭，或有流产手术史，胞宫受创，经不得行。

（2）辨证依据

1）或有产时大失血病史，产褥后月事经久不复来潮，或月经后期量少渐至停闭。

2）伴头晕耳鸣，腰膝酸软，或性欲淡漠，阴毛、腋毛脱落，生殖器官萎缩，舌黯淡，苔薄白，脉沉弱。

3）育龄期妇女，有后天伤肾耗精病史或有刮宫史。

（3）治法与方药

治法：补肾养肝，调理冲任。

1）育阴汤（《百灵妇科·临床经验方》）

组成：熟地、山药、川续断、桑寄生、杜仲、菟丝子、龟甲、怀牛膝、山萸肉、海螵蛸、白芍、牡蛎。

本方主治肾阴亏损不孕症，突出补肾养肝，使精血得充，冲任得调，经水自行。

若有产时大出血或人流、诊刮过度，内膜基底层受损，加紫河车、肉苁蓉、鹿角片，可增强填补肾精之力。

2）补阴益肾汤（《罗氏会约医镜》）去金樱子、加紫河车、制首乌

组成：熟地、山药、菟丝子、山茱萸、五味子、杜仲、续断、当归、枸杞子、紫河车、制首乌。

本方可服至经潮后再行调经。

3. 阴虚血燥证

（1）临床见证：月经量少或后期淋漓无期，经色紫黯，质稠，渐至停闭，潮热或五心烦热，咽干舌燥，甚则盗汗骨蒸，形体消瘦，咳嗽咯血。舌红，苔少，脉细数。

素体阴虚，经血本少；或因故失血伤津，致阴虚血燥；或感染痨虫，伤阴耗血，终致血海空虚，冲任干涸而致经闭。

（2）辨证依据

1）月经由量少渐至停闭，或由后期量少而闭。

2）有因疾病、生活因素耗伤津血史，或有结核病史。

3）兼潮热心烦，咽干口燥，舌红少苔，脉细数。

（3）治法与方药

治法：滋阴益血，通盛冲任。

1）加减一阴煎（《景岳全书》）加枸杞子、菟丝子、女贞子

组成：生地、熟地、白芍、知母、麦冬、地骨皮、甘草、枸杞子、菟丝子、女贞子。

原方用于血虚产后发热。

阴虚肺燥咳嗽，加川贝；咳血者，加阿胶、白茅根、百合、白及；痨虫所致者，需结合抗痨治疗；阴虚肝旺，证见头痛、失眠、易怒者，加龟甲、牡蛎、五味子、夜交藤；阴中干涩灼热者，可用上方多煎1~2次的药液外洗，或用大黄、甘草、青蒿等药外洗。

2）归肾丸（《景岳全书》）合玉女煎（《景岳全书》）易熟地为生地，加天冬、玄参

组成：生地、石膏、知母、牛膝、麦冬、山药、山茱萸、茯苓、当归、枸杞子、杜仲、菟丝子、天冬、玄参。

全方重在填精补肾，养阴清热调冲。

如虚热轻，可去石膏。

4. 气血虚弱证

（1）临床见证：月经周期逐渐延长，月经量逐渐减少，经色淡而质薄，继而经闭。或有头晕眼花，心悸气短，食少，面色萎黄或苍白，神疲体倦，眠差多梦，毛发不泽或早见白发。舌淡，苔少或白薄。脉沉缓或虚数。

平素体弱多病，或久病大病屡伤于血，或脾虚纳少，化源不足，或哺乳过久，冲任、清窍、皮毛失于荣润，故见经闭不行及相应证候舌脉。

（2）辨证依据

1）月经由后期量少而至停闭。

2）有失血耗血病史。

3）面色萎黄，精神疲惫，舌淡，苔少，脉沉缓或虚数。

（3）治法与方药

治法：益气养血，调补冲任。

1）十全大补汤（《太平惠民和剂局方》）加菟丝子、制首乌

组成：人参、白术、茯苓、炙甘草、当归、川芎、芍药、熟地、黄芪、肉桂、菟丝子、制首乌。

原方用于治男子、妇人诸虚不足，五劳七伤，不进饮食，久病虚弱，时发潮热，面色萎黄，脚膝无力等。

2）滋血汤（《证治准绳·女科》）加紫河车

组成：人参、山药、黄芪、白茯苓、川芎、当归、白芍、熟地、紫河车。

若眠差多梦者，加五味子、夜交藤。

（二）实证

1. 血瘀气滞证

（1）临床见证：既往月经正常，突然停闭不行，伴情志抑郁或易怒，胁痛或少腹胀痛拒按，舌质正常或黯或有瘀斑，苔正常或薄黄，脉弦或紧。

素体情志偏急或抑郁内向，肝气不舒，气滞血瘀，冲任闭阻，或前次经期、产时血室正开，感寒、饮冷、涉水，寒凝气滞血瘀，冲任闭阻，经闭不行；或热邪煎熬津血，冲任瘀滞，经不得行。病程短暂者可见舌、苔如常，病久可见舌黯或瘀斑。

（2）辨证依据

1）月经突然停闭。

2）有明显情志因素或经期感寒史、人流手术史等。

3）胁痛或少腹胀痛拒按，舌黯或有瘀斑。

（3）治法与方药

治法：活血化瘀，调理冲任。

1）膈下逐瘀汤（《医林改错》）加牛膝

组成：当归、川芎、赤芍、桃仁、红花、枳壳、延胡索、五灵脂、丹皮、乌药、制香附、甘草、牛膝。

原方用于瘀在膈下，形成积块，或小儿痞块，痛处不移，卧则腹坠者。此用于肝郁气滞，血瘀经闭，取其活血化瘀之功。方中当归、川芎、赤芍、桃仁、红花活血化瘀止痛，香附、乌药、枳壳、延胡索、五灵脂行气舒肝止痛，丹皮清郁热，川牛膝引血下行，甘草缓急止痛。诸药共奏通调冲任之功。

2）温经汤（《校注妇人良方》）

组成：人参、当归、川芎、白芍、肉桂、莪术、丹皮、甘草、牛膝。

原方用于寒凝血瘀痛经，此用于寒凝气滞，血瘀经闭。方中人参、当归、川芎、白芍益气养血和血，肉桂温经散寒化瘀，莪术、牛膝活血化瘀，丹皮温而不燥，甘草调和诸药。

若偏于气滞，见胸胁及少腹疼痛拒按，加红花、赤芍、泽兰、三棱等；偏于寒者，见少腹冷痛，加桂枝、小茴香、吴茱萸等。

2. 痰湿阻滞证

（1）临床见证：月经量少、延后渐至停闭，形体日渐肥胖，或面部生痤疮，或带下量多色白质清稀，或胸胁满闷，或呕恶痰多，或神疲倦怠，舌淡胖嫩，苔白腻多津，脉滑或沉。

素多痰湿，或脾肾阳虚，湿盛成痰；或素肥胖，脂、痰、湿阻滞冲任，胞脉壅塞，经水不行而致经闭。

（2）辨证依据

1）形体日渐肥胖，经量减少，经期延后而经闭。

2）兼神疲体倦，面部痤疮，胸胁满闷，食少痰多，舌淡胖嫩，苔白腻，脉沉滑。

（3）治法与方药

治法：除湿消脂，调理冲任。

苍附导痰丸（《叶天士女科诊治秘方》）加皂角刺、菟丝子

组成：苍术、香附、茯苓、半夏、陈皮、甘草、胆南星、枳壳、生姜、神曲、皂角刺、菟丝子。

若呕恶胸胁满闷者，加厚朴、竹茹、葶苈子。痰湿化热，苔黄腻者，加黄连、黄芩。痰郁化热，加黄芩、鱼腥草、夏枯草。顽痰加昆布、浙贝母、山慈菇。肾虚者，加枸杞子、山茱萸、仙灵脾、肉苁蓉。

【其他疗法】

一、针灸疗法

1. 肾俞、志室、气海、三阴交、太溪。

上穴分成两组交替使用，针用补法，三阴交穴或用泻法。留针 20 分钟，隔日治疗一次。适用于肾气不足证。

2. 肾俞、命门、关元、气海、归来。

上穴可分两组交替使用，归来针用补法或平补平泻，余穴针用补法，并加艾灸。适用于肾气不足证。

3. 足三里、三阴交、气海、归来、脾俞、胃俞。三阴交、归来可用平补平泻法，余穴针用补法。适用于气血虚弱证。

4. 合谷、三阴交、地机、血海、气冲。

合谷针用补法，余穴针用泻法，留针 20 分钟，间歇行针。适用于血瘀气滞证。

5. 脾俞、三焦俞、次髎、中极、三阴交、丰隆。

上穴可分两组，交替使用，针用平补平泻或泻法，或酌加艾灸。适用于痰湿阻滞证。

二、食物疗法

1. 鳖 1 只，瘦猪肉 100g。共煮汤，调味服食。每天 1 次，每月连服数天。

2. 鳖甲 50g，白鸽 1 只。先将白鸽洗净，再将鳖甲打碎，放入白鸽腹内，共置瓦锅内加水适量，炖熟后调味服食。隔天 1 次，每月连服 5～6 次。

3. 新鲜胎盘 1 个。洗净，瓦上焙干研末，黄酒调服。每次 15g，每日服 2 次，每月服胎盘 1 个。

4. 长春果、枸杞子各 200g，好酒 1500ml。将上药捣破裂，盛于瓶中，注酒浸泡 7 日后即可饮用。每次空腹饮 1～2 杯，每日 3 次。

以上均适用于肾气不足证。

5. 当归、黄芪各 30g，生姜 65g，羊肉 250g。将羊肉洗净切块，生姜切丝，当归和黄芪用纱布包好，共放瓦锅内加水适量炖至烂熟，去药渣，调味服食。每天 1 次，每月连服 5～6 次。适用于气血虚弱证。

6. 墨鱼 1 条（重 200～300g），桃仁 6g。将墨鱼洗净切块，同桃仁共煮汤服食。每天或隔天一次，每月连服 5～6 次。适用于气血虚弱证。

7. 鸡血藤 30g，白砂糖 20g，鸡蛋 2 枚。鸡血藤、鸡蛋二味同煮至蛋熟，去渣及蛋壳放入白糖溶化即成。每日 1 次，连服数日。适用于气血虚弱证。

8. 益母草 50～100g，橙子 30g，红糖 50g，水煎服。每日 1 剂，每月连服 5～7 剂。适用于血瘀气滞证。

9. 山楂 60g，鸡内金、红花各 9g，红糖 30g，水煎服。每日 1 剂，分 2 次服，每月连服 7 剂。适用于血瘀气滞证。

10. 红花 9g，黑豆 90g，红糖 60g，水煎服。每日 1 剂，分 2 次服，每月连服 7 剂。适用于血瘀气滞证。

11. 鲜姜黄 21g，黄酒 50ml，鸡蛋 2 枚。先把鸡蛋煮熟去壳，再入姜黄同煮 20 分钟即成。弃汤，用黄酒送服鸡蛋。每日 1 次，连服 4～5 日。适用于血瘀气滞证。

12. 鲤鱼头（或乌鱼、生鱼）数个，陈酒适量。将鱼头晒干，火上烧炭存性，研成细末，用陈酒送服。每次 15g，每天服 3 次。适用于血瘀气滞证。

13. 苡米 60g，炒扁豆、山楂各 15g，红糖适量。上药同煮粥食。每天 1 剂，每月连服 7～8 剂。适用于痰湿阻滞证。

【预防与调护】

一、预防

经期尽量避免过食生冷、涉水、感寒；加强避孕措施，避免多次人流、刮宫；哺乳期不宜过长；不宜过分节食减肥；注意及时治疗某些可能导致闭经的疾病，如炎症、结核、糖尿病、肾上腺及甲状腺疾病；对服避孕药闭经的患者，建议改用其他避孕措施。

二、调护

调整情绪，不急不躁，劳逸结合，加强营养及锻炼，增强体质。

【疗效判定】

治愈：月经恢复正常周期，其他症状基本消失，停药后维持 3 个月经周期以上。

显效：经治疗月经接近正常周期（40 天以内），停药后 3 个月内月经自动来潮 1 次，其他症状减轻。

有效：经治疗 3 个月内月经来潮 1 次以上，其他症状减轻，或Ⅱ°闭经虽未来月经，但检查卵巢功能有一定改善。

无效：经连续治疗 3～6 个月，月经未见来潮，其他症状及有关实验室等检查均无改善。

（陆 华）

第十一节 痛 经

妇女凡在经期或经期前后出现以周期性小腹疼痛为主症，伴有其他不适，以致影响工作及生活者称为痛经。亦称"经行腹痛"。以月经初潮后 2～3 年的青年妇女多见。

西医妇产科学亦称痛经，有原发性痛经和继发性痛经之分。原发性痛经又称功能性痛经，是指生殖器官无器质性病变的痛经。继发性痛经系指由于盆腔器质性疾病如子宫内膜异位症，盆腔炎或宫颈狭窄等所引起的痛经。

有关痛经的记载，最早见于汉代张仲景《金匮要略·妇人杂病脉证并治》，内曰"带下，经水不利，少腹满痛……"。至隋代巢元方《诸病源候论》首立"月水来腹痛候"，认为"妇人月水来腹痛者，由劳伤血气，以致体虚，受风冷之气客于胞络，损伤冲任之脉。"为研究痛经奠定了理论基础。宋代陈自明《妇人大全良方》认为痛经有因于寒者、气郁者、血结者，并列有方药，其中治疗寒性痛经的温经汤，具有较好的临床效果，为后来医家所喜用。

金元时期，对痛经的病因、辨证及论证均有新的认识。如《格致余论》："将行而痛者，气之滞也；来后作痛者，气血俱虚也"，以经前、经期作痛分虚实，至今指导着临床实践。《丹溪心法》更进一步指出"经水将来作痛者，血实也，四物加桃仁、黄连、香附。临行时腰腹疼痛，乃是郁滞，有瘀血，宜四物加红花、桃仁、莪术、元胡、香附、木香，发热加黄芩、柴胡。"

明代《景岳全书·妇人规》对痛经的论述较为完备，对辨证论述尤详，张景岳指出："经行腹痛，证有虚实。实者或因寒滞，或因气滞，或因血滞；虚者有因血虚，有因气虚。然实痛者多痛于未行之前，经通而痛自减，虚痛者多痛于既行之后，血去而痛未止，或血去而痛益甚。大抵可按可揉者为虚，拒按拒揉者为实……但实中有虚，虚中亦有实，此当于形气禀质兼而辨之。""凡妇人经行作痛，夹虚者多，全实者少。即如以可按拒按及经前经后辨虚实，固其大法也"。这里提出的据疼痛性质和时间分虚实的见解，对后世医家不无启发。

清代《医宗金鉴·妇科心法要诀》指出痛经有寒热虚实之不同，应加甄别："腹痛经后气血弱，痛在经前气血凝，气滞腹胀血滞痛，更审虚实寒热情。"对于经前经后，血凝气滞的治疗，则详细列出了处方和用药："经后腹痛当归建，经前胀痛气为病，加味乌药汤乌缩，延草木香香附榔。血凝碍气疼过胀，本事琥珀散最良；棱莪丹桂延乌药，寄奴当归芍地黄。"

《傅青主女科》认为痛经的病因主要有肝郁、寒湿、肾虚，以解郁、化湿、补肾为法，分别治以宣郁通经汤、温脐化湿汤和调肝汤，为女科临床所常用。历代医家对痛经的认识不断有所发展而逐渐完善，其中的精湛论述至今仍有重要的临床指导意义。

近几十年来，许多医者根据中医学的基本原理及西医学对原发性痛经的病因病理的认识，从临床与实验研究入手，深化了中医学对痛经病因病机的认识，使中医辨证治疗痛经更具客观性和科学性。

洪家铁对血瘀证痛经同时又符合西医原发性痛经诊断的患者和健康女性进行盆腔血流图的测定，探讨血瘀型痛经的盆腔循环功能及活血通经中药治疗前后盆腔血流动力学方面的变化，观察波形、波幅、血灌流量、两侧波幅差、流入时间指数等5项指标，结果：血瘀型痛经患者较健康人上述指标读数有显著性差异。说明痛经组血循环量减少，血管阻力增强，两侧血流量供应不等。对患者投以活血通经方药（益母草、莪术、川芎、当归、延胡索、川楝子、五灵脂、蒲黄、没药、续断、红花）辨证加减治疗后，上述5项观察指标有显著改善，盆腔血循环量增多，血管阻力降低，两侧血流量不平衡得到调整，而且症状明显好转的病例，其盆腔血流图的改善亦随之明显。洪氏认为盆腔血流图测定法的应用，对于了解血瘀型痛经和妇产科血瘀证的本质及活血通经中药疗效机制等有重要意义，同时也有助于痛经的辨证分型和疗效评估。

周晓爱对31例痛经患者以活血化瘀为基本治法（丹参、赤芍、桃仁、川芎为基本方），通过治疗前后及健康对照组从甲皱毛细血管的形态、流态、襻周状态3个方面进行甲皱微循环观察，发现痛经患者治疗前与健康组比较，管襻长度改变，变异流速及襻周状态等较正常有显著改变。治疗后与治疗前比较，微循环有较明显改变，而且随着临床症状的缓解，微循环障碍随之得到改善。说明不通则痛的发病机制与微循环障碍存在密切关系。认为对痛经的施治，除强调辨证外，改善微循环障碍也是同级施治的一个重要环节。

血液流变学观察，痛经患者的红细胞电泳时间比正常人延长，反映了红细胞表面电荷下降或丧失，致使细胞间易于凝聚。凝聚力增加可导致血流变减慢，使末梢循环发生障碍，这是血瘀痛经的病理基础。

孙宁诠等用温经化瘀、理气止痛之痛经散（肉桂、三棱、莪术、红花、当归、丹参、五灵脂、木香、延胡索等）治疗寒凝气滞血瘀所致的原发性痛经。经血液流变学各项指标测定，治疗后血液黏度有所改善；经甲皱微循环各项指标测定，治疗后微血管形态改变：管袢数目增多，长度增长，血流速度加快及流态改变；证明本方具有活血化瘀的功能和引血归经的作用。治疗前后在月经周期的同期对经血及子宫内膜的 PGF_{2a} 进行了测定，结果治疗前月经血和子宫内膜标本中 PGF_{2a} 的含量明显高于正常组；治疗后在临床症状缓解的同时，PGF_{2a} 的含量则与正常组无显著性差异。药理研究结果表明：痛经散浸膏对正常家兔离体子宫的收缩没有影响，但可抑制子宫兴奋剂垂体后叶素、催产素、肾上腺素和乙酰胆碱对离体或在体子宫的兴奋收缩作用。痛经散对家兔血压具有短暂的降压作用，能加快家兔子宫韧带微循环血流速度；扩张子宫韧带微血管；增加网交点；同时可使肾上腺素对子宫韧带部位的微循环作用减弱，从而改善了子宫韧带部位的微循环；有利于经期子宫舒缩功能的正常化，消除痛经现象。

徐斌超用行气活血、化瘀散膜之化膜汤（蒲黄、五灵脂、青皮、山楂、血竭粉等）治疗膜性痛经 30 例。治疗前患者在行经腹痛时的血液黏滞性较高，而治疗后大致恢复正常。治疗前后血 E_2 与对照组比较，治疗前黄体中的 E_2 非常明显的高于对照组，而治疗后与对照组无明显差异。治疗前经潮落物病理检查溶酶体量、酸性磷酸酶及间接反映其他一些水解酶活性的糖原含量均降低，治疗后则有所改善。认为化膜汤具有降低异常升高的 E_2 水平，改善机体的血液黏滞性及子宫的淤血状况等作用，从而促进子宫内经血的流畅，是患者获得膜化痛止或接近治愈的结果。

朱南孙等用活血化瘀、破气行滞之加味没竭汤（生蒲黄、炒五灵脂、青皮、三棱、莪术、生山楂、炙乳香、炙没药、血竭粉）治疗原发性痛经。加味没竭汤可明显降低经血中 PGF_{2a}、PGE_2 含量及比值，显著降低外周血黄体中期 E_2 含量及比值，显著升高黄体末期黄体酮含量。分析 33 例经血 PGF_{2a}、$PG E_2$ 含量与疼痛程度呈正相关。按中医辨证分型，治疗后 4 种证型的疗效间差异不显著。认为加味没竭汤对原发性痛经治疗的立法依据是取其共性，即气滞血瘀，其西医学的依据为 PGs 的异常。PGs 的异常合成与雌激素过高和孕激素降低相关，认为加味没竭汤有直接调节 E_2、P、PGs 合成系统的作用。

党海珍等研究了九气拈痛胶囊对催产素所致大鼠子宫剧烈收缩的影响，观察到该药能明显抑制催产素诱发的大鼠扭体反应次数，具有镇痛作用。研究表明，痛经大鼠子宫组织中 NO（一氧化氮）水平降低，ET-1（内皮素）含量升高，ET-1/NO 比值增大。用该药治疗后大鼠子宫组织中 NO 含量升高，ET-1 含量明显降低，ET-1/NO 比值降低。九气拈痛胶囊对 ET、NO 的调节作用可能是该药治疗原发性痛经疼痛的作用机制之一。

刘金星等用温经活血，化瘀止痛之经痛消方（熟地、当归、白芍、川芎、制元胡、制乳香、制没药、酒灵脂、生蒲黄（包）、川牛膝、制香附、枳壳、桂枝、小茴香等）治疗寒凝血瘀型原发性痛经。通过彩色多普勒超声检测子宫动脉血流动力学指标：PI（搏动指数）、RI（阻力指数）、A/B（收缩期峰值与舒张期峰值之比）、Vm（平均流速）及 FL

（血流量）。结果表明：治疗前患者 PI、RI、A/B 值均显著升高，Vm、FL 值降低，说明寒凝血瘀型痛经患者子宫血液循环处于血瘀状态，其子宫动脉呈高阻低速的血流特征治疗后子宫动脉血流 PI、RI 及 A/B 值均明显下降，血流量明显增加，平均流速显著加快。通过血液流变学指标的检测，结果表明，寒凝血瘀型痛经患者血液流变性异常，微循环血流处于黏聚状态，流动性降低，患者存在血瘀的病理现象。治疗前患者全血高切黏度、全血低切黏度、血浆黏度、红细胞压积及纤维蛋白原指标，均明显高于正常值，治疗后该五项指标均有明显降低。

【病因病机】《中医妇科学》（人民卫生出版社 1986 年出版）首次对痛经何以随月经周期发作、月经净后疼痛自止的机制做了中医学理论阐释，经实践证明其具有指导临床论治的意义，故此处特采其论，述其发病机制。

痛经发病有虚有实，虚者多责之于气血肝肾之虚，实者多责之于气郁及寒、热、湿邪之侵。病位在冲任、胞宫，变化在气血，表现为痛证。其之所以伴随月经周期而发，与经期及经期前后女性处于特殊生理状态有关。未行经期间，由于冲任气血平和，致病因素尚不足以引起冲任、胞宫气血瘀滞或不足，故平时不发生疼痛。经期前后，血海由满盈而泄溢至暂虚，冲任气血变化较平时急遽，易受致病因素干扰，加之体质因素的影响，导致胞宫气血运行不畅或失于煦濡，不通则痛或不荣而痛。痛经实者多发生在临行之际，因此时血海气实血盛，若因气郁或寒、热、湿邪干扰血海经血，以致血滞作痛，经水溢出则瘀滞随之而减，故经后疼痛常可自止。但湿热之邪所致的疼痛常因湿热缠绵而流连，故平时亦常有小腹或腰骶作痛，逢经期加重。虚者多发生在经净及始净之际，乃因患者血气本虚，肝肾亏虚，行经之后血海更虚，胞脉失于濡养之故，待经净后，随着冲任气血渐复，胞脉得养，则疼痛渐除。无论虚实，如得到适当的调治，使病机逆转，病可向愈；若病因未除，素体状况未改善，则下一次月经来潮疼痛又复发作。

痛经虽有虚实之分，但因妇女不足于血，即属实证亦兼不足，如肝郁血虚、肝郁肾虚等；又如气血本虚，血少则不畅，气虚则运行迟滞，便是虚中有实之例，所以痛经"夹虚者多，全实者少"。

基于以上认识，论述痛经病机如下：

1. 气滞血瘀　素多抑郁，复伤情志，肝郁则气滞，气滞则血亦滞，血海气机不利，经血运行不畅，发为痛经。

2. 寒湿凝滞　经前经期间感寒饮或冒雨涉水，或久居湿地，以致寒湿或寒邪客于冲任、胞中，经血凝滞不畅，发为痛经。

3. 湿热瘀阻　经期、产后（包括堕胎、小产、人工流产）感受湿热之邪；或宿有湿热内蕴，流注冲任，蕴积胞中，于经行间阻碍经水运行，因而发为痛经。

4. 气血虚弱　脾胃素虚，化源不足或大病久病后气血俱虚或大失血后，冲任气血虚少，行经后血海气血愈虚，不能濡养冲任胞宫；兼之气虚无力流通血气，因而发为痛经。

5. 肝肾亏损　禀赋素弱，或多产房劳，损及肝肾，冲任精血不足，行经之后血海空虚，冲任胞宫失于濡养，发为痛经。

西医学认为，原发性痛经的发生，主要与经期子宫内膜合成和释放前列腺素增加有关，疼痛由于子宫过度收缩，导致子宫缺血引起，其病因与子宫颈管狭窄、子宫发育不良、子宫位置异常、内分泌因素、遗传因素有关。亦受精神、神经因素影响，通过中枢神经系统刺激盆腔疼痛纤维，引起痛经。

【诊断与鉴别】

一、诊断要点

(一) 病史

经行腹痛史，注意有无精神过度紧张，经期产后冒雨涉水，过食寒凉或不节房事以及妇科手术史。

(二) 临床表现

1. 小腹疼痛　为主要症状，多数发生在月经来潮 1～3 天，以经行第 1 天最为多见，小腹部阵发性痉挛性疼痛，有时表现为胀痛、下坠感，严重者可放射至腰骶部、肛门、阴道甚至股内侧；轻者仅疼痛数小时渐渐缓解，重者许久方能减轻，少数人在经前 1～2 天就有小腹不适感，来潮时加剧，甚至见面色苍白、出冷汗、手足发凉；但无论疼痛程度如何，一般不伴腹肌紧张或反跳痛。膜样痛经患者有大片子宫内膜在排膜前疼痛明显，排出后疼痛迅速消失。

2. 胃肠道症状　当腹痛剧时可伴恶心、呕吐、腹泻或便秘、肠胀气与肠痉挛等，持续数小时，随着腹痛症状缓解而减轻或消失。

3. 膀胱刺激症状　少数人伴有尿频、尿急。

4. 精神症状　经前出现忧虑，情绪不稳定，每见有痛经的妇女对月经来潮感到恐惧与精神紧张。

(三) 妇科检查

盆腔正常者属功能性痛经；如盆腔内有粘连、包块、结节或增厚者，可能是盆腔炎症、子宫内膜异位症等病所致。

(四) 辅助检查

超声检查、腹腔镜、子宫输卵管碘油造影与宫腔镜检查等有助明确痛经的原因。

附一：痛经症状评分标准

经期及其前后小腹疼痛	5 分（基础分）
腹痛难忍	1 分
腹痛明显	0.5 分
坐卧不宁	1 分
休克	2 分
面色㿠白	0.5 分
冷汗淋漓	1 分
四肢厥冷	1 分
需卧床休息	1 分
影响工作学习	1 分
用一般止痛措施不缓解	1 分
用一般止痛措施疼痛暂缓	0.5 分
伴腰痛酸痛	0.5 分
伴恶心呕吐	0.5 分
伴肛门坠胀	0.5 分
疼痛在 1 天以内	0.5 分（每增加 1 天加 5 分）

附二：痛经轻重分级标准

重度：经期或其前后小腹疼痛难忍，坐卧不宁，严重影响工作、学习和日常生活，必须卧床休息，伴有腰部酸痛，面色㿠白，冷汗淋漓，四肢厥冷，呕吐腹泻，或肛门坠胀，采用止痛措施无明显缓解，痛经症状积分在 14 分以上者。

中度：经期或经期前后小腹疼痛难忍，伴腰部酸痛，恶心呕吐，四肢不温，用止痛措施后疼痛暂缓，痛经症状积分在 8～13.5 分。

轻度：经期或其前后小腹疼痛明显，伴腰部酸痛，但能坚持工作，无全身症状，有时需服止痛药，痛经症状积分在 8 分以下。

二、鉴别

痛经应与发生在经期或于经期加重的其他疾病引起的腹痛症状者相鉴别，尤其是患者疼痛之性质、程度明显有别于既往经行腹痛时，或腹痛扪诊见肌紧张或反跳痛体征者，更需审慎。由于月经期盆腔充血，盆腔及其周围脏器原有病变，如膀胱炎、结肠炎、慢性阑尾炎等常会在经期加剧，易与痛经混淆。同时应与伴随阴道流血而有明显下腹痛的病证如异位妊娠、堕胎、小产等鉴别。

【辨病论治】 西医学发现原发性痛经主要是由于子宫收缩造成子宫缺血缺氧而痛。继发性痛经病久，生殖器官充血水肿，影响血运，均符合中医学气血运行不畅，不通则痛的认识，故可认为气滞血瘀为痛经的基本病机，行气活血，祛瘀止痛为主要治法。在经行腹痛无他症可辨的情况下，把握基本病机，辨病论治，可选用：

1. 田七痛经胶囊（罗元恺经验方）

组成：蒲黄 0.275g，醋炒五灵脂、田七末、延胡索、川芎、小茴香 0.3g，木香 0.2g，冰片 0.025g。每小瓶 2g 药粉或每克药粉分装胶囊 3 粒。

功效：活血化瘀，行气散寒止痛。

主治：对各种证型的痛经均有效，对痛经中最常见的气滞血瘀型疗效尤为显著。

用法：按痛经程度不同，药量有轻重之别。①轻、中度：一般经前 3～5 天开始服用或痛经发作时服至月经来潮之 1～2 天。每次 3～6 粒，1 天 2～3 次。②重度患者平时也服用，可按上述剂量服至经前 3～5 天，此后加重药量，一般每次 1 瓶或 6 粒，1 天 2～3次。

2. 痛经通效法（经验方）

组成：香附、桃仁、元胡、干姜、生蒲黄、赤芍、陈皮各 9g，当归、白芍各 12g，川芎、肉桂小茴香、炙甘草各 6g。

功效：行气活血，祛瘀止痛。

主治：原发性痛经，继发性痛经。

用法：原发性痛经，月经来潮前每日服用 1 剂，连服 3 剂。若月经未至，则加服 1～2 剂，一般需连服 3 个月经周期。继发性痛经，月经前后均需服药。

3. 化膜汤（朱南孙经验方）

组成：血竭末（另吞）3g，生蒲黄（包煎）15g，五灵脂 10g，生山楂 9g，刘寄奴 12g，青皮 6g，赤芍 9g，熟军炭、炮姜炭各 4.5g，参三七末（另吞）3g。

功效：化膜行滞，散瘀止痛。

主治：膜样痛经。

膜样痛经治当逐瘀脱膜为主，使用本方加梭罗子、路路通、丝瓜络。

用法：每月经前连服 7～10 剂。一般半个月至两个月痛经缓解，内膜呈碎片状脱落而告治愈。

【急症处理】

1. 针灸治疗 参后"针灸疗法"。

2. 痛经发作时可用阿托品、654-2 等解痉，肌内注射，亦可应抗前列腺素药如阿司匹林 0.3g 或消炎痛 25～50mg 口服，1 日 3 次。严重者给可待因 0.03g 口服，1 日 3 次。

【辨证论治】

一、辨证要点

痛经辨证首当辨痛，根据病痛发生的时间、性质、部位以及疼痛的程度，结合月经的期、量、色、质、兼证、舌、脉及患者的素体情况等辨其寒热虚实。

1. 辨痛须结合疼痛发生的时间和月经情况以审虚实 一般痛在经前、经期多属实；痛在经后多属虚。经候如常而量少、质稠夹块者多属实；量少色淡或黯而质薄者多属虚。

2. 辨痛性究其寒热虚实及在气在血 隐痛、坠痛、喜揉喜按属虚；掣痛、绞痛、灼痛、刺痛、拒按属实。灼痛得热反剧属热；绞痛、冷痛得热减轻属寒。痛甚于胀，持续作痛属血瘀；胀甚于痛，时痛时止属气滞等。

3. 辨痛之部位以察属肝属肾，在气在血 肝脉绕阴部过少腹两侧经胃口而属肝络胆，若痛在少腹一侧或双侧多属气滞，病在肝。小腹是胞宫所居之地，其痛在小腹正中多属胞宫血瘀。肾脉经腹贯腰脊，胞络系于肾，若小腹正中虚痛引及腰脊多属病在肾。阴部、少腹部及乳房部抽掣痛，前人谓之吊阴痛，亦与肝肾有关。

4. 辨痛须结合兼证以明痛的程度 痛经疼痛程度的衡量，临床上根据疼痛的伴随症进行划分。如疼痛时伴手足厥冷，唇青面白，冷汗淋漓，或恶心呕吐，或寒热往来，属重，严重者可致虚脱或昏迷（参前"痛经轻重分级标准"）。

5. 辨痛须参考素体情况 素多抑郁易诱发气滞痛经；素体虚弱易成虚痛；素常带多色黄而臭，逢经期作痛者，多属湿热蕴结痛经。

因本病虚实常错综复杂，实中有虚，虚中有实，或呈本虚标实。《景岳全书·妇人规》指出："即如以可按拒按及经前经后辨虚实，固其大法也，然有气血本虚而血未得行者，亦每拒按，故于经前亦常有此证，此以气虚血滞无力流通而然。"是以辨证不可仅以一项为凭，理应四诊合参，综合分析，掌握疾病演变规律，知常达变，不致误矣。

二、治疗原则

以调理冲任气血为主，又须根据不同的病机，或行气，或活血，或散寒，或清热，或补虚，或泄实。方法上治分两步：经痛时首重止痛以治其标，平时结合素体情况辨证求因治本，或调肝，或益肾，或扶脾，或养血。但痛经实证多，虚证少。"夹虚者多，全实者少"，处方用药应兼顾标本虚实。服药时间亦颇为重要，实证痛经宜在经前5～7 天开始服药，至月经来潮，痛止停服；虚性痛经，则在平时服药调理；虚实夹杂者，经前按实证治疗为主。经后则按虚证治疗。无论虚实，调治应持续 3 个月经周期以上，疗效方能巩固。

三、分证论治

1. 气滞血瘀证

（1）临床见证：经前或经期小腹胀痛拒按，经血量少，行而不畅，血色紫黯有块，块下痛减，经前乳房胀痛，胸闷不舒。舌质紫黯或有瘀点，脉弦。

情志抑郁，肝失条达，冲任气血郁滞，经血不利，不通则痛，故经前或经期疼痛拒按，经量少，经行不畅。经血瘀滞故色黯有块。血块排出后，气血暂通而疼痛暂减。肝郁气滞，经脉不利，故乳胀胸闷。舌、脉均属气滞血瘀之证。

（2）辨证依据

1）经前或经期小腹胀痛拒按。

2）经血紫黯有块，块下痛减。

3）乳房胀痛，胸闷不舒。

4）舌质紫黯或有瘀点，脉弦。

5）平素抑郁易怒或经前情志内伤史。

（3）治法与方药

治法：理气行滞，化瘀止痛。

1）膈下逐瘀汤（《医林改错》）

组成：当归、川芎、赤芍、桃仁、红花、枳壳、延胡索、五灵脂、乌药、香附、丹皮、甘草。

原治积聚成块，疼痛不移，属血瘀之证。全方疏肝行气，化瘀止痛。血行赖于气，气行则血行，气顺血调疼痛自止。

痛甚，加血竭末或另冲服田七末。肝郁化热，证见口苦，苔黄，行经时间延长，经色紫黯，经质黏稠者，加栀子、夏枯草、益母草清肝泄热。肝郁伐脾，胸闷食少者，加炒白术、生姜。兼前后二阴坠胀者，加柴胡、枳壳。膜样痛经，酌加莪术、山楂、血竭末、益母草、水蛭。

2）痛经方（许润三经验方）

组成：当归、川芎、生蒲黄、生五灵脂、枳壳、制香附、益母草各10g。

诸药合用，共奏行气活血，散瘀止痛之效。

子宫后倾加生艾叶5g。宫颈狭小者加柞木枝15g。子宫内膜异位症致痛者加血竭3g，三七粉3g。膜样痛经加丹参20g，䗪虫10g。夹寒加肉桂心5g。体弱加党参15g。

3）元胡止痛片（《中华人民共和国药典》）

功效：理气、活血、止痛。

主治：气滞血瘀的胃痛、胁痛、头痛及痛经等。

用法：每次4～6片，口服，每日3次。

2. 寒湿凝滞证

（1）临床见证：经前或经期小腹冷痛，得热痛减，月经或见推后，量少。经色黯而有瘀块，畏寒，手足欠温，或带下量多。舌苔白或腻，脉弦或沉紧。

寒湿凝聚胞中、冲任，血为寒凝运行不畅故经前或经期小腹冷痛。寒得热化，凝滞暂通，故得热痛减。血为寒凝，经色黯而有块。寒湿内盛，阻遏阳气，故畏寒，手足欠温。寒湿流于下焦，伤及任带，可见带下量多。

（2）辨证依据

1）经前或经期小腹冷痛。

2）经色黯而有瘀块，量少。

3）畏寒，手足欠温，舌苔白或腻，脉弦或沉紧。

4）经前经期有感受寒湿或冒雨涉水史，或平素过食寒凉之品。或久居阴湿之地。

（3）治法与方药

治法：散寒除湿，温经止痛。

1）少腹逐瘀汤（《医林改错》）

组成：小茴香、干姜、元胡、没药、当归、川芎、官桂、赤芍、蒲黄、五灵脂。

原方治"小腹积块疼痛"或"经血见时，先腰酸少腹胀，或经血一月见三五次，接连不断，断而又来，其色或紫，或黑，或块，或崩漏，兼少腹疼痛，或粉红兼白带，皆能治之"。血得寒则凝，得热则行，全方活血化瘀之品配合温经止痛之小茴香、官桂、干姜，其效益彰。实验证明有镇静镇痛及改善血液流变的作用。

全方以温经活血止痛见功，但除湿之力不足，湿气重者，加苍术燥湿化浊，茯苓健脾渗湿。胀甚于痛者加台乌药、香附、九香虫。兼腰痛者，加杜仲、川断、狗脊。若寒邪凝闭，阳气失宣，痛甚而厥，症见手足发凉，冷汗淋漓，加附片、干姜、艾叶。

2）温经散寒汤（蔡小荪经验方）

组成：当归 10g，川芎 10g，赤芍 12g，白术 12g，紫石英 20g，胡芦巴 6g，五灵脂 12g，金铃子 10g，延胡索 10g，制香附 12g，小茴香 6g，艾叶 6g。

受寒重者，可加吴茱萸、桂枝之品。血瘀甚者，加桃仁、红花之类。

3）痛经丸（《中华人民共和国药典》）

功效：活血散寒，调经止痛。

主治：寒凝血滞，经来腹痛。

用法：每次 6～9g，口服，每日 1～2 次，临经时服用。

3．湿热瘀阻证

（1）临床见证：经前或经期小腹疼痛或胀痛拒按，有灼热感，或痛连腰骶胀痛不适，血黯红，质稠或夹较多黏涎，素常带下量多，色黄质稠，或伴有低热起伏，舌质红，苔黄或腻，脉弦数或滑数。

外感或内蕴湿热之邪，盘踞冲任胞中，经前血海气血充盈，湿热与血互结成瘀，故下腹痛拒按，痛连腰骶，有灼热感。湿热扰血，故经色黯红质稠或夹较多黏涎，累及任带，则带下异常。湿热缠绵，故伴低热起伏。

（2）辨证依据

1）经前或经期小腹疼痛或胀痛，有灼热感。

2）舌红，苔黄或腻，脉弦滑数。

3）带下量多黄稠，经色黯红质稠夹黏涎。

4）经期、产后感染史。

（3）治法与方药

治法：清热除湿，祛瘀止痛。

1）清热调血汤（《古今医鉴·妇人科》）

组成：牡丹皮、黄连、生地、当归、白芍、川芎、红花、桃仁、元胡、莪术、香附。

原方治"经水将来，腹中阵阵作痛，乍作乍止，气血俱实"。方中桃红四物汤活血养血，合以清热燥湿、理气调血止痛之品，湿祛热清，气血调和，疼痛自止。惟方中清热祛湿之力不足，宜加红藤、败酱草、薏苡仁、车前子。

腰痛甚者，加川断、狗脊、秦艽。有盆腔炎症者，平时可用败酱草、苦参、连翘、黄柏煎液，或用毛冬青甲素液做保留灌肠。

2）银甲丸（《中医妇科学》）

组成：金银花、连翘、蒲公英、紫花地丁、红藤、大青叶、升麻、茵陈、椿根皮、鳖甲、生蒲黄、琥珀、桔梗。

方中以清热解毒药为主，清热除湿药为辅，配以活血化瘀、软坚散结之品，切中湿热盘踞与血相结之机。

3）妇炎净胶囊（《中华人民共和国药典》）

功效：清热祛湿，行气止痛。

主治：湿热带下，月经不调，痛经；附件炎、盆腔炎、子宫内膜炎。

用法：每次1.2g，口服，每日3次。

4. 气血虚弱证

（1）临床见证：经后小腹隐隐作痛，喜按，小腹及阴部空坠，月经量少，色淡，质清稀，面色无华，神疲乏力。舌质淡，脉细无力。

气血不足，冲任亦虚，经行之后，血海更虚，濡养不足，故经后小腹隐隐作痛，喜按，气虚阳气未充，血虚经血不足，故经量少，色淡，质清稀，面色无华，神疲乏力。少腹及阴部空坠、舌淡、脉细无力，皆气血不足之候。

（2）辨证依据

1）经后小腹隐隐作痛，喜按，小腹及阴部空坠。

2）经血量少，质清稀。

3）面色无华，神疲乏力，舌质淡，脉细无力。

4）脾胃素虚或有失血耗气史。

（3）治法与方药

治法：益气补血，调经止痛。

1）圣愈汤（《兰室秘藏·疮疡门》）

组成：人参、黄芪、熟地、当归、川芎、生地。

原治"诸恶疮血出多而心烦不安，不得睡眠，亡血故出"。全方气血双补，气血充盈，血脉流畅，冲任、胞宫得以濡养，则痛自除。

血虚甚者，加鸡血藤、阿胶。血虚肝郁，症见胁痛、乳胀、小腹胀痛，加柴胡、丹参、香附、乌药。兼腰酸痛不适，加菟丝子、杜仲、桑寄生以强腰补肾。小腹痛喜热熨，酌加艾叶、小茴香、吴茱萸。

2）养血和血汤（黄绳武经验方）

组成：当归10g，白芍20g，枸杞子15g，川芎10g，香附12g，甘草6g。

全方养血和血止痛，动物实验表明本方可以部分对抗前列腺素，以减轻对子宫平滑肌的刺激；又可以直接抑制子宫平滑肌活动的频率，降低肌张力，从而达到止痛的作用。

黄氏认为痛经多属本虚标实之证，治疗上不可一味活血化瘀，还应顾护精血，青少年时期顾护精血尤为重要。气滞血瘀型加柴胡、丹参、益母草；血瘀偏重加蒲黄、血竭。阳虚寒凝型加泽兰、鸡血藤、巴戟天。阴虚血滞型去香附，加生地、牡丹皮、麦冬、川楝子。肝肾亏损型加熟地、山茱萸、续断。便溏加土炒白术、茯苓。呕吐兼畏寒肢冷加吴茱萸。兼口苦心烦加竹茹。经前 7 天开始服药，直至月经来潮。若有条件或肝肾亏虚较重，平时服药以调补肝肾为主，大多服用 2～3 个月经周期。

3）八珍益母丸（《中华人民共和国药典》）

功效：补气血，调月经。

主治：妇女气血两虚，体弱无力，月经不调。

用法：每次 9g，口服，每日 2 次。

5. 肝肾虚损证

（1）临床见证：经后 1～2 天内小腹绵绵作痛，伴腰骶部酸痛，经色黯淡，量少质稀薄，或头晕耳鸣，健忘失眠，潮热，舌质淡红，脉沉或细。

肝肾虚损，冲任俱虚，经血本已不足，经行之后，血海更虚，胞脉失养，故经后小腹绵绵作痛，外府不荣则腰骶酸痛不适。精亏血少，阴损及阳，故经色黯淡，量少质稀薄。肝肾阴亏，是以头晕耳鸣，健忘失眠，阴虚生内热，可见潮热。

（2）辨证依据

1）经后小腹绵绵作痛，伴腰骶酸痛。

2）经色黯淡，量少。质稀薄。

3）头晕耳鸣，舌质淡红，脉沉或细。

4）素秉不足，或多产房劳或大病久病史。

（3）治法与方药

治法：补养肝肾，调经止痛。

1）调肝汤（《傅青主女科·调经》）

组成：当归、白芍、山茱萸、巴戟天、阿胶、山药、甘草。

原方用治妇人"少腹痛于经行之后"，属肾虚不能养肝，肝木克伐脾土之证。

兼少腹两侧或两胁胀疼，乃夹肝郁之候，加川楝子、香附、郁金。腰骶酸痛不适者，加续断、菟丝子、杜仲。伴肢冷畏寒等肾阳不足征象者，酌加仙茅、补骨脂、艾叶、肉桂。夜尿多而小便清长者，加桑螵蛸、金樱子、益智仁。潮热者酌加鳖甲、青蒿、地骨皮。肝阴不足者，加女贞子、枸杞子。

2）益肾调经汤（《中医妇科治疗学》）

组成：巴戟天、熟地、续断、杜仲、当归、白芍、台乌药、焦艾叶、益母草。

方中巴戟天、杜仲、续断补肾，熟地益精养血，当归、白芍养血柔肝，焦艾叶、台乌药暖宫理气止痛，益母草活血通经。共收补养肝肾，调经止痛之功。

3）乌鸡白凤丸（《中华人民共和国药典》）

功效：补气养血，调经止带。

主治：气血两虚，身体瘦弱，腰膝酸软，月经不调，崩漏带下。

用法：每次 9g，口服，每日 2 次。

【其他疗法】

一、外治法

麝香通经膏：穴位外贴。取气海、子宫、三阴交或腹部痛点。痛经发作时或经前

3～7天将膏贴在上述部位，1～3天更换1次，痛经消失后除去，以行经时贴敷效果最好。

二、针灸疗法

（一）针法

1. 气海、太冲、三阴交。

方法：针用泻法。

方义：气海为任脉经穴，通于胞宫，可理气活血，调理冲任；太冲为足厥阴原穴，有疏肝解郁，调理气血的作用，气海合以三阴交，调气行血，气调血行，痛经可止。本方适用于肝郁气滞证。

2. 中极、水道、地机。

方法：针灸并用。

方义：中极属任脉经穴，通于胞宫，灸之可调理冲任，温通胞脉；水道属足阳明经穴，冲脉又隶于阳明，故中极和水道相配，功在温经止痛；地机是脾经的郄穴，既可健脾利湿，又可调血通经止痛。本方适用于寒湿凝滞证。

3. 肝俞、肾俞、关元、足三里、照海。

方法：针刺补法。

方义：肝俞、肾俞、照海补养肝肾，调理冲任；关元有益精血，补肝肾，养冲任的作用。足三里补脾胃，益气血。气血充足，胞脉得养，则冲任自调。本方适用于肝肾虚损证。

4. 耳针　子宫、内分泌、交感、肾。

（二）灸法

1. 气海、行间、三阴交、血海。

总宜毫针刺，施泻法为宜，至其痛止后，再在两次月经周期中，可加灸数日，以维持护之。适用于气滞血瘀证。

2. 中极、水道、地机。

（1）温针泻法：中极、水道行呼吸补泻法（吸进呼出，一进二退，深入浅出），后再将艾条一寸置于毫针针柄上，点着后急吹速燃，烧完后待针凉，再行开合泻法出针。

（2）隔物灸：以姜片或附子饼均可，或将温灸器置于上穴，艾炷隔物灸，每穴10壮，体壮脉实者可酌加3～5壮。

（3）艾条悬灸：以雷火神针灸条为主，可以雀啄悬灸法，逐穴施用，直到痛止。适用于寒湿凝滞证。

3. 处方　次髎、阴陵泉。

（1）毫针刺泻法：次髎穴以2.5寸针为宜，找准第二骶骨孔，顺其解剖部位其孔道外斜方向进针，令针感传至会阴，腰骶为佳。此穴准确施治，可立见止痛的功效。阴陵泉采用2寸毫针行迎随泻法，重刺激，以利湿热蕴毒尽快从下窍而除。

（2）艾条悬灸：以雀啄泻法施于上穴，或在针刺后稍行温通，或云热者禁忌。周楣声善用灸疗治热疾，取其温热辛散之功，临床经验者深信不疑。适用于热结毒蕴证。

4. 命门、肾俞、关元、足三里。

（1）艾炷灸补法：先令患者俯卧，腰部垫舒展后，艾炷如黄豆大小，当第14椎下

（命门）及左右各旁开 1.5 寸（肾俞），各置 1 炷，香火点燃，慢慢灼烧。熄灭后更换之，每穴可灸 5～10 壮。再令换体位仰卧，将关元和足三里共两穴同施前法，关元可加灸 5 壮，足三里可以少灸，5 壮即可。

（2）温针灸补法：以 2 寸毫针，逐穴行毫针刺法，背部和腹部之穴可配合呼吸补泻之补法；足三里得气后令其针感向足背放射，此亦即迎随补法，取其随而济之。

（3）隔物艾炷灸：背部两穴和腹部一穴均可铺垫食盐，在盐上加用艾炷灸疗，此法各穴均可酌情多加数壮，以期疼痛早止。

（4）艾条悬灸：艾条点燃后，在各穴位上，由远而近，慢慢烘烤，令穴位局部红润温热舒适为佳，往往此时痛证亦止。适用于气血虚弱证。

三、推拿疗法

基本操作：患者仰卧，医者于其右侧，自膻中至中极，抹其任脉，继之顺摩少腹部约 5 分钟，再指推、按揉气海、关元、中极，拿揉血海、三阴交，然后令其俯卧按揉肝俞、脾俞、膈俞、肾俞及八髎穴，擦八髎穴及腰骶部。

去气海，加拿揉章门、期门，掐太冲，适用于气滞血瘀证。

加按大椎，拿风池，按揉曲池、丰隆，适用于寒湿凝滞证。

去肝俞，加按揉胃俞、足三里，推运中脘，振关元，适用于气血不足证。

四、饮食疗法

1. 马鞭草炖猪蹄　将马鞭草 30g，猪蹄脚 2 只洗净。猪蹄每只切 4 块。炒锅放在旺火上，下生油烧热，翻炒马鞭草，再加入黄酒稍炒一下，起锅装入陶罐内加入猪蹄和冷水 1 碗半，隔水用文火炖至猪蹄熟透即可。温热食。适用于气滞血郁，寒湿凝滞证。

2. 元胡益母草煮鸡蛋　鸡蛋 2 个，元胡 20g，益母草 50g。上各味加水同煮，鸡蛋熟后去壳再煮片刻即可。吃蛋饮汤，月经前，每日一次，连服 5～7 天。适用于气血虚弱证。

3. 吴茱萸粥　将吴茱萸 2g 研为细末，用粳米 50g 先煮粥，待米熟后下吴茱萸末及生姜、葱白，同煮为粥。用量不要过大，宜从小剂量开始。3～5 天为一疗程。适用于寒湿凝滞证。

4. 郁金鸭　嫩鸭半只（约 500g），洗净后剁成五六块，用料酒、盐、胡椒粉适量涂擦，然后静置 2 小时；郁金 10g 浸软，洗净。把腌浸的鸭入锅，上放郁金、山楂各 10g，金针菜 9g，并加盐少量以及清汤，放旺火上蒸约 90 分钟，鸭熟时稍加味精调味食用。佐餐时。适用于湿热证。

【预防与调护】　经期保暖，避免受寒。疼痛与心神关系极为密切，故应保持精神愉快，气机畅达，经血流畅，痛经可以逐渐减轻。经期注意调摄，慎勿为外邪所伤，以避免引起和加重痛经。不宜过用寒凉或滋腻的药物，以防滞血之弊。

【疗效判定】

治愈：服药后积分恢复至 0 分，腹痛及其他症状消失，停药 3 个月经周期未复发。

显效：治疗后积分降至治疗前积分的 1/2 以下，腹痛明显减轻，其余症状好转，不服止痛药能坚持工作。

有效：治疗后积分降至治疗前积分的 1/2～3/4，腹痛减轻，其余症状好转，服止痛药能坚持工作。

无效：腹痛及其他症状无改变者。

（刘金星）

参 考 文 献

1. 洪家铁．女性盆腔血流图对血瘀型痛经的临床观察及应用的初步探讨．中华妇产科杂志，1984，19（4）：203-206.

2. 周晓爱．活血化瘀为主治疗痛经的疗效与甲皱微循环观察．广西中医药，1992，15（6）：1-3.

3. 孙宁铨，林雅沄，张众羽，等．痛经散治疗原发性痛经的临床与机制初探．中西医结合杂志，1986，6（12）：711-713.

4. 孙宁铨，林雅沄，张众羽，等．痛经散治疗198例原发性痛经及其机制初探．上海中医药杂志，1986，（7）：5-7.

5. 徐斌超．化膜汤治疗30例膜性痛经．上海中医药杂志，1987，（1）：34-37.

6. 朱南孙，黄晖，陈惠林．加味没竭汤治疗原发性痛经的临床研究．中医杂志，1994，35（2）：99-101.

7. 党海珍，滕久祥，彭芝配，等．九气拈痛胶囊对痛经大鼠子宫组织内皮素和一氧化氮影响的实验研究．中国中医药科技，2001，8（3）：149-151.

8. 刘金星，张莉莉．经痛消方治疗寒凝血瘀型原发性痛经40例．山东中医药大学学报，2010，34（1）：46-47.

第十二节 子宫内膜异位症（附：子宫腺肌病）

子宫内膜异位症（endometriosis，EM）是指具有生长功能的子宫内膜组织出现在子宫腔被覆黏膜及子宫肌层以外的身体其他部位而引起的以痛经进行性加重、性交痛、不孕、月经异常等为主要症状的疾病。近年来对疾病的定义强调在子宫内膜"异地"种植、侵袭的基础上，发生反复周期性出血，引起病理性进展并出现症状。

本病多发生在25~45岁的育龄妇女，发病率大约在10%~15%左右，其中80%的患者有痛经症状，近50%的患者导致不孕。在慢性盆腔疼痛而又不孕的妇女中，经腹腔镜检查证实的子宫内膜异位症高达40%~60%。

子宫内膜异位症的基本病理变化是异位的子宫内膜随卵巢激素的变化发生周期性增殖、分泌、脱落、出血，并刺激周围组织增生及纤维化，从而导致痛经、不孕、局部结节性包块等一系列临床症状和体征。绝经后异位内膜可随之萎缩吸收，妊娠可使症状得到暂时性缓解。本病在病理上呈良性形态学表现，但临床上病变广泛、形态多样，极具侵蚀性和复发性等恶性生物学行为，严重影响了妇女的健康和生活质量，也给临床治疗带来很大困难，故有"良性癌"之称。

本病1860年由Rokitansky首次发现，至20世纪20年代逐渐受到学者关注。20世纪70年代后，由于腹腔镜等诊断技术的广泛应用，对本病的发现率显著增加，其特殊的病理生物学行为也越来越受到人们的普遍重视。

本病的发生发展过程目前尚无圆满的解释。近年来，随着大量子宫内膜异位症相关临床基础研究的开展，人们对本病的认识不断深入，在传统的经血逆流、体腔上皮化生、淋巴静脉播散等学说的基础上，从组织细胞和分子水平对本病的激素代谢、黏附侵袭、血管生成、神经组织生长，以及免疫系统清除异常等方面进行了大量研究，取得了可喜的进展。特别是最新提出的"在位内膜决定论"及干细胞来源学说，对传统理论进行了重要的论证、补充和发展。

子宫内膜异位症的治疗一直是临床较为棘手的问题。由于病因不明，本病缺乏针对性治疗的有效药物。又由于异位内膜和在位内膜同样接受卵巢激素的调节，给药物治疗的选择性带来很大困难。各种手术疗法，也同样存在远期疗效不满意，或有不同程度不良反应等问题而使治疗作用受限。手术、药物及其他手段治疗后复发率高达40%左右。因此，寻找选择性抑制异位内膜的有效药物，彻底治疗并预防复发，一直是本病亟待解决的治疗难题。近年来，随着对本病发病机制认识的逐渐深入，不断有新的药物、新的治疗方案和治疗方法试用于临床，给临床治疗增加了选择，使本病的治疗一步步接近疗效高、不良反应小的理想目标。特别是以子宫内膜干细胞及其异常调节信号转导通路为靶点，阻止病灶的转移、种植以及复发的靶向治疗，即所谓"源头治疗"的探索，给本病的彻底治愈带来了希望。

综合近年中医药实验研究成果，中医药治疗子宫内膜异位症可能主要通过以下途径发挥作用：

1. 改善血液流变性及全身和局部微循环　解除血液浓、黏、聚等高凝血瘀状态。

2. 抗炎镇痛　通过调节前列腺素、β-内啡肽和强啡肽等激素水平，有效缓解疼痛。同时减少炎性渗出，防止和减轻组织粘连、瘢痕及肉芽肿的形成，促进病灶吸收，一定程度上抑制异位内膜。

3. 调节神经内分泌　改善下丘脑-垂体-卵巢性腺轴功能，抑制子宫内膜异位症的发生，缓解临床症状，促进排卵并帮助受孕。

4. 调节免疫功能　通过提高自然杀伤（NK）细胞活性、抑制血管内皮生长因子（VEGF）生成、降低肿瘤坏死因子（TNF）及细胞黏附分子（ICAM）水平、调节白细胞介素（IL）水平、抑制在位和异位组织基质金属蛋白酶（MMP）蛋白表达及活性等途径，抑制异位内膜种植和生长，控制病情发展。

5. 抑制异位内膜生长、促进凋亡　动物实验结果证实，临床治疗本病的有效中药，对于异位内膜有一定抑制作用，特别是抑制腺上皮细胞活动，使异位内膜超微结构发生不同程度的改变，抑制异位内膜增殖，促进异位组织细胞凋亡。

附："活血化瘀、软坚散结法治疗子宫内膜异位症临床与实验研究"项目与成果介绍

天津中医学院第二附属医院韩冰教授主持的妇科研究室完成的"活血化瘀、软坚散结法治疗子宫内膜异位症临床与实验研究"科研课题，获1995年度国家中医药管理局中医药科技进步二等奖。

该项目研究总结出中医治疗子宫内膜异位症辨证论治规律，以"气、血、痰"立论，提出"瘀久夹痰，渐成癥瘕"的病机特征，制定了"活血化瘀，软坚散结"治疗大法，研制的中药妇痛宁颗粒冲剂经308例临床观察，疗效显著，总有效率达94.6%，其中愈显率62.01%。治疗前后实验室检查，血液流变学、甲皱微循环、血浆前列腺素均有显著性改善；但血清性激素（E_2、P、LH、FSH、PRL）无明显变化。说明其作用具有改善全身和局部微循环，使局部病灶吸收，降低前列腺素的浓度，使临床症状缓解，并不干扰妇女正常生殖周期，对伴有月经失调及不孕者，可调经助孕（月经失调者有效率85.1%，伴有不孕者有效率86.4%）。

采用手术移植法诱发大鼠子宫内膜异位症，成功率 85%。移植后的内膜具有在位内膜的基本组织结构，保持对卵巢激素的反应性，生长稳定。与正常大鼠相比，模型大鼠血清孕酮含量低，异位内膜非特异性脂酶（NSE）活性及表面上皮糖原、RNA 含量均低；组织中前列腺素（PGL）含量高。建立起符合该症病理特征的大鼠模型。

该课题系统地进行了中药"妇痛宁"对大鼠实验性子宫内膜异位症作用机制的研究。

组织形态学观察结果表明，"妇痛宁"对手术诱发的子宫内膜异位症，能使异位内膜包块体积变小，生长受到抑制。光镜下的异位内膜呈现一派萎缩相，内膜变薄，表面上皮变矮，不再增生形成假腺体，间质细胞小而稀疏，网状纤维结构也遭到破坏。电镜下异位内膜的分泌细胞腔面显著突于腔中，微绒毛近乎消失，胞核大，外形不规则，周边出现大量深浅不等的切迹，胞浆少，胞浆中糖原颗粒、线粒体数量明显减少，粗面内质网网状扩张并有脱颗粒现象。说明妇痛宁对异位内膜具有明显的萎缩作用。

组织化学观察，给药后异位内膜糖原、表面上皮 RNA 的含量，均明显低于模型组异位内膜和本组在位内膜，异位内膜两种酶的活性明显下降，而治疗组的在位内膜糖原、RNA 的含量和 NSE、AKP 的活性物均无明显变化，说明妇痛宁明显抑制异位内膜的功能活动，而对在位内膜无明显影响。

以上表明，该药对异位内膜具有明显的萎缩作用，能抑制异位内膜细胞，尤其是上皮细胞的活动，而对在位内膜的组织结构无明显影响。

同时通过观察妇痛宁对大鼠子宫内膜异位症 β-内啡肽、强啡肽、前列腺素的影响，以阐明其镇痛机制。结果表明给药组在下丘脑、垂体、异位子宫内膜中 β-内啡肽、强啡肽水平显著高于对照组及正常组；具有类似 PG 合成抑制剂作用，使 6-酮 $PGF_{1\alpha}$ 水平降低，缓解子宫肌层的张力，从而达到镇痛作用。该项研究经推广后，已取得良好的社会和经济效益，其成果水平居于国内外同类项目的领先地位。

子宫内膜异位症在中医文献中没有对应的病名，但在"痛经"、"癥瘕"、"不孕"、"月经不调"等病的有关内容中，可以找到类似于子宫内膜异位症的散在记载，对认识和解决本病有一定的指导意义。从 20 世纪 70 年代开始，中医涉足本病的系统研究，近年来，本病已成为中医领域的热门研究课题之一。本病在中医属瘀血为患。以活血化瘀为主，兼施他法，是本病的基本治疗大法。中医药治疗本病，能有效缓解症状，改善体征，调经助孕，无明显毒副作用，值得进一步深入研究。

【病因病机】

一、中医学认识

子宫内膜异位症在中医没有相应的病名，传统理论中无本病的系统记载。基于本病的中西医结合基础研究与临床实践，中医学界对本病的认识已达成共识，认为本病的主要病机是"瘀血内阻"。

本病病因病机的认识可以说是中西医结合的产物。分析子宫内膜异位症所致的痛经、月经不调、不孕等几大主症，联系患者多见病变部位的固定性疼痛、经血中有大血块、舌质紫黯或有瘀点瘀斑、脉来涩滞等临床表现，结合西医对局部病灶病理变化的认识，子宫内膜异位症基本病因病机是瘀血内停。已有研究表明，本病的患者血液呈浓、黏、聚等高凝状态，盆腔有出血倾向，甲皱微循环检查毛细血管袢顶有淤血存在，均有力地支持瘀血这一病理认识。至于瘀血的成因，则与妇女特殊生理有密切关系。经、孕、产、乳是妇女基本的生理现象。就冲任、胞宫的藏泄而言，经期及产褥期处于泄而不藏的特殊时期，冲任、胞宫溢泄之血总以排出排尽为顺。当此之时，若感受外邪（尤其是寒邪），正邪搏结；或内伤七情，气机郁结；或劳伤经脉，气血不和；或脏腑功能失调，致使冲任损伤，都有可能影响胞宫的泄溢功能，使离经之血停蓄体内，成为瘀血。生育年龄的妇女，生殖功能值全盛期，除月经外，尚有产育等生理活动，社会、家庭负担又偏重，内伤外感的机会较多，故为本病的高发年龄段。此外，宫内手术不当或剖腹手术等，也可造成医源性的瘀血内停而发病。

瘀血作为子宫内膜异位症的病理基础，停蓄体内后，还会引发一系列病理演变。血瘀于内，新血不得归经，还会造成新的出血；瘀血内蓄，气机郁滞，则血行更为不利，瘀血更无可化之机；"血不利则为水"，瘀血停蓄日久，其中的津液成分可化为痰水，而局部气滞、津液不能布化，也可凝聚成湿成痰。瘀血、气滞、痰湿之间恶性循环，终致胶结不解，形成癥瘕包块。可见，就本病的局部病理变化而言，瘀血停蓄是其病理基础，而气机瘀滞，痰湿继生，癥瘕形成又是病理过程中的重要环节。

还应该看到，子宫内膜异位症虽然病变主要表现在局部，但一定程度上也是全身病变的一部分。首先表现在其瘀血的形成往往与机体气血不和、脏腑功能失调、复感外邪等因素有关。其次，子宫内膜异位症发病后，其瘀血停滞、癥瘕形成，日久必然进一步影响气血的运行，阻碍经脉的流通，干扰脏腑的功能，进而诱发全身的病变。可见，本病局部的病理变化与机体的功能失调常常互为因果。由于肾为生殖之本、生殖器官为肾所主；肝主疏泄藏血，关系到冲任及全身气血的调畅，肝肾又同司冲任、胞宫的定期藏泄，故本病的脏腑病变多与肾虚、肝郁有关。

二、西医学病因学说

西医学对子宫内膜异位症的病因与发生机制至今尚未十分明确，但有关研究一直是妇产科基础研究的热点领域。20世纪80年代至90年代初，传统的种植学说以及相关的淋巴及静脉播散学说、体腔上皮化生学说等在解释本病的发病机制方面占主导地位，但尚无一种学说能圆满解释所有部位子宫内膜异位症的病理生理机制。90年代末，有关研究集中于分子生物学及免疫学机制与卵巢功能等方面，发现本病与遗传造成的基因差异以及免疫功能异常和内分泌功能紊乱密切相关。近年来，诸多学者利用各种分子生物学技术对异位内膜的基因表达及生物学特性进行深入研究，发现其在血管形成、基因调控、蛋白组学等方面与在位内膜存在明显差异，为本病的病因学与发病机制提供了新的理论和更为客观的解释。特别是近年国内外学者利用基因技术、动物模型和蛋白质组学方法，围绕在位和异位内膜细胞在侵袭、黏附分子的表达、血管生成、凋亡分子以及炎性因子表达等方面的差异展开大量的研究，在此基础上提出"在位内膜决定论"，强调患者在位内膜异常是本病发生与否的关键。最近，有关研究还证实了子宫内膜干细胞的存在，并由此提出本病的干细胞来源学说，有可能成为未来发病机制研究的重要方向。

1. 种植学说（经血逆流学说） 月经期脱落的内膜腺上皮和间质细胞随经血逆流，经输卵管进入盆腔，种植于盆腹腔的各个部位，继续生长并反复周期性出血，导致本病。

该学说是本病最传统、最经典的病因学说，曾经被妇科工作者广为接受。但随着腹腔镜的广泛应用，已发现经血逆流在妇女中普遍存在，临床上有高达70%～90%的妇女存在经血逆流现象，而只有10%～15%发生本病。同时，该学说也无法解释盆腹腔以外的远端病灶以及长期使用雌激素治疗后发生本病的男性患者。

与此相关的还有医源播散学说，属于种植学说中的直接种植。人流术时经血逆流，或相关妇产科手术将子宫内膜带至切口处，继而种植生长，形成病灶。

2. 淋巴静脉播散学说（良性转移学说） 有学者在盆腔淋巴管、淋巴结甚至盆腔静脉中发现子宫内膜组织，因而认为远离子宫的部位如手、肺、大腿的皮肤和肌肉等发生的异位症可能是淋巴或静脉播散的结果。子宫内膜组织可以像恶性肿瘤一样，先侵入子宫肌层或肌束间的淋巴管及微血管，随后向邻近器官、盆腔淋巴结以及远处转移。

3. 体腔上皮化生学说 胚胎发育过程中，苗勒管、卵巢表面的生殖上皮、盆腔腹膜都是由胚胎具有高度化生潜能的体腔上皮细胞分化而来。反复的经血、炎症、激素刺激，使这些部位的细胞激活，衍化为子宫内膜样组织。

4. 免疫因素 本病患者存在广泛的细胞、体液免疫功能缺陷与紊乱，从而导致免疫监视功能下降，不能清除异位内膜碎片、排斥异位内膜种植，是逆流入盆腔的内膜碎片不能被正常清除，并得以"异地"黏附、血管生成和种植的关键。该学说认为本病是一种自身免疫性疾病，而局部病理变化也呈免疫炎症反应。

5. 在位内膜决定论 是子宫内膜异位症发病机制研究的新发现，由我国学者郎景和教授等提出。研究发现，本病患者与正常妇女的在位内膜，在生物学特性及基因、蛋白表达与功能等方面存在根本差异，从而使患者经血中的内膜碎片呈现特殊生物学行为，得以在"异地"黏附、侵袭、生长。而在位内膜临床病理异常（息肉、炎症等）及其病灶周围微环境的异常（激素、免疫异常等）只是本病发生的附加因素。在位内膜的差异是根本差异，是发生本病的决定性因素。这一理论是近期本病病因学研究的一项重要发现，对常见的腹膜型异位症发生作出了合理的解释，也是对经血逆流学说的重要补充和发展。

6. 干细胞来源学说 最近的临床基础研究提示，异位内膜病灶的维持和发展是子宫内膜干细胞不断更新和分化的结果，在位子宫内膜干细胞可能是本病发生的重要因素。在位子宫内膜基底层的干/祖细胞异常脱落进而逆流入盆腔，在局部微环境的刺激诱导下进入增殖、分化程序最终发展为子宫内膜异位病灶。该学说所提供的新思路，可能成为未来子宫内膜异位症发病机制研究的重要方向。

7. 内分泌因素 本病患者中约有 $29\% \sim 79\%$ 存在黄素化不破裂卵泡现象，致使腹腔液中雌激素，特别是黄体酮含量明显偏低，难以抑制子宫内膜的种植而发病。

8. 环境因素 动物实验发现二噁英、多氯化联苯等环境污染物与本病的发病有一定关系。有学者检测到本病患者血清中二噁英的浓度明显高于正常妇女，提示血清中高浓度的二噁英是本病发病的危险因素。

9. 遗传因素与基因改变 本病具有明显的家族聚集性及一级亲属发病率增高的特点。美国学者报告了 117 个三代家族至少有一个以上的 1 级或 2 级血亲有手术证实的子宫内膜异位症。另一个以人群为基础的研究也表明，姊妹之间患本病的相对危险性是对照组的5.2 倍，这种聚集性和血亲关系支持本病的遗传倾向和基因改变，也是对"在位内膜决定论的有力佐证。"

三、按病变部位分类

子宫内膜异位症的基本病理变化是异位的子宫内膜随卵巢激素的变化发生周期性增

殖、分泌、脱落、出血，并刺激周围组织增生及纤维化，因此在局部形成一个内容物为经血的大小不等紫褐色斑点、囊性肿物或实质性包块。病灶中可见到子宫内膜上皮、内膜腺体或腺样结构、内膜间质及出血。但不同部位的病理表现略有差异。

1. 卵巢子宫内膜异位症　卵巢是子宫内膜异位症的高发部位，约占全部病例的80%。其中有1/3为双侧性。肉眼所见，早期为黯红色米粒大小的皱褶或凹陷，以后形成小囊并相互融合，呈5～10cm，甚至20cm大小。囊肿多为单房，囊壁较厚但质脆易破裂穿孔，内容物为巧克力样棕红色黏稠的变性血性液体（故又称巧克力囊肿）。此液体具有很强的刺激性，一旦流出，则所及部位极易发生反应性纤维组织增生而造成粘连。光学显微镜检查，早期可见典型的子宫内膜腺体和间质。较大的囊肿则内膜组织极少，扁平上皮常间断存在，或仅见大量含铁血黄素细胞。

2. 盆腔及其他部位的子宫内膜异位症　盆腔是仅次于卵巢的子宫内膜异位症好发部位。病变可侵犯子宫浆膜、输卵管、乙状结肠、腹膜脏层、阴道直肠膈、子宫直肠陷凹、直肠前壁、宫骶韧带等部分，其中尤以子宫直肠陷凹为最易受损。病灶体积一般不大，起初位于浆膜表面，为散在的针头大小的紫蓝色小隆起或皱缩、瘢痕状，继之发展呈弥漫颗粒状或融合成小片状，表面紫蓝色，粗糙不平，质极韧。陈旧的病灶可融合成团块，并与周围组织广泛粘连，使子宫直肠陷凹封闭，子宫后倾固定，甚至形成"冰冻骨盆"。光学显微镜检查，病灶可见子宫内膜腺体或间质，腺体大多扩张而不典型，或有陈旧性出血。病灶外被增生的纤维组织所包绕。

3. 子宫内膜异位症也可发生于阴道、外阴、膀胱、肾、输尿管、脐部及瘢痕等处。病变部位多形成紫蓝色硬结节或多个息肉状突起，经前或经期可有出血。至于发生于皮肤、肌肉、肺、胃、胸膜、心脏、乳腺、淋巴结、眼视网膜、鼻腔或骨骼等部位的子宫内膜异位症，则较为罕见。

【诊断与鉴别】

一、诊断要点

（一）临床表现

1. 症状

子宫内膜异位症的症状与体征往往因人而异，且症状轻重与体征情况及病变程度有时不成正比，但与月经周期有密切关系。

（1）继发性、进行性加重的痛经：这是子宫内膜异位症的典型症状。约有60%～80%的患者以痛经为主。疼痛部位多在下腹部正中及腰骶部或放射至会阴、肛门及大腿，呈坠胀痛。一般出现在经前1～2天，至月经第1天达到顶峰。大多疼痛剧烈，需卧床休息或服用止痛药，月经过后逐渐缓解。

（2）周期性直肠刺激症状：多出现于月经后期，经期加重，亦有进行性加剧的特征。表现为肛门、外阴部坠胀痛，里急后重感，大便次数增多。此类症状由于罕见于其他妇科病，因而被部分医者认为是本病最有价值的症状。

（3）月经失调：约有15%～30%的患者出现月经失调。多表现为经量增多、经期延长或经前点滴出血。也有个别患者经量反而减少。月经失调的出现可能与卵巢子宫内膜异位症所致的卵巢功能失调、黄素化不破裂卵泡或盆腔充血有关。

（4）不孕：约有 40％～50％的患者伴有原发或继发不孕。而在不孕患者中，约 80％患有本病，20％患有中度以上病变。近年发现，在以往所谓不明原因不孕患者中，约有 30％～40％患有本病。造成不孕原因可能与子宫内膜异位症造成的子宫位置倾屈固定、卵巢功能失调、附件粘连、自身免疫反应等多种因素有关。

（5）性交痛：当病变位于阴道穹隆部、子宫直肠陷凹、宫骶韧带等部位时，性交可使阴道深部钝痛不适，经前尤为明显。国外报道性交痛的发生率，可高达 30％～40％。

（6）其他：随部位不同而有不同表现，特点是伴随月经周期，出现相应部位的周期性疼痛、出血或包块增大等症状，月经过后逐渐缓解。卵巢子宫内膜异位症有时可引起急性腹痛，多发生在月经后半期，为卵巢子宫内膜囊肿自发破裂所致。疼痛常较为剧烈，可伴有发热，并可反复发作。脐部、外阴、阴道、腹壁切口瘢痕等处的子宫内膜异位结节，可在经期明显增大有周期性疼痛。位于膀胱、肺部的子宫内膜异位症，多发生周期性尿血、咯血、胸痛等。

2. **体征**　本病病变多局限于盆腔，故多数病灶可在妇科检查时发现。典型的体征是宫颈后上方、子宫后壁、宫骶韧带或子宫直肠陷凹处扪及一个或数个豆粒或米粒大小的触痛性结节，经前尤为明显，经后可有改善。三合诊检查较为明确，据此可作出诊断。子宫不大或略增大，多后倾固定，活动受限。病变累及卵巢者，可于子宫一侧或双侧触及包块，表面呈结节囊性感。常与子宫及阔韧带粘连而固定，可有压痛。病变位于宫颈及阴道者，可见宫颈表面有稍突出的紫蓝色小点或出血点，或阴道后穹隆有紫蓝色结节，质硬光滑而有触痛。有时呈息肉样突出。

发生在其他部位的子宫内膜异位症，如阴道、腹壁切口及脐部等，可在相应部位触到硬韧、不活动、边界不甚清楚的触痛性结节，其大小可随月经周期改变。

（二）辅助检查

1. **B 型超声波诊断**　能发现盆腔包块并帮助定性定位。卵巢子宫内膜异位囊肿，可显示囊肿壁厚，边界毛糙，内呈液性低回声或见细小密集光点，有重要参考价值。与术后病理诊断符合率达 85％，是目前最常用的辅助检查方法。

2. **腹腔镜检查**　是目前最有价值的辅助检查方法，被认为是诊断本病的"金标准"。该检查及术中活组织检查，可以明确诊断，确定病位、病变程度及范围。尤其在早期诊断和鉴别诊断中具有重要意义。检查过程中并能治疗较小病灶及松解粘连。

3. **血清卵巢癌相关抗原 CA-125 值测定**　子宫内膜异位症患者血清 CA-125 值明显升高，阳性率随病变分期增加而增加，特别是有子宫内膜异位囊肿、病灶浸润较深、盆腔广泛粘连者。但由于 CA-125 增高缺乏特异性，卵巢上皮性癌以及许多妇科良性疾病如炎症、子宫肌瘤等，均可见 CA-125 升高，故本项检查多用作辅助检查、疗效观察或追踪随访。当 CA-125 过高，超过 $200\mu/ml$ 应警惕卵巢恶性肿瘤。

4. **其他生物学指标**　包括抗子宫内膜抗体 EMAb 检测、子宫内膜芳香化酶及 CA-125 联合检测、抗碳酸酶抗体、白细胞介素（IL）、可溶性细胞分子（sICAM）和腹腔液肿瘤坏死因子（TNF）等，目前临床有一定应用，其诊断价值还有待进一步研究和评价。

二、鉴别

子宫内膜异位症的症状和体征也常见于其他妇科病，尤其与以下病变易相混淆，应注意鉴别。

1. 卵巢囊肿 良性卵巢囊肿多为一侧性，囊肿光滑、活动，常无症状。恶性卵巢肿瘤多呈实性，表面不规则，生长迅速，体积较大，多无周期性症状，全身情况较差。

2. 卵巢囊肿蒂扭转 常在体位改变后突然发生腹痛，与卵巢子宫内膜异位囊肿破裂发生于月经周期的特定阶段（经期或行经前期）有别。妇科检查囊肿表面光滑。

3. 慢性盆腔炎 慢性盆腔炎亦可引起腹痛及宫旁组织增厚或形成肿块。但本病多有急慢性盆腔炎病史，消炎治疗较敏感，形成包块时大多表面光滑而无结节感。盆腔结核性包块患者则常有原发不孕、经量减少、闭经等症状，并伴有结核性包块特有的症状和体征。

【辨病治疗】

1. 血竭散 ［《浙江中医杂志》1989，（9）］

组成：血竭粉（吞服）2g，蒲黄（包煎）15g，莪术、三棱、川楝子各9g，青皮、柴胡各6g，生山楂10g，元胡9g。

经行量少者，蒲黄宜生用，并加丹参、赤芍、炙乳香、没药。经量多且有瘀块者，去莪术、三棱、川楝子，蒲黄宜炒用，并加五灵脂、仙鹤草、益母草、熟军炭、三七粉。经量多伴有肛门坠胀、大便次数增多者，蒲黄宜炒炭用，并加煨姜炭、山楂炭、熟军炭、牛角腮。脾虚纳呆者，加党参、炒白术。伴有盆腔炎症者，加刘寄奴、石见穿、红藤、丹皮、蒲公英等。

本方为朱南孙治疗子宫内膜异位症的经验方。方以血竭破积血，生新血，消滞定痛为君；蒲黄活血祛瘀，消散积聚癥瘕；柴胡、青皮、元胡、川楝子疏肝理气止痛，兼具健脾和胃、消积化滞之功。体现了朱氏活血化瘀、软坚散结、行气止痛、扶正达邪的治疗大法。用治本病取得了较为满意的疗效。

2. 异位祛瘀方 ［上海中医药杂志，1995，（2）］

组成：三棱9g，莪术9g，穿山甲12g，水蛭9g，苏木12g，地鳖虫12g，路路通9g，夏枯草12g。

3. 疏肝活血方与益气活血方 ［上海中医药杂志，1980，（3）］

基本方：三棱9g，莪术9g，皂角刺9g，当归9g，蒲黄12g，五灵脂6～12g，异位粉（包）6g（异位粉组方：地龙、虻虫、䗪虫、蜈蚣、水蛭各1.2g）。

上方加制香附9g，柴胡9g为疏肝活血方，用治肝气郁结，气滞血瘀型；加炙升麻9g，党参12g，炙绵芪12g为益气活血方，用治气虚血瘀型。

4. 莪棱合剂 ［《中医杂志》1995，（5）］

组成：三棱6g，莪术6g，丹参15g，郁金12g，赤芍15g，鸡内金10g，浙贝母15g，当归10g，枳壳12g，鳖甲（先煎）15g，水蛭4.5g。

服法：月经干净2～3天始服，每日1剂，至下次月经来停服。3个月为一疗程。

方中莪术、三棱破血行气，化瘀消癥止痛；丹参化瘀活血，调经止痛；郁金活血止痛，行气解郁；赤芍凉血止血，通调血脉，祛瘀滞而散结；水蛭破血逐瘀；鸡内金消食散结；浙贝母清火散结；当归补血活血；枳壳行气散积，消癥止痛；鳖甲软坚散结。总有效率达81.0%。实验室检查表明本法能改善机体的微循环障碍，改变血液流变学的异常状态，从而改善本病的血瘀症候而使症状和体征得到改善。

5. 内异Ⅰ号丸与内异Ⅱ号丸 ［中国中西医结合杂志，1991，（9）及1993，（1）］

内异Ⅰ号丸：生大黄、鳖甲、琥珀等按2∶2∶1比例组成，加入适量醋调剂。每日2

次，每次 2.5g，食前开水送服。月经期不停药。连服 3 个月为一疗程。

内异Ⅱ号丸：上药加桃仁，用量同大黄、鳖甲，醋浸，烘干，研末成丸。每日 7g，分 2 次服用，连服 3 个月经周期为一疗程。

本方以大黄为主药，化瘀通腑；辅以鳖甲破瘀结、恶血；琥珀消破瘀结。实验研究表明，本法能通过改变血液流变性、改善微循环、调整机体免疫功能、降低前列腺素浓度、调整 β-内啡肽、强啡肽水平等多种途径而发挥作用。

6. 中药内异方 ［中国中西医结合杂志，1995，（1）］

组成：生大黄 6g，桃仁 9g，桂枝 9g，三棱 9g，莪术 9g，夏枯草 15g，鳖甲 9g。

服法：每日 1 剂，水煎分 2 次服，连续治疗 3 个月经周期为一疗程。

肾虚加怀牛膝 15g，狗脊 12g。气虚加党参 12g，黄芪 15g。

此方为化瘀通腑之变方。实验研究表明，本方能提高患者 β-内啡肽水平、调节免疫功能。

【辨证论治】

一、基本思路

从中西医结合的角度看，子宫内膜异位症的核心病理环节为瘀血内停，渐成癥瘕，可兼有气滞、寒凝、肾虚、气虚、热郁等。故治疗原则可以概括为活血化瘀，软坚散结，兼施他法。即采取辨病与辨证相结合的方法，以活血化瘀为主，辅以软坚散结。在此基础上，根据证类、主症、周期阶段之不同，佐以相应治法。

1. 辨病论治 根据主病及核心病理环节，采取活血化瘀、软坚散结的基本方法。

2. 辨证论治 根据证类、病程之不同，佐以散寒、理气、渗湿、化痰、清热、益气、补肾、疏肝等法以图证治求本。

3. 辨主症论治 根据主症之不同，兼施通经止痛、化瘀止血、调经助孕等法以求标本同治。

4. 辨周期论治 根据月经周期的不同阶段对治法及方药做相应调整。一般经间期及经前期应集中活化攻破，经期应重在调经止痛，经后可适当考虑调补。

二、辨证论治要点

目前本病中医治疗多采取辨病辨证相结合的方法，依据辨病结果确定主方主药，在此基础上，结合辨主症、辨兼症、辨周期、辨病机所属阶段等情况，灵活运用辨证论治之法。

1. 辨病论治确定主法主方 根据主病及核心病理环节，大多医家治疗本病采用相对固定的主法主方。

核心治法：活血化瘀，软坚散结。

常用药物：三棱、莪术、牡蛎、鳖甲、海藻、昆布、穿山甲、血竭、水蛭、生鳖虫、皂角刺、夏枯草、浙贝母、薏苡仁、桃仁等。

2. 辨主症抓主要矛盾 不同的主症，一定程度上标示着瘀血所造成的不同病理机转，因而代表了不同的证候属性，也决定了本病的治疗侧重。

（1）主症痛经或伴有慢性盆腔痛：多属寒凝下焦，或气滞血瘀，病机核心是"不通则痛"，治疗宜遵循"通则不痛"的治则，以活血化瘀治本为主。经期重在活血化瘀止痛，平时针对寒凝、气滞的不同证候，施以不同的活血化瘀之法。如痛甚加血竭粉；肛门坠痛加荔枝核；血块多且大加莪术、乳香、没药；伴四肢厥冷加制川乌；恶心呕吐加吴茱萸、川椒等。

常用止痛药物：化瘀止痛：血竭、蒲黄、五灵脂、乳香、没药等；理气止痛：乌药、元胡、川楝子、香附等。温经止痛：桂枝、吴茱萸、细辛、干姜等。调经和血止痛：益母草、当归、川芎、赤白芍等。

（2）主症崩漏或月经不调：多属瘀血阻络，血不归经。治以活血化瘀、止血调经为主，突出化瘀止血。常用药物有：蒲黄、三七、益母草、茜草、血余炭、乌贼骨、花蕊石、熟军炭。适当配合中药人工周期疗法。

（3）主症癥瘕：多属瘀久成癥，夹湿夹痰。治宜选用重剂活血化瘀药，辅以软坚散结之品集中攻破。

（4）主症不孕：多属瘀阻冲任，肾精亏虚，应在活血化瘀、软坚散结治疗的基础上，针对不孕的原因，施以相应的治法。特别要遵从"肾主生殖"的基本理论，结合中药人工周期疗法，将补肾活血法贯穿始终。在经后期、排卵后期，注意配合使用补肾助孕药，如菟丝子、淫羊藿、枸杞子、川断、巴戟天、肉苁蓉等。排卵后期还要注意避免使用重剂活血化瘀及攻破药，以免对早期胚胎造成不良影响甚至流产。

3. 辨兼症审虚实寒热　本病兼症的辨证，符合妇科病的一般辨证规律。如经前或经期小腹冷痛，经血色黑，面色苍白，四肢不温，舌苔白腻，多属寒凝血瘀；经前或经期小腹胀痛拒按，经行不畅，色暗有块，块出痛减，伴胸闷乳胀，脉弦，多属气滞血瘀；若病程较长，腹痛喜温，肛门坠胀，便意频作，神疲乏力，舌淡胖有齿痕，多属气虚血瘀；若腹痛频作拒按，带下色黄量多，经血秽浊如絮如带，舌红苔黄腻，多属湿热瘀结；若月经不调，伴腰骶酸痛，形寒肢冷，头晕耳鸣，颧红口干，眼圈暗黑，舌淡胖有齿痕，脉沉细，多属肾虚血瘀。

4. 辨周期分阶段审病机动态　在月经周期的不同阶段，子宫内膜异位症瘀血病机也一定程度上随冲任胞宫阴阳盛衰而变化，证候属性略有差异。一般而言，经后期，阴衰血少，阴血尚在积累中，属正虚血瘀；经间期，阴精充实，阳气内动，气血施化，正盛邪实；经前期，阴阳两旺，瘀血又蓄，邪正搏结；行经期，胞宫由实转虚，瘀血部分泄越，但新血受瘀血阻滞，离经停蓄又成新的瘀血。故于月经周期的不同阶段，治疗侧重应有所区别：

（1）经后期：冲任血海由溢泻而致空虚，根据"虚则补之"的原则，酌加益气养血，补肾填精之品。

（2）经间期：是本病最佳的活血化瘀、集中攻破阶段，对不孕症兼有黄素化不破裂卵泡综合征者，还能起到促排卵作用。

（3）排卵后期：也是本病较为理想的攻破阶段，可继续活血化瘀为主，但对不孕症者要慎用重剂活血化瘀，适当加用补肾填精助孕之品。

（4）经前期及经期：治宜活血化瘀，祛瘀生新。根据主症之不同，重点使用化瘀止痛或祛瘀生新之法，但总的治疗精神是以通为用。

本病病程发展的不同阶段，证候属性也有一定差异。一般新病者，以局部血瘀邪实为主，或兼寒凝、气滞、湿热蕴结；久病者多虚实寒热错杂，局部以瘀久成癥为主，或兼气滞、痰阻、湿停，同时又可累及脏腑气血，而兼气虚、血少、肾虚、肝郁、脾虚等证。

以上辨证方法临证应相互结合，结合分析。但不管兼证如何，活血化瘀作为子宫内膜异位症的治本之法，应贯穿于本病治疗的始终。

三、分证论治

1. 气滞血瘀证

（1）临床见证：经行下腹坠胀剧痛，痛而拒按，甚或前后阴坠胀欲便，经血或多或少，经色黯夹有血块，盆腔有结节包块。伴胸闷乳胀，口干便结，舌紫黯或有瘀斑，脉弦或涩。

（2）辨证依据：本病以血瘀为其病理基础，各证型共有见证多为癥瘕包块。

1）经期腹痛，痛而拒按；经色黯紫，夹有血块。

2）小腹痛胀，前后阴坠胀欲便，胸闷乳胀。

3）舌质紫黯或有瘀斑，脉弦或涩。

（3）治法与方药

治法：理气活血，化瘀止痛。

1）膈下逐瘀汤（《医林改错》）加血竭

组成：当归、川芎、赤芍、桃仁、枳壳、延胡索、五灵脂、丹皮、乌药、香附、甘草、血竭。

原方理气行滞、养血活血、化瘀止痛，加血竭化瘀止血。气行瘀化血活，冲任通畅，疼痛自止。

肛门坠胀，便结者加大黄化瘀通腑。前阴坠胀加川楝以理气行滞。口苦苔黄，月经量多者加栀子、夏枯草、益母草、蒲黄清热化瘀止血。盆腔肿块加皂角刺、三棱、莪术、蜈蚣等化瘀通络散结。

2）蔡小荪经验方〔上海中医药杂志，1982，（4）〕

组成：柴胡、川楝子、乌药、香附、炒当归、丹参、赤芍、川牛膝、桂枝、海藻、炙甲片、皂角刺、干漆、血竭、莪术。

本方以活血化瘀为主，佐以理气止痛，通经下行。服药应在经前 3～7 天开始方能奏效，过晚则瘀血既成，药效不能速达。以月经过多为主症者，应以活血化瘀为主，佐以固摄，随证结合温、凉、攻、补诸法，亦需在经前 3～5 天预先服药，借以搜剔瘀血，以止血定痛。癥瘕形成者，经净后须继服活血化瘀、消癥散结方药。

2. 寒凝血瘀证

（1）临床见证：经前或经期小腹绞痛、冷痛、坠胀痛，痛而拒按，得热痛减，经候衍期，经量少，色黯红，或经血淋漓难净，不孕。伴畏寒肢冷，或大便不实。舌质淡胖而紫黯，苔白，脉沉弦或紧。

（2）辨证依据

1）小腹绞痛、冷痛，得热则舒。

2）畏寒肢冷。

3）舌质多为紫黯，或为淡胖。

4）脉象多见沉弦，腹痛较剧之时，可为紧脉。

（3）治法与方药

治法：温经化瘀、活血止痛。

1）少腹逐瘀汤（《医林改错》）

组成：肉桂、小茴香、干姜、当归、川芎、赤芍、蒲黄、五灵脂、延胡索、没药。

"血得温而行"。方中肉桂、小茴香、干姜温经散寒，使血行瘀化。当归、川芎、赤芍养血活血，调和冲任。蒲黄、五灵脂、延胡索、没药化瘀止痛。临床常加三棱、莪术、桃仁破瘀消散盆腔肿块。

素体阳虚、畏寒便溏者，可加补骨脂、淫羊藿、肉豆蔻等温阳健脾。苔白腻者加吴茱萸、苍术、苡米温经燥湿。

2）经验方（天津中医学院）

组成：丹参 30g，三棱 10g，莪术 10g，桂枝 10g，细辛 3g，乌药 10g，干姜 6g，炙乳香 6g，炙没药 6g，土鳖虫 10g。

本方适用于癥瘕，小腹冷痛剧烈者，非温经散寒、消癥散结之品不可收效。丹参、三棱、莪术、土鳖虫、炙乳香、没药等消癥之功颇强，与桂枝、细辛、乌药、干姜同用，共襄温经消癥之功。

3. 痰湿血瘀证

（1）临床见证：经前或经行之时，小腹坠痛，月经先后无定期，经色紫黯而质稀，带下量多。可伴有神疲乏力，泛恶多痰，经行泄泻。舌质紫淡，苔多厚腻，脉沉涩。

（2）辨证依据

1）经前或经行小腹坠痛，痛有定处，经色紫黯而质稀。

2）带下量多，苔多厚腻。

3）神疲乏力，泛恶多痰，或有泄泻。

4）舌质偏紫，脉沉涩。

（3）治法与方药

治法：化瘀消痰，软坚散结。

1）妇痛宁［天津中医，1995，（5）］

组成：血竭 3g，三棱 9g，莪术 9g，穿山甲 10g，鳖甲 15g，皂角刺 15g，海藻 10g，昆布 10g，薏苡仁 15g，贝母 10g。

结合主症及月经周期进行加减。如：主症痛经，于经前酌加乌药、牛膝、路路通等；主症月经过多，于经前及经期酌加蒲黄、花蕊石、三七粉等；主症月经不调及不孕，酌情配合中药人工周期疗法。症状缓解，症状稳定者，上方改为颗粒冲剂续服。连续用药 3 个月为一疗程。

本方治法认为在子宫内膜异位症的病理进程中，瘀血内停是其病理基础，新血离经，痰湿继生和癥瘕形成是病理过程中的重要环节，故治疗本病立化瘀消痰、软坚散结为法。妇痛宁方以血竭为君，破癥积宿血，止血定痛，既针对瘀血内停、新血离经之病机，又解决了本病的痛经、出血两大主症；辅以三棱、莪术破血消癥，山甲、皂刺化瘀通经；另以鳖甲、海藻之软坚，薏苡仁、贝母、皂角刺以消痰散结。全方共襄痰瘀两消，软坚散结之功。

2）异位胶囊［中国中西医结合杂志，1994，（6）］

组成：浙贝母、山慈菇、血竭、丹参、鳖甲、薏苡仁、夏枯草。

上药等分，共研细末，装入胶囊，每粒含生药量约 1.25g。每次服 4 粒，每日 3 次。连续治疗 3 个月为一疗程。经期不停服。

本方立法认为子宫内膜异位症病机为瘀痰互凝，聚结成癥，因立化瘀消痰、软坚散结为法。实验室检查表明，本法治疗后，患者微循环障碍及血液流变学异常均有显著改善，局部体征也有明显好转。据此初步认为本法的治疗机制是：改善局部的微循环，纠正本病患者的血淤状态，抑制异位内膜异常增生，吸收消散异位内膜结节，软化粘连，修复因组织纤维化而引起的瘢痕，从而改善患者的临床症状和体征。

4. 热郁血瘀证

（1）临床见证：经行发热，小腹坠胀、灼热疼痛，痛而拒按，或月经提前、量多、淋漓不净。带下色黄，溲黄便结。盆腔结节包块触痛明显。舌红苔黄腻，脉弦细而数。

（2）辨证依据

1）小腹灼热疼痛，拒按。

2）月经提前、量多或淋漓不断，带下色黄。

3）溲黄而大便秘结。

4）舌红苔黄，脉见数象。

（3）治法与方药

治法：解热化瘀止痛。

1）小柴胡汤合桃核承气汤（《伤寒论》）加败酱草、红藤、丹皮

小柴胡汤：柴胡、黄芩、姜半夏、人参、炙甘草、生姜、大枣。

桃核承气汤：桃仁、大黄、桂枝、甘草、芒硝。

柴胡、桂枝解热和营。桃仁、大黄、芒硝泄热化瘀。黄芩、败酱草、红藤、丹皮清热凉血化瘀，热解瘀化，疼痛自解。亦可酌情加入川楝子、延胡索以泄热理气，活血止痛。

经量多或淋漓难尽者，加蒲黄、茜草、血竭化瘀止血。

2）经验方［上海中医药杂志，1982，（3）］

组成：柴胡 9g，赤芍 9g，丹皮 9g，丹参 9g，延胡索 9g，川楝子 9g，制香附 9g，广木香 9g，失笑散（包）9g，红藤 15g，败酱草 15g，夏枯草 9g，煅牡蛎（先煎）15g。

经前 1 周去夏枯草、牡蛎，而延胡索加至 15g，酌加黄柏、山栀子、金银花、没药、小茴香。月经期延胡索仍用 15g，加广木香、乌药、莪术、没药等。排便时肛门疼痛者加木香、小茴香、升麻、忍冬藤等。腹胀加大腹皮、桃仁、青陈皮等。有瘢痕加炙鳖甲、半枝莲、紫草根、白花蛇舌草、莪术、三棱等。

本病除瘀血内停外，常有瘀久化热，湿热蕴结下焦的病机，故于活血化瘀药中加入清热化湿之品，使本病症状明显改善。

3）经验方［中国中西医结合杂志，1993，（1）］

组成：丹参 12g，丹皮 12g，赤芍 9g，蒲黄 15g，五灵脂 15g，元胡 12g，桃仁 12g，水蛭 12g，夏枯草 20g，红藤 15g。

上药作汤剂，每日 1 剂，分两次饭后温服，经期停用。

本方理气化瘀，清化湿热，对本病病灶类似感染的组织反应及纤维组织增生有直接作用，能使局部病灶淤血、水肿得以消散，周围组织逐步溶解，且具有降低全血黏度作用，从而使病灶张力减低，体积萎缩。实验研究证实，本方有调节血液的理化特性及调整血流动力学的作用。

5. 肾虚血瘀证

（1）临床见证：经行腹痛，腰脊酸软，月经先后无定期，经量或多或少，不孕。神疲，头晕，面部色素沉着，性欲减退，便溏，盆腔有结节包块。舌质黯淡，苔白，脉

沉细。

(2) 辨证依据

1) 月经失调，不孕，性欲减退。

2) 经行腹痛，腰脊酸软。

3) 神疲头晕，或面部色素沉着。

4) 舌质淡黯，脉沉细。

(3) 治法与方药

治法：补肾益气，活血化瘀。

1) 仙蓉合剂（经验方）

组成：仙灵脾、肉苁蓉、制首乌、菟丝子、牛膝、丹参、芍药、莪术、川楝子、元胡、党参、黄芪。

仙灵脾、肉苁蓉、首乌、菟丝子、党参、黄芪、牛膝补肾温阳益气，温化气血，助丹参、赤芍、莪术活血化瘀；元胡、川楝子理气化瘀止痛。经量多加炒蒲黄、震灵丹。腹痛甚可加失笑散、血竭粉。便溏加巴戟天、煨木香。

有研究认为，本证肾虚为本，而经脉阻滞，造成周围局部瘕块则是标。治疗以补肾为主，兼益气活血化瘀，标本兼治比单用活血化瘀更为有效。

2) 补肾益气活血化瘀方［中西医结合杂志，1985，(1)］

组成：巴戟天、淫羊藿、续断、菟丝子、党参、黄芪、丹皮、红花、生蒲黄、茜草、赤芍、香附、乳香、没药。

本方治以补肾为主，兼益气活血化瘀为法以标本兼治。方中的活血化瘀药能使瘀血吸收，粘连软化，包块缩小，疼痛减轻，而补肾药又能调整人体神经内分泌及代谢功能，从根本上解决本病。

3) 补肾祛瘀方［上海中医药杂志，1991，(7)］

组成：淫羊藿、仙茅、熟地黄、山药、香附、三棱、莪术、鸡血藤、丹参。

本方用补肾祛瘀法有助于助孕养胎及双相调经。

四、中成药

以往中成药在本病的治疗中多作为辅助之用，如用于控制、缓解某些症状，帮助主药消除体征，或长期服药时与主方主药交替使用，也常用于缓解期巩固疗效及善后调整。近年来陆续有专门治疗本病的中药新药上市，为本病的临床治疗提供了方便，但确切疗效还有待进一步评价。

(一) 基本治疗

1. 丹莪妇康煎膏 由丹参、莪术、柴胡、三七、赤芍、当归、三棱、香附、延胡索、甘草等药物组成，功能补肾调肝、活血化瘀、软坚消瘕。每次 10g，每日 2 次，开水兑服。于月经前 15 天服药 2～3 瓶（每瓶 150g，含生药 366g），经期可不停药。

2. 散结镇痛胶囊 由血竭、三七、浙贝母、薏苡仁组成，功能软坚散结，化瘀止痛。口服，每次 4 粒（每粒 0.4g），每日 3 次。于月经来潮第一天开始服药，连服 3 个月经周期为一疗程。

(二) 辅助治疗

1. 丹参注射液每日 5 支（每支含生药 4g），稀释于 5％葡萄糖注射液 500ml 中，静脉滴注。每日 1 次，连续 3 个月经周期为一疗程。亦可用丹参注射液肌内注射，每次 2 支，每日 2 次。有活血化瘀及促使结节包块消散作用。

2. 参三七片或延胡索片或复方丹参片，每次 2 片，口服，每日 3 次。或失笑散 3g 装入胶囊中，每服 2 粒，每日 2～3 次。对缓解症状及控制体征有一定作用。

（三）止痛治疗

云南白药中的保险子和七厘散，均有较好的止痛作用，可用于痛经较剧者。其中保险子为洋金花，有麻醉作用，止痛效果极佳。七厘散中含血竭及没药，并有少量麝香，具有化瘀通经止痛作用。

（四）止血治疗

可选用女金丹、震灵丹及三七粉。女金丹和震灵丹于经期前 3 天左右开始服用，每天各 9g，开水吞服。月经来潮后加服三七粉，每天 3g，分 2 次吞服。其中女金丹通补兼施，行摄咸备，震灵丹与三七粉均能化瘀止血。主要用于本病月经过多者。

（五）化瘀散结消癥

乌金丸每天 6g，于月经干净后第 10 天开始服，直至月经将来前 1 天为止。桂枝茯苓胶囊或大黄䗪虫丸，或血府逐瘀胶囊，于月经净后第 5 天开始服，经期停药。对消散瘀血包块及软化粘连有一定作用。

【其他疗法】 在子宫内膜异位症的治疗上，有些医家主张采用两种以上的综合疗法，即以内服药为主，根据病情辅以适当的其他疗法，如交替服用中成药，选用中成药静脉滴注、中药保留灌肠、中药外用贴敷、耳穴贴敷等。综合疗法的合理使用，有助于改善临床症状和体征。常用的疗法主要有以下几种：

一、中药保留灌肠

本法是将中药浓煎至 100～150ml，临睡前排便后做保留灌肠。每晚 1 次，经期停用。主要适用于子宫内膜异位症痛经较剧，或盆腔包块、后穹隆结节触痛明显者。是本病最常见的辅助疗法。代表性的经验方有：

1. 三棱 9g，莪术 9g，蜂房 12g，赤芍 12g，皂角刺 12g ［上海中医药杂志，1995，(2)］。

2. 白花蛇舌草 12g，败酱草 12g，紫草根 20g，丹参 12g，黄柏 12g ［中国中西医结合杂志，1993，(1)］。

3. 红藤 15g，败酱草 15g，三棱 9g，莪术 9g，延胡索 9g，丹皮 9g，白花蛇舌草 15g，紫草根 15g，黄柏 9g ［上海中医药杂志，1982，(3)］。

4. 丹参 30g，石见穿 30g，赤芍 15g，三棱 15g，莪术 15g ［浙江中医杂志，1989，(9)］。

二、局部上药

钟乳石、乳香、没药各等分，研末，均匀过筛消毒。于经净后上于后穹隆，每次 1 小匙，每周 2 次。上药后用带线棉球塞住，24 小时后取出。也可用成药七厘散、丁桂散。用于病变位于子宫直肠窝者，有明显缩小包块作用［福建中医药，1988，(6)］。

三、外敷药

将人工麝香 0.05g 或七厘散 1g，用 20％的酒精或少量黄酒调匀，置于神阙穴或病灶部位，外用麝香止痛膏或香桂活血膏固定，48 小时取下，每 3 日 1 次。有活血止痛消癥作用，适用于本病包块贴近腹壁者，也可用盆腹腔病灶的辅助治疗。

四、耳穴贴敷

取子宫、卵巢、交感等穴。一般在每次月经来前 1～2 天，用王不留行籽做穴位贴敷。适用于本病痛经较剧者。

五、中西医结合疗法

本病的中西医结合疗法尚不成熟，也未达成专家共识，散在的报道有用中药分别配合米非司酮、达那唑、他莫昔芬等药，或于西药治疗、手术治疗后使用中药，能在一定程度上减少西药用量和长期用药带来的不良反应，巩固西药或手术治疗效果，预防复发，或调整机体功能，改善某些症状。

一般认为，中医药治疗的适应证主要包括：临床表现以症状为主，体征改变程度、范围不严重；以不孕为主症；手术治疗后预防复发及巩固疗效。不适合中药单独治疗的病变为：以体征改变为主，或病灶广泛、程度严重，或血清 CA-125 异常升高者。

【预防与调护】

1. 月经期减少剧烈运动，忌食生冷。已婚妇女坚持避孕，避免或减少人工流产，经期避免性交。

2. 防止经血倒流　遇有经血外流不畅的情况，如宫颈管狭窄或闭锁、宫颈粘连、阴道横隔、子宫极度前后曲等，要及时纠正，以防止经血倒流。月经期避免不必要的盆腔检查，如有必要，操作应轻柔，避免重力挤压子宫。

3. 避免手术操作所引起的子宫内膜种植　经前禁止各种输卵管通畅试验，以避免碎屑进入腹腔。宫颈冷冻、电灼等均不宜在经前进行，否则有导致子宫内膜种植在手术创面的危险。人工流产吸宫时，不要突然降低宫内负压以防止碎片随宫腔血水倒流入腹腔。进行剖宫手术时，要注意保护手术术野和子宫切口，缝合子宫时缝针要避免穿过子宫内膜层，以防内膜异位于腹壁切口。

4. 适龄婚育和药物避孕　妊娠可以延缓此病的发生，对已属婚龄或婚后痛经的妇女，应及时婚育，已有子女者，长期服用避孕药物抑制排卵，可促使子宫内膜萎缩和经量减少，因而可减少经血及内膜碎屑逆流入腹腔的机会，避免子宫内膜异位症的发生。

【疗效判定】

治愈：症状（包括淤血证候）全部消失；盆腔包块等局部体征基本消失；从症状体征消失后，不育症患者在 3 年内妊娠或生育。

显效：症状（包括淤血证候）消失；盆腔包块缩小 1/2 以上（月经周期的同时期检查对比，B 超检查治疗前后同时期的对比）；从症状消失起 2 年无复发；虽局部体征存在，但不孕患者能生育。

有效：症状显著减轻；盆腔包块缩小 1/3 以上（月经周期的同时期检查对比，B 超检查治疗前后时期的对比）；主要症状消失后 1 年无复发。

无效：主要症状无变化或恶化；局部病变无变化或有加重趋势。

【重点提示】　子宫内膜异位症虽属良性病变，但临床约有 1.0% 的病例发生恶变，主要发生在卵巢子宫内膜异位囊肿。临床早期预测和发现比较困难，但治疗过程中患者出现以下情况时应警惕癌变的发生：

1. 有子宫内膜异位症病史的妇女绝经后出现盆腔肿块。

2. 卵巢子宫内膜异位囊肿直径>10cm，并有继续增大趋势。

3. 血清 CA125>200μ/ml。

4. 影像学检查发现囊肿内有实质性结构或乳头状结构。

5. 患者的疼痛节律发生改变，如不仅仅在月经期。

附：子宫腺肌病

子宫腺肌病指子宫内膜侵入子宫肌层所致的疾病。其发病年龄迟于子宫内膜异位症，多在 30～50 岁左右，经产妇多见。约有半数病例合并子宫肌瘤，部分与子宫内膜异位症并存。

一、病因病理

子宫腺肌病的发病原因，主要是多次妊娠或分娩造成子宫壁创伤、炎症，或由于持续高雌激素作用，破坏了子宫肌层的防御能力，致使子宫内膜向肌层生长而发病。此外，子宫内膜碎片经血管或淋巴管扩散，可能是导致深肌层内孤立病灶的原因。

本病病灶多为弥漫性浸润性生长，子宫呈均匀增大，以后壁居多，一般不超过 3 个月妊娠大小，质较硬。如过大时多合并子宫肌瘤。也可呈局限性生长，局部肌纤维束增生，形成结节，使子宫表面呈不规则突起，称为子宫腺肌瘤。光镜下可见子宫肌层中有散在的内膜腺体及间质，周围平滑肌与纤维组织有不同程度的增生。

二、临床表现

本病的临床表现以痛经为典型症状，表现为继发性、进行性加重的痛经，一般痛在月经前及月经期中。其次是月经失调，多表现为经量增多、经期延长，伴发不孕。

妇科检查见子宫均匀增大，质较硬，有压痛，月经前可增大，压痛更明显。如为腺肌瘤，可扪及子宫局部突起，易与子宫肌瘤相混淆。

三、辅助检查

1. B 型超声波诊断　见子宫增大、饱满、呈圆球状，肌壁回声不匀，可见蚯蚓状或条索状低回声区，但特异性不强。子宫腺肌瘤与子宫肌瘤的声像尤其不易区别。

2. 子宫碘油造影　子宫腔增大，碘油溢入肌层形成憩室样球形隆起，有助于诊断。但阴性时不能排除本病。

四、诊断

子宫腺肌病的临床诊断主要依靠典型病史及体征。凡年龄在 30～50 岁的经产妇，出现继发性、进行性加重的痛经，检查子宫增大，质较硬，且在月经前或月经期检查子宫较经间期增大，变软，压痛明显，即可考虑为本病。当患者症状不典型，子宫增大不明显，或子宫表面呈结节样突出时，则易漏诊或误诊为子宫肌瘤。

五、鉴别

本病诊断时应注意与以下疾病相鉴别：

1. 子宫肌瘤　临床表现以月经量增多、月经周期缩短、月经延长为主，多无痛经；

检查子宫增大或有不规则突出；B超检查，肌瘤结节为边界清晰的局限性低回声区。该病可与子宫腺肌瘤并存。

2. 子宫肥大症 也可表现月经量过多，但无痛经；检查子宫均匀增大；B超检查子宫增大，肌壁回声均匀。

六、辨病辨证论治

在西医，子宫腺肌病治疗原则与子宫内膜异位症不完全相同，症状严重者主张切除子宫。中医对子宫腺肌病趋向于与子宫内膜异位症按同一疾病辨证论证。认为两者病因病机相似，因而治疗上大多采用同法同方，一般不另立法组方。个别医家在主方基础上略施加减以示区别。有关内容可与以上"子宫内膜异位症"互参。

（韩 冰 常 暖）

第十三节 多囊卵巢综合征

多囊卵巢综合征（polycystic ovaries syndrome，PCOS）是一组复杂的症候群，其典型的临床表现为无排卵型月经失调。常伴有多毛、肥胖、不孕、双侧卵巢略大，以及高雄激素血症、高胰岛素血症。

多囊卵巢综合征，中医无此病名，在中医古籍中，类似该征的记载，散见于经闭、不孕、崩漏、癥瘕等篇章中。

《素问·阴阳别论》曰："二阳之病发心脾，有不得隐曲，女子不月。"二阳，谓阳明大肠及胃之脉也。隐曲，谓隐蔽委曲之事也。夫肠胃发病，心脾受之，心受之则血不流，脾受之则味不化，血不流故女子不月。论述了闭经的病因病机。《素问·骨空论》曰："其女子不孕……督脉生病，治督脉。"督脉主一身之阳，阳虚不能温煦子宫，子宫虚冷，不能摄精成孕。说明了肾阳虚是导致不孕的原因之一。《素问·阴阳别论》曰："阴虚阳搏谓之崩。"阴脉不足，阳脉盛搏，则为崩而血流下。说明了阴虚内热，脾气虚弱是导致崩漏的主要因素之一。《素问·骨空论》曰："任脉为病……女子带下瘕聚。"《诸病源候论》曰："癥瘕之病，由饮食不节，寒温不调，气血劳伤，脏腑虚弱，受于风冷，令人腹内与血相结所生。"

元·朱丹溪《丹溪心法》中就指出："若是肥盛妇人，禀受甚厚，恣于酒食之人，经水不调，不能成胎，谓之躯脂满溢，闭塞子宫，宜行湿燥痰。"痰积久聚多，随脾胃之气以四溢，则流溢于肠胃之外，躯壳之中，经络为之壅塞，皮肉为之麻木，甚至结成窠囊，牢不可破，其患因不一矣。其提出了"痰夹瘀血，遂成窠囊"之"窠囊"如同多囊卵巢改变。明·万全《万氏女科》载："惟彼肥硕者，膏脂充满，元室之户不开；挟痰者，痰涎壅滞，血海之波不流，故有过期而经始行，或数月经一行，及为浊，为带，为经闭，为无子之病。"清·傅山《女科仙方·卷二》："且肥胖之妇，内肉必满，遮子宫，不能受精。"据多囊卵巢综合征的临床表现与中医的闭经、崩漏、不孕症、瘕病某些证型有相似之处，可作为病因及诊治的参考。

俞瑾等报道用补肾化痰为主，辅以活血调经、软坚涤痰中药（熟地、山药、补骨脂、淫羊藿、黄精、桃仁、皂角刺、冰球子，怕冷者加附子、肉桂）治疗多囊卵巢综合征，排卵率达82.7%，服药后FSH上升，LH与FSH之比值下降，E_2上升。据此认为补肾化痰药可作用于下丘脑，调节GnRH分泌，使LH/FSH，E_1/E_2之比值下降，FSH可有效地作用于卵巢，E_2 上升，引起下丘脑-垂体正反馈而促使排卵。而血催乳素升高者，则采用清肝补肾法，可使血催乳素下降，消除其对性腺轴的干扰而促使排卵。通过动物实验研究，发现补肾复方水溶部分有明显的类雌激素样作用，可使子宫、卵巢增重，提示补肾药水溶部分是调节卵巢功能的主要成分所在。

林至君报道采用补肾-活血化瘀-补肾-活血调经的理论，使用促卵泡汤-促排卵汤-促黄体汤-活血调经汤的人工周期序方，治疗多囊卵巢综合征 27 例。3 个月后排卵，3 年内妊娠 24 例，妊娠率 88.8%，疗效显著。符式圭等经研究已证实补肾活血药促使卵泡发育和排卵，淫羊藿、补骨脂还有促使孕酮分泌增加的作用，证实补肾活血药治多囊卵巢综合征，有调节卵巢功能，促使排卵的作用。

【病因病机】 肝脾肾虚，痰湿阻滞胞宫所致。脾肾阳虚，肾虚不能温化水湿，脾虚不能运化水湿，水湿停留聚而成痰，痰浊阻滞胞宫或寒湿外袭，脾肾之阳被困，气化失司，水湿停留，蕴而成痰，阻滞胞中所致。肝肾阴虚，阴虚内热，或肝郁化火，煎熬津液，炼液成痰，或肝郁气滞，气滞血瘀，痰瘀互结胞中均可导致本征。

西医自从 1935 年发现本综合征以来进行了较多的研究，随着医学科学的发展，监测手段的更新，近 20 年来对本综合征的病理生理有了进一步深入的认识，目前多认为系下丘脑-垂体-卵巢反馈失调，部分患者与肾上腺、胰腺平衡失调有关，并非下丘脑及以上内分泌腺有原发性缺陷。

一、发病因素

1. 下丘脑-垂体-卵巢轴功能异常　垂体对促性腺激素释放激素敏感性增加，分泌过量的 LH，刺激卵巢间质卵泡膜细胞产生过量雄激素。高雄激素抑制卵泡成熟，不能形成优势卵泡，但卵巢中的小卵泡仍能分泌相当于早卵泡期水平的雌二醇。同时，雄烯二酮在芳香化酶作用下转化为雌酮（E_1），形成高雌酮血症。持续分泌的雌酮和一定水平的雌二醇作用于下丘脑和垂体，对 LH 分泌呈正反馈，使 LH 分泌幅度及频率增加，持续高水平，不能形成月经中期 LH 峰，故无排卵。对 FSH 则有副反馈作用，FSH 水平相对降低，LH/FSH 比例增大。LH 又促使卵巢分泌雄激素，形成高雄激素和持续无排卵。低水平 FSH 持续刺激，使卵巢内多个小卵泡发育，但无优势卵泡产生，卵巢呈多囊样改变而无排卵。

2. 胰岛素抵抗和高胰岛素血症　约 50% 的患者有不同程度的胰岛素抵抗及代偿性高胰岛素血症，过量胰岛素作用于垂体胰岛素受体，可增强 LH 释放并促进卵巢和肾上腺分泌雄激素；抑制肝脏性激素结合球蛋白合成，使游离睾酮增加。

3. 肾上腺功能异常　50% PCOS 患者存在脱氢表雄酮及脱氢表雄酮硫酸盐升高，可能与肾上腺皮质网状带 $P_{450C}17\alpha$ 酶活性增加，肾上腺细胞对促肾上腺皮质（ACTH）敏感性增加和功能亢进有关。促肾上腺皮质激素的靶细胞敏感性增加和功能亢进可能与此有关。脱氢表雄酮硫酸盐升高提示增多的雄激素来源于肾上腺。

4. 其他　卵巢卵泡膜细胞的 $P_{450C}17\alpha$ 等酶的调节机制亦可能存在异常，导致雄激素增多。生长激素，类胰岛素样生长因子及其受体与结合蛋白、瘦素、内啡肽等的分泌或调节失常也与 PCOS 的发生或病理生理的形成有关。

二、病理改变

1. 卵巢　双侧卵巢增大，通常为正常卵巢的 2～5 倍，表面光滑，色灰发亮，白膜均匀性增厚，白膜下可见大小不等囊性卵泡，达 10 个以上，直径<1cm，呈珍珠串样。光镜下见白膜增厚、硬化，皮质表层纤维化，细胞少，血管显著存在。白膜下见多个呈囊性扩张的卵泡及闭锁卵泡，无成熟卵泡及排卵迹象。

2. 子宫内膜　组织学变化因卵巢分泌的雌激素水平不同而异，卵泡发育不良时，子宫内膜呈增生期；当卵泡持续分泌少量或较大量雌激素时，可刺激内膜使其增生过长；更重要的是由于长期持续无排卵，仅有单一无对抗的雌激素作用，可以增加发生子宫内膜癌的几率。

【诊断与鉴别】　2003 年欧洲人类生殖协会和美国生殖医学协会在鹿特丹会议共同推荐的诊断标准是：①持续无排卵或稀发排卵；②临床和生化的高雄激素血症，并排除其他可能导致高雄激素的因素；③卵巢呈多囊样改变，卵巢体积≥10ml，或 B 超提示同一卵巢切面上探及直径<10mm 的卵泡数≥12 个，多呈车轮状排列。符合其中的两项，在排除了其他原因引起的高雄激素血症后，即可诊断 PCOS。

一、诊断要点

（一）病史

初潮前或初潮后即有多毛现象，初潮后月经稀发或稀少，或不规则阴道流血，甚或闭经、体重增加、不孕等病史，可提示有患多囊卵巢综合征之可能。

（二）临床表现

1. 月经失调　月经稀发或稀少，甚至闭经，或月经频发，经量过多，或不规则阴道流血，多数因排卵障碍，婚后多年不孕。

2. 多毛　外阴阴毛浓密，分布至肛周，双下肢小腿毛多而粗，口角上唇毛多，乳晕周围，脐下腹中线可见到一至数根长毛。

3. 肥胖体态。

4. 偶有排卵或黄体不健者，虽有妊娠可能，但流产率较高。

5. 痤疮及黑棘皮症。

（三）妇科检查

外阴阴毛较长而浓密，分布至肛周、下腹部及腹中线，子宫体正常大小，双侧附件可扪及增大的卵巢或单侧可扪及增大的卵巢，或双附件正常。

（四）辅助检查

1. 基础体温呈单相型。

2. 宫颈黏液结晶少，拉丝度差，无周期性改变。

3. 阴道脱落细胞检查无周期性变化，伊红细胞指数偏低。

4. 盆腔充气造影子宫正常大小，双侧卵巢对称性增大或可大于子宫体 1/4 以上。

5. B 型超声波显像双侧卵巢正常大小或略增大，可见多个小卵泡。

6. 性激素放射免疫法测定血 LH 与 FSH 之比值>3，垂体兴奋试验可呈高亢型；血雌酮（E_1）水平升高，雌二醇（E_2）水平正常或偏低，E_1 与 E_2 之比值>1，且无周期性变化。

血睾酮（T）和双氢睾酮、雄烯二酮（A）高于正常水平。

尿 17-酮类固醇含量正常，提示雄激素来源于卵巢，若尿 17-酮类固醇含量升高，则提示肾上腺功能亢进。

少数患者脱氢表雄酮、硫酸脱氢表雄酮增加，提示过多分泌的雄激素来源于肾上腺。

7. 子宫内膜活检或诊断性刮宫，由于长期 E_1 刺激，长期不排卵。尤其通过治疗而疗效差者，应进行内膜活检或诊刮，排除子宫内膜癌变，及早发现子宫内膜不典型增生过长或内膜癌，应引起注意。

8. 腹腔镜检查可见双侧卵巢正常大小或增大，表面光滑，包膜增厚，呈灰白色，其下可有较多大小不等的小卵泡，使卵巢呈多囊性变化。

9. 卵巢活组织检查可见卵巢包膜胶原化。纤维组织增生，其下多个卵泡，卵泡膜细胞增生伴黄素化，闭锁卵泡增加。

二、鉴别诊断

1. **卵泡膜细胞增殖症** 临床和内分泌征象与 PCOS 相仿但更严重，本症患者比 PCOS 更肥胖，男性化更明显，睾酮水平也高于 PCOS，可高达 $5.2\sim6.9\text{nmol/L}$，而血清硫酸脱氢表雄酮正常，LH/FSH 比值可正常。镜下见卵巢皮质黄素化的卵泡膜细胞群，皮质下无类似 PCOS 的多个小卵泡。

2. **卵巢雄激素肿瘤** 卵巢睾丸母细胞瘤、卵巢门细胞瘤等均可产生大量雄激素。多为单侧、实性肿瘤，可做 B 超、CT 或 MRI 协助定位。

3. **肾上腺皮质增生或肿瘤** 当血清硫酸脱氢表雄酮值超过正常范围上限 2 倍时，$>18.2\mu\text{mol/L}$ 时，应与肾上腺皮质增生或肿瘤鉴别。肾上腺皮质增生患者血 17α 羟孕酮明显增高，ACTH 兴奋试验反应亢进，地塞米松抑制试验时抑制率 $\leqslant0.70$；肾上腺皮质肿瘤患者则对这两项试验反应均无明显反应。

【辨病论治】

一、辨病要点

中医对多囊卵巢综合征的论治散见于经闭、不孕、崩漏、癥瘕病等病之中，以辨证为特色。近 10 多年来中医和中西医开展了对多囊卵巢综合征的辨病论治，从临床和实验室探讨其规律性。

二、治疗方法

1. 俞瑾经验方

组成：熟地、山药、补骨脂、淫羊藿、黄精、桃仁、皂角刺、冰球子。

怕冷者加附子、肉桂。

功效：补肾化痰，活血调经。

此方治疗肾虚痰实型多囊卵巢综合征患者，观察患者血清中 9 种激素的变化，以激素动态变化的测定证实了补肾药作用水平可能在下丘脑。补肾药可促排卵，作用和 LH/FSH、E_0/E_2 比值下降直接相关，且前者先于后者，两个比值的下降主要是血清 FSH、E_2 值的上升。提示补肾治疗对下丘脑、垂体、卵巢各个水平都可能起一定的作用。

2. 经验方（《妇产科病最新治疗》）

组成：菟丝子、覆盆子、淫羊藿各 20g，当归、泽泻、陈皮、桃仁各 10g，紫河车 100g。共烘干研末装入胶囊。

功效：补肾、活血化瘀、促排卵。主治多囊卵巢综合征。

用法：从月经干净后开始服，每次 4~5 粒，每日 2 次，同时用大黄烘干研末装入胶囊，每次 1g，每日 2 次，一般连服 3~6 个月，妊娠率 52.9%。

3. 林至君用中药人工周期疗法治疗多囊卵巢综合征有相当高的疗效，治愈率 88.8%，可供临床参考。以"补肾-活血化瘀-补肾-活血调经"为中药人工周期的立法公式。根据患者临床症候，可分为肾阳衰惫，冲任虚寒和肾阴不足，冲任郁热两型。

（1）肾阳衰惫，冲任虚寒型：子宫发育不良，经期错后，量少色淡，甚至闭经，腰酸肢冷，面色黯黄，口淡无味，白带清稀，小便频数，舌质淡，舌苔薄白而润，脉沉细或沉弱。

1）促卵泡汤：仙茅、淫羊藿、当归、怀山药、菟丝子、巴戟天、肉苁蓉、熟地各 10g。

2）促排卵汤：当归、丹参、茺蔚子、桃仁、红花、鸡血藤、续断各 10g，香附 6g，桂枝 3g。

3）促黄体汤：阿胶、龟胶、当归、熟地、制首乌、菟丝子、续断各 10g，怀山药 15g。

4）活血调经汤：当归、熟地、丹参、赤芍、泽兰各 10g，川芎 4g，香附 6g，茺蔚子 15g。

（2）肾阴不足，冲任郁热型：子宫发育不良或正常，月经先期，经量多，质稠色黯，或淋漓不绝，唇红面赤，口苦咽干，夜卧多梦，腰膝酸软，小便短赤，大便燥结，脉数无力，舌净无苔。

1）促卵泡汤：女贞子、墨旱莲、丹参、怀山药、菟丝子、熟地、肉苁蓉、制首乌各 10g。

2）促排卵汤：丹参、赤芍、泽兰、熟地、枸杞子 10g，桃仁、红花各 4g，薏苡仁 5g，香附 6g。

3）促黄体汤：丹参、龟甲、枸杞子、女贞子、墨旱莲、熟地、制首乌、肉苁蓉、菟丝子各 10g。

4）活血调经汤：丹参、赤芍、泽兰、茯苓、茺蔚子各 10g，当归、香附各 6g。

服法：行经净后服促卵泡汤 4~6 剂，假设排卵前服促排卵汤 4 剂，假设排卵后服促黄体汤 6~9 剂，假设月经前服活血调经汤 3~5 剂。

【辨证论治】

一、辨证要点

多囊卵巢综合征多因肝脾肾三脏功能失调，外因以痰湿之邪侵袭为主，两者互为因果作用于机体而致病。辨证主要根据临床症状及体征。根据体胖、多毛、卵巢增大、包膜增厚的特点，年龄一般在 16~35 岁左右，月经失调史，结婚多年有不孕史或自然流产史。

二、治疗原则

治疗多囊卵巢综合征以补肾化痰、补肾化瘀、养阴清热、健脾燥湿为原则。

三、分证论治

1. 肾虚夹瘀

（1）临床见证：月经初潮迟，或月经稀发、量少、色淡，甚至闭经，乳房发育差，肥胖多毛，形寒肢冷，腰酸痛，性欲减退，白带少而清稀，舌淡红，苔薄白，脉沉细。

禀赋素弱，肾气不足，以致月经初潮迟，月经稀发、量少、色淡，甚至闭经，乳房发育差。肾阳虚不能温化脾阳见形寒肢冷，腰酸痛，性欲减退，白带量少而清稀。舌淡红、苔薄白、脉沉细均为肾阳虚之证。

（2）辨证依据

1）月经失调史，结婚多年不孕史。

2）月经稀发量少，甚至闭经，乳房发育差。

3）形寒肢冷，腰酸痛，性欲减退，白带量少而清稀。

4）舌淡红，苔薄白，脉沉细。

（3）治法与方药

治法：温补肾阳，燥湿化痰。

1）归肾丸（《景岳全书》）加法半夏、苍术、胆南星

组成：菟丝子、杜仲、枸杞子、山萸肉、当归、熟地、山药、茯苓、法半夏、苍术、胆南星。

菟丝子、杜仲、枸杞子、山萸肉温补肾阳，当归、山药、熟地、茯苓健脾益血，法半夏、苍术、胆南星燥湿化痰。

若见神疲肢倦、纳少便溏，加黄芪、党参、白术。若经来腹痛，经血色黯红，有血块，加山楂、丹参、川牛膝。

2）归肾慈皂汤（经验方）

组成：菟丝子、杜仲、紫石英、淫羊藿、巴戟天、山药、熟地、当归、山慈菇、皂角刺、夏枯草、浙贝母。

2. 肾阴虚夹瘀

（1）临床见证：月经初潮迟，月经稀发或稀少，经色鲜红，或闭经，或不规则阴道流血，腰酸腿软，带下量少，多毛，口干，乳房发育差，舌红，苔少，脉细数。

素体肾虚，肾阴亏损，阴精不足，以致月经初潮迟，月经稀发或稀少，血色鲜红；阴虚内热，迫血妄行，血不归经，以致不规则阴道流血；阴虚火旺，煎熬津液，炼液成痰，痰阻气滞，积久成瘀，痰瘀互结，滞于胞中，故闭经；腰为肾之府，肾虚则腰酸腿软。带下量少、口干、舌红苔少、脉细数均为肾阴虚之证。

（2）辨证依据

1）月经初潮迟，或月经稀发量少，或淋漓不净或闭经。

2）乳房发育差，腰酸腿软，多毛，带下量少，口干，舌红苔少，脉细数。

3）素体阴虚或热病伤津液，或有失血伤阴史。

（3）治法与方药

治法：滋阴清热，佐以化瘀。

1）六味地黄丸（《小儿药证直诀》）合失笑散（《太平惠民和剂局方》）

组成：熟地、山药、山萸肉、茯苓、泽泻、丹皮、蒲黄、五灵脂。

六味地黄丸以补肝肾为主，并能益肝脾之阴，为三阴并治之方，蒲黄、五灵脂活血化瘀。合方滋阴清热，活血化瘀。

若阴虚火旺加知母、黄柏，若大便干结加大黄、芒硝、枳实。失眠者加柏子仁。

2）罗元恺经验方（《罗元恺女科述要》）加味

组成：生地、枸杞子、女贞子各15g，怀山药、珍珠母各20g，山萸肉12g，淫羊藿9g，鸡血藤、何首乌各20g。

肝郁加郁金、白芍、合欢皮各15g；血瘀加益母草、丹参各20g，桃仁、红花各12g。

枸杞子、女贞子、山萸肉、何首乌滋肾阴，怀山药、生地、鸡血藤健脾养血，珍珠母养肝阴，淫羊藿辛甘温入肾经，取阴阳互根之意，彼此互相依存。

3. 气虚夹痰

（1）临床见证：月经稀发量少或量多，色淡红或淋漓不净，或闭经，形体肥胖，多毛，胸闷呕恶，嗜睡乏力，带下量多色白，纳少便溏，舌淡胖，边有齿印，苔薄白，脉细滑。

素体脾虚或忧思伤脾，脾虚生化不足则月经稀发量少，色淡红，甚至闭经。脾虚，统摄无权则月经量多，淋漓不净。脾阳不振故嗜睡乏力。脾虚湿阻，清阳不升，浊阴不降，故胸闷呕恶，形体肥胖，带下量多色白。舌脉亦为脾虚痰湿之征。

（2）辨证依据

1）月经稀发量少或量多，色淡红，或淋漓不净，或闭经。

2）形体肥胖，多毛，胸闷呕恶，嗜睡乏力，带下量多色白，纳少便溏。

3）舌淡胖，边有齿印，苔白腻，脉沉细。

4）忧思伤脾或饮食劳倦伤脾以致脾虚。

（3）治法与方药

治法：健脾化痰燥湿。

1）苍附导痰丸（《叶天士女科治法秘方》）加黄芪、党参

组成：茯苓、法半夏、陈皮、甘草、苍术、香附、胆南星、枳壳、生姜、神曲、黄芪、党参。

方中二陈汤化痰燥湿，和胃健脾，苍术燥湿健脾，香附、枳壳理气行滞，胆南星燥湿化痰，生姜温中和胃，黄芪、党参补中益气。全方燥湿健脾，行气消痰。

月经过少者加当归、川芎、鸡血藤。月经过多加岗稔根、地稔根、制首乌；若兼血瘀加蒲黄、五灵脂、益母草。

2）施今仪经验方

组成：穿山甲 12g，皂角刺 12g，昆布 9g，丹参 12g，莪术 9g，白芥子 9g，葶苈子 9g。

本方治疗痰实型多囊卵巢综合征。

4. 肝气郁结证

（1）临床见证：月经稀发，或稀发量少，或闭经，或月经频发量多，色深红有血块，毛发浓密，面部痤疮，胸胁乳房胀痛，性情急躁，心烦易怒，口苦咽干，大便秘结，带下量多色黄，舌质黯红，苔薄黄，脉弦滑数。

肝郁气滞，疏泄不及，月经稀发量少或闭经，胸胁乳房胀痛；肝郁化热，热迫血妄行，则月经频发量多；余症、舌脉均为肝气郁结之征。

（2）辨证依据

1）经色深红有血块。

2）胸胁乳房胀痛，心烦易怒，口苦咽干。

3）舌黯红，苔黄，脉弦滑数。

4）七情（郁怒）所伤史。

（3）治法与方药

治法：疏肝清热，理气化痰。

丹栀逍遥散（《薛氏医案·内科摘要》）合清气化痰丸（广州中医学院主编《方剂学》）

丹栀逍遥散：丹皮、栀子、当归、白芍、柴胡、白术、茯苓、生姜、薄荷、炙甘草。

清气化痰丸：瓜蒌仁、黄芩、茯苓、枳实、杏仁、陈皮、胆南星、制半夏。

合方后有疏肝清热、理气化痰作用，使肝气得畅，郁热得除，痰湿能化。

【其他疗法】

一、针灸疗法

1. 从月经第 14 天起每日电针关元、中极、子宫、三阴交穴，连续 3 天，1 周后可重复 1 次。

2. 以①三阴交、关元、地机、水道，②归来、大赫、曲骨、血海，③水道、中极、归来、三阴交 3 组穴交替针刺，配合中药周期疗法治疗。

二、西医治疗

治疗的主要目的在于恢复排卵生殖功能和降低雄激素效应及防止癌变。高雄激素患者可用达英-35 治疗 3～6 个月；胰岛素抵抗患者可用二甲双胍治疗 3～6 个月，再行促排卵治疗。

1. 氯米芬（克罗米芬） 一般使用于排卵较少、排卵时间不定的妇女，以便人为地掌握排卵时间，增加受孕机会，但不能改变卵子的质量。若使用药物的时间恰当，约 75% 的妇女在 3 个月内可以妊娠。一般于月经周期第 5 天开始给药，排卵发生在停药后5～10 天内。药物的剂量为每天 50mg，共 5 日。若第 1 周期用药无效，第 2 周期时剂量要加大，即每天 100mg，共 5 天，最高剂量使用 3～4 个月后，仍无排卵，则认为无效。

一般在用药后的 5～10 天内出现促使排卵的促性腺激素高峰，所以患者于用药停止后，每隔一日性交一次，为时一周。治疗过程测基础体温，以观察黄体期的变化。

2. 氯米芬加绒促性素（绒毛膜促性腺激素，HCG） 当氯米芬的剂量已达每天 200mg，仍无排卵或排卵后黄体期极短，则可在氯米芬后第 7～10 天加用 HCG，剂量为 10000IU，肌内注射一次，给药时间最好在早晨，在当天的夜晚及第二天夜晚应进行性交。在经过正确选择的患者中，约 70% 可获得排卵，40% 可以妊娠，多胎的发生率增加。

3. 促性腺激素 根据 PCOS 患者 LH 高、FSH 相对不足，FSH 纯品 metrodin 较 HMG（尿促性素，含 LH、FSH 各 75IU/支）更合理，metrodin（含 FSH75IU，LH＜0.001IU/支）可于月经周期第 2 天始，每天 1 支，酌情逐渐加量至每天 2～3 支，至血内 E_2 达 300pg/ml 以上时，对下丘脑起反馈调节，诱导 LH、FSH 高峰出现，E_2＞500pg/ml、卵泡直径＞18mm 时提示卵泡成熟，停药，肌内注射 HCG5000～10000IU 诱发排卵。

4. 腹腔镜手术 适用于严重 PCOS 促排卵药物治疗无效者。在腹腔镜下对多囊卵巢行电凝或激光穿刺打孔，每侧卵巢打孔 4 个为宜。应掌握腹腔镜术的适应证及禁忌证，避免并发症的发生。有报道术后三个月内排卵率 90%，妊娠率 69%。但手术可能引起粘连等情况，故其长期疗效还有待进一步观察。

5. 体外受精-胚胎移植（IVF-ET） 适用于促性腺激素治疗 6 个周期仍未获得妊娠的患。从妇女体内取出卵子，在体外培养并与精子共同孵育受精，再将发育到一定时期的胚泡移植到宫腔内。通常对于 PCOS 患者须做"未成熟卵体外培养成熟、受精及胚胎移植"

被称为"IVM-ET"。

应预防卵巢过度刺激综合征（OHSS）的发生。可在取卵后再用 GnRHa，并将所有胚胎冷冻，在下个治疗周期行胚胎移植。

【预防与调护】

一、预防

平素要精神舒畅，避免七情所伤，生活要有规律，饮食要注意营养。性生活要有节制，避免房劳过度伤肾。注意个人卫生，预防细菌上行感染，锻炼身体，增强体质。

二、调护

关心体贴患者，对于七情所伤者给予必要的关怀、体谅、安慰和鼓励。对于出血的患者用药不宜过于辛温燥热，以防动血伤阴。对于闭经的患者用药不宜过于苦寒，以免寒凝血瘀或苦寒药伤阴。对手术治疗的患者，术后多鼓励其早期活动以防术后粘连。

【疗效判断】

治愈：月经基本正常，B 超监测有成熟卵泡并有排卵，或基础体温连续 3 次以上出现双相（温差 0.3～0.5℃，上升 9 天以上），或已妊娠。

显效：月经基本正常，基础体温多次出现双相或有排卵征象。

有效：月经情况改善，但基础体温无明显变化。

无效：治疗后月经情况、基础体温均无明显变化。

【重点提示】 多囊卵巢综合征是妇科的常见病和疑难病。由于排卵障碍导致月经不调、闭经和不孕。肾虚、肝火、"痰"、"瘀"为主要病机。治疗上以补肾、化痰、活血为主，当根据肾虚证、痰湿证、气滞血瘀证、肝经郁火证的不同而分别采取补肾调经、化痰除湿、行气活血、疏肝泻火等法。针药结合治疗，在改善症状、调整月经周期和控制体重方面具有较好的效果。对于迫切要求生育而中医药促排卵未有明显疗效者，应配合西医促排卵治疗，必要时行腹腔镜探查术。

总之，根据本病特点及病因病机，临床多采用辨证与辨病相结合，可望收到较好的治疗效果。

（罗颂平）

第十四节　月经前后诸症

月经前后诸症系指月经来潮前数日，一般为经前 2～14 天及经行之际，伴随月经周期出现有规律性的症候群，如乳房胀痛、心慌失眠、头晕头痛、烦躁易怒、情志异常、四肢浮肿、大便溏泻、皮肤瘙痒等症。这些症状可单独呈现，或三三两两地出现，以经前 2～7 天症状最为明显，经后其症逐渐消失，有类西医学"经前期综合征"。古医籍对此缺乏系统的论述，往往根据其主要症状的临床表现，分别称为"经行吐血衄血"、"经行荨麻疹"、"经行口糜"、"经行身痛"、"经行头痛"等。

育龄妇女在月经前 7～14 天（即在月经周期的黄体期），反复出现一系列精神、行为及体质等方面的症状，月经来潮后症状迅即消失。由于本病的精神、情绪障碍更为突出，以往曾命名为"经前紧张症"、"经前期紧张综合征"。近年认为本病症状波及范围广泛，除精神神经症状外还涉及几个互不相联的器官、系统，包括多种多样的器质性和功能性症状，故总称为"经前期综合征（premenstrual syndrome，PMS）。但仍有学者突出有关情绪异常这方面的症状而提出"晚黄体期焦虑症"（late luteal phase dysphoric disorder，LLPDD）这一命名作为 PMS 的一个分支。西医对本病的发病原因并无明确认识，推测与环境压力、个人的精神心理特征、中枢神经递质与卵巢类固醇激素的相互作用以及前列腺素水平的变化有关。具体可能与下列因素有关：①精神因素：许多妇女在经前期所表现出的烦躁、抑郁等不稳定的紧张情绪，表明精神神经因素在 PMS 的发病中有重大意义并与其严重程度相关。②卵巢类固醇激素及其代谢失调：由于孕激素水平不足，雌激素水平过高，引起水钠潴留，体重增加。雌、孕激素的代谢异常可能是 PMS 的病因之一。③神经递质学说：雌、孕激素均有促进内源性阿片肽的作用，增殖晚期和黄体早中期，内源性阿片肽的活性增加，黄体晚期则急剧下降，形成一个快速撤退反应，可引起疲劳、紧张、忧虑及攻击行为等。另外，5-羟色胺、单胺类活性改变及维生素 B_6 缺陷等，也是引起本病的可能因素。

中医学对本病的认识，从 20 世纪 80 年代开始有所发展，注重从妇女生理特点以及本病各证候的发生与月经周期密切相关、多发生在经前和经期、经净渐止的规律进行分析，认为月经前后诸症的产生与临经前、经期冲任气血的盈亏及患者的体质有关，而体质因素占主导地位。妇女一生中由于经、孕、产、乳等数伤于血，使妇女处于血不足、气偏盛的状态，这是引发本病的内在条件。当届值临经，其阴血下注冲任胞宫，经行则血海由满而溢，由盛而虚，如果患者禀赋不足，阴阳气血偏盛或偏衰，就会使经期前后脏腑、气血的生理动态平衡失调，受其调控的情志状态不稳定，故而发生经行诸症。此外，致病因素的干扰、破坏、影响，亦是本病发生的诱因。中医中药治疗本病经验丰富，由传统的辨证论治、经方验方发展到比较系统的中药人工周期疗法及中西医结合治疗，从临床疗效的观察到疗效机制的探讨，并与现代科学相结合，对该病的病理基础、治疗作用等进行研讨，运用现代科学的技术，提高了诊疗水平，并取得了良好的效果。

月经前后诸症的特点就是发病与月经有关，且呈周期性反复发作，经后仍同常人。故对月经前后诸症不但要辨证论治，而且要注意经后调理。辨证中，从脏腑而论，以肝为主；从虚实而论，因为经血下注冲任，故多见虚中夹实，不能单以实证对待。不少患者主观症状严重，客观指标不一定有相应反映，故在药物治疗同时必须对患者辅以心理治疗，予以同情和关怀，提高患者战胜疾病的信心，有利于疾病尽早治愈。

经行乳房胀痛

每于行经前后，或正值经期，出现乳房胀痛，或乳头胀痒疼痛，或结块，甚至不能触衣者称"经行乳房胀痛"，是妇科常见病证之一。历代医籍对此论述较少，其因可能认为乳房是隐秘之处，即或痛楚，亦多羞而不言；或是本病多于经前发作，经行或经后消失，因而多被忽视。近年来本病发生率有上升趋势，严重影响妇女身心健康。本病属西医学经前期综合征的范畴。

【病因病机】 经行乳房胀痛的发生，根据其发病部位、发病时间联系脏腑功能析之，应与肝、胃、肾有密切关系。因肝经循胁肋，过乳头，乳头乃足厥阴肝经支络所属，乳房为足阳明胃经经络循行之所，足少阴肾经入乳内。故有乳头属肝、乳房属胃亦属肾所主之说。就肝之功能而言，肝藏血主疏泄，冲脉隶于阳明而附于肝，发病时间多在经前或经期，而经行时气血下注血海，易使肝血不足，气偏有余，若为情志内伤，肝失条达，血行不畅，则经行乳房胀痛由此而作。又有因素体阴虚，经行时阴血愈虚，乳络失于濡养，因而经行乳房胀痛。

西医学认为，经前期综合征与社会因素、卵巢激素失调、神经递质异常、5-羟色胺、单胺类活性改变及维生素 B_6 缺陷等有关。

【诊断与鉴别】

一、诊断要点

1. 临床表现　经期或行经前后出现乳房胀痛，乳头胀痒疼痛，或有触痛性结节，甚则痛不可触衣，经净后逐渐消失连续两个月经周期以上。

2. 检查

(1) 体格检查：经行乳房胀满，可有触痛，个别可扪及界限不清的肿块，经后消失。

(2) 妇科检查：盆腔器官一般无器质性病变。

3. 辅助检查

(1) 乳腺 B 超或红外线扫描可排除乳房实质性肿块所致的乳房胀痛。

(2) 激素测定：孕酮水平偏低，可显示月经周期黄体分泌不足，但亦有属正常者，也有雌二醇浓度偏高者。有人认为当雌激素水平低时可出现忧郁，而孕激素水平低时易出现激动情绪。

二、鉴别

本病主要是以主症呈周期性的发作且与经期密切相关为特点，乳房触诊在经前期触及结节，有触痛，行经后触痛消失者，须与乳腺病相鉴别。乳腺病检查，乳房外上部有圆形、扁平形、颗粒样但边缘不清的肿块，经后不消退；乳腺囊性增生，肿块边界不甚清楚，肿块有单一或一簇存在，单独肿块与皮肤及筋膜无粘连，可活动，一簇肿块则活动受限，经后肿块亦不消失。肿块组织活检如其上皮增生活跃，演变为乳头状增生，则有发展为乳腺癌的倾向。

【辨病论治】

一、中医周期疗法

辨证与辨病相结合，根据月经周期的不同阶段，分期立法。立法基本原则为：卵泡期（经后期）以滋肾补血为主，兼顾肾气；排卵前期在滋阴养血的基础上佐以助阳理气活血之品，黄体期（排卵后期）以助阳为主，阴中求阳，调其阴阳的相对动态平衡；经前期（黄体退化期）及月经期因势利导而活血调经。治疗关键是紧紧抓住黄体期（包括黄体退化期）结合周期立法基本原则辨证施治，调节经前脏腑与冲任功能。

二、改良中药人工周期疗法

卵泡期，用促排卵汤，药用熟地、丹参、首乌、茺蔚子、菟丝子、肉苁蓉各 10g，肾阴虚加女贞子、墨旱莲各 10g；肾阳虚加仙茅、淫羊藿各 10g，每日 1 剂，连服 7 剂。

月经后半期，用补肺滋肾药，每日 1 剂，连用至经前一天。补肺气药选用黄芪、北沙参各 15g，桔梗 6g，甘草 3g。滋肾药选用黄精、桑寄生、川续断、女贞子、墨旱莲各

12g。若偏阳虚者，加鹿角霜 10g，菟丝子 12g，肉苁蓉 10g。

【辨证论治】

一、辨证要点

本病以乳房胀痛随月经周期性发作为主症，注意辨其发病时间、性质、程度，结合伴随症及舌脉分析。实证多痛于经前、经期，按之有结节或有块，触痛明显，经行则乳房胀痛渐减。虚证多痛于经后，按之则乳房柔软无块。

二、治疗原则

以疏肝养肝，通络止痛为大法。实证者宜疏肝理气、通络止痛，常于经前开始用药；虚证者宜滋肾养肝，并注意平时调治。

三、分证论治

1. 肝郁气滞证

（1）临床见证：经前、经期乳房乳头胀痛，甚或结节成块，痛而不能触衣，胸闷胁胀，忧郁寡言，喜叹息，或心烦易怒，口苦咽干，舌黯红，苔薄白，脉弦细。

素性抑郁恚怒，情志不舒，肝失条达冲和之性，再加经前、经期气血下注血海，气滞失宣，乳脉壅滞，则见经前、经期乳房乳头胀痛，结节成块。肝之志主怒，肝气不舒则见胸闷胁胀、忧郁寡言、喜叹息。

（2）辨证依据

1）乳房随月经周期反复胀满疼痛，或胀痛，甚则有块。

2）精神抑郁，胸胁胀满，喜叹息或心烦易怒。

3）舌黯红，脉弦。

4）情志所伤史。

（3）治法与方药

治法：疏肝理气，活血通络。

1）柴胡疏肝散（《景岳全书》）

组成：柴胡、白芍、枳壳、川芎、香附、陈皮、甘草。

此方有疏肝解郁，理气止痛之效，用于肝郁气滞所致经前乳房、乳头胀痛，胸闷胁胀。

乳房结节成块不能触衣者，则加橘叶、王不留行、路路通以加强理气通络之功；乳胀结块而兼灼热者，则加蒲公英、昆布、海藻清热散结；口苦咽干，头晕目眩者，方中去川芎，加丹皮、夏枯草、生牡蛎平肝潜阳。

2）蔡小香验方（《蔡氏女科经验选集》）

炒当归 9g，杭白芍 9g，北柴胡 4.5g，炒白术 6g，橘叶 9g，橘核 9g，丝瓜络 9g，广郁金 9g，白茯苓 12g，焦山栀 4.5g，路路通 9g。

功效：疏肝理脾，行气通络。水煎服，每日 1 剂，连服 6 剂，于月经前 5～7 天服用。

3）乳核散结片

组成：海藻、淫羊藿、鹿衔草、柴胡、当归、郁金、山慈菇、黄芪、漏芦。

功效：疏肝解郁，软坚散结，理气活血。

主治：原治乳痛证、乳腺囊性增生、乳腺纤维腺瘤，也可用于经前乳房胀痛。

用法：每次 4 片，每日 3 次，30～45 天为 1 个疗程。

4）乳康片

功效：疏肝解郁，理气止痛，软坚散结。

主治：原治乳腺增生，也可用于经前乳房胀痛。

用法：每次 2～3 片，每日 2 次，饭后服，20 天为 1 个疗程，间隔 5～7 天后继续下 1 个疗程。

2. 肝脾不调证

（1）临床见证：经前乳房、胸胁或胃脘胀痛，情志抑郁，纳谷欠佳，或食后腹胀，面色少华，舌淡或偏黯，苔薄白或薄腻，脉弦或弦缓。

经前肝血入胞，气偏有余，若素性情志抑郁，则易诱发肝气郁结，故见经前乳胀、胸胁胀痛。肝郁最易犯脾，脾失健运则见腹胀、纳谷不香。脾虚生化之源不足，不能上荣于面，则见面色少华，舌脉亦为木郁之征。

（2）辨证依据

1）经前乳房、胸胁胀痛。

2）胃脘胀痛，纳谷欠佳，或食后腹胀。

3）脉弦或弦缓，舌淡或偏黯，苔薄白或薄腻。

4）或有情志抑郁史。

（3）治法与方药

治法：疏肝理气，健脾和胃。

1）逍遥散（《太平惠民和剂局方》）去生姜、薄荷加制香附、佛手柑、青陈皮

组成：当归、白芍、白术、茯苓、甘草、柴胡、制香附、佛手柑、青陈皮。

方中以柴胡为君，疏肝解郁，配佛手柑、香附、青陈皮以增其理气行滞之功。当归、白芍以养血柔肝。白术、茯苓、甘草健脾和胃。

2）朱小南经验方

组成：香附、合欢皮、娑罗子、路路通各 9g，郁金、白术、乌药、陈皮、枳壳各 3g。全方以行气开郁，健脾和胃为主。

乳胀甚者加橘叶、橘核。乳胀痛者加川楝子、蒲公英。乳胀有块者加王不留行、穿山甲。乳胀有块兼灼热者加昆布、海藻。

用法：于临经前有胸闷乳胀时开始服用，直至经来胀痛消失，如此连续服 3 个月经周期。

3. 肝肾阴虚证

（1）临床见证：经行或经后两乳房作胀，腰膝酸软，头晕耳鸣，目眩，舌红少苔，脉细数。

素属阴虚之体，经前阴血下注于胞，经潮血海由盈而虚，阴津更显不足，乳络失养，故见经行或经后乳房作胀。肾主骨，腰为肾之府，肾虚则腰膝酸软，精血不足。肝肾阴虚，清窍失养，则见头晕、目眩、耳鸣。

（2）辨证依据

1）乳房疼痛多见于经行或经后。

2）腰膝酸软，头晕目涩，舌红少苔，脉细弱。

3）久病阴虚或失血伤精病史。

（3）治法与方药

治法：滋肾养肝。

一贯煎（《柳州医话》）

组成：干地黄、沙参、麦冬、当归、川楝子、枸杞子。

本方依脏腑制化关系的理论而立法遣药，取其滋水涵木之意，治肝肾阴虚肝气不舒之证。诸药共奏滋肾养肝，疏肝理气之功。

口苦咽干则加天花粉、玄参以清热生津。大便秘结者，可加瓜蒌仁、郁李仁润肠通便。潮热盗汗、五心烦热者加丹皮、地骨皮以清虚热；心烦失眠者加酸枣仁、珍珠母以宁心安神。

【其他疗法】

1. 体针

取穴：乳根、屋翳、太冲。肝气郁结加膻中、内关；肝肾阴虚加三阴交、阴谷。

方法：乳根斜刺 0.5～0.8 寸，屋翳斜刺 0.5～0.8 寸，两穴均用平补平泻。太冲直刺 0.5～0.8 寸，肝气郁结用泻法，肝肾阴虚用补法。膻中平刺 0.3～0.5 寸，用泻法。内关直刺 0.5～1.0 寸，用平补平泻。三阴交直刺 0.5～1.0 寸，阴谷直刺 0.8～1.2 寸，两穴均用补法。

2. 耳穴疗法

取穴：内分泌、皮质下、胸腺、乳腺、相应结节部位。

方法：用胶布将王不留行粘贴在穴位上，给予适当按压，每穴按 1 分钟以上，耳廓有结节、压痛敏感点宜多按。

【预防与调护】

一、预防

本病因情志而致，故平时应保持心情舒畅，注意化解矛盾，疏通思想，尽量避免情绪波动。

二、调护

1. 饮食以清淡、富于营养为主，禁嗜辛辣助阳之品及烟酒。

2. 肝气郁结宜于经前乳房胀痛前予以治疗，肝肾阴虚宜于平时调养。

3. 若久治不愈，并可触及肿块者，要进一步检查，防止或排除恶变。

【疗效判定】

治愈：乳房胀痛及其他症状消失，无周期性发作。

好转：乳房胀痛减轻或症状消失，3 个月经周期内又见发作。

未愈：行经期乳房胀痛无变化。

（毛美蓉　徐　昕）

经 行 吐 衄

每逢经期或经行前后，周期性出现吐血、衄血者，称"经行吐衄"。因其发病与月经周期密切相关，常因之而月经量少，甚或不行，似乎月经倒行逆上，故古有"倒经"和"逆经"之谓，本病相当于西医学"代偿性月经。"

中医古籍中对本病早有记载。《本草纲目·百病主治药上》云："有行期只吐血、衄血者，或眼鼻出血者，是谓逆行。"《叶氏女科证治》云："经不往下行，而从口鼻中出，名曰逆经。""经行吐衄"一词最早出自于《医宗金鉴·妇科心法要诀》。有关经行吐衄的发病机制，《灵枢·百病始生》有"阳络伤则血外溢，血外溢则衄血"之论。在宋代陈自明《妇人大全良方》论经行吐衄中指出："若遇经行，最宜谨慎……若被惊恐劳役则血气错乱……怒气伤肝，则头晕胁痛呕血。"《景岳全书·血证》："衄血虽多由火，而惟于阴虚者为尤多，正以劳损伤阴，则水不制火，最动冲任阴分之血。"《竹泉生女科集要》："冲任六脉气郁生热，是成逆经倒行之病。"至清代《叶天士女科》指出本病系由"过食椒姜辛辣之物，热伤其血，则血乱上行"。《沈氏女科辑要笺正》则谓："由阴虚而下，阳反上冲"所致，或"乃有升无降，倒行逆施"，在治疗上则分别指出"顺气降逆"、"清热泻火"、重镇抑降，复其下行为顺之常，甚者需用攻破，以开下路壅塞。

【病因病机】

《素问·至真要大论》曰："诸逆冲上，皆属于火。"血的升降运行，皆从乎气，气热则血热妄行，气逆则血上溢。每伴随月经周期发作吐衄者，乃因经前血海满盈，冲气较盛，若素禀阴虚内热，或素有郁热等，火性炎上，其热必并冲气上逆而为吐衄。导致血热气逆的原因有肝经郁热、胃火炽盛、肺肾阴虚。

现代研究认为：由于鼻黏膜等器官对卵巢分泌的雌激素较为敏感，雌激素可使其毛细血管扩张，脆性增加，因而易破裂出血。有人认为，鼻黏膜与女性生殖器官两者之间有生理上联系，甚至将鼻黏膜视为原始生殖器的组成部分，因而倒经在鼻黏膜更为多见。另外，亦有人认为倒经可由子宫内膜异位症所致。某些情况下子宫内膜可随血循环或淋巴播散而引起该处随月经周期而出血。

【诊断与鉴别】

一、诊断要点

1. 临床表现 每伴随月经周期出现以衄血或吐血为主症，临床以衄血者多见，一般出血不多，经净渐止，或数日后自止，常伴经量减少或无月经。

2. 检查

（1）体格检查：详细检查鼻、咽部以及气管、支气管、肺、胃等黏膜有无病变，必要时行活检以辅助诊断，排除炎症甚至恶性肿瘤所致出血。

（2）妇科检查：盆腔器官一般无明显器质性病变。

3. 辅助检查 血液常规检查、出凝血时间检查等排除血液疾病，胸部 X 线片、纤维内镜检查以排除鼻、咽部以及气管、支气管、肺、胃等器质性病变。

二、鉴别

应详细询问病史，并结合其症状及体征，了解衄血或吐血是否与月经周期有关，必要时行血液检查、胸部 X 线片、纤维内镜检查等以资鉴别。

1. 与鼻外伤、鼻腔炎症、鼻黏膜肿瘤所致出血相鉴别 鼻外伤多有外伤史；鼻腔炎症、鼻黏膜肿瘤所致出血通过鼻咽部专科检查不难诊断，且此类出血与月经周期无关。

2. 与内科衄血或吐血相鉴别 内科衄血或吐血者多有内科器质性病变如消化性溃疡、肝硬化、支气管扩张、肺结核等，其发病与月经周期无关，虽可能有经期加重的趋势，但其吐血、衄血可在非经期发生，且多伴有其他全身症状，与本病随月经周期反复发作明显不同。

【辨病论治】 本病因血热气逆而上，是以在经前、经期这个冲气偏盛之特定时期出现衄血或吐血为辨病依据。治疗当以清热降逆平冲、引血下行为主。注意把握本病主体病机，辨病论治可选用"通因通用"法。

归芩红花汤（《北京中医》）

组成：当归、黄芩各 10g，白茅根、赤芍、香附、益母草、川牛膝各 12g，代赭石、珍珠母各 20g，玄参、生地各 15g。

方法：经前 1 周开始服药，每日 1 剂，水煎服。

功效：活血调经，清热凉血，引血下行。

月经本为排出体外下行之血，根据通因通用原则，采用活血调经，稍加重镇清热凉血之品，引血下行，使经血顺降，不再逆行，鼻衄自止，月经正常。

【急症处理】 出血量多时应及时止血。吐血可口服大黄粉，或三七粉，或云南白药；衄血用棉签蘸京墨汁塞鼻孔，并用中指压迫迎香穴，或用纱条压迫鼻腔局部，加用 1% 麻黄碱滴鼻以止血。

【辨证论治】

一、辨证要点

本病的主要病因是血热气逆，主症是吐血衄血，而热又有实热与虚热之别。故辨吐衄发生的时间、血色、血质、血量及伴随症状等，是辨别虚实的关键。肝郁化火者，必见心烦易怒，口苦咽干，胸胁胀痛；胃热炽盛者，多见呕血，血色红或夹食物残渣，常见龈肿齿痛、口干口臭、便结尿黄等症；阴虚肺燥者，以出血量少色红为特征，伴潮热汗出、干咳无痰、鼻燥咽干、舌红少津等。

二、治疗原则

本病的病机特点是火热为患，气逆于上，治疗上应本着"热者清之"、"逆者平之"的原则，以清热降逆、引血下行为主。

因本病发于经期，故清热不可过于苦寒，以免寒凝血滞而留瘀；也不可过用攻下，以免重伤阴血；忌用升麻、柴胡等升提之品，以免升阳助火。

三、分证论治

1. 肝经郁火证

（1）临床见证：经前或经后吐血、衄血，量多，色深红，月经提前、量少，心烦易怒，两胁胀痛，口苦咽干，头昏耳鸣，溲黄便结，舌红苔黄，脉弦数。

素性抑郁，或恚怒伤肝，肝失条达，气机郁滞，日久化火，经行之际冲气偏旺，火随冲气逆于上，损伤血络，而致吐血衄血。热扰血海，冲任不固则月经提前，郁火内盛则心烦易怒、口苦咽干。胁为肝经循行部位，肝气郁结则两胁胀痛。肝火上扰清窍则头晕耳鸣。溲黄便结、舌红苔黄、脉弦数，皆为肝热内盛之象。

（2）辨证依据

1）经前或经期吐血、衄血量多，色深红。

2）心烦易怒，两胁胀痛，口苦咽干，经前加重。

3）舌红，苔黄，脉弦数。

4）素性抑郁或易怒。

（3）治法与方药

治法：疏肝清热，引血下行。

1）清肝引经汤（《中医妇科学》4版教材）

组成：当归、白芍、生地、丹皮、栀子、黄芩、川楝子、茜草、牛膝、甘草、白茅根。

主治经行吐衄肝郁化火者。全方于养血平肝、凉血清热之中，配以川楝子清肝理气，牛膝引血下行，共奏疏肝清热，引血下行之功。

若兼小腹疼痛拒按，经血不畅有血块者，为瘀阻胞中，于上方加桃仁、红花以活血祛瘀止痛。若肝郁化火，灼津成痰，则痰瘀互结于胞，必兼经行腹痛难忍，上方加夏枯草、生牡蛎、浙贝母以平肝清热散结。头晕头痛甚者，加杭白菊、生石决明（先煎）以平肝潜阳。

2）凉血止血汤（《刘奉五妇科经验》）

组成：白茅根、藕节、生地、丹皮、龙胆、牛膝、黄芩、枳壳、麦冬、栀子。

原治妇人肝旺血热，逆经倒行。方中以龙胆、栀子、黄芩平肝清热，白茅根、藕节、丹皮凉血止血，生地、麦冬滋阴养液，以制龙胆、栀子、黄芩苦寒化燥重伤其阴，枳壳开气行郁，牛膝引血下行。全方具平肝清热、凉血、止血之功。

2. 胃热炽盛证

（1）临床见证：经将行或经期吐血、齿衄，血红量多，或伴食物残渣，月经提前、量少，或口干咽燥欲饮，舌红苔黄，脉洪大或滑数。

嗜食辛辣温燥之品，胃经炽热，冲脉隶于阳明，当经前冲脉旺盛之时，胃热移于血海，血热气逆，而为经行吐血。

（2）辨证依据

1）经将行或经期吐血、呕血，血红量多或伴食物残渣。

2）月经提前，量少或多，口干咽燥，欲饮。

3）舌红苔黄，脉洪大或滑数。

4）嗜食辛辣、温燥之品。

（3）治法与方药

治法：清泄胃火，引血下行。

1）三黄四物汤（《医宗金鉴》）去川芎加牛膝、益母草

组成：当归、赤芍、生地、大黄、黄芩、黄连、牛膝、益母草。

全方清热泻火，和血调经，引热从大便而出，且佐生地养阴，牛膝、益母草引血下行调经化瘀。

2）清胃降逆汤（《中医妇科学》）

组成：生赭石、石斛、天冬、杭白芍、生地黄、丹皮、制香附、白茅根、怀牛膝。

本方仿张锡纯各降逆汤之旨，采取清热降逆、引血下行之法，辅以生鸡内金、生三七碾为细粉，每日早晚分服1.5g。

3. 肺肾阴虚证

（1）临床见证：经期或经净时吐血、咯血或衄血，量少，色鲜红，月经量少或提前。头

晕耳鸣，手足心热，颧红，潮热，干咳少痰，咽干口渴，舌红瘦，苔花剥或无苔，脉细数。

素体阴虚，肾精亏少，虚火上炎，经行后胞脉更虚，虚火内炽，灼伤阳络而为吐血、衄血，阴血虚则量少。虚火内炽冲任不固则月经先期，阴虚内热则头晕耳鸣、手足心热、潮热、两颧潮红。热伤肺津则干咳无痰、咽干口渴。

（2）辨证依据

1）经行吐衄，且多见于经行后或月经欲净时，量不多色鲜红。

2）五心烦热，头晕耳鸣，颧红潮热等。

3）舌红瘦，苔花剥或无苔，脉细数。

（3）治法与方药

治法：滋肾润肺，引血下行。

顺经汤（《傅青主女科》）加牛膝

组成：熟地、沙参、白芍、茯苓、丹皮、黑荆芥、牛膝。

全方共奏滋肾养肝、清热凉血、润肺之功，辅以黑荆芥引血归经，加牛膝引血下行。咳血甚者加白茅根、浙贝母以滋肺镇咳止血。

【其他疗法】

一、针灸疗法

1. 体针

取穴：气冲、公孙、孔最、内关。肝经郁火加行间，肺肾阴虚加太溪。

方义：气冲穴属足阳明胃经，又为冲脉体表循行起始部，有调冲任、理胞宫的作用；公孙属足太阴脾经，为脾之络穴，有健脾和胃作用，又为八脉交会穴之一，通于冲脉，有调冲任的作用。两穴相配，降逆气以止血。鼻衄者取孔最以其属手太阴肺经，为本经之郄穴，肺开窍于鼻，阴经郄穴治血证，故本穴有清热止血、理气润肺的作用。吐血者取内关——手厥阴心包经之络穴，有疏调气机降逆气的作用，又通于阴维脉，与公孙相配主治胃、心、胸疾，有降逆止呕的作用。四穴共用调冲任、降逆气、止吐衄。行间有清肝泻火等作用，配合主穴凉血止血。太溪有补肾阴、清虚热等作用，合主穴滋阴降火，凉血止血。

2. 耳针

取穴：肺、神门、肾、皮质下。

二、食物疗法

1. 鲜藕饮　鲜藕 50g，捣烂取汁，加白糖适量调匀饮用。

2. 桑叶藕节茅根汤　桑叶 15g，藕节 30g，茅根 15g，水煎服。

3. 鲜荷叶煎汤待冷，冲秋石丹 6g，血余炭 3g，空腹服。

【预防与调护】

一、预防

保持心情舒畅，注意摄生，食饮有节，勿偏嗜辛辣炙煿，有利于减少或避免经行吐衄的发生。

二、调护

经期用药，注意清热不过于苦寒，以免伤正。忌食辛辣如椒、姜、葱之类，有利于减少或控制吐衄。

【疗效判定】

治愈：经行吐衄消失，无周期性发作。

好转：经行吐衄消失，未能保持3个月经周期又复发。

未愈：经行吐衄无变化。

（万 红 徐 昕）

经 行 感 冒

每逢临经或经行之际，出现感冒症状，经后逐渐缓解者，称"经行感冒"。又称"触经感冒"。

触经感冒之名，见于明代岳甫嘉的《妙一斋医学正印种子编》，其曰："妇人遇经行时，身骨疼痛，手足麻痹，或生寒热，头疼目眩，此乃触经感冒。"近年有关经行感冒的报道散见于国内一些期刊，认为该病缘于平素气血虚弱，表气不固，临经血去，体虚益甚，易感外邪所致。

【病因病机】 素体气虚，卫阳不固，经行腠理疏懈，外邪乘虚侵袭；或素有伏邪，随月经周期反复乘虚而发。风为六淫之首。本病以风邪为主，夹寒则为风寒，夹热则为风热，经净后气血渐复，则邪去表解而愈。

【诊断与鉴别】

一、诊断要点

1. 临床表现 经行之际有外感表证，以鼻塞、流涕、喷嚏、头痛、恶风寒或发热等症状为主，经后渐愈。发病特点为经行发作、随经净而渐愈，反复发作2个月经周期以上。

2. 检查

（1）体格检查：咽部可有充血。

（2）妇科检查：盆腔器官一般无明显器质性病变。

3. 辅助检查 血常规检查白细胞总数及分类均可正常或偏高；血放射免疫测定 IgM、IgG、IgA 可有变化或正常。

二、鉴别

1. 感冒 为内科病，病位在肌表，以表证为主。月经期虽可偶患感冒，但无经行感冒的每伴月经周期而发之规律。

2. 经行头痛、身痛 虽有行经期间头痛或身痛之症，但无恶寒发热等表证，可与经行感冒相鉴别。

【辨证论治】

一、辨证要点

本病病本为虚，经行发病有风寒、风热与邪入少阳之别。风寒证以恶寒、微热、无汗、头痛身痛、舌淡红苔薄白、脉浮紧为主；风热证则以发热、微恶风、口渴欲饮、舌红、苔薄黄和脉浮数为主；邪入少阳证以寒热往来、胸胁苦满、口苦咽干、舌红、苔薄白或薄黄、脉弦或弦数为主。

二、治疗原则

可据其风寒、风热不同，施以辛温、辛凉解表之剂，但必须注意经期的生理特点和不同于内科感冒的特点选方用药。

三、分证论治

1. 风寒证

（1）临床见证：每到临经或经行期间，发热，恶寒，无汗，鼻塞流涕，咳嗽痰稀，头痛，身痛，舌淡红，苔薄白，脉浮缓或脉浮紧。

（2）辨证依据

1）经行反复出现感冒，经后渐愈。

2）发热，恶寒，头痛，鼻塞，无汗。

3）舌淡红，苔薄白，脉浮缓或浮紧。

4）素体气血不足，易感外邪。

（3）治法与方药

治法：解表散寒，调和营卫。

1）桂枝汤（《伤寒论》）加苏梗、防风、太子参

组成：桂枝、白芍、甘草、生姜、大枣、苏梗、防风、太子参。

原治太阳中风阳浮而阴弱，阳浮者热自发，阴弱者汗自出，啬啬恶寒，淅淅恶风，翕翕发热，鼻鸣干呕者。

桂枝汤调和营卫，防风、苏梗散表邪顺气机，太子参增扶正之力，祛邪不伤正。

头痛加川芎、白芷。鼻塞身痛酌加桔梗、葱白、葛根、羌活。

2）荆穗四物汤（《医宗金鉴》）

组成：荆芥、白芍、熟地、当归、川芎。

原方主治血虚型头昏头痛。

方中荆芥辛温解表，白芍、熟地、当归、川芎养血和血、调经。

风寒感冒轻症可用葱豉汤（《肘后备急方》）：葱白、淡豆豉。

2. 风热证

（1）临床见证：每逢临经或经行之际，发热身痛，微恶风，头痛汗出，咽痛鼻塞咳嗽，痰稠，口渴欲饮，舌红、苔薄黄，脉浮数。

（2）辨证依据

1）每至经行则患感冒，经净渐愈。

2）发热身痛，头痛汗出，咽痛咳嗽。

3）舌质红，苔薄黄，脉浮数。

4）素体虚弱，或有伏热或痰热史。

（3）治法与方药

治法：辛凉解表，疏风和血。

柴胡解肌散（《陈素庵妇科补解》）

组成：柴胡、黄芩、甘草、荆芥、丹皮、生地、玄参、桔梗、赤芍、苏叶、薄荷、前胡。

方中以柴胡轻清升散，疏邪透表为主，黄芩苦寒以清热，丹皮、生地、玄参、赤芍滋阴凉血，荆芥、薄荷、苏叶、前胡宣肺解表，使达表之邪，得汗而解。

3. 邪入少阳证

（1）临床表现：每值经期即出现寒热往来，胸胁苦满，口苦咽干，头晕目眩，心烦欲呕，默默不欲饮食，舌红，薄白或薄黄，脉弦或弦数。

（2）辨证依据

1）每值经期即患病，经净渐愈。

2）寒热往来，胸胁苦满，口苦咽干，头晕目眩。

3）舌红，薄白或薄黄，脉弦或弦数。

4）素体虚弱，易感外邪。

（3）治法与方药

治法：和解表里。

小柴胡汤（《伤寒论》）

组成：柴胡　黄芩　人参　半夏　甘草　生姜　大枣

原治少阳病，寒热往来，胸胁苦满，口苦咽干，目眩头痛，心烦喜呕，默默不欲食等，或妇人伤寒，热入血室。

方中柴胡、黄芩清热解表，人参、半夏、甘草益气和胃，生姜、大枣调和营卫。

心烦欲呕者加竹茹以降逆除烦。

【其他疗法】

一、针灸疗法

1. 体针

取穴：风池、风门、上星、尺泽、外关。

随症配穴：①头痛：太阳点刺出血，攒竹。②鼻塞流涕：迎香、上星。③咽痛：鱼际泻法或少商点刺出血。④咳嗽：天突、列缺，痰多加丰隆。⑤肢楚：曲池、委中。

操作：每次选择 4～5 个穴，随症配穴，针刺泻法。风门可拔罐。风热者可点刺出血，风寒者酌情应用灸法。

2. 耳针

取穴：肺、内鼻、下屏尖、额、屏间。

操作：针刺中、强刺激，留针 20 分钟。咽喉肿痛者，取下屏尖点刺出血。

3. 灸法　风寒者可在上述穴位中选择 2～4 个穴间接灸治。或隔以姜片或药饼灸治，待稍有灼热感时即移去艾炷，如此反复 5～7 壮。

二、拔罐法

大椎、身柱、大杼、风门、肺俞等穴拔罐，每日 1~2 次。

三、食疗

1. 大葱 20g，生姜 10g，白萝卜 100g，煮汤食用。具有解表散寒之功，用于风寒型经行感冒。

2. 桑叶 15g，白菜根 1 个，白萝卜 100g，水煎代茶饮。功具疏风清热，可用于风热型经行感冒。

【预防与调护】

1. 平时加强锻炼，增强抵抗力。

2. 经前 1 周起每天清晨用冷水洗脸后按摩迎香穴，有一定预防作用。

【疗效判定】

治愈：外感诸症全部消除，停药后 3 个月经周期未复发。

显效：外感诸症全部消除，停药后届经期时有复发，但症状明显轻于既往。

有效：外感诸症有明显改善，停药后易复发。

无效：症状未见改善，甚或加剧，停药后届期复发如初。

（万　红）

经 行 头 痛

每逢经期或经行前后出现以头痛为主要症状的病证，称"经行头痛"。历代医家对此论述较少，《张氏医通》有"经行辄头痛"的记载。为临床常见病证之一，每可因精神因素而诱发本病。

【病因病机】　经行头痛属内伤性头痛范畴，究其本病之作，与月经密切相关，主要发病机制是气血阴精不足，经行之后，气血阴精更亏，清窍失养而致；或由痰、瘀之邪，随经前、经期冲气上逆，邪气上扰清窍致痛。现代有研究认为，或因经期内分泌的变化引起，与水钠代谢异常，造成细胞外液增加，以致颅内充血、水肿、颅内压升高有关。

【诊断与鉴别】

一、诊断要点

1. 临床表现　头痛有规律地发生在经前、经期或经后，与月经周期有密切关系，且反复发作。

2. 检查　妇科检查多无异常。

3. 辅助检查

（1）内分泌测定：雌二醇、孕酮放射免疫测定可能提示两者比例失调，雌孕激素比值异常。

（2）X 线检查：椎动脉造影无异常发现。

（3）实验室检查：血、尿常规和电解值均在正常范围。

（4）CT 检查以排除颅内占位性病变。

二、鉴别

1. 经行感冒 经行期间虽可见头痛不适，但尚有身寒热、鼻塞、流涕，咽喉痒痛等表现，不同于经行头痛。

2. 雷头风 初起眩晕、呕吐，渐至头痛难忍，头中有声，轻者若蝉鸣，重则两耳若雷响，风动作响。其发病虽可见于经期，但无与月经周期一致的发病规律，有别于经行头痛。

3. 颅内占位性病变所致头痛 CT检查可以鉴别。

【辨病论治】 以伴随月经周期出现头痛为辨病依据。采用相应的周期性调治的方法，以疏肝、健脾、固肾为基础，随症加减用药。选方用药须注意经期用药宜忌。

经前调治：经前血注胞宫，肝体失养，肝阳偏亢，上扰清窍，为头痛发作之机，故疏肝养肝为正治之法，同时辅以健脾养血，逍遥散合失笑散。

经期调治：经事既行，头痛往往缓解，当继以疏肝健脾、和血调经之法，上方加三七粉、丹参以利经血畅行。

经后调治：经事既止，血海空虚，治虚转为重点，拟益气血、养肝肾，以归脾汤化裁，并配服六味地黄丸。

缓解后调治1～2个月经周期，继以调理之法，经前、经期用逍遥丸，经后早服人参归脾丸，晚服六味地黄丸，用药1～2周期。

【辨证论治】

一、辨证要点

以头痛伴随月经周期发作为主症，辨痛以时间、部位、性质为要点。一般实证头痛多始于经前，痛势较剧，虚证多痛于经后，痛势较缓。掣痛、胀痛为实，空痛、隐痛为虚。头痛部位，前额属阳明，后头属太阳，两侧属少阳，巅顶属厥阴。

二、治疗原则

总以调理气血为大法，实证者行气活血以止痛，虚证者补气养血以止痛。头为诸阳之会，用药宜以轻清上行之品，不可过用重镇潜阳之剂以免重伤阳气。

三、分证论治

1. 气血亏虚证

（1）临床见证：经期或经后，头痛头晕，经行量少色淡，心悸少寐，神疲乏力，舌淡苔薄，脉虚细。

因素体血虚，化源不足，遇经行则血愈虚，血不上荣，故头晕头痛。血不养心，则心悸少寐，神疲乏力。舌苔薄白，脉虚细乃为血虚之候。

（2）辨证依据

1）经期、经后头痛，经行量少色淡。

2）心悸、少寐，神疲乏力。

3）舌淡，苔白，脉虚细。

4）或有失血伤阴史。

（3）治法与方药

治法：养血益气，止痛。

八珍汤(《正体类要》)加枸杞子、首乌

组成：当归、川芎、白芍、生地、人参、白术、茯苓、炙甘草、枸杞子、首乌。

原方有养血益气之功，主治气血两虚之证，用于病后虚弱和各种慢性疾病，也可以治疗气血两虚的经行头痛。加枸杞子、首乌滋阴养血，使气旺血足，自无经行头痛之虑。

2. 肝火证

(1) 临床见证：经前、经期头部胀痛跳痛，痛在两侧，甚或巅顶掣痛，头晕目眩，烦躁易怒，胸胁苦满，口苦咽干，舌质红，苔薄黄，脉弦数。

素体阴血不足，肝阳偏亢，经前阴血下注冲任，气火偏旺，故而肝火易随冲气上逆，上扰清窍而致两侧或巅顶掣痛，头晕目眩而作。

(2) 辨证依据

1) 头痛多发于经前，痛在两侧或巅顶，头晕目眩。

2) 心烦易怒，胸胁苦满，舌红苔黄，脉弦数。

3) 平素情志忧郁恚怒，或有精神刺激史。

(3) 治法与方药

治法：育阴清热，平肝潜阳。

1) 杞菊地黄丸(《医级》)加苦丁茶、夏枯草、白蒺藜

组成：熟地、山萸肉、山药、泽泻、丹皮、茯苓、枸杞子、菊花、苦丁茶、夏枯草、白蒺藜。

原治肝肾不足，肝阳上亢之证。方中以六味地黄汤滋养肝肾；枸杞子、菊花养血平肝；加苦丁茶、夏枯草、白蒺藜以助清热平肝之力。肝肾得养，肝火平息，则头痛自除。

2) 朱小南经验方(《朱小南妇科经验选》)

第一阶段以平肝潜阳为主，抑制其上扰之势，以缓解头痛，处方用天麻钩藤饮加减使偏亢的肝阳得以平和。

嫩钩藤(后下)18g，石决明(先下)24g，陈青蒿9g，夏枯草9g，制香附9g，广郁金6g，橘叶、核各6g，白蒺藜9g，稆豆衣12g，合欢花9g，杜仲9g。

第二阶段，肝阳头痛已减，但肝郁不舒，乳胀症状显著，所以采用疏肝化郁法，酌加平肝潜阳为辅，用合欢皮以入厥阴，香附、郁金、橘叶、橘核等疏通经络气滞，使胸胁部肝经的气血得以恢复正常运行，以解除胸胁闷胀及乳房作胀的症状，再用钩藤、石决明、青蒿、夏枯草等平肝潜阳，防其复燃。

全当归6g，大熟地(砂仁拌)9g，山萸肉9g，女贞子9g，白芍6g，茯苓9g，稆豆皮9g，焦白术6g，川芎4.5g，巴戟肉9g，嫩钩藤(后下)9g。

第三阶段，由于肝郁不舒之症状已好转，但肾水亏损情况仍然存在，若不滋水养血治其根本，则不能涵木，肝阳仍能复作，所以采用调补肝肾为主，用杞菊地黄丸加女贞子滋补肾阴，当归、川芎等调经养血，钩藤等潜阳平肝。

3. 气滞血瘀证

(1) 临床见证：每逢经前、经期头痛剧烈宛如锥刺，经色紫黯有块，伴小腹疼痛拒按，舌黯或边尖有瘀斑、瘀点，脉细涩或弦涩。

经行气血以通畅为顺，气顺血和，自无疼痛之疾。经行时经血下注冲任，气郁不舒，血行失畅，滞而生瘀，脉络不通，阻塞清窍，故每逢经行头痛剧烈。

（2）辨证依据

1）经前、经期头痛剧烈，宛如锥刺。

2）经色紫黯，经血夹有块，小腹疼痛拒按。

3）舌紫黯，有瘀斑、瘀点，脉细涩或弦涩。

4）素性抑郁，情怀不遂。

（3）治法与方药

治法：调气活血，化瘀通络。

1）通窍活血汤（《医林改错》）

组成：赤芍、川芎、桃仁、红花、老葱、麝香、生姜、红枣。

原治头面上部血瘀之证。全方具活血通窍、行瘀通经之效，使瘀去血生，经络宣通，则头痛自止。

2）疏肝活血汤（《陕西中医》）

组成：柴胡、丹皮、桃仁、赤芍、白芷各 10g，当归、茯苓、白术各 15g，炒栀子、红花、薄荷各 6g，杭白芍、川芎各 20g，葛根 30g。

功效：疏肝活血止痛。

主治：经行头痛。

4. 痰湿证

（1）临床见证：经前、经行头重昏痛，胸闷泛恶，痛甚呕吐痰涎，肢体肿胀，口淡纳呆，经血清淡或有黏液，大便溏薄，舌胖边有齿痕，苔白腻，脉弦滑。

妇人经水由脾胃所化生，若脾虚失运，不能散精布液，聚为痰湿，经行时痰湿随冲任之气上扰清空，而见头重昏痛，胸闷泛恶，舌苔白腻，脉弦滑均为痰湿之象。

（2）辨证依据

1）经前或经期头重昏痛，甚则呕吐痰涎，胸闷不适。

2）形体肥胖，肢体胀满，浮肿便溏，经血清淡或夹有黏液。

3）舌胖边有齿痕，脉弦滑。

4）素体脾虚或有饮食劳倦伤中史。

（3）治法与方药

治法：化痰燥湿，降浊止痛。

半夏白术天麻汤（《医学心悟》）

组成：半夏、白术、天麻、陈皮、茯苓、炙甘草、蔓荆子、生姜、大枣。

本方为化湿除痰、降浊止痛之剂，使湿去痰消，气机通畅，则头痛而愈。

【其他疗法】

一、针灸疗法

1. 体针

取穴：头维、百会、风池、太阳、合谷、足三里、三阴交。

方义：头维、百会、风池三者为诸阳之穴，太阳、合谷疏风通络之穴治其标，以足三里、三阴交调和气血以治其本。且三阴交为足三条阴经之会穴，为妇科经病要穴，与上诸穴配伍，则风邪得清，经病得调。

如肝肾两亏，加肾俞、太溪、太冲、通天以调补肝肾，气血两虚加关元、气海、脾俞、肝俞、太冲以行气活血。

手法：采取提插捻转，补泻结合，留针20分钟，每周2次，8次为1个疗程，2个疗程间休息15~20天。

2. 耳针

取穴：额枕、枕小神经、脑点、子宫、卵巢、肾、内分泌、皮质下。

操作：毫针刺，用中强度刺激，每日针1次，每次选上穴3~5个。

二、食疗

1. 何首乌煲鸡蛋　何首乌60g，鸡蛋2只，加水同煲，鸡蛋煮熟后去壳取蛋再煮片刻，吃蛋饮汤。适用于血虚证。

2. 穿山甲炖归芎　穿山甲50~100g，川芎6g，当归9g，加水炖熟，饮汤吃肉。适用于血瘀证。

【预防与调护】

一、预防

本病发生与情志因素有关，除药物治疗外，还须调情志，尤其在临经前、经期必须保持情怀舒畅，心情愉快，以使气调血和。

二、调护

属血虚者宜吃营养丰富的食物，如牛奶、鸡、猪、牛、羊肉、蛋类等；肝火头痛者宜多食青菜、水果，忌烟酒，忌吃刺激性食物。经期调摄情志亦有利于病情的缓解和治愈。

【疗效判定】

治愈：经行头痛消失，无周期性发作。

好转：经行头痛减轻。或头痛消失后3个月经周期内又复发。

未愈：经行头痛无变化。

（万　红　徐　昕）

经 行 眩 晕

每逢经期或经行前后出现头晕目眩，如坐舟车，甚或伴有恶心呕吐等症，谓"经行眩晕"。历代医家对此病未见专论，现代对其机制研究亦不多，但在临床却不少见。

【病因病机】　究其病机，有虚实之别。虚者多为血虚或阴精亏虚，不能上荣于脑所致；实者为脾虚痰湿内阻，清阳不能上升使然。因经行阴血下注于胞宫，若素属血虚或阴虚之体，遇经行则其血更虚，阴精益显不足；或素体脾虚，痰湿内生，值经行则脾气随血下归而益虚，痰湿益甚，阻碍清阳上升，遂致眩晕。

西医学则认为，本病的发生可能与雌激素增加，使碳水化合物代谢发生改变及糖耐量增加有关。

【诊断与鉴别】

一、诊断要点

1. 临床表现　经期或经行前后头晕目眩，视物不清，甚或恶心呕吐，并伴随月经周期持续发作，连续 2 个周期以上。

2. 检查

（1）体格检查：血压正常。

（2）妇科检查：盆腔器官一般无明显器质性病变。

3. 辅助检查

（1）应注意做耳及心脑血管等检查，以排除相应疾病。

（2）CT 检查以排除颅内病变。

二、鉴别

1. 梅尼埃综合征　梅尼埃综合征是以膜迷路积水为主要病理特征的一种内耳疾病。本病以突发性眩晕、耳鸣、耳聋或眼球震颤为主要临床表现，眩晕有明显的发作期和间歇期。发作突然，可在任何时间发作，甚至入睡后也可发作，与月经周期无关。

2. 高血压或低血压引起的眩晕　血压高于或低于正常。

3. 颅内病变　头痛与月经周期无关。CT 检查可以鉴别。

【辨证论治】

一、辨证要点

血虚气弱不能上荣者，眩晕多见于经行后。痰湿蒙闭或肝旺火盛者，眩晕多发于经前，经后逐渐缓解。

二、治疗原则

治疗本病，首在分清虚与痰。因于虚者，补益心肝，益气生血；因于痰者，健脾化痰，升阳除湿；阴虚阳亢者，育阴潜阳。

三、分证论治

1. 血虚证

（1）临床见证：经行或经后头晕目眩，或见月经后期、量少、色淡红、质稀，伴面色萎黄或无华，神疲乏力，心悸少寐，舌淡苔薄，脉细弱。

素体血亏，营血不足，经行因气血下注胞宫，髓海失于荣养，故经行眩晕。

（2）辨证依据

1）头晕目眩反复见于经行或经后。

2）月经量少、色淡红、质稀。

3）面色萎黄或无华，神疲乏力。

4）舌淡红，脉细弱。

（3）治法与方药

治法：补益心脾，益气生血。

归脾汤（《济生方》）加枸杞子、首乌、熟地

组成：人参、白术、黄芪、茯神、当归、远志、酸枣仁、木香、炙甘草、桂圆肉、生姜、大枣、枸杞子、首乌、熟地。

原治心脾两虚证及脾虚失摄所致月经不调、崩漏等病证，综观本方，补气健脾的药物

较多，意在益生化之源以生血。加枸杞子、首乌、熟地助滋阴养血，气旺血足则眩晕止。

2. 阴虚阳亢证

（1）临床见证：经行头晕目眩，耳鸣，月经量少色红，烦躁易怒，口干咽燥，颧红潮热，舌质红少苔，脉弦细数。

（2）辨证依据

1）经行之际头晕目眩，耳鸣。

2）烦躁易怒，口干咽燥，颧红潮热。

3）经行量少色红。

4）舌红苔黄，脉弦细数。

（3）治法与方药

治法：滋阴潜阳，清眩止晕。

1）天麻钩藤饮（《杂病证治新义》）

组成：天麻、钩藤、栀子、黄芩、杜仲、石决明、川牛膝、益母草、桑寄生、夜交藤、朱茯神。

本方主要功效养肝息风，滋阴清热，主治因阴虚肝旺，肝风内动所致头痛、眩晕、耳鸣等症。

2）一贯煎（《续名医类案》）加刺蒺藜、菊花、决明子

组成：沙参、麦冬、当归、生地、川楝子、枸杞子、刺蒺藜、菊花、决明子。

一贯煎原治肝肾阴虚，肝气不舒胸胁胀痛，在此取其滋阴补肾、养肝疏肝之意，加刺蒺藜、菊花、决明子平肝潜阳以止眩晕。或加僵蚕、蝉蜕更具祛风平肝之效。

3. 脾虚夹湿证

（1）临床见证：经行前后头晕而沉重，平素带下量多，胸闷欲呕，纳少便溏，舌淡胖边有齿痕，苔白腻，脉濡滑。

（2）辨证依据

1）头晕而重，见于经前，经行后渐缓。

2）胸闷欲呕，带下量多，纳少便溏。

3）舌淡胖边有齿痕，苔白腻，脉濡数。

（3）治法与方药

治法：燥湿化痰，健脾止晕。

半夏白术天麻汤（《医学心悟》）

组成：半夏、白术、天麻、陈皮、茯苓、炙甘草、蔓荆子、生姜、大枣。

方中二陈汤化痰除湿，配以白术、天麻、蔓荆子、姜、枣等，使脾气得健，痰湿得化，眩晕而止。

若痰蕴化热，证见头目胀痛，心烦口苦，舌苔黄腻，脉弦滑者，则宜用温胆汤（《备急千金要方》）清热涤痰，加青葙子、桑叶、杭白菊以平肝潜阳、利头目、除眩晕。

【预防与调护】 注意经期卫生，做到生活规律，适当休息，减轻压力。

【疗效判定】

痊愈：眩晕及其他症状消失，停药 3 个月经周期未复发。

显效：眩晕及其他症状减轻，停药后仅偶有轻微发作。

有效：眩晕及其他症状较治疗前有所减轻，停药后又时有发作。

无效：症状无改善，甚或加重。

（万 红 徐 昕）

经行口舌糜烂

每值经潮或行经前后，发生口舌糜烂或溃烂生疮，且如期反复发作者，称"经行口糜"。历代医家对此无专门论述，但于临床却屡见不鲜。因本病发作与月经有关，故列入"月经前后诸症"进行论述。

【病因病机】 根据其发病部位，溯其病源，为心、脾、胃、肾脏腑功能失调所致。尤与心之关系密切。如《素问·至真要大论》有"诸痛痒疮，皆属于心"之论述。且舌为心苗，故凡属口舌糜烂，多责之于心；而舌又居于口，口乃胃之门户，胃与脾互为表里，故口舌糜烂与脾胃也有关系。胞络者系于肾，肾中精血不足，值经行则阴血下注胞中而为经水，阴血益虚，虚热内生，虚火上炎遂发口糜。素体脾肾阳虚，或房劳多产，或过食生冷，致脾肾阳虚，虚阳上浮，值经行之际亦发口糜。

西医认为口舌黏膜在经期有生理性充血现象，加之雌激素/孕激素比值升高，体内水钠潴留，致使黏膜病变，引起口舌糜烂；也有认为系免疫功能下降，在经期愈发明显降低，而出现口腔溃疡。经行口糜往往是白塞综合征的先驱症状，临床应予以重视。

【诊断与鉴别】

一、诊断要点

1. 病史 有过劳或热病史。

2. 临床表现 每伴随月经周期反复发生口舌糜烂、溃疡，当经行或经净则可逐渐缓解，或不药而愈。

3. 妇科检查 盆腔器官无异常。

4. 辅助检查

（1）口腔脱落细胞检查以排除他病。

（2）行活体组织检查以确定病变性质。

（3）查血常规及微量元素，以鉴别有无细菌感染或病毒感染，以及有无微量元素缺乏等。

二、鉴别

1. 舌癌 舌癌之口糜与月经周期无关，必要时可作脱落细胞及活体组织检查以资鉴别。

2. 维生素类缺乏症。

3. 白塞综合征。

以上三者虽均可出现口腔溃疡或糜烂，但其发作与月经无关，并不存在随月经周期反复发作或经净常自行好转的特征。

【辨病论治】

温清饮加减（《中医妇科治疗学》）

组成：生地、当归、赤芍、川芎、黄连、黄芩、黄柏、栀子、板蓝根、人中黄。

用法：每日1剂，分2次煎服。口疮局部涂珍珠粉，每日3～4次。

本方原治复发性口舌生疮，与经行口糜之主要病机相宜，故选用于此。

【辨证论治】

一、辨证要点

观其病机，多缘于火，火性炎上，临床常见有心火上炎、胃热炽盛、阴虚火旺、脾肾阳虚等，而以心火上炎为主。心火上炎者，证见心烦、失眠、脉数。胃热炽盛者，必兼口干、口臭、便结、脉滑数。虚火上炎者，多五心烦热、渴不欲饮、舌红脉细数。脾肾阳虚者，见气少乏力、形寒便溏、舌淡、苔白、脉沉细。

二、治疗原则

治宜清热为主。心火上炎者，清心利小便，使热由小便而出。胃热炽盛者乃宜清胃泻火。虚火上炎者，治宜养阴清热。脾肾阳虚者，治以温阳助火。临床证因各异，治之有别，不容混淆。

三、分证论治

1. 心火上炎证

（1）临床见证：经行口舌糜烂，舌尖红赤，疼痛，心烦失眠，小便黄赤热痛，月经量多，色红，苔黄，脉细数。

多因思虑劳心，耗伤心血，经血下注于胞宫之时，心血益感不足，心阳偏亢，心火上炎，发为口糜。心血不足不能养心安神，则见心烦失眠，心与小肠为表里，心热移于小肠，则见小便黄赤热痛。热迫血行故月经量多，色红。

（2）辨证依据

1）经行口舌糜烂、溃疡多见于舌尖部，疼痛不适。

2）心烦不眠，小便黄赤热痛。

3）舌红苔黄，脉细数。

（3）治法与方药

治法：清心泻火。

导赤散（《小儿药证直诀》）加黄连、连翘

组成：生地、甘草梢、木通、淡竹叶、黄连、连翘。

原方具清心养阴、利水导热之效，加连翘、黄连以增清心降火、拔火毒、疗疮疡之效。诸药合用，既能清心火，凉血热，又无伤阴之弊。

2. 胃热炽盛证

（1）临床见证：经前或经行口舌糜烂、溃烂，口干口臭，便结尿黄，月经量多，色红，苔黄，脉滑数。

平时嗜食辛辣香燥之品，热蕴肠胃，且冲脉丽于阳明，经行冲气偏盛，夹胃热上冲，渐致口糜。热结肠胃，灼伤津液则尿黄便结。热盛迫血妄行，则月经量多，色红。苔黄、脉滑数乃为胃热炽盛之征。

（2）辨证依据

1）平素嗜食辛辣香燥之品。

2）口舌生疮糜烂反复，见于经前或经行。

3）口干口臭，尿黄便结，舌红苔黄，脉滑数。

（3）治法与方药

治法：清热泻火，荡涤胃热。

凉膈散（《太平惠民和剂局方》）

组成：川大黄、朴硝、甘草、栀子、薄荷叶、黄芩、连翘、竹叶。

本方以疏散上焦邪热，清泄中焦实热为主，咸寒苦甘，具清热泻下之功。

3. 阴虚火旺证

（1）临床见证：经行口糜，口疮个数不多，呈较规则圆形或椭圆形，边缘有窄的红晕，舌尖红赤，溃烂疼痛，口燥咽干，月经量少色红，五心烦热，卧不安神，溲黄量少，舌红少苔，脉细数。

阴虚火旺，火热乘心，经血下注则虚火益盛，故经行口糜，舌尖红赤溃烂。阴津不足，则口燥咽干；阴血不足则月经量少色红。五心烦热，卧不安神，溲黄量少，舌红少苔，脉细数，均为阴虚有热之征。

（2）辨证依据

1）经行口糜，口疮个数不多，呈较规则圆形或椭圆形，边缘有窄的红晕，舌尖红赤，溃烂疼痛，月经量少。

2）口燥咽干，五心烦热，尿少色黄。

3）舌红少苔，脉细数。

（3）治法与方药

治法：滋阴降火。

1）知柏地黄丸（《症因脉治》）

组成：熟地黄、山萸肉、山药、茯苓、泽泻、丹皮、知母、黄柏。

原治肝肾不足，虚火上炎之证。

本方滋补肝肾，滋阴降火，补中有泻，寓泻于补，以其具滋阴降火之功，亦宜于阴虚火旺而致经行口舌糜烂者服之。

2）玉女煎（《景岳全书》）加青盐、青果

组成：生石膏、熟地、麦冬、知母、牛膝、青盐、青果。

全方重在滋阴降火，配以青果酸涩敛溃，青盐咸寒降火。

4. 脾肾阳虚证

（1）临床见证：经行口舌糜烂，患处晦黯，疼痛轻微，月经量少、色淡，气少乏力，形寒便溏，舌淡苔白，脉沉细。

经血下行，阴不敛阳，虚阳上浮，故经行口糜，患处晦黯，疼痛轻微。阳虚生化不足则经量少，色淡；阳虚不振则气少乏力，经脉失于温煦则畏寒肢冷，水湿下注则便溏。舌淡苔白、脉沉细均为脾肾阳虚之候。

（2）辨证依据

1）经行口糜，患处晦黯，疼痛轻微。

2）气少乏力，形寒便溏。

3）舌淡苔白，脉沉细。

（3）治法与方药

治法：扶脾益肾，温阳助火。

十全大补汤（《太平惠民和剂局方》）加丹皮

组成：人参、白术、茯苓、当归、川芎、白芍、熟地、甘草、生姜、大枣、黄芪、肉桂、丹皮。

【其他疗法】

一、针灸疗法

处方：廉泉、少府、合谷、三阴交。阴虚火旺加照海，胃热炽盛加内庭。

方义：廉泉穴位于颈部，归属任脉，任脉环绕口唇，局部取之可清利咽舌。少府为心经荥穴，有清心泻火等作用，为治口疮常用穴。合谷为手阳明之合穴，阳明经环绕口唇，古人又有"面口合谷收"之谓，故能调阳明经经气，泄热凉血止痛。三阴交理血调经。四穴配用清热泻火利咽。照海为足少阴经穴，有滋阴调经、利咽安神等作用。内庭为足阳明之荥穴，有清泻胃火的作用，为治疗胃火炽盛所致病证的特效穴。

方法：廉泉向舌根斜刺 0.5～0.8 寸，用平补平泻；少府直刺 0.2～0.3 寸，用泻法；合谷直刺 0.5～0.8 寸，用泻法；三阴交直刺 0.5～1.0 寸，用平补平泻；照海直刺 0.5～0.8 寸，用平补平泻；内庭直刺或斜刺 0.5～0.8 寸，用泻法。

二、三棱针疗法

处方：金津、玉液、少冲、阿是穴。

配穴：溃疡面多时配四缝。

方法：用三棱针点刺，每穴出血 2～3 滴为宜。溃疡小者刺病灶中心 1 针即可，大者可刺 3 针，使出血 3～10 滴。1～2 天一次，7 天为 1 个疗程，每月于经前治疗 1 个疗程，连续治疗 3～5 个月。

【预防与调护】

1. 注意口腔卫生，可选用淡盐水或药用漱口水漱口，以清除疮面污物，并有治疗作用。

2. 避免食刺激性食物及粗硬食品，宜进半流质或流质饮食。

【疗效判定】

治愈：治疗后口疮治愈，月经正常，停药 3 个月经周期以上未复发。

显效：治疗后口疮治愈，月经正常，3 个月经周期以上基本控制复发，或停药期偶有轻微发作，但能控制或自愈。

有效：治疗后口腔症状明显减轻，或复发间隔期延长，或偶有轻微发作，口疮数目减少，病程亦缩短。

无效：治疗后口疮未好转甚或加剧。

【重点提示】 经行口糜以热多见，然热有虚实之分。实热以心胃火旺为多，虚热以肾阴虚火旺多见，脾肾阳虚，虚热上浮少见。经前经期发作时以清火为主，少佐活血发散之品，配合局部用药，加强口腔护理以防感染。经后以养阴为主，防止复发。平时注意避免食辛辣刺激食品，保持口腔清洁。若反复发作，经久不愈或伴有眼、生殖器溃疡应考虑为狐惑病。

（万 红 王 军）

经行风疹块

每值经前或经期皮肤瘙痒或起风团,经净后消退者,称"经行风疹块",又称"经行痞瘟"、"经行瘾疹",瘾疹又名荨麻疹。

历代医籍对此所论甚少,《妇人大全良方》有"妇人赤白游风方论",但未说明该病发生与月经的关系。《医宗金鉴·妇科心法要诀》杂证门有"血风疮证治"等记载,如"遍身痞瘟如丹毒,痒痛无时搔作疮,血风风湿兼血燥,加味逍遥连地方;愈后白屑肌肤强,血虚不润养荣汤",较完整地介绍了本病的临床表现、病因病机及主治方药。近代医家《哈荔田妇科医案医话选》认为经行瘾疹周期发作的原因是"经血下脱,肤腠空虚,风邪外袭,郁于肌肤之故。初予清热利湿、凉血解毒、消风止痒之剂治其标,以缓解症状为主;末调理脾胃、益气血、和营卫,以增强抗病邪之力,防其反复",所论颇为中肯。

【病因病机】 根据本病的发病时间、证候特点析之,其病乃风邪为患。缘于素体本虚,又逢经期血归冲任,血气重虚,血虚生风,风盛则痒;或卫表不固,复感风邪,郁于肌腠,不得透达而诱发本病。

西医学认为,荨麻疹是累及真皮或皮下组织的暂时性红斑,风团或水肿性肿胀的一种瘙痒性皮肤病,此病诊断容易,但其病因及发病机制复杂。而经行荨麻疹的发生有人认为与月经期妇女体内的内分泌剧烈变化有密切关系,多系皮肤对某些激素过敏所致。Stephens 等认为"经前及经期发疹的病例,系对内源性黄体酮过敏所致";Mayou 等报道,认为系自身免疫性雌激素皮炎。

【诊断与鉴别】

一、诊断要点

1. 病史 素体较虚、营血不足或过敏体质。

2. 临床表现 每值经行或经行前皮肤瘾疹即发,风团瘙痒难忍,经行后逐渐缓解消失迅速,不留痕迹,伴随月经周期反复发作。

3. 妇科检查 一般无异常。

4. 辅助检查 可有嗜酸性粒细胞增多,伴有感染时可有白细胞总数及中性粒细胞增多。

二、鉴别

本病主要是以周期性风疹发作与月经周期密切相关为特点,与一般因药物、食物等外界致敏因素刺激而诱发者不同。后者系因外源性过敏原致敏所引起的过敏反应,并不随月经周期而发。亦有患瘾疹瘙痒,每遇经期而症状加剧者,结合病史与月经周期的关系,不难鉴别。

【辨病论治】 中医认为荨麻疹主要是风、热、湿邪蕴于肌肤所致,或血中有热又感外风而发病。经行荨麻疹又与气血不足、营卫不和相关,故临证时总以活血祛风、养血清热为常法。

1. 五灵脂丸(《圣济总录》)

组成:炒五灵脂、乌头(炮制去皮、脐)、芍药、海桐皮、生地黄(焙)、红花、牡丹皮、防风、川芎、当归(焙)、凌霄花。

制用法：共为末，酒煮面糊为丸，梧桐子大。每服 20 丸，每日 3 次。活血祛风，通络止痒。用于散在皮肤瘾疹，麻木瘙痒。

2. 防风散（《朱氏集验方》）

组成：防风、当归、赤芍、炒牛蒡子各 30g，荆芥穗 36g，蝉蜕 22.5g，生地黄、白芷、甘草、白附子、白僵蚕（炒、去丝）、何首乌、乌蛇肉（酒浸，去皮、骨，焙干）各 15g，紫丹参 22.5g。

祛风活血，适用于遍身瘾疹，紫红成片，或皮肤粗涩，时有瘙痒者。

3. 慢性荨麻疹方一（《百病良方》）

组成：生地 20g，首乌 20g，当归、白芍各 12g，丹皮、玉竹、荆芥、防风各 10g，大枣、人参叶各 30g。

4. 慢性荨麻疹方二（《百病良方》）

组成：茵陈、薏苡仁各 30g，木瓜 13g，防己 12g，麻黄、桂枝、防风、地龙各 10g，蛇蜕 6g。

如皮肤瘙痒难忍，可选紫背浮萍、萹草、苍耳草、荆芥、紫苏叶、百部等中草药（任选 1～2 种）各 120g 煎汤外洗。也可用活蟾蜍 3～4 只，去其内脏，洗净后置沙罐内煮极烂，用布滤去渣，留汤外用。荨麻疹多的部位，可每日用此汤洗一次，少可用棉签蘸汤外搽，每日 3～4 次，治疗当日能止痒，连用 3～4 日荨麻疹全部消失。

【辨证论治】

一、辨证要点

经行风疹块，证有虚实。虚者多因血虚、营阴不足，痒疹多发于隐蔽部位，其色多红紫或紫黯不鲜，经行瘙痒难忍，入夜尤甚，皮肤干燥。实者多因血分蕴热，经行风邪乘虚而入，与热相搏，其疹多发于上下肢体暴露部位，色红、灼热，感风遇热痒甚，或昼痒夜轻。同时结合月经之量、色、质和全身症状、舌、脉辨析之。

二、治疗原则

根据"治风先治血，血行风自灭"的原则，血虚生风者，宜养血祛风为主。风热化燥者，宜养血清热为主。切忌辛温香燥之品，以免劫津伤阴。

三、分证论治

1. 血虚证

（1）临床见证：经行风疹频发，瘙痒难忍，搔之尤甚，夜间加剧，或见月经量少色淡，面色不华，皮肤干燥，苔薄白，舌质淡，脉细数。

营阴不足，血虚生风，风胜则痒。经行时阴血愈虚，故风疹频发。因血属阴，血虚而痒者则入夜痒甚。营血不足，而月经量少色淡。余症、舌脉亦为血虚之象。

（2）辨证依据

1）经行风疹频发，瘙痒难忍，夜间加剧。

2）皮肤干燥，月经量少色淡。

3）舌薄白，舌质淡红，脉细数。

4）失血伤阴史。

（3）治法与方药

治法：养血祛风。

1）当归饮子（《证治准绳》）

组成：当归、川芎、白芍、生地、防风、荆芥、黄芪、甘草、白蒺藜、何首乌。

方中四物汤加何首乌养血和血，防风、荆芥祛风散邪，白蒺藜疏肝泄风；黄芪、甘草益气固表，扶正祛邪。

若血虚又外感，证见经行则风疹发作，皮肤瘙痒，疹块色淡红或红，遇冷或风吹尤甚，经行腹痛，脉迟或缓，苔薄白，治以调营疏风散疹，方用荆防四物汤（《医宗金鉴》），药用荆芥、防风、当归、芍药、地黄、川芎。

2）经验方（《中医妇科治疗手册》）

组成：生地15g，熟地15g，川芎10g，白芍10g，紫草10g，白蒺藜15g，首乌10g，胡麻仁10g，鸡血藤15g，生甘草10g。

2. 风热证

（1）临床见证：经前或经行皮肤起疹，色红灼热，瘙痒不堪，感风遇热瘙痒尤甚，或见月经提前量多，色紫红而质稠，口干喜饮，尿黄便结，舌红苔黄，脉浮数。

风热相搏，邪郁肌腠，则四肢起红色风团、瘙痒异常，热甚则迫血妄行而经行先期量多，色紫红稠。热甚伤津则口干喜饮，尿黄便结。舌红、苔黄，脉浮数均为风热内盛之象。

（2）辨证依据

1）经前或经行起疹，色红瘙痒，遇风热瘙痒加剧。

2）月经先期量多，色红质稠，口干喜饮，尿黄便结。

3）舌红苔黄，脉浮数。

4）或有外感风邪、风热病史。

（3）治法与方药

治法：疏风清热，通络止痒。

1）消风散（《外科正宗》）

组成：荆芥、防风、当归、生地、苦参、炒苍术、蝉蜕、木通、胡麻仁、生知母、石膏、生甘草、牛蒡子。

方中当归、生地、荆芥、防风、牛蒡子、蝉蜕养血清热泄风；苦参、苍术燥湿清热解毒；胡麻仁养血润燥，知母、石膏清热泻火；木通、甘草清火利尿，导热由小便下行。

2）经验方

组成：桑叶、薄荷、菊花、金银花、连翘、黄芩、栀子、丹皮、赤芍、白鲜皮、地肤子、茯苓皮。

风热证之因与肺有关，因肺主皮毛，若玄府开阖不利，易受风邪侵袭，风邪郁久化热成毒，局部表现为红色扁平风团，奇痒，遇热加剧，舌苔白或薄黄，脉浮数，用药以桑叶、薄荷、菊花辛凉宣解为主。心烦、口渴思饮、舌质红为血分热盛之象，故配合金银花、连翘、黄芩、栀子清三焦郁火，解肌表之热；赤芍、丹皮凉血和血解血中伏热，此即治风先治血，血行风自灭之意；白鲜皮、地肤子、茯苓皮祛湿热，通利水道。

【其他疗法】

一、针灸治疗

1. 针刺后溪穴放血　方法：以后溪穴为主穴，配曲池、足三里。采用后溪穴点刺放血，曲池、足三里快速强刺激不留针。隔日 1 次，15 次为 1 个疗程。

2. 神阙穴拔火罐　方法：患者仰卧，将酒精棉球点着火迅速投入罐内，随即取出，乘势将罐扣在脐部（神阙穴），待 3～5 分钟后，将火罐取下，再进行第 2 次、第 3 次拔罐，连续拔 3 次罐。每日 1 次，3 次为 1 个疗程。顽固者治疗 2～3 个疗程。

3. 耳尖放血　方法：先将食用面碱入铝勺内，用文火煎干，即成无水碳酸钠，装入无菌小瓶内备用。治疗时，先将患者双耳尖部（外耳轮顶部）常规消毒，用消毒手术刀或刮脸刀片在耳尖轻轻作矢状切口，长约 4～5mm，深 0.5～1mm，出血为度。用消毒棉球不断擦去出血，直至不再出血或出血很少为止。将无水碱面少许撒入切口内，盖上消毒棉球，再用胶布固定即可。1 次不愈，可间隔 1～2 日重复。

二、外治法

中药香袋

制备法：蛇床子、丁香、白芷各 20g，细辛、苍术、艾叶、香附、雄黄、硫黄各 10g，共研成细粉，过 80～120 目筛，加入冰片 5g 混合。25g 装为 1 袋，密封保存备用。

使用方法：将制备的香袋 2 袋，一袋放于患者贴身衣内，另一袋放于患者床铺一侧床单下或枕下，每 2 个月换香袋一次。使用香袋后暂不再使用其他药，该方法对某些患者有一定疗效。

【预防与调护】

一、预防

1. 增强体质，预防疾病，尤在经期，当慎避风冷，防止复感外邪。

2. 饮食宜清淡、易消化之素食，慎食辛辣之品，经前宜忌鱼虾等海腥之类，以免诱发本病。

二、调护

1. 疹发后注意不要过度搔抓，以免损破皮肤，诱发感染。

2. 注意保持月经调畅和大便通调。

3. 慎避日光直接暴晒。

【疗效判定】

治愈：风疹块消失，经行前后已无瘙痒不适，停药后 3 个月经周期未复发。

显效：经行风疹块明显减少，瘙痒不适等症状明显缓解，停药后虽有复发，但诸症悉见减轻。

有效：用药时经行风疹块及瘙痒有所改善，但停药后易复发。

无效：经用药后经行风疹块无改善，并可因各种刺激而疹块时有增多，瘙痒加剧。

【重点提示】　经行风疹块由风邪为患，遵循"治风先治血，血行风自灭"的原则，经前、经期病发时以活血祛风为主，经后以养血祛风为主，慎用辛温香燥之品，以免劫伤阴血，同时避风寒，忌辛辣鱼蟹之品。

（熊正秀　王　军）

经行泄泻与浮肿

每遇经行前后或正值经期，大便溏薄或清稀如水，日解数次，经净渐止者为"经行泄泻"，又称"经来而泻"。

每逢经行前后或正值经期，出现以四肢、面目浮肿为主症者，称"经行浮肿"，也有称"经来遍身浮肿"。

经行泄泻，见于《陈素庵妇科补解》，认为乃由脾虚所致。在《新锲汪石山案》中，明确指出："经行而泻……此脾虚也。脾统血属湿，经水将行，脾气血先流注血海，此脾气既亏，则不能运行其湿。"对其脾虚致泻与月经的关系阐述较为贴切。清代《医宗金鉴·妇科心法要诀》在前人论述的基础上，除脾虚外又分列有虚寒、虚热及寒湿之论。《叶氏女科证治》"经行五更泄泻者，则为肾虚"，补充了先贤论述之不足。

经行浮肿，在古代妇科专著中鲜有论述，《叶氏女科证治》中提及："经来遍身浮肿，此乃脾土不能化水变为肿。"近代妇科医家哈荔田根据自己的临床经验，认为本病的发生与"脾阳不振，寒湿凝滞"有关。

【病因病机】 经行泄泻与浮肿，其病机总缘于水液代谢失常所致。参与水液代谢的脏腑以脾肾两脏为主。脾主运化，脾虚则运化功能失职，水湿为患，泛溢肌肤则为肿，下渗大肠而为泻，如《素问·至真要大论》云："诸湿肿满，皆属于脾"，指出水湿为患与脾失健运至为密切。而肾为水脏、主液，肾在调节体内水液平衡方面起着极为重要的作用，水液有赖肾阳的蒸腾气化，才能正常运行敷布排泄。若肾虚则气化失职，不能化气行水，水液溢于肌肤而为肿；阳虚不能化气，脾虚而不能行水，内渗肠胃，升降失常而致泄泻。然其泄泻、浮肿又何与月经相关呢？因经前、经行时气血下注于胞宫而为月经，月经乃血所化，赖气以行，脾肾两脏为气血、精液生化之源，若素体脾肾虚损，值经行则脾肾更虚，气化运行失司，水湿生焉，因而泄泻、浮肿。

本病属西医学经前期综合征范畴，可能与体内雌激素/孕激素比值升高，或维生素 B_6 缺乏有关。

【诊断与鉴别】

一、诊断要点

1. 病史 素体虚弱或脾肾不足。

2. 临床表现 泄泻与浮肿周期性于经前、经期或偶于经后出现。泄泻者，大便溏薄或便稀如水，日解数次；浮肿者，头面四肢浮肿。经净后，泄泻、浮肿自行缓解。

3. 妇科检查：一般无器质性改变。

4. 辅助检查

（1）内分泌检查：血、尿中的雌激素、催乳素水平可见增高，或雌激素与孕激素比值升高。

（2）阴道细胞涂片：正常或提示雌激素水平过高。

（3）经行泄泻者，大便常规检查常无异常。

（4）经行浮肿者，小便常规检查多属正常范围。

二、鉴别

（一）慢性腹泻

临床有部分慢性腹泻者，可于经行而症状加重，通过病史可资鉴别。若经期因伤食、感受风寒、饮食不洁或肠道肿瘤等而致泄泻者，多有病史可查，且与月经周期无关。必要时可行肛诊、钡剂灌肠或内镜检查。

（二）其他原因引起的浮肿

经行浮肿一般水肿程度较轻，若浮肿严重，当排除心肝肾功能不良、甲状腺功能减退及营养不良等因素引起的浮肿。

1. 心功能不全致肿者，可有心功能减退、心率快、呼吸困难、颈静脉怒张、肝大。

2. 肝性水肿者，多有肝病史、肝功能异常，多在肝病晚期出现，常为有腹水伴水肿，无周期性。

3. 注意有无肾功能不全病史，水肿程度较重，无周期性。

4. 甲状腺功能减退致肿者，通过甲状腺功能检查可以鉴别。

5. 营养不良性水肿，多属全身性浮肿，有营养不良病史伴低蛋白血症。

【辨病论治】

一、辨病要点

经行泄泻多有脾虚见证，经行浮肿，多见脾肾阳虚证，但两者均随月经周期发作，经后自行减轻渐渐至消失是其特点。

二、治疗方法

（一）经行泄泻

1. 四神丸（《校注妇人良方》）

组成：补骨脂（酒炒浸蒸）120g，肉豆蔻（去皮）120g，五味子（炒）90g，吴茱萸（盐水炒）30g。

用法：每服9g，临卧盐汤送下。

本方补命门相火，原治五更泄泻久不愈者，用于病机同为脾肾阳气不足的经行泄泻，也很适宜。

2. 术苓固脾饮（《辨证录》）

组成：白术30g，茯苓、人参、山药、山萸肉各15g，肉桂1.5g，肉豆蔻1枚。

本方健脾益气，化湿止泻，用于治脾虚湿盛之经前泄泻。

3. 补脾止泻汤（《新编妇人大全良方》）

组成：人参10g，土炒白术12g，云茯苓18g，附子9g，肉桂9g，吴茱萸9g，山萸肉10g，车前子15g（包），菟丝子12g。

脾肾两虚经行泄泻者宜之。

（二）经行浮肿

1. 防己黄芪汤（《金匮要略》）

组成：防己30g，炒甘草15g，白术22.5g，黄芪37.5g。

用法：每服15g，加生姜4片，枣1枚。

本方益气固表，健脾利水，与经行浮肿之主因相切，故宜之。

2. 乌珀散(《医级》)

组成：乌鲤鱼1尾（500g左右），琥珀18g，砂仁3g。

用法：鲤鱼洗净去肠杂，以琥珀、砂仁填灌腹内，用黄泥厚涂，以火围煅，候烟将尽，即退火，候冷去泥。取药研末，每服4.5g，木香汤调下，1日2次。

健脾行滞，渗湿消肿。治月经前后溺涩短少、面目肢体浮肿。

【辨证论治】

一、辨证要点

经行泄泻与浮肿，于临床往往以虚者多、实者少，并与脾肾两脏密切相关。

经行泄泻，因于脾虚者，其证必见大便溏薄，脘腹胀满，神疲乏力；若肝木侮脾者，兼见腹胀痛；因于肾虚者，兼见形寒肢冷。

经行浮肿，因于脾虚者，多见面目四肢浮肿，按之凹陷不起，纳呆便溏；因于肾虚者，浮肿以下肢尤甚，按之凹陷不起，伴腰膝酸软，畏寒肢冷；若因于气滞者，多见四肢肿胀，按之随手而起。

二、治疗原则

本病证虚者多，治疗宜健脾温肾、化湿消肿，因于气滞者，当理气调之。平素注意经前调理与经期治疗相结合。

三、分证论治

1. 脾虚证

（1）临床见证：月经前后或正值经期，大便溏泄或面浮肢肿，伴神疲肢软，脘腹痞胀，或月经量多，色淡质清，舌淡红，苔白，脉濡缓。

素体脾虚，经行时气血下注血海，脾虚益甚，运化失职、湿浊不化，下走大肠，则经行泄泻；泛溢肌肤则面浮肢肿，脾气虚弱则神疲肢软，脾虚失统则月经量多而色淡质清，舌淡苔白脉濡缓皆为脾气虚弱之候。

（2）辨证依据

1）经行大便溏泄或面浮肢肿，月经量多，色淡。

2）神疲肢软，脘腹胀满，苔白，脉濡缓。

3）素体脾虚。

（3）治法与方药

治法：健脾益气，化湿行水。

1）参苓白术散(《太平惠民和剂局方》)

组成：人参、白术、扁豆、茯苓、甘草、山药、莲子肉、桔梗、薏苡仁、砂仁。

全方健脾益气散精，水精布，自无泄泻、浮肿之疾。

若四肢面目浮肿，按之凹陷不起者，则宜健脾利水，方用苓桂术甘汤(《伤寒论》)酌加桑白皮、大腹皮、橘皮以利水消肿。

若脾虚肝木乘之，则兼见腹时痛，两胁胀痛。治宜补土泻木，用痛泻要方(《丹溪心法》)，药用白术、白芍、陈皮、防风，使土旺脾健，其泻自止。

2）钱伯煊验方（《全国中医妇科验方集锦》）

组成：党参、桑寄生各 15g，白术、菟丝子、狗脊各 12g，补骨脂 9g，炮姜、炙甘草、木香各 6g，吴茱萸 3g。

服法：水煎分服，每日 1 剂。

原方用于经行泄泻属脾肾阳虚者，用于脾虚证见腰脊酸软者亦宜。

3）葫芦汤（《中医妇科验方选》）

组成：干葫芦 200g（鲜葫芦 400g），生黄芪 10g，白术 6g。

服法：经前 3～4 天开始服，水煎分服，每日 1 剂，连服 10 剂。

原方为哈荔田经验方，用于脾虚性经行浮肿，小便不利，用于此证甚为合宜。

2．肾虚证

（1）临床见证：经行面目虚浮，肢体肿满，按之凹陷，畏寒怕冷，腰膝酸软，大便溏薄，或五更而泻，月经量少，色淡质清，舌质淡苔白，脉沉迟或沉缓。

素体肾气不足，或经产房劳伤肾，肾阳虚衰，经行经血下注，气随血下，肾气益虚，阳气失于温运，水湿溢于肌肤，遂发肢体面目悉肿；命火不足，脾阳失于温煦，水湿下注，渗入大肠则见经行大便溏薄或五更而泻，舌淡苔白，脉沉细均为肾阳不足之征。

（2）辨证依据

1）经行面目浮肿，或手指及下肢轻度水肿，大便溏薄或五更泄泻。

2）畏寒怕冷，腰膝酸软，月经量少色淡，舌质淡苔白，脉沉迟。

3）素禀不足或房劳多产史。

（3）治法与方药

治法：温肾健脾，行水消肿。

1）健固汤（《傅青主女科》）合真武汤（《伤寒论》）

组成：党参、白术、茯苓、薏苡仁、巴戟天、白芍、附子、生姜。

全方共奏温肾健脾、化湿行水之功。

2）浮肿经验方（《中医妇科治疗手册》）

组成：黄芪 15g，肉桂 6g，木通 6g，益母草 15g，冬瓜皮 15g。

3）济生肾气丸（《金匮要略》）

用法：每服 4.5g，每日 3 次，经前始服至经净。

3．气滞血瘀证

（1）临床见证：经行面目浮肿，肢体肿胀感，按之随手而起，脘闷胁胀，善叹息，苔薄白，脉弦细。

七情内伤，气失条达，运行不畅，经将至，冲任之气盛，气血尤易不畅，阻滞气机，故有面目手足肿胀感，按之随手而起。脘闷胁胀，脉弦细，均为肝郁气滞之象。

（2）诊断依据

1）经行面目肢体肿胀，按之随手而起。

2）脘闷胁胀，善叹息，苔薄白，脉弦细。

3）素性抑郁或情怀不遂。

（3）治法与方药

治法：理气行滞，活血消肿。

1）八物汤（《济阴纲目》）加泽兰、茯苓皮组成：当归、川芎、芍药、熟地、延胡索、川楝子、炒木香、槟榔、泽兰、茯苓皮。

方中四物汤以养血活血，延胡索行血中之滞，泽兰活血消肿，茯苓皮利水消肿，川楝子、木香、槟榔疏肝理气，使气行则血行，气机畅而肿胀消，达理气消肿之效。

2) 气滞型浮肿经验方（《中医妇科治疗手册》）

组成：茯苓皮 30g，桂枝 6g，白术 10g，当归 10g，川芎 10g，泽兰 10g，木瓜 15g，木香（后下）6g。

【其他治疗】

一、针灸疗法

（一）体针

取穴：脾俞、章门、中脘、天枢、足三里。

随证配穴：肾俞、命门、关元。

以健脾肾与温肾阳为主。针用补法，可灸。

适应证：适用于经行泄泻者。水肿者宜取脾俞、肾俞、阴陵泉，用补法。

（二）耳针

1. 泄泻

取穴：子宫、卵巢、盆腔、肾、内分泌、皮质下、大肠、小肠、胃、腹。

操作：每次选穴 3～5 个，毫针刺，用补法，每日 1 次。

2. 浮肿

取穴：膀胱、肾上腺、神门、子宫、卵巢、盆腔、肾、内分泌、皮质下。

操作：每日选穴 3～5 个，毫针刺，用中度刺激，留针 30 分钟，每日 1 次。

二、饮食疗法

1. 白术猪肚粥（《圣济总录》） 白术 30g，猪肚 1 只，生姜少量，粳米 100g。洗净猪肚，切成小块，同白术、生姜煎煮取汁，去渣，用汁同米煮粥，猪肚可取出，适量调味佐餐，早晚餐温热食用此粥。适用于脾阳虚经行泄泻。

2. 五合汤（《百病饮食自疗》） 黑豆、黄豆、糯米、全麦粒、泰米各等分，炒熟和匀，贮于瓷罐或瓶内，食用时加红糖或白糖适量，开水调服。适用于肾虚经行泄泻。

3. 冬瓜粥（《粥谱》） 新鲜连皮冬瓜 80～100g（或冬瓜子干品 10～15g，或鲜品 30g），粳米适量。先将冬瓜洗净，切成小块，同粳米一并煮成稀粥，随意酌量食用。或冬瓜子煮水，去渣后同米煮粥。适用于脾虚经行浮肿。

4. 黑豆鲤鱼汤（《食物与治病》） 鲤鱼一尾，黑豆一撮。将鲤鱼去鳞及肠杂，洗净，黑豆淘洗净，共入锅炖汤食。适用于肾虚经行浮肿。

【预防与调护】

一、预防

1. 注意保持心情舒畅，虚者要注意经前调理，以补脾肾为本。

2. 水肿者，经前适当控制水盐摄入量；泄泻者，适当控制饮食，食入易消化食物，少食油腻之品。

二、调护

1. 经期慎食生冷瓜果之物，以防感寒湿滞，重伤脾阳。

2. 浮肿者，宜多食鲤鱼、冬瓜或赤小豆之品。轻度浮肿，无伴随症状者，可低盐饮食，不需治疗。

【疗效判定】

治愈：经行泄泻或浮肿等症消失，停药后 3 个周期未复发。

显效：经行泄泻或浮肿等症明显好转，停药后虽偶有复发，但程度明显减轻。

有效：泄泻或浮肿等症有所改善，但停药后易复发。

无效：泄泻或浮肿无改善，甚或加重。

【重点提示】 经行泄泻与经行浮肿临床以脾肾两虚为多见，经前、经期以健脾疏肝，调理气血为主，凡经量少者多加泽兰、山楂、益母草、川芎之类。经期不宜峻补收敛，经后以调补脾肾为主，临床常用参苓白术散合四神丸加减，往往收到很好效果。

（熊正秀　王　军）

经行情志异常

每逢月经前后，或正值经期，出现周期性的情志异常，如烦躁易怒，悲伤欲哭，或情志抑郁，喃喃自语，彻夜不眠，甚或狂躁不安，经后复如常人者，称"经行情志异常"。

本病在《陈素庵妇科补解》即有"经行发狂谵语方论"，对其临床表现、病因病机、证治方药均有论述，如云："经正行发狂谵语，忽不知人，与产后发狂相似"，又云："妇人血分向有伏火、相火时发多怒，本体虚弱，气血素亏，今经血正行，未免去多血虚，必生内热，加以外受客邪，引动肝火，血分伏火，一时昏闷不省人事，或痰涎上涌，或妄言见鬼。此系血虚火旺，……宜凉血清热，则狂妄自止。"《叶氏妇科证治·调经上》亦有"经来怒气触阻，逆血攻心，不知人事，狂言谵语，如见鬼神"的记载，并指出先服麝香散定其心志，后服茯神丸以除其根。

【病因病机】 本病多好发于素性忧郁、精神紧张的患者，而表现为情绪易于激动，精神不佳，忧郁烦躁，失眠或嗜睡疲乏等症。多缘于阴阳、气血、脏腑功能失常所致。因值经前、经期，妇人阴血下注于胞宫而为月经，往往使机体处于阴血不足，气火偏充的状态，若此时稍有感触，即诱发本病；或因禀赋气血不足，经行则气血益感不足，心神失养，遂发本病。本病依《内经》"五志"应"五脏"之论，多责之于心、肝、脾脏腑功能失常。因心主血，肝藏血，脾统血，为经血生化之源；盖心主神明，为五脏六腑之主宰，为七情活动的中枢，而心病的发生与七情伤损密切相关，如《中藏经》云："思虑过多则怵惕伤心，心伤则神失，神失则恐惧。"《太平圣惠方》有"心气不足，或哭或悲，时时嗔怒烦闷……或独言语，不自觉，惊悸。"肝为藏血之脏，主藏魂，肝主志为怒，怒伤肝，则伤魂，魂伤则狂妄。脾为生血统血之脏，脾主运化，脾与胃互为表里，为后天之本。七情伤损思虑过度则伤脾，使脾失运化，聚湿成痰，故有"脾为生痰之源"之论述。如张子和说"肝谋胆虑不决，屈无伸，怒无泄，心血日涸，脾液不行，痰迷心窍而成心风。"此言乃为心、肝、脾功能失常所致情志异常之总括也。

西医认为本病是一种心理神经内分泌疾患，其病因尚不清楚，可能与以下因素有关：①激素的改变：因本病多发生在有排卵的月经周期，与黄体期有密切关系，经激素测定，往往显示月经后半期孕酮缺乏，但亦有孕酮正常，而雌二醇浓度较高者。有人认为，当雌激素水平低时易出现忧郁，而孕激素水平低时出现激动和敌对行为。②β-内啡肽的不足：在正常月经周期β-内啡肽（β-EP）从排卵前开始升高，持续至下次月经前，而患有本症者，黄体期的β-EP较正常明显下降。根据临床实践和内分泌研究，指出本病与间脑-脑垂体-下丘脑系统功能障碍或缺陷相关。且病前的性格特征，多为猜疑、过敏、胆小脆弱，约占50%，而热情、活跃、易激惹等性格者约占35%；因心理因素诱发者为35%～75%。这些与中医所述之情志内伤以及经行前后冲任气血的盛衰有关的认识似有吻合之处。

【诊断与鉴别】

一、诊断要点

1. 病史 素性紧张，复有情志内伤史。
2. 临床表现 每值经期或经行前后出现情志异常变化，呈周期性反复发作。情志异常可表现为兴奋型和抑制型两种。兴奋型者情绪易激动，哭笑无常，心烦易怒，心神不宁，狂躁不安；抑制型者情绪抑郁，彻夜不寐，沉默寡言，多猜疑，经净后情志复如常人。
3. 妇科检查 一般无异常改变。
4. 辅助检查 基础体温或有黄体期不足7天，激素测定可表现为孕激素水平低下。

二、鉴别

1. 热入血室 热入血室也有精神症状的出现，表现为昼日明了，暮日谵语，同时伴有寒热往来，而本病则无此症。且热入血室无周期性发病。
2. 症状性精神病 症状性精神病与月经周期无关，是躯体疾病引起的精神障碍，常见于感染、中毒和心、肺、肝、肾等内脏器官有严重病变时，缺氧、中毒、代谢紊乱等引起大脑功能活动失常，一般为可逆性，如病程较长时，亦可发生变性及其他永久性损害。
3. 反应性精神病 反应性精神病与月经周期无关，是一种急剧的，或持久精神创伤引起的脑功能活动失调的疾病，往往在急剧的精神因素影响下迅速发病，表现为剧烈的精神运动兴奋和各种行为紊乱，经治疗能彻底缓解，恢复正常，但亦可复发。
4. 神经官能症 神经官能症与月经周期无关，症状表现繁多，几乎涉及所有的器官系统。发病常有精神因素，如长期的思想矛盾或精神负担过重等，但体检及实验室检查均为阴性。

【辨病论治】

一、辨病要点

以伴随月经周期出现情志异常症状为主者，是其辨病要点。

二、治疗方法

1. 加味血府逐瘀汤(《精神医学基础》)
组成：当归、赤芍、黄芩各12g，桃仁、红花、川芎、柴胡、生地、枳壳、木香、牛膝各10g，桔梗6g，大黄15g，礞石30g。

2. 解郁化痰汤(《精神医学基础》)

组成：橘红、半夏、柴胡、郁金、香附、远志、菖蒲各 15g，瓜蒌 30g，胆南星 18g，竹茹 10g。

据报道以上两方用于有抑郁症状者有效。

3. 龙胆泻肝汤(《医宗金鉴》)

4. 甘麦大枣汤加味

组成：炙甘草、酸枣仁、柏子仁、朱茯神各 10g，大枣 5 枚，淮小麦 30g，远志 6g，石菖蒲 8g，龙齿 15g，百合 12g。

以上两方用于偏于亢奋症状者有一定疗效。

【辨证论治】

一、辨证要点

根据其临床表现，常见有郁闷寡欢，或欲怒不行，胸闷，喜叹息，哭笑难自控，或神志恍惚，少言懒语，神疲思睡，躁动不安，心烦失眠，甚或怒不可遏。这些症状轻重不一，或三两出现，经净后减轻以至消失，根据这些症状可分为心脾两虚、肝气郁结、心肝火旺、痰火上扰等证。

二、治疗原则

若因于心脾两虚者，则宜养心健脾安神；因于肝气郁结者，则宜疏肝解郁；心肝火旺者，则宜清热泻火；痰火上扰者，则宜清热涤痰为主。

本患者药物治疗多于经前开始，但不可忽视心理治疗，要使患者对本病及自我症状有正确的认识，解除外界因素在心理上造成的不良影响，避免精神紧张。

三、分证论治

1. 心脾两虚证

(1) 临床见证：每值经行出现心中懊恼，倦怠懒言，心悸怔忡，健忘失眠，神情呆滞，面色少华，经行量少，色淡，舌质淡苔薄，脉虚细。

平素劳心过度，或忧思郁结，损伤心脾，以致心血不足，值经行则营血下注于胞而为月经，则营血益感不足，血不养心则心中懊恼，心悸怔忡，健忘失眠；心脾气血不足则精神不振，倦怠懒言，神情呆滞；血气不能上荣于面，则面色少华；血之化源不足则致经血量少色淡红。舌质淡苔薄，脉虚细均为心脾两虚不足之候。

(2) 辨证依据

1) 每值经行出现心中懊恼，精神恍惚，语言错乱，无故悲伤。

2) 精神不振，心悸怔忡，健忘失眠。

3) 舌淡苔薄，脉虚细。

(3) 治法与方药

治法：补心益脾，养血安神。

1) 甘麦大枣汤(《金匮要略》)合归脾汤(《济生方》)加减

组成：甘草、小麦、大枣、党参、黄芪、当归、茯神、炙远志、炒枣仁、广木香、龙眼肉、生姜。

方中以甘麦大枣汤养心气而安心神，取归脾汤中茯神、远志、酸枣仁、龙眼肉、当归以增其养血安神之功，心气壮则神自宁；参、芪、术以健脾益气，使脾气强则生化有源，血有所生则诸症悉除。

2）柏子养心丸：每服9g，每日2次。

2. 肝气郁结证

（1）临床见证：每值经前情绪不宁，抑郁寡欢，心烦易怒，胸闷胁胀，经后则复如常人，苔薄白，脉弦。

盖肝主藏血，司疏泄，肝气宜条达而恶抑郁，肝主谋虑，与胆为表里，而胆主决断，若肝病则可产生一系列的情志思维的改变，每值经前肝血下注，肝失条达，易夹冲气上逆，气机升降失常，故每值经前情绪不稳定，或抑郁寡欢，或欲怒不行，苔薄白，脉弦，均为肝郁气滞之候。

（2）辨证依据

1）经前精神抑郁，或欲怒不行，兼见胸闷胁胀等肝郁不舒症状。

2）苔薄白，脉弦，经后精神症状缓解。

（3）治法与方药

治法：疏肝解郁。

1）逍遥散（《太平惠民和剂局方》）加郁金、贝母、天竺黄

方中逍遥散疏肝养血健脾，加郁金加强行气解郁之力；加贝母、天竺黄以防肝病侮脾、脾湿生痰。

2）经验方（《中医妇科治疗手册》）

组成：柴胡10g，青皮10g，香附12g，郁金10g，当归12g，百合30g，紫石英12g，磁石15g，炒枣仁15g，薄荷6g，生甘草6g。

3）逍遥丸（《太平惠民和剂局方》）

每服9g，每日2次。

3. 心肝火旺证

（1）临床见证：值经行则烦躁易怒，甚或怒不可遏，失眠多梦，头痛眩晕，或面红目赤、口苦咽干，经净则诸症渐缓，舌红苔黄，脉弦数。

心主神明，主血脉，若劳心过度则心阴暗耗，子盗母气，则木为之偏亢，以致心肝火旺，值经行则阴血愈伤，心肝之火炽，扰乱神明则见以上诸症。舌红、苔黄、脉弦数均为心肝火旺之候。

（2）辨证依据

1）经行烦躁易怒，甚或怒不可遏，头痛眩晕。

2）舌红，苔黄，脉弦数。

（3）治法与方药

治法：清心平肝，镇定安神。

1）清热镇惊汤（《医宗金鉴·妇科心法要诀》）

组成：柴胡、薄荷、麦冬（去心）、栀子、黄连、龙胆、茯神、钩藤、木通、生甘草、灯心草、竹叶。

方中黄连、栀子清心泻火，龙胆以清肝火，配麦冬以防苦寒太过，以滋阴养液，并有清心之功；柴胡、薄荷以疏肝清热；钩藤平肝清热镇静；通草、竹叶、灯心草清心热。诸

药合用，功在清心、平肝、安神。

2）二齿安神汤（《裘笑梅妇科临床经验》）

组成：紫贝齿、青龙齿、灵磁石、辰砂、琥珀末、紫丹参、九节菖蒲、法半夏。

方中贝齿、龙齿入心肝二经，镇静安神，磁石潜阳纳气，琥珀清肝安神，丹参活血调经，菖蒲开心窍，半夏祛痰，全方共奏清肝镇静安神之功。

3）朱砂安神丸（《兰室秘藏》）

每服 6g，每日 2 次。

4. 痰热上扰证

（1）临床见证：经前、经期心胸懊恼，无由怒骂难控，烦躁不寐，痰多咽喉不利，经净则诸症自缓。大便干结，咽干口苦。舌红苔黄腻，脉弦滑数。

素体多痰，情志易冲动，经期血聚冲任，肝失所养，阳气亢旺，阴阳平衡失调，痰火并冲气上扰神明，而致上证。

（2）辨证依据

1）经前、经期动辄发怒难以自止，口苦口干，痰多咽喉不利，心胸懊恼，烦躁不寐。经净诸症缓解。

2）平素情志易冲动及素体多痰。

3）舌红苔黄腻，脉弦滑数。

（3）治法与方药

治法：清热化痰，宁心开窍。

1）温胆汤（《备急千金要方》）加礞石、郁金、胆南星、黄芩

组成：半夏、陈皮、茯苓、甘草、枳实、竹茹、大枣、礞石、郁金、胆南星、黄芩。

方中温胆汤清热涤痰，加礞石以助涤痰之力，郁金、胆南星以化痰宁心开窍，黄芩清肝热，以使热除痰去，心神得宁而诸症自除。

2）生铁落饮（《医学心悟》）加减

组成：天冬、麦冬、贝母、胆南星、石菖蒲、橘红、远志、连翘、茯苓、玄参、钩藤、丹参、朱砂、生铁落。

全方清热涤痰，使热去痰除，神清志定而病自愈。

3）经验方（《中医妇科治疗手册》）

组成：清半夏 10g，淡竹茹 10g，天竺黄 10g，郁金 12g，生龙骨 15g，黄连 10g，麦冬 12g，生大黄（后下）6g，橘红 10g，生甘草 6g。

【其他治疗】

一、针灸治疗

1. 体针

取穴：神门、百会、三阴交。心血不足加心俞、脾俞；肝气郁结加太冲、内关；痰火内扰加劳宫、丰隆。

方法：神门直刺 0.3～0.4 寸，百会平刺 0.5～0.8 寸，气血不足用补法，肝气郁结，痰火上扰用泻法。三阴交直刺 0.5～0.8 寸，内关直刺 0.5～1.0 寸，两穴均用泻法。劳宫直刺 0.3～0.9 寸，用泻法。丰隆直刺 0.5～1.2 寸，用平补平泻。

2. 耳针

主穴：心、皮质下、枕、额、脑干。

配穴：根据症状选取。如思维障碍配神门、缘中、肝；知觉障碍配肝、脾、肾上腺；情志障碍加神门、肝；智能障碍加缘中、肾上腺、对屏尖；意识障碍加肝、肾、胃；行为障碍加神门、肝、内分泌；拒食加胃、脾、胰、胆。

二、饮食治疗

1. 加味栀子仁粥　栀子仁 3～5g，橘红 10g，地龙 10g。将栀子仁、地龙研细末，先煮粳米，沸后入橘红，待粥将成时，调入栀子仁和地龙，稍煮即可，日分 2 次服用。适用于肝经郁火证。

2. 鲜竹沥粥　鲜竹沥 30g，地龙粉 1～2g，粳米 100g。先煮粳米，粥成入竹沥水、干地龙粉。日服 1～2 次。适用于痰热上扰证。

【预防与调护】

一、预防

1. 本病多因情志所伤，故平时当辅以心理疏导，使思想开朗，精神愉快。
2. 增强体质，积极治疗各种慢性病。
3. 提高少女对月经的生理认识，坚持经前治疗。

二、调护

对抑郁型患者加强心理治疗，狂躁型患者要防止其精神失控而造成外伤事故。

【疗效判定】

治愈：经行情志异常等主症消失，情志已复如常人，停药 3 个月未复发。

显效：经行情志变化较以往明显好转，情绪基本稳定，能够自控。

有效：经行情志异常有所改善，但易受情绪或环境改变而复发。

无效：经治疗情志异常无改善，兼症亦无明显好转。

【重点提示】　经行情志异常多与火有关，经前经期病发时以镇静潜降加活血调经方法控制症状，经后以养心疏肝治其本。这类患者常有情志不畅史，如大龄未婚室女，多年不孕患者，因此心理治疗至关重要。

（熊正秀　王　军）

经 行 失 眠

每值经前或经期失眠，甚或彻夜不寐，经后复常者，称"经行失眠"。

经行失眠在古医籍中尚无论述，而临床实属可见。在近代一些医家的验案中有见记载。本病属西医"经前期紧张综合征"范畴之一。

【病因病机】　经行失眠，根据其临床表现，多责之于心、肝、脾脏腑功能失常所致，而总因于心。因心主血、藏神、主神明，而心之神志的物质基础是精与血。心的气血旺则神志清晰，思维敏捷，精力充沛，记忆力强。反之心血不足，则失眠多梦、健忘等诸症生焉。然何以失眠与月经有关？此乃妇人以血为本，血乃月经之主要成分，值经行阴血下注于冲任，若素体阴血不足或心脾两虚，经行其血更虚，血不养心，神失所养，遂发此证。素体情志内伤，肝失条达，郁而化火，血失所藏，魂不守舍，值经行其血下注，心肝之火内炽，扰动心神，亦发此证。

西医认为本病的发生，与体内激素水平的变化有关。

【诊断与鉴别】

一、诊断要点

1. 病史　素体阴虚或有情志内伤。

2. 临床表现　平素睡眠正常，至经前或经行时辄失眠，或入睡困难，或睡后易醒，甚或彻夜不眠，至经行后睡眠渐复如常。

3. 妇科检查及辅助检查　无异常改变。

二、鉴别

神经衰弱症：神经衰弱亦有失眠、记忆力减退等症状，但其失眠与月经周期无关，故不难鉴别。

另外，脾胃不和、环境等各种因素致失眠者，多与月经周期无关，与本病亦不难鉴别。

【辨病论治】　本病以伴随月经周期出现失眠为其辨病依据，治法以补益气血，养心安神为主。

1. 益荣汤(《景岳全书》)

组成：人参、白芍、酸枣仁、柏子仁、当归、黄芪、茯神、紫石英、远志、甘草、木香。

原治思虑过度，心血耗伤，怔忡恍惚不寐，用以治本病甚宜。

2. 酸枣仁汤加减(《现代中西医妇科学》)

组成：酸枣仁、知母、茯苓、栀子、郁金、合欢皮、菊花、龙骨、石决明、柏子仁、夜交藤。

本方在古方酸枣仁汤基础上加入清肝益肾健脾之品，并配伍镇静安神诸药，标本同治，可通用于经行失眠各证。

【辨证论治】

一、辨证要点

主要根据其临床表现辨之，若证见不易入睡，或多梦易醒，兼见心悸、神疲乏力、月经过多、舌淡脉细缓等，多系心脾两虚；心烦失眠，入睡困难，兼有五心烦热，口燥咽干，月经提前或经期延长，舌红少苔，脉细数，乃为阴虚火旺之证；经前烦躁失眠，口苦咽干，月经提前，量多，舌红苔黄，脉弦数，多属心肝火旺。

二、治疗原则

心脾两虚者，治宜补益心脾，养血安神；阴虚火旺者，治宜滋阴降火，清心安神；属心肝火旺者，治宜清心泻肝，安神宁志。酌加相应安神之品有助主症缓解。

三、分证论治

1. 心脾两虚证

（1）临床见证：经前经期不寐，夜梦纷纷，心悸怔忡，面色少华或萎黄，神疲肢软，月经提前、量多、色淡、质清，舌淡苔薄，脉细缓。

心脾两虚，营血不足，值经前经行则营血益感不足，不能上奉于心，以致不寐、多梦、心悸怔忡；心脾气虚，血失统摄，则见月经提前、量多、色淡、质清。余症、舌脉均为心脾两虚之象。

（2）辨证依据

1）经前经期不寐或多梦，心悸怔忡，面色少华，神疲肢软。

2）或有月经提前量多，舌淡苔薄，脉细缓。

3）思虑太过或失血伤阴病史。

（3）治法与方药

治法：补益心脾，养血安神。

1）归脾汤（《济生方》）

组成：人参、黄芪、白术、茯神、酸枣仁、当归、远志、木香、大枣、龙眼肉、甘草、生姜。

以上诸药相合，养血以宁心神，健脾以资化源。如心血不足偏重者，加熟地、白芍、阿胶。失眠较重者，酌加五味子、柏子仁、夜交藤。

2）菖蒲安神汤（《中华祖传秘方大全》）

组成：朱茯神9g，酸枣仁9g，远志9g，柏子仁9g，枳壳4.5g，当归6g，山药12g，石菖蒲4.5g，炙黄芪9g，益智仁9g，生龙骨9g，生牡蛎9g。

适用于体弱惊悸之易失眠者。

3）养血安神片

用法：每次9g，每日2次。

2. 阴虚火旺证

（1）临床见证：经前心烦失眠，头晕目眩，口干咽燥，腰膝酸软，月经提前或经期延长，舌红苔少，脉细数。

素体营阴不足，值经行阴血下注营阴益感不足，阴虚生内热，热扰心神，则见心烦失眠；阴津不足，虚火上扰，则见头晕目眩，口干咽燥；阴虚灼伤肾精，则见腰膝酸软；阴虚热扰冲任，迫血妄行则见月经先期或经期延长。舌红少苔、脉细数均为阴虚火旺之象。

（2）辨证依据

1）经前失眠心烦，头晕目眩，口干咽燥，腰膝酸软。

2）月经先期或经期延长，舌红少苔，脉细数。

（3）治法与方药

治法：滋阴降火，清心安神。

1）黄连阿胶鸡子黄汤（《伤寒论》）加酸枣仁、茯神

组成：黄连、黄芩、白芍、阿胶、鸡子黄、酸枣仁、茯神。

诸药合用，共奏滋阴降火、清心安神之功。

2）决明安神饮（《中华祖传秘方大全》）

组成：石决明20g，草决明20g，远志15g，蝉蜕15g，生牡蛎15g，菊花25g，蒺藜15g，荷叶10g。

失眠多梦加夜交藤25g，焦山栀10g，莲子心10g。头痛加蔓荆子10g，僵蚕10g。急

躁易怒加代赭石 25g。

3）天王补心丹

用法：大蜜丸每服 1 丸，小蜜丸每服 9g，每日 2～3 次。

3. 心肝火旺证

（1）临床见证：经前烦躁失眠，甚或彻夜不眠，口苦咽干，头晕头痛，舌红苔黄，脉弦数。

情志内伤，肝失条达，郁而化火，火性上炎，扰乱心神，则见经前烦躁失眠，甚或彻夜不眠。肝与胆互为表里，肝胆蕴热，迫液外泄，则口苦咽干。肝热上扰则头晕头痛。舌红苔黄、脉弦数均为心肝火旺之象。

（2）辨证依据

1）经前烦躁失眠，口苦咽干，头痛头晕。

2）或见月经先期、量多，舌红苔黄，脉弦数。

（3）治法与方药

治法：清心泻肝，安神宁志。

1）丹栀逍遥散（方见"月经先期"）去生姜、薄荷加生地、玄参、知母、麦冬、酸枣仁

丹栀逍遥散疏肝清热，加生地、玄参、麦冬养阴清热，知母清热除烦，酸枣仁宁心安神。诸药合用，共奏清心泻肝、安神宁志之效。

2）龙齿川连汤（《中华祖传秘方大全》）

组成：龙齿 9g，川黄连 9g。

3）龙胆泻肝丸（《医宗金鉴》）

用法：每次 9g，每日 1 次。

【其他疗法】

一、针灸治疗

1. 体针

取穴：神门、足三里、内关、三阴交。

方法：经前 1 周开始，每日 1 次。

2. 耳针

取穴：神门、心、交感。

方法：耳穴埋针。

3. 耳穴压迫法

主穴：神门、皮质下。

配穴：心、肾、脑点。

方法：每次选 1～2 个穴，双耳同时应用。取酸枣仁开水浸泡去外皮，分成两半，以平面部分贴于直径 1cm 的圆形胶布中心，将胶布贴于上述耳穴敏感点，按揉 1 分钟，患者每晚睡前按揉 1 次，约 3～5 分钟。5 日换药一次，4 次为 1 个疗程。

4. 灸法

取穴：神门、心俞、足三里、太溪、百会、肾俞。

方法：每日灸 1 次，每次每穴艾条悬灸 15 分钟，10～15 次为 1 个疗程。在睡前灸治

疗效较好。

二、饮食疗法

龙眼白莲芡实粥　干龙眼肉 25g，空心白莲 10g，芡实 30g，白糖 100g，粳米 100g。将芡实煮熟去壳，捣碎成细米粒状；粳米淘洗干净，入锅加水 1000ml，再加龙眼肉、莲子、芡实，上药熬煮成粥，调入白糖溶化即可。适用于心脾两虚证。

三、外治法

1. 当归枕　取当归 1200g，甘松、白术、茯苓、熟地、仙鹤草各 500g，黄芪 1000g，葛根 100g，大枣 200g。上药分别烘干，研成粗末，混匀装入枕芯。适用于心脾两虚证。

2. 清肝枕　取菊花、桑叶、野菊花、辛夷各 500g，薄荷 200g，红花 100g，冰片 50g。上药除冰片外，烘干，共研细末，兑入冰片和匀，纱布包裹，装入枕心，制成药枕头。适用于心肝火旺证。

【预防与调护】

1. 经前避免情绪激动，保持心情舒畅，以减少烦恼，同时尽量减少经前脑力劳动，避免睡前脑神经兴奋。

2. 加强营养，饮食宜清补，经前尤要注意少吃刺激性食物。

【疗效判定】

治愈：经行失眠等症消失，睡眠已恢复如常。

显效：经行失眠等症明显好转，兼症亦见减轻。

有效：治疗时经行失眠有所改善，但停药后又易复发。

无效：经治疗后经行失眠及兼症均无明显改善。

【重点提示】　经行失眠以养心安神为主，有报道应用针灸加音乐疗法可明显改善睡眠质量。

（熊正秀　王　军）

经 行 发 热

正值经行或经行前后，出现以发热为主症，且伴随月经周期反复发作者，称"经行发热"，也称"经来发热"。

有关经行发热，早在宋代《陈素庵妇科补解》就有经行发热方论的记载，并根据发热的不同表现指出其因有客邪和内伤之别，如云："经正行，忽然口燥咽干，手足壮热，此客邪乘虚所伤……若潮热有时，或溅然汗出，四肢倦怠，属内伤为虚证。"清代《医宗金鉴·妇科心法要诀》则根据发热的时间不一辨虚实，提出经前发热为血热，经后发热为血虚，发热无时多是外感，午后潮热多属里热，分列不同方药予以治之。

南京中医药大学夏桂成教授根据经前、经期及经后的不同生理特点和临床表现，对经行发热病因病机及治疗指出："经行发热与阴阳气血有关，这里主要从内伤发热分型。临床上虽有郁火、瘀热、阴虚、气虚之分，但常以阴虚郁火的兼夹证型为多见，治疗上主张一般经前、经期着重郁火论治，选丹栀逍遥散；对兼外感者，应加入荆芥、防风、桑叶、菊花、金银花之属；经净后着重滋阴，可选杞菊地黄汤或二甲（龟甲、鳖甲）地黄汤等治之。对瘀热证发热，应注意有无感染，如系炎症发热者，当用红藤败酱散合银翘散治之。

气虚发热，颇为少见，常用补中益气汤加入青蒿、鳖甲、炒丹皮、炒黄柏等治之较好，待经净后转入脾肾论治以巩固之。"

【病因病机】 本病病机，主要责之于气血营卫失调。因妇人以血为本，月经乃血所化，值经行或行经前后，阴血下注于冲任，易使机体阴阳失衡，若素体气血阴阳不足，或经期稍有感触，即诱发本病。发热一般有外感、内伤之分，而本病属内伤发热范畴。所谓内伤，多为脏腑、气血功能失常所致，临床常见有肝郁、阴虚、血瘀、气虚等发热。西医学对此尚无论述，可能与个人的体质、免疫功能下降有关。

【诊断与鉴别】

一、诊断要点

1. 素体虚弱，禀赋不足，或因孕产、疾病失血耗气，或素性抑郁，或有宿瘀等病史。

2. 临床表现 发热伴随月经周期出现，但体温一般不超过38℃，甚至经净后其热自退。实热一般于经前或经行时1～2天内发生，虚热则多在经行后期或经净时才出现。

3. 妇科检查 经期检查，需严格消毒，患者一般无异常改变。若有急、慢性盆腔炎病史，或宿有瘀血留滞胞宫胞脉者，检查时局部可扪及包块压痛不适，或触痛明显。

4. 辅助检查

（1）血常规检查：白细胞总数或中性白细胞计数正常，或白细胞总数和中性粒细胞计数偏增高。

（2）基础体温检测：高温相在37～37.5℃，月经来潮时高温相下降缓慢。

（3）B超检查：可提示有盆腔炎症阳性征或子宫内膜异位症。

二、鉴别

1. 经行感冒 经期偶患感冒者，亦可有发热症状，但以外感表证为主，发热与月经周期无一致的规律性。

2. 热入血室 热入血室也可见经行发热，其发病虽与月经有关，但不呈周期性反复发作，其热型多伴有寒热往来，或寒热如疟，或有神志症状，昼则明了，暮则谵语，或胸胁满如结胸状而谵语。

【辨病论治】 经行发热与其他病证发热的不同在于发热的时间伴随月经周期出现，热型不定热势不高，若发热体温升高至38℃以上者，多为外感；识病因、遣方论治，以养阴调和营卫为主。

1. 小柴胡汤（《伤寒论》）

组成：柴胡、黄芩、人参、炙甘草、生姜、半夏、大枣。

适用于经期时有寒热者。

2. 六神散（《产乳备要》）

组成：当归、熟地、川芎、地骨皮、黄芪、白芍。

主治：营卫两虚，经后发热者。

【辨证论治】

一、辨证要点

经行发热有虚实之分，时间有经前、经后之别，临证表现不一。大概发热在经前者多为实，以肝郁、瘀血者多见；发热在经后者多为气虚、阴虚；发热无时为实热，潮热有时为虚热，乍寒乍热为血瘀；低热怕冷为气虚。注意结合月经量、色、质，全身兼证及舌脉综合分析。

二、治疗原则

临证时宜详察病因，审其病机。论治须明内外、分虚实，以调气血、和营卫为主。必须顾及妇人以血为本，经前经期阴血相对不足的特点，虽见发热而辛温、苦寒、发散、攻伐皆不宜，以免重伤气血。

三、分证论治

1. 肝郁化热证

（1）临床见证：经前或经期发热，头晕头胀，胸胁乳房胀痛，烦躁易怒，口苦咽干，经量或多或少，或有血块，经色深红，苔薄黄，脉弦数。

素性抑郁，情怀不舒，经行时肝血下注血海，气火偏盛，致令发热，胸胁乳胀，烦躁易怒及舌脉诸症，均为肝郁化热之象。

（2）辨证依据

1）经前或经期发热，伴胸胁乳胀，烦躁易怒，口苦咽干。

2）月经量或多或少，色深红，质稠或夹血块，苔薄黄，脉弦数。

3）素性抑郁，情怀不畅。

（3）治法与方药

治法：疏肝清热。

丹栀逍遥散（方见"月经先期"）加青蒿、川楝子

原方乃疏肝解郁、养血健脾兼清热之剂。诸药合用，使肝郁得解，血虚得养，肝虚得补，郁热得除。加青蒿、川楝子意在增强原方疏肝清热之功。

2. 阴虚证

（1）临床见证：经期或经后午后潮热，体温如常或稍有升高，心烦惊悸，夜寐不安，或五心烦热，手足心热，月经量少，经色鲜红，舌红少苔，脉细数。

素体阴虚，经行、经后营阴益虚，热由内生，故见发热，虚热扰动心神则心烦惊悸，五心烦热诸症均为阴虚内热之象。

（2）辨证依据

1）经行或经后午后潮热，伴五心烦热。

2）月经量少、色鲜红，舌红少苔，脉细数。

3）素体阴虚，或营阴不足。

（3）治法与方药

治法：养阴清热。

1）加味地骨皮饮（《医宗金鉴》）

组成：生地、当归、白芍、川芎、胡黄连、丹皮、地骨皮。

方中四物养血益阴，胡黄连、地骨皮清虚热，丹皮配生地凉血滋阴。全方共奏养阴清热之功。

2）两地汤（《傅青主女科》）

组成：生地、地骨皮、玄参、麦冬、白芍、阿胶。

全方重在壮水制火，使水盛而火自平则经行发热渐自愈。

3）经验方（《全国中医妇科验方集锦》）

组成：太子参15g，生地、熟地、北沙参、地骨皮各12g，玄参、麦冬、丹皮、黄芩、黄柏、当归、炒荆芥各9g，桔梗4.5g，泽兰、泽泻各9g。

阴血虚经行发热者服之。

3. 瘀血证

（1）临床见证：经前或经期发热，乍寒乍热，时作时止，口干不欲饮，小腹时痛不喜按，经色黯黑有块，舌紫黯边尖有瘀点，脉弦数。

宿有瘀血内停，或瘀滞胞中，积瘀化热，经行之际，血海充盈，瘀热内郁，气血营卫失调，而致经行发热。瘀血阻滞，经行不畅故见小腹刺痛拒按，经色黯黑有块，舌紫黯边尖有瘀点，脉弦数，均为瘀阻有热之象。

（2）辨证依据

1）经前或经期发热，乍寒乍热，时作时止，小腹时痛不喜按。

2）经色黯红有块，舌紫黯，脉弦数。

3）性情素郁，或宿有瘀滞内停史。

（3）治法与方药

治法：化瘀清热。

1）桃红四物汤（《医宗金鉴》）加丹皮、鳖甲

组成：桃仁、红花、当归、川芎、白芍、生地、丹皮、鳖甲。

方中四物养血益阴；桃仁、红花活血祛瘀，加丹皮凉血清热，鳖甲助化瘀滋阴清热之功。

2）血府逐瘀汤（《医林改错》）加丹皮、栀子

组成：当归、赤芍、生地、川芎、桃仁、红花、枳壳、柴胡、甘草、桔梗、牛膝、丹皮、栀子。

血府逐瘀汤原治头痛、胸痛、夜睡梦多等症属瘀血为患者。本方能行血分瘀滞，解气分郁结，加丹皮、栀子疏肝清热，共奏化瘀清热之功。

4. 气虚证

（1）临床见证：经行或经后发热，热势不扬，动则汗出，少气懒言，肢软无力，经行量多，色淡质稀，舌质淡，苔白润，脉虚缓。

禀赋素弱，或大病久病失养，致元气受损，经行时气随血泄，其气更虚，营卫失固故令发热自汗。中气不足故少气懒言，肢软乏力。经行量多、色淡、质稀，舌质淡，脉虚缓，均为气虚血弱之象。

（2）辨证依据

1）经行或经后发热，热势不扬。

2）少气懒言，肢软无力，动则汗出。

3）经行量多，色淡质稀，舌质淡，脉虚缓。

4）禀赋素弱，或久病失养。

（3）治法与方药

治法：益气固表。

1）补中益气汤（见"月经先期"）

方中取补中益气汤以补益中气，甘温除热，全方共奏益气固表除热之功。

2）玉屏风散（《世医得效方》）合四物汤（《太平惠民和剂局方》）

组成：黄芪、防风、白术、熟地、白芍、当归、川芎。

黄芪配防风益气固表御风，白术健脾资气血之源，四物养血。全方共奏益气固表、养血清热之功，于气虚发热而见动则自汗者尤宜。

【其他疗法】

一、饮食疗法

1. 甘蔗粥（《养老奉亲书》）

组成：甘蔗汁 100～150ml，粳米 50～100g。

方法：用新鲜甘蔗榨取汁约 100～150ml，兑水适量，用粳米煮粥，以稀薄为好，随量饮服。适用于血虚伤津者。

2. 补虚正气粥（《圣济总录》）

组成：炙黄芪 10～60g，人参 3～5g（或党参 15～30g），粳米 100～150g，白糖少许。

方法：先将黄芪、人参切成薄片，用冷水浸泡半小时，入沙锅煮沸，后改用小火煎成浓汁。取汁后，再加冷水如上法，煎取二汁，去渣，将一二煎药液合并，分两份于每日早晚同粳米加水适量煮粥。粥成后，入白糖少许，稍煮即可。人参亦可制成粉，调入黄芪粥中煎煮服食。3～5 天为 1 个疗程。间隔 2～3 天后可续服。适用于气虚发热者。

注意服粥期间忌萝卜、茶叶。

3. 当归补血饮（《内外伤辨惑论》）

组成：黄芪 30g，当归 6g，莲子 10 枚，冰糖 15～30g。

方法：前二味共煎，取汁约半碗，去渣；莲子去心置另碗内，用清水适量尽量泡开，再入冰糖，将碗置锅内，隔水蒸 1 小时，然后将两碗饮汁兑匀即成。日分 2～3 次温服。适用于气血虚发热。

4. 栀子仁粥（《养生食鉴》）

组成：栀子仁 3～5g，薄荷 3g，末米 50～100g。

方法：将栀子仁研成细末，先煮末米为稀粥，待粥将成时，调入栀子末稍煮，最后再入薄荷细末，煮 3 分钟即成。适用于郁火发热者。

二、外治法

1. 石丹凉血枕　生石膏 500g，丹皮 400g，赤芍、知母各 200g，生地 300g，水牛角 50g，冰片 10g。先将石膏打碎，水牛角锉成粗末，丹皮、赤芍、知母、生地共烘干，研成粗末。诸药混匀，兑入冰片，装入枕芯。配合内服药用于郁热内盛者。

2. 葛根升清枕　葛根 1000g，人参叶、黄精、生白术各 500g，巴戟天 200g，升麻 100g。将上药分别烘干，研成粗末，混匀，装入枕芯。适用于气虚者。

3. 桑椹地黄枕　桑椹、黑豆各 1000g，干地黄、巴戟天各 500g，丹皮 200g，藿香 100g。上药分别烘干，研成粗末，和匀装入枕芯。配合内服药用于阴虚者。

【预防与调护】

一、预防

1. 增强体质，积极治疗慢性病，大病久病后即时调养，提高机体免疫力。
2. 注意保持心情舒畅，经行前后禁食生冷、辛辣之品。

二、调护

发热期保证充分休息，饮食宜高蛋白、高能量和高维生素食物，以半流质或流质为宜，并适当补充一定的水分。

【疗效判定】

治愈：发热消失，余症皆愈，妇科检查及实验室等检查结果正常。停药后3个月经周期未复发。

显效：经行发热明显好转，或热势减轻兼症显著改善，妇科检查及实验室检查基本正常。停药后偶有复发。

有效：发热有所改善，但停药后易复发。

无效：经行发热无变化。

【重点提示】 经行发热以阴虚、郁热多见。经前、经期以养阴退虚热，疏肝解郁火，经后着重滋阴养肝。气虚发热颇为少见，瘀血发热伴有感染者，可配合西药抗感染治疗。

（熊正秀　王　军）

第十五节　绝经前后诸症

部分妇女在绝经前后的一段时间，由于不适应这阶段的生理变化而相应出现或轻或重，或久或暂，三三两两不等的证候，统称为绝经前后诸症，亦称"经断前后诸症"。

中医学古医籍中原无此病名，但对妇女绝经前的年龄界限及有关生理病理有所记述，如《素问·上古天真论》提出的妇女42～49岁这一年龄阶段，实为绝经前期，至今符合我国妇女实际。在《金匮要略》、《诸病源候论》、《妇人大全良方》、《妇科百问》、《陈素庵妇科补解》等医著中散载有"妇人年五十所"、"妇人卦数已尽"、"天癸已过期"等绝经后的相关病症，但直到当今（1964年）著名的中医妇科专家卓雨农根据历代医籍有关记载，结合临床实践，才提出了"绝经前后诸症"这一病名，并得到同行公认，纳入全国高等中医药院校《中医妇科学》教材，从而与西医"更年期综合征"相对应，也符合围绝经期的提法。

绝经分自然绝经和人工绝经，自然绝经是指妇女在特定年龄阶段，月经持续停闭1年以上；人工绝经是指因手术切除或放射治疗毁坏了双侧卵巢而引起的绝经。妇女在绝经期间或人工绝经后，由于性激素减少，出现精神心理、神经内分泌和代谢变化而引起一系列症状和体征的临床综合症候群，西医学称为更年期综合征（climacteric syndrome）或围绝经期综合征，目前又称为绝经综合征。

围绝经期是指绝经过渡期及绝经1年内的一段特定时期，介于45～55岁，年龄限定较窄；更年期是指妇女从生育期向老年期过渡的转化时期，介于40～60岁，包括绝经前、绝经及绝经后期，年龄限定又偏宽。

据调查，75%～85%的妇女在围绝经期可出现症状，其中约15%的患者症状较严重，影响正常生活及工作，且以脑力劳动的妇女及绝经后的妇女发病率较高。

可见中医学称的绝经前后诸症和西医学称的围绝经期综合征，对象是一致的，认识是汇通的。

近10年来国际上围绝经期医学发展很快，世界卫生组织已将妇女由生育期过渡到老年期的时期由"更年期"改称为"围绝经期"，其间又分为绝经前期、绝经期和绝经后期3个阶段，年龄范围在40～60岁。月经持续1年无来潮为绝经期，约在50岁。1980年全国妇女月经生理常数协作组织报道我国妇女平均绝经年龄为49.5岁。近年来，国内有关学者对上海地区354名不同职业40～60岁妇女调查分析，平均绝经年龄为49.4岁，国外统计绝经平均年龄为51.4岁。至于绝经后进入老年的年龄，却很难界定，有些国家规定在60岁或65岁，其实这种规定是人为的。一般绝经前5～10年，生殖功能已经开始减退，绝经后6～8年，可以认为已进入老年，可见围绝经期可达20年之久，因此研究和防治绝经前后诸症（围绝经期综合征），对保障妇女身心健康，提高妇女的社会竞争力，顺利渡过围绝经期进入老年，具有重要的医学和社会意义。

研究发现，更年期妇女70％有心理方面的症状，如烦躁、情绪低落等；约50％有躯体症状，如肌肉关节酸痛、腰膝痛、头痛头晕等；10％～20％有血管舒缩性症状，如潮热、盗汗、失眠等。另外，还有性欲低下及泌尿系统症状。西医认为妇女40岁后，卵巢的始基卵泡数目已经大幅降低，卵泡分泌的抑制素B（inhibin B）水平降低，对下丘脑和垂体的抑制减低，促卵泡生成素（FSH）升高，反过来加速始基卵泡的发育，导致卵泡数目快速减少，最后出现绝经。中年妇女从月经周期开始紊乱、逐渐加剧到最后一次月经出现的前半年，雌二醇（E_2）的水平不但没有降低，反而比育龄期稍高，但波动幅度大。之后，雌二醇的水平锐减90％，绝经后，雌二醇几乎检测不到，FSH水平与生殖期比较升高了10～15倍，黄体酮和雄性激素水平大幅降低。

因此，既往西医使用激素替代疗法（HRT）以减轻绝经症状。虽然补充雌二醇、黄体酮和睾酮可以改善各方面症状，但是没有证据显示这些生殖内分泌激素水平低下是导致绝经症状的原因。例如，绝经症状在雌二醇锐减之前几年内（水平正常或偏高时）已经很明显。尽管激素的分泌量起起伏伏，但研究并未显示绝经症候群的严重程度与生殖内分泌激素的降低或升高相关。绝经症候群可能是由下丘脑-垂体-卵巢生殖轴的系统性变化与心理因素综合而产生，绝经及绝经前的月经失调则是由这些变化引起生殖内分泌激素紊乱而导致的。

对围绝经期医学的研究，重点已从更年期综合征等自限性病证，转移到心血管病、骨质疏松症和老年痴呆症三大重点上，但部分妇女在围绝经期出现的烘热、汗出、失眠、烦躁、易激动等症状，或相继出现心悸、高血压、阴道干涩、性欲低、尿频尿急、牙齿松动、腰背疼痛、腓肠肌痉挛、记忆力明显减退、认知障碍等症状给患者及家人带来的苦痛仍然不可忽视。围绝经期综合征表现的症状繁多，又常因人而异，与其他病的类似症状较难鉴别，诊断上亦存在一定难度，加之疗程较长，有的患者难以坚持，所以从多方面研究围绝经期综合征仍然十分必要。

由于认为更年期症状主要由于卵巢功能减退及雌激素不足所引起，1932年Geist和Spielman首先提出雌激素替代疗法（estrogen replacement therapy，ERT）可预防更年期综合征。20世纪60年代国外认为雌激素可预防绝经后所有疾病，导致一时普遍使用雌激素。有调查显示，到20世纪70年代初，在美国处方药中，雌激素的销售量排名第5位，

50 岁以上的妇女有 1/3 常规使用雌激素。后来有调查报告表明，单用雌激素导致子宫内膜癌增多数倍，随即 ERT 从风行进入低迷，ERT 的使用下降了 40%。20 世纪 80 年代，雌-孕激素联合应用的 HRT 及预防骨质疏松被美国 FDA 批准为结合雌激素的适应证，又使该疗法重新风行，以致进入 20 世纪 90 年代不再讨论绝经妇女是否应该用雌激素，而是讨论雌激素可以预防什么疾病，如何安全使用雌激素。

2002 年 7 月，美国国立卫生研究院（WHI）发表了一份公告，宣布他们已经决定停止一项 3 年前开始的对 16 600 名妇女进行的有关 HRT 的临床研究，并建议其他正在接受这种疗法的妇女停止使用该疗法。研究者在一项为期一年的跟踪调查中发现，与没有使用 HRT 的女性相比，使用者患中风和心脏病的几率分别增加了 41% 和 29%，患乳腺癌的几率增加了 26%。同时《美国医学会杂志》以 "Failure of Estrogen Plus Progestin Therapy for Prevention（雌激素加孕激素疗法作为预防的失败）" 为标题发表文章，认为 "WHI 的研究结论是有力可信的，它和其他研究资料均显示，雌激素加孕激素的作用与单用雌激素不同，它会增加乳腺癌的风险以及增加单用雌激素时的其他副作用。虽然增加的绝对风险很小，也应停止长期使用它，不要再用作预防慢性疾病、防治骨质疏松和冠心病等，而应用其他致癌和冠心病风险较低的药物和方法。" 因此有关 HRT 利弊的争论再次引起人们的广泛关注。

有关 HRT 使用过程中的疑虑和争论为中医治疗本病提供了研究空间，为此，有研究者从中医药角度提出了 "补肾气法"，并与 HRT 对照研究，以期寻求中医药对更年期相关病证的治疗优势。在其进行的系列研究中，补肾中药对围绝经期生理病理影响有了可喜的发现，对围绝经期综合征有治疗作用的中药对下丘脑-垂体-卵巢轴产生明显影响，可以升高血中 E_2，降低 FSH、LH；补肾中药可以使围绝经期患者血浆 ACTH、FT_3、FT_4 明显降低。更年期阴虚火旺者尿儿茶酚胺（CA）增高，17-羟皮质类固醇（17-OHCS）增高，而补肾中药能改善 CA、17-OHCS 增高所引起的活动亢进，并能降低 FSH、LH 及中枢儿茶酚胺水平的作用，补肾对抗衰老和神经内分泌免疫系统存在广泛的作用。更年期肾虚瘀阻者白细胞 ER 明显低于育龄妇女，甲皱循环的管袢排列、管径粗细均有异常，而补肾中药能使之得以改善。中药复方在分子水平上的研究表明，能上调老年雌性大鼠下丘脑 ER 和 ERmRNA 的表达以增强雌激素的生物学效应，并通过这种调节作用降低下丘脑 SP 而升高 β-内啡肽（β-EP）。在代谢方面，中药补肾能降低下丘脑中 NE、DA、5-HT，升高 HDL 水平，对防治 As 有重要意义。此外，补肾中药对骨代谢也产生影响。

以补肾为主，达到调整阴阳平衡，维持脏腑正常功能活动，预防和治疗与围绝经期相关的各种病证是当前的研究热点。笔者及其研究者根据中医学对女性围绝经期生理的认识，认为其根本在肾气自然衰减，天癸虚少，冲任脉虚，亦即是肾气-天癸-冲任-胞宫生殖功能减退的结果，主张补肾气、资天癸、养精血、调冲任，防治围绝经期综合征，并通过围绝经期中医肾虚及其相关症状的流行病学调查和临床验证。对广州地区 1616 名 40～60 岁，已绝经和未绝经妇女的问卷调查，分析结果最常见的症状健忘（53%）、腰脊酸软（49.2%）、头发易脱落（46.7%）、头痛（46%）和牙齿畏酸冷或松脱（45.6%），均与中医肾虚病机密切相关。以中医脏腑辨证方法作分类及评分，患者近一年五脏诸症的曾患率和评分值依次为：肾虚诸症 67.8%（评分值均数 19.7）、肝系诸症 51.7%（8.0）、心系诸症 39.5%（5.9）、脾系诸症 31.5%（5.1）和肺系诸症 17.8%（2.7）。肾虚各证型中以肾气虚曾患率最高（61.3%）。临床试验采用双盲法观察：试验组、中药对照组、西药对照组和空白对照组，通过中医五脏诸症评分值和 Kupperman 评分值判断，前三者的总有效率均明显高于空白对照组，其中两组补肾为主的中药复方对肾虚诸症评分值的改善程度最为显著，同时亦能改变心系诸症评分值和反映血管功能的血浆指征。试验组降低围绝经期妇女肾气虚诸症评分值的幅度显著大于中、西药对照组。动物试验的结果：试验组有增加阴道角化细胞指数和子宫指数，调整血中性激素水平，促进卵泡生长，增强 Bcl-2 表达，促进卵巢血管生成，扩张血管腔，减低硬化管壁厚度，增加 VEGF，增加血管 ER，改善血液流变性，升高 SOD，降低 MDA，正向调节卵巢卵泡 ER、FSHR、垂体 ER、下丘脑 ER、FSHR 等诸多作用。由此提出了"补肾气资天癸疗法（或称补肾气疗法）"。

曾有人总结了 8 位知名老中医的 72 首治疗绝经前后诸症的验方，发现 50% 以上是古方化裁而来，这些方多以补肾为主兼以四脏同治，如地黄丸类（六味地黄丸、知柏地黄丸、杞菊地黄丸、左归饮等），肾气丸类（金匮肾气丸、济生肾气丸）等以及逍遥散、甘麦大枣汤、酸枣仁汤、四君子汤、四物汤、百合固金丸、清心莲子饮等，确为临床常用之剂，亦为从肾虚为主研究本病提供了佐证。

以上研究具有辨病论治意义，但本病不同患者表现的症候群不同，因此，在辨病的同时也需要发挥辨证论治的优势。

【病因病机】 绝经前后诸症的发生常与此年龄阶段的生理、病理基础以及患者体质情况、生活环境、疾病史、家庭、社会、心理等诸因素有关。

中医阴阳学说的基本理论指出："阴阳者，万物之纲纪也"、"阴阳互根"、"阴阳互济"、"阴平阳秘，精神乃治"。无论男女，均是在阴阳动态平衡中进行生命活动。中医理论所指的肾是发动元阳、滋生元阴、蒸腾肾气的重要脏器，即肾是"阴阳之本，元气之根"，"五脏六腑之本"，"肾气即精气，寓元阴元阳"。肾气资生的"天癸"，是一种主司生长、发育、生殖的精微。"肾主生殖"实由天癸发挥作用。又"肾藏精，主髓通脑"。

在男子，以阳为纲，阳主动、主泄，其形在外，以阳刚之气为表，故男子重在扶阳，但"扶阳当配阴"。

在女子，以阴为本，阴主藏，主守，其形在外，以阴柔之质为态，故女子重在育阴，但"育阴当涵阳"。

这些基本理论是认识更年期生理病理的理论基础。无论男女在更年期，生理处于肾气渐衰、天癸渐竭、精血渐亏、男子精少、女子绝经的状态，故阴阳易失平衡而出现以肾气虚为主的诸症。

人体的自然盛衰过程由肾气所主，肾气为五脏六腑之本，也是维持阴阳之根本。"五脏之阴气非此不能滋，五脏之阳气非此不能发"（《景岳全书·命门余义》）。肾主生殖，对"精髓、骨、脑、齿、腰脊、前后二阴、髀股、足跟、足心所生病"（《医方类聚》）均有影响。妇女在绝经前后，生理上随着肾气的衰减，天癸衰少，精血日趋不足，肾的阴阳失衡，因而在此年龄阶段或早或迟会出现一些与肾精气亏虚有关的症状，如月经紊乱至绝止，颜面憔悴，头发斑白，牙齿松动脱落，倦怠乏力，健忘少寐，情绪易波动等，健康的身体常可自身逐渐适应，但有的妇女则易受到内外因素的影响，以致肾的阴阳失衡，或偏于肾阴虚，或为肾阳虚，甚则阴阳俱虚。肾气既乏，无以济心、养肝、资脾、益肺、聪耳、壮骨、充髓、营脑，又可引起心肾不交，肝阳上亢，脾肾两虚，清窍失养，以致出现骨质疏松、反应迟钝、胸闷心悸等病变，故见一系列绝经期诸症。

西医学研究证明，围绝经期卵巢储备功能减退，卵泡数量减少和质量下降，多无排卵及黄体形成，卵巢仅能分泌一定的雌激素而无孕激素，故临床表现为月经紊乱及生育能力降低，可持续1～5年；绝经期主要特征为月经停闭。从最后一次月经至卵巢内分泌功能完全消失即为老年期的开始，这段时期为绝经后期，其特征为卵巢功能继续衰退，卵泡耗竭，雌激素分泌量亦减到最低水平直至完全无分泌，垂体缺乏雌激素的反馈作用而分泌大量促性腺激素和大量促甲状腺素、促生长素、促肾上腺皮质激素，造成内分泌明显失调，由此产生一系列神经-内分泌-免疫系统功能紊乱的症状，从而导致围绝经期综合征。

中西医虽然理论不同，但对绝经前后时期的生理变化则是具有共识的，因此，在诊断与治疗上可以相互借鉴，以提高对本病的临床疗效。

【诊断与鉴别】

一、诊断要点

（一）临床表现

月经紊乱、面红潮热、烘热汗出、失眠易醒、头痛、眩晕、耳鸣、眼花、心悸怔忡、腰脊痛、足跟痛、关节不利、烦躁易怒、健忘、皮肤或会阴、肛周干燥发痒、易脱发、牙齿松动脱落、大便燥结或溏薄等。以上症状三三两两、参差出现，轻重不一。

（二）病史

对40～60岁妇女主诉以上症状时，必须详问病史，特别要了解围绝经期以前病史，除月经史、婚育史外，全身疾病如肝硬化、高血压、心血管疾病等亦应详细了解，这些病史对诊断和鉴别诊断有参考价值。

（三）检查

1. 全身检查　有无贫血及出血倾向，除血常规检查外，必要时作血小板计数、出凝血时间、异常血细胞检查、血压测量、心电图和血脂检查、肺部X线检查、骨密度检查以及泌尿系统检查，以排除其他局部或全身的病变。

2. 妇科检查　认真仔细检查内外生殖器官的情况，阴道细胞学检查以提示雌激素的影响，阴道pH值检查亦可反映雌激素水平。Caillroutette，J.L等报道，在排除阴道感染而阴道pH值在5.0～6.5者，提示雌激素水平下降，pH在6.0～7.5者，则明显提示已进入绝经期，此方法可作为绝经状态的指标之一。

此外，应常规B超检查以早期发现有无生殖器官器质性病变，必要时可取子宫内膜活检、血清内分泌激素测定等，如促性腺释放激素增高，FSH > 40mIU/ml，雌二醇处于低下水平时，为卵巢功能衰退或已绝经的标志。

二、鉴别

绝经前后诸症的症状涉及全身，很容易与发生在围绝经期的其他疾病混淆，因此，鉴别诊断十分重要。

（一）不规则子宫出血

对不规则子宫出血的患者，当按阴道出血症状鉴别诊断处理，特别要排除妇科肿瘤及异常妊娠引起的出血，可采用B超检查、生殖激素测定、子宫内膜分段诊刮及活检等以明确诊断。

（二）眩晕、耳鸣

严重者当与梅尼埃病鉴别。该病的特点是：突然发作的剧烈眩晕，伴恶心、呕吐、视力减退及耳鸣；发作时有规律性、水平性的眼球震颤，并有明显的缓解期。前庭功能试验减弱或迟钝，电测听力可有重震现象。

（三）围绝经期高血压应与下列疾病鉴别

1. 皮质醇增多症（库欣综合征）　本病以青壮年多见，可出现高血压、月经紊乱、骨质疏松、肥胖等症状；实验室检查 24 小时尿 17-酮类固醇、17-羟皮质类固醇增高。

2. 原发性高血压　围绝经期综合征高血压多不稳定，波动明显，主要为收缩压增高明显，而原发性高血压血压多持续升高，一般在更年期前有高血压病史。

（四）假性心绞痛

围绝经期可出现"假性心绞痛"症状，应与真性心绞痛鉴别，而实际上鉴别较为困难。心绞痛发作时可有心电图描记异常，典型者 S-T 段下降或 T 波倒置，用硝酸甘油含化后症状可缓解。

（五）甲亢

潮热、汗出等应与甲状腺功能亢进患者所出现的类似症状鉴别。

（六）骨质疏松症

围绝经期骨质疏松症当与发生在更年期的皮质醇增多症、蛋白质缺乏性骨质疏松症鉴别。一般通过病史和实验室检查可协助诊断。

（七）关节及肌肉痛

1. 增殖性关节炎（又称肥大性关节炎）　此病好发于 40 岁以上，绝经期尤易罹患，受累关节多为负重大关节，患病关节活动不灵、关节酸胀作痛，活动时出现摩擦音，触诊时可发现关节边缘有增生的骨质凸起。病变累及脊椎者，X 线检查见关节边缘呈唇状增生或骨刺形成。

2. 晚发型类风湿关节炎　常发生于 45～60 岁，主要表现为全身关节受累，尤以小关节明显，类风湿因子检查为阳性。

3. 腰肌劳损　有外伤史或长期劳动史，活动后疼痛加重，休息后好转。

4. 风湿性多发性肌痛症　多发生于 50 岁以上，颈、背、肩胛、骨盆等处肌肉疼痛、僵硬、血沉加快，可有不同程度贫血。

（八）精神、神经症状

主要应与更年期精神病鉴别。可先用雌激素治疗作观察，若症状明显改善，多属更年期综合征的症状。

（九）尿道感染

在更年期出现尿道症状，主要应与尿道感染鉴别。

【辨病论治】

一、辨病要点

肾精气亏虚是本病的主要病机，早期常常以肾阴虚为主，如面红潮热、烘热汗出；或兼见肾阳虚的证候，如身寒怕冷、下肢肿胀、夜尿频多、腰脊酸软、全身骨痛、足跟痛、耳鸣、性欲淡漠、膝软无力、牙齿松动脱落；同时又相间出现相关的他脏症状，如心悸、失眠易醒、注意力不集中、记忆力减退；倦怠懒言、嗜卧、食后腹胀、食欲不佳、大便稀薄、颜面浮肿；胸胁胀痛、小腿抽筋、眼花、烦躁易怒、情绪不安、易激动、手指发麻；胸闷、气短等。

二、治疗原则

补肾气以资天癸，养精血以营脏腑，从而提高患者肾气的活力，使机体"阴平阳秘，精神乃治"。故在更年期即使不出现更年期的症状，亦可遵"治未病"的观点通过补肾气以防更年期相关疾病的发生。已病者可在补肾气为主的基础上辨证论治。

三、治疗方法

关于治疗本病的有效方剂和中成药有不少的报道，如更年女宝、更年康、更年平、更年春、更年健、颜氏寿宝、龙凤宝、益气补肾颗粒、补肾益寿胶囊、更年舒、更年安片、百合更年安冲剂、养血补肾片等，可选择运用。

近十年来，有关研究的"资癸女贞胶囊"（已批准为国家保健产品）作为"补肾气疗法"也运用于围绝经期综合征。

经实验与临床研究证实地黄丸类方药治疗本病具有较好疗效。

临床上也有运用上下相资汤（方见"崩漏"）通治各种不同症状的围绝经期综合征。该方原用于血证，借用于此，以山茱萸、熟地、玄参滋阴入肾；人参、沙参补气化阴；五味子滋肾生津敛汗；当归、熟地养精血；牛膝活血引诸药入肾；车前仁入肾使诸阴药滋而不滞。全方又有"壮水之主以制阳光"之效，正合治疗围绝经期肾气日衰，阴精日亏，肝气易旺，虚热易生之诸症，若随证化裁则更见奇功。

还可用七宝美髯丹（《医方集解》）。该药组成有何首乌、赤白芍、白茯苓、怀牛膝、当归、枸杞子、菟丝子、补骨脂，现已制成口服液或颗粒冲剂，功能补益肝肾，主治须发早白、齿牙松动、腰膝酸软和围绝经期综合征等。经药理研究证明，该药具有提高垂体-肾上腺皮质内分泌功能的作用。

此外，也可采用综合疗法，如配合针灸、推拿、气功或中西医结合治疗等。

【辨证论治】

一、辨证要点

如前所述，本病表现的症状三三两两不尽相同，所以不少患者常以自己某些突出症状就诊于其他专科医生，如头痛、心悸、潮热、腰痛求诊于内科，骨折求治于骨科，皮肤发痒求医于皮肤科，只有月经紊乱或白带异常者才来妇科就诊。若将这些症状分割开来进行治疗，常不能收到满意疗效，即或有效亦常是短暂的。因此，运用中医学的基本理论，从整体出发，在复杂的证候中辨证论治，是中医药治疗本病的优势所在。

本病的辨证要点是在辨病的基础上分清证的阴阳属性，特别要注意不同的病证可出现相同的症状，如头昏、心悸、失眠、腰脊骨痛、足跟痛等，既可见于肾阴虚证，亦可见于肾阳虚证，但阴阳属性不同，治法迥异。因此辨证时当根据出现的不同证候结合更年期的特殊生理、素体情况、生活条件、社会家庭环境、心理状态及其他诱发因素综合分析，辨识证的属性。

本病显见的证候因人而异，因此，临床应随证而辨。本节仅就"病本在肾"的基本病机以知常达变，举一反三，分证论治。

二、治疗原则

本病的治疗重在补肾气，即采用平补肾之阴阳，以催化肾气、资助天癸。若偏于肾阴虚者，滋阴补肾；偏肾阳虚者，温阳补肾；肾阴肾阳俱虚者，阴阳双补。肾虚涉及他脏同病者，或以调肝、健脾、益肺、强心、壮骨、健髓营脑、调理气血。用药宜选举得当，阴虚不可过用滋腻，以防阻遏阳气；阳虚不可过用辛燥，以免重伤阴气；苦寒峻下之品慎用。月经紊乱者，如经量不多或无频繁出血，可不必调经，待其自然绝止；若见月经频发，或漏下不尽，或崩中不止，参照月经病论治。

三、分证论治

1. 肾气虚证

（1）临床见证：腰酸乏力，全身骨痛，耳鸣，性欲淡漠，膝软无力，牙齿松脱，头发易脱，头晕时痛，健忘失眠，小便清长，或见潮热汗出，月经紊乱，舌质淡，苔薄白，脉沉弱。

上述症状中以腰酸膝软为主症，其他症状可三三两两伴随出现，这些症状均属肾气匮乏，不能强腰脊关节、壮骨固齿、泽发、营脑所致，阴阳失衡可致潮热汗出，肾气虚冲任失养，月经紊乱甚则为崩漏。

（2）辨证依据：确立本病诊断，并见腰膝酸软无力，伴有上述两三症状者，脉见沉弱，舌质淡，苔薄白，则属此证。

（3）治法与方药

治法：补肾气，养精血。

1）补肾种子方（罗元恺验方）

组成：淫羊藿、菟丝子、首乌、熟地、枸杞子、桑寄生、金樱子、党参、砂仁。

本方原用于治疗肾虚不孕。因其药物组成具有补肾气、养精血、益气补中醒脾之功效，用于此以平补阴阳亦甚宜。

2）养精方（成都中医大学附属医院制剂）

组成：女贞子、菟丝子、枸杞子、制首乌、蜂皇浆冻干粉等。

本方针对围绝经期黄体功能不健而设，亦运用于围绝经期综合征肾气虚证。

3）健延龄胶囊（施今墨遗方）

组成：熟地、何首乌、黄精、黄芪、西洋参、珍珠、琥珀。

功效：固本填精，益气养血。

主治：精神倦怠，疲劳无力，健忘失眠，耳鸣，夜尿频。

根据其药物组成，借用于治疗围绝经期综合征，有补肾气、养精血、镇静安神而治烘热汗出之功。药理研究表明，具有抗衰老和提高免疫功能的作用。

2. 肾阴虚证

（1）临床见证：妇女年逾四十或于绝经后，出现烘热汗出，阵阵发作，难以忍受，腰脊骨痛，足跟痛，五心烦热，皮肤干痒，阴部干涩，大便干结，小便短黄，或见月经紊乱，或见肾阴虚延及他脏的症状，舌红苔少，脉细数。

素体阴虚或因故伤阴，于围绝经期阴精更为虚乏。阴不守阳，阳气发散，故阵阵烘热汗出；阴虚生内热，故五心烦热，大便干结，小便短黄；阴精不足，骨髓失充，故腰脊骨痛，足跟痛；阴虚失养，故皮肤干燥发痒；阴部干涩，舌脉均为阴虚之象。肾阴既耗，肝失涵养，阴虚阳亢，可见头痛、眩晕、眼花，或见情志不畅、烦躁易怒，进而脏阴失养可见情志异常。肾水既乏，不能上济于心，心阴失养，心肾失交，可见心悸、不寐、健忘，心火偏旺可见口舌糜烂。肾脑相通，肾虚精亏，不能营脑充髓，可致头痛、头昏、耳鸣、健忘、脊骨疼痛。

（2）辨证依据：具有肾阴虚的症状与舌脉。

（3）治法与方药

治法：滋阴补肾，佐以柔肝养心。

1）左归丸（《景岳全书》）加黄柏、地骨皮、玄参

组成：熟地、山药、枸杞子、山茱萸、川牛膝、菟丝子、鹿角胶、龟甲胶、黄柏、地骨皮、玄参。

方中鹿角胶、龟甲胶滋肾填精；熟地、山茱萸、枸杞子滋肾养血；山药补脾以养先天；川牛膝益肾活血，使补中有行；菟丝子微温肾阳，具有"善补阴者，必于阳中求阴"之意；加黄柏、地骨皮、玄参入肾以清虚热。

烘热汗出甚加牡蛎、龙骨、五味子；头痛、眩晕加蝉蜕、僵蚕、丹参；失眠、心烦加夜交藤、五味子；皮肤干燥发痒加当归、地龙；口舌糜烂加石斛、乌梅；心悸加生脉散；耳鸣加天竺黄、葛根；情志异常用六味地黄丸合甘麦大枣汤或丹栀逍遥散；头痛重甚用川芎、丹参；骨质疏松用壮骨丸（《丹溪心法》）；头发不荣加制首乌。

2）一贯煎（《柳州医话》）

组成：北沙参、麦冬、当归身、生地黄、枸杞子、川楝子。

功效：滋阴疏肝。

主治：肝肾阴虚诸症。

现代研究表明本方有抗疲劳、补充和调节微量元素的作用，此处用其养阴柔肝治阴虚诸症。

此外，六味地黄丸之类，如知柏地黄丸、杞菊地黄丸、百合地黄汤，随证选用亦常有功效。

3. 肾阳虚证

（1）临床见证：绝经前后自汗畏冷怕风，形寒肢冷，腰酸痛或足跟痛，小便清长或不禁，或尿后余沥不净、夜尿增多，大便或溏，或见月经紊乱，或兼见他脏之症状，舌淡，苔薄白，脉沉弱。

素体阳虚或有伤于气，围绝经期肾气渐衰，阳气更为虚惫，阳虚卫外不固，故动则汗出、畏冷怕风，髓骨失于温煦，则腰脊骨痛、足跟痛。肾阳不足，膀胱失约，则小便不禁或尿后余沥不净，夜尿增多，大便溏薄。肾气虚弱，冲任失调而见月经紊乱。脉、苔、舌象均为肾阳不足之征。肾阳虚无以温煦脾阳，脾失健运，可见面浮肢重；化源不足，可见倦怠少气，或气血不足之证。肾阳不足，心阳不振，心气虚，可致心悸、怔忡；清阳不升，可致头昏、耳鸣。

（2）辨证依据：有肾阳虚证候及舌脉征。

（3）治法与方药

治法：温阳补肾益气。

1）二仙菟丝子丸（经验方）

组成：仙茅、淫羊藿、菟丝子、鹿茸、续断、杜仲、桑寄生、人参、熟地。

方中仙茅、淫羊藿、菟丝子、鹿茸温补肾阳；续断、杜仲、桑寄生补肾强腰；人参以补气助阳。熟地一味滋阴养血，意在阴中求阳。

自汗不已加黄芪、龙骨。面浮肢重加茯苓、泽泻。心悸怔忡加桂枝、炙甘草。头昏、耳鸣加升麻、葛根。腰脊骨痛加龙骨、紫河车。小便不约加覆盆子、桑螵蛸。大便溏薄加肉豆蔻、吴茱萸。健忘加益智仁、胡桃肉。

2）补冲丸（天津中医，1988，（3）：19）

组成：紫河车、肉苁蓉、巴戟天、枸杞子、当归、丹参、川芎。

功效：补肝肾，益精血。

主治：原方主治女性不孕、闭经、滑胎、性功能异常等。药理研究表明，本方对去卵巢大鼠可使其阴道上皮细胞角化率达到40％～70％，子宫、垂体、肾上腺增重，垂体前叶促性腺激素细胞数量增多，与对照组比较有显著性差异。据此借用于治疗围绝经期综合征，有益肾气、资天癸、补冲任之效。

也有采用肾气丸、济生肾气丸化裁治疗本病阳虚证的。但此类方中多有肉桂、附子，大温大热直补命门，对围绝经期的生理病理状态，似有温热太过之弊，故常易以仙茅、淫羊藿、巴戟天、菟丝子之属。

4．肾阴肾阳两虚证

（1）临床见证：已近绝经或于绝经之后，烘热出汗，畏冷怕热，腰膝酸软，齿摇骨痛，四肢欠温，倦怠乏力，头昏耳鸣，烦躁少寐，或失眠头痛，大便时结时溏，小便时黄时清，夜尿多，月经或有紊乱，或兼他脏之症状，舌质黯淡，苔薄白或薄黄，脉沉弱。

围绝经期肾阴不足，肾阳渐虚，肾气日亏，天癸渐竭，或阴损及阳，或阳损及阴，以致阴阳两虚，则诸症错杂并见。

肾阴阳俱虚，则脏腑功能易失常，气血亦多有失调，出现脘腹胀满，食欲不振，心悸气急，胸闷不适，听力下降，视疲劳，视物昏花，偏头痛，腓肠肌痉挛，无因悲观或无由暴怒等。

（2）辨证依据：有肾阴肾阳两虚证及舌脉征。

（3）治法与方药

治法：阴阳双补，佐以调肝，扶脾，养心，益肺。

1）三才大补丸《陈素庵妇科补解》加蛤蚧、百合

组成：补骨脂、杜仲、人参、黄芪、白术、山药、当归、川芎、熟地、白芍、阿胶、艾叶、香附、百合、蛤蚧。

选用本方之意在"补后天以强先天"。围绝经期肾气自然衰减，难以再复壮年生理常态，故从脾肾入手，调补气血，平补阴阳。方中补骨脂补肾壮阳，杜仲温补肝肾；人参、黄芪、白术、山药补脾气益生化之源以资先天；当归、川芎、熟地、白芍、阿胶相配以补血生精；艾叶温经入肾；香附疏肝理气；百合润肺、清心、安神；蛤蚧补肺气、助肾阳、益精血。全方以补脾肾为主，兼治心、肝、肺，五脏同治以收阴阳双补之效。

脘腹胀加木香、大腹皮，去人参、黄芪、白芍。食欲不振加茯苓、砂仁。心悸气急加紫石英。胸闷不适加桔梗、荜茇或瓜蒌、薤白。听力下降加菖蒲、天竺黄。偏头痛重用川芎，配川牛膝、丹参、蝉蜕。情志异常加柴胡、郁金、酸枣仁，去人参、黄芪。

2）通脉大生片《中医妇科治疗学》

组成：杜仲、续断、菟丝子、桑寄生、艾叶、砂仁、茯苓、山药、鹿角霜、首乌、台乌药、当归、肉苁蓉、车前子、枸杞子、紫河车、荔枝核。

功效：阴阳双补。

主治：闭经、不孕症、崩漏属肾虚者。

本方现为成都中医药大学附属医院制剂，用于围绝经期综合征阴阳两虚者屡见功效。

阴阳双补选方还可用二仙汤（《中医方剂临床手册》）、补肾固冲丸（《中医学新编》）。

以上各证，均可配合针灸治疗：主穴为大椎、关元、中极、肾俞、合谷、足三里。配穴为曲骨、印堂。只针不灸，只补不泻。

各证经治疗愈后可采用二至丸（女贞子、墨旱莲）作善后调治。

西医"雌激素替代疗法"（见"骨质疏松症"），亦是一种有效的治疗。

【预防与调护】 绝经前后诸症症状杂多，病程长短不一，病情容易反复，疗效常不稳定。但由于本病不属器质性疾病，又是一生理过程中的多发证候，只要治疗得当，患者积极配合，坚持治疗，预后良好。由于这段时期内，有很多与老年相关的疾病可同时发生，因此，这一年龄阶段的妇女要定期进行卫生咨询和健康检查，以排除或及早发现器质性疾病。

妇女在社会中的作用和地位是不言而喻的，我国称妇女为"半边天"，对围绝经期妇女保健的认识，体现了民族的文明程度和水平。社会和家庭要关心这些妇女，宣传生理卫生知识，解除其心理负担。妇女自己也要生活、工作劳逸适度，避免精神刺激，改善饮食，注意营养，避免各种诱发原因，以减轻围绝经期不适和减少围绝经期综合征的发生。

【疗效判定】

治愈：症状完全消失，停止治疗3个月未见反复者。

显效：主症如腰膝酸软乏力、烘热汗出、心烦易怒等基本消失，停止治疗4周未发者。

有效：治疗后症状改善或个别主症消失，停药1周未复发者。

无效：症状无改善，甚至加重者。

【重点提示】 本病是更年期妇女绝经前后生理过渡中由于肾精渐亏、天癸渐竭、冲任亏虚而引起的相关症候群，临床主要根据所出现的有关症候群的轻重程度判断其是生理性的还是病理性的。但对于妇女是否进入围绝经期，除了根据临床症状外，还应作生殖内分泌激素检查和卵巢储备功能测定。要注意不少内、外科疾病亦可在更年期出现类似症状，此年龄阶段又是各种肿瘤的好发时期，故在诊断本病时要特别注意全面收集病史，详问病情，并作一些必要的辅助检查以排除其他内、外科疾病和妇科肿瘤等，以免贻误病情。

本病在药物治疗的同时还应注意心理疏导和更年期生理卫生知识宣教。

（刘敏如 吴克明 宋 韬）

参 考 文 献

1. 刘敏如．更年期障害汉方医论治．THE KAMPO. 1995，13（特集）．

2. Hulley S，Grady D，Bush T，et al. Randomized trial of estrogen plus progestin for secondary prevention of coronary heart disease in postmenopausal women. JAMA, 2002，288：321.

3. 时丹．补肾中药对雌性更年期大鼠生殖功能轴调控的实验研究．成都中医药大学博士学位论文集，2000.

4. 游向前 . 围绝经期相关症状的流行病学调查与临床验证 . 成都中医药大学博士学位论文集，2000.

5. 林耀棠 . 补肾中药复方对雌性去势大鼠大脑皮质和海马区神经细胞的影响 . 成都中医药大学博士学位论文集，2001.

6. 世界卫生组织 . 九十年代绝经研究 . 刘云嵘，主译 . 北京：人民卫生出版社，1998.

7. Hill K. The demography of menopause. Maturitas 1996，23：113-127.

8. 石一复 . 绝经妇女激素替代疗法的进展 . 中国实用妇科和产科杂志，1999，(2)：113.

9. 刘建立，张以文，石一复，等 . 全国围绝经期及绝经后有关问题学术研讨会纪要 . 中华妇产科杂志，1997，32 (9)：520-523.

10. 王凤兰 . 更年期保健培训教程 . 北京：北京医科大学出版社，1999.

11. 俞瑾，李超荆 . 更年春治疗更年期综合征的临床和药理研究——对神经生殖内分泌免疫网络的调节 . 生殖医学杂志，2000，9 (5)：266-271.

12. 陆启滨 . 更年期综合征病因病机探讨 . 中医药学刊，2001，19 (2)：139-140.

13. 叶燕萍 . 女性更年期综合征病机及辨证分型的研究 . 江苏中医，2000，21 (8)：18-19.

14. 王小云，沈碧琼 . 更年期综合征临床辨治思路 . 黑龙江中医药，2001，(2)：8-9.

15. 谈勇，许小凤，卢苏，等 . 围绝经期综合征患者 ET、NO 的水平与中药替代治疗的研究 . 中国医刊，2001，36 (12)：45-47.

16. 张雅萍，王秀霞 . 坤宁安丸对更年期综合征患者生殖内分泌-免疫功能的影响 . 中医药信息，2001，18 (3)：52-54.

17. 王滨，刘宏艳 . 更年乐对更年期综合征网络机制影响的实验研究 . 江苏中医，2002，23 (10)：56-57.

18. Po Mui Lam, Tse Ngong Leung, Christopher Haines. et al. Climacteric symptoms and knowledge about hormone replacement therapy among Hong Kong Chinese women aged 40-60 years. Maturitas，2003，45 (2)：99-107.

第十六节 卵 巢 早 衰

卵巢早衰是指 40 岁之前月经停闭，伴见围绝经期症状群，具有高促性腺激素和低雌激素特征的一种妇科疑难病。正常妇女的绝经年龄在 45～55 岁，1967 年，Moraes Ruehsen 和 Jones 将 40 岁前自然绝经这一临床现象称之为卵巢早衰（premature ovarian failure，POF）。卵巢早衰给患者身心和家庭带来极大的痛苦，成为当今生殖医学和生殖健康研究的热点和难点之一。

西医学认为，卵巢早衰的发病原因不明，可能由于先天性卵子数量减少，正常卵泡闭锁过程加速或出生后卵子被不同机制破坏致使卵泡过早耗竭。多数学者认为主要原因有自身免疫功能异常，遗传因素，促性腺激素及其受体异常，代谢异常或感染因素，损伤因素等。

中医学无卵巢这个解剖名称，故卵巢早衰在中医文献中没有相应的病名，但根据本病的临床表现，散见于"闭经"、"月经过少"、"血枯"、"年未老经水断"等病证，几千年的中医学宝库蕴藏着丰富的抗早衰的理、法、方、药。

早在 2000 多年前的中医典籍《内经》就已经记载了早衰病名。《素问·阴阳应象大论》指出："帝曰：调此二者奈何？岐伯曰：能知七损八益，则二者可调，不知用此，则早衰之节也。年四十而阴气自半也，起居衰也。""二者"，王冰注为血气、精气。张景岳认为指阴阳偏胜。"阴气自半"是指肾气精气，四十之时，出现升阳之气与降阴之气各半。阳胜阴则强，阴胜阳则衰，阴阳各半，早衰已现。在这里明确提出了早衰，并以四十为界，阴气自半为病因病机。

早衰应包括男女的全身性提前衰老，即未老先衰。中医学的妇女早衰就是西医的卵巢早衰。《内经》提出的年四十阴气自半的早衰，与西医卵巢早衰指四十岁之前的月经停闭，可以互相参照来研究的。

《素问·上古天真论》明确指出："女子七岁，肾气盛，齿更发长；二七而天癸至，任脉通，太冲脉盛，月事以时下，故有子……七七任脉虚，太冲脉衰少，天癸竭，地道不通，故形坏而无子也。"阐明了月经的产生与调节以肾为主导。并界定"七七"49岁为绝经年龄。《内经》对妇科病证的论述以经闭最多，可见对其的重视。如在《素问·腹中论》曰："病名血枯，得之年少之时，有所大脱血，若醉入房中，气竭肝伤，故月事衰少不来也。"并出现了妇科历史上第一首方——四乌鲗骨一藘茹丸治疗血枯经闭，病名及该方为后世至今所常用。

宋代对经水早断已有认识，《圣济总录·妇人血气门》曰："治妇人经水三年不通，牛膝大黄散方。"《妇人大全良方·卷之一》曰："若经候微少，渐渐不通，手足骨肉烦疼，日渐羸瘦，渐生潮热，其脉微数，此由阴虚血弱，阳往乘之，少水不能灭盛火，火迫水涸，亡津液。当养血益阴慎无以毒药通之，宜柏子仁丸、泽兰汤。"月经由少渐闭，手足骨肉烦疼，日渐羸瘦，渐生潮热，此阴虚血弱，当养血益阴等脉证并治，颇符合卵巢早衰的发病经过及肝肾阴虚血弱的因证辨治。尤其是《陈素庵妇科补解·经水不当绝而绝方论》明确指出："天癸七七数尽则绝。《经》云：冲脉衰，天癸绝，地道不通，故形坏而无子也。若四十左右先期断绝，非血虚即血滞，不可作血枯、血闭治之。"并提出相应方药。至清代《傅青主女科·年未老经水断》曰："《经》云：'女子七七而天癸绝。'有年未至七七而经水先断者，人以为血枯经闭也，谁知是心肝脾之气郁乎！……且经原非血也，乃天一之水，出自肾中，……然则经水早断，似乎肾水衰涸。……盖以肾水之生，原不由于心肝脾，而肾水之化，实有关心肝脾。倘心肝脾有一经之郁，则其气不能入于肾中，肾之气即郁而不宣矣。……肾之本虚，又何能盈满而经水外泄耶。……治疗必须散心肝脾之郁，而大补其肾水，仍大补其心肝脾之气，则精溢而经水自通矣，方用益经汤。"傅青主此论，是继承《内经》学术理论基础上的创新，对中医药治疗卵巢早衰颇有指导价值。综上所述，《内经》指的"早衰"、"年四十而阴气自半"，陈素庵所说的"经水不当绝而绝"、"四十左右先期断绝"和傅青主提出的"年未老而经水断"、"经水早断"，不但与西医卵巢早衰的病名实质相一致，而且阐发了主要病因病机，出具了有研究价值的方药。

【病因病机】 中医对卵巢早衰虽早有相似论述，但多归属于月经过少、血枯闭经、"年未老而经水断"、不孕等病证中，至今未单独列为一个病来论述。要认识其病因病机，首先要复习月经产生的机理，知常才能达变。月经产生的机理源于《素问·上古天真论》，经历代不断发展完善。月经是脏腑、天癸、气血、经络协调作用于胞宫的生理现象，在脏腑中，尤与肾肝脾关系最为密切，其中肾在月经产生中起主导作用。《妇人大全良方》又指出"妇人以血为本"。至于早衰机理同样源于《内经》，后世不断发展，主要为"亏虚说"和"瘀滞说"，而以亏虚说为主流，它包括了阴阳虚衰、脏器亏虚、精气神亏耗，属虚劳范畴。从中医学理论探讨卵巢早衰的病因病机，目前未有统一的认识。我们从理论和临床研究卵巢早衰的实践中认识到：常见病因病机有肝肾阴虚血瘀、脾肾阳虚血瘀、肾虚肝郁血瘀和血枯瘀阻之异。

1. 肝肾阴虚血瘀　先天肝肾不足，或房劳多产伤肾耗精，或久病及肾，肝肾乙癸同源，精血互生，肝肾亏虚则精血匮乏，经血乏源，虚则无有不滞而为血瘀，肾虚与血瘀互为因果，肾水日以涸竭，导致冲任亏虚，天癸早竭则经水早断。如《医学正传》曰："月水全借肾水施化，肾水既乏，则经血日以干涸。"

2. 脾肾阳虚血瘀　脾肾阳气素虚，或房劳多产伤肾，饮食失宜，劳倦思虑过度伤脾，脾肾阳虚生化失期或气化失常，则气血生化乏源，虚滞不通，或气血失于温煦，血行滞涩而为血瘀，脾肾阳虚血瘀，先后天不足导致精血匮乏，冲任亏虚，则天癸早竭，胞宫失养则经水早断。如《兰室秘藏》曰："妇人脾胃久虚，或形羸气血俱衰，而致经水断绝不行"。

3. 肝郁肾虚血瘀证　素性忧郁或七情内伤而致肝郁疏泄失常，气血不和而为瘀；又肝为肾之子，子病及母而致肾虚，肝郁肾虚血瘀，冲任失调，天癸匮乏无以充养胞宫而致经闭；或肝郁克脾，脾虚气血生化不足，肾肝脾三经同病导致经水早断。POF患者遭遇较多生活波折和较大的生活事件压力。

4. 血枯瘀阻　素体阴血不足，或产时产后亡血；或久病大病伤阴，阴血涸竭。又因久虚成瘀，血枯瘀阻，任虚冲衰，天癸早竭，胞宫失养则经水早断。《兰室秘藏》曰："夫经者，血脉津液所化，津液既绝……血海枯竭，病名曰血枯经绝。"

上述病机虽各不相同，但由于病多虚损，日久难复，阴损及阳，阳损及阴，脏腑相生相克，脏腑、气血、经络互相联系又互相影响。同时，患者未老先衰，尤其是未婚未育者更是痛苦万分，长此以往，身心受伤，从而产生悲观、抑郁、焦虑、恐惧、情绪低落、对生活失去信心，而多兼肝郁表现。从临床采用彩色多普勒观察卵巢早衰，发现存在子宫及卵巢血流稀少、阻力升高的普遍性，严重者卵巢几乎无血流。随着病情的改善或治愈，卵巢、子宫的血流也得到改善或正常。从而佐证"妇人以血为本"的生理和卵巢早衰存在血枯、血瘀的病机。总之，卵巢早衰病因病机错综复杂，往往是脏腑、气血津精、天癸、冲任、胞宫先后受病，互为因果，其病机本质是肾脾亏虚、肝郁血瘀，引起肾-天癸-冲任-胞宫生殖轴的功能早衰。

西医认为卵巢早衰的病因复杂，目前尚未完全清楚，以下几种因素较常见：

1. 遗传因素　POF有家族史的占10%。姐妹或祖孙三代可共有POF或早绝经，所以详细的家族史就成为研究本病的重要资料。

2. 自身免疫因素　主要有抗卵巢抗体阳性和细胞免疫的改变，其加速细胞凋亡和卵泡闭锁等。自身免疫性POF可由多种自身免疫病引起，有报道5%～30%的POF患者同时患有自身免疫病如甲状腺炎、类风湿关节炎、系统性红斑狼疮等。排除其他已知的病因，并证实存在一种或几种自身免疫性疾病。

3. 先天性酶缺乏　17-羟化酶及17，20碳链裂解酶等甾体激素合成关键酶的缺乏，导致性激素合成障碍，性激素水平低下，产生高促性腺激素血症，患者多表现为原发性闭经，少数患者虽有月经，但卵巢内卵泡质量下降，数量减少，闭锁快，出现早衰。

4. 环境因素和药物损伤　因工作、疾病或意外事故接受大剂量或长时间的放射线者可破坏卵巢，导致早衰。化疗药物如烷化剂、环磷酰胺、白消安、氮芥、阿柔比星、长春新碱、顺铂等，抗风湿药、抗类风湿药如雷公藤、火把花根均可导致POF。

5. 促性腺激素作用障碍　促性腺激素 FSH、LH 受体缺陷，有人将其命名为卵巢抵抗综合征或卵巢不敏感综合征。

6. 感染因素　青春期患流行性腮腺炎或合并病毒性卵巢炎，某些盆腔感染如严重的结核、化脓性盆腔炎、淋菌感染或杀虫剂等均可导致 POF。

7. 心理因素　生活中发生重大事件，遇到强烈的情绪打击或过重的精神压力可导致 POF。许多研究表明，POF 发生与多种社会学指标如社会地位、文化教育程度、精神压力等有一定程度的相关性。

8. 妇科手术损伤　对此以往认识不足，现在认为涉及卵巢或未涉及卵巢的妇科手术，可因改变卵巢血供及盆腔内环境，从而影响卵巢功能甚至引起卵巢早衰。

【诊断与鉴别】

一、诊断要点

（一）病史

重点包括月经初潮，月经的期、量、色、质的变化，停经及停经后围绝经期症候群，免疫性疾病史及用药情况。此外妇科手术史和家族史也很重要。

（二）临床表现

1. 症状

（1）月经失调：POF 患者仅有 10％～20％在月经正常来潮间突然出现闭经，大多数患者表现为月经稀发、经期缩短、经量过少而逐渐闭经，也有周期缩短或周期紊乱后经断。年龄小于 40 岁出现以上月经改变是发现 POF 的首要线索。

（2）不孕或不育：通常是因不孕或不育就诊而被发现卵巢早衰，有原发不孕或继发不孕，或反复自然流产，少数患者在一次或数次人工流产后闭经就诊而发现 POF。

（3）围绝经期症候群：绝经前后出现上述月经失调时伴见潮热、自汗、失眠、抑郁、心悸、乏力、焦虑、烦躁易怒、阴道干涩、性欲降低、性交困难、性交痛、骨关节痛、骨质疏松等。

（4）相关疾病表现：部分 POF 患者同时患有一种或几种自身免疫病而出现相关疾病的表现。

2. 体征　妇科检查时可发现绝经后 POF 患者的内、外生殖器及第二性征发生萎缩及退化，表现为阴道黏膜菲薄，甚至子宫萎缩，乳房萎缩。

（三）辅助检查

1. 妇科检查和全身检查　外阴阴道萎缩、黏膜苍白、变薄、点状充血等老年性阴道炎改变。全身检查可正常或发育不良。

2. 性激素测定　FSH 持续在 40IU/L 以上，$E_2 < 73.2 pmol/L$。

3. B 超检查　子宫和卵巢缩小，子宫内膜变薄，子宫、卵巢在彩超下显示血流稀少，阻力升高，严重者几乎无血流。

4. 腹腔镜检查　卵巢体积缩小、皱缩，很难见到发育中的卵泡和排卵孔。梁占光对 300 余例月经紊乱的妇女进行腹腔镜检查后发现，卵巢体积小于 $2cm \times 1.5cm \times 1cm$ 时或少见发育卵泡、血 FSH 已经开始升高者，卵巢功能将在 2 年内衰竭。

目前公认的卵巢早衰的诊断标准是 40 岁以前出现至少 4 个月以上停经，并有 2 次或以上血清 $FSH \geqslant 40IU/L$（两次间隔 1 个月以上），$E_2 < 73.2 pmol/L$。常见有轻重不一的

绝经相关症状。

二、鉴别诊断

1. 卵巢不敏感综合征 临床表现与激素测定和卵巢早衰类似，但发病年龄多在 20 岁左右或 30 岁以前。

2. 垂体前叶功能减退 常因分娩时或产后大出血而未及时补足血容量，引起垂体缺血梗死，促性腺激素水平低下，卵泡不发育而继发闭经。

【辨病治疗】

西医治疗

1. 雌、孕激素补充治疗 年轻无生育要求的患者，期望建立规律性撤退性出血形成"月经"，改善围绝经期及绝经后症状。常用雌、孕激素序贯疗法（人工周期）。用药期间应定期检查乳腺。也可用替勃龙片，每月用药一次，每次 2.5mg，单用即可。

2. 促排卵治疗 对有生育要求的患者，应进行促排卵治疗。使用药物及方法参见西医专著。据报道促排卵的排卵率不高。因促排卵可增加卵细胞耗损，使用不当可加重病情，故宜慎重使用促排卵治疗。

3. 赠卵人工授精与胚胎移植。

4. 卵泡体外培养、人工授精与胚胎移植。

5. 免疫治疗。

6. 伴发的自身免疫病的治疗。

从上述可知，西医治疗不尽如人意，一般的激素替代疗法长期应用，有导致乳腺癌及子宫内膜癌的风险。高科技的辅助生殖技术费用昂贵，大多数患者无法承受。

【辨证论治】

一、治疗思路与方法

1. 重治气血精，振衰起废 这是治疗卵巢早衰的主要思路与方法。因为气血精与人体生命活动和寿夭极为重要。《灵枢·本脏》曰："人之血气精神者，所以奉生而周于性命者也。"肾藏精，主人体的生长发育与生殖，"经水出诸肾"，"经本于肾"。又"妇人以血为本"，血为月经的物质基础。《景岳全书·传忠录·治形论》指出："凡欲治病者，必以形体为主，欲治形者，必以精血为先，此实医家之大门路也。"又在《景岳全书·妇人规》中指出："欲察其病，惟于经候见之，欲治其病，惟于阴分调之。"可见气血精在治病中的重要性。更何况卵巢早衰是肾水涸竭，涉及心肝脾多脏受损，使之经水早断，形与神俱衰。临床观察到"潮热汗出"和"阴道干涩"是反映病情进退的关键症状。所以从根本上补肾健脾，调肝活血。重治气血精以滋天癸，调冲任养胞宫以振衰起废。

2. 治疗个性化，缓图取效 也是治疗卵巢早衰的重要思路与方法。必须关心、体贴患者，尤其对未婚、不孕患者的治疗是一个抗衰、调经、种子、安胎的系统工程，困难重重。必须根据患者的病情和治疗目标，告知治疗方案，医患合作。一般治疗 3 个月为一个疗程，缓图取效，并要坚持长短方案结合分阶段的治疗与追踪。希望能治疗追踪至 45～50 岁。

二、分证论治

目前没有统一的分型标准。但大多学者认为以肾虚为主，多脏受累，脏腑、气血、经络、胞宫同病。我们分肝肾阴虚血瘀、脾肾阳虚血瘀、肝郁肾虚血瘀、血枯瘀阻论治。

1. 肝肾阴虚血瘀证

（1）临床见证：经来涩少点滴即净，经色暗红或鲜红。或月经推后，或停闭数月不行，或月经紊乱渐至经断或突然经断，或婚久不孕，亦有多次人流或一次人流后月经停闭者，偶发或频发潮热汗出，失眠多梦，头晕心悸，腰酸背痛膝软，足跟或关节疼痛。白带少，甚或阴中干涩，性欲减退，性交痛或困难，或尿道灼热。日久渐见神疲健忘，形容憔悴，发始白或脱发，舌质稍红，苔少，脉弦细或略数。

（2）辨证依据

1）先天肝肾不足或后天损伤肝肾病史。

2）月经涩少，或月经停闭数月或突然经断。

3）潮热汗出，阴中干涩，舌红少苔，脉弦细或略数。

（3）治法与方药

治法：滋养肝肾，养血活血。

方药：加减归肾丸，即归肾丸（方见"月经过少"）合大补元煎（《景岳全书》）合益经汤（《傅青主女科》）加丹参饮随证加减重组处方。

大补元煎：人参、山药、熟地黄、杜仲、白芍、山萸肉、枸杞、炙甘草。

益经汤：熟地黄、白术、山药、当归、白芍、生枣仁、丹皮、沙参、柴胡、杜仲、人参。

归肾丸为张景岳治肾水真阴不足，精衰血少，腰酸脚软，形容憔悴，遗泄阳衰等证。全方补肾兼顾肝脾，重在益精养血。

大补元煎治气血大坏，精神失守等证，为回天赞化，救本培元第一要方。益经汤为傅青主治疗"年未老经水断"之方。傅青主谓"此方心、肝、脾、肾四经同治药也，妙在补而通之，散以开之。"卵巢早衰是多脏失调，肾肝脾同调，气血同治，补肾养肝健脾，调冲任益天癸，滋其化源以通经。

肾虚腰膝酸痛，头晕耳鸣，性欲减退，可选加骨碎补、肉苁蓉、巴戟天、淫羊藿补肾益精壮骨。抑郁、情绪低落或烦躁易怒，选加郁金、合欢花、百合、香附，疏肝解郁；神疲乏力，力不从心，心悸失眠，选加党参、麦冬、首乌、女贞子、黄芪健脾养血。在服药后有经兆者，可试服桃红四物汤活血通经以观后效。

中成药可选用龟鹿补肾胶囊。

2. 脾肾阳虚血瘀证

（1）临床见证：月经稀发或稀少，色淡黯，质清稀，或月经推后，或停闭数月不来，或突然经断，或婚久不孕，或反复流产后停经；面目虚浮，时有烘热汗出，或形寒怕冷。面色晦黄，眼眶黯，环唇淡黯；舌质淡胖，齿印，脉沉细。

（2）辨证依据

1）先天肾脾不足或饮食劳倦思虑过度伤脾史。

2）月经稀发渐闭经或突然经断不来，经色淡黯。

3）面目浮肿，面色晦黄，眼眶黯，环唇淡黯，舌淡胖，脉沉细。

（3）治法与方药

治法：补肾健脾，养血活血。

肾气丸（《金匮要略》）合八珍汤。

中成药可选用滋肾育胎丸或温经活血片。

3. 肝郁肾虚血瘀证

（1）临床见证：情绪低落，郁闷不乐，或心烦焦虑，月经推后数月不行或月经过少渐至经闭，婚久不孕，亦有七情内伤后突然停经者。神疲乏力，头晕失眠多梦，或形容憔悴，脱发或枯黄，皮肤干，时有烘热汗出，关节酸痛。舌黯红或尖边有瘀斑，苔白。

（2）辨证依据

1）先天肾气不足或后天伤肾，或有七情内伤史。

2）月经推后数月不行或月经过少渐至经闭，亦有七情内伤后突然停经者。

3）情绪低落或心烦焦虑，脱发或枯黄，潮热汗出，关节酸痛，舌黯红或尖边有瘀斑，苔白。

（3）治法与方药

治法：疏肝益肾，养血活血。

逍遥散（《太平惠民合剂局方》）合肾气丸（《金匮要略》）加减并配合心理疏导。

4. 血枯瘀阻证

（1）临床见证：月经数月不行或突然停闭不来，或产后、大病失血后、反复人工流产后突然经断；面色萎黄，形容憔悴，神疲乏力，头晕心悸，脱发或枯黄，四肢酸楚，关节痛，皮肤干燥感觉异常；舌淡苔白，脉沉细涩。

（2）辨证依据

1）有失血亡血伤津病史。

2）月经稀发量少渐闭经或突然在产后、反复人工流产后经断不行。

3）面色萎黄，形容憔悴，舌淡苔白，脉沉细涩。

（3）治法与方药

治法：滋阴养血，活血调经。

人参鳖甲汤（《妇人大全良方·产后褥劳》）加紫河车。

组成：人参、桂心、当归、桑寄生、白茯苓、白芍药、桃仁、熟地黄、甘草、麦冬、川续断、牛膝、鳖甲、黄芪。

原方治产后褥劳。全方共奏滋阴养血，填精益髓，大补元气，佐以活血通经。陈自明在该方中说"晚食前温服，此药神妙"。

上述各证以肝肾阴虚血瘀最为多见。卵巢早衰以虚证或虚中夹实者为主。故不论病程长短，均要以补为通，因势利导。《景岳全书·妇人规》指出："枯竭者，因冲任之亏败，源断其流也。凡妇女病损，至旬月半载之后，则未有不闭经者……欲其不枯，无如养营；欲以通之，无如充之，但使雪消则春水自来，血盈则经脉自至，源泉滚滚，又孰有能阻之者？"这是治疗虚证闭经的经验之谈。治疗卵巢早衰常以3个月为1个疗程。大多可先见绝经症状的改善，当潮热和阴道干涩症状消除时，常可自然来经。对于有生育要求的患者，来经后加强调经促排卵治疗和B超监测卵泡发育，或复查内分泌改善情况，把握可能怀孕的时机，以治愈卵巢早衰。

【预防与预测】

一、预防

卵巢早衰一旦发生，无论中医西医治疗都是相当困难的。卵巢早衰大多有危险因素和先兆存在，发病过程缓慢，可治可防，防重于治，必须重视未病先防、病后防变、愈后防复的"三级预防"。

1. 未病先防

（1）重视高危因素的追踪：中西医关于卵巢早衰的病因已有一定的认识，对前所述的相关病因的存在，就必须警惕有卵巢早衰的风险，定期复查。

（2）重视月经改变为线索：当临床出现年龄在40岁以前月经稀发、过少，或频发紊乱，或停闭数月，甚至突然经断，更要警惕卵巢早衰的可能。

（3）中年保健，再振根基：人到中年，对家庭、事业负有重任的中年妇女，在竞争激烈的今天，更增加了身心压力。中年是事业上坡，生理功能下坡的交汇，《景岳全书·中兴论》明确指出："人到中年左右，当大为修理一番，则再振根基。"提出重视固本培根，调和肾中阴阳，节欲以防衰，并重视健运阳明后天的中年保健学术见解，颇有临床价值。

2. 病后早治，阻断病势　临床观察表明，大多数卵巢早衰病情存在发展性和多样性，且病程长短与疗效又存在密切的关系。早诊断，早治疗效果较好；久病难复，多年甚至十多年的早衰病史，疗效较差，有些治疗后仅有精神好转全身症状改善的感觉。故强调病从浅治，尽快逆转，可望治愈。

3. 病愈防复，药食同疗　卵巢早衰好转或治愈后，仍然要防止复发。治愈后患者完全停药，或怀孕后药流，均可很快或在几个月内复发，再治难上加难。此病如同内科的一些慢性病，愈后仍然要巩固调理不能停药，要维持一定的疗效。同时，要重视饮食调补。《内经》云："因其衰而彰之，形不足者，温之以气，精不足者，补之以味。"补肾益精的血肉有情之品，或人参、鹿茸、雪蛤均可根据各人的病情适当选用。

二、预测

"未病先防"已含预测之意。一般认为卵泡早期测定血清 FSH≥20IU/L，诊为卵巢储备功能不足，患者可能已经步入卵巢早衰的进程中，应启用卵巢早衰的防治措施，赢得治疗时机，增加生育机会。

三、调护

1. 该病特点是要早期预测卵巢储备功能降低而及时进行干预性治疗。

2. 调护主要针对引起卵巢早衰的诱因进行。

3. 如卵巢早衰病程达到1年不来月经则已属早发绝经，调护则参照绝经前后诸证。

【疗效判定】　目前未有统一的疗效标准。其治疗方案应根据患者年龄、生育状况和生育要求、病因、卵巢内有无发育中的卵泡及经济状况等情况来加以确定。

郎景和在《女性生殖健康与临床卵巢早衰》中认为卵巢早衰治疗的目的主要是：①消除绝经期症状；②改善性功能，防止阴道萎缩，促进子宫发育，消除阴道干涩；③期望生育者，可用女性性激素负反馈作用，抑制 FSH 和 LH，同时可减少卵细胞耗损，增强卵泡对性激素的敏感性。

（张玉珍　史　云）

参 考 文 献

1. 郎景和. 妇女性生殖健康与疾病. 郑州：郑州大学出版社，2002.

2. 程泾. 妇科疑难病现代中医诊断与治疗. 北京：人民卫生出版社，2003.

3. 王世阆. 卵巢疾病. 北京：人民卫生出版社，2004.

4. 滕秀香. 122 例卵巢早衰患者中医证候分析及致病因素调查. 中国中医药信息杂志，2008，15（4）：18-20.

5. 陈秀芳. 辨证论治治疗卵巢早衰 22 例. 四川中医，2000，18（1）：35.

6. 温鸿雁，范智斌. 卵巢早衰的中西医研究近况，中医药研究，2001（6）：49-51.

7. 朱玲，罗颂平. 卵巢早衰的病因病机及其证治，中医药学刊，2003（1）：143.

8. 张玉珍，史云，廖慧慧. 试论中医药治疗卵巢早衰的思路与方法. 中医杂志，2005，46（4）增刊：116-117.

9. 史云，张玉珍. 补肾健脾调肝活血法治疗卵巢功能早衰临床观察. 中医药学刊，2006，24（6）：1174-1176.

第二章

带 下 疾 病

第一节　非炎性带下病

带下量明显增多，或极少，或色、质、气味异常，而非生殖器炎症所致者，称为非炎性带下病。

既往中医妇科学中虽无非炎性带下病名称，但古代医家对病理性带下已进行过详细描述。其中《神农本草经》称带下为"白沃"，《脉经》称"漏白下赤"，《针灸甲乙经》称"白沥"，《金匮要略》称为"下白物"等，均符合非炎性带下病的表现。明·戴思恭《证治要诀》已提到此类带下病具有缠绵难愈，容易复发的特点。

对中医妇科带下病的研究，最早提出"非炎性带下病"一词为石山发表在 1955 年《江西中医药》的论文《中医对白带的认识与治疗》上，并引证前苏联学者关于非炎性带下病产生的机制："带下原因虽多，但归纳起来不外两种，一因风冷、湿热，属于外来感染，当与细菌有关，引起了炎症性的白带；一因肝、脾、肾虚损，可能是精神上受到刺激，生理功能有了障碍，影响内在器官病变。苏联钱德令斯基及卡刚曾指出：'神经系统在非炎症性白带的发生中，具有重大的作用。管理我们身体所有器官工作的中枢神经系统，影响于身体最重要的内分泌（甲状腺、卵巢等）的活动。当神经系统疾病时，这些腺体的活动可能受到障碍，有时引起女性生殖器官的紊乱，尤其可能引起白带。'"为进一步深入研究非炎性带下病奠定了基础。

带下量过少很少被历代医家提及，近年不少学者通过临床研究，提出带下过少也是带下分泌异常的一种重要症状，它给患者带来的痛苦并不亚于带下过多，分析病因绝大部分系非炎性所致。张玉珍教授主编的《新编中医妇科学》中已将带下病分为带下量多和带下量少进行阐述。

对"白崩"之证的认识，中医妇科一直存在争议，争议要点是与"白淫"、"白带"的区别，但归属于带下病中是可以肯定的。其病名源由隋·巢元方的《诸病源候论》，是以妇女阴道流出白色米泔水样或黏胶状液体，量多大下，状若山崩而得名。巢元方所谓："劳伤胞络，而气极所为。"有学者认为白崩给患者带来很大的痛苦，病情甚时，将造成阴精暴脱，危及生命。其发病巢元方谓："肺脏之色白，虚冷劳极，其色与胞络之间秽液相挟崩伤而下为白崩也。"齐仲甫曰："经云：二焦绝经，名曰白崩。受热而赤者，谓之阳崩；受冷而白者，谓之阴崩，其白者形如涕。"武之望也有"日夜津流如清白泔，或如粘胶者，谓之白崩，与白淫大同"之说。其共识"白崩"是脏腑虚极而致，不像炎性感染所引起的带下病，而且属非炎性带下病中病变程度较严重的，诚如朱小南先生在其《妇科经验选》中曰："白崩证比白带严重，一般都由白带拖延不治，发展为崩。"

近代对带下病虽有不少研究，但仅限于某些方药的临床治疗观察，或多对部分炎症所致者的探讨，未见对非炎性带下病的专题论述。邓高丕等将带下病的证型细分为：脾虚型、脾虚夹湿型、肾虚型、脾肾两虚型、湿热下注型、阴虚夹湿型、肝经郁热型、湿毒蕴结型、痰湿下注型、营卫不和型、痰瘀互结型共十一型，其中八型可归属在非炎性带下病中。有研究者认为非炎症性白带增多主要由口服雌激素、精神因素等引起；还有报道118例带下病患者经门诊妇科检查及辅助检查证实为非病原体感染，并排除器质性病变引起的，用真武汤治疗，总有效率为90％。

西医学认为，非炎性的白带增多与某些导致内分泌失调、盆腔充血的疾病及精神因素有关，此外，轻度的宫颈外翻，尚未发生感染时也能表现黏液状的白带增多。而白带过少，一般来说是由卵巢功能失调或减退，性激素水平低下等原因引起，常见于流产较多、哺乳时间过长、长期有精神创伤及各种慢性疾病，如慢性肝炎、慢性肾炎、糖尿病、甲状腺功能减退症等患者，进入更年期后由于卵巢逐渐萎缩、失去功能可使白带缺乏。

由于临床及实验研究有限，尚不能提供更多的病因病理学的依据。但是可以认为，随着中西医学对非炎性带下病的研究进一步深入，必将丰富本病的病因病机及论治内容。

【病因病机】

（一）带下量多

《傅青主女科》云："带下俱是湿症。"非炎性带下量多主要是因为内生之湿，与脾肾二脏失常、任带二脉失于固约等有极密切的关系。其表现带下量多的病因较多，常见有湿、痰、风寒、七情、房室劳伤、五脏内损及体质因素等。《医学心悟》提到："南方地土卑湿，人禀常弱，故浊带之症，十人有九。"《赤水玄珠》曰："虽有赤白之殊，皆湿痰瘀血所致。"《明医指掌》云："夫带下者，由湿痰流注于带脉而下浊液，故曰带下。"均指出痰湿内生可导致带下病。对风寒劳倦引起的带下，《诸病源候论》明确指出："带下者，由劳倦过度，……搏其血之所以成也。"《重订严氏济生方》也云："推其所自，劳伤过度。"《证治准绳》曰："未嫁之女月经初下，止而即浴之冷水，或热而扇或当风，此室女病带下之由也。有家之妇，阴阳过多，既伤胞络，风邪乘虚而入，……故成液而下。"内伤七情是非炎性带下病产生的重要因素，如《丹溪心法附余》云："妇人赤白带下之症，多是怒气伤肝"，又如《妇科玉尺》曰："或缘惊恐而木乘土位，浊液下流"，《傅青主女科》尤其阐明："妇人忧思伤脾，又加郁怒伤肝，……致湿热之气蕴于带脉之间"。此外体质因素是不可忽视的，《圣济总录》言："苟乖保养，风寒乘虚袭于胞络，冲任不能循流，……故成带下也。"《济阴纲目》曰："妇人平居，血欲常多，气欲常少，百疾不生。或气倍于血，气倍生寒，血不化赤，遂成白带。"归纳其发病主要有脾虚、肾虚、肝失和调、血瘀、冲任督带损伤等而致。

内分泌失调所致非炎性带下病量多者，主要是由于雌激素偏高或孕激素不足而雌激素相对升高，使黏膜中腺体细胞分泌增多；盆腔充血类疾病，如盆腔静脉淤血综合征、盆腔部分肿瘤等，引起盆腔静脉血液回流受阻，组织渗出液过多，从而导致本病的发生。

（二）带下量少

王孟英云："带下，女子生而即有，津津常润。"生理性带下受肾气、天癸、任带二脉等因素的影响，若肝肾阴精不足，则不能充养天癸，天癸衰少，津液匮乏，故带下过少。或因心情不畅，或思虑过度致心肝脾气郁，日久化火伤阴，阴虚则天癸衰少，亦可致带下过少。带下过少在临床中发现不少月经失调、月经后期、月经量少或闭经的患者，在病证的早期即可见到带下过少。本病与西医学的卵巢功能早衰、绝经后卵巢功能下降、手术切除卵巢后、盆腔放疗后、严重卵巢炎、垂体前叶功能减退症、长期服用某些药物，如抗高血压药、抗甲状腺功能亢进药、抗癫痫药、安眠药、镇静药等，均可抑制卵巢功能导致雌激素水平低落而引起阴道分泌物减少致带下量少。

【诊断与鉴别】

一、诊断要点

（一）带下量多

1. 临床表现　带下量多，淋漓不断，质清稀如水，或黏腻如胶如痰，无色或白色，或赤白兼夹，数日或数月持续不变，无特殊气味，或有腥气。可伴月经先后无定，或经漏、经崩，腰膝酸软，精神不振，情绪不定等。

2. 病史　有月经紊乱史，尤其是月经周期不规律；或婚后无排卵性不孕症史；宫颈病变史，如生育时宫颈裂伤、宫颈外翻、宫颈物理治疗术后；盆腔手术史；有内分泌失调疾病史等。

3. 检查

（1）妇科检查：阴道黏膜色泽基本正常，分泌物较多，无臭气，质稀薄或黏腻，宫颈光滑或肥大，或有陈旧性裂伤，或宫颈外翻，或宫颈物理治疗后充血水肿；或子宫肥大，但盆腔触诊无炎症阳性体征。

（2）辅助检查：①内分泌检查：BBT 呈单向曲线，或为双向，但高低温差＜0.3℃；内分泌定量测定孕酮分泌量偏低，或雌激素分泌量过高。②子宫内膜活检：经潮 6～12 小时内，子宫内膜组织活检为增殖或分泌反应欠佳。③怀疑盆腔充血类疾病，应作盆腔 B 超，可提示盆腔静脉淤血，或有子宫、卵巢等肿瘤存在。④实验室检查：包括涂片、胺试验、培养法、生化法、荧光抗体法、阴道镜检查和阴道活组织检查、液基细胞学检查等可排除其他疾病引起的。

（二）带下量少

1. 临床表现　带下过少，甚至全无，阴道干涩、痒痛，甚至阴部萎缩。或伴性欲低下，性交疼痛，腰酸头晕，烘热汗出，胸闷心烦，月经错后、稀发，经量偏少，闭经，不孕等。

2. 病史　有多次人工流产、药物流产或卵巢早衰、手术切除卵巢、盆腔放疗、产后大出血或长期服用某些药物抑制卵巢功能等病史，或绝经后的妇女。

3. 检查

（1）妇科检查：阴道黏膜皱褶明显减少或消失，或阴道壁薄充血，分泌物极少，宫颈、宫体或有萎缩。

（2）辅助检查：①阴道脱落细胞涂片：提示雌激素水平较低。②内分泌激素测定：卵巢功能低落者，促卵泡生成素（FSH）、促黄体生成素（LH）升高，而雌二醇（E_2）下降；垂体前叶功能减退症者，激素水平均下降。

二、鉴别

（一）带下量多

1. 炎性带下病　炎性带下病是由于女性生殖系统各种炎症所引起的带下病，其特点是妇科检查时阴道分泌物呈白色泡沫样，或质黏色白如豆腐渣，或呈脓样，阴道黏膜充血水肿明显，或有较小散在的乳头状疣形成；宫颈糜烂或有息肉形成，宫体、附件有压痛，或附件区有痛性包块；阴道分泌物镜检发现有致病细菌、原虫等存在，而本病则无这些特点，可资鉴别。

2. 白淫　白淫指欲念过度，心愿不遂时，或纵欲过度，过贪房事时，骤然从阴道内流出的白液，一般无臭味，与男子遗精相类。《素问·痿论》中指出："思想无穷，所愿不得，意淫于外，入房太甚，宗筋弛纵，发为筋痿，及为白淫。"说明白淫多在有所思或有所见时发作，为骤下量多，其质如水样，而非炎性带下为黏液，淋漓不断，故有不同。且白淫患者可有幻觉，常伴梦交。

3. 白浊　白浊是指从尿道流出的秽浊如米泔样的一种尿液，或尿石伴淋漓涩痛。其出于尿窍，而本病出于阴道，故易于区分。

4. 漏下　属经血非时而下，量少而淋漓不断。主要与本病中肝火证的赤带易于混淆。赤带虽带血色，但质地为黏液，故而黏滑，其月经正常。故二者主要从其质地是黏液或血和有无正常月经进行区分。至于二者相合而发，则应详询病史，结合有关检查以明确诊断。

（二）带下量少

1. 卵巢功能早衰　妇女在 40 岁之前绝经，表现为继发性闭经，常伴有更年期症状，E_2 下降，FSH、LH 升高。

2. 绝经后　正常妇女一般在 46～52 岁绝经。妇女自然绝经后，因卵巢功能下降而出现带下过少，一般无明显不适症状，但可伴发不同程度的围绝经期综合征。

3. 手术切除卵巢或盆腔放疗后　有手术切除大部分卵巢或全部卵巢史，或盆腔放疗史。

4. 垂体前叶功能减退症　垂体前叶功能减退症是一种垂体功能低下的疾病，主要由于产后大出血、休克造成垂体前叶急性坏死，丧失正常分泌功能而引起。临床表现为产后体质虚弱，面色苍白，无乳汁分泌，闭经，外阴、阴道萎缩，性欲减退，并有畏寒、头昏、贫血、毛发脱落等症状。FSH、LH 值明显降低，甲状腺功能（T_3、T_4）降低，尿17-羟、17-酮皮质类固醇低于正常。

5. 严重卵巢炎　严重的卵巢炎可破坏卵巢组织，使卵巢功能减退。

【辨病论治】

一、辨病要点

辨病论治是中医临床治疗疾病的核心，带下病的中医辨证分型与相关的西医诊断已有相结合的研究趋势，但如何将带下病的中医辨证标准化，如何将非炎性带下病的中医辨证与西医诊断真正结合以达到更好地进行中西医结合治疗的目的，还有待于具体深入的研究。

非炎性带下量多临床上有部分患者，除带下量多外，并无很多其他症状，询问病史与素体情况也不能提供对辨病有用的依据，临证需进行相关的检查，注意内分泌失调、盆腔手术后后遗症、生殖器的损伤及良恶性肿瘤等因素的存在，才能辨病与辨证相结合。

白带分泌过少可因多种疾病造成，通过病史或各项检查确定病性后，若系慢性疾病引起的分泌过少，应在治病同时增强体质，注意补充蛋白质、维生素，以增加激素分泌。其他原因引起的白带减少可遵医嘱采取阴道局部用药等方法进行治疗。

二、治疗方法

（一）带下量多

1. 三生愈带汤（《中医妇科验方选》）

组成：生山药30g，生龙骨15g，生牡蛎9g，海螵蛸12g，茜草9g，鹿角霜9g，甘草6g。

本方治疗脾虚不固之带下且量多、质清稀者。方中重用生山药，并配以白术以健脾化湿，契合带下多湿之特点；结合任带失固的病机，又多用收涩止带之品；若夹有血色加入茜草以活血凉血止血；选用鹿角霜乃取脾肾同治意。

2. 补肾固带汤（《中医妇科验方选》）

组成：淡附片3g，芡实15g，桑螵蛸12g，党参15g，煅牡蛎30g，煅龙骨12g，赤石脂12g，炙白鸡冠花10g。

带下失约，源在肾气不固。本方用治带下清稀，量多如崩。于大量温阳益气、固肾涩精之中，佐鸡冠花以收涩止带。

3. 罗元恺经验方（《罗元恺医著选》）

组成：菟丝子25g，白术15g，炙甘草、白芍、白芷各10g，海螵蛸15g，岗稔根30g。

内湿之成，与脾肾两脏有关。本方脾肾同补，以绝内湿之源，并佐收涩之品以止带。如此标本同治，则带下可除。适用于带下量多而色白质稀者。

因内分泌失调所致本病，则内分泌失调为其本，带下增多仅为其标，只有在内分泌功能正常后，带下病才能根除，故在临证治疗时可参考有关中药人工周期疗法，以调整内分泌为主，兼以治带，方能痊愈。兹举益肾人工周期方，供临证参考。

促卵泡汤：用于月经周期第5～11天。药用：熟地、当归、首乌、茺蔚子、菟丝子、肉苁蓉、女贞子、墨旱莲各10g。

排卵汤：用于月经周期第12～16天。药用：丹参、赤芍、泽兰、紫河车各10g，香附、当归各10g，红花3g。

促黄体汤：用于月经周期第17～23天。药用：熟地、龟甲、白术、川续断、肉苁蓉、炒槐花、当归各10g。

调经活血汤：用于月经周期第24～28天。药用：丹参、赤芍、泽兰、茺蔚子、桑寄生各10g，香附、当归各6g。

若由盆腔淤血所致者，又应辨其所病，如属盆腔静脉淤血综合征者，宜活血化瘀，促进盆腔血液循环，以减少带下的形成，具体方药可参考本病血瘀证所用者。如为盆腔肿瘤所引起，则可参考该病治之，并佐以具有行水、祛湿止带之品。（详见本篇盆腔淤血症节。）

（二）带下量少

1. 左归六味地黄丸加减（《新编中医妇科学》）

组成：生地、熟地各 15g，当归 5g，怀山药 15g，泽泻 5g，山萸肉 10g，鸡血藤 15g，龟甲（先煎）10g，枸杞子 10g，白芍 20g，女贞子 12g，川续断 5g，杜仲 5g，牛膝 5g。

本方治疗肝肾亏损、精血不足、胞脉失养、津液不能濡养阴道所致白带量少、阴道干涩、性交不适，或伴有头晕耳鸣、下肢酸软、月经过少者。方中六味滋补肝肾；当归、白芍、鸡血藤、龟甲补精血益冲任；川续断、杜仲、牛膝益肾气壮腰膝。

2. 黑归脾汤（《余听鸿医案》）

组成：黄芪、党参、白术、茯苓、当归、木香、炙远志、炒枣仁、陈皮、熟地。

本方具健脾养血生津功效，适用于脾虚血少之带下过少。

3. 麦味地黄汤加减（经验方）

组成：麦冬、五味子、熟地、怀山药、山萸肉、炒丹皮、茯苓、泽泻、玄参、怀牛膝。

本方功用滋阴生津，适用于阴虚之带下过少者。

对带下过少的育龄期患者应详细询问病史，并结合现代医学的检测手段明确病因，在此基础上根据月经周期中不同阶段的阴阳变化加减药味，如经间期治疗时应在滋阴养阴为主的基础上适量加菟丝子、肉苁蓉、淫羊藿等补阳药，以利阴转化为阳，促使正常排卵；对阴亏火旺者应滋水养阴的同时加入炒知母、炒黄柏以泻相火，使之不再伤及阴血。

【辨证论治】

一、辨证要点

（一）带下量多

非炎性带下量多的病因是湿邪为患，而湿性黏腻缠绵，故以反复发作，不易治愈为特点。发病时以带下量增多为主要症状，可有色、质、气味异常或伴有全身或局部不适。病位主要在前阴、胞宫、任带、脾、肾、肝。病性以虚为主，即使有实，也是虚实夹杂存在。结合相关的检查，阳性指标无或极少显示，故应根据本病多湿所致之病机，结合其与脾、肾、肝三脏关系密切的特点分析，虚证有脾虚、肾阳虚、肾阴虚、肾气虚；虚实夹杂为脾肾虚弱夹有湿热、肝郁脾虚夹有痰浊、瘀血等。

辨证时应着重辨带下的色、质、气味。一般而言，带下色白或淡黄，质稠无臭味，多属脾虚；色淡质清稀，多属肾阳虚；色白或黄或赤白相兼，多为肝火。同时应详查舌脉、征象，全面分析，如伴面色㿠白，精神倦怠，纳差便溏，舌淡苔白或腻，脉缓弱者，当辨为脾虚失运；若腰酸腰痛，小腹冷感，夜尿频多，舌淡苔薄白，脉沉迟者，属肾阳不足；若心烦易怒，口苦咽干，尿赤而痛，舌红苔黄，脉弦数者，应属肝火；如腰腹疼痛，小腹胀满，喜温拒按，经前加剧，舌黯脉涩，属瘀阻胞脉。其次还要了解患者的病史、产史、手术史及素体、家庭情况等，作为辨证的重要依据。如素多抑郁，常致肝郁化火或夹瘀滞；若孕产过多或房劳太甚，则多肾虚、肾阴亏损；如有盆腔手术史或存在盆腔淤血，又多血瘀或痰瘀互结。

（二）带下量少

带下分泌过少的病机以肝肾阴虚为主，故临床辨证除带下过少，甚至全无外，注意局部症状表现和体征的变化，如阴道干涩、痒痛，伴性欲低下，性交疼痛，甚至阴部萎缩，子宫、卵巢萎缩等。全身有阴血亏损的证候出现，如腰酸头晕，烘热汗出，胸闷心烦，月经错后、稀发，经量偏少，闭经，不孕等。

二、治疗原则

（一）带下量多

非炎性带下量多的治疗，应根据其多湿的特点，以祛湿为主，但又应分清虚实之不同，属虚者应温补而运化之，属热者应清热利湿，气滞者应培土疏木，血瘀者则活血行水，如病发与内分泌失调有关，应根据其月经、受孕情况，并参考有关检查综合调治；如为盆腔瘀血所致，又当以活血化瘀为主，辅以行水止带，配合辨病施治，同时还应注意其精神心理的异常，做好情志调摄工作。

（二）带下量少

对非炎性带下量少治疗要祛除病因，重在滋补肝肾之精，佐以益气、养血、化瘀等。用药不可肆意攻伐，过用辛燥苦寒之品，以免耗津伤阴，犯虚虚之戒。用药应如《女科正宗》提出的："不宜专以温补燥热之剂，反助邪火销灼营阴，以致火升水降，凝结浊物。"强调了不可过于温燥。

三、分证论治

（一）带下量多

1. 脾虚证

（1）临床见证：带下色白或淡黄，质黏稠，无臭气，绵绵不断，面色㿠白或萎黄，四肢不温，精神倦怠，纳差便溏，两足跗肿，舌淡苔白或腻，脉缓弱。

脾气虚弱，中阳不振，水湿失运，湿邪下陷，损伤任带，而致带下量多。余皆属脾气亏虚，中阳不振，失于运化，水湿内盛，或气血生化不足，不能荣养所致。如水湿停留日久，湿蕴化热，又可见带下色黄质黏稠，属脾虚湿热证。

（2）辨证依据

1）带下色白或淡黄，质黏稠，无臭气。

2）倦怠纳差便溏，舌淡苔白，脉缓弱。

3）平素脾胃虚弱，或喜食生冷。

（3）治法与方药

治法：健脾益气，升阳除湿。

1）完带汤（《傅青主女科·带下·白带》）

组成：白术、山药、人参、白芍、车前子、苍术、甘草、陈皮、黑芥穗、柴胡。

本方专为脾虚中阳不振，湿盛肝郁之白带而设，为治脾虚型带下病常用方。

脾损及肾，腰酸痛者加杜仲、巴戟天补肾强腰。胞宫失温，小腹冷痛，加艾叶、香附暖宫理气止痛。兼肾阳亏虚，见带久质稀，加鹿角霜、补骨脂温肾固下。任带失固，滑脱不止加金樱子、乌贼骨收涩止带。中气不足，失于升举，气短下坠，加黄芪、升麻补气升提。脾虚失运，湿渗大肠，大便稀溏，加芡实、薏苡仁、炒扁豆利湿实大便。营血化源不足，心神失养，睡眠不佳，头晕心慌，加酸枣仁、煅龙牡安神敛带。兼气滞腹胀者加橘核、小茴香理气消胀。脘闷纳呆，呕痰多，带下黏腻，形体肥胖，属湿盛生痰，痰湿相合，加半夏、白芥子、石菖蒲化湿祛痰。若湿蕴有化热之象，见带下色黄质黏稠，或有臭气，但热不甚者，加鸡冠花、椿白皮清热利湿，或改用易黄汤（《傅青主女科》）。

2）渗湿消痰饮加减（《中医妇科临床手册》）

组成：苍白术各9g，制半夏9g，薏苡仁12g，茯苓9g，白芷6g，泽泻9g，制香附9g，炙甘草5g，乌贼骨12g，扁豆花9g，六一散（包煎）9g。

适用于白带偏于湿重者。

2. 肾阳虚证

（1）临床见证：白带量多，质稀清冷，终日淋漓，腰酸腰痛，小腹冷感，形寒肢冷，面色苍白，小便频数清长夜尤甚，大便溏薄，舌淡苔薄白，脉沉迟。

肾阳不足，肾气虚弱，封藏失司，带脉失约，任脉不固，故带多清冷，滑脱而下。肾府失养，则腰酸痛。命门火衰，下不能温膀胱，上下不能暖脾土，则溲清便溏。胞宫居于小腹，上系于肾，肾虚失温则小腹发凉。

（2）辨证依据

1）白带量多，质稀清冷，终日淋漓。

2）腰酸腰痛，小腹冷感，形寒肢冷，面色苍白。

3）小便频数清长夜尤甚，大便溏薄。

4）舌淡苔薄白，脉沉迟。

治法：温肾培土，固涩止带。

1）内补丸（《女科切要》）

组成：鹿茸、菟丝子、潼蒺藜、黄芪、肉桂、桑螵蛸、肉苁蓉、制附子、白蒺藜、紫菀茸。

本方多用补益肾精，温煦真阳之品，振衰起废，配以益气收涩之药以固任带，原治命门火衰，肾气虚弱，失于温煦，不能封藏，任带失调，精液滑脱之重症。借用于治病机相同的本病本证也属相宜。

如大便稀溏去肉苁蓉之滑利，加炒白术、肉豆蔻以温肠止泻；小便频数加缩泉丸（包煎）9g以缩溺；阳虚阴寒内盛，小腹冷痛加炒艾叶、乌药暖宫行气止痛；腰肢寒冷，腰酸困明显加续断、狗脊壮肾强腰脊；形寒肢冷痛甚加桂枝以温经通阳；滑脱带下加人参、紫河车、龙牡大补元气，收涩固脱。

2）补宫丸（《医钞类编》）

组成：鹿角霜、茯苓、白术、白芍、白芷、牡蛎、怀山药、龙骨、赤石脂、干姜。

全方温肾健脾化湿，收涩止带，为脾肾同治之方，但温肾作用较和缓，宜于肾阳虚而较轻，兼有脾虚者。

3）右归丸（《景岳全书》）改汤剂

组成：熟地、山萸肉、怀山药、枸杞子、菟丝子、杜仲、当归、鹿角胶、制附子、肉桂。

原方治元阳不足或劳伤过度致命门火衰，速以益火之源以培右肾之元阳，故用于阳虚不能封藏，精液滑脱之"白崩"重症。

若兼见气脱则加黄芪、党参、炒升麻固脱升提止带。肾阳亏损严重者，可再加蛇床子、炮姜暖宫涩带。

3. 肝郁化火证

（1）临床见证：带下色白，或赤或赤白相兼，质黏稠，心烦易怒，口苦纳差，溲黄便艰。舌红苔薄黄，脉弦数。

（2）辨证依据

1）带下色白或赤或赤白相兼质黏稠。

2）心烦易怒，溲黄口苦。

3）舌红苔薄黄，脉弦数。

4）素性抑郁或有情绪过激史。

此多意念不遂，精神抑郁，或过怒伤肝，肝郁化火，肝木克土，或肝火扰及任带，以致脾虚失运，任带不固而见色白或赤白相兼，质黏稠；肝火内盛，则心烦易怒，口苦，溲黄便艰。

（3）治法与方药

治法：清肝泻火，固任止带。

1）清肝止淋汤（《傅青主女科·带下·赤带》）

组成：白芍、当归、生地、阿胶、粉丹皮、黄柏、牛膝、香附、红枣、小黑豆。

原治赤带火重而湿轻者。全方纯于治血，少加清火之味，意在养肝疏肝清肝，使肝气舒，肝火去则脾不受克其湿自清，此其独到之处。适宜于肝火甚者。

如带下量多加茯苓、泽泻，以利湿止带。火盛成毒，肝火盛可转化为炎性带下病，可加苦参、败酱草清热解毒。口苦口臭加夏枯草。烦躁加栀子、石莲子清热除烦。脘闷纳差加槟榔、厚朴以理气和胃。

2）龙胆泻肝汤（《医宗金鉴》）去木通、泽泻加夏枯草、胡黄连、青蒿

组成：龙胆、栀子、黄芩、车前子、生地、当归、甘草、柴胡、夏枯草、胡黄连、青蒿。

本方以清泻肝火为主，药专效宏。当归、生地养血柔肝。甘草顾护胃气。全方泻中有补，清中祛邪不伤正，泻火不伐胃，常用于肝火偏盛者。

3）银翘四妙散（《中医妇科验方选》）

组成：金银花藤30g，连翘15g，苍术10g，黄柏10g，薏苡仁24g，川牛膝15g，炒贯众30g，土茯苓15g，茵陈15g，车前子10g。

适用于带下量多湿热型。

4．血瘀证

（1）临床见证：带下量多，质正常或稍稠，腰腹疼痛，喜温拒按，或痛引腰骶，小腹胀满，或有下坠，舌淡黯或紫，舌苔白，脉弦或涩。

邪客胞中，或手术损伤，冲任阻滞，水湿失运，则带下量多；瘀阻胞脉、子宫，则腰腹疼痛拒按，或痛引腰骶；瘀阻气机，则小腹胀满；气血运行不利，血海满盈失常，可有月经不调。

（2）辨证依据

1）带下量多，质正常或稍稠。

2）小腹疼痛，喜温拒按，或痛引腰骶。

3）舌淡黯或紫，脉弦或涩。

4）或有妇产科手术史。

（3）治法与方药

治法：活血化瘀，利湿止带。

1）桃核承气汤（《伤寒论》）去芒硝加车前子、茯苓

组成：桃仁、桂枝、酒大黄、炙甘草、车前子、茯苓。

原方治邪在太阳不解，随经入腑化热，与血相结于少腹之蓄血证。用于此重在活血，使瘀滞除，血脉畅，则血行水行，并加入除湿之品，如此血水同治，则可用于治因血滞水停之带下。

若经行有块，腹痛甚，加三棱、莪术逐瘀止痛。经色黯、量多，加三七粉活血止血，消胀定痛。带下过多加薏苡仁、泽泻加强利湿止带作用。腹胀甚者加橘核、荔枝核理气散结。腰腹下坠感明显加升麻、菟丝子补肾提升。腰骶痛加川续断、杜仲强腰脊。

2）少腹逐瘀汤（《医林改错》）加苍术、茯苓、乌药

组成：当归、川芎、赤芍、肉桂、干姜、小茴香、蒲黄、五灵脂、延胡索、没药、苍术、茯苓、乌药。

本方以活血化瘀为主，配以温经行气止痛之品，加入苍术、茯苓燥湿化湿，乌药宣下焦之滞气。全方具有活血化瘀，行气止痛，祛湿除湿之功，可用于治疗血瘀湿停之带下。

3）桂枝茯苓丸（《金匮要略》）

组成：桂枝、茯苓、赤芍、桃仁、丹皮。

原治妊娠下血兼有疾，祛瘀安胎。现用治妇人癥瘕和血瘀湿停的带下过多亦为适宜。方中桂枝温通血脉，赤芍、桃仁、丹皮化瘀，茯苓渗湿。

（二）带下量少

1. 肾阴不足证

（1）临床见证：多见于中年以上或多产之妇女。表现为带下量少或全无，阴道干涩，交合困难或疼痛，伴月经稀少甚闭经，腰酸膝软，潮热汗出，神疲体倦，形体消瘦，寐少心烦，大便干结，口干不欲饮，舌嫩红少苔，脉细数。

此因中年之时多次流产堕胎或房劳过度，耗伤精血，肾阴不足，癸水乏源，失于泌淖，故带下量少或全无；精亏血少，冲任不盛，血海渐涸，则月经随之量少以致闭经不潮；潮热汗出，神疲体倦，形体消瘦，寐少心烦，大便干结，均为阴亏失养之候。

（2）辨证依据

1）带下量少或全无，阴道干涩。

2）腰酸膝软，潮热汗出，形体消瘦，口干不欲饮。

3）舌嫩红少苔，脉细数。

4）中年以上或有多产（含人工流产、屡孕屡堕）病史。

（3）治法与方药

治法：滋阴补肾，养血润燥。

1）六味地黄丸（《小儿药证直诀》）去丹皮、茯苓，加生地、枸杞子、龟甲、白芍、当归

组成：熟地、山萸肉、怀山药、泽泻、生地、枸杞子、龟甲、白芍、当归。

本方是治疗肾阴不足的常用方，方中"三补"药：熟地补血益精，滋肾阴，山萸肉敛肝涩精固肾，山药补脾益阴涩精，再加养血润燥滋阴之品，以达精血充足，带液泌淖，恢复女性的生理性带下。

若带下量少、阴部灼热感、性交疼痛、烦躁失眠、月经量少，或行经时间延长，则为阴虚有内热，可在上方基础上，加黄柏、地骨皮、苦参以滋阴兼清热。若伴大便干燥，寐

少心烦，加滋阴养血，安神除烦的生首乌、知母、生枣仁。

2）龟鹿二仙胶（《兰台轨范》）加熟地、山萸肉。

组成：龟甲胶、鹿角胶、人参、枸杞子、熟地、山萸肉。

本方具有滋阴补血、益精补髓的功能。临床常用于虚劳阴阳两虚、遗精阳痿、腰脊酸痛、瘦弱无力、目视昏花等症。明·王三才《医便》中评价此方："延龄育子，龟鹿二仙胶，此方试治极效，专治男妇真元虚损，久不孕育……服此胶百日，即有孕……应验神速。并治男子酒色过度，销铄真阴；妇人七情伤损血气；诸虚百损，五劳七伤，并皆治之。"

2. 肝肾不足证

（1）临床见证：带下过少，甚至全无，阴部干涩灼痛，或伴阴痒，性交疼痛，腰膝酸痛，头晕耳鸣，烦热胸闷，失眠盗汗，小便黄赤，大便干结，舌红少苔，脉细数或弦细。

先天禀赋不足，或房劳多产，或产后大出血，或大病久病，或绝经之后，肾气渐衰，天癸渐竭，以致肝肾之阴亏损，阴精不复，津液不足，故带下过少。或阴亏之后，水不涵木，肝郁化火，更伤阴精，使带下更少。

（2）辨证依据

1）带下量少或全无，阴部干涩灼痛。

2）腰膝酸痛，头晕耳鸣，烦热胸闷，失眠，小便黄赤，大便干结。

3）舌红少苔，脉细数或弦细。

4）多为进入绝经前后或有卵巢切除、盆腔放疗等病史。

（3）治法与方药

治法：滋补肝肾，养精生津。

1）左归饮（《景岳全书》）加制首乌、龟甲、五味子、紫河车

组成：熟地、山药、山茱萸、枸杞、茯苓、炙甘草、制首乌、龟甲、五味子、紫河车。

原治肾阴不足，腰酸遗泄，口燥盗汗等症，系六味地黄丸中去掉丹皮、泽泻两味泻火药，而增加枸杞、甘草滋阴养肝血。加制首乌、龟甲、五味子、紫河车大补肝肾之精血，可用于虚损劳伤所致带下量少。

如阴亏火旺，水不涵木，肝阳上越，头痛甚者，加天麻、钩藤、石决明；肝火亢盛，阴中干涩灼痛，口苦咽干者，加玄参、黄芩、夏枯草、栀子；带下量少伴外阴皮肤瘙痒者，加蝉蜕、防风、白蒺藜。

2）知柏地黄汤（《症因脉治》）加当归、白鲜皮、制首乌

组成：知母、黄柏、熟地黄、山药、山茱萸、茯苓、丹皮、泽泻、当归、白鲜皮、制首乌。

原治阴虚火旺之潮热骨蒸等证，以其滋阴清热，用此相宜，加当归、白鲜皮、制首乌以养肝血，敛肝阴，清肝风。

若闭经后带下量少，色黄或赤白相兼，可加地榆、茜草以凉血止血；若烘热汗出，宜加龟甲、牡蛎以滋阴潜阳。

3. 心肝郁火证

（1）临床见证：带下量少，甚或全无，阴道干枯涩痛，头昏头痛，烦躁易怒，情绪不定，夜寐不安，口苦咽干，舌红苔黄燥，脉弦细而数。

素性抑郁多病之体，或多次情志受到刺激，又加妇产科手术，致阴血亏虚，阴虚阳亢，君火、相火上扰，则头昏头痛，烦躁易怒，夜寐不安；冲任胞脉阴血亏损，津液不足，阴窍失于濡润，故带下过少、阴道干枯涩痛。

（2）辨证依据

1）带下量少，甚或全无，阴道干枯涩痛。

2）头昏头痛，烦躁易怒，夜寐不安。

3）舌红苔黄燥，脉弦细而数。

4）素性抑郁多病之体，或多次情志刺激，复加妇产科手术病史。

（3）治法与方药

治法：滋阴养血，清肝养心。

1）滋水清肝饮（《医宗己任编》）加夜交藤、五味子

组成：熟地、山萸肉、怀山药、丹皮、泽泻、茯苓、当归、白芍、柴胡、栀子、枣仁、夜交藤、五味子。

方由六味地黄丸合丹栀逍遥散加减而成。方中熟地、山药、山茱萸、白芍滋肾养阴；柴胡、栀子、丹皮、泽泻疏肝清肝；枣仁、茯苓养心安神。全方可滋阴补肾、疏肝解郁、宁心安神、清热除烦，使肝气疏达，肾阴充养，心神安宁而诸症悉平。

若心火偏盛心中烦闷、失眠者，加黄连、生龙齿；虚热上扰头晕耳鸣者，加知母、黄柏、地骨皮。

2）黄连阿胶汤（《伤寒论》）加龟甲胶、女贞子、墨旱莲

组成：黄连、阿胶、黄芩、芍药、鸡子黄、龟甲胶、女贞子、墨旱莲。

原方张仲景治外感热邪，伤阴生热致心中烦，不得卧。方中黄连、黄芩清心泄热除烦；芍药、阿胶滋补肝肾，养阴济阳；鸡子黄滋阴泻火，用于君火偏炽带下无者。

兼口渴咽干加生地、知母、天花粉养阴生津，清热除烦；失眠不寐者加酸枣仁、柏子仁、夜交藤以养心安神。

4. 血枯瘀阻证

（1）临床见证：带下过少，甚至全无，阴中干涩，伴经行腹痛，经色紫黑量极少，或有血块，或经闭不行，肌肤甲错，面部褐斑或晦黯无华，或下腹有包块，舌质黯，边有瘀点瘀斑，脉细涩。

经产感寒，余血内留，新血不生；或产后大出血，血不归经；或多次堕胎清宫，致精亏血枯，瘀血内停，瘀阻气机、血脉，精血不足且不循常道，阴津不得敷布，导致带下过少，经血涩少甚则经闭不下。

（2）辨证依据

1）带下过少，甚至全无，阴中干涩。

2）经行量少，色黑或有血块；或闭经伴腹痛。

3）肌肤甲错，面部褐斑或晦黯无华；或下腹有包块。

4）舌质黯，边有瘀点瘀斑，脉细涩。

5）有经产感寒或产后失血，或多次堕胎清宫等瘀血阻滞病史。

（3）治法与方药

治法：补血益精，活血化瘀。

1）小营煎（《景岳全书》）加牛膝、丹参、桃仁

组成：当归、白芍、熟地、山药、枸杞子、炙甘草、牛膝、丹参、桃仁。

原方治血少阴虚证。全方滋养肝肾，补益精血，精血充足则经血有源，加牛膝、丹参、桃仁活血化瘀，瘀去而阴血复生，故也宜于血虚瘀阻带下量少者。

兼脾运不佳纳差、大便稀溏者，加炒白术、茯苓、砂仁以健脾生血；白带极少合并闭经且大便干结者，加肉苁蓉、生首乌、制大黄养血润燥祛瘀；小腹疼痛明显有结块者，加三棱、莪术、五灵脂、延胡索化瘀消癥止痛。

2）温经汤（《校注妇人良方》）

组成：人参、当归、川芎、白芍、肉桂、莪术、丹皮、甘草、牛膝。

原方用于寒凝血瘀痛经，方中人参、当归、川芎、白芍益气养血和血，肉桂温经散寒化瘀，莪术、牛膝活血化瘀，丹皮使温而不燥，甘草调和诸药。也适宜寒凝血瘀所致带下量少。

若血枯精衰，精神疲惫加菟丝子、制首乌、紫河车大补精血；瘀而化热，津不上承，加黄柏、地骨皮、山栀子；血瘀偏于气滞，加红花、泽兰、香附理气化瘀。

【其他疗法】

一、带下量多

（一）针灸疗法

1. 针刺

取穴：带脉、白环俞、气海、三阴交。

手法：平补平泻。适用于脾气虚、肾阳虚证。

2. 灸法　脾虚灸足三里，肾阳虚隔附子饼灸关元。

3. 耳针

取穴：子宫、卵巢、内分泌、膀胱、肾。

方法：每次 3～5 穴，留针 15～20 分钟。

（二）推拿疗法

取穴：气海、关元、血海、三阴交、肝俞、肾俞、八髎。

操作：

①患者仰卧，按揉气海、关元，摩小腹，按揉三阴交、血海。

②患者俯卧，按揉肝俞、八髎、肾俞。

适用于血瘀证。

（三）饮食疗法

1. 白果薏苡仁猪肝汤（《实用中医妇科学》）　白果 20 粒，生薏苡仁 30g，猪小肝（膀胱）2 个。白果去壳洗净，生薏苡仁去杂质后洗净，猪小肝洗净。上三味放在沙锅内加清水 5 碗，武火煎沸后，文火熬至 2 碗，食盐调味，饮汤食白果、猪肚，每日分两次食完，可连服 2～3 天。适用于脾虚证。

2. 仙樱猪蹄汤（《实用中医妇科学》）　仙茅 15g，金樱子 20g，猪蹄 1 只。猪蹄去毛洗净，斩成小块，仙茅、金樱子洗净，与猪蹄同放在沙锅内，加水 6 碗，武火煎沸后，文火熬至 2 碗，食盐调成汤，饮汤食猪蹄，分 2～3 次食，可连用 2～3 天。适用于肾阳虚证。

3. 白果冲豆浆（《实用妇科临床手册》）　白果 10 粒，豆浆 1 杯。白果捣碎，冲豆浆后服。每日1次。适用于脾虚证。

4. 三味薏仁浆（《中医临床妇科学》） 薏苡仁30g，山药30g，莲子30g。上药洗净，用文火煮成浆服食。每日1料，7天1个疗程。适用于肾虚证。

5. 向日葵蒸饮（《全国中草药汇编》） 向日葵蒸，去皮切片30g，水煎加白糖适量为茶饮。适用于带下过多。

6. 鸡果汤（《中医妇科验方选》） 公鸡1只，白果500g，白果装鸡腹内，用线缝合，加水适量，煮鸡熟为度，吃肉喝汤，3日内服完。适用于脾肾阳虚，带下清稀量多者。

（四）热敷

1. 热敷香方（《实用中医妇科方药学》）

组成：苍术30g，白芷30g，山药15g，甘松15g，川芎15g，藁本15g，当归15g，艾叶60g，透骨草60g。

用法：将上药揉匀，装入纱布袋中喷湿，热蒸15分钟，趁热敷于小腹，上加热水袋维持。每日2次，每袋药用5天。

2. 热敷方（《实用中医妇科方药学》）

组成：乌头10g，艾叶40g，鸡血藤60g，防风20g，五加皮20g，红花、白芷、羌活、独活、追地风、伸筋草、透骨草各15g。

用法：将上药共为粗末，喷湿装入布袋封口，放锅内蒸30分钟，趁热敷于下腹，待冷移去，次日继用，每袋药可用8次。

以上两方均有活血通络，消瘀止痛的作用，原治慢性盆腔炎、盆腔炎性包块、陈旧性宫外孕等，可用于治疗盆腔静脉淤血综合征等所致的瘀血型带下过多。

（五）纳药法

1. 矾石丸《金匮要略》 治干血下白物，矾石三分烧透，杏仁一分，共研作蜜丸枣核大，纳阴中，日一次。适用于瘀血夹痰湿型带下过多。

2. 如圣丹（《济阴纲目》） 枯矾、蛇床子，为末，醋为丸，如弹子大，用胭脂为衣，紧裹于阴户中，定坐半日，热极再换。适用于肾阳虚，带下清稀量多者。

3. 青黛10g，冰片2g，黄柏、硼砂各30g，炉甘石、煅石膏各60g。共研极细末，高压灭菌后备用。用法：将药粉喷于宫颈糜烂部，或用带线棉球蘸药末塞入阴道底，使药粉紧贴糜烂面，24小时自行拉出，隔日一次。月经期停用，治疗期间禁房事。适用于宫颈肥大、糜烂所引起的非炎性带下量多。（《四川中医》1986年6期）

4. 坐药龙盐膏（《济阴纲目》） 丁香、木香、川乌头（炮）各钱半，全蝎五枚，龙骨、当归尾、茴香、炒黄盐、酒防己、肉桂、红豆各二钱，延胡索五钱，厚朴三钱，高良姜、木通各一钱，枯矾半钱，共为末，炼蜜丸弹子大，缠裹留丝在外，纳阴道中。适用盆腔静脉淤血综合征等所致的寒湿瘀阻型带下过多。

二、带下量少

（一）中成药

1. 大黄䗪虫丸

功用：活血化瘀。

适应证：血瘀内结之带下过少。

2. 杞菊地黄丸

功用：滋阴清热。

适应证：肝肾阴虚之带下过少。

3. 承天露胶囊（胎盘胶囊）

功用：补肾填精。

适应证：肾精不足之带下过少。

（二）饮食疗法

1. 银耳羹　银耳 5g，鸡蛋 1 个，冰糖 60g，猪油适量。适用于肺肾阴虚之带下过少者。

2. 燕窝汤　燕窝 3g，冰糖 30g。适用于阴虚津伤之带下过少者。

3. 生地粥　生地 25g，糯米 75g。适用于阴虚之带下过少者。

（三）外用方

1. 《儒门事亲》有"赤白带下，月水不来，用蛇床子、白枯矾等分，为末，醋面糊丸弹子大，胭脂为衣，绵裹纳于阴户。如热极，再换，日一次。"适用于血枯瘀阻型带下量少。

2. 香妃露（《实用中西医结合临床》2004 年 3 期）

组成：蛇床子、红花、荜澄茄、苍术、丁香、细辛、花椒、仙鹤草、苦参。

功用：补阳暖阴、行气活血、芳香辟秽。

用法：将药液直接喷在外阴阴蒂处及阴道内。

适应证：用于带下量少、阴冷、阴道干涩、性欲低下者。

【预防与调护】

一、预防

带下量多的形成多由调摄失宜、脏腑不和所致，故谨慎摄生、和顺脏腑甚为重要。《通俗妇科论》提出"带下宜首禁房事"。《景岳全书·妇人规》强调治疗既要服药，也要节欲，否则"药饵之功必不能与情窦争胜，此带浊之不易治也。"节欲养精，以防伤肾。在平时特别是经期、产时及妇科手术后，应注意适寒温，避免外邪乘虚内侵；戒操劳，以免伤脾；调情志，减少精神刺激，以利肝气畅达；饮食有节，忌过食生冷辛辣，勿食厚味以免蕴湿生热，或助长肝火，《丹溪心法》提出"必须断厚味"即是此义。妇科手术时，应注意手术时间、手术方法的选择，尤其是盆腔充血时应慎行手术，以减少盆腔静脉的瘀血形成。

针对带下量少的患者应及早诊断和治疗可能导致卵巢功能下降的原发病。如对即将分娩的孕妇要预防产后大出血的发生，一旦有产后大出血时，应紧急输血，防止发生脑垂体前叶急性坏死；做妇科盆腔良性肿瘤手术时，尽可能保留全部或大部分卵巢组织；盆腔放疗时，应避免过多照射卵巢部位；育龄期妇女应注意避孕，避免多次实施人工流产、药物流产，以防引起卵巢功能低下；重视调节情志，保持良好的心理状态，尤其是绝经期前后的妇女；平时注意饮食有节，勿损伤脾胃，可适当增加豆制品饮食；局部症状严重者，如阴道干枯涩痛，性交疼痛，甚至阴部萎缩，且有全身雌激素水平低落症状明显者，可考虑增加雌激素替代疗法。

总的来说，重视摄生，减少生活所伤，避免医源性因素，可预防本病的发生。

二、调护

非炎性带下病的护理，应首先做好带下色、质、量等的观察与记录，注意了解发病史，为治疗提供可靠的依据。同时重视饮食调护与精神心理护理，饮食应忌生冷、油腻、辛辣之品，以清淡为宜。帮助患者消除顾虑，树立信心，使其配合治疗。其次在治疗期间，一般应避免性生活，每天用洁尔阴坐浴或清水洗外阴，勤换内裤，保持外阴，阴道清洁。

【疗效判定】

治愈：治疗后带下的量、色、质、气味恢复正常，其他症状消失，停药后无复发。

显效：治疗后带下的量、色、质、气味恢复正常，其他症状减轻。

有效：治疗后带下量明显改善，色、质、气味基本正常，其他症状有所减轻。

无效：治疗后带下的量、色、质、气味及其他症状均无改善。

【重点提示】 非炎性带下异常属"带下病"的范畴，临床以非生殖器炎症所致带下量明显增多或极少或甚无为特点，以其量的多少分带下量多和带下量少而分别论治。

非炎性带下量多的病因是湿邪为患，病位主要在前阴、胞宫、任带、脾、肾、肝。病性以虚为主，即使有实，也是虚实夹杂。临证需进行相关的检查，注意内分泌失调、盆腔手术后遗症、生殖器损伤及良、恶性肿瘤等因素的存在，做到辨病与辨证相结合。临证应根据其湿邪浸淫和损伤任带，使任脉不固、带脉失约的病机特点，治疗以升阳除湿止带为主，分清虚中是否夹实，纯虚者应温补脾肾、运化水湿，夹实化热者应佐以清热利湿，夹实偏瘀者应佐以活血行水。如发病与内分泌失调有关，应根据其月经、受孕情况，并参考有关检查综合调治。

非炎性带下量少发病以肝肾阴虚，阴虚精亏，天癸衰少，津液匮乏之虚证为主，可因卵巢功能低下及多种疾病造成，通过病史和各项检查确定病因。治疗首先去除病因，重在滋补肝肾之精，佐以益气、养血、化瘀等。若系慢性疾病引起的带下过少，应在治病同时增强体质，注意补充蛋白质、维生素，以增加激素分泌。

非炎性带下病无论量多或量少，诊断时均应注意全面收集病史，详问病情，并结合现代医学的检测手段明确病因，同时还应注意其精神心理的异常，做好情志调摄工作。

（张文阁 杨鉴冰）

参 考 文 献

1. 石山. 中医对白带的认识与治疗. 江西中医药, 1955, (4): 45-53.
2. 张玉珍. 新编中医妇科学. 北京: 人民军医出版社, 2001: 350-357.
3. 邓高丕, 周英, 缪江霞. 带下病古训. 中医文献杂志, 2000, (2): 4-6.
4. 邓高丕, 周英, 缪红霞. 带下病的中医理论与临床研究进展. 广西中医药, 2001, 24 (2): 59-61.
5. 宋春花, 韩立民. 带下病的中医辨证及相关西医诊断的综述. 赣南医学院学报, 2006, 26 (6): 989-991.
6. 戴菊良. 中医药配合饮食治疗老年性带下病体会. 湖南中医药导报, 2003, 9 (12): 39.
7. 安莲英. 真武汤治疗带下病. 山东中医杂志, 2008, 27 (10): 708.
8. 罗元恺. 女科述要（妇女性欲淡漠的调治）. 新中医, 1993, (2): 14-15.
9. 欧阳真理. "香妃露"治疗女子阴冷、带下病疗效观察. 实用中西医结合临床, 2004, 4 (3): 51.

第二节 炎性带下病

带下量多，色、质、气味异常，外阴、阴道肿痛或瘙痒，或伴全身症状，取白带标本实验室检查见病原体者，称为炎性带下病。各年龄段均可发病，在国家标准《中医临床诊疗术语》中属"带下病"、"阴痒"范围。

带下病首见于《素问·骨空论》，其曰："任脉为病……女子带下瘕聚。"带下的含义有广义及狭义之分。广义带下指带脉以下的疾病，它包括了妇科一切疾病。狭义带下限指妇女阴道不正常的白带，称为"带下病"。历代医籍关于带下病的名称说法不一，如《神农本草经》称"沃"（白沃，赤沃），或称"漏下赤白"。《脉经》有称"五崩"。《针灸甲乙经》有称"沥"。《金匮要略》又叫"下白物"。至隋代《诸病源候论》始称"五色带"——白带、赤带、黄带、青带、黑带，或称"白崩"，皆示带下异常。《女科证治约旨》曰："若外感六淫，内伤七情，酝酿成病，致带脉纵弛，不能约束诸脉经，于是阴中有物，淋漓下降，绵绵不断，即所谓带下也。"对带下病的病因、病机、临床表现均作了较系统的论述。现代用中医药治疗阴道炎、宫颈炎等报道甚多，大大丰富了中医治疗带下病的内容。

不少研究者运用中医药治疗本病取得较好的疗效，特别是以中医学湿热湿毒的理、法、方、药治疗多种阴道炎有一定治疗优势。如成都中医药大学刘敏如教授等，将炎性带下病机归纳为湿热郁遏，秽浊浸渍阴中，同时结合现代医学的检测手段，明确病因学诊断，治疗上采用阴道纳药，使药力直达病所。刘敏如等总结其临床经验，组成"妇炎洁"中药复方，应用高新技术首研"中药复方阴道泡腾片"剂型，药片纳入阴道，在阴道分泌物中自然完全迅速崩解，通过崩解后产生大量泡沫的带动，使药物均匀直接附着于阴道、宫颈，浸流外阴。使用方便，无副作用，经临床和实验研究对真菌性阴道炎、滴虫性阴道炎、非特异性阴道炎，均有疗效。诸如此类的研究成果，已对"炎性带下病"形成了因、机、证、治较为完整而系统的认识，也为本书专节论述本病奠定了基础。虽然教科书仍用"带下病"作为诊断病名，但在其病因、病机及辨证施治中可明确分辨出虚证多属"非炎性带下病"，实证多属"炎性带下病"，这对临床是有指导意义的。炎性带下病通过治疗，病原菌得到抑制，仍带下异常者，可按非炎性带下病善后，非炎性带下病在有外邪入侵后可转为炎性带下病，其治疗又该按炎性带下病辨治。

西医妇科学中非特异性阴道炎、细菌性阴道病、滴虫性阴道炎、真菌性阴道炎、婴幼儿外阴阴道炎、宫颈炎等，均有白带量、色、质、气味的异常，白带实验室检查见病原体，故均归于炎性带下病范畴。

【病因病机】 《女科经纶》引刘河间说："带下由下部任脉湿热甚，津液涌溢而为带下。"炎性带下病主要的病因病机是外感热毒之邪，或秽浊郁遏化毒生虫，伤及任带，任脉失固，带脉失约，导致带下量多，色质气味异常，发为炎性带下病。

1. 湿热湿毒 经行、产后、人流术后等，胞脉虚损，或洗浴用具不洁，或卫生垫、卫生带、内裤不洁，或不洁性交等，或肝郁化热，木克脾土，湿热内生伤及任带，或湿热郁遏，或秽浊浸渍生虫，虫蚀阴中，发为炎性带下病。

2. 脾虚湿热 饮食不节，或思虑过度，或劳倦伤脾，脾气虚损，运化失常，水湿内生流注下焦，伤及任带，蕴于阴器化热，郁遏生虫，或脾虚之体于经行产后胞室空虚之时，复感湿热毒邪，伤及阴器，发为炎性带下病。

3. 肾虚湿热　素体肾虚，或房劳多产，或多次人流伤肾，封藏失职，伤及任带，或复感湿热之邪，伤及阴器发为炎性带下病。

西医学认为，正常阴道内有多种细菌存在，但由于阴道与这些细菌之间形成生态平衡并不致病。在维持阴道生态平衡中，乳酸杆菌、雌激素及阴道 pH 值起重要作用。当阴道、宫颈的自然防御功能受到损伤，可导致疾病的发生，发病的诱发因素主要有以下几个方面：

1. 生殖道与外界直接相通，易受到病原体侵袭感染。
2. 经期及性卫生不良。
3. 流产及引产、分娩，产妇阴道宫颈损伤，调护不洁。
4. 阴部手术损伤及医源性的污染。
5. 异物、腐蚀性物质损伤阴道、宫颈。
6. 邻近器官炎症向下蔓延至阴道、宫颈。

阴道、宫颈常被侵袭和感染的病原体主要分为以下三类：

1. 细菌　常见的以链球菌、葡萄球菌、淋球菌、大肠杆菌等需氧菌感染为主，少数因厌氧菌属的增长，而致加德纳菌、动弯杆菌感染。

2. 病毒　近年来阴道宫颈病毒感染引人注目，常见的病毒如单纯疱疹病毒、巨胞病毒及人乳头状瘤病毒等。

3. 原虫及假丝酵母菌　如阴道毛滴虫、阿米巴原虫，假丝酵母菌中 $80\%\sim90\%$ 为白假丝酵母菌。此外，沙眼衣原体、人型支原体及解脲支原体等都可引起感染。

感染途径主要是直接蔓延，病原体直接扩散于外阴表皮、阴道、宫颈；也可由内生殖器炎症分泌物浸渍宫颈、阴道，如子宫内膜炎或慢性宫颈炎，引发宫颈炎或阴道感染等；也可通过淋巴扩散、血行传播，比较少见。

【诊断与鉴别】

一、诊断要点

（一）病史

经行、产后、人流术后，洗浴用具不洁史，或卫生垫、卫生带、内裤不洁，或有不洁性交史，或手术消毒不严史。

（二）临床表现

主要症状是带下增多，色、质、气味异常，如呈现黏液脓性或血性带，或泡沫黄色带，或白色豆渣样或凝乳状带，或黏液性黄色淡红色带，或黄色水样带，或赤白带下，或灰白色乳状带下等，秽臭、腐臭、血腥臭气，或伴阴部灼热肿痛，或外阴瘙痒，或坠痛不适，或腰骶酸胀，或尿急尿痛，或性交痛，甚或下腹及全身不适，或不孕，或月经量少，经期延长，或闭漏交替。

（三）妇科检查

外阴、阴道红肿，或阴道触痛，或外阴阴道口、外阴前庭区黏膜红肿，表面附白色膜状物，拭去后见糜烂，或表浅溃疡，或见阴道黏膜红肿，有散在出血点；或见婴幼女外阴阴道口充血水肿糜烂；或见宫颈红肿有脓性分泌物；或见宫颈糜烂，临床上按糜烂面积分为三度：Ⅰ度者糜烂面占整个子宫颈面的 1/3 以下，Ⅱ度者糜烂面占整个子宫颈面的

1/3～2/3，Ⅲ度者糜烂面占 2/3 以上；或宫颈肥大；或宫颈腺囊肿；或颈管黏膜局部增生，逐渐向外形成鲜红色舌状突、蒂细长之息肉；或宫颈外观光滑，宫口内有脓性分泌物；或子宫颈外翻，见阴道内白带多，色黄、灰、绿、红，质稠或稀，或呈泡沫样、豆渣样等。

（四）辅助检查

阴道分泌物检查，清洁度Ⅲ°～Ⅳ°，白带涂片或培养及生物学检查发现一般病菌或兼氧及厌氧杆菌比例明显失调，前者明显减少，甚至几乎消失，而后者占绝对优势，查见加德纳菌、动弯杆菌等，或查见滴虫，或查见假丝酵母菌，或查见线索细胞比例≥20％，或查见支原体、衣原体、病毒等。

根据病史、异常带下的典型临床表现，结合白带的实验室检查及妇科检查，可作出炎性带下病的诊断。具体可明确诊断为：非特异性阴道炎、细菌性阴道病、滴虫性阴道炎、假丝酵母菌阴道炎、婴幼儿性外阴阴道炎、宫颈炎，总属炎性带下病。

二、鉴别

本病与其他引起带下增多或伴有色、质、气味改变的阴道病相鉴别，如老年性阴道炎、阴道腺病、单纯疱疹性阴道炎、淋菌性阴道炎，以及非炎性带下病等。老年性阴道炎，常见于绝经后的老年妇女，白带量多，外阴瘙痒，灼热疼痛，检查时见阴道呈老年性改变等。淋菌性阴道炎，多有性病接触史，分泌物涂片或培养，查见革兰阴性双球菌。若白带量多，未查见病原体，应与非炎性带下病相鉴别，可参阅前面相关内容以资鉴别。赤带者须与经间期出血、经漏相鉴别。脓浊带下与阴疮排出的脓液，可通过妇科检查而鉴别。如带下五色夹杂，如脓似血，奇臭难闻，当警惕癌变，应结合宫颈刮片及取活体组织检查以明确诊断。

【辨病论治】 炎性带下病辨病论治主要涉及五种阴道炎及宫颈炎。

一、非特异性阴道炎

为炎性带下病中常见病之一，是指由非特异性的病原体引起的阴道炎的统称，病原菌为葡萄球菌、链球菌、大肠杆菌、变形杆菌等一般病原菌。诱发感染的因素很多，如人流、引产、分娩不洁，或过频的性生活而致阴道、宫颈、子宫内膜损伤，或异物、腐蚀性药物、医源性的污染或月经延长等，均可致阴道的自然防御功能遭到破坏，从而有利于病菌的生长和繁殖，故本病常见于身体虚弱及个人卫生条件差的妇女。

（一）临床见证

带下量多，呈淡黄色水样或脓样，或有臭味，症状较重的患者有阴部下坠及灼热疼痛，甚则下腹不适，小便黄少或短赤，大便干结，舌质红，苔黄腻，脉滑或滑数。妇科检查：轻者仅有局部红斑，重者外阴、前庭及阴道黏膜充血、水肿，阴道内有较多脓性分泌物，触痛明显。

（二）辅助检查

1. 分泌物涂片 革兰染色后镜检可找到一般病原菌，而无滴虫、假丝酵母菌或其他特异性细菌。

2. 分泌物培养 细菌培养 80％为大肠埃希菌，另外可有葡萄球菌、溶血性链球菌及变形杆菌等。

临床常做白带常规检查，清洁度Ⅲ°以上，或做分泌物涂片检查，细菌培养由于阴道杂菌较多，结果不理想。

（三）治疗方法

1. 中医外治法

（1）妇炎洁泡腾片：每次 2 片，1 日 1～2 次，阴道塞药，7～10 天为 1 个疗程。或妇炎洁泡腾片 4 片，溶于开水 300ml，先熏洗后坐浴，1 日 1～2 次。

（2）坤净栓：每次 1 粒，1 日 1～2 次，阴道用药。

（3）华佗消毒液：每次 100ml，用温开水稀释至 300ml，外洗坐浴，1 日 1～2 次，7～10 天为 1 个疗程。

（4）外洗方（《中医妇科临床手册》）：以蛇床子 30g、地肤子 30g、黄柏 15g 煎水坐浴，1 日 1～2 次，7～10 天为 1 个疗程。

2. 中医内治法

（1）止带方（《世补斋不谢方》）：猪苓、茯苓、车前子、泽泻、茵陈、赤芍、丹皮、黄柏、栀子、牛膝。功效：清热除湿，凉血化瘀，止带。用于湿热下注证带下过多。

（2）萆薢渗湿汤（《疡科心得集》）：萆薢、薏苡仁、黄柏、赤茯苓、丹皮、泽泻、通草、滑石。功效：清热解毒，除湿祛邪，杀虫止痒。

3. 西药治疗

（1）轻者，做好外阴局部清洁卫生，1∶5000 高锰酸钾坐浴每日 1～2 次。

（2）环丙沙星阴道泡腾片每日 1 粒，阴道上药。

（3）普罗雌烯/氯喹那多泡腾片每日 1 片，阴道上药。

（4）对顽固、持续的非特异性阴道炎，可根据细菌对药物的敏感性选用适当抗生素。

二、细菌性阴道病

本病为近年来研究所确认，与一般的假丝酵母菌、滴虫和淋菌引起的阴道炎不同，局部炎症反应不明显，符合中医"带下病"诊断。多见于生育年龄的妇女，各种原因导致阴道内微生物平衡失调，使致病性厌氧菌和阴道加德纳菌生长过盛，兼氧性乳酸杆菌生长受抑制，或感染了动弯杆菌、人型支原体引起炎症。曾有多种名称，1984 年正式命名为"细菌性阴道病"。该病实际上是一种以加德纳菌、各种厌氧菌、动弯杆菌及支原体引起的混合感染。本病在性关系紊乱的人群中有较高发病率，可能经性接触而传播。

（一）临床见证

多发于育龄期妇女，常伴有月经紊乱，或见月经量少，经期延长等，或伴不孕。患病的孕妇发生羊水感染，胎膜早破，早产的比例为健康者的 2～3 倍。白带量多，均匀呈乳状，或灰白色水样，浓重的鱼腥臭或腐臭气，以经期、性交时气味尤重。病初期可伴外阴轻度瘙痒、灼热，或性交痛。妇科检查阴道壁无明显充血水肿，有触痛。

（二）辅助检查

1. 阴道分泌物 BV 试纸检测阳性。即过氧化氢浓度、唾液酸苷酶活性和白细胞酯酶活性三项指标均为阳性。

2. 白带涂片线索细胞≥20%。

3. 阴道 pH＞4.5，多为 5～5.5。

（三）治疗方法

1. 中医外治法

（1）妇炎洁泡腾片：坐浴或阴道上药。

（2）10％洁尔阴 200ml 冲洗阴道，每日 1 次，连用 14 天药，或用洁尔阴泡腾片阴道上药，每日 1 次，每次 2 片。

（3）紫金锭：每日 1 次，每次 2 片，7～10 天为 1 个疗程。

2. 中医内治法

（1）加减逍遥散（《傅青主女科》）：柴胡、白芍、茯苓、茵陈、栀子、甘草、陈皮。全方疏肝清热，除湿止带。

（2）止带方（见"非特异性阴道炎"）合五味消毒饮（《医宗金鉴》）加减：蒲公英、金银花、野菊花、紫花地丁、紫背天葵。全方具清热解毒、除湿止带之功。

（3）威喜丸（太平惠民和剂局方）：茯苓、猪苓、黄蜡。用法：每日服 2 次，每次 4.5g，或水煎服。

3. 西药治疗

（1）甲硝唑（灭滴灵）：口服，每日 3 次，每次 0.2g，或每日 2 次，每次 0.4g，7 日为 1 个疗程。可同时阴道上替硝唑/甲硝唑泡腾片，每次 0.2g，每晚 1 次（孕妇忌用）。

（2）克林霉素 0.3g，每日 2 次，7 天 1 个疗程。

（3）氨苄西林：每日服 4 次，每次 0.5g，连服 7 天。

（4）头孢氨苄：每日服 4 次，每次 0.5g，连服 7 天。

（5）2％克林霉素乳剂，阴道注入，每晚一次，共 7 天。

三、滴虫性阴道炎

本病是炎性带下病中常见病之一，由阴道毛滴虫感染所致。其属厌氧寄生原虫，生活力强，能在 25～42℃的温度中生长繁殖。最适宜滴虫繁殖的 pH 值为 5.5～6，常寄生在阴道穹隆及宫颈管，也可沿其上升至宫腔、输卵管而引起内生殖器感染，也可侵入泌尿道及肠道。传染方式可经性交直接传播，也可间接通过坐厕、浴室、浴具、游泳池、衣物、器械及敷料等感染，故列为性传播疾病之一。

（一）临床见证

带下量多，黄绿色或黄白色，稀薄呈泡沫样，秽臭，偶有鱼腥臭，外阴瘙痒，灼热疼痛，甚至尿频、尿痛，心烦不安，苔或黄腻，脉弦或滑。妇科检查可见小阴唇内侧、前庭、阴道及子宫颈黏膜红肿，有散在红色出血点。

（二）辅助检查

1. 阴道分泌物直接涂片中找到滴虫。

2. 对可疑患者多次悬滴法未查到者可做滴虫培养。

（三）治疗方法

1. 中医外治法

（1）妇炎洁泡腾片：1 日 1～2 次，每次 2 片塞入阴道内，7 天为 1 个疗程，也可溶于水外洗坐浴。

（2）洁尔阴泡腾片：1 日 1～2 次，每次 2 片阴道用药，7 天为 1 个疗程。

（3）苦参洗方：取苦参 30g，狼毒 12g，黄柏 12g，蛇床子 30g，乌梅 10g，煎水熏洗坐浴。

（4）塌痒方（《疡医大全》）：取鹤虱 30g，苦参 15g，威灵仙 15g，归尾 15g，蛇床子 15g，狼毒 15g，煎汤先熏后坐浴，临洗时加猪胆汁 2 个更佳，每日 1 次，10 次为 1 个疗程。外阴有溃疡者忌用。

2. 中医内治法

（1）龙胆泻肝汤（《医宗金鉴》）：龙胆、栀子、黄芩、车前子、木通、泽泻、生地、当归、柴胡、甘草。本方疏肝清热除湿。

（2）杀滴虫方（《中医妇科临床手册》）：苦参 12g，百部 12g，赤芍 10g，鹤虱 10g，薏苡仁 30g，黄柏 10g，土茯苓 12g，蛇床子 15g，萆薢 10g，生甘草 5g。方具清热杀虫、除湿止带之功。

（3）愈带丸：每日 2～3 次，每次 4.5g。

3. 西药治疗

（1）全身用药

1）甲硝唑（灭滴灵）：每日服 3 次，每次服 0.2g，7 天为 1 个疗程。或每日 2 次，每次 0.4g，5 天为 1 个疗程。或 2g 顿服。孕妇慎用。

2）替硝唑每日 2 次，每次 0.5g，7 天为 1 个疗程。单次大剂量口服，反应较重，故一般未用。

（2）局部用药

1）用 0.5％～1％乳酸或醋酸溶液，或 1：5000 高锰酸钾溶液冲洗阴道后选用下列任一种阴道塞药。

2）甲硝唑泡腾片，每日 1～2 次，每次 1～2 片；替硝唑泡腾片，0.2g，每晚一次，阴道上药，7 天 1 个疗程。

（四）疗效判断

按上述各法治疗 1 个疗程后，停药 3 天复查白带直至转阴，方停止治疗。但仍需于每次月经净后复查白带，经连续 3 次检查阴性方为治愈。

（五）注意事项及预防

1. 本病系接触传播，故应切断传播途径，如浴具分开使用，经常用消毒液消毒，每天换内裤，用过的内裤及毛巾等用开水烫洗，或煮沸后晒干，以免重复感染。

2. 本病可通过性交传播，故应同时治疗性伴侣，治疗期间禁止性交。

3. 在滴虫感染期间，禁止游泳，防止交叉感染。

4. 对高度怀疑本病，多次检查阴性者，可作诊断性治疗，但应告知患者。

四、假丝酵母菌性阴道炎

亦属炎性带下病常见病之一。约 80％～90％的病例是白假丝酵母菌感染所致，10％～20％为其他假丝酵母菌属感染。假丝酵母菌不耐热，但对干燥、日光、紫外线及化学制剂等有较强的抵抗力。它最适宜生长的 pH 值为 4～5.5。当阴道酸性增强时易引起感染，故多见于孕妇、糖尿病患者及接受大剂量雌激素治疗者，或长期应用抗生素及免疫抑制剂者，或患消耗性疾病者。假丝酵母菌也存在于人体皮肤、口腔及肠道，可互相感染。其传播途径与滴虫性阴道炎有相近之点，故也归于性传播疾病之一。

（一）临床见证

外阴奇痒，甚则坐卧不宁，常搔抓破溃而有灼痛，可伴有尿频尿痛及性交痛，白带多、质稠、色白呈豆渣样或凝乳状、无明显臭气，舌苔白兼黄，脉濡。妇科检查见外阴、阴道黏膜红肿，在小阴唇、阴道前庭甚则阴道内可附有白膜状物，白膜拭去后可有糜烂或表浅溃疡。

（二）辅助检查

1. 阴道分泌物涂片中可查到假丝酵母菌的芽生孢子或假菌丝。

2. 若有临床症状而多次涂片检查为阴性，或为顽固病例，可做培养以确诊是否为白假丝酵母菌。

3. pH＞4.5且涂片中有大量白细胞，可能存在混合感染。

（三）治疗方法

1. 中医外治法

（1）妇炎洁泡腾片（用法见前）。

（2）洁尔阴泡腾片（用法见前）。

（3）杀真菌方（经验方）：取萆薢 12g，薏苡仁 15g，土茯苓 30g，藿香 15g，白矾（后下）30g，薄荷 5g，煎水坐浴。

（4）10％硼砂甘油（《泸医 1988 年妇产科专辑》）：涂阴道，1 日 1 次。

（5）制霉洗剂（《中医妇科学》）：取苦参 30g，蛇床子 15g，寻骨风 15g，土茯苓 30g，黄柏 15g，枯矾 9g，雄黄 9g，煎水先熏后洗，每日 2 次。

（6）冰硼散：外用，将阴道分泌物擦拭干净后，阴道上药，每日 1 次 1 支，7 天为 1个疗程。

2. 中医内治法　治疗本病内治法要得到足够重视，特别是反复发作者，中医的辨证治疗尤为重要，急性感染者以湿热、热毒内蕴为主，反复发作者多虚实夹杂。

（1）易黄汤（《傅青主女科》）加减：山药 15g，芡实 15g，黄柏 10g，车前子 15g，土茯苓 30g，六一散 10g，椿根皮 10g，薏苡仁 15g，白果 15g。全方燥湿除带、止痒。

（2）止带方加减：茯苓 15g，土茯苓 30g，泽泻 15g，车前草 15g，栀子 10g，黄柏10g，茵陈 10g，川牛膝 15g，赤芍 15g，丹皮 20g，蒲公英 20g。

（3）中成药可选：白带片，每日 3 次，每次 5 片，连服一周。龙胆泻肝丸，每日 3次，每次 6g，连服一周。

3. 消除诱因　如治疗糖尿病，或及时停用广谱抗生素或激素。

4. 西药治疗

（1）局部用药：2％～4％碳酸氢钠液冲洗外阴、阴道，拭干后可选下列外用药：制霉菌素片 50 万单位、咪康唑片 0.25g、克霉唑片 0.5g，阴道内纳药，每晚 1 次，7 日为 1个疗程；或用米可定泡腾片，每日 1～2 次，每次 1 片阴道纳药（经期停用）；或用 5％克霉唑霜、咪康唑霜、酮康唑等涂搽外阴，每日 1～2 次，连用 7～14 天。0.5％～1％龙胆紫搽阴道，1 周 3～4 次，连续 2 周。

（2）对不能接受局部用药，未婚妇女及不愿局部用药者，或顽固病例，可选口服药物：氟康唑 150mg 顿服；严重者，第 4 日、第 7 日各加口服 1 次；反复发作者，每周 1次（150mg）连服 6 个月；或伊曲康唑每日 1 次，每次 200mg，连服 7 天。对长期服药者注意监测肝肾功能，一旦出现异常停止服药。

（四）预防及注意事项

参见滴虫性阴道炎。此外应注意合理应用抗生素及激素。治疗其他部位假丝酵母菌感染，防止阴道感染。本病有时并发滴虫性阴道炎，故应注意白带有无滴虫感染，双重感染时须双重治疗。妊娠合并假丝酵母菌阴道炎，局部治疗为主，禁用口服唑类药。

五、幼女性外阴阴道炎

婴幼女生殖系统发育未成熟，阴道黏膜薄；阴道又邻近肛门，易受病菌感染而发病。故本病是婴幼儿中常见疾病之一。根据病因的不同可分为：细菌性外阴阴道炎，通常是大肠杆菌感染，约占病例的 80%；其次为肺炎双球菌、链球菌、葡萄球菌、变形杆菌等；病毒感染；真菌感染；滴虫性阴道外阴炎；或阴道异物及肠道蛲虫病等引起感染。

（一）临床见证

患儿常外阴疼痛、瘙痒，或小便困难；乳婴则烦躁不安，时常哭闹，或搔抓外阴。妇科检查发现外阴红肿，常有较多脓性白带流出，或呈现浆液水样或血水样；或见豆渣样；或糜烂破溃，偶见小阴唇粘连或阴道闭锁。

（二）治疗方法

1. 中医外治法　针对不同病因选择相应的治疗方法，可参看相同阴道炎的治疗方法。现仅举例如下：

（1）妇炎洁泡腾片 2 片，溶于开水 500ml，外阴敷洗，每日 1～2 次，7 天为 1 个疗程。

（2）华佗消毒液 50ml，稀释 4 倍，外阴湿敷 10～15 分钟，每日 1～2 次，7 天为 1 个疗程。

（3）双黄注射液（金银花、连翘、黄芩各 0.5g/ml）20ml，用小号导尿管注入阴道内，平卧保留半小时，每日 1 次，7～10 天为 1 个疗程。

（4）冰硼散涂搽（用于真菌性阴道炎）。

2. 中医内治法

（1）大分清饮（《景岳全书·新方八阵》）：茯苓 10g，泽泻 6g，通草 15g，猪苓 6g，栀子 5g，枳壳 3g，车前子 3g。全方有清热利湿，杀虫止痒作用。

（2）六味地黄汤（《小儿药证直诀》）合五味消毒饮（《医宗金鉴》）：生地 8g，山药 10g，山萸肉 5g，土茯苓 10g，丹皮 5g，泽泻 5g，金银花 10g，菊花 10g，紫花地丁 10g。全方有滋肾清热，除湿止带之功。

3. 西药治疗

（1）甲硝唑（灭滴灵）：0.4g 溶于开水 200ml 中，外阴湿敷 10～15 分钟，每日 1～2 次，7 天为 1 个疗程。

（2）1%乳酸液用小号导尿管作阴道灌洗，还可根据病原菌选用适当的抗生素药物滴入。

（3）0.1%已烯雌酚软膏及抗生素软膏外搽，7～10 天为 1 个疗程。

（4）对外阴粘连，用石蜡油或抗生素眼膏棉签、手指或蚊式血管钳轻轻分开粘连，再涂上抗生素软膏防止再粘连。

（5）其他病因的治疗

1）抗蛲虫治疗：甲苯达唑 200mg 一次服，两周后重服一次。

2）取出异物：先从肛门检查确定异物的位置，一般不需用麻醉即可取出。如遇困难，可在全麻下借助阴道窥镜取出，取异物时必须小心细致，防止再损伤。异物取出后，消毒阴道，治疗重复感染。

（三）注意事项与预防

1. 患滴虫性或假丝酵母菌性外阴阴道炎时，注意内裤、浴具等消毒，防止重复感染，还必须注意消毒隔离，防止交叉感染。

2. 蛲虫所致阴道炎，蛲虫驱除后，肛门区域的局部卫生很重要。当外阴、阴道炎复发时，必须再次检查蛲虫或其他肠道寄生虫。衣物、被单等洗净后，最好煮沸杀死虫卵。

六、子宫颈炎

本病是炎性带下病中常见的疾病，尤以育龄期妇女多发。是因宫颈受一般致病菌、病毒、滴虫、假丝酵母菌、淋病奈瑟菌、沙眼衣原体等感染所致。诱因种类多，如性生活、分娩、引产、人流损伤宫颈，长期慢性机械刺激等。故已婚妇女约半数以上患宫颈炎。

宫颈炎有急性和慢性两类。慢性宫颈炎多因急性宫颈炎未能根治或因慢性感染所致。因子宫颈管黏膜的柱状上皮薄，抵抗力弱，加之皱襞多，腺管呈葡萄状，病原体侵入后潜伏其中不易根治，反复迁延。或因宫颈裂伤或外翻，这使适应碱性环境的宫颈柱状上皮，长期浸泡于酸性分泌物中，并容易感染，日久发生慢性宫颈炎。其常见的几种病变：宫颈糜烂、宫颈肥大、宫颈腺囊肿、宫颈息肉、子宫颈管炎，均可出现炎性带下证候。急性子宫颈炎，多见于产褥感染、感染性流产、淋病（参见外阴、阴道、盆腔疾病专节讨论）。

（一）临床见证

白带增多，色、质、气味异常，如脓性或血性带。重度糜烂或有宫颈息肉时可有接触性出血，下腹部及腰骶部坠胀或疼痛，或性交痛，或不孕，舌苔腻，脉滑或濡。妇科检查可见宫颈有不同程度糜烂或肥大，或宫颈息肉，或腺囊肿，或见宫颈裂伤所致宫颈外翻等病损。

（二）治疗方法

中药外治法，近年用得较多，对轻、中度糜烂有疗效，对重度糜烂疗效较差。

1. 宫颈阴道内局部治疗

（1）宫颈散（经验方）：蛇床子3g，乳香5g，没药10g，赤石脂10g，冰片、硼砂各5g，雄黄15g，钟乳石15g，章丹50g，儿茶10g，黄连50g，白矾60g。上药研末加香油调成膏状，每日涂药1次，10次为1个疗程。上药时先擦净阴道及宫颈分泌物，用带线棉球蘸上宫颈散，紧贴于宫颈黏膜面，注意勿碰到阴道壁，上药后宫颈糜烂组织呈片状脱落，长出新的上皮组织，有时伴少量出血或黄水。

本方有祛腐生新之功。

（2）黄蜈散：黄柏、轻粉、蜈蚣、冰片、麝香、雄黄。

（3）紫金锭：每日1次，每次2片上入阴道后穹隆，10天为1个疗程。

（4）1号宫糜粉：蛇床子30g，枯矾20g，蛤粉30g，五倍子15g，冰片3g，章丹15g，黄柏30g，儿茶20g。上药制成散剂，将药粉上于清洁后的糜烂面，每周2次，10次为1个疗程。用于单纯性宫颈糜烂。本方有清热解毒，祛湿敛疮之功。

（5）三品一条枪（《外科正宗》）：白砒45g，明矾60g，雄黄7g，乳香3.6g。将砒、矾二物研成细末，入小罐内，火煅至青烟尽白烟起，退火，放置一宿，取出研末，可得净末 30g，再加雄黄、乳香二药，共研细末，原糊调稠，阴干备用。上药于清洁后的糜烂处，并注意保护健康组织。用于宫颈糜烂合并宫颈肥大或宫颈息肉。本方有祛腐平胬作用。

（6）五妙水仙膏：月经干净后 3～5 天，将宫颈分泌物擦拭干净，涂五妙水仙膏于宫颈上，略大于糜烂面，药液干燥后，用生理盐水棉球拭去药液，再涂药液，反复涂擦 4～6 次。下次月经干净后 3～5 天复查，未愈者重复治疗。

2. 中医内服药

（1）四妙散合二陈汤加减：黄柏 12g，苍术 15g，牛膝 12g，薏苡仁 30g，法半夏 12g，陈皮 10g，土茯苓 25g。全方有清热除湿，健脾止带之功。

（2）四妙散（《成方便读》）合清热消炎止带方：知母 12g，黄柏 12g，鱼腥草 30g，薏苡仁 30g，赤芍 12g，蒲公英 30g，天花粉 15g，苍术 10g，牛膝 10g，炙甘草 5g。全方有清热除湿止带之功。

（3）银甲片（《王渭川妇科经验》）：每次服 5 片，1 日 3 次，饭前 1 小时服。

（4）抗宫炎片：每日 3 次，每次 3 片，连服 2 周。

3. 西医治疗

（1）药物治疗：主要为抗生素治疗，未获得病原体检测结果前即可给予治疗，可选阿奇霉素 1g 顿服；或用多西环素 100mg，每日 2 次连服 7 日。获得病原体检测结果后，针对病原体选择抗生素。

（2）物理疗法：可选用电灼、电熨、冷冻、激光、微波等疗法。近年已育妇女选利普刀治疗（切下组织可送病理检查），未育者选聚焦超声（海扶刀）治疗较多。上述治疗后将出现较多阴道流液，甚至出血，创面愈合约需 3 周。此期内避免盆浴、性交和阴道冲洗。每月复查 1 次，观察创面愈合情况。如有颈管狭窄，可用探针扩张，操作应轻柔以免损伤新生上皮。物理治疗后，可用中药益气清热，除湿止血，加快创面愈合。药用党参 20g，黄芪 20g，茯苓 15g，土茯苓 15g，苍术 10g，黄柏 10g，白及 10g，贯众 20g，茜草 20g，槐花 10g，蒲公英 20g，薏苡仁 20g。

（3）局部药物治疗：适用于糜烂面积小、炎症较轻者。

1）将 30% 硝酸银涂于糜烂面及宫颈口，涂时穹隆部需以棉球保护，涂后即以 0.9% 生理盐水棉签擦去多余的硝酸银，每周 1 次，2～4 次为 1 个疗程。

2）聚甲酚磺醛（爱宝疗）对炎症及病变组织有选择作用，使其凝结脱落，并有杀菌及收敛作用，用于宫颈糜烂及宫颈管炎。用法：先用稀释药液抹去黏液，再用棉签蘸浓缩液置患处 3 分钟，然后清除，隔日一次，共 3～5 次，继用该药栓剂，每晚阴道纳药，隔日一次，共 6～10 次。

3）宫颈管炎用棉签蘸磺胺粉或氯霉素粉伸入颈管内，旋转棉签，将药直接涂于宫颈管内膜，选用碘伏或强力碘也可，隔日一次，3～4 次即可。

（4）手术治疗

1）宫颈锥形切除：上法无效或宫颈肥大糜烂面积深广，且颈管受累以及涂片异常，须排除早期宫颈癌者，可考虑此法，切除组织送病理检查以进一步确诊及鉴别排除宫颈癌。

2）宫颈息肉：手术摘除并送病理检查。

3）宫颈腺囊肿：可以针尖刺破囊肿，清除囊液，再辅以电灼或电熨。

4）子宫颈裂伤及外翻：分娩时发现宫颈裂伤较大者，应立即缝合，陈旧性者可考虑修补或宫颈切除。严重的宫颈炎伴有生殖器官其他疾病者，宜行全子宫切除术。

【辨证论治】

一、辨证要点

首先辨带下的量、色、质及气味。例如带量多色黄绿或灰黄色，质清稀或黏稠，或呈豆渣样，或有秽臭，或鱼腥臭、腐臭气，属湿热、湿毒证。其次检查外阴，若阴道红肿疼痛属湿热（毒）证；红肿不明显、触痛，多为虚中夹热证。再则审其起病诱因，如经行产后不节房事，或浴具、内裤、月经垫不洁，或多次人流、引产，或性生活过频、紊乱。此外，还应注意素体有无肾虚、脾虚、肝郁，全身兼症、舌象、脉象。并结合白带实验室检查，辨明湿热或湿毒或本虚标实之证。

二、治疗原则

局部用药以除去病因，正如《理瀹骈文》中曰："使药物从毛孔而入其腠理，通贯经络，或提而出之，或攻而散之，较之服药尤为有力。"局部用药以清热解毒、杀虫止痒为主，采用熏洗、冲洗或阴道纳药诸法，清热杀虫除菌去秽。近年治炎性带下的文章中，外治法及内外合治中使用频率较高的药物有：苦参、黄柏、白鲜皮、黄连、龙胆、蛇床子、花椒、地肤子、百部、白矾、土槿皮、土茯苓、金银花、败酱草、蒲公英等。内服方药治疗按"审因论治"的原则，湿热者予以清热利湿；肝郁者予以疏肝清热；若兼有脾虚或肾虚者应标本兼顾，扶正祛邪，勿犯虚虚实实之戒。

三、分证论治

1. 湿热（毒）证

（1）临床见证：带下量多，黄绿色脓样，或黄白色黏稠，或赤白相间，有臭秽气。外阴瘙痒或疼痛，口苦，溲少，淋漓涩痛。伴胸闷口腻、纳差，或烘热口干、头昏、大便干燥或臭秽。苔黄腻，脉弦滑数。妇科检查见阴道及宫颈黏膜红肿，或有散在红色斑点，或草莓状突起，后穹隆积有大量淡黄色或赤白色或脓性泡沫状分泌物。本证与湿热（毒）蕴蒸，腐蚀生虫伤及任带，虫蚀阴中生菌有关，属湿毒虫邪之候。临床多兼有肝热脾湿之证。

（2）辨证依据

1）白带量多，黄绿色脓样，或淡黄质清，或赤白相间，或呈泡沫状，臭秽。

2）阴道灼热疼痛、瘙痒，妇科检查见阴道、宫颈红肿或糜烂，有脓性分泌物。

3）心烦口苦，少腹胀痛，苔黄腻，脉弦。

4）摄生不慎，性生活不洁，多次流产或烦躁易怒等诱因。

（3）治法与方药

治法：杀虫止痒，疏肝清热，健脾除湿。

1）丹栀逍遥散（《内科摘要》）加减

组成：丹皮 10g，栀子 10g，当归 8g，白芍 10g，柴胡 10g，白术 12g，土茯苓 15g，薄荷 3g，甘草 5g，车前子 15g，茵陈 1～5g。

用于湿热（毒）不盛者。

2）四妙丸（《成方便读》）合五味消毒饮（《医宗金鉴》）加减

组成：苍术 15g，黄柏 10g，薏苡仁 25g，牛膝 10g，金银花 12g，紫花地丁、白鲜皮各 10g，百部 15g。

方中白鲜皮、百部以杀虫止痒，诸药合用共奏清热解毒，利湿杀虫止痒之功。

3）妇科止带片：每日 3 次，每次服 5 片。

4）其他选方可参见辨病治疗。可用止带方、龙胆泻肝汤、萆薢渗湿汤、杀滴虫方、清热消炎止带方等。

（4）外治法

1）鸦胆子 20 个去皮，加水一杯，煎取半杯。用带线棉球浸药液塞阴道后穹隆处，12～24 小时取出，每日 1 次，7～10 次为 1 个疗程。

2）苦参洗方：取苦参 30g，狼毒 12g，黄柏 12g，蛇床子 30g，乌梅 10g，煎水坐浴。

3）黄连 5g，黄柏 5g，生姜黄 3g，当归 9g，金银花 15g，焙干研末，用羊毛脂调和成膏，以带线棉球蘸药膏，纳入后穹隆部，每日 1 次，7～10 次为 1 个疗程。用于黄带者效佳。

2. 脾虚湿热

（1）临床见证：带下量多，色黄或黄赤、白赤或淡黄，或水样或质黏稠呈豆渣样，气味异常，前阴奇痒或灼热肿痛，腰骶酸痛或小腹坠胀，神疲纳呆，或尿频尿痛，面色㿠白或萎黄，舌苔黄腻或白腻，脉濡缓。妇科检查见宫颈糜烂或肥大，宫颈内有较多黄色黏液，或宫颈口有息肉，或外阴红肿，有白膜，拭去后有糜烂。

本证因素体脾虚或过食肥甘而伤脾，或肝郁克脾，湿浊下注，蕴久化腐生虫，虫蚀阴中，或复感虫菌之邪，故前阴奇痒，灼热肿痛或有白膜糜烂；湿热伤及任带则带下量多，色黄赤、白赤，或如豆渣样，气味异常；浸渍宫颈则见其糜烂肿大；舌、脉属脾虚而湿热内蕴之征。

（2）辨证要点

1）带下异常，量多，色黄或淡黄、黄白或赤黄相兼，质清稀或黏稠，或呈豆渣样，有异味，或阴痒。

2）神疲纳呆，小腹坠胀，尿频尿痛，苔黄腻，脉濡弱。

3）前阴红肿，或有白膜糜烂，或有宫颈糜烂、肿胀，或有息肉等。

4）素体脾虚，或饮食劳倦伤脾，或是孕妇、糖尿病患者等。

（3）治法与方药

治法：除湿杀虫，健脾，清热。

1）完带汤（《傅青主女科》）加黄柏、土茯苓

组成：人参、苍术、白术、山药、陈皮、白芍、黑芥穗、车前子、柴胡、甘草、黄柏、土茯苓。

全方寓补于散之中，寄消于升之内，脾、肝、肾三经同治，具健脾益气、升阳除湿之功。加黄柏、土茯苓清热利湿。

2）萆薢分清饮（《医学心悟》）加减

组成：川萆薢 20g，石菖蒲 6g，黄柏 6g，茯苓 15g，白术 10g，丹参、车前子各 15g，鹤虱 10g，白鲜皮 10g，贯众 15g。

加鹤虱、白鲜皮、贯众加强燥湿止痒之功。诸药合用共奏健脾除湿、清热解毒、杀虫

止痒之功。

兼神疲乏力、气短、舌淡等脾虚之证者，加山药 15g，太子参 10g。小便淋漓涩痛者，加滑石 20g，甘草梢 5g。带下色赤，可加丹皮 8g，地榆 15g，马齿苋 10g，以凉血止血。

3）渗湿消痰饮

组成：苍术 10g，白术 10g，猪苓 15g，白芷 9g，香附 9g，生甘草 5g，薏苡仁 30g，地肤子 30g。

痒甚者加苦参 12g，蛇床子 12g，鹤虱 10g。带多者加白头翁 12g，土茯苓 30g。痰湿重者加法半夏 12g，菖蒲 6g。带下黄臭者加鱼腥草 30g，黄柏 10g，红藤、败酱草各 30g。

3. 肾虚湿热证

（1）临床见证：带下量多，淡黄色或灰黄色，质清如水样，鱼腥臭或腐臭气，前阴肿痛灼热，性交痛，生育期妇女可伴月经量少、经期延长或闭漏交替、腰膝酸软无力，苔薄，脉沉细。妇科检查阴道无明显充血，但触痛明显。婴幼儿患者哭闹不安，或用手搔抓前阴，查见外阴红肿，有搔伤。

本病多见于绝经前期妇女或婴幼儿，因肾气不足，或房劳多产伤肾，肾虚封藏失职，感受湿热之邪，伤及任带，任带失固，或不节房事，外感"虫邪"，故带下量、色、质、气味异常，前阴红肿，伴触痛、性交痛。其余月经异常、腰膝酸软、舌脉均为肾虚湿热之候。

（2）辨证要点

1）白带量多，色淡黄或灰白，质清有腐臭气。

2）生育期妇女见月经量少，经期延长，或闭漏交替，或不孕，或腰膝酸软。婴幼儿可见哭闹，搔抓前阴。

3）妇科检查：阴道无充血，触痛明显，婴幼儿见外阴红肿，有抓伤等。

（3）治法与方药

治法：清热除湿，益肾滋阴。

知柏地黄丸（《症因脉治》）加车前子、败酱草、琥珀末。

组成：熟地、山药、山茱萸、茯苓、泽泻、丹皮、知母、黄柏、车前子、败酱草、琥珀末（冲服）。

原治阴虚火旺之潮热骨蒸等证，以其滋肾清热，用此相宜，加车前子、败酱草、琥珀末清热除湿。

若带下日久不止，可加金樱子 12g，乌贼骨 15g，芡实 10g，以固涩止带。带下赤白相兼，加墨旱莲、茜草根。

【其他疗法】

一、单验方

1. 冬瓜子 30g，白果 10 个，与一杯半水一起入锅煮，煮好食用，用于湿热证。（《中国秘方全书》）

2. 白果 10 个，捣碎冲豆浆，晨服；或白果炒熟，每日服 20 粒；或白果 7～10 粒去心，和豆腐炖服。

3. 红鸡冠花 30g，煎汤分 2 次服。

4. 白芷性香而升举，黄荆其性辛而利气，瓦楞子性燥而胜湿，炒焦则火可生土，下可防水，煅粉则燥可胜湿，湿去则白带止，古人于此三物有单用一物以止之者。

5. 金樱子 30g，水煎服；或与猪膀胱、冰糖炖服。

6. 鸡冠花 30g，金樱子 15g，白果 10 粒，水煎服。

7. 鸡蛋清 3 只，鲜马齿苋 60g，加水适量炖熟，温食之，每日 2 次。适用于湿热带下。（《中国秘方全书》）

8. 白扁豆、怀山药各 60g，扁豆用米泔水浸后去皮，同山药共煮，至豆熟为度。每日 2 次。适用于脾肾两虚型。（《中国秘方全书》）

二、外用方

1. 洁尔阴洗液，10％浓度 500ml，阴道冲洗或坐浴。

2. 阴泰洗剂，20％浓度 400ml，阴道冲洗或坐浴。

3. 皮肤康洗剂，10％浓度 300ml，外阴、阴道冲洗或坐浴。

4. 川椒 10g，土槿皮 15g，煎水先熏后坐浴。

5. 熏洗方 防风 10g，苦参 10g，黄柏 10g，地肤子 15g，白矾 6g，狼毒 10g，煎水先熏后坐浴。

6. 细辛 10g，蛇床子 30g，煎水熏洗。

7. 苦参 30g，重楼 15g，黄柏 15g，土茯苓 20g，鹤虱 15g，生甘草 10g，煎水先熏后坐浴。用于湿毒证。

8. 野菊花、蛇床子、百部、黄柏、苍术各 10g，苦参、艾叶各 15g。煎水分 3 次进行阴道灌洗，每日 1 剂。月经干净后 2～8 天治疗为宜。

9. 草红藤、生地、乌梅、石榴皮各 30g，蒲公英、忍冬藤、生地榆各 20g，仙鹤草、赤芍各 15g，黄柏 10g。水煎滤出 200～300ml，将之浸入阴道，每次 20～30ml，每日 1～2 次，5 次为 1 个疗程。

10. 仙人掌 100g，加食盐少许，煎水熏洗坐浴，每日 1 次，10 次为 1 个疗程。

11. 无花果叶 50g，水煎熏洗坐浴。

三、饮食疗法

1. 椿树皮汤（《食物本草》） 椿根白皮 30g，煎药取汁，加入红糖溶化服食，每日 1 剂，分 2 次服，3～10 天为 1 个疗程。适用于湿热带下。

2. 木棉花粥（《粥谱》） 木棉花 30g，加水适量，煎沸去渣取汁，加入大米 50g 煮粥，粥成服食，每日 1 次，连服 7 天为 1 个疗程。适用于湿热带下。

3. 苦参贯众饮（《民间验方》） 苦参 15g，贯众 15g，加水煎煮，去渣取汁，服用时加入白糖，每天 1 剂，分 2 次服，连用 5～10 天为 1 个疗程。适应于湿热带下。

4. 苦参百部大蒜汤（《食物本草》） 苦参 15g，百部 15g，大蒜 10 瓣，加水煎，去渣取汁，加入适量白糖饮服，每日 1 剂，分 2 次服，连用 3～7 天为 1 个疗程。适应证同前。

5. 鲜马鞭草 60g（干品 30g）洗净切断，猪肝 60～100g 切片，混匀碗装，蒸熟服食，每日 1 次。适用于湿毒型。孕妇及脾胃弱者慎用。（《民间方精选》）

6. 马齿苋粥（《疑难病的饮食疗法》） 鲜马齿苋 30g 洗净，切断，大米 60g 加水 600ml，煮沸 10 分钟，后放马齿苋熬成粥，每日服 1 次。适用于湿热带下。

【预防与调护】

1. 注意个人卫生、保持外阴清洁。加强卫生宣传，提倡淋浴，专人浴巾、浴具。公厕应用蹲式。滴虫患者不能进入游泳池。

勤洗换内裤，保持外阴干燥，不穿尼龙等化纤织品的内裤，患病期间用过的内裤等最好煮沸消毒。外阴瘙痒时，切勿用开水烫洗，以免外阴烫伤。

2. 房事适度，安定心神。对肝气不舒者，应予关心安慰。鼓励加强体育锻炼，增强体质，"精神内守，病安从来"。

3. 月经期间应避免阴道用药及坐浴。治疗期间禁止性交，或用避孕套以防感染。经期、产后严禁房事及不洁房事，避免外邪侵犯阴器。

4. 实行计划生育，尽量避免人流对宫颈的损伤，同时妇科手术操作轻柔、防止医源性因素导致局部感染。

5. 治疗期间忌食辛辣、油腻之品，以免湿热缠绵难去，病情反复。勿过食肥甘损伤脾胃。合理应用广谱抗生素及激素类药品。注意治疗与本病有关的疾病，如糖尿病等。与性传播有关的炎性带下病的伴侣要同时治疗。

【疗效判定】

痊愈：外阴阴道红肿痒痛消失，局部检查正常，分泌物转为正常，两次白带化验为阴性，阴道清洁度转为Ⅰ°或Ⅱ°。

显效：外阴阴道红肿痒痛明显减轻，局部检查明显好转，分泌物明显减少，色转为白黄色、无臭气，白带检查病原体为阴性，阴道清洁度转为Ⅰ°或Ⅱ°。

有效：外阴红肿痒痛减轻，局部检查好转，白带减少，但阴道清洁度仍为Ⅲ°或清洁度降低一度，或白带检查仍查见病原体，其他症状、体征较治疗前有减轻。

无效：治疗前后症状、体征、白带检查无明显改善。

【重点提示】 炎性带下病是妇科的常见病、多发病，其中有些是反复发作难以治愈的。中医认为生理性带下是脏腑、经络、津液协同作用于胞宫的生理现象，为"肾精之余"；病理性带下多为湿邪损伤或浸淫任带二脉，使任脉不固、带脉失约所致。西医学对于反复出现的阴道分泌物异常，也从单纯针对病原微生物的治疗，转到补充阴道正常菌群与调整阴道酸碱度平衡的保健性治疗上来。总之，对于炎性带下病的治疗在急性发作期应在选用特异性针对病原微生物的药物内服和外用的同时，配以中医清热除湿、清热解毒之方内外结合治之。当局部症状减轻或消失后，还应以培本扶正为主，如补肾疏肝、健脾益气、升阳除湿等，以巩固疗效和防止复发。

（万惠黎　赖玉琴）

参 考 文 献

1. 衡阳县人民医院. 苦参丸治疗阴道炎1350例疗效观察. 衡阳医学，1979，(1)：101.

2. 董光勤，李华，曲秀华，等."治糜灵"治疗宫颈糜烂598例. 吉林中医药，1982，(4)：34.

3. 刘克农. 复方鱼腥草素栓治疗宫颈糜烂679例. 上海中医药杂志，1983，(3)：24.

4. 于载畿，何淑兰，张永洛. 黄蜈散治疗宫颈糜烂970例疗效观察. 中医杂志，1982，(6)：25.

5. 万惠黎，甘世荣. 紫金锭阴道用药治疗带下病——附338例临床观察. 泸州医学院学报，1988，(21)：63-65.

6. 杨家林. 洁尔阴治疗阴道炎142例临床试验总结. 中药新药与临床药理，1993，(1).

7. 谭万信，刘敏如. 妇炎洁中药复方泡腾片治疗阴道炎的临床研究. 中国当代中医药临床与理论研究，

1959，5：36.

8. 张国楠，吴克明，熊庆. 中西医结合妇科手册. 成都：四川科技出版社，2005.

9. 严宇仙. 中药内外夹治治疗炎性带下病. 浙江中西医结合杂志，2006，(1)：16.

10. 张静. 中医治疗霉菌性阴道炎近况. 中华实用中西医杂志，2008，(9)：34.

第三章

妊 娠 疾 病

第一节　妊 娠 呕 吐

　　妊娠早期（6 周左右），出现恶心呕吐，头晕倦怠，恶闻食气，甚或食入即吐者，称为"妊娠呕吐"，又称"子病"、"病儿"、"妊娠阻病"、"妊娠恶阻"等，多于 3 个月后逐渐消失。如仅见恶心嗜酸，择食倦怠，或晨间偶见呕吐，为早孕反应。

　　本病最早见于《金匮要略·妇人妊娠病脉证并治》："妇人得平脉，阴脉小弱，其人渴，不能食，无寒热，名妊娠。"而"恶阻"之名，则首见于隋代《诸病源候论》："恶阻者，心中愦闷，头眩，四肢烦痛，懈惰不欲执作，恶闻食气。"此后，唐代《备急千金要方》曰："凡妇人虚羸，血气不足，肾气又弱，平时喜怒不节……欲有妊而喜病阻。"宋代《妇人大全良方》记有："妊娠呕吐恶食，体倦嗜卧，此胃气虚而恶阻也。"指出了胃虚及胃弱或兼气郁是本病的重要病因。

痰饮致呕也，为古代医家所公认。《济生方》记有："恶阻者……豁痰导水，然后平安。"《证治要诀》："胎前恶阻……盖其人宿有痰饮，血壅遏不行，故饮随气上"。《万氏女科》描述妊娠恶阻有"心中愦闷，呕吐痰水"。提出了痰饮致呕的病因及临床症状。

《医学入门》描述本病时有"全不入食者"，"日久水浆不入，口吐清水"及"三四个月病恶阻者，多胎动不安"的记载，提示本病反复呕吐，甚而水浆不入，可致阴气两伤，并有碍胎之虑。

《景岳全书》曰："凡恶阻多由脾虚气滞，然亦有素本不虚，而忽受妊娠，则冲任上壅，气不下行，故致呕逆等证。"阐述了冲任上壅或肝胃不和则呕恶吐逆的机制。

西医学认为，妊娠期恶心呕吐（NVP）的发生率在西方国家较高，在因纽特人及非洲种族较低，表明 NVP 与社会经济、遗传和饮食因素有关。有关研究表现，雌激素活性增高或同时伴绒毛膜促性腺激素（HCG）升高是恶心呕吐的必要因素；NVP 及不能耐受口服避孕药的经产妇胆囊疾患的发生率较高；NVP 患者黄体多位于左侧，左卵巢静脉汇入肾静脉，而右卵巢静脉汇入下腔静脉。左右卵巢静脉引流的不同可增加门静脉系统类固醇对肝脏负荷，而导致恶心表现。由此初步认为：整个孕期 NVP 患者与无症状孕妇有不同的代谢类型，NVP 患者肝脏储存功能较低，对雌激素或其他代谢物过度敏感，类固醇物质可通过延髓 Postvema 区而致呕吐，雌激素能增加大脑的兴奋性。另一可能机制为类固醇物质与肝脏代谢相互作用引起不规则代谢物而产生催吐效应。

本病确切病因尚不明确，缺乏结论性的证据，学者普遍认为是一种多因素疾病，是生理、心理、遗传、文化等各种因素共同作用的结果。孕期特别是孕早期，有剧吐的孕妇，将可能影响胎儿的正常发育，甚至造成妊娠终止。

美国一项大队列流行病学研究发现，妊娠剧吐在活产儿中的发生率为 473/10 万，同时伴随花费增加。剧吐母亲的新生儿出生体重较低，且更易分娩小于胎龄儿。

中药内服治疗本病效果良好，但对妊娠剧吐者，由于中药给药途径受限，疗效难以满意，不少医家为此不断探索新的治疗方法。有研究者采用双耳神门穴皮下注射维生素 B_1 0.1ml 治疗严重 NVP124 例，结果注射后剧吐停止，半小时后进水，无复发，体力恢复者 96%，总有效率为 100%。且对其中 6 例痊愈者进行治疗前后血中 HCG 量的测定，发现无 1 例下降。认为此法止呕的机制不在于调节血中 HCG 的含量，而是通过经络起作用。

也有采用食指按压内关，使恶心减轻或消失后再进药的治法。无效者可继续按摩内关穴 15～30 分钟。

针刺以太冲、足三里、丰隆三穴作为主穴，中脘、内关、阳陵泉三穴作为备用穴，可获止呕良效。采用中脘穴位吸引器施加负压的同时，嘱患者进食，食后 15～20 分钟撤去负压的方法，有临床报道治疗严重恶阻 62 例，显效 40 例，好转 22 例。

此外，用活血安神平冲汤（丹参、赤芍、红花、黑枣仁、珍珠母、半夏、降香、白术）治疗本病 68 例，并用传统辨证给药治疗 80 例作对照组，结果总有效率分别为 97.6%、76.3%（$P<0.01$），其机制是否为该法优于传统辨证，对孕妇血液高凝状态的改善及孕妇内分泌变化而产生的新陈代谢应答，形成了全身性适应性综合性的结果，尚待

进一步探讨。

妊娠呕吐剧烈者可致滴水不进，或进药即吐，以致无法通过口服给药治疗。此类重症患者，必须中西医结合治疗，结合禁食、补液、纠正电解质紊乱等。症状极为严重，如果出现：①持续性黄疸；②持续性蛋白尿；③体温升高，持续在 38℃ 以上；④心率每分钟超过 120 次；⑤伴发 Wernicke 脑病等，危及孕妇生命时，应考虑终止妊娠。

【病因病机】

一、病因

引起本病的主要原因是脾胃虚弱、肝胃不和或气阴两虚，加之妊娠后冲脉之气上逆。

1. 脾胃虚弱或妊娠饮食不慎，或伤于生冷，或伤于油腻，或思虑伤脾使中阳不振，运化失常，湿浊或痰饮中阻，胃气随冲气上逆。

2. 肝胃不和或素为肝旺之体，孕后情志抑郁或恚怒伤肝，肝气横逆，犯脾伤胃，脾失健运，胃失和降。

3. 气阴两虚，或久病劳倦，或损伤脾胃，或屡伤阴液，致木郁土虚或水不涵木，中焦升降失司。

二、病机

呕吐病位在胃，与肝脾关系密切。发病主要机制为冲脉之气上逆，胃失和降。本病初起常为脾胃虚弱，胃气上逆而呕；渐则胃气受损，脾运不力，生化不足，肝血愈虚，肝郁犯脾，加重呕吐。如此反复，屡伤阴液，导致阴损液伤，胃失所濡，甚则肾阴受损，水不涵木，肝脾肾同病，使呕吐日剧，反复不愈。

1. 脾胃虚弱　张景岳云："凡恶阻多有胃虚气滞。"夫妊娠之后，胎元初凝，血聚养胎，胞宫内实，冲脉起于胞宫而丽于阳明，冲脉气壅则上逆。胃虚者则失于和降，反随冲气上逆而作呕。素体脾虚夹痰者，痰饮随之上逆而呕。

2. 肝胃不和　肝体阴而用阳，孕后阴血下聚，则肝气偏旺，肝旺则上逆，夹胃气上逆而作呕。肝胆相为表里，胆汁溢泄则呕吐苦水。

3. 气阴两虚　呕则伤气，吐则伤阴，呕吐日久，气阴两伤。肝阴不足，则肝气迫索，甚则火动上逆加重呕吐。肾阴虚则肝愈急，因肝为肾之子，日食母气以舒之，肝气愈急，则呕吐愈甚。胃阴不足，则胃失所润，上逆而呕。因此因果互患，可致津燥液涸，直至无阴而作呕，甚至出现阴液亏损、精气耗散之重证。

西医学认为，妊娠期肠道平滑肌张力降低，贲门括约肌松弛，故胃中酸性内容物可回流至食管下部，产生"烧心感"，胃排空时间延长，易出现上腹部饱满。严重恶心呕吐的产生机制至今尚未完全清楚，因其产生的时间与孕妇中 HCG 的水平升高有一定内在联系，且 HCG 可使胃酸及蛋白酶分泌量减少，减弱肠蠕动，出现喜酸食、食欲下降及饮食停膈等症状。所以认为本病与血 HCG 急骤升高有关。另外，神经系统不稳定，精神紧张型妇女发病率相对为多，因此认为本病可能与大脑皮质与皮质下中枢功能失调有关。总的来说，中医认为本病主要为脾胃虚弱，肝旺气滞的病机与西医学的认识多有吻合之处，本病严重时出现电解质紊乱、酸中毒、肝肾功能损害，甚至危及母婴健康。

【诊断与鉴别】

一、诊断要点

1. 病史 以往月经多正常，未避孕，本次月经停闭，常于停经 6 周左右出现恶心呕吐，8 周左右最为剧烈，以后渐渐减轻。或曾作血、尿妊娠试验或妇科检查确诊早孕。

2. 临床表现 厌油纳少，倦怠乏力，择食嗜酸，恶心呕吐；严重者食入即吐或吐出酸水、苦水及血性黏液，唇干舌燥，低热起伏，体重下降明显；甚则出现黄疸、尿少、尿酮体阳性、肝肾功能损害等。

3. 辅助检查

（1）化验室检查：血、尿妊娠试验均阳性，尿酮体或为阳性，血钾可异常。严重者红细胞比容上升，肝肾功能受损，血胆红素和转氨酶增高，尿中有蛋白或管型，血中尿素氮和肌酐可增高。

（2）B 超可见子宫增大，内见胚囊、胚芽或胎心反射波。超声多普勒最早可于孕 7 周听到胎心音。

（3）体格检查：严重者体温上升，脉搏加快，血压下降。

（4）眼科检查：严重者可有眼底视网膜出血。

综上所述，本病诊断要点是：确诊妊娠，多于妊 6 周至 3 个月内出现恶心呕吐，甚则食入即吐，伴厌油择食嗜酸等反应，尿酮体阳性，并排除相关疾病。若仅恶心多涎，择食嗜酸，则为早孕反应。

二、鉴别

1. 葡萄胎 月经停闭，妊娠试验阳性，恶心呕吐严重，按恶阻施治无显效，常伴小腹隐痛及贫血，少数可出现高血压、尿蛋白。阴道不规则少量出血，亦可反复大量出血，血中偶可发现水泡状胎块。妇科检查：子宫大于妊娠月份，质软，双侧卵巢常有增大。血HCG 异常升高。B 超见子宫无胚囊、胚芽反射，而见"落雪状图像"。

2. 妊娠合并肝炎 恶心呕吐症状可出现于孕期的各个阶段，且多为厌油腻，不一定有择食、嗜酸表现。肝区满闷不适，沉重感或隐痛，严重者可扪及肝脏增大，压痛明显。肝功能检查及相关血液检测指标可出现异常。甲型肝炎患者可出现黄疸。

3. 妊娠合并急性胃炎 多有胃炎病史，发病前常可询及饮食不洁或感寒饮冷或暴饮暴食等病史。可发病于妊娠各阶段，主要表现为剧烈呕吐，不一定有厌油、择食、嗜酸等表现。可伴胃脘胀痛及发热等。血白细胞及中性粒细胞可升高。

4. 妊娠合并胆囊炎（或胆结石） 厌油恶心明显，严重者呕吐，可发病于妊娠各个阶段，既往常有类似发作史。右肋缘下疼痛，可向右肩部放射。急性者呈绞痛样发作。若有结石阻塞胆道时可出现黄疸。可有发热，血白细胞及中性粒细胞可升高。腹部检查胆囊区压痛明显。B 超可见胆囊壁增厚，毛糙，或胆囊增大，内见结石。

5. 妊娠合并急性阑尾炎 多先见脐周疼痛，而后渐转移至右下腹疼痛，同时出现发热、恶心呕吐。阑尾部位压痛，反跳痛明显，血白细胞计数升高。

除此之外，妊娠呕吐还应与妊娠合并肠梗阻、胰腺炎、脑瘤、脑膜炎等所引起的呕吐相鉴别。

【辨病论治】 妊娠呕吐发病机制不外脾虚胃弱，清阳不升，浊气不降，冲气反随上逆而作呕。因此，见是证即可投以健脾和中，降逆止呕之剂。

1. 经验方（《全国中医妇科验方集锦》） 藿香梗、陈皮、姜半夏、炙甘草、炒条芩、炒川续断、桑寄生、姜竹茹。

用于妊娠呕吐，纳呆头晕、腰酸便溏等。全方重在化湿浊，理中气，醒脾胃。且姜半夏、姜竹茹合用可谓降逆止呕之圣。配炒条芩，清胎火，消除湿从热化之趋。更以川续断、桑寄生固肾安胎，以从治病与安胎并举之要旨。组方用药甚符妊娠呕吐之病机，可谓审因求本之剂。

2. 香砂胃苓丸（《中华人民共和国卫生部·药品标准·中药成药制剂》） 木香、砂仁、苍术、白术、厚朴、陈皮、茯苓、猪苓、泽泻、肉桂、甘草。

本方有祛湿运脾，行气和胃之功。用于水湿内停之呕吐，泄泻，浮肿等证。每次 6g，每日 2 次。

【急症处理】 呕吐剧烈，浆水不进，消瘦明显，极度疲乏，尿酮体持续阳性，甚则低热起伏，血电解质紊乱者，需住院治疗。可先禁食 1~3 天，同时每天静脉推注或静脉滴注独参注射液 8~10ml，参麦注射液 20ml。再静脉滴注 5%GS 2000ml，5%GNS 1000ml，10%KCl 20ml，维生素 C 300mg，维生素 B_6 100mg。如合并代谢性酸中毒时，可根据具体情况静脉滴注 $NaHCO_3$ 溶液。每天保持尿量在 1000ml 以上。症状缓解后，先可频饮鲜姜汁少许，指压内关、双合谷，进服少许流食，同时辨证使用中药治疗。

【辨证论治】

一、辨证要点

本病辨证，首当重视呕吐物的性状，尤其是晨起呕吐物的性状，同时参合形、气、脉、舌，方为妥当。一般而言，呕吐宿食或清水、清涎，神疲乏力，舌淡苔白润，脉缓滑无力者，属脾胃虚弱。呕吐酸水或苦水，心烦胁痛，舌淡红，苔微黄，脉滑者，属肝胃不和。呕吐痰涎，口淡脘闷，舌淡胖舌边有齿印，苔白腻，脉滑者，属痰湿阻滞。呕吐血水，或咖啡色样物，精神萎靡，低热尿少，舌红少津，苔薄黄，或光剥，脉细滑数无力者，属气阴两虚。

二、治疗原则

本病治则，当为调气和中，降逆止呕。又须辨诸虚实，分而治之。虚者先以补，如脾虚者当健脾化湿，升清降浊；气阴两虚者当养阴益气，阴平阳秘，气机调顺，呕逆自止。实者先以消，如肝郁犯胃者，当疏肝解郁，遏其所乘，则胃气和降；如痰湿内盛，阻遏清阳者，当化痰燥湿，以解其脾困，宽其中焦，调其升降，止其呕逆。若因精神紧张，情志抑郁以致木郁犯土，胃气上逆者，又当调其情志，宽其胸怀使郁开气畅，升降如常，呕逆自止。

三、分证论治

1. 脾胃虚弱证

（1）临床见证：妊娠初期，呕吐不食，或吐清水、清涎，头晕体倦，舌淡，苔白，脉缓滑。

脾胃虚弱之体，妊后血聚于下，胃气随之上逆而作呕。中阳不振，水气内停，浊气不降，泛而呕吐清水、清涎。清窍四末失于温煦而头晕体倦，并可出现舌淡苔白，脉缓滑等症。

（2）辨证依据

1）妊娠 6 周左右，出现呕吐不食，或吐清水、清涎。

2）头晕体倦。

3）舌淡苔白，脉缓滑。

4）素体脾胃虚弱。

（3）治法与方药

治法：健脾和胃，降逆止呕。

1）香砂六君子汤（《明医方论》）

组成：党参、白术、茯苓、甘草、半夏、陈皮、木香、砂仁、生姜、大枣。

原方益气补中，化痰降逆，为治疗虚寒胃痛及脾虚泄泻的名方。主治脾胃气虚，痰湿内生，证见气虚痰饮、呕泻痞闷、不思饮食、消瘦倦怠等。

妊娠呕吐多发于脾胃虚弱之体。因此，健脾和胃为治病之本，降逆止呕为治病之标。药理实验认为脾虚患者多有消化功能低下、胃肠道运动功能紊乱及免疫功能低下的表现。方中四君子汤能促进消化液的合成和分泌，并能增进小肠吸收功能，消除胃纳不佳、脘腹胀气，同时有显著的解痉作用。实验还表明，服用香砂六君子汤，可见胃的排空时间缩短，体液免疫功能恢复，血清免疫球蛋白明显提高。

呕吐不止加姜竹茹；脘闷加藿梗；腰骶酸楚加菟丝子、桑寄生；呕吐清涎重用茯苓；服药呕止，可服香砂养胃丸以善后。

2）经验方（《全国中医妇科验方集锦》）

组成：佛手、陈皮、藿香、荜茇、生姜、黄芩、甘草。

全方力专温中散寒，和中化湿。中阳振则清阳升，寒湿除则脾健运，胃浊自然下降。生姜为治妊娠呕吐要药，既温和健胃，又止呕助运化，且配合黄芩清胎火，固胎元，少量甘草调和诸药。全方用药精当，组方合理，实为临床经验之用。

3）香砂养胃丸（浓缩丸）（《中华人民共和国卫生部·药品标准·中药成药制剂》）

组成：木香、砂仁、陈皮、茯苓、半夏、香附、枳实、豆蔻、厚朴、广藿香、甘草、生姜、大枣。

本方有温中和胃之功，用于脾胃虚弱之不思饮食，呕吐酸水，胃脘满闷，四肢倦怠等症。

用法：口服，每次 8 丸，每日 3 次。

2. 肝胃不和证

（1）临床见证：妊娠初期，呕吐酸水或苦水，胸满胁痛，嗳气叹息，头胀而晕，烦渴口苦。舌淡苔微黄，脉弦滑。

肝脉布胸胁夹胃贯膈，肝气不舒，肝脉不畅，则胸满胁痛，嗳气叹息。横逆犯胃，胃气上逆则作呕。木郁及胆，胆热液泄则呕酸吞苦。肝气逆走头胀而晕。肝胃不和，可见舌淡苔微黄，脉弦滑等征象。

（2）辨证依据

1）妊娠 6 周左右，出现恶心呕吐，呕吐物为酸水或苦水，甚则呕吐胆汁。

2）情志抑郁，胸满胁痛，嗳气叹息。

3）舌淡或尖红，苔微黄，脉弦滑。

（3）治法与方药

治法：抑肝和胃，降逆止呕。

1）半夏厚朴汤（《金匮要略》）合左金丸（《丹溪心法》）

组成：半夏、厚朴、茯苓、生姜、苏叶、黄连、吴茱萸。

半夏厚朴汤，功能行气开郁，降逆化痰，主治痰气郁结之证，证见咽中如有炙脔，吐咯不得，或胸胁满闷，湿痰咳嗽，反复呕吐等。然方中均为苦温辛燥之品，恐助肝热，故合以左金丸清泻肝火，以治肝经火旺之胁痛脘闷，呕吐吞酸，嗳气泛恶等。

孕后阴血日耗，肝体受损，纳食少进，生化不能称职，难以化血养肝，木旺克土导致肝胃不和。治宜清肝泻火为首要，左金丸治此也被公认。肝郁犯胃则中焦气机闭塞，因此，行气理滞也需同时施之，故合以半夏厚朴汤。两方合用，以黄连苦寒泻火，降逆止呕，配以半夏、吴茱萸化痰开结，厚朴行气除满，苏叶助半夏，厚朴宽胸畅中、宣通郁气，茯苓化湿健脾，生姜和中止呕。热泻肝平，痰除湿化，肝调而胃和，呕逆自止。

本证之呕吐，常较脾胃虚弱证症状为重。尤其是呕吐酸水苦汁时，多为滴水不进，胃中无物而致胆汁外泄，导致患者精神紧张；情绪波动又可加重肝郁，使呕吐不愈，对于精神紧张型妇女尤为如此。本方现代药理实验表明，对皮质及皮质下自主神经中枢有显著的镇静作用，同时有抗过敏及抑制喉反射作用。这种中枢抑制及喉反射抑制作用，有助于自我感觉症状的改善。

呕吐不止加姜竹茹。口苦咽干加黄芩、山栀子。大便秘结加全瓜蒌，或生大黄少许。口干思饮加乌梅肉、鲜石斛。头晕、头胀加菊花、钩藤。服药后症状减轻，呕吐酸水、苦水消失，只是呕吐清水者，为肝火已平，可按脾胃虚弱证论治。如症状加重，呕吐频繁，甚则夹有血丝，尿酮体持续阳性者，需住院中西医结合治疗。

2）加减温胆汤（经验方）

组成：黄芩、半夏（山栀汁炒）、姜竹茹、带壳砂仁、陈皮、茯苓、乌梅肉、石斛、苏梗、黄连。

本方有清肝和胃，除烦止呕之功，用治妊娠呕吐苦水酸水，烦躁泛恶等症。呕吐严重加煅代赭石、柿蒂。口干咽燥加北沙参、麦冬。小便黄赤加芦根。

3）和胃平肝丸（《中华人民共和国卫生部·药品标准·中药成药制剂》）

组成：沉香、佛手、木香、檀香、砂仁、豆蔻、枳壳、厚朴、川楝子、延胡索、陈皮、姜黄、白芍、茯苓。

本方有舒气平肝，和胃止痛之功。用于肝胃不和，气郁结滞引起两胁胀满，胃中嘈杂，气逆作呕，胃脘刺痛，饮食无味等症。

用法：口服，每次2丸（每丸6g），每日1～2次。

3. 痰湿阻滞证

（1）临床见证：妊娠早期呕吐痰涎，口淡而腻，不思饮食，胸腹满闷，舌淡苔白腻，脉滑。

（2）辨证依据

1）妊娠6周左右，出现脘闷泛恶，呕吐痰涎。

2）不思饮食，口淡而腻。

3）舌淡或淡胖，苔白腻，脉濡滑或滑。

（3）治法与方药

治法：温化痰饮，和胃降逆。

1）小半夏加茯苓汤（《金匮要略》）加白术，砂仁，陈皮

组成：半夏、生姜、茯苓、白术、砂仁、陈皮。

原方健脾化痰，降逆止呕。主治胃反证，朝食暮吐或暮食朝吐。

妊娠之际，经脉虚滞，浊气上干清道，以致中脘停痰。痰为阴邪，得温则化，故宜温化痰饮为要，脾为生痰之源，健脾而澄其源为之治本。痰饮内停，气机不畅，欲止其呕，必行其滞，故选方用药应择健脾化痰，行滞止呕之品为最佳。

呕吐不止加丁香、藿香温中降逆。痰饮甚加厚朴、苍术燥湿化痰。腰骶酸楚加桑寄生、杜仲益肾固冲。小腹作坠加太子参、炙黄芪益气安胎。

2）藿香苍枳六君汤（经验方）

组成：太子参、炒白术、茯苓、陈皮、姜半夏、藿香叶、带壳砂仁、炒枳壳、炒苍术、炙甘草。

全方有健胃调中，化痰止呕作用。用于妊娠呕吐痰涎者。

"无湿不成痰"。痰之成无非为积湿，积饮，或水谷不化精微，反化为痰所致，其源在脾胃。"胃土以燥纳物，脾土以湿化气"。六君子汤振脾阳而助运化，燥湿浊开胃纳，可谓除生痰之源。然呕吐者总由胃逆，源于"痰气阻塞中脘，阴阳拂逆所致"。故以藿香、砂仁、枳壳温化利气，调其拂逆；苍术配以白术、陈皮燥湿祛邪。全方正本清源，标本兼顾，以求缜密。

痰多者加姜竹茹。口苦加黄芩。呕甚加煅代赭石。腰酸加杜仲。

3）香砂理中丸（《中华人民共和国卫生部·药品标准·中药成方制剂》）

组成：木香、砂仁、党参、白术、甘草、干姜。

全方有健脾和胃，温和行气之功。用于脾胃虚寒，反胃泄泻之证。

每次1丸，每日2次，口服。

4. 气阴两虚证

（1）临床见证：呕吐剧烈，甚则呕吐苦水或血水。频频发作，持续日久，以致精神委靡，嗜睡消瘦，双目无神，眼眶下陷，肌肤干瘪失泽，低热口干，尿少便艰。舌红少津，苔薄黄或光剥，脉细滑数无力。

呕吐剧烈，胆汁外泄而呕吐酸苦水，脉络破损而兼见血水。呕多进少，久而津液亏损，精气耗散，神失所养而精神委靡，形体消瘦嗜睡，双目无神。四末体表失濡，目精不充而肌肤干瘪失泽，眼眶下陷。虚热内扰，州都液少，大肠失濡而尿少便艰。舌脉均呈气阴两虚之征。

（2）辨证依据

1）妊娠6周左右，出现呕吐，反复不愈，呕吐苦水或兼血水。

2）精神委靡，肌肤干瘪失泽，低热口干，眼眶下陷，尿少便艰。

3）舌红少津，苔薄黄或光剥，脉细滑数无力。

（3）治法与方药

治法：益气养阴，和胃止呕。

1）生脉散（《内外伤辨惑论》）合增液汤（《温病条辨》）加竹茹、天花粉、芦根

组成：人参、麦冬、五味子、玄参、麦冬、生地、竹茹、天花粉、芦根。

生脉散益气养阴，敛汗生津，主治产后气阴两虚，汗出过多或虚损心悸气短。增液汤增液润燥，主治阳明温病，津液不足，大便秘结。

现代药理研究证明，生脉饮具有显著的强心、镇静及增强机体耐缺氧能力，可扩张外周血管，对甲皱微循环有良好的改善作用，甚宜于因剧烈呕吐而致的脱水衰竭症。

剧吐不止加姜半夏、炙枇杷叶和中降逆。口干烦渴加石斛、知母生津除烦。腰骶酸楚加桑寄生、苎麻根固肾安胎。大便秘结可于药液中加入蜂蜜以润肠通便。五心烦热可频服西洋参浸泡液，每日浸泡 5～10g。

2）三参止呕饮（经验方）

组成：党参、北沙参、玄参、麦冬、天花粉、芦根、生地、姜竹茹。

呕由气逆，呕多伤阴，阴伤气耗，三阴受损，中州虚乏，升降失司，欲止呕必养阴。方中三参气阴双补，麦冬、生地更助养阴之力，天花粉、玄参清火生津，芦根、竹茹降逆止呕。全方寓清火于滋补之中，降逆于扶正之内，阴生液长，逆平呕止。

呕吐血水加白及。呕吐苦酸水加蜜炙枇杷叶。小便短赤重用芦根。低热口干加西洋参。大便干结加生首乌。

3）参麦颗粒（《中华人民共和国卫生部·药品标准·中药成药制剂》）

组成：红参、南沙参、麦冬、黄精、山药、枸杞子。

全方有养阴生津之功。用于面黄肌瘦，津少口渴，食欲不振，头晕眼花，心悸气短等症。

口服，每次 2.5g，每日 3 次。

【其他疗法】

一、针灸疗法

1. 内关（双）、足三里（双）

方法：补法，留针 10～15 分钟。适用于脾胃虚弱证。

2. 内关（双）、足三里（双）、太冲（双）

方法：泻法，不留针。适用于肝胃不和证。

3. 内关（双）、足三里（双）、丰隆（双）、公孙（双）

方法：捻转泻法，刺激强度不宜过大。适用于痰湿阻滞证。

二、饮食疗法

1. 服药前先服数滴姜汁，或以灶心土煎汤代茶饮，或以姜汁调服砂仁粉。

2. 砂仁鲫鱼汤　砂仁 9g，鲜鲫鱼 1 尾约 150g，生姜 10g，葱白 3 段，食盐少许，胡椒 10 粒。先将砂仁装入洗净去内脏之鲫鱼腹内，再将鱼置于沙锅内，加水适量。武火煮沸，再入姜、葱、胡椒、盐，文火炖烂，趁热饮汤食鱼。适用于脾胃虚弱证。

3. 竹茹粥　鲜竹茹 30g，粳米 5g，用竹茹煎水取汁与粳米煮粥，晾凉，少少饮之。适用于肝胃不和证。

4. 茯苓粥　白茯苓粉 15g，粳米 50g。将茯苓粉同粳米煮粥，加食盐少许，乘热服食。如效不显，可取法半夏、生姜各 10g，同煎取汁，与茯苓、粳米共煮粥服食。适用于痰湿阻滞证。

5. 麦门冬汤（《伤寒论》）　北沙参 15g，麦冬 15g，法半夏 15g，甘草 6g，粳米 60g。

先煎药物，去渣，取汁 1000ml，煮粳米成粥，分次服食。亦可以西洋参、麦冬泡水代茶饮。适用于气阴两虚证。

三、气功

主功选用放松功、松静功或内养功。采取坐式，调息呼吸，宜呼长吸短，意守部位宜下不宜上，可守涌泉穴。并辅以不同配功。

1. 脘腹部位八卦　即以两手按顺时针方向轻轻运摩下腹部，每次 15～20 分钟，每日 3 次。适用于脾胃虚弱证。

2. 吸气时行丹田之气向下运至两涌泉穴，以降阳亢之气。适用于脾胃不和证。

3. 顺气化痰法　先用意念将膈脘痰饮阻滞处推开，顺下大肠，并从肛门排出，以顺其气。适用于痰湿阻滞证。

4. 养阴生津功　先搓两足心涌泉穴各 49 次，再用舌抵上腭，存想舌根廉泉穴，待津液出，在口中轻运之。咽津时，意念送至涌泉穴。适用于气阴两虚证。

四、其他

对于服药不便或症状严重者可行中西医结合治疗。呕吐初起，可嘱患者自行指压内关（双）、合谷（双）、中脘穴，配合气功，并服用维生素 B_6 20mg，维生素 C 200mg，每日各 3 次。不效者，可加苯巴比妥 30mg，每日 3 次，或氯丙嗪 25mg，每 12 小时一次。久吐不已，尿酮体持续阳性，电解质紊乱者，应住院中西医综合治疗，并可频服西洋参浸泡液，每日 5～10g。或口服生脉饮，每次 10ml，每日 3 次。症状缓解后，可少量频服药膳粥（参照饮食疗法），并同时辨证施用中药。

【预防与调护】

一、预防

孕前 1 年，即需劳作有度，起居有节，饮食清淡，情志调畅，慎避风寒暑湿入侵，以保脏腑安和，气血旺盛。了解孕期生理卫生，对孕早期生理反应有充分思想准备，一旦受孕即应静养、节欲，并保证充分休息与睡眠，以蓄精荫胎。饮食宜清淡、易消化，避免油炸、生冷、膏粱厚味及辛辣动火之品。并注意宽怀怡志，避免过饱伤胃或喜怒伤肝而防止妊娠呕吐的发生。

二、调护

重视心理护理，解除对妊娠的各种恐惧、忧虑、紧张心理，给予充分的关怀、体贴、安慰、鼓励。保持环境安静舒适，整齐清洁，空气流通。避免一切荤腥浊秽气味的刺激及情绪波动。饮食清淡易消化，富含营养及新鲜维生素，少食多餐，可每 2～3 小时进食一次，并尽量顺应患者要求调摄口味，忌生硬油腻及辛辣之味。治疗期间忌贪食、饱食以防重伤脾胃。取药宜少量频进，服前可以鲜姜汁擦舌或于药液中加入少许鲜姜汁。服药与进食宜分时进行，坚持适当户外活动，保持大便通畅，以防腑气不通，胃气不降，呕吐不止。对于大便秘结者，可嘱多服食蜂蜜、麻油、菜汤、黑芝麻糊等以润肠通便。

【疗效判定】

治愈：恶心呕吐停止，能正常进食，诸症消失，尿酮体检验连续 3 次阴性，各项检查均恢复正常。

显效：恶心呕吐停止或偶见，纳食改善，各项检查均明显改善，尿酮体检验阴性或减少2个"＋"以上。

有效：恶心呕吐次数减少，程度减轻，可进食，各项理化检查有所改善。

无效：症状无改善，尿酮体检验持续阳性。

【重点提示】 妊娠而见恶心呕吐为早孕时常见的现象，需要分清生理性呕吐及病理性妊娠剧吐。此外，葡萄胎、妊娠合并内外科疾病亦可出现明显的呕吐、尿常规及血生化改变，所以在诊断与鉴别诊断上要详问病情，做有关检查以明确诊断，以防贻误病情。临床治疗要结合心理疏导，稳定情绪，消除紧张恐惧的心理状态，有助于康复。在临床症状严重时，药物煎汤后即使少量频服也难以下咽，因此，需运用一些止呕止吐的外治方法，如拔火罐、刮痧、针灸等。另外，对于长期呕吐的患者注意补充维生素 B_1，预防 Wernicke 脑病的发生。

（梁文珍 姜向坤）

参 考 文 献

1. 王彦，杨潇然，孙立靖．中药敷脐配合耳穴按压治疗妊娠恶阻．山东中医杂志，2008，27（4）：281.

2. 石国令．健胃降逆法治疗妊娠恶阻60例．国医论坛，2008，23（5）：31.

3. 赵姝．安胎降逆汤治疗妊娠恶阻50例．新中医，2008，40（1）：80.

4. 潘秀群，陈济民．何氏定呕饮治疗妊娠恶阻70例．中国中医药科技，2007，14（3）：218.

5. 徐丽萍．浅谈妊娠恶阻及中西医治疗．中华实用中西医杂志，2007，20（14）：1274-1275.

6. 张旭宾，黄杰明，欧阳惠卿．妊娠恶阻中医源流述要．中医文献杂志，2004，22（2）：50-52.

7. 怡悦．针刺疗法可以减轻妊娠恶阻症状．国外医学．中医中药分册，2001，23（6）：369.

8. 张丽君．妊娠恶阻病因病机探析．湖北中医学院学报，2000，2（2）：6-7.

9. 陈林兴，苗晓玲．半夏在妊娠恶阻中的应用．云南中医学院学报，1997，20（4）：30-31，50.

10. Philip B. Hyperemesis gravidarum：literature review. WMJ，2003，102（3）：46-51.

11. Bailit JL. Hyperemesis gravidarum：Epidemiologic findings from a large cohort. AM J OBSTET GYNECOL. 2005，193（3）：811-814.

第二节　妊 娠 腹 痛

妊娠期间，因胞脉阻滞或失养，气血运行不畅而发生小腹疼痛者，称为"妊娠腹痛"，亦曰"胞阻"。本病基本概括了西医认为的妇女妊娠期间内生殖器官及其邻近脏器因妊娠或与妊娠有关而致的生理性及病理性腹痛，如妊娠生理性子宫宫缩痛、慢性附件炎因妊娠子宫增大而致的牵掣性疼痛等。

本病最早见于《金匮要略》，记有"假令妊娠腹中痛，为胞阻"。又曰："妇人怀娠六七月，脉弦发热，其胎愈胀，腹痛恶寒者，少腹如扇，所以然者，子脏开故也，当以附子汤温其脏"。奠定了本病由于阳虚内寒，胞脉失煦的病机认识，后世亦多宗此学说，如隋代巢元方《诸病源候论》："妊娠小腹痛者，由胞络宿有冷，而妊娠血不通，冷血相搏，故痛也，痛甚亦令动胎也。"

宋代《妇人大全良方》云："妊娠四、五月后，每常见胸腹间气刺满痛，或肠鸣，以致呕逆减食，此由愤怒忧思过度"，提出了肝郁致胞脉阻滞的病机。

至清代《金匮要略心典》云："胞阻者，胞脉阻滞，血少而不行也。"进一步说明了血气不足，胞脉失养而虚滞，亦可导致腹痛。

清代《医宗金鉴·妇科心法要诀》则认为本病的病因有食滞、胎气不安、胞宫受寒或停水等。其有歌曰："妊娠腹痛多胞阻，须审心腹少腹间，伤食心胃胎腰腹，少腹胞寒水尿难"。认为饮食不节、小便难等也是实证胞阻的病机之一。此外，傅山："妊娠少腹痛……人只知带脉无力也，谁知是脾肾之亏乎"，提出了本病脾肾同病的学说。

肝脉起于下焦，络于小腹，肝脉不畅常致腹痛。蒋荣生以养血柔肝、行滞止痛法而取效于临床，如治一曾因3次早孕均为小腹剧烈疼痛，住院西药治疗无效而终止妊娠的胞阻患者，改用中药内服（方用白芍、当归、阿胶、何首乌、青皮、厚朴、延胡索、黄芪）而治愈。梁文珍认为，此病虚为其本，滞为其标，治当益气养血，濡养胞脉为主，即使行滞，也应于养血之中寓行滞之法，使脉充气调，其痛自止。常以加味当归散（当归、白芍、川芎、白术、黄芩、桑寄生、川续断、炙甘草）而获效。本病多属功能性病变，临证辨识准确，效果常较满意，但必须排除其他器质性病变如异位妊娠、妊娠合并卵巢肿瘤蒂扭转、妊娠合并阑尾炎、妊娠合并泌尿系结石、肠梗阻等。

【病因病机】

一、病因

本病的发病原因，主要是素体偏盛或不足，或素有邪滞，孕后由于血聚于胞宫养胎，冲脉之气偏盛，尤易导致血虚、气郁、虚寒之机，或因脾运减弱，湿热内蕴，胞脉血气壅滞而痛。

二、病机

本病的病位在胞脉，尚未损及胎元，但严重时亦可因胞脉阻滞，血气不通，胞胎失养而影响胎元。本病属痛证，机制主要是胞脉阻滞，不通则痛，或胞脉失养，不荣则痛。由于病位在胞脉，且多为虚证，故疼痛多在小腹或少腹部，痛时多腹软而不拒按。但延误治疗或治疗不当，也可使疼痛加重，甚或出现腹满拒按等。

1. 血虚　素体虚弱，气血不足，孕后阴血不足，肝脉失养或血少则乏于运行，胞脉因虚而致腹痛。

2. 气郁　禀性抑郁或多宿滞之体，孕后肝血不足，肝郁愈甚，胞脉为之壅塞不通，或宿滞缘此而更甚，血海气血为之失调，胞脉阻滞，以致腹痛。

3. 虚寒　素体阳虚，孕后阴血聚于下，阳虚愈甚，温煦无力，胞脉阴寒内盛，阻碍气血运行，而致腹痛。

4. 湿热　素体脾虚湿重或内蕴湿热之体，孕后脾脏运化不足，运化减弱，湿浊内生，加之胎热熏蒸，酿成湿热，壅塞腑气而疼痛。

胞宫气血源于胞脉输送，胞脉输运不力，胞宫濡养受限，胎胎乏于营养而不安，甚则可致堕胎。

西医学认为，妇女妊娠期间肠蠕动减弱，粪便在大肠停留时间延长易出现便秘；盆腔充血，加之增大的子宫对肠管的挤压，以及妊娠反应严重或营养摄入相对不足，致维生素类缺乏等，均可导致肠管胀气而出现游走不定的疼痛。另，孕12周以后，增大的子宫超出盆腔进入腹腔，宫底随妊月增加而不断上升，子宫的附件及韧带随之被牵扯或拉长移位，素有慢性炎症及慢性粘连者，可因此牵拉而出现不同程度的疼痛。孕 12～14 周后，子宫可出现不规则收缩，这种收缩一般无疼痛感觉，但对于有慢性炎症，或子宫肌瘤等占位性病变存在时，也可因收缩造成的子宫肌瘤缺血而出现不同程度的疼痛。故临床所见的妊娠腹痛多发生于妊娠 4～5 个月以后。此外，中晚期妊娠时增大的子宫常因跌仆而受损伤，出现宫体局部瘀血或胎盘少量出血而致疼痛。

【诊断与鉴别】

一、诊断要点

（一）病史

停经而未避孕。

（二）临床表现

小腹疼痛，亦可牵扯至少腹，多为隐痛或胀痛，常呈不规则发作，痛处可固定不移，也可游走不定，痛时多腹软不拒按，无阴道流血。

（三）妇科检查

外阴、阴道无血染，宫颈着色，外口闭合。子宫增大如孕月，双侧附件正常或可扪及增厚及压痛。

（四）产科检查

腹软无明显压痛点。宫底高度及子宫大小符合孕月。腹部听诊，胎心搏动在正常范围内，腹部扪诊无规律性宫缩。

（五）辅助检查

1. 早期妊娠

（1）血、尿妊娠试验（＋）。

（2）基础体温测定：持续高温相（37℃左右）。

（3）B 超检查：子宫增大，内见胚囊、胚芽，或胎心反射。

（4）血、尿、大便常规检查：均在正常范围内。

2. 中、晚期妊娠

（1）B 超检查：见胎儿发育正常，胎心、胎动次数在正常范围内。

（2）血、尿、大便常规检查：同早期妊娠。

综上所述，本病的诊断要点是：血、尿妊娠试验（＋），或妇科检查及相应辅助检查确认宫内妊娠，以小腹疼痛为主症，无流产体征及小腹剧烈疼痛、压痛、反跳痛、肌紧张等急腹症体征。

二、鉴别

1. 异位妊娠　多有慢性附件炎、输卵管不通或通而不畅或不孕病史，发病前多有短期停经史。疼痛多发生于停经 6～8 周，可呈患侧下腹胀痛、隐痛或撕裂样痛，剧烈时可伴恶心、呕吐，甚则冷汗、昏厥及贫血面容。多伴少量不规则的阴道流血，有时可见蜕膜管型排出。妇科检查：宫颈举痛明显，子宫增大质软，但小于孕周；患侧附件可扪及包块，压痛明显；异位妊娠破裂时可扪及阴道后穹隆饱满，该处穿刺可抽出不凝固血液。异位妊娠流产或破裂时，患侧下腹压痛、反跳痛明显；内出血超过 500ml 时，可叩及移动性浊音，甚则下腹膨隆，满下腹压痛、反跳痛，血压下降，甚至休克。辅助检查：血、尿妊娠试验（＋）；B超可见子宫增大，内无胚囊；患侧附件可探及包块，典型者可于包块内探及胚囊或胚芽；流产或破裂后，可于盆腔内探及多量积液。

2. 胎动不安　腹痛多发生于妊娠3个月内，多为阵发性小腹疼痛，有时伴腰骶部疼痛及小腹部作坠。可伴有少量阴道流血。若发生在中晚期妊娠时，腹部可扪及阵发性宫缩。

3. 妊娠合并卵巢肿瘤蒂扭转　卵巢肿瘤是妇科常见肿瘤，多发于生育期妇女。其分类甚多，大体可分非赘生性囊肿及赘生性囊肿两大类。前者属功能性囊肿，如黄体囊肿等；后者属病理性肿瘤，有良性及恶性之分。但不管属何种，当妊娠合并卵巢肿瘤时，均可因增大的子宫牵拉卵巢相对移位而发生蒂扭转，并因体位改变（如大便后、转身等）而诱发，为一侧少腹疼痛，可呈持续性。急性扭转者腹痛剧烈，可伴恶心、呕吐，甚至昏厥。患侧腹部肌紧张、压痛、反跳痛明显。妇科检查可触及宫旁张力较大的包块，压痛，且尤以蒂部压痛明显。B超可证实包块存在。血白细胞计数可升高。

4. 妊娠合并急性附件炎　一侧少腹持续疼痛或灼痛、跳痛，可伴恶寒发热或带下量、色、质、气味的改变。妇科检查可触及附件增厚或包块且压痛明显，B超可提示相应阳性征象。患侧腹部可见压痛、反跳痛。体温、白细胞计数可升高，有化脓趋势者血沉升高。

5. 妊娠合并阑尾炎　详见妊娠恶阻。

此外，还需与妊娠合并泌尿系结石、肠梗阻所致的腹痛相鉴别。

【辨病论治】　对于以腹痛为主症，而无明显寒热虚实可辨的病例，可结合中西医对妇女孕期生理变化的认识，及本病以气血失调为基本病机，疼痛呈固定不移或游走不定，性质多为隐痛、钝痛或牵扯样痛，痛时多腹软无拒按，且无流产及急腹症征兆等特点，采取辨病论治。

一、内治法

止痛定坤汤（经验方）

组成：当归、白芍、川芎、延胡索、制香附、炒白术、云茯苓、砂仁、广木香、黄芩、炙甘草。

全方有养血行滞，止痛安胎之功。用于妊娠腹痛血虚气滞证。

妊娠腹痛临诊常多见于素有慢性盆腔炎症或肠胃功能紊乱的患者。结合西医学对妇女孕期生理的认识，考虑为孕妇盆腔组织充血及胞宫增大移位，盆腔内生殖器官由于炎性增厚或粘连，出现牵拉性疼痛；或因孕后肠蠕动减弱、减慢，导致肠管胀气及粪块停聚加重原有肠胃功能紊乱症状引起腹痛。中医学认为本病多因血虚、气滞等导致胞脉阻滞而疼痛，综合考虑，拟方以养血行滞、止痛安胎为原则，并参考近代中药药理研究，使组方具有抗炎镇痛；云茯苓、白术健脾利湿，砂仁、木香理气止痛。且白术配黄芩、芍药配甘草，分别为保胎及止痛良药。据现代药理研究认为，方中数药均具抗炎、镇痛、助消化及消除肠胃胀气的作用，且活血化瘀药能减轻组织局部瘀血，改善局部血运及降低血液黏度等。故而全方对孕妇血液的高凝状态、盆腔组织充血、消化功能下降，以及肠蠕动减弱、减慢等均有一定的改善作用。

如腹痛甚，原方加生蒲黄；便秘加郁李仁；小腹胀痛加炒枳壳；痛有定处并常随妊娠子宫宫底上升而上移者，加红藤、败酱草；妊娠中晚期腹部外伤而致局部瘀血疼痛者，原方去木香、云茯苓，加三七粉。

每日 1 剂，水煎两次各取汁 150ml，混合后分 2 次服，早晚各服 150ml。

二、外治法

对于腹部胀痛，痛无定处，遇冷易发者，可用大青盐 500g，加生姜 10 片，葱白一把，艾叶 30g，花椒 10g，桂皮 10g，共炒温热置于腹部热敷。或以艾灸神阙、内关（双）、足三里（双）、三阴交（双）10～20 分钟。得矢气后，疼痛常会霍然缓解。

【辨证论治】

一、辨证要点

本病辨证，首先根据腹痛性质。一般而言，虚者腹痛隐隐，实者腹痛较甚；气郁者胀甚于痛，血滞者痛甚于胀；血虚者绵绵喜按，气虚者空坠作痛，夹寒者喜温等。在此基础上，结合病史，详审形、气、脉、舌，综合考虑。如素有经血过多或失血病史，兼有心慌失眠、面黄心悸、舌淡脉弱者，当为血虚。如素有腹痛或痛经，现兼小腹胀痛，胸胁满闷，情多抑郁，舌淡紫或夹有瘀斑、瘀点，脉弦者，当为气郁。若小腹冷痛，喜温喜按，精神委靡，形寒肢冷，或食冷遇寒即发者，当为虚寒。

二、治疗原则

根据本病主要病机是胞脉阻滞（或失养），不通（或不荣）而痛，立足于补或行。具体治法又应根据不同病因分别给予养血、开郁、温经、清利，同时佐以止痛安胎。养血应重在补益心脾，开郁首推柔肝行滞，虚寒者当温阳散寒，兼以养阴，湿热者宜兼以健脾。又因痛证均多有滞，故以上 4 种情况均需同时施以理气行滞之品。对夹有陈瘀宿滞者，又当辅以活血化瘀之品方能奏效。

三、分证论治

1. 血虚证

（1）临床见证：妊娠腹痛绵绵，面色萎黄，头晕乏力，心悸气短，难眠少寐，四肢麻木，舌质淡，苔薄白，脉细弱。

素体虚弱或气血不充，妊娠以后，血聚以养胎，阴血益虚。血少则经络虚乏，气虚则运行无力，胞宫、胞脉因此而虚滞失养则痛，因无实滞，故痛呈绵绵而作；血不上荣则面失润养而萎黄；脑失所荣则晕；不能内养于心，则少寐难眠；气血两虚则气短乏力；血不荣养四末，则四肢麻木，同时可出现舌淡苔薄白，脉细弱等征象。

（2）辨证依据

1）妊后腹痛绵绵。

2）面色萎黄，心悸少寐，舌淡苔薄白，脉细弱。

3）素体虚弱或有经、产等大出血史。

（3）治法与方药

治法：养血止痛安胎。

1）当归芍药散（《金匮要略》）去泽泻加制首乌、阿胶

组成：当归、白芍、川芎、茯苓、白术、制首乌、阿胶。

原方功用补血、活血、调经、运脾除湿。主治妇人孕后腹中疼痛及妇人腹中诸痛。以肝虚血滞，脾虚湿滞及肝脾不和之证为宜。

全方重在养血和血以治本。相关脏腑重在肝脾。因脾为生血之源，故用白术燥湿健脾而助运化，益其化血之源。茯苓甘平淡渗利其水湿，使脾阳不为湿浊所困阻。当归、川芎养其肝血，理其血气，使血有所藏。再合阿胶、制首乌养血润燥，使胞脉得养，诸脏得荣，血充脉畅，不治痛而痛自止。此乃治病求本之术。且白术、阿胶健脾补血而安胎，痛止胎安而无弊之忧。

现代药理研究提示，本方证的病理实质是淤血、贫血所致微循环障碍。其对微循环所致各种病理性改变，无论是气血两虚或气滞血瘀证，药后多项病理指标均获显著改善。且方中当归、芍药、川芎等对于妇科多种炎症及疼痛，均呈显著的抗炎、镇痛、镇静作用。同时方中茯苓、白术、当归等均有明显利尿作用。白术能促进电解质（特别是钠离子）的排出。此外，全方尚有调节自主神经功能及增强吞噬细胞活性的作用。这些作用对妇女因妊娠而致的生理性贫血、血液的高凝状态、钠离子的潴留、抵抗力下降及胃肠自主神经功能紊乱、盆腔充血等一系列变化，均有较好的调节作用。

腹痛不休加炙甘草，以配芍药加强止痛之功。虚中夹寒，小腹作冷痛者，加艾叶以暖宫止痛。痛而作坠者，加党参、黄芪以配当归气血双补。虚中夹滞，痛而兼胀者，加砂仁以行滞安胎止痛。腰骶酸楚者，加桑寄生、杜仲以益肾强腰安胎。如疼痛渐缓可去阿胶以防腻碍中宫，并酌加鸡内金，炒谷芽以健胃助运生血之源。

2）徐志华复方归芍散（《全国中医妇科验方集锦》）

组成：当归、白芍、川芎、云茯苓、白术、泽泻、黄芩。

本方源自《金匮要略》。徐志华将当归芍药散、当归散合方使用，故称复方归芍散。

3）当归养血丸（《中华人民共和国卫生部·药品标准·中药成方制剂》）

组成：当归、白芍、地黄、黄芪、阿胶、制香附等。

全方有养血调经作用。用于气血两虚，月经不调证。

用法：口服，每次9g，每日3次。

2. 气郁证

（1）临床见证：孕后小腹胀痛，情绪急躁，心烦易怒，胸胁满闷，舌淡红，苔薄黄，脉弦滑。

孕后胎体渐长，胞宫随之增大，容易影响气机升降。孕后肝血相对不足，肝气因而拂郁，致气机失畅，胞脉阻滞，小腹胀痛。肝脉布胁肋，肝气不舒，则胸胁满闷，情志为之不遂而烦躁易怒。舌淡红，苔薄黄，脉弦滑，均为孕后肝郁之候。

（2）辨证依据

1）小腹胀痛。

2）胸胁满闷或有胁肋胀满疼痛。苔薄黄，脉弦滑。

3）素体抑郁或有情志不遂病史。

（3）治法与方药

治法：疏肝解郁，止痛安胎。

1）逍遥散（《太平惠民和剂局方》）加枳壳、延胡索

组成：柴胡、白芍、当归、白术、茯苓、甘草、薄荷、煨姜、枳壳、延胡索。

原方疏肝理脾，和血调经。主治肝气郁结所致之月经不调，乳房胁肋胀痛，小腹胀痛等。

取用本方意在治肝实脾。因本证之肝郁，实与妊后血聚养胎，肝气相对不足有关。随胎体不断长大，所用阴血亦不断增加，故而治病求本，当以益其生化之源为主。生化乏力，血不养肝，肝郁难解。逍遥散本为脾虚肝郁而设，与本证病机甚为吻合，故而选之。方中当归、白芍养血柔肝，补肝之体以和其用。柴胡配白芍同以疏肝解郁，使木得条达。薄荷体轻气平，散解郁，以遂肝木条达之性。白术、茯苓、甘草健脾和胃，调生化之源以充养肝体。枳壳、延胡索行滞止痛。少佐煨姜暖胃行气。肝郁解，木气舒，胞脉畅则腹痛自止。现代方剂药理研究提示：逍遥散有显著的镇静活性及明显的镇痛作用，同时具有良好的保肝作用。有研究表明，该方用于肝郁证的 19 种妇科疾病，其中 5 种疾病均为痛证，其获效均满意。

如胀痛甚，加乌药。口干舌燥去煨姜加山栀。大便干结加生大黄少许。腰骶坠痛加菟丝子、川续断、桑寄生以固冲安胎。药后痛减，可去枳壳、延胡索。

2）逍遥散加味（《百灵妇科》）

组成：当归、白芍、柴胡、茯苓、白术、甘草、薄荷、陈皮、枳壳、川楝子、青皮、苏梗。

此方为百灵经验方。即逍遥散原方加味而成。所加之药均为疏肝理气之品，其中川楝子配枳壳，能泄肝热，消积滞而止痛。本方所治者，较之疏肝理脾的逍遥散证，更偏重郁滞之小腹胀痛。

3）逍遥浓缩丸（《中华人民共和国卫生部·药品标准·中药成药制剂》）

全方有疏肝健脾，养血调经之功。用于肝气不舒，胸胁胀痛，月经不调证。

用法：口服，每次 8 丸，每日 3 次。

3. 虚寒证

（1）临床见证：妊娠小腹冷痛，绵绵不止，喜温喜热，得热痛减，形寒肢冷，面色㿠白，或纳少便溏，舌淡润，苔薄白，脉细弱。

阳虚内寒，胞脉失于温煦，气血运行虚滞则小腹冷痛不止。气血得热则行，故喜温热，得热则痛减。阳气不能外达，形体四末失于温养，则形寒肢冷。面失所煦则白而无华。脾阳失煦，运化失司，则纳少便溏。阳虚内寒，则舌淡润，苔薄白，脉细弱。

（2）辨证依据

1）小腹冷痛，喜温喜按，得热则减。

2）形寒肢冷，则纳少便溏。舌淡苔白润，脉细弱。

3）素体阳虚或平素喜温怯寒。

（3）治法与方药

治法：暖宫止痛，养血安胎。

1）胶艾汤（《金匮要略》）加巴戟天、杜仲、补骨脂

组成：当归、熟地、白芍、川芎、阿胶、艾叶、甘草、巴戟天、杜仲、补骨脂。

阳无阴则不长。今孕后血聚养胎，如一味温阳则成无木之本，故本方意在补血，寓温阳于补血之中，四物汤加阿胶，阴血双补，巴戟天质润温阳而不燥；杜仲、艾叶温经暖宫而安胎；补骨脂温肾阳以暖脾土，脾得温煦则运化生发之源充足；和以甘草缓急。全方使

阴血生，阳气复，内寒消，胞宫暖，腹痛自止矣。

小腹作坠加党参、黄芪。腰骶酸楚加菟丝子、川续断。腹胀加砂仁。便溏加煨肉豆蔻，去当归。

2）经验方（《全国中医妇科验方集锦》）

组成：桑寄生、炒川续断、生山药、党参、炒白术、阿胶（烊化）、白芍、炙甘草、黄芩、莲房炭。

虚寒者多缘于脾肾。然健脾不可太腻、益肾不过温燥方合妊期生理。且胞胎濡养靠气血，提系赖肾阳。虚寒过甚不但腹痛难愈，更有堕胎之虑。本方人参、白术健脾；阿胶、白芍补血；桑寄生、川续断益肾；黄芩、白术、莲房炭调和肝脾而安胎；芍药、甘草缓急止痛。

3）孕康口服液（《中华人民共和国卫生部·药品标准·新药转正标准》）

组成：山药、续断、黄芪、当归、白芍、补骨脂等。

全方有健脾固肾，养血安胎之功。用于肾虚型和气血虚弱型先兆流产或习惯性流产等。

用法：每次 20ml，开水冲服，1 日 3 次，10 天 1 个疗程，连服 1～2 个疗程。

4. 湿热证

（1）临床见证：孕后小腹灼痛或胀痛，或游走不定，或欲矢不得。带下色黄黏腻，大便滞下秽臭，小便短赤，舌质淡红，苔黄腻，脉滑数。

素体脾虚或湿热内蕴之体，孕后脾气益虚，湿邪停聚，胎火内熏，酿生湿热。蕴结胞脉阻滞血气运行则小腹灼痛。下注任带则带下色黄黏腻，流注大肠，腑气不通则腹胀而痛，大便滞下臭秽。移热小肠则小便短赤。气机阻滞故痛可游走不定，欲矢不得，得矢则舒。苔黄腻，脉滑数均为湿热之象。

（2）辨证依据

1）小腹灼痛，或游走不定，或胀痛不适，得矢则舒。

2）带下色黄黏腻，大便滞下秽臭，小便短赤。

3）舌质淡红或红，苔黄腻，脉滑数。

4）素体脾虚或湿浊（热）内蕴。

（3）治法与方药

治法：清热利湿，行滞止痛。

1）芍药汤（《素问玄机气宜保命集》）加薏苡仁、车前草

组成：芍药、当归、大黄、黄芩、黄连、槟榔、肉桂、甘草、木香、薏苡仁、车前草。

原方清热利湿，调气行血止痛。主治痢疾实证，症见腹痛、里急后重等。取用本方意在利湿热而不伤正，消积滞而不克伐，调气血而不滋腻，缓急痛而不滞邪。因妊娠之体，脾气易损，阴血易虚，气机易郁，选方用药必虑去其实而顾其正，方不致虚虚实实。芍药汤虽本为湿热痢疾而设，但与本型病虽异而机制同，此异病同治之理。

现代方剂药理研究认为，方中泻心汤（大黄、黄连、黄芩）具有显著的抗病原微生物作用，有较好的抗炎及一定的中枢镇静作用，有降低血压和改善血液高凝状态的作用。方中芍药甘草汤（芍药、甘草）具有良好的抗炎、抗过敏、解痉、镇痛、解毒和免疫调节作

用。这些，对于宿有慢性盆腔炎症或胃肠道疾患，因妊娠后盆腔充血及肠胃受压而导致的功能性症状均有较好的缓解作用。

湿重带下黏腻加蜀羊泉。腹痛不愈加生蒲黄。腰骶酸楚加苎麻根。大便稀薄去大黄。

2）蔡小荪经验方（《全国中医妇科验方集锦》）

组成：云茯苓、桂枝、延胡索、赤芍、金铃子、丹皮、败酱草、红藤、柴胡梢、鸭跖草。

本方清热利湿，行滞止痛。适用于炎症性腹痛，症见小腹两侧刺痛或胀痛。

3）妇炎康复片（卫药准字 Z-34 号）

组成：败酱草、薏苡仁、川楝子、柴胡、陈皮、黄芩。

全方有清热利湿，化瘀止痛作用。用于湿热瘀阻所致妇女带下，色黄质黏腻，少腹腰骶疼痛等证。

【其他疗法】

一、外治法

外敷：炒大青盐 500g，内入葱白、生姜、艾叶、花椒、桂皮少许，装入布袋，置于下腹部温热敷之，痛止去除。适用于虚寒证。

二、针灸疗法

（1）足三里（双）、脾俞（双）

手法：足三里温针，留针 15～20 分钟。脾俞隔姜盐艾炷灸 5～15 壮，7～10 天 1 个疗程。间隔 1～2 天后继续第 2 个疗程。适用于血虚证。

（2）足三里（双）、肾俞（双）、神阙

手法：足三里温针，留针 15～20 分钟，肾俞、神阙隔姜盐艾炷灸 5～15 壮。7～10 天 1 个疗程，间隔 1～2 天后继续第 2 个疗程。适用于虚寒证。

三、饮食疗法

1. 首乌粥　制首乌 30g，大枣 3 枚，冰糖适量，粳米 50g。先用制首乌入沙锅内取浓汁去渣，再加入大枣、冰糖、粳米煮粥，供早晚服用。适用于血虚证。

2. 莱菔子粥　莱菔子 15g，粳米 50g。将莱菔子炒熟后研末，同粳米煮成稀粥服食。适用于气郁证。

3. 四仙羊肉汤　羊肉 500g，黄芪 30g，当归 30g，生姜 10g。将当归、黄芪装入布袋内，扎紧口，与洗净之羊肉、生姜共放入沙锅内，加水适量，武火烧沸后，再用文火煨炖。至羊肉烂熟时，取出药袋，放少许盐，分多次饮汤食肉。适用于虚寒证。

四、中西医结合治疗

对于腹痛绵绵不止者，在中药治疗同时，可配合服用西药，如维生素 B_1 20mg，维生素 B_6 20mg，维生素 C 200mg，或复合维生素 B 2 片，每日各 3 次。腹痛难忍者，可服用颠茄片 8mg，每日 3 次，或阿托品 0.5mg，肌注。西医诊断为妊娠合并慢性附件炎、盆腔炎者，可酌情选用对胎儿发育无毒副作用的抗生素。对于习惯性便秘因妊娠症状加重而致腹痛者，可予通便。如应用开塞露通便无效，可应用低位低压灌肠法，即 5％肥皂水 250ml，灌肠管低于正常灌肠高度一半，先缓慢灌入 100ml，令患者抬高臀部约 5～10 分钟，如无便意再左侧卧 5 分钟，排出部分粪块后，再将剩余的肥皂水灌入，待排空结粪后疼痛自除。后服用润肠通便之中成药如麻仁丸、桑椹膏等以善后。

如有胎漏、胎动不安或急腹症征兆者，应住院治疗。

【预防与调护】

一、预防

孕前即应注意经期及房事卫生，讲究摄身之道。保持心情舒畅，防止情绪波动，避免各种因素所致之气血伤耗或气滞血瘀。做好孕前体格检查，积极治疗慢性病，尤其是妇科慢性失血及炎症等病变，如月经过多、功能失调性子宫出血、慢性附件炎、盆腔炎等，努力准备好受孕的体质条件。受孕后即应调饮食、适寒温、慎劳作、畅情志、节房事，保持充足睡眠，饮食清淡而富于营养，保持高蛋白、高维生素类食物的供给，增强体质。

二、调护

注意外阴卫生，勤换内裤，勤晒衣被，避免外邪直中胞宫胞脉。节制房事，以防冲任受损。劳逸结合，避免久坐少动以疏通气血。保持定时登厕习惯，保持大便通畅。慎防下腹部闪挫外伤。畅情怡志，避免情志刺激，多食蔬菜水果及清淡易消化食物。慎防风寒生冷，忌食辛燥油腻食物。患病后应遵照医嘱，按时服药，并配合饮食疗法。

【疗效判定】

治愈：腹痛消失，近期无复发。

显效：腹痛明显减轻或消失。

有效：腹痛减轻，但停药即复发。

无效：腹痛未见改善。

【重点提示】 妊娠期间发生小腹疼痛，临证要点在于诊断与鉴别，必要时需要结合实验室检查如动态监测孕酮、β-HCG、B超、血常规、C反应蛋白（CRP）等。在妊娠早期西医妇产科学的病理性腹痛中，以异位妊娠最为常见，异位妊娠破裂是妇科危急症之一，所以应注意特别详问病情，做有关检查以明确诊断，以防贻误病情。

（梁文珍 姜向坤）

参考文献

1. 李改平，王秋开，温晓玲．中西医结合治疗妊娠腹痛 30 例．中国中医急症，2007，16（12）：1538.
2. 陈柏连．止痛安坤汤治疗妊娠腹痛 80 例．中国中医急症，2006，15（1）：96-97.
3. 李祥华，王文英．胶艾汤对动物离、在体子宫活动的影响．中国中药杂志，2005，30（2）：154-156.
4. 陈静．妊娠腹痛 31 例临床分析．中国中医药信息杂志，1998，5（10）：25-26.

第三节 异 位 妊 娠

异位妊娠是指受精卵着床于子宫体腔以外的妊娠，习称宫外孕。根据种植部位不同又分为输卵管妊娠、卵巢妊娠、腹腔妊娠、阔韧带妊娠、宫颈妊娠和宫角妊娠。异位妊娠中，以输卵管妊娠最多见，约占95%～98%。其中壶腹部占78%、峡部占12%、伞部占5%、角部或间质部占2%～3%；其余腹腔妊娠占1%～2%、阔韧带妊娠占0.5%、卵巢妊娠占1%、宫颈妊娠小于0.5%。宫外孕俗指子宫以外的妊娠，不包括宫颈和子宫残角妊娠。

限于文化历史条件，中医多以症状命名疾病，古代中医文献中虽然没有与异位妊娠相对应的病名，但千百年来中医对"闭经、腹痛、崩漏、癥瘕"等与异位妊娠症状类似疾病的治疗积累了丰富的经验。相似症状在"妊娠腹痛"、"胎动不安"、"怪胎"等中均有散见。如宋代的《圣济总录·妇人血积气痛》中用没药丸"治妇人血气血积，坚癖血瘕，发歇攻刺疼痛，呕逆噎塞，迷闷，及血盎胀满，经水不行"。宋代《妇人大全良方·调经门》治"经候顿然不行，脐腹痛，上攻心胁欲死。或因不行，结积渐渐成块，脐下如覆杯，久成肉瘕，服桂枝桃仁汤。不瘥，宜地黄通经丸。已成块者，宜万病丸"。

异位妊娠是妇科急症中最危险的疾病之一，如果延误诊治，常常会危及生命。近年来发病率呈明显上升趋势，由此导致的重复异位妊娠和继发不孕的人数也在增加。目前借助阴道B超、血清绒毛膜促性腺激素（β-HCG）化验等辅助手段，已经能早期明确诊断。除手术治疗外，采用化疗药物或配合中医治疗是我国目前非手术治疗异位妊娠的重要方法之一。其优点是免除了手术创伤、保留患侧输卵管并恢复其功能。近年来，保守治疗技术日益成熟，尤其中药在增强杀胚、终止妊娠、提高治愈率、消除包块、恢复输卵管通畅及减轻西药副作用上有显著疗效，已成为保守治疗的首选。

1958年山西医科大学第一附属医院于载畿创制的宫外孕Ⅰ号、Ⅱ号方，成为中药治疗异位妊娠的开山鼻祖。自此，各地均以此方为基础在剂量和药味增减变化上开展异位妊娠的治疗研究，并发展了一些中医药内外辅助治疗的方法。近两年来宁夏银川市妇幼保健院采用现代科学研究的前沿手段，以具有公认疗效的治疗方案为对照组，选择客观量化的效应指标作为疗效评定标准，通过定期β-HCG、初次恢复月经后B超、三次月经后HSG（子宫输卵管造影）检查，开展具有更高疗效中西医结合保守治疗异位妊娠和尽快消除肿块恢复输卵管通畅的临床处置办法的研究，开拓了中西医结合的新方法和新思路，对患者的治疗、康复和预后都具有重要意义。

异位妊娠的发病率近年呈明显上升趋势，但有关其发病率与流行病学基本情况尚缺乏翔实可靠的统计学数据，因此与正常妊娠的比率很难精确统计。国内外文献报道差异很大，美国异位妊娠与正常妊娠之比由1970年的1：222上升至1989年的1：51；日本妇产科学会2004年统计异位妊娠的自然发生率为0.5%～1%，认为随着人工授精等辅助生殖技术在不孕症治疗中应用的逐渐增加，异位妊娠的发生率达到2%～3%；国内由1：167～322上升至1：56～93；2005年国内总结发病率约为1：100；有少数医院报道占同期妇科住院患者的40.51%。2006年银川市妇幼保健院统计5年数据占妇科住院患者的15.32%，年增长率为23.29%。随着医学进步、科学发展，疾病谱的变化和对病原学的深入了解，近年来异位妊娠还出现发病年龄趋于年轻化、重复异位妊娠发生率增加、初孕患者明显增多且发病部位以右侧居多、生殖道解脲支原体感染率高的特点。

【病因病机】 中医的病因学说强调内外因、先后天因素，是建立在六淫（病原微生物感染）、七情（精神内分泌失调）、饮食劳逸（机体免疫功能下降）、外伤（手术创伤虫兽跌仆）之上，综合医学的、心理的、营养的符合现代医学生物、心理与社会医学模式特点的宏观学说。随着科技进步和医学的发展，科学定义异位妊娠病因病理等基本概念，将使中医的治疗优势与时俱进。

一、病因

1. 输卵管炎症 一种是因淋菌、支原体、衣原体、结核等病原微生物造成的输卵管黏膜炎，使输卵管黏膜皱襞粘连，管腔狭窄，或纤毛功能受损影响输卵管的通透性；另一种因流产、分娩后感染或继发于阑尾炎、腹膜炎等造成的输卵管周围炎，病变侵及输卵管浆膜层或浆肌层，造成输卵管周围粘连，输卵管扭曲，管腔狭窄，管壁肌蠕动减弱，受精卵向子宫内运送能力下降而停留在输卵管内，引起输卵管妊娠。

2. 输卵管发育不良或功能异常 输卵管过长、肌层发育差、黏膜纤毛缺乏、双管输卵管、憩室、副伞等均不利于受精卵运送。输卵管功能（包括蠕动、纤毛活动以及上皮细胞的分泌）受雌、孕激素的调节，若调节失调，也会影响受精卵的正常运行。此外，精神因素可引起输卵管痉挛和蠕动异常，干扰受精卵的运送，也是输卵管妊娠的原因。

3. 输卵管周围肿瘤压迫或牵引 受邻近脏器子宫、卵巢等肿瘤的压迫和牵拉使输卵管移位或变形，管腔狭窄，细长迂曲，特别是子宫内膜异位症可使管腔狭窄或阻塞，输卵管或卵巢周围组织粘连影响输卵管管腔通畅，而且异位于盆腔的子宫内膜，对孕卵可能有趋化作用，促使其在宫腔外着床。

4. 输卵管手术 输卵管绝育史或手术史，可因瘢痕使管腔狭窄、通畅不良而致病。

5. 辅助生育技术和宫内节育器 近年来随着辅助生育技术如人工授精、促排卵药物及体外受精-胚胎移植（IVF-ET）或配子输卵管内移植（GIFT）等的应用，使异位妊娠发生率升高。易患因素可能与术前输卵管病变、盆腔手术史、移植胚胎的技术因素、置入胚胎的数量质量、激素环境、移植液过多等有关。而宫内节育器导致异位妊娠更多考虑炎症因素。

6. 受精卵游走 卵子在一侧输卵管受精，受精卵经宫腔或腹腔进入对侧输卵管称受精卵游走。移行时间过长，受精卵发育增大，即可在对侧输卵管内着床形成输卵管妊娠。

二、病理机制

（一）异位妊娠的病理特点

因受精卵种植部位不同而有不同结局，种植在大网膜的妊娠甚至能发育近足月。在间质部着床的胚胎，可发育到3～4个月才开始破裂。输卵管妊娠多见于壶腹部，由于输卵管管腔狭小，管壁薄且缺乏黏膜下组织，其肌层远不如子宫肌壁厚和坚韧，妊娠时不能形成完好的蜕膜，不能适应胚胎的生长发育。因此，当输卵管妊娠继续发展，将会发生以下结局：

1. 输卵管妊娠流产（tubal abortion） 多见于8～12周输卵管壶腹部妊娠。受精卵种植在输卵管黏膜皱襞内后，由于蜕膜形成不完整，发育中的囊胚常向管腔突出，最终突破包膜而出血，囊胚与管壁分离，若整个囊胚剥离落入管腔刺激输卵管逆蠕动经伞端排出到腹腔，形成输卵管妊娠完全流产，出血一般不多。若囊胚剥离不完整，妊娠产物部分排出到腹腔，部分尚附着于输卵管壁，形成输卵管妊娠不全流产，滋养细胞继续侵蚀输卵管壁，导致反复出血，形成输卵管血肿或输卵管周围血肿，血液不断流出并积聚在直肠子宫陷窝形成盆腔血肿，量多时甚至流入腹腔。

2. 输卵管妊娠破裂（rupture of tubal pregnancy） 多见于妊娠 6 周左右输卵管峡部妊娠。受精卵着床于输卵管黏膜皱襞间，囊胚生长发育时绒毛向管壁方向侵蚀肌层及浆膜，最终穿破浆膜，形成输卵管妊娠破裂，输卵管肌层血管丰富，短期内可发生大量腹腔内出血使患者出现休克，出血远较输卵管妊娠流产剧烈。也可反复出血，在盆腔与腹腔内形成血肿。孕囊可自破裂口排出，种植于任何部位，若囊胚较小则可被吸收，若过大则可在直肠子宫陷凹内形成包块或钙化为石胎。

输卵管间质部妊娠虽少见，但后果严重，其结局几乎均为输卵管妊娠破裂。由于输卵管间质部管腔周围肌层较厚，血运丰富，因此破裂常发生于孕 12～16 周。此时症状似子宫破裂，出血极为严重，往往在短时间内发生大量的腹腔内出血，出现低血容量休克症状。

3. 陈旧性宫外孕 由于异位妊娠常常存在症状不典型，发病隐匿的特点，有时流产或破裂症状轻微，往往未及明确诊断即绒毛自行停止发育，内出血停止，病情稳定，时间久，胚胎死亡也可逐渐吸收。若长期反复内出血所形成的盆腔血肿不能及时消散，血肿机化变硬并与周围组织粘连，则形成陈旧性宫外孕。

4. 继发性腹腔妊娠 无论输卵管妊娠流产或破裂，胚胎从输卵管排出到腹腔内或阔韧带内，多数死亡，偶尔也有存活者，若存活胚胎的绒毛组织附着于原位或排至腹腔后重新种植而获得营养，可继续生长发育形成继发性腹腔妊娠。若破裂口在阔韧带内，可发展为阔韧带妊娠。如胎儿死亡可形成石胎。

5. 子宫的变化 输卵管妊娠和正常妊娠一样，合体滋养细胞产生的 HCG 维持黄体生长，使甾体激素分泌增加，致使月经停止来潮，子宫增大变软，子宫内膜出现蜕膜反应。若胚胎受损或死亡，滋养细胞活力消失，蜕膜自宫壁剥离而发生阴道流血或排出蜕膜管型，有时呈碎片排出。排出的组织见不到绒毛，组织学检查无滋养细胞，此时血 β-HCG 下降。子宫内膜的形态学改变呈多样性，除内膜呈蜕膜改变外，若胚胎死亡已久，内膜可呈增生期改变，有时可见 Arias-Stella（A-S）反应，镜检见内膜腺体上皮细胞增生、增大，细胞边界不清，腺细胞排列成团突入腺腔，细胞极性消失，细胞核肥大、深染，胞浆有空泡。这种子宫内膜过度增生和分泌的反应可能为甾体激素过度刺激所引起；若胚胎死亡后，部分深入肌层的绒毛仍存活，黄体退化迟缓，内膜仍可呈分泌反应。

（二）病理机制

中西医结合作为探索非手术治疗异位妊娠的手段为保守治疗开拓了新方法和新思路，中医的介入是科学发展、社会需求变化的必然结果。但中医理论有待与现代医学接轨，中医药疗效有待科学表达，只有与现代医学接轨，才能更好地发挥中医的治疗优势。如近年来大多数中西医结合治疗异位妊娠的文献均认为异位妊娠属少腹血瘀实证，而给予活血化瘀药短期协助治疗，虽有显著疗效，但由于分期辨证诊断及研究纳入标准不够严谨，在急性期过多使用活血破血药容易导致包块破裂出血。另外，与崩漏日久必须止血的中医治疗原则不同，异位妊娠即使阴道流血持续时间长，也不必用止血药，待子宫蜕膜排净则血自然而止。

1. 传统病机观　现代中医研究的大量文献报道本病多以瘀证论治。认为因宿有少腹瘀滞，气血运行受阻，冲任胞脉不畅。或先天肾气不足，冲任虚损，输送孕卵迟缓，不能到达胞宫发育，而致孕卵停滞于胞宫之外，络伤血溢于少腹而致少腹血瘀。在辨证上多以瘀证论治，而以活血化瘀，杀胚消癥为主，并大多采用山西医科大学第一附属医院宫外孕Ⅰ号、Ⅱ号方为基本方加减治疗。现代药理学研究证实：活血化瘀类中药具有改善血液流变学和抗血栓形成及改善微循环等作用，抑制胶原合成，促进分解，使增生的结缔组织软化。然而活血化瘀药物杀胚作用不明确，所以多与西药甲氨蝶呤等联合使用，中西医结合，取长补短，能缩短疗程，促进积血的吸收，较单纯西药包块吸收时间明显缩短，并能减轻西药毒副作用，免除手术创伤，保留患侧输卵管并恢复其功能。但其病机解释比较牵强，不能明确异位妊娠多环节、多因素的病因病理，似有对号入座之嫌。需补充能表达中医辨证优势的证型探讨，表达中医疗效优势的血流动力学参数和药理药效学探索，尤其需要有严密设计的大样本随机对照的临床试验。

2. 现代病机观　异位妊娠以停经、阴道流血、下腹疼痛、盆腔包块为主症，其病理机制，从中医角度分析：受胎有孕则经闭。而气机升降不行，血行受阻，脉道不通也停经；络伤血溢，则淋漓下血；血瘀脉络不通则少腹刺痛，且痛有定处；湿郁则痰饮浊邪结聚成包块；升降无常，脾运失司，则舌苔白厚或厚腻。特别是流产型异位妊娠阴道下血淋漓，腹痛绵绵，喜温拒按，憋胀不舒，既不是典型的瘀热实证，也不完全等同于里寒虚证。采用MTX化疗后表现出的纳差，腹胀，舌质青黯，舌苔白厚或厚腻，存在一派痰浊瘀滞之相。上症共同表现了冲任不调，气血运行受阻，气滞血瘀的总病机，其特点是存在瘀、滞、寒、湿四郁结聚为病。它们在病因上相互影响，病理上相互交织，寒凝血滞、气滞血瘀、痰浊凝滞而造成崩漏下血，形成癥瘕痞块。因此，温通化瘀，行血导滞，祛湿降浊应为中医辨证治疗大法。

3. 异位妊娠的中医病理实质　由血液、蜕膜、胎盘绒毛形成的混合血块是异位妊娠共同的病理特征。从中医角度讲，瘀、滞、寒、湿四郁结聚造成的痰浊瘀滞是异位妊娠的病理实质。

瘀，即血瘀。异位妊娠患者腹痛隐隐，且痛有定处，得寒温而痛不减，舌质多青黯或有瘀点瘀斑，明显存在血液瘀滞。血瘀是指血液的循行迟缓和不流畅。瘀血是血瘀的病理产物，而在瘀血形成之后，又可阻于脉络，而成为形成血瘀的一种原因。中医学认为气滞可致血行受阻，气虚也可使血运迟缓，或痰浊阻于脉络，或寒邪入血，血寒而凝，或邪热入血，煎熬血液等，均足以形成血瘀，甚则血液瘀结而成瘀血。所以，血瘀的病机主要是血行不畅。当血瘀阻滞在脏腑、经络等某一部位时，就会产生疼痛，且痛有定处，得寒温而痛不减，甚则可形成肿块，称之为"癥"。同时，可伴见面目黧黑，肌肤甲错，唇色紫黯以及瘀斑、红缕等血行迟缓和血液瘀滞的征象。

滞，即气滞。异位妊娠患者多有下腹憋胀等气滞症状。气滞一指肝气郁滞：女子以血为先天，但血之为本，全赖于气。肝主疏泄而藏血，肝的疏泄在气机调畅中起着关键的作用，气滞血瘀多与肝的生理功能异常密切相关。二指气滞血瘀：因为气为血之帅，血为气之母，它们相互依存，相互制约。气血和调，血才能充分发挥其生理效应。气血不和，必然影响胞宫的生理功能，而引起种种病理变化。血瘀，气亦随之而郁滞，气滞则血必因之而瘀阻。气滞血瘀，在临床上多见胀满疼痛，瘀斑及积聚癥瘕等病证。三指冲任不调，经络气血运行受阻：影响冲任二脉气血充盈的因素很多，因为冲脉和任脉，均起于胞中，所谓冲为血海，任主胞胎。冲任二脉的气血充盈，是胞宫生理功能活动的基本物质基础。但因冲任隶属于肝肾，所以肝或肾的生理功能失调，就会导致冲任二脉气血不足，而致胞宫的生理功能失常。另外，冲脉又隶属于阳明，而阳明为多气多血之经，所以脾胃的运化功能失调，阳明脉衰少，冲任二脉的气血难以充盈，也会影响胞宫的生理功能而致失常。由于经气不利，经络的气血运行不畅，又常可累及所络属脏腑及经络循行部位的生理功能，同时也是某一经络气滞、血瘀的主要成因。经络病变中，最早出现的是经气不利，气血运行不畅，最后会导致血瘀等病变。

寒，即阴寒内生。异位妊娠患者流血日久伤阳，多伴有畏冷症状而少阳热实证。内寒指机体阳气不足，温煦气化功能减退，虚寒内生，或血脉收缩、血行减慢等"收引"症状。如面色苍白，形寒肢冷，经脉拘挛，肢节痹痛等。盖因代谢活动障碍或减退，从而导致阴寒性病理产物的集聚或停滞，如水湿、痰饮之类。

湿，指湿浊内生，即内湿。研究发现异位妊娠患者大多舌苔白厚，尤其使用 MTX 者存在纳差呕恶、舌苔厚腻等脾胃积滞症状。内湿是因脾的运化功能（运化水谷、水湿）和输布津液的功能障碍，从而引起水湿痰浊蓄积停滞的病理状态。因此考虑异位妊娠包块与痰湿浊邪郁积，阻滞经络，致使气血不畅，冲任不利有关，因此化痰泄浊尤为重要。

【诊断与鉴别】

一、诊断要点

由于异位妊娠的临床表现因受精卵着床部位、时间长短、有无流产、破裂以及出血量多少的不同，常常存在症状不典型，发病隐匿的特点，有时与流产很难区别，需综合分析。

（一）临床表现

1. 停经　除输卵管间质部妊娠停经时间较长外，多有 6～8 周停经史。但 20%～30% 的患者无明显停经史，或月经仅过期数日不认为是停经，甚至有自认为月经提前者。因此，要详细询问前次、末次月经周期、性状以及此次阴道流血情况。

2. 腹痛　是异位妊娠患者就诊的主要症状，在输卵管妊娠发生流产或破裂之前，由于胚胎在输卵管内逐渐增大，常表现为一侧下腹部隐痛或酸胀憋痛感。当发生输卵管妊娠流产或破裂时，突感一侧下腹部撕裂样疼痛，常伴有恶心、呕吐。若血液局限于病变区，主要表现为下腹部疼痛，当血液积聚于直肠子宫陷凹处时，可出现肛门坠胀感。随着血液由下腹部流向全腹，疼痛可由下腹部向全腹部扩散，血液刺激膈肌，可引起肩胛部放射性疼痛及胸部疼痛。据统计有腹痛症状者占患者人数的 22.34%。

3. 阴道出血　胚胎死亡后，常有不规则阴道出血，色暗红或深褐，量少呈点滴状，一般不超过月经量，少数患者阴道流血量较多，类似月经，阴道流血可伴有蜕膜管型或蜕膜碎片排出。系子宫蜕膜剥离所致。阴道流血一般常在病灶除去后方能停止。

4. 晕厥与休克　由于腹腔急性内出血及剧烈腹痛，轻者出现晕厥，严重者出现失血性休克。出血量越多越快，症状出现也越迅速越严重，但与阴道流血量不成正比。

5. 腹部包块　输卵管妊娠流产或破裂所形成的血肿时间较久者，因血液凝固并与周围组织或器官（如子宫、输卵管、卵巢、肠管或大网膜等）发生粘连形成包块，包块较大或位置较高者，可于腹部扪及。

（二）体征

1. 一般情况 腹腔内出血较多时，患者呈贫血貌。大量出血时，可出现面色苍白、脉搏快而细弱、血压下降等休克表现。体温一般正常，出现休克时体温略低，腹腔内血液吸收时体温略升高，但不超过 38℃。

2. 腹部检查 下腹有明显压痛及反跳痛，尤以患侧为著，但腹肌紧张轻微。出血较多时，叩诊有移动性浊音。有些患者下腹部可触及包块。若反复出血并积聚粘连包裹，包块可不断增大变硬。

3. 盆腔检查 阴道内常有来自宫腔的少量血液。输卵管妊娠未发生流产或破裂者，除子宫略大较软外，仔细检查可能触及胀大的输卵管及轻度压痛。输卵管妊娠流产或破裂者，阴道后穹隆饱满，有触痛。将宫颈轻轻上抬或向左右摇动时引起剧烈疼痛，称为宫颈举痛或摇摆痛，此为输卵管妊娠的主要体征之一，是因加重对腹膜的刺激所致。内出血多时，检查子宫有漂浮感。子宫一侧或其后方可触及肿块，其大小、形状、质地常有变化，边界多不清楚，触痛明显。病变持续较久时，肿块机化变硬，边界亦渐清楚。输卵管间质部妊娠时，子宫大小与停经月份基本符合，但子宫不对称，一侧角部突出，破裂所致的征象与子宫破裂极相似。

（三）辅助检查

输卵管妊娠流产或破裂后，多数患者临床表现典型，诊断多无困难。但未发生流产或破裂时，临床表现往往不明显，诊断较困难。应严密观察病情变化，若阴道流血淋漓不断，腹痛加剧，盆腔包块增大以及血红蛋白逐渐下降等，有助于确诊。若诊断困难需采用下列辅助检查协助诊断。

1. HCG 测定 血清 β-HCG 定量检测特异性强、灵敏度高，是目前早期诊断异位妊娠的重要方法。因为 β-HCG 水平能反映绒毛滋养细胞增殖的活跃程度，浓度越高，绒毛的活性也越高，可以说是滋养细胞的数量与活力的标志。由于异位妊娠时着床部位的血供不良，合体滋养细胞合成 HCG 的倍增时间显著低于正常妊娠。当异位妊娠发生流产时，合体滋养细胞破坏分离，使得血中 β-HCG 进一步降低，因此，从其动态变化可以判断绒毛的侵蚀能力。但 β-HCG 阴性者，仍不能完全排除异位妊娠。因此，动态监测其水平，对异位妊娠的诊断和判断预后具有重要参考价值。

2. 超声诊断 B 型超声检查对协助诊断尤为重要，特别是阴道 B 超更为清晰、准确，能够在早期明确诊断，已成为妇科医生的第三只眼睛。异位妊娠的阴式 B 超声像特点：宫体大小正常，形态规则，肌层回声均匀，宫腔回声紊乱，子宫内膜约 5mm，通常不高于 10mm，宫旁或附件区出现混合回声区，混合回声区中或可见无回声暗区及卵黄囊，有时可见胚芽及原始心管搏动，尤其对宫内外合并妊娠具有特别的诊断价值。结合血 β-HCG 测定，阴道 B 超可以更早（5 周）发现异位妊娠。当异位妊娠流产或破裂后，可见腹腔内存在无回声暗区或直肠子宫陷凹处积液暗区像，大量出血可见肠管漂浮。

3. 阴道后穹隆穿刺 是一种简单可靠的诊断方法，适用于疑有腹腔内出血的患者。腹腔内出血最易积聚在直肠子宫陷凹，即使血量不多，也能经阴道后穹隆穿刺抽出血液。抽出暗红色不凝固血液，说明有血腹症存在。陈旧性宫外孕时，可以抽出小血块或不凝固的陈旧血液。若穿刺针头误入静脉，则血液较红，将标本放置 10 分钟左右即可凝结。无内出血、内出血量很少、血肿位置较高或直肠子宫陷凹有粘连时，可能抽不出血液，因而阴道后穹隆穿刺阴性不能否定异位妊娠存在。

4. 腹腔镜检查 一般经病史、妇科检查、血 β-HCG 测定、B超检查后即可对早期异位妊娠作出诊断，但对部分诊断比较困难的病例，在腹腔镜直视下进行检查，可在确定诊断的情况下起到治疗作用。适用于原因不明的急腹症鉴别及输卵管妊娠尚未破裂或流产的早期。大量内出血或伴有休克者，禁做腹腔镜检查。

5. 子宫内膜病理检查 现很少依靠诊断性刮宫协助诊断，诊刮仅适用于阴道流血量较多的患者，目的在于排除宫内妊娠流产。将宫腔排出物或刮出物做病理检查，切片中见到绒毛，可诊断为宫内妊娠，仅见蜕膜未见绒毛有助于诊断异位妊娠。由于异位妊娠时子宫内膜的变化多种多样，因此子宫内膜病理检查对异位妊娠的诊断价值有限。

二、鉴别诊断

1. 当与早期先兆流产、急性输卵管炎、黄体破裂、卵巢囊肿蒂扭转、卵巢巧克力囊肿破裂出血、急性盆腔炎、急性阑尾炎等鉴别。

2. 需辨明陈旧性输卵管妊娠、间质部妊娠、腹腔妊娠、卵巢妊娠、子宫残角或子宫颈妊娠以及其他罕见的异位妊娠，以便选择相应治疗方法。

【辨证论治】

一、异位妊娠的中医辨证原则

古代中医多以症状命名疾病，强调病证结合，辨证论治。中医的辨证则是基于阴阳五行、气血津液、藏象经络、病因病机、防治原则等学说，在八纲辨证、病因辨证、气血津液辨证、脏腑辨证、经络辨证、六经辨证、卫气营血辨证、三焦辨证这八种辨证方法的灵活应用之上建立的。因此，对异位妊娠的辨证，也要在中医的整体观和辨证论治理论指导下，通过探讨"停经、阴道流血、下腹疼痛、盆腔包块"四大主症的病理机制，结合现代病因病理和中药的化学成分及其药理药效、药代动力学理论，深入探讨中西医治则规律并指导辨证用药。

辨证论治是中医疗效的基础，但是，温通化瘀，行血导滞，祛湿降浊这种辨证基础上的理法方药要达到杀胚、降 HCG、促进盆腔血液循环和病理产物代谢吸收、消散肿块恢复输卵管通畅的目的，就需要为中医辨证注入现代观：即以西医病因病理为基础进行中医的病机探索，将中医辨证与现代疾病共性的规律性的病因病理及疾病转归相结合，强调结合中药有效化学成分，结合中药的药理、药效及药代动力学基础深入探讨中西医治则规律。使中医的治疗优势与现代医学接轨。

根据异位妊娠的病理特点，在治疗上首先要控制绒毛的侵蚀，选择具有能抑制滋养细胞增殖即杀胚作用的中药。其次就是消除由血液、蜕膜、胎盘绒毛形成的混合血凝包块。由于病灶内血运差、药物较难为力、细菌不易被清除，要消除包块，解决盆腔粘连、输卵管不通的问题，还要选择能够促进微循环、改善血液流变学和抗血栓、抗凝的药物。

二、分期论治

异位妊娠包块是异位的胚胎不论存活或死亡，由血液、蜕膜、胎盘绒毛形成的混合血块。若胚胎存活，则血液循环丰富，绒毛侵及肌壁微血管，引起局部出血，甚至直接侵蚀输卵管肌层。由于输卵管的管壁薄弱、管腔狭小，不能适应胎儿的生长发育，当输卵管膨大到一定程度，就会造成输卵管破裂大出血而危及生命。若胚胎死亡，则妊娠物造成局部堵塞、充血、水肿及反复出血、渗出形成混合包块，导致盆腔粘连、输卵管不通；如果虽然破裂流产或胚胎虽死但绒毛残存并继续生长，依然有可能穿透输卵管壁造成大出血。另外，病灶内血运差，细菌不易被清除也是异位妊娠的病理特点之一。因此根据其病理结局中医辨证分为急性期、稳定期、康复期三型，并依据其不同病理特点给予杀胚降 HCG、消包块、恢复输卵管通畅三步分期辨证治疗。

（一）急性期

指滋养细胞增殖，囊胚发育、生长存活，或输卵管妊娠流产、胚胎死亡但绒毛尚未灭活，β-HCG 持续升高，每间隔 1～2 天测血 β-HCG 仍成倍上升者。此时，随时都会发生破裂出血，由于病情处发展阶段，病灶新鲜，多伴有活动性内出血。

1. 临床表现　停经、腹痛、阴道流血、盆腔包块等症状体征较典型，或有恶心呕吐等早孕症状。辅助检查 β-HCG 升高，或持续不降，B 超检查附件区混合包块，常伴积液、囊肿。内出血多时，腹痛、阴道流血等症状明显，甚至晕厥休克，内出血少或无出血时，症状常不典型。舌质青黯或有瘀斑瘀点，舌苔白厚或厚腻，脉沉细或弦滑。

2. 治则　杀胚降 HCG（祛湿降浊）。

3. "宫外孕基本方"（散结消积饮）（宁夏银川市妇幼保健院科研专利）

组成：天花粉 10～60g，王不留行（炒）10～30g，苏木 6～10g，丹参 10～20g，泽兰 9～12g，牛膝 10～20g，益母草 10～20g，川芎 10～20g，当归 10～30g，青皮 6～12g，苍术 6～10g，柴胡 6～12g，香附 10～15g，乌药 9～15g，郁金 9～15g，熟地 10～30g，鸡血藤 15～20g，小茴香 6～15g，白芥子 10～15g，茯苓 10～20g，白芍 10～30g，甘草 6～10g。

4. 随症加减　急性期 HCG 增高明显、积液不吸收者加龙葵 6～15g，HCG 下降缓慢加山豆根 10～15g，同时配干姜 6～10g，肉桂 5～10g。舌苔白厚加厚朴 10～20g，刘寄奴 10～15g。

5. 方解　异位妊娠是瘀、滞、寒、湿四郁结聚形成的具有痰浊瘀滞特征的混合包块，急性期为防止破裂出血，忌用活血破血药，而是在温通化瘀，行血导滞，祛湿降浊基础上首先考虑选用药物化学成分中有能够杀胚降 HCG，同时又能祛湿降浊，消除痰浊瘀滞性肿块的中药。目前报道具抗早孕作用的中药有天花粉、半枝莲、炒王不留行、龙葵、山豆根、水蛭、薄荷等。

据现代药理研究发现，它们主要有治疗绒癌的作用。其特点是均为苦寒药，有清热解毒消肿和抗癌作用，均可用于抑制滋养细胞。其中天花粉不但可以杀胚还可以消肿排脓。现代药理研究其主要化学成分天花粉蛋白有致流产和抗早孕作用，能明显降低绒癌细胞分泌 HCG 和黄体酮。其消肿排脓功效与抗病原微生物及抗癌作用有关。能损伤滋养细胞，使组织变性、循环障碍，抑制蜕膜反应，影响胚胎在子宫内膜着床，使激素下降，受体减少。现代用于治疗葡萄胎、绒毛膜上皮癌、异位妊娠抗早孕及引产。龙葵对癌细胞的增殖有明显的抑制作用，龙葵碱有类似皂苷的作用，能溶解血细胞，可使恶性膨胀的癌肿逐渐放慢增长速度。药理研究山豆根对宫颈癌及肉瘤等恶性肿瘤有明显抑制作用，对乏氧细胞有选择性杀伤作用，现代用于治疗宫颈癌及滋养细胞肿瘤，具有副作用小，安全，不使白细胞减少的优点。半枝莲的提取物可以破坏为癌组织供应血液的血管，使癌组织因得不到氧气和养分供应而坏死，具有独特的选择性，只针对为癌组织供应血液的血管，并不危害那些连接在正常组织的血管。水蛭具有扩张血管和抗凝血作用，对瘀血灶有较强的吸收功能，为活血化瘀之佳品，但有活动性出血者不可用。王不留行抗早孕同时又能调节生理功能。薄荷有兴奋子宫、抗早孕及终止妊娠作用。

祛湿泄浊的意义还在于消肿抗炎。如利水渗湿药不但可以消除有形之水在体内潴留形成的水肿，还可以促进体内病理产物的代谢吸收，促进机体的水盐代谢功能，同时有一定的抗菌作用，对多种病原体有抑制作用。例如茯苓可抑制金黄色葡萄球菌、大肠杆菌及变形杆菌，对促进盆腔炎症的吸收有良好作用。

（二）稳定期

指绒毛灭活，HCG 已持续下降至 0，阴道流血、腹痛等症状缓解或未缓解，但月经尚未恢复，此时包块尚未减小，如无剧烈活动或碰撞，则无破裂危险。病情稳定，无活动性内出血，离经之血凝固并开始机化。

1. 临床表现　腹痛、阴道流血症状已缓解，月经尚未恢复，活动后会出现下腹隐痛或酸胀憋痛。辅助检查 β-HCG 已降至正常，B 超附件区仍有包块，或伴积液、囊肿。舌质多黯或有瘀斑瘀点，舌苔薄白或根部腻苔，脉沉细涩或沉弦。

2. 治则　消包块（温通化瘀）。

3. 参考方　宫外孕 I 号（山西医科大学第一附属医院）：丹参、赤芍各 15g，桃仁 9g；或以"宫外孕基本方"为主随症加减（散结逐瘀汤）：HCG 降至零后去天花粉、龙葵、山豆根，加桃仁 6～10g，青皮改枳壳，去小茴香，桂枝易肉桂。

4. 方解　由于异位妊娠的包块是由血液、蜕膜、胎盘绒毛形成的混合血凝包块，如何选择活血化瘀药，改善盆腔血液循环和促进病理产物代谢吸收，消除肿块，需要深刻了解中药的中西医药理药效学机制。

中医学认为，血瘀分有形之瘀结和包括血行不畅、血脉瘀滞、循环障碍的无形之瘀。现代医学对血瘀证的实质进行了多学科的综合研究，认为血瘀证包括了多种系统的生理异常及病理变化，与血液循环障碍关系密切。此外，还与代谢异常、炎症反应、免疫功能异常及组织异常增生等有关，临床上以疼痛、肿块、瘀斑为主要特征。异位妊娠的腹痛肿块症状符合血瘀表现，因此治疗上要配伍活血药。活血药能通利血脉、促进血行、消散瘀血，用于血瘀诸证。活血化瘀是中医学的一个重要理论和治疗原则，《黄帝内经》记载的"疏其气血，令其条达"已成为后世活血化瘀治则的基础。中医学的"血瘀"与血液生理、生化形态的改变有密切关系。"活血"即活其血脉，通过调整心血管功能及血液流变学等多种因素，而促进循环系统的生理功能；"祛瘀"即祛其瘀滞，通过调节血凝状态，改善血脂代谢，预防血栓形成，防止动脉粥样硬化及组织异常增生等，从而消除已经存在的病理状态。活血化瘀药一般都有扩张外周血管及增加器官血流量的作用。其药理作用表现如下：

（1）改善微循环：微循环是指微动脉与微静脉间的微血管血液循环。中医有"久病入络为血瘀"之说。现代研究表明，血瘀患者一般均有微循环障碍的表现，如微血管血流缓慢和瘀滞，甚至血管内凝血，微血管变形（管袢扭曲、畸形、顶端扩张等），微血管周围渗血和出血，微血管缩窄等。活血化瘀药主要是通过以下几个方面改善微循环：

1）改善微血流：通过改善血液流变学特性（如浓、黏、凝、聚），使流动缓慢的血流加速。

2）改善微血管状态：解除微血管痉挛，减轻微循环内红细胞的瘀滞和汇集，使微血管袢顶瘀血减少或消失，微血管轮廓清晰，形态趋向正常。

3）降低毛细血管通透性：使微血管周围渗血减少或消失。

4）降血脂：活血化瘀药能降低血清总胆固醇、中性脂肪和 β-脂蛋白。可改善动脉壁损伤，使损伤动脉的氮分解代谢降低，合成代谢增加从而有利于创伤的愈合。

（2）改善血液流变学和抗血栓形成：血液流变学一般指从生物物理和流体力学角度观察血液的流动性及黏滞性。血液流变学异常时，血液有"浓、黏、凝、聚"的倾向。浓，指血液的浓度增高，表现为血细胞比容增加，血浆蛋白、血脂等浓度增高等。黏，指血液黏稠，表现为全血和血浆比黏度增加。凝，指血液的凝固性增加。聚，指血细胞聚集性增加，表现为红细胞和血小板在血浆中电泳缓慢，血小板对各种因素（如二磷酸腺苷等）诱导的凝聚性增高，红细胞沉降率加快等。以上原因，均导致血液运行不畅，易致血栓形成、血管栓塞。改善血液流变学和抗血栓形成主要表现在以下方面：

1）改善血液流变学：血液凝固，血小板黏附、聚集是形成血栓的直接原因。此外，血管壁损伤，血液黏度增加、血流缓慢等因素也能促进血栓形成。静脉血栓主要由于血液凝固，而动脉血栓主要由于血小板聚集，因此，防止血液凝固与抑制血小板集聚的药物可分别预防静脉及动脉血栓的形成。体内血液凝固系统和纤维蛋白溶解系统，在正常情况之下处于动态平衡。血瘀证患者这种平衡多为失调，血液处于高凝状态，纤溶酶活性降低，易形成血栓。

2）抗血栓形成：活血化瘀药能减少血小板的黏附和聚集，降低血小板的表面活性，促进血瘀部位的血细胞解聚，使血栓消散，加快血流速度，减轻细胞微绒毛和细胞膜结构损伤，减轻渗出和出血。另外，有些活血化瘀药还可以增加纤溶酶活性，促进已形成的纤维蛋白溶解而发挥其抗血栓作用。

（3）改善血流动力学：血流动力学主要是研究血液在心血管系统中流量、阻力和压力之间的关系。血流动力学异常多表现为某器官或部位的循环障碍、血管狭窄或闭塞、血流量降低。

（4）抗动脉粥样硬化和心肌缺血的作用：能抗缺氧，增强耐缺血能力。

（5）抑制组织异常增生：如瘢痕组织、肠粘连、盆腔炎、食管狭窄等，可能与抑制胶原合成，促进其分解，使增生变性的结缔组织转化、吸收等有关。还能通过扩张血管，加速血流、降低毛细血管通透性、改善局部组织的血液循环、减少炎性渗出和促进炎性渗出的吸收而抑制炎症及具有镇痛、调节免疫的作用。

但是，中医的辨证非常灵活，血瘀证也有寒热虚实之分，而且由于气血互根互用，常常存在气机郁滞，气血同病。所以，活血化瘀也要根据气滞血瘀、气虚血瘀、气血两虚、气不摄血的不同，选择不同的治疗方法，如行血、活血、破血、逐血、消结软坚、温阳通脉、清营消瘀、泻火消壅、养血和血、理气活血、益气行血等。

现代药理研究表明，各种活血化瘀药扩张血管的主要部位有所不同，如对股动脉的扩张以益母草、莪术、桃仁的作用较突出。而红花、丹参对冠状动脉的扩张作用最为突出。针对异位妊娠的治疗，许多文献报道活血化瘀、散积消癥之中药可提高血浆纤溶酶和胶原酶活性，增强单核吞噬细胞系统功能，促进腹腔淋巴管对血浆蛋白的吸收，促进异位妊娠血肿与包块的吸收。一些活血化瘀中药还有抗增生、抗粘连、抗炎作用。中医认为，寒则凝，温则通。配合温性药物，能更好的发挥活血药作用。如桂枝的温经通脉作用就是基于扩张外周血管，对"寒凝血瘀"所致的肛温下降及微循环障碍有明显的改善作用，可以加速体温恢复，微循环血流速度恢复。

（三）康复期

以月经恢复为标志，表明妊娠解除，生殖周期恢复。但包块尚未吸收，输卵管尚未恢复通畅。包括陈旧性宫外孕、发病隐匿或未及时诊断的异位妊娠。

1. 临床表现　无腹痛、阴道流血症状，月经已恢复，活动后无下腹隐痛或酸胀憋痛。辅助检查 β-HCG 已降至正常，B 超示附件区包块较前减小或已吸收。舌质仍黯或有瘀斑瘀点，舌苔薄白或根部腻苔，脉沉细涩或沉弦。

2. 治则　恢复输卵管通畅（行血导滞）。

3. 参考方　宫外孕Ⅱ号（山西医科大学第一附属医院）：丹参、赤芍各 15g，桃仁 9g，三棱、莪术各 3～6g；或以"宫外孕基本方"为主随症加减（消积通幽汤）：后期包块吸收后，恢复输卵管通畅加山茱萸 6～15g，通草 3～5g，续断、桑寄生、菟丝子各 6～15g。

4. 方解　中医学认为"百病生于气"（《素问·举痛论》）。气机升降出入运行全身，是人体生命活动的根本。当人体某一脏腑或经络发生病变，影响气的疏通时，则出现气滞、气逆、气虚、气陷、气闭、气脱。经水为血所化，血随气行，气充则血沛，气顺则血和，气行则血行。正是由于气血相互依存，相互资生，相互为用，所以，活血化瘀、消散郁结也离不开行气。

其中气滞病理机制主要是脏腑功能失调，气机阻滞，运行不畅，临床表现特点是胀、闷、痛。行气药具有疏通气机、调整脏腑功能、消除气滞、气逆的功效。现代药理研究表明该类药具有：

（1）对平滑肌的双向调节作用（兴奋与抑制）：如抑制胃肠运动，松弛平滑肌的解痉作用。兴奋胃肠平滑肌，加强蠕动，使肠管的节律性增强，收缩加强，张力加大。

（2）对消化液的分泌有双向作用：促进（挥发油）健脾助消化。

（3）利胆作用。

（4）对子宫平滑肌的双向作用（兴奋抑制类激素样作用）。

（5）对心血管系统的双向作用（收缩血管，兴奋心脏，加强心肌收缩，改善循环等）。

异位妊娠的治疗可根据不同兼证和所影响的脏腑不同选用不同性味归经的理气药，以促进血行，行血导滞，加强管道的收缩与蠕动作用，恢复输卵管的通畅。

【其他疗法】

一、抗炎治疗

输卵管炎症是异位妊娠的主要致病因素，一般需要进行宫颈分泌物的病原学检查，依据药敏实验选择敏感抗生素联合抗厌氧菌类药。可参照"盆腔炎性疾病"选用药物。

二、物理疗法

在康复期采用一些物理疗法辅助治疗对包块吸收及恢复输卵管通畅具有积极作用，近年来，发展了一些中医药辅助治疗异位妊娠的内外治疗方法，但需要在绒毛灭活、无活动性内出血、病情稳定后酌情选择。

1. 物理治疗　能促进盆腔局部血液循环，改善组织营养状态，提高新陈代谢，以利炎症吸收和消退。常用的有短波、超短波、微波、激光、离子透入及中医适宜技术等。

2. 中药外敷　药物敷贴疗法，具有温煦气血、透达经络的直接作用，又能改善局部血液循环，有利于病灶的迅速吸收，从而起到松解粘连、消散包块的作用。

3. 中药灌肠 主要是根据直肠上动脉与盆腔脏器周围血管相吻合的解剖特点，以增加局部药物浓度，改善局部血液循环，促进血肿吸收。利用灌肠的方法，使药物通过直肠吸收，可消除盆腔炎症，明显改善自觉症状，缩短疗程，提高疗效。不过，灌肠要在临床症状缓解，β-HCG 转阴后再开始，此时胚胎滋养细胞活性消失，可避免由于灌肠而引起肠管蠕动牵拉导致输卵管妊娠破裂。

三、兼证的处理

1. 临床见证 除以上各期见证外，常伴有大便秘结、腹胀、胃脘不适、腹痛拒按、肠鸣音减弱或消失等阳明腑实证。

腑实证在输卵管破损后的各型患者中均可出现，尤以休克型发病率高，不稳定型次之。由于便秘，胃肠功能降低，产生胃肠胀气，腹痛加剧，恶心呕吐，可导致再出血，加重休克。由于肠胃功能障碍，营养不能及时补给，药物不能很好吸收和利用，所以及时解决腑实证，也是治疗本病取得良好效果的关键。

2. 治法与方药 属实热证者，证见便秘、腹胀、口干、舌苔黄腻、舌质红、脉数，可于主方中加大黄、芒硝各 3～8g。属实寒证者，证见恶寒便秘、舌质红，可用九种心痛丸（《金匮要略》：炮附子 9g，高丽参、干姜、吴茱萸、醋炒狼毒、巴豆霜各 3g，共研细面炼蜜为丸，大如豌豆），1 次可服 3～10 丸，开水送服。若见寒热夹杂证者可用大黄、芒硝，佐以官桂 10g 或肉桂 10g。若胃脘胀痛者可加枳实、厚朴各 3～9g。

因本病患者体质虚弱，内出血多，用攻下破气药不可过量，一般可用二次攻下法，若不效，隔 1～2 天后重复使用。

【预防与调护】 由于输卵管的各种炎症是造成异位妊娠的最重要原因，女性盆腔又通过输卵管与外界相通，一方面 UU、CT 等病原体会引起逆行感染导致输卵管黏膜炎；另一方面受凉劳累、创伤惊恐、流产分娩、剖宫产、放环以及排卵期宫腔操作等免疫力下降时又会使寄居在盆腔的条件致病菌敏殖引起输卵管炎及输卵管周围炎，这两者都将影响受精卵的运行，成为异位妊娠发生的危险因素。统计发现异位妊娠患者中大部分有各种流产和宫腔操作史，继发感染引起各种妇科炎症如盆腔炎、输卵管炎、宫颈糜烂、阴道炎、内分泌失调等，为异位妊娠及输卵管阻塞性不孕症埋下了隐患。因此，避免输卵管的损伤与感染，预防并积极治疗各种妇科炎症，控制上行性感染是防止该病发生的有效措施。

1. 在日常生活中经期应避免受凉劳累；注意经期、产后及哺乳期的保健卫生；避免不洁性交；避免经期妇科检查导致经血逆流而发生输卵管、卵巢子宫内膜异位症。

2. 积极预防盆腔感染，如有感染，应在完善病原学检查基础上及早和彻底治疗。

3. 尽量减少人工流产手术造成的子宫内膜损伤，避免月经期和排卵期宫腔操作。一般妇科手术均应在控制感染后进行，术后预防性抗感染，防止输卵管粘连。

4. 早期确诊，早期采取措施。

【疗效判定】 药物保守治疗异位妊娠，是以保留输卵管及其完整性、保存生育能力为目的。故应以胚胎发育、绒毛灭活、包块吸收、输卵管复通情况作为疗效判定的标准。

康复：包块吸收，输卵管复通。

治愈：绒毛灭活，血 β-HCG 降至非孕期水平。

有效：胚胎停止发育、B 超包块不再增大或破裂，未发现卵黄囊或胎心；血 β-HCG

下降。

无效：B超显示附件包块增大或破裂、胚胎发育甚至出现胎心、血β-HCG持续或成倍升高。

【重点提示】

1. 必须认真仔细观察病情，严格把握药物保守治疗的适应证　药物保守治疗的诊断标准一般是依据第6版《妇产科学》教材，但包块大小与血HCG值并不是判定是否进行药物保守治疗的绝对标准，动态观察血HCG逐日下降和没有活动性内出血才是重要指标。因为包块大小与异位妊娠着床部位有关，而输卵管妊娠危险最大，虽然有血HCG值较高保守治疗成功的案例，但也有很低发生危险的教训。因此，密切观察病情变化，随时做好手术准备很重要。

2. β-HCG标准　血β-HCG水平能反映绒毛滋养细胞增殖的活跃程度，从其动态变化就可以判断绒毛的侵蚀能力。由于与受精卵着床部位、时间长短、有无流产、破裂等因素有关，寻找和确定一个标准值很重要，但却不容易做到。近年探讨其作为保守或手术指针的报道逐步深入，对根据β-HCG值选择手术还是药物尚有不同认识。有将异位妊娠保守治疗患者的血β-HCG值以 $2000\mu g/L$ 为界的；也有将输卵管妊娠按照滋养细胞的侵润深度分为Ⅲ期来评价血β-HCG变化的；还有通过光镜观察输卵管标本的滋养细胞侵润输卵管壁深度及细胞形态并分为三级的。有报道发现β-HCG值较高者肌层多有滋养细胞侵入，β-HCG $<11.2\mu g/L$ 者给予保守治疗成功率较高。至于能否根据β-HCG值筛选异位妊娠是否行保守治疗尚有待于临床大样本的研究。

3. 随访对预后转归及将来生育功能的影响具有重要价值　异位妊娠无论是采用哪种治疗方法，治疗后是否有绒毛组织残留非常重要，如果绒毛组织残留或滋养细胞散落在腹腔内继续生长，造成持续性异位妊娠，就依然会因为输卵管破裂或腹腔内出血而发生意外。而异位妊娠保守治疗后包块持续存在，再次发生异位妊娠及继发引起输卵管不通导致不孕症也是临床上需要解决的实际问题。为防止因输卵管通而不畅造成重复异位妊娠，积极开展病原学检查，了解输卵管是否通畅非常重要。因此观察HCG值、包块吸收和了解输卵管通畅应该是随访的重心。

（宋雅丽　邢维萱）

参 考 文 献

1. 宋雅丽. 宫外孕保守治疗研究进展. 中国妇幼保健，2007，22（30）：4341-4343.
2. 宋雅丽. 中西医结合保守治疗宫外孕85例. 中医杂志，2008，49（2）：137.
3. 乐杰. 妇产科学. 6版. 北京：人民卫生出版社，2005：111.
4. 宋清莲，田艳. 69例重复异位妊娠临床分析. 中国妇幼保健，2005，20：2237-2238.
5. 罗元恺. 实用中医妇科学. 上海：上海科学技术出版社，1994.137.
6. 李立明. 流行病学. 5版. 北京：人民卫生出版社，2005：362-374.
7. 沈映君. 中药药理学. 北京：人民卫生出版社，2000.
8. 宋雅丽. 天花粉在宫外孕保守治疗中的重要作用. 江西中医药，2008，39（10）：72-73.
9. 山西医学院第一附属医院中西医结合治疗宫外孕研究室. 中西医结合治疗宫外孕的实验研究. 中华妇产科杂志，1979，14（4）：279-280.
10. 于红，王蓓，金辉，等. 女性生殖道感染中多种病原体的交互作用分析. 中国实用妇科与产科杂志，2006，22（8）：594-596.

11. Chow JM，Yonekura ML，Richwald GA，et al. The association between chlamydia trachomatis and ectopic pregnancy. JAMA，1990，263（23）：3163.

12. 郭李燕，陈秀廉. 中药内外结合保守治疗异位妊娠 64 例疗效观察. 四川中医，2003，21（4）：55-56.

13. 张仙儒，张秀春，雷蕾. 中西医结合治疗异位妊娠 26 例. 四川中医，2005，23（6）：71-72.

14. 张如苗，王祥云，刘芳. 中西医结合治疗早期异位妊娠 21 例. 四川中医，2005，23（2）：62-63.

15. 郎巍，于名琼，宫桂兰. 血 β-HCG 值在异位妊娠保守治疗中的指导意义. 中国妇幼保健，2005，20：2918.

16. Natale A，Candiani M，Merlo D，et al. Human chorionic gonadotropin level as a predictor of trophoblastic infiltration into the tubal wall in ectopic pregnancy：a blinded study. Fertil Steril，2003，79（4）：981-986.

17. 高新萍，阎华，吴文新. 血清人绒毛膜促性腺激素与滋养细胞浸润输卵管壁深度的相关性研究. 生殖医学杂志，2005，14（5）：272-275.

第四节 葡 萄 胎

葡萄胎是指妊娠后胎盘绒毛滋养细胞增生，终末绒毛转变成水泡，水泡间相连成串，形如葡萄得名，亦称"水泡状胎块"。

根据绒毛情况，可分为：①完全性葡萄胎：即胎盘绒毛基本上已全部变为葡萄胎组织，子宫内常找不到胚胎或羊膜囊；②部分性葡萄胎：即只有部分胎盘绒毛发生水肿变性，宫腔内仍可见到发育不好的胚胎。

在我国古医籍中即有"奇胎"或"水泡状胎块"的记载，俗称"鬼胎"，类似西医学的"葡萄胎"。如宋代《妇人大全良方》中记载："妇人脏腑调和，则血气充实，风邪鬼魅不能干之。若荣卫虚损，则精神衰弱，妖邪鬼魅得于入脏，状如怀妊，故曰鬼胎也。"元代朱震亨《丹溪心法》云："鬼胎者，伪胎也……，此子宫真气不全，精血虽凝，而阳虚不能化，终不成形，每致产时而下血块血胞。"进一步补充了元气不足的病因病机和产时征象。明代张景岳在《景岳全书》中说："妇人有鬼胎之说，岂虚无之鬼气，果能袭入胞宫，而遂得成形者乎？此不过由本妇之气既虚，或以邪思蓄注，血随气结而不散，或以冲任滞逆，脉道壅塞而不行，是皆内因之病，而必非外来之邪，盖即血瘕气痕之类耳，当即以瘕痕之法治之。"提出了体虚而气血凝滞、脉道壅瘀的病理基础。《竹林寺女科》云："月经不来二三月或七八月，腹大如孕，一旦血崩下血泡，内有物如虾蟆子，昏迷不省人事。"形象地描述了停经后腹大如孕，但终不成形，排出物为"血泡"的临床症状。并指出血崩可昏迷不省，此与葡萄胎排出时合并大出血，甚至休克的严重表现甚为一致。

西医学认为，葡萄胎主要发生在育龄妇女。根据多数报道，40 岁以后妇女妊娠时，发生葡萄胎的机会远较其他年龄为高。葡萄胎患者再次妊娠时发生葡萄胎的几率为2%～4%，文献报道最多有 10 余次者。

新的研究发现：饮食也是葡萄胎发病的相关因素，这有助于解释全球完全性葡萄胎发病率的差异。另外，近年关于癌基因在葡萄胎发病机制中作用的研究越来越多，完全性葡萄胎表达 p53 和 c2fms 增加，并且过度表达 c2myc，c2erbB2，bcl22，p21，Rb 和 MdM2，提示这些癌基因蛋白在葡萄胎发病中起着重要作用。

【病因病机】

一、病因

葡萄胎的发病原因至今尚不十分明确，现代研究大致可归纳为：

1. 营养不良，胚胎生长缺乏必要的某些物质。

2. 病毒感染，使绒毛增殖过度而成葡萄胎。

3. 卵巢功能衰落，产生不正常卵子。

4. 细胞遗传异常或染色体畸变。

5. 免疫机制问题。

二、病机

绒毛间质微血管消失、液化，使绒毛变为大小不等的水泡，成串，形成水泡状胎块。水泡大小不等，小的如米粒，大的直径可达1～2cm。全部绒毛变为水泡，不存在正常胎盘组织，因而无胎儿发育；部分性者即部分绒毛水泡样变性而残存胎盘供应胎儿发育。由于血运不足，胎儿发育不良，畸形率高。

中医学认为该病的形成，内因为元气不足，外因多为七情所伤，或孕后感受毒邪，致使气机升降失常，脏腑功能失调，气滞血瘀，痰湿凝聚，痰瘀互结，湿热日久成毒，逐渐形成水泡状胎块。总之，就葡萄胎的病理变化而言，正气不足是其病理基础，而肝气不舒、血随气结、冲任滞逆、脉道壅瘀又是其病理演变过程中的重要环节，最终使精血不能凝聚成胎元，化为"水泡状胎块"。

【诊断与鉴别】

一、诊断要点

（一）病史

有停经史，停经时间长短不一，约2～3个月，或更长的时间。

（二）临床表现

1. 早孕症状　早期可出现嗜睡、呕吐、食欲减退等。

2. 阴道出血　断续出血，量或多或少，出血少时呈咖啡样物，多时可以一次大出血导致休克，甚至死亡。也可以反复大出血，有大血块。或有小的葡萄粒夹在血块中。子宫迅速增长。

3. 妊娠中毒症状　少数患者早期可出现蛋白尿、水肿、高血压等妊娠高血压综合征症状，甚至可出现抽搐和昏迷等子痫症状。亦有发生急性心力衰竭者。

4. 腹痛　多为隐性腹痛，当葡萄胎将排出时，可因子宫收缩而有阵发性腹痛。如卵巢黄体囊肿发生蒂扭转时，亦可于葡萄胎排出后出现急性腹痛。

5. 贫血与感染　反复出血或突然大出血可致贫血、宫腔感染，甚至全身感染而致死亡。

6. 咯血　部分患者可能有咯血或痰带血丝。

（三）妇科检查

1. 子宫增大　与妊娠月份不相符合，最大的子宫可达妊娠7～8个月大小，但无胎心也无胎块，部分性葡萄胎可无或有胎儿。当葡萄胎组织在子宫腔内呈退行性变化时，成为葡萄胎稽留流产，此时子宫体反较相应的妊娠月份为小。

2. 卵巢黄体囊肿 卵巢黄体增大如拳头甚至胎头大小，常因子宫过大不能触到，此种囊肿的特征是囊肿壁薄，双合诊检查时，可以发生破裂，也可发生蒂扭转，出现急腹症现象。

（四）辅助检查

1. 血与尿绒毛膜促性腺激素（HCG）测定 一般认为在妊娠 12 周以前，尿蟾蜍稀释试验在 1：512 以上，或羊红细胞凝集抑制试验在 64 IU/L 时，才有诊断价值。

2. X 线腹部平片 妊娠 20 周后，腹部 X 线摄片若无胎儿骨骼阴影，则葡萄胎可能性较大。

3. 超声波检查

（1）A 型和多普勒探测：水泡较大时，出现高中波，在各个单高波之间出现许多 0.5cm 以下的大小不等的小平段，但无明显液平段。水泡较小时，只见稀疏或较密的中小波。若有黄体囊肿存在时，在子宫两侧可出现液平段。

用多普勒探测时，没有胎心胎动等反射波。

（2）B 型超声波测定：可见子宫内充满长形光片，如雪花纷飞，无胎体和胎盘反射。

4. 宫腔镜、腹腔镜技术对葡萄胎恶变的预测 宫腔镜下可疑有滋养细胞疾病的征象可归纳为以下 4 类：①水泡状物质的存在；②存在膨出部；③子宫壁的凹陷伴有出血或有扩张的血管；④子宫壁的血肿等。

对于彩色多普勒超声无法检测到的滋养细胞肿瘤微病灶，宫腔镜检查可以作出可靠的诊断。腹腔镜检查能发现宫腔镜检查未能发现的宫壁突起的或宫旁的早期转移病灶。宫腔镜、腹腔镜联合检查对葡萄胎恶变的预测有独到之处。

二、鉴别

1. 先兆流产 临床表现有停经史、妊娠反应及不规则阴道出血，应与葡萄胎鉴别。但先兆流产时阴道出血量少于正常月经量，且伴有阵发性下腹疼痛。检查子宫与停经月份相符。宫颈口未开。尿 HCG 滴定度在正常妊娠范围内。超声波检查可见胎体和胎心反射波。

2. 过期流产 亦有停经及不规则阴道出血史。但过期流产的子宫比妊娠月份小。尿 HCG 滴定度低，刮宫后送病理检查可鉴别。

3. 输卵管妊娠 有停经史、妊娠反应及不规则阴道出血。但输卵管妊娠最常见症状为腹痛，未破裂前可有胀痛，破裂后为突发性剧痛，继之出现内出血症状。妇科检查时宫颈有举痛，子宫正常或稍大。后穹隆穿刺可抽出不凝固的血液。

4. 子宫肌瘤合并妊娠 有停经史和早期妊娠反应，且子宫大于同期妊娠之子宫。但仔细的盆腔检查可发现子宫增大，形态不规则，有高低不平感，软硬不均。尿 HCG 滴定不高。超声波检查除可见胎心、胎动波外，有时尚可见到实质部分。

5. 双胎妊娠 双胎妊娠早期，其子宫较一般妊娠月份大，妊娠反应可较重，尿 HCG 滴定常为正常妊娠之高值，故易误诊为葡萄胎。但双胎妊娠一般无阴道出血，而葡萄胎常有阴道出血。双胎有胎动感，可触及胎体，听到胎心音。但双胎合并羊水过多者，一旦发生先兆流产出现阴道出血时，两者的临床表现极相似，尿 HCG 滴度亦高于正常，可导致误诊。超声波检查及超声多普勒监听胎心音有助于鉴别。

6. 羊水过多 可使子宫迅速增大，超过相应妊娠月份大小，如发生于中期妊娠，触不到胎体及听不到胎心音，有时需与葡萄胎鉴别。葡萄胎多数伴有不规则阴道出血，羊水过多则无此症。羊水过多常在妊娠 6～7 个月开始，子宫急剧增大，常伴有心慌、气急、腹痛等不适感，不能平卧，腹部检查时腹壁紧张，胎位不清，胎心音遥远或听不清。X 线腹部平片及超声波检查可协助诊断。

【辨病论治】 对已确诊为葡萄胎的患者，若病史资料难以提供有价值的参考，素体情况未见特殊者，可采用：

1. 枳实连槟丸（《医略六书》）

组成：枳实 30g，黄连 30g，槟榔 30g，黄芩 30g，木香 30g，黄柏 30g，当归 60g，阿胶（粉炒）60g。

方中枳实、槟榔、木香行气破血；黄连、黄芩、黄柏清热解毒；当归、阿胶养血扶正，活血化瘀，使元气得以充养，瘀热毒邪得以消除。全方有破血逐瘀，养血行气之功。用于水泡状胎块之葡萄胎。

上药为末，蜜丸。每次 9g，蟹爪汤下。

2. 斑玄丸（《医学入门》卷八）（异名：斑延丸《医略六书》卷二十八）

组成：斑蝥（去头、足、翅、炒）、延胡索各等分。

方中斑蝥走下窍，引药气下行，以毒攻毒，可消散水泡状胎块；延胡索行气活血止痛。全方有破血逐瘀，缓急止痛作用。用于水泡状胎块。

上为末，糊丸。用酒送下。以胎堕为度。

【急症处理】

一、失血性休克

（一）中医疗法

当患者因大出血而出现失血性休克时，辨证分型和治则如下：

1. 气阴两虚证 证见表情淡漠或烦躁不安，气短自汗，发绀肢冷，口干喜饮，尿短赤，舌红苔黄，脉细数。治宜清热益气养阴，如生脉散加减。

2. 阴竭阳脱证 证见失神，气促，肢冷，冷汗，舌绛红，苔燥，脉微欲绝。治宜回阳救逆固脱，如四逆汤、参附汤加龙骨等。

在抗休克的中药新剂型方面，用生脉散制成的生脉注射液和只用人参、麦冬制成的参麦注射液作肌注或静注，治疗感染性休克和其他休克的报道较多。另据报道用参附青注射液治疗厥脱证 16 例。注射液用红参、附子和青皮的提取物混合制成，可静脉推注或静注。

参附青的使用方法，先用参附青注射液 20ml，立即静脉缓慢推注。待血压上升后用参附青注射液 60～150ml 加入 5％或 10％葡萄糖溶液 400～500ml 静脉滴注，滴速开始适当加快，以后视患者情况调整；可重复静滴，待厥脱纠正即可停药。

有报道用马齿苋、益母草各 30g，水煎服，每日 1 剂，名宫缩灵，治疗妇产科出血性疾病 100 例。服药不超过 9 剂而阴道出血完全停止者 83 例，9 剂后出血减少 13 例，无效 4 例。血止后再改用其他药物调整月经周期或治疗原发病。

（二）西医疗法

1. 立即清宫。

2. 快速补充血容量　失血量少、休克轻的患者，输入生理盐水或平衡盐液500ml即可。失血估计在1000ml以上，则必须及时输血。但在配血过程中，可先输平衡盐液救急。至于补液及输血量的掌握，可根据血容量是否补足而定。

3. 纠正酸中毒　休克在6小时以上者必有酸中毒，可根据二氧化碳结合力，输入适量的碱性溶液。常用5‰碳酸氢钠，剂量为5ml/kg体重。

4. 保护肾功能　控制休克，纠正低血压状态，尽量避免用缩血管的升压药及药物迅速利尿。

5. 预防感染　在抢救休克过程中或稍后，应适当给予抗生素加以预防和控制感染。

二、卵巢黄体囊肿扭转

葡萄胎患者常伴有黄体囊肿，大的如成人手掌大小，有时发生扭转，须按卵巢囊肿扭转急诊手术。

【辨证论治】

一、辨证要点

本病辨证，应重视闭经史、阴道出血及腹痛的情况。若有闭经史，现小腹胀痛，阴道出血量多、色红、有血块，伴呕吐频作，舌黯红有瘀斑，脉弦涩者，辨为气滞血瘀；若闭经后腹痛剧烈，阴道出血量少，色黯红，有血块，伴呕吐频作，呕吐物多为清水痰涎，腹部增大明显，舌淡红苔薄腻，脉滑者，辨为痰瘀互结；若闭经后腹痛剧烈，阴道出血量多，色深红，有血块，伴呕吐频作，呕吐物为酸苦水，头晕目眩，外阴瘙痒，尿短黄，舌红苔黄腻，脉滑数者，辨为湿热成毒；若闭经后腹痛绵绵，或阴道出血，量少，色淡，伴神疲乏力，气短懒言，腰膝酸软，舌质淡红，脉沉细者，辨为元气亏虚。

二、治疗原则

治疗本病，以行气活血、清热导滞为总的指导原则，对元气亏虚明显者，以活血化瘀、补气养血为主；对痰瘀互结明显者，应佐以健脾利湿，消散痰结；对湿热成毒明显者，应注意以清热解毒为主。

三、分证论治

1. 气滞血瘀证

（1）临床见证：有闭经史，小腹胀痛，阴道出血量多或量少淋漓不断，色红，有血块或水泡状胎块，伴呕吐频作，舌红苔薄白，脉弦。

患者平素性情多郁闷不舒，或郁怒气逆伤肝，致使孕后气机升降失常，可见呕吐频作，气滞血亦滞，气滞日久必有血瘀，血行不畅，不通则痛，故见腹痛；胞脉失养，日久形成水泡状胎块；血不循经，故阴道出血；舌黯红有瘀斑、脉弦涩亦为气滞血瘀之象。

（2）辨证依据

1）有闭经史。

2）腹痛、阴道出血。

3）呕吐频作。

4）舌黯红有瘀斑，脉弦涩。

（3）治法与方药

1）桂枝茯苓丸（《金匮要略》）加柴胡、香附、牛膝

组成：桂枝、茯苓、丹皮、桃仁、芍药、柴胡、香附、牛膝。

桂枝茯苓丸功效活血化瘀，消癥止痛，主治妇人小腹宿有癥块，血瘀停闭，或经行腹胀痛拒按者。在治疗本病时，加柴胡、香附、牛膝，取其行气化瘀、消癥止痛之力，促使癥瘕包块的消散，且能缓解小腹疼痛。

2）通瘀煎（《景岳全书》）加牛膝、丹参

组成：当归尾、山楂、香附、红花、乌药、青皮、木香、泽泻、牛膝、丹参。

通瘀煎功效理气行滞，活血祛瘀，主治气滞血瘀，冲任不通之小腹疼痛等症，治疗本病时加牛膝、丹参以加强活血祛瘀、引血下行之效。

2．痰瘀互结证

（1）临床见证：闭经后腹痛剧烈，阴道出血量少，色黯红，有血块，伴呕吐频作，呕吐物多为清水痰涎，腹部增大明显，舌淡红苔薄腻，脉滑。

患者素体脾虚或思虑伤脾，脾失健运，湿聚成痰，复加情志所伤，孕后痰瘀互结，阻滞经络，胞脉失养，故腹痛剧烈，形成水泡状胎块；气机升降失调，故呕吐频作；痰热互结，故呕吐物为清水痰涎；胎块日渐增大，故腹部增大明显；舌淡红苔薄腻，脉滑亦为痰瘀互结之象。

（2）辨证依据

1）有闭经史。

2）腹痛、阴道出血。

3）呕吐频作，呕吐物为清水痰涎。

4）舌淡红，苔薄腻，脉滑。

（3）治法与方药

1）下瘀血汤（《金匮要略》）加三棱、莪术、海藻、昆布

组成：大黄、桃仁、土鳖虫、三棱、莪术、海藻、昆布。

下瘀血汤功能破血逐瘀散结，主治腹中有干血著于脐下。治疗本病时需加三棱、莪术、海藻、昆布，取其破血逐瘀、消散痰结之效，使癥瘕包块消散。

2）妇痛宁颗粒剂（天津中医药大学第二附属医院）

本药为天津中医药大学第二附属医院韩冰教授为治疗子宫内膜异位症所研制，功效活血化瘀，软坚散结。用于此证，可帮助痰瘀互结之势缓缓消散。

3．湿热成毒证

（1）临床见证：闭经后腹痛剧烈，阴道出血量多，色深红，有血块，伴呕吐频作，呕吐物为酸苦水，头晕目眩，或外阴瘙痒，或尿短黄，舌红苔黄腻，脉滑数。

素体湿热，或孕后感受外界湿邪，日久化热，湿热瘀毒互结，损伤脉络，致阴道出血量多，血行不畅故腹痛剧烈；胞脉失养，日久形成水泡状胎块；气机升降失调，故呕吐频作；湿热互结，故呕吐物为酸苦水；湿热流注下焦，故外阴瘙痒，或尿短黄；舌红苔黄，脉滑数亦为湿热成毒之象。

（2）辨证依据

1）有闭经史。

2）腹痛，阴道出血。

3）呕吐频作，呕吐物为酸苦水。

4）舌红，苔黄腻，脉滑数。

（3）治法与方药

1）桃仁承气汤（《温病条辨》）加土茯苓、半枝莲、白花蛇舌草、重楼、蒲公英

组成：大黄、芒硝、桃仁、当归、芍药、丹皮、土茯苓、半枝莲、白花蛇舌草、重楼、蒲公英。

桃仁承气汤功效攻下泄热，活血逐瘀，主治热与血结，蓄于下焦之证。治疗此证加土茯苓、半枝莲、白花蛇舌草、重楼、蒲公英，意在加强攻下泄热、活血逐瘀之效。

2）脱花煎加减（《中医妇科临床手册》）

组成：当归、川芎、桃仁、红花、川牛膝、车前子、益母草、半枝莲、白花蛇舌草。

原方功效为活血化瘀，佐以解毒，主治胞宫血瘀之水泡状胎块。方中当归、川芎、桃仁、红花、益母草活血化瘀，养血滋阴；车前子清热利湿；半枝莲、白花蛇舌草清热解毒；牛膝引血下行。

4. 元气亏虚证

（1）临床见证：多见于葡萄胎排出后，腹痛绵绵，或阴道出血淋漓不断，色淡，伴神疲乏力，气短懒言，腰膝酸软，舌质淡红，脉沉细。

患者素体亏虚，或大病初愈，或天癸将竭，使孕后胎元失养，腹痛绵绵；或清宫术后，因损伤元气，摄纳无力，致阴道出血淋漓不断；神疲乏力，面色少华，气短懒言，腰膝酸软，舌质淡红，脉沉细等症，均为元气亏虚之象。

（2）辨证依据

1）有闭经史。

2）腹痛绵绵，或有阴道出血。

3）乏力气短。

4）舌淡、脉沉细。

（3）治法与方药

1）保元汤（《博爱心鉴》）加丹参、麦冬、鳖甲

组成：黄芪、人参、甘草、肉桂、生姜、丹参、麦冬、鳖甲。

原方功效为补气温阳，主治虚损劳怯、元气不足之证，治疗本病本证加丹参、麦冬、鳖甲，又添增益气滋阴、活血化瘀之功。

2）补益汤（天津中医药大学第二附属医院）

组成：太子参、黄芪、当归、杭芍、鹿角胶、首乌、黄精、白术、陈皮、甘草。

本方为秦淑芳总结韩冰教授治疗葡萄胎的临床经验而成，功效益气养血，扶正祛邪。用于葡萄胎患者经化放疗后气血大亏者。

纳呆明显者，可加佛手、砂仁化湿行气和胃。若兼带下量多、色黄，血 HCG 持续不降者，可加白花蛇舌草、败酱草、半枝莲清热利湿，解毒抗癌，以达增强机体免疫力，预防恶变的功效。

【其他疗法】　天花粉肌内注射可使绒毛广泛坏死，同中期妊娠引产一样，可使葡萄胎自行排出。该方法简便易行，出血少，无穿孔，还可能有一定的防癌作用。上海瑞金医院

总结 41 例葡萄胎中使用天花粉：5～7 天后完整排出者占 75％；部分排出者需刮宫，但出血都很少。经长期随访仅 1 例恶变。但须注意药物过敏，必须严格执行皮试和应用常规。肾功能差、心脏病、肝功能不良者禁用。

子宫切除术在葡萄胎中的应用：葡萄胎患者并不常规行子宫切除术。年龄大于 40 岁、有高危因素、无生育要求者可行全子宫切除术，通常保留双侧附件。需要告知患者，与刮宫相比，子宫切除术虽能使葡萄胎恶变的几率从 20％下降到 3.5％，但单纯子宫切除只能去除葡萄胎侵入子宫肌层局部的危险，而不能预防子宫外转移的发生，术后仍应随访和监测血 HCG。

目前对预防性化疗仍有争议，不作常规应用。化疗有一些不可避免的副作用，而且预防性化疗后仍需要随访。因此目前在许多医疗机构并不采用预防性化疗。

【预防与调护】

一、预防

育龄妇女要注意增加营养，勿妄作劳，保持心情舒畅，维护血气安和，避免过早及过晚生育，节制情欲以蓄精葆血。对有葡萄胎病史的患者，应定期随诊。每周查尿或血 HCG 值一次，达正常后，每月或每 2 个月复查一次；半年后，每 6 个月测定一次，总共至少随诊 2 年。坚持避孕 2 年，但不宜使用宫内节育器及避孕药。

二、调护

对葡萄胎患者要在精神上给予安慰和鼓励，饮食上要给予富于营养、易消化的食物。对已排出葡萄胎的患者，还要定期进行随访。

三、葡萄胎的随访

关于葡萄胎随访有了新观点，目前的研究表明缩短 HCG 随访时间可能是合理和安全的，同时还能缩短葡萄胎患者等待再次妊娠的时间。研究认为，完全性葡萄胎在 HCG 阴性后发生滋养细胞肿瘤的风险是低的，因此，HCG 随访时间可能会发生改变，即可以让 HCG 转阴的葡萄胎患者更早考虑再次妊娠。

【疗效判定】 完全恢复正常：葡萄胎排出后 2 个月，尿蟾蜍、免疫试验、放射免疫测定、绒毛膜促性腺激素单株抗体试验检查、绒毛膜促性腺激素均为阴性，子宫应复旧。

（秦淑芳）

第五节 流　产

流产是指妊娠 28 周前终止，胎儿体重在 1000g 以下者。流产可分为自然流产与人工流产两大类。后者是指因某种原因，应用人工方法使妊娠终止。本节仅叙述自然流产。

自然流产是指胎儿尚无独立生存能力，也未使用人工方法，而因某种原因胚胎或胎儿自动脱离母体排出者。亦有称自发性流产者。其发生率约为 10％～15％。

中医学典籍中有关本病记载散见于"胎漏"、"胎动不安"、"妊娠腹痛"、"堕胎"、"小产"、"滑胎"、"胎萎不长"、"胎死不下"等篇中的论述。胎漏之名最先载于《脉经》，堕胎之名最先载于《脉经》，小产则最早见于《金匮要略》，胎萎不长、胎死不下则首见于《诸病源候论》。如《诸病源候论·妇人妊娠病诸候》中有："胞漏者，谓妊娠数月，而经水时下，此由冲脉任脉虚，不能制约太阳、少阴之经血故也。""胎动不安者，多因劳役气力，或触冒冷热，或饮食不适，或居处失宜，轻者致转动不安，重者便致伤堕。""若血气虚损者，子脏为风冷所居，则气血不足，故不能养胎，所以致胎数堕。"

唐代《经效产宝》云："安胎有二法，因母病以动胎，但疗母疾，其胎自安，又缘胎有不坚，故致动以病母，但疗胎则母瘥，其理甚效，不可违也。"确立了流产治疗应依据母先病或胎先病分别治疗的原则。

明代《景岳全书·妇人规》论述："反妊娠胎气不安者，证本非一，治亦不同，盖胎气不安者，必有所因，或虚、或实、或寒、或热，皆能为胎气之病。""冲任之本在肾"、"凡胎儿不固，无非气血损伤之病，若气虚则提摄不固，血虚则灌溉不周，所以多致小产。"强调了肾脏、气血在妊娠中的重要作用。

清代《傅青主女科》中云："大凡妇人之怀妊也，赖肾水以荫胎，水源不足，则火易沸腾……，水火两病，胎不能固而堕矣。"提出阴虚内热、灼伤胎元的病因病机观。

西医学认为流产与胚胎因素、母体因素、免疫功能异常及环境因素等多种原因有关，病理变化多为胚胎及胎儿先死亡，底蜕膜出血，或胎盘后出血，形成胎盘后血肿，刺激子宫，使之收缩排出胚胎及胎儿。

近年来，中医妇产科学者依据中医学与西医学对本病的阐述，进行了临床及实验研究以期深入探讨其发病机制，寻找更为有效的治疗途径，并取得了较大进展，丰富和发展了中医学对流产的论治。

罗颂平等进行了自然流产的免疫性因素与中医药治疗的研究，对135例自然流产患者（排除了遗传、感染、子宫异常等因素）进行HLA分型、ASAb、淋巴细胞亚群、单向MLA等免疫学指标的检测，揭示了夫妇间HLA相容性增加，封闭抗体不足，可能是造成流产的原因，这些患者辨证多为脾肾两虚，以健脾补肾为主的助孕3号丸（党参、黄芪、菟丝子、川续断等）进行观察治疗，证实能提高机体免疫功能，促进封闭抗体的形成，治疗免疫性流产。

其他有关免疫性因素引起流产的中医药相关研究，对于治疗母儿血型不合引起反复流产，刘润侠等从湿热论治，采用清热活血利湿法，自拟益黄汤治疗32例患者，保胎成功率为96.8%，血清免疫抗体滴度下降，无1例上升，有效率为100%。同时观察外周血T淋巴细胞亚群的变化，Th活性下降，Ts活性明显上升，Th/Ts比值与正常孕妇接近。对于抗心磷脂抗体的研究，舒静等选用中药汤剂，连续服用2~3个月，直至抗体转阴，确定妊娠后，继服中药7~10天，并用黄体酮20mg，每天1次，肌注7天，HCG 2 000 U，每天1次，肌注2周，以后减量。抗体转阴率86.9%，抗体转阴者的流产治愈率为95%。对于抗透明带抗体的研究，李大金等采用滋补肾阴、清泻虚火法，给予知柏地黄丸口服，治疗后透明带抗体水平的A值呈进行性下降趋势，直至转阴，再孕后未发现再次升高。对于封闭抗体的研究，景苏玉采用保胎Ⅰ号冲剂观察治疗前后患者血清中封闭抗体对配偶外周血T淋巴细胞CD3、CD4及CD8抗原反应的变化，结果表明，治疗后抗CD3、抗CD8明显增高，抗CD4/CD8下降，与白细胞免疫治疗结果相似。对于免疫细胞的研究，抑制性T细胞（Ts细胞）的调节作用加强，可保护胚胎免遭排斥。李恩棠用养血安胎冲剂防治习惯性流产，并观察Ts细胞活性变化。结果获子率为 98.0%，习惯性流产患者孕早期 Ts 细胞活性低于各对照组，经治疗，Ts 细胞活性于孕中期明显上升。

夏桂成治疗流产特别强调心-肾-子宫生殖轴对于妊娠的影响。他认为心在生殖生理的活动过程中的意义关键是"主神明"的功能，而神明活动是在心肾相交、阴阳既济中得以实现的。提出心肾升降交合与子宫的胞脉胞络紧密联系在一起，而心肾互相交合的场所则在子宫。子宫的藏泻，实际上是建立在心肾交济的基础之上。子宫藏精卵，生长发育自然与神的宁静有关。所以当心神不宁，心肾失济，则会使胎元不固，甚则发为流产之疾。具体治疗多采用补肾养血法，宁心安神法，健脾和胃法，强调防重于治及逐月养胎。防治方面，须注意到"3、5、7"数的时期，即孕后 50 天、70 天及 3 个月、5 个月、7 个月的时期。此期间易于流产，宜加强补肾安胎，绝对卧床休息及进行心理疏导，以安度危险期。逐月养胎具体为 1～2 个月以肝为主养胎，3～4 个月以手厥阴心包经与手少阳三焦经为主养胎，5～6 个月以脾胃为主养胎，7～8 个月以肺经为主养胎，9～10 个月以肾为主养胎。

梁宏正等治疗先兆流产，热扰冲任迫血妄行者用清热益阴安胎法，药取生地、白芍、茜根、苎麻根、大小蓟、女贞子、墨旱莲；气虚血亏损胎元者治宜举元固摄安胎法，方由黄芪、升麻、党参、白术、熟地、桑寄生、蕲艾、怀山药组成；肾元大亏难系胎者，宜固肾益精安胎法，方由菟丝子、桑寄生、杜仲、山萸肉、川续断、阿胶、鹿角霜、怀山药、血余炭组成；闪挫跌仆伤胞胎者法宜补气和血安胎，药用黄芪、白术、人参、阿胶、艾叶炭、白芍等。

杨葆稚分 3 型辨证治疗先兆流产 300 例，肾阴不足型滋补肾阴为主，兼以调肝清热，药用桑寄生、枸杞子、生地、白芍、太子参等，冲任损伤型滋补荣养冲任，强肾固胎，可选用菟丝子、桑寄生、川续断、杜仲、怀山药等，保胎成功率为 82%。其中，肾阴不足型疗效较优于肾阳不足型，孕期基础体温 37.0℃以上者，疗效较好，37.0℃以下者成功率低，低于 36.8℃者几乎均堕胎或胎儿停止发育，月经初潮在 14 岁以前者疗效优于 14 岁以后者。提示：①胎孕根于肾气；②妊娠黄体功能对早孕有较大影响；③任主胞胎；④中药安胎疗法有效安全。

对于子宫内膜异位症（EMT）所致流产，王宁认为肾虚阳衰，恶血凝集，气血运行失度，离经之血，聚结成癥，致冲任失调，氤氲受阻，胎元失固为其病机，EMT 可致局部细胞免疫功能改变，使卵巢黄体功能不健，盆腔中吞噬细胞和白介素-1 升高，使处理精子能力提高，影响精卵结合，EMT 自然流产患者体内 EMAb 显著增高，活血化瘀类中药如桃仁、当归等抑制抗体生成，蒲黄可抑制巨噬细胞吞噬功能，调整异常的免疫功能，温肾之肉桂、淫羊藿等可促进吞噬细胞受体活性，显著提高单克隆抗体。采用温肾化瘀法治疗 32 例，血清抗子宫内膜抗体迅速转阴，妊娠生育率为 88.2%。

依据症状特点不同，自然流产可分为先兆流产、难免流产、稽留流产、习惯性流产等类型。

【病因病机】《诸病源候论》中有："胞漏者……，冲任气虚则胞内泄漏。""胎动不安者，多因劳役气力，或触冒冷热，或饮食不适，或居处失宜"，胎死不下"或因惊动扑倒，或染瘟疫伤寒，邪毒入于胞脏，致令胎死"等论述。胎漏、胎动不安、堕胎、小产、滑胎、胎萎不长、胎死不下等，病因主要有母体因素和子体因素两方面。子体因素指夫妇精气不足，胎元禀赋薄弱，胎不成实，胎元不固而为病；母体因素指母体肾虚、气血虚弱、血热等因素，禀赋素弱，先天不足，或孕后房事不节，均致肾气虚弱，冲任二脉根于肾，肾虚冲任失和而胎元不固；或素体不足，饮食失节，劳倦太过，思虑过度，病后体虚致脾胃虚弱，气血乏源，不能载胎养胎；或素体阳盛，过食辛辣燥热，过服误服辛热药品，外感热邪，恚怒抑郁化火，及素体阴虚，失血伤阴，精血亏耗致阳盛内热或阴虚内热，热扰冲任血海伤胎元；或孕后不慎，劳力过度，跌仆闪挫，伤及冲任，伤动胎气而生本病。气血不足，不能促胎外出；瘀血内阻，碍胎排出，令胎死不下。

肾为先天之本，元气之根。《难经》云："肾有两脏，其左为肾，右为命门，命门者谓精神之所舍，男子以藏精，女子以系胞。"脾胃为后天之本，气血生化之源，气以载胎，血以养胎，肾虚者根怯，脾虚者本薄，脾肾不足是本病的重要病机。

西医妇产科学认为，引起妊娠流产的病因十分复杂，50％以上早期自然流产由于胚胎染色体异常所致，而黄体生成素（LH）升高和多囊卵巢综合征（PCOS）亦可能为自然流产的重要原因，1992年高桑好一把临床常见的病因进行了归纳整理，认为引起妊娠流产的病因除遗传学异常、内分泌、感染、解剖畸形等原因外，在不明原因的流产中，免疫因素引人注目，此外，不孕症治疗后的早期流产与生化妊娠、卵巢过度刺激、年龄、流产史、基础体温、培养物等多种因素有关。此外，环境因素的影响不可忽视。过多接触放射线和砷、铅、甲醛、苯、氯二丁烯、氧化乙烯等化学物质，均可能引起流产。

目前，关于习惯性流产的报道众多，随着从免疫学角度研究的日益深入，有认为与习惯性流产有关的免疫异常有：母体封闭抗体少、夫妇组织相容性抗原（HLA）高、抗精子免疫、抗磷脂抗体、血型抗原作用、抑制细胞缺乏等。上海医科大学妇产科学研究所分析：抗磷脂抗体、血型抗体参与引起继发性流产而与原发性流产无关，精子抗体可能与反复自然流产的发生及发展无关。

目前国内外最新的研究表明原因不明复发性流产所表现的母-胎界面免疫耐受异常与人类组织相容性白细胞抗原（HLA）调节异常及自然杀伤（NK）细胞、淋巴细胞、巨噬细胞和树突状（DC）细胞等多种免疫职能细胞的功能异常、细胞凋亡以及细胞因子表达异常等多因素有关。

检测脾肾两虚、气血两虚型患者治疗前后免疫球蛋白水平，结果表明，脾肾两虚型患者免疫功能低于气血两虚型患者。证实了肾主生殖，胞脉者系于肾，脾为气血生化之源，胞赖以养，脾肾充盛，方可载胎养胎；补脾肾，益气血的中药可增强机体免疫功能，流产与免疫因素关系密切，补肾健脾方药治疗该病，临床疗效满意。

【诊断与鉴别】

一、诊断要点

（一）病史
停经史、早孕反应或反复流产史。

（二）临床表现
1. 先兆流产（threatened abortion） 妊娠28周以前先出现少量阴道流血，常为暗红色或血性白带，无妊娠物排出，随后出现阵发性下腹痛或腰背痛。经休息及治疗后症状消失，可继续妊娠。

2. 难免流产（inevitable abortion） 指流产不可避免，多由先兆流产发展而来，阴道出血量增多，阵发性下腹痛加重，或出现阴道流液（胎膜破裂）。可有部分妊娠物排出。

3. 不全流产（incomplete abortion） 妊娠部分排出体外，尚有部分残留于宫腔内，均由难免流产发展而来。

4. 完全流产（complete abortion） 妊娠物已全部排出，阴道流血逐渐停止，腹痛逐渐消失。

流产的3种特殊情况：

1. 稽留流产（missed abortion） 胚胎或胎儿已死亡滞留宫腔内未能及时自然排出者。典型表现为早孕反应消失，有先兆流产症状或无任何症状，子宫不再增大反而缩小。若已到中期妊娠，孕妇腹部不见增大，胎动消失。

2. 习惯性流产（habitual abortion） 自然流产连续发生3次或3次以上者，每次流产多发生于同一妊娠月份，其临床经过与一般流产相同。

3. 流产合并感染（septic abortion） 流产中，若阴道流血时间长，有组织残留于宫腔内或非法堕胎，有可能引起宫腔感染，常为厌氧菌及需氧菌混合感染，严重感染可扩展至盆腔、腹腔甚至全身，并发盆腔炎、腹膜炎、败血症及感染性休克。

（三）妇科检查

先兆流产者子宫颈口闭，子宫大小与停经月份符合；难免流产者宫颈口已扩张，或在颈口内见羊膜囊堵塞，子宫与停经月份相符或略小；不全流产者宫颈口已扩张，不断有血液自宫颈口流出，有时可见胎盘组织堵塞于宫颈口，或部分妊娠产物已排出于阴道内，子宫小于停经月份。完全流产者宫颈口闭，子宫接近正常大小。稽留流产者子宫颈口闭，子宫较妊娠月份小2个月以上，质不软。

（四）辅助检查

1. B型超声检查 对疑为先兆流产者，根据妊娠囊的形态，有无胎心搏动，确定胚胎或胎儿是否存活，以指导正确的治疗方法。若妊娠囊形态异常或位置下移，预后不良。不全流产及稽留流产均可借助B型超声检查协助确诊。

2. 妊娠试验 血 β-HCG 定量测定，正常妊娠6～8周时，其值每日应以66％的速度增长，若48小时增长速度<66％，提示存在妊娠预后不良。绒毛膜促性腺激素（HCG）低于正常或<625IU/L，血清胎盘催乳素（HPL）在妊娠5～10周时≤0.01mg/L，早孕时血清雌二醇（E_2）<740pmol/L，尿24小时孕二醇<15.6μmol时提示将要流产。

二、鉴别

1. 子宫肌瘤 子宫多增大，可有淋漓出血或月经不规则，易与流产相混淆，可通过妊娠试验、停经史、早孕反应、B超检查等明确诊断。

2. 异位妊娠 有停经史和早孕反应，妊娠试验阳性，易与流产相混淆，而腹痛常为宫外孕患者主要症状，急性宫外孕破裂时突感一侧下腹撕裂样疼痛，甚由腹腔内出血而休克，陈旧性宫外孕阵发性腹痛，阴道不规则流血，低热，B超检查可见宫腔内无妊娠，宫外有妊娠囊块。

3. 葡萄胎 有停经史，早孕反应较重，妊娠试验阳性，子宫增大质地软，易与流产相混淆。但本病患者子宫多大于同期妊娠者，妊娠超过12周HCG水平仍高，超声检查有葡萄胎的特征，无胚囊、胎儿影像。

【辨病论治】 采用辨病与辨证相结合的方法治疗疾病，在临证中每获良效。流产的诊断，依据停经史、早孕反应、腹痛、阴道流血、组织物排出等症状及相关检查而确诊，根据诊断要点为某种类型流产予以辨病论治。

1. 滋肾育胎丸（《中国百年百名中医临床家丛书·罗元恺》）

组成：吉林参、党参、白术、菟丝子、桑寄生、川续断、阿胶。

功效：补肾健脾，固气养血，用于胎漏、胎动不安、滑胎的治疗。

2. 安胎防漏方（班秀文方）

组成：菟丝子 20g，覆盆子 10g，杜仲 10g，杭白芍 6g，熟地 15g，党参 15g，炒白术 10g，炙甘草 5g。

功效：本方适用于肾虚、气血两虚证。

3. 止血安胎膏（天津中医药大学第二附属院方）

组成：桑寄生、当归、白芍、熟地、川芎、阿胶、艾炭、棕榈炭、白术、续断、苎麻根、黄芩、炙甘草。

本方有养血止血，固肾安胎之功。每次 15～30g，口服，每日 3 次。适用于习惯性流产。

【急症处理】 难免流产见阴道大量出血，腹痛加剧，面色苍白，呼吸短促，或神识昏迷，大汗淋漓时，应予以输血补液、抗休克等抢救措施。

【辨证论治】

一、辨证要点

先兆流产：辨证重在阴道下血的色、质。一般而言，血色淡红，质稀薄者属虚；色鲜红，质稠者属热。另应详查兼症、舌脉，若伴有腰酸，腹坠痛，头晕耳鸣，小便频数，夜尿多甚至失禁，或屡次堕胎，舌淡苔白，脉沉滑尺弱者，即为肾虚；伴有腰腹胀痛或坠胀，神疲肢倦，面色㿠白，心悸气短，舌淡苔白，脉细滑者，为气血虚弱；若伴心烦不安，手心烦热，口干咽燥，潮热，小便黄短，大便秘结，舌质红，苔黄而干，脉滑数或弦滑者，为血热证。

难免流产、不全流产及稽留流产者，主要据阴道流血的量、色、质和伴见的全身症、舌脉，明辨虚实而治之。如稽留流产，虚者多伴阴道出血色淡或无出血，神疲懒言，食欲不振，舌淡黯苔白腻，脉虚大而涩，因气血虚弱，运行无力，死胎不能自下而致。瘀者多伴阴道出血色紫黑，有血块，伴小腹疼痛，口气恶臭，面色青黯，口唇色青，舌紫黯，脉沉涩，为胎死血瘀之象。

习惯性流产：屡孕屡堕，甚或应期而堕，若伴腰膝酸软，精神委靡，夜尿频多，舌质淡嫩苔薄白，脉沉弱，证属脾肾两虚；兼多梦，心烦咽干，大便燥结，舌质红少苔，脉细数，为阴虚之候。

二、治疗原则

针对不同类型流产的病机，分别确立相应的治疗原则。

先兆流产：安胎为主。虚则补之，热则清之。肾虚者固肾安胎，气血虚弱者补益气血，血热者滋阴清热，跌仆损伤者补气和血。

难免流产：去胎益母。逐瘀去胎，或刮宫、引产，或按产科处理。

不全流产：去胎益母。同难免流产。

完全流产：一般不需特殊处理。

稽留流产：治宜下胎。或益气养血、活血下胎，或活血行气、祛瘀下胎。

习惯性流产：注重孕前调理，排除男方因素。不属器质性病变者，治宜补肾、健脾、养血、固冲。

三、分证论治

（一）先兆流产

1. 肾虚证

（1）临床见证：妊娠期，阴道少量出血，色黯淡，腰膝酸软，腹痛坠胀，伴头晕耳鸣，小便频数，舌体胖嫩，边有齿痕，苔薄白，脉沉弱滑。

（2）辨证依据

1）妊娠期阴道少量出血，色黯淡，腰酸腹坠痛。

2）头晕耳鸣，小便频数，舌淡苔白，脉沉滑尺弱。

3）素体肾虚或房劳产众病史。

（3）治法与方药

治法：固肾安胎，佐以益气。

1）寿胎丸（《医学衷中参西录》）

组成：菟丝子、桑寄生、续断、阿胶。

本方为益肾填精，固冲安胎之剂。胞宫系于肾，冲任二脉起于胞中，肾藏精，精血同源，补肾固冲，养血安胎之品共用而奏效。

偏阳虚者，可加用杜仲、巴戟天、党参、山药等温补脾肾。

2）徐氏安胎饮（《中国百年百名中医临床家丛书·徐志华》）

组成：桑寄生10g，当归10g，白芍10g，川续断10g，苎麻根12g，杜仲10g，阿胶10g，炒艾叶3g，菟丝子10g，甘草6g，生地12g，黄芪12g，党参12g。

本方补肾固冲安胎，对气血亏虚、脾肾不足，以致冲任不固，不能摄血安胎引起的先兆流产甚宜。

2. 气血虚弱证

（1）临床见证：妊娠期阴道少量出血，色淡红质稀薄，或伴腰酸腹痛坠胀，神疲倦怠，心悸气短，动则汗出，面色㿠白，舌质淡，苔薄白，脉细滑。

"胎之所养，本乎气血。"气以载胎，血以养胎，气血虚弱，胎元失固，致胎漏、胎动不安；化源不足，无以奉心化赤，故下血色淡红质稀薄；中气不足失于旁达升举，则神疲肢倦、小腹坠胀；心失所养故心悸怔忡，余均气血不足而致。

（2）辨证依据

1）妊娠期阴道少量出血，色淡红质稀薄。

2）神疲肢倦，心悸气短，面色㿠白，舌质淡，苔薄白，脉细滑。

3）素体虚弱，或有饮食、思虑、劳倦太过伤脾病史。

（3）治法与方药

治法：补气养血，固肾安胎。

1）胎元饮（《景岳全书》）

组成：人参、当归、杜仲、白芍、熟地、白术、陈皮、炙甘草。

气虚则提摄不固，血虚则灌溉不周，脾胃为气血生化之源，故本方用人参、白术、炙甘草益气健脾，白芍、熟地、陈皮养血理气，杜仲固肾安胎。证见偏气虚、血虚重者，可分别酌加黄芪、阿胶等味，其效可期。

2）举元煎（《景岳全书》）

组成：人参、黄芪、白术、升麻、炙甘草。

补气摄血，固肾安胎之剂。人参、黄芪、白术、炙甘草补中益气，升麻助之升阳举陷，气升则血升，成固摄之功，亦可加炮姜、焦艾、乌贼骨温经止血。

现代研究证实，当归有抗贫血作用，对子宫功能有双向调节作用；白芍能够抑制子宫平滑肌收缩，均可对子宫、胎盘功能起到良好的调整效果；当归、川续断可抗维生素 E 缺乏；菟丝子、川续断中锌、锰含量很高，维生素 E 及微量元素与自然流产关系亦见诸报道。以上补肾、健脾、养血、益气中药对机体免疫系统功能有明显的促进作用，可积极有效地防止自然流产的发生。

3. 血热证

（1）临床见证：妊娠早期阴道下血，色鲜红，或腰腹坠胀作痛，伴心烦少寐，渴喜冷饮，尿黄便结，或潮热、口干咽燥，舌质红，苔黄，脉滑数。

（2）辨证依据

1）妊娠早期阴道下血，色鲜红或深红，或腰腹坠胀作痛。

2）心烦少寐，口干咽燥，舌质红，苔黄，脉滑数。

3）阳盛内热、肝郁化火、失血阴虚病史。

（3）治法与方药

治法：凉血安胎，或滋阴清热，或清热泻火，或疏肝清热。

1）保阴煎（《景岳全书》）

组成：生地、熟地、白芍、山药、续断、黄芩、黄柏、甘草。

2）青海丸（《傅青主女科》）

组成：熟地、白术、白芍、玄参、桑叶、山茱萸、炒山药、丹皮、地骨皮、沙参、石斛、麦冬、炒五味子、龙骨。

诸药配合，共奏滋阴降火，清宁血海之功，邪去而胎安。

3）加味阿胶汤（《医宗金鉴》）

组成：阿胶、艾叶、生地黄、白芍、杜仲、白术、黑栀子、侧柏叶、黄芩。

全方有清热凉血，止血安胎之效。

4. 血瘀伤胎

（1）临床见证：妊娠期外伤后阴道下血，腰酸腹坠胀，或腰腹疼痛不适，或因病而妊娠后阴道下血，色黯红，腹满，皮肤粗糙，口干不思饮，舌质黯红有瘀斑，苔白，脉沉涩；或误服毒物伤胎，见孕后阴道出血，色红质如常，腰腹疼痛，甚或肢厥，面色青白，舌脉如常或舌质黯脉沉弱。

（2）辨证依据

1）妊娠期阴道出血。

2）腰腹不适，或腹满，皮肤粗糙，口干不思饮，或腰腹疼痛，肢厥，大汗。

3）舌质正常，脉滑无力。

4）孕后不慎起居、跌仆闪挫、过劳、素有癥病或误服毒物伤胎病史。

（3）治法与方药

治法：调气和血安胎，或祛瘀消癥安胎，或解毒安胎。

1）圣愈汤（《兰室秘藏》）

组成：人参、黄芪、当归、川芎、熟地黄、生地黄。

气血并调，气血和则胎元得其载养而自安。

2）阿胶散（《济阴纲目》）

组成：阿胶、黄芪、当归、川芎、熟地黄、芍药、艾叶、甘草。

本方以滋阴养血、补气之品双补气血，芍药、甘草酸甘化阴，缓急止痛，艾叶温经止痛，寓行滞于滋补，气血和调而胎安。

3）桂枝茯苓丸（《金匮要略》）

组成：桂枝、茯苓、芍药、桃仁、丹皮。

"有故无殒，亦无殒也"，方以桂枝温经通阳，散瘀通络，茯苓利水健脾，合芍药、桃仁、丹皮活血消癥、止血安胎，用于因癥致病者。

（二）难免流产、不全流产

1. 血瘀证

（1）临床见证：妊娠早期（3个月内）阴道出血量多，色红有块，小腹坠胀疼痛，或有胎块排出；或妊娠4～7个月，见小腹疼痛，阵阵紧逼，会阴逼胀下坠，或有羊水溢出，继而阴道下血量多，或伴心悸气短，头晕目眩，面色苍白，舌质正常，脉细滑。

（2）辨证依据

1）妊娠期阴道出血量多，色红有块，小腹坠痛或有胎块排出。

2）或妊娠4～7个月，小腹疼痛，阵紧，会阴逼坠，或有羊水溢出，继而阴道出血。

3）心悸气短，头晕目眩，脉滑或细滑。

4）禀赋素弱，胎不成实，或因故伤胎史。

（3）治法与方药

治法：活血下瘀逐胎。

1）生化汤（《傅青主女科》）

组成：当归、川芎、桃仁、炮姜、炙甘草。

2）脱花煎（《景岳全书》）

组成：当归、肉桂、川芎、牛膝、车前子、红花。

本方功能活血行气，祛瘀下胎。以行气血、温经脉之品配以车前子滑利泻下，以助下胎、去胎、益母。

3）穿山甲散（《普济方》）

组成：穿山甲、鳖甲（醋炙）、赤芍、大黄（炒）、干漆（炒令烟尽）、桂心各30g，川芎、芫花（醋炒）、当归尾各15g，麝香（另研）7.5g。

上药为末，每服3g，酒调服。

2. 脱证

（1）临床见证：堕胎、小产过程中，阴道突然大量下血不止，伴神昏，大汗，面色苍白，呼吸短促，目合口开，唇舌淡白，脉微欲绝。

（2）辨证依据

1）堕胎、小产过程中，阴道突然大量下血。

2）神昏，大汗，面色苍白，息促。

3）唇舌淡白，脉微欲绝。

（3）治法与方药

治法：益气固脱。

1）独参汤（《十药神书》）

组成：人参。

"血脱者益其气"。摄有形之血，当先固无形之气，人参具此功效。

2）参附汤（《校注妇人良方》）

组成：人参、炮附子。

本方益气回阳固脱。炮附子温肾壮阳，与补元气、宁神志之人参相须为用，可望救脱。

（三）稽留流产

1. 气血虚弱证

（1）临床见证：胎死胞中，小腹冷痛，阴道或有淡红血水或赤豆汁样物流出，神倦懒言，面色无华，舌黯淡，苔白，脉虚涩。

（2）辨证依据

1）妊娠后胎死腹中。

2）小腹冷痛，阴道或有出血。

3）神倦懒言，面色无华，舌黯淡，脉虚涩。

（3）治法与方药

治法：益气养血，活血下胎。

1）救母丹（《傅青主女科》）

组成：人参、当归、川芎、益母草、赤石脂、芥穗（炒黑）。

2）疗儿散（《傅青主女科》）

组成：人参、当归、川牛膝、鬼臼、乳香。

此方益气和血，活血下胎。救死儿之母，大补气血所以救本也，救本正所以催生矣。

2. 血瘀证

（1）临床见证：胎死腹中，小腹疼痛，阴道出血，色紫黑有块，口气恶臭，面唇青黯，舌质紫黯，脉沉涩。

（2）辨证依据

1）妊娠后胎死胞中。

2）小腹疼痛，阴道出血，色紫黑有块。

3）口气恶臭，面唇青黯，舌质紫黯，脉沉涩。

（3）治法与方药

治法：行气活血，祛瘀下胎。

脱花煎（《景岳全书》）

方见难免流产之血瘀证。

如出血多者可酌加炒蒲黄、血余炭等祛瘀止血之品。

3. 湿阻气机证

(1) 临床见证：胎死胞中不下，小腹冷痛，阴中流出黏腻黄汁，胸腹满闷，口出秽气，神疲嗜睡，苔白厚腻，脉濡缓。

(2) 辨证依据

1) 胎死胞中不下。

2) 小腹冷痛，阴中流出黏腻黄汁。

3) 胸腹满闷，口出秽气，神疲嗜睡，苔白厚腻，脉濡缓。

(3) 治法与方药

治法：健脾除湿，行气下胎。

平胃散（《太平惠民和剂局方》）

组成：苍术、厚朴、陈皮、甘草、芒硝、枳实。

本方健脾除湿，行气下胎。

(四) 习惯性流产

1. 脾肾两虚证

(1) 临床见证：屡孕屡堕连续 3 次或 3 次以上，甚或应期而堕，腰膝酸软，夜尿频多，面部黯斑，神疲肢倦，纳呆便溏，或月经不调，滑胎后又难以再孕，舌质淡嫩，苔薄，脉沉弱。

(2) 辨证依据

1) 屡孕屡堕连续 3 次或 3 次以上，甚或应期而堕。

2) 腰膝酸软，神疲肢倦，舌质淡嫩，苔薄，脉沉弱。

3) 禀赋素虚或房劳产众史。

(3) 治法与方药

治法：补肾健脾，固冲安胎。

1) 补肾固冲丸（《中医学新编》）

组成：人参、白术、大枣、砂仁、当归、熟地、枸杞子、阿胶、鹿角霜、杜仲、菟丝子、巴戟天、续断。

2) 寿胎丸（《医学衷中参西录》）

方见先兆流产之肾虚证。

本方补肾养血，使肾气充，精血足。尚可加用党参、黄芪、白术等益脾补气之品。

3) 育肾健脾安胎汤（《中国百年百名中医临床家丛书·蔡小荪》）

组成：菟丝子 10g，炒杜仲 12g，桑寄生 10g，川续断 12g，苎麻根 12g，炒党参 12g，云茯苓 12g，大生地 10g，炒白术 10g，苏梗 10g。

主治：脾肾两虚之滑胎。

4) 安奠二天汤（《傅青主女科》）

组成：人参、熟地黄、白术、山药、山萸肉、炙甘草、杜仲、枸杞子、扁豆。

2. 气血虚弱证

(1) 临床见证：屡孕屡堕 3 次或 3 次以上，神疲肢倦，面色㿠白，心悸气短，舌质淡，苔薄白，脉细弱。

(2) 辨证依据

1）屡孕屡堕 3 次或 3 次以上。

2）神疲懒言，面色㿠白，心悸气短，舌质淡，脉细弱。

3）素体虚弱或思虑劳倦太过，或久病耗伤气血史。

（3）治法与方药

治法：补气养血，固肾安胎。

1）泰山磐石散（《景岳全书》）

组成：人参、黄芪、当归、续断、黄芩、熟地、川芎、白芍、白术、炙甘草、砂仁、糯米。

方用补气、养血、固肾之品，使气血充沛，肾气充实，则胎可安。

2）毓麟珠（《景岳全书》）

组成：鹿角霜、川芎、当归、白芍、白术、茯苓、川椒、人参、杜仲、甘草、菟丝子、熟地。

3. 阴虚血热证

（1）临床见证：屡孕屡堕连续 3 次或 3 次以上，心烦多梦，口干咽燥，潮热盗汗，舌质红，少苔，脉细数。

（2）辨证依据

1）屡孕屡堕 3 次或 3 次以上。

2）心烦多梦，口干咽燥，潮热盗汗，舌质红，少苔，脉细数。

3）素体阴虚，失血伤阴或久病，多产史。

（3）治法与方药

治法：滋阴清热，凉血安胎。

1）保阴煎（《景岳全书》）

方见先兆流产之血热证。

2）加减一阴煎（《景岳全书》）

组成：生地、熟地、白芍、知母、麦冬、地骨皮、甘草。

本方亦滋阴养血清热剂，可供临证选用。

3）加味三青饮（《裘笑梅妇科临床经验选》）

组成：冬桑叶、青竹茹、丝瓜络炭、熟地、山药、杜仲、菟丝子、当归身、白芍。

【其他疗法】

一、针灸疗法

取穴：合谷、三阴交、关元。

刺法：以泻法为主，每日 2 次。

方义：合谷为手阳明大肠经穴，三阴交乃足太阴、足少阴、足厥阴经交会穴，功能健脾疏肝益肾，关元为任脉与足三阴经交会穴，有益肾调冲任之功，三穴相用，能促进子宫收缩，用于血瘀型难免流产。

二、饮食疗法

1. 鸡子羹（《圣济总录》） 鸡子 1 枚，阿胶、清酒、盐。将阿胶、清酒入锅中，用文火煮使阿胶烊化，打入鸡子1枚，加盐，和匀即成。上药分3次，口服。适用于血虚型先兆流产。

2. 老母鸡去内脏装糯米1碗，缝合后与当归、酒白芍、阿胶、肉桂、熟地、黄芪、党参、白术各15g，巴戟天10g，黄芩、川芎、木香各6g。同煮至肉熟，食肉喝汤，2日服完。适用于习惯性流产脾肾两虚型。

【预防与调护】

一、预防

平素适寒温，避免外邪入中，饮食调和，免伤脾胃；情志舒畅，忌过劳，维护五脏和调，血气安和；注重平素预防，忌房事，慎起居，以防跌仆损伤，避免流产发生。

二、调护

有流产病史者孕后宜保持心情愉快，勿操劳过度，给予患者必要的安慰、鼓励，以免除其思想负担，治疗用药谨遵妊娠禁忌。

【疗效判定】

一、先兆流产

临床痊愈：治疗后阴道出血停止，腹痛消失，子宫大小与孕周相符，B超检查胚胎发育正常，基础体温保持黄体期水平。

显效：治疗后阴道出血停止，腰酸腹痛明显改善，子宫大小与孕周相符，B超检查胚胎发育正常。

有效：治疗后阴道出血停止，腹胀痛、腰酸坠痛症状有所改善，子宫大小与孕周相符，B超检查胚胎发育正常。

无效：治疗后，出血、腹痛、腰酸痛同前或加重，甚至流产。

二、习惯性流产

治愈：正常分娩。
未愈：仍堕胎小产。

（王宝丽　曹立幸）

参 考 文 献

1. 罗颂平，张玉珍. 自然流产的免疫性因素与中医药治疗. 中国医药学报，1996，11（4）：27-31.

2. 刘润侠. 中药治疗母儿血型不合引起反复流产32例. 陕西中医，2002，23（5）：393-394.

3. 舒静. 中西医结合治疗抗心磷脂抗体阳性反复早期自然流产临床观察. 中国中西医结合杂志，2002，22（6）：414-416.

4. 李大金. 免疫异常增高型反复流产的中西医结合治疗. 中国中西医结合杂志，1997，17（7）：390-392.

5. 景苏玉. "保胎Ⅰ冲剂"提高反复自然流产患者免疫功能的临床观察. 上海中医药杂志，2002，（9）：23-24.

6. 李恩棠. 养血安胎冲剂治疗习惯性流产及对短寿命抑制性T细胞的影响. 中国中西医结合杂志，

2000, 20 (4): 248-250.

7. 谈勇. 夏桂成（中国百年百名中医临床家丛书）. 北京：中国中医药出版社，2001：165-167.

8. 梁宏正. 梁剑波治疗先兆流产四法. 浙江中医杂志，1994，29（5）：194-197.

9. 杨葆稚. 辨证治疗先兆流产300例. 中医杂志，1996，37（1）：36-38.

10. 乐杰. 妇产科学. 6版. 北京：人民卫生出版社，2008.

11. 林其德，邱丽华. 原因不明复发性流产与母-胎界面免疫耐受. 中华妇产科杂志，2006，41（3），145-147.

12. 罗元恺，罗颂平. 罗元恺（中国百年百名中医临床家丛书）. 北京：中国中医药出版社，2001：118-119.

13. 肖承悰，贺稚平. 现代中医妇科治疗学. 北京：人民卫生出版社，2004：252.

14. 张锡纯. 医学衷中参西录. 河北：河北人民卫生出版社，1957：258-259.

15. 梁文珍. 徐志华（中国百年百名中医临床家丛书）. 北京：中国中医药出版社，2001：184-185.

16. 张介宾. 景岳全书. 上海：上海科学技术出版社，1959.

17. 马宝璋. 中医妇科学. 上海：上海科学技术出版社，2006.

18. 张玉珍. 新编中医妇科学. 北京：人民军医出版社，2001.

19. 牛兵占. 中医妇科名著集成. 北京：华夏出版社，1997：433-434.

20. 张玉珍. 中医妇科学. 北京：中国中医药出版社，2007.

21. 欧阳兵. 傅青主女科. 北京：人民卫生出版社，2006.

22. 黄素英. 蔡小荪（中国百年百名中医临床家丛书）. 北京：中国中医药出版社，2002：98.

23. 赵正山. 十药神书注解. 福州：福州科学技术出版社，1982：15.

24. 高春媛，陶广正. 中医当代妇科八大家. 北京：中国古籍出版社，2001：134，273.

25. 徐丙兰，钱俊华. 古今中医妇科病辨治精要. 北京：人民军医出版社，2007：371.

第六节 妊娠心烦

受孕之后，出现心惊胆怯，烦闷不安，抑郁不乐，甚或心烦懊恼，躁闷易怒等临床表现，称妊娠心烦。历代医籍又称"子烦"，亦称"妊娠子烦"，"妊娠烦躁"等。

妊娠心烦始见于隋代巢元方《诸病源候论·妊娠子烦候》，有"以其妊娠而烦，故谓之子烦也"之论，并提出"脏虚而热，气乘于心"及"停痰积饮在于心胸，其冷冲心"是本病的病因病机。唐代孙思邈《备急千金要方·妊娠诸病》及昝殷著《经效产宝》均认为"妊娠常苦烦闷"为妊娠心烦的主症，主以清化痰饮，除烦安胎的"竹沥汤方"，开创了论治妊娠心烦之先范。

宋代陈自明《妇人大全良方》将"妊娠子烦"与"妊娠烦躁"区分而论，却认为二者"大同小异"，并从内因发病观提出"脏腑不调，气血不和"以致"心惊胆寒"，"内热乘于心脾"是妊娠心烦的病机所在。明代薛己发挥陈自明之说，将本病病因分为内热、气滞、痰饮、气郁及脾胃虚弱，其论治为后世众家所宗，如武之望《济阴纲目》及肖赓六《女科经纶》等。

宋代严用和《济生方》论妊娠心烦缘于"由母将理失宜，七情伤感，心惊胆怯而然"，或"缘恣情饮食，因食桃梨李羊鸡面鱼腥毒物"，注重从心理和饮食的角度认识本病的发生，突破了巢氏病因之说。

明代万全《万氏女科》论"子烦之证，皆属于热，有虚有实是胎热所为"，张介宾

《景岳全书》则进一步阐发曰："胎气有热而不安者，其证必多烦，或渴或躁"，清代《医宗金鉴·妇科心法要诀》亦认为子烦"由胎中郁热上乘于心"而致，从而确立了本病的内热病机认识。

外感热邪上受，扰动心神，则是妊娠心烦的致病外因，唐代《备急千金要方》载"徐之才逐月养胎方"，论孕四月外感风寒或热邪可致"心烦不安"，明代李梴《医学入门》认为受胎"应天令五六月间，君火大行"乘肺以致烦躁。至清代陈文昭《陈素庵妇科补解》"烦出于心，心主火，更加客热乘之故烦躁"之论，主清热凉血则烦闷自除的治疗法则，丰富了本病的病因学和治法论，自清代温病学派盛行至今，凡妊娠心烦一症因于外感邪热扰动胸膈甚入营血，出现心烦或烦躁者，可归于伤寒或温病之范畴。故陈文昭之论，颇值今鉴。沈金鳌《妇科玉尺》则以素体禀赋与妊娠的特点，从内因与外邪的两感论分析本病成因，认为"平素有火之人，内外之火相感而作烦躁闷乱不安者，名曰子烦"，拓展了对本病的病因病机认识。

清代阎纯玺《胎产心法》从《诸病源候论》之说，以"心肺虚热"或"积痰于胸"立论，《沈氏女科辑要》则概括"子烦病因，曰痰曰火曰阴亏"，实要言切合临床。

晚清唐宗海《血证论·胎气》提出："子烦者，血虚也。血者心之所主，血足则心不烦"，认为胎热与心火相合，"火扰其心，是以虚烦不能眠"，从血虚立论，丰富了子烦的病因病机说。

妊娠心烦可出现某些并发症，历代医家如明代陈自明《妇人大全良方》，李梴《医学入门》及清代肖赓六《女科经纶》，阎纯玺《胎产心法》等记载妊娠心烦可并发妊娠呕吐，"甚则胎动不安"，这对把握"子烦"病程转归，至今仍有重要的临床指导意义。

近代中医对妊娠心烦的理论探讨及临床经验报道均较少见，论治基本相同，即多以"阴虚"，"痰火"，"肝郁"分型论治，如《中医妇科学》提出阴虚和痰火两型，以"无热不成烦"，"因孕而烦乃为胎热上乘之故"，治疗分虚实而论。《实用中医妇科学》增"肝郁化火"证型，治法上宗"清热除烦为主"，阴虚者佐以养阴，痰火者伍以涤痰，肝郁者辅以疏肝，可资临床参考。临床报道有将本病与子悬合论者，有以子烦常并见于妊娠呕吐或胎动不安及子痫等妊娠诸病中施治者，正如哈荔田云："子烦表现，症状多端，非止烦闷懊恼者出"（《哈荔田妇科医案医话选》），哈荔田报道了子烦因气郁化火成子痫先兆案例，立法以泻肝息风，滋阴凉血，清热化痰而遣方用药获效；《朱小南妇科经验选》报道妊娠心烦恶阻呕吐及"子悬"案例均出现心烦或心烦急躁的主要症状，实寓"子烦"病证于案中。刘洪祥《妇科医案》报道"子烦"因胃阴不足，胎热上乘所致案而又复兼有子嗽并发之例。均从临床实践中验证"妊娠心烦"与"恶阻"，"子悬"，"子痫"间的联系，为本病的辨证论治提出了新的思路。

可见，仅从外感六淫来探讨妊娠心烦在目前的中医妇科学范围几无涉及，重视内因发病之情志因素及孕妇体质等相关因素与本病证的相互机制，对于防治本病均有现实的临床意义。

西医学尚无妊娠心烦的病证名，在妊娠呕吐、妊娠合并心脏病及妊娠高血压综合征出现心悸，甚或意识障碍的神经精神症状，可供"子烦"诊断和鉴别时参考。

【病因病机】 火热乘心，神明不宁为子烦的主要病机。火有虚火、痰火、肝火等之不同。万全云："子烦之证，皆属于热，有虚有实。"妊娠心烦，多由阴虚内热及痰热上扰所致，亦有肝郁化热化火者。阴虚内热又有肺胃阴虚和肾阴亏虚，水不济火以致内热扰心及心火内炽者，或因血虚而心神失主，复因胎孕而耗血、热扰心神者。肝郁也有肝气不舒及气郁化火之别。中气不足，升降纳运乏力，化源匮乏，心失所养也可致子烦。而痰热内扰胸膈则有因于外热与内饮、痰湿相合为患，或痰湿化热或素有痰热因孕而烦。总之，热、瘀、痰、虚为"子烦"之因，也为"子烦"兼变"恶阻"、"胎动不安"甚或"子痫"之理。

"子烦"是妊娠中期出现的症状，从妊娠生理及病机的相关联系探讨本病，可深化对本病的认识。注重安胎及宁神治法在本病的相关治疗作用，对确保妊娠期母子的安全与健康，有积极的意义。

【诊断与鉴别】

一、诊断要点

孕期以心惊胆怯、心胸烦闷、抑郁不乐甚或烦躁不安等为主要临床表现，则本病诊断基本成立。

二、鉴别

妊娠期间出现烦闷不安时，须与以下有心烦不安症状的病证鉴别。

1. 妊娠恶阻　可兼心烦懊恼。但本病现有恶闻饮食，因孕而见厌食呕恶之主症，多无烦闷之候，即有也多轻浅，可资鉴别。

2. 胎气上逆　即子悬，因胎孕而胸胁胀满为主症，或兼烦躁不安，是因胀满而烦，其胸胁胀满为胎气上逆必见之症。

【辨证论治】

一、辨证要点

本病辨证，首当辨虚实。痰热、肝郁属实证。一般"有痰饮而烦着，呕吐涎沫，恶闻食气，烦躁不安"。因于肝郁者则多由七情郁怒，情志不畅，气郁而烦闷不安。若舌苔厚腻或黄腻，口干不欲思饮多为痰热内阻之证；而情绪不安，懊烦易怒，脉弦有力则多属肝郁见证。阴虚或脾胃气虚属虚证。阴虚子烦有潮热、咽干或口干舌燥、舌红少苔、脉细数之阴虚与内热的见证。若舌淡唇淡则属气血不足，此"子烦者，血虚也"，可兼失眠。纳呆乏力、舌淡苔白或腻属脾胃气虚，化源不足以奉心而烦。其次辨病势。阴虚则阳热内亢，虚则胸中烦热而不安属病轻；躁而烦乱、手足动而不宁属病笃。再辨证候。阴虚而烦者，烦而不满；痰火而烦者，胸多烦满。

二、治疗原则

治病必求其本，以养阴清热除烦为治疗妊娠心烦的常法。养阴则有滋阴与养血之异；清热降火须分君（心）相（肝胆）之火而治之有别；尚有因于痰火而当清热涤痰；因于心理因素、情志失调又应将疏肝解郁与心理调适相结合。了解子烦有无胎动不安和（或）子痫征兆，注重养胎、安胎、平肝诸法与子烦论治的相互联系，不失为完善本病治则之一环节。

三、分证论治

1. 阴虚内热证

（1）临床见证：妊娠心中烦闷，或心惊胆怯，坐卧不安，颧红或唇赤，午后或入夜潮热，口干咽燥，渴不多饮或饮不解渴，小便短黄，舌红少苔或苔薄黄而干，脉细数而滑。

阴虚之体因孕而阴血愈亏，阴虚阳亢，内热扰心，神明不宁故烦，心神失藏则心惊胆怯，坐卧不安；虚火上炎则颧红、唇赤、潮热咽燥；阴亏而津液损伤故口干，小便短黄；津不上承可见渴不多饮或饮而不解渴；阴虚内热，则舌红少苔或苔薄黄，脉细数而滑。阴愈亏则舌愈红而苔愈少甚无苔，内热愈亢则苔愈黄而干，而滑脉则为妊娠之兼见脉象。

（2）辨证依据

1）妊娠期间出现心中烦闷不安，或心惊胆怯不宁。

2）颧红潮热，口干溲黄，舌红少苔，脉细数。

3）素体阴虚或阴血亏损病史。

（3）治法与方药

治法：滋阴清热，安神除烦。

1）人参麦冬散（《妇人秘科》）

组成：人参、麦冬、茯苓、黄芩、知母、生地、竹茹、炙甘草。

原方主治孕妇子烦病心惊胆怯，终日烦闷不安属阴虚火热证者。

方中人参益气生津，合麦冬、生地之甘寒以养阴而生津，配知母、黄芩、竹茹以清心泄热而除烦，佐甘草以甘缓而调中，全方有养阴清热、安神除烦之效。阴虚甚者，方中之人参宜用生晒参或西洋参以增强养阴之功效。

2）黄连阿胶汤（《伤寒论》）

组成：黄连、阿胶、黄芩、芍药、鸡子黄。

张仲景制本方治外感邪热伤阴、阴虚内热而心中烦，不得卧。为泻南补北之名方。鸡子黄以新鲜洁净者为佳，芍药以白芍为宜。

方中黄连、黄芩清心泄热除烦；芍药、阿胶滋补肝肾，养阴济阳；鸡子黄养心益阴，共奏滋阴泻火之功。

兼懊憹者可合栀子、淡豆豉以清心除烦。口渴咽干者酌加生地、天花粉、知母以养阴清热除烦。心惊胆怯者，加龙骨（或龙齿）、云茯神以安神定志。睡眠不佳或失眠者，可加酸枣仁、柏子仁、夜交藤、制首乌以养心安神。素体肺胃阴虚见口咽干燥，干咳无痰者，合沙参麦冬汤（《温病条辨》）。兼潮热盗汗者酌加百合地黄汤（《金匮要略》）合浮小麦、五味子。若兼头晕耳鸣，腰膝酸软，多属肾阴亏虚，可酌选龟甲或龟甲胶、女贞子、墨旱莲、菟丝子以滋养肾阴。

（4）食物疗法

1）小麦百合生地汤：小麦 30g，百合 15g，生地 20g，生龙齿 15g。将小麦布包与百合、生地、生龙齿共煎，饮汤，1 日 1 剂，7～10 天为 1 个疗程。

2）百合 15g，莲子 15g，煨汤服食，1 日 1 剂。尚可配茯苓饼作餐点服。若夜间心悸而烦，宜睡前饮汤，有助于宁心安神。

2. 痰火证

（1）临床见证：妊娠期间心中烦闷，或心中胆怯，其坐卧不安，头晕胸闷，恶心呕吐，或呕吐痰涎，倦怠纳差，或素体肥胖，舌红苔黄腻，脉滑数。

痰湿内蕴，积久化热，又孕中养胎则阴易亏虚而阳易亢旺。痰热内搏，迫扰心胸，心神不宁，故心中烦闷，或心惊胆怯，坐卧不安。痰热上扰而头晕，内阻胸膈则胸闷，酝酿中焦，升降运化之机失常则恶心呕吐痰涎，脘闷纳差；苔黄腻，脉滑数为痰火内盛之候。

（2）辨证依据

1）烦闷不安，或心中胆怯，坐卧不宁。

2）咳痰或呕吐痰涎，胸闷脘痞，舌红苔黄腻，脉滑数。

3）素有痰热内蕴史，或形肥系痰湿之体。

（3）治法与方药

治法：清热涤痰，清心除烦。

1）竹沥汤（《备急千金要方》）

组成：竹沥、麦冬、黄芩、防风、茯苓。

《备急千金要方》于本方首开始痰热内扰型子烦病证之先例。原方治"妊娠常苦烦闷，此是子烦"，属痰热内扰者。方中重用竹沥以清热涤痰；合黄芩以清肺泄热；麦冬以甘寒养阴，清心除烦；茯苓利湿宁心，佐防风以胜湿，清心除烦之效。

热盛化火，痰黄而黏稠者，宜去防风，酌加浙贝母、天竺黄、栀子、竹茹。口渴咽干可酌加北沙参、石斛、玉竹以养阴生津。

2）温胆汤（《备急千金要方》）加黄芩、黄连

组成：黄芩、黄连、陈皮、半夏、甘草、生姜、枳实、竹茹、茯苓。

温胆汤治大病后虚烦不得眠，即痰热内扰所致心烦，方中陈皮、半夏、茯苓、生姜、甘草化痰理气和胃；竹茹、枳实清热降逆；更加黄芩、黄连，以清心除烦，清化痰热。适宜于子烦兼恶心、呕吐属痰热为患者。运用本方需注重安胎与顾护卫气，黄连、半夏之量当慎适，以防苦寒伐胃和辛燥动胎之弊。

呕吐甚加苏梗、藿梗以和胃化湿。心烦心悸酌加生牡蛎、生龙齿以镇心安神。纳呆食欲不振酌加白蔻仁、谷芽、麦芽、炒白术以开胃健脾。

3）清热除烦汤（《百灵妇科》）

组成：竹沥、竹茹、知母、麦冬、菖蒲、茯苓、陈皮、枳壳。

方中竹沥、竹茹清热涤痰，知母、麦冬、黄芩清热养阴，菖蒲芳化清心，茯苓、陈皮、枳壳化痰而理气，共具有清热化痰、清心除烦之功。该方化痰而不伤阴，清热而不苦泄，可谓平正之剂。如兼阴虚者可合生脉散（《备急千金要方》）以养阴益气。

（4）食物疗法

莲子 30g，生牡蛎 30g，芦根 30g，白糖一匙。将生牡蛎、芦根煎汁一大碗，去渍，加莲子同煮汤，调入白糖适量，1 日 1 剂，7～10 为 1 个疗程。

3. 肝郁证

（1）临床见证：妊娠心烦不安，善悲易怒，或心情抑郁不乐，喜太息，或目眩、咽干、口苦，或胸胁胀满，舌红，苔薄黄，脉弦滑或弦滑数。

本证多见于孕后因心理失调，情志不畅，或精神因素刺激等所致肝郁或气郁化火证，木郁而疏泄失常，肝郁化火则心烦，悲怒失常，胸胁胀满，或口苦、目眩、咽干，脉弦滑数。甚则可因肝郁化火，阳亢风动变生子痫先兆证。本证型近年有增多趋势，提示应注重孕妇的心理调适。

（2）辨证依据

1）心烦易怒，或抑郁不乐。

2）口苦咽干，目眩，胸胁胀满，脉弦滑或弦数。

3）受孕后有情志内伤（忧、怒、悲）或精神刺激史。

（3）治法与方药

治法：疏肝解郁，邪热除烦。

1）丹栀逍遥散（《内科摘要》）去当归

组成：柴胡、白芍、白术、茯苓、甘草、丹皮、栀子。

《内科摘要》中本方原名加味逍遥散，治肝郁血热之子悬或胎动不安等病证。

"木郁达之"，故方中主以柴胡疏肝解郁，白芍养血调肝，茯苓、白术、甘草健脾益气，合为疏肝解郁之逍遥散。加丹皮、栀子清热除烦。肝气条达，郁火清泄则诸症悉愈。若兼肾阴不足，见潮热盗汗，腰膝酸软者，可酌合六味地黄汤以滋水荣木。兼心胸烦热可加知母、淡竹叶、莲子心以清心除烦。头晕目眩可加菊花、钩藤、夏枯草、桑叶。胸胁胀痛可酌加炒香附、青皮、广木香、橘络或香橼皮、佛手等以疏肝行气，缓急止痛。

2）柴胡清肝散（《证治准绳》）去川芎、升麻

组成：柴胡、黄芩、黄连、栀子、当归、生地黄、牡丹皮、甘草。

《证治准绳》以本方治阴虚火燥型唇裂。

方中主以柴胡疏肝解郁，黄芩、黄连、栀子、丹皮清热泻火，除烦安胎，生地、当归清热养阴、补血活血，二药甘寒与甘温相济则无温燥之弊，佐甘草清热而调和诸药，共奏疏肝解郁，清热除烦之功。本方清热泻火之功较丹栀逍遥散优，肝郁而里热甚者尤宜。若兼有脾胃虚弱证候者，方中黄芩、黄连应酌情减量，以防苦寒伐胃。

（4）食物疗法

鲜青果 30g，猪肚洗净 1 具，糯米适量，食盐或食糖适量。

将鲜青果洗净装入洗净猪肚内，加入适量糯米，适量清水，武火煮沸，再文火炖熬至猪肚熟透后，加入少许葱再煮 3～5 分钟后，调入食盐或糖，分服。

4. 脾虚证

（1）临床见证：妊娠心中虚烦不安，心悸惊惕，神疲乏力，胸闷纳呆，舌质淡，苔白或白腻，脉濡滑。

素体脾胃虚弱，生化乏源致气血不足，心失濡养，心神不宁则心中虚烦不安，心悸惊惕；脾气虚则神疲乏力，运化不力则纳呆；气机阻滞，痰湿内生则胸中满闷。其舌脉均为脾虚之象。

（2）辨证依据

1）虚烦不安，心悸惊惕。

2）神疲乏力，纳呆，舌淡，苔白或腻，脉滑数。

3）素体脾胃虚弱和（或）消化功能不良。

（3）治法与方药

治法：健脾益气，和胃除烦。

1）六君子汤（《校注妇人良方》）加苏梗、栀子

组成：人参、白术、茯苓、甘草、陈皮、半夏、苏梗、栀子。

《校注妇人良方》用本方治脾胃气虚兼寒湿所致食少腹泻，呕恶便溏。

2）归脾汤（《济生方》）

组成：人参、白术、黄芪、当归、龙眼肉、酸枣仁、茯神、远志、木香、炙甘草、生姜、大枣。

该方原治劳伤心脾，气血不足所致健忘怔忡，故也适宜脾气虚兼心血不足而病妊娠心烦者。

心悸失眠者，可加柏子仁、知母，或佐黄连以清心除烦。

"妇女以血为本，以气为用"，刘云鹏《妇科治验》提出"脾脏疾病，临床多为虚证，很少实证，故以扶脾补虚为要"，主张药用参、芪、术、草之甘温益气之法，可资本证型治疗时参考。

【预防与调护】

一、预防

注重饮食调节，平时宜食清淡而富有营养的食物，尤其是富含各种氨基酸的蛋白质、维生素 B、维生素 C，而这类食品以瘦肉、绿叶类、瓜类和豆类为佳。对刺激性、辛辣及不易消化的食物宜慎食。注重妊娠期心理调节，保持清静恬淡的心情，避免精神及情志的不良刺激。

二、调护

对孕妇在妊娠期出现的心情不畅、心烦不安，在药物治疗的同时，应注重心理安慰与适当的休息、合理的膳食相结合。反复发作或病情加重者应到有条件的医院明确病因，以利于有针对性的治疗。加强妊娠期的生理卫生和心理治疗的宣教，有利于本病的治愈。

其他：对妊娠心烦而兼有失眠、不寐证候者，宜重视安神药物的配合应用。中成药制剂如枣仁安神胶囊、灵芝胶囊等安神催眠的疗效颇佳，且药性甘平而无苦燥之弊，可资临床酌情选用。

【疗效判定】

痊愈：心烦不安、心惊胆怯或烦躁等症状消失，心情转舒畅。

好转：治疗后心烦不安或烦躁易怒基本消失，偶有心烦或胆怯，但症状轻缓。

无效：治疗后心烦不安、烦躁或胆怯心惊不安等无明显缓解，或时有加重。

（卓　毅）

第七节　妊娠肿胀

妊娠三四个月以后肢体、面目及肌肤出现肿胀，体内充塞难受，同时伴有全身症状，称为妊娠肿胀。亦称"子肿"。本病一般不伴有高血压、蛋白尿，预后良好。子肿、子晕、子痫等常常是妊娠高血压综合征（以下简称"妊高征"）病程中的不同阶段，即使较轻的妊娠肿胀，有时候仍然可能发展为妊高征的危症、重症，所以必须重视它们之间的内在联系，及早防治。对于妊娠后期仅有轻度下肢浮肿，无其他不适者，经饮食起居调理，产后自消，可不必治疗，不作病论。

妊娠肿胀是孕妇多发病，妊娠期间因贫血、心脏病、慢性肾炎或羊水过多等引起的水肿者，均可参照本节进行对症处理。

历代古籍中根据肿胀部位及程度之不同，分为子气、子肿、子满、皱脚、脆脚等名称。膝关节以下浮肿而小便清长的，多偏于湿气，名为子气；孕妇头面四肢全身浮肿，小便短少的，偏于水气，名为子肿；妊娠六七个月，遍身俱肿，腹肿而喘的，名为子满，亦称胎水肿满，或称琉璃胎；单纯两脚浮肿而皮肤粗厚者，多偏于湿，名为皱脚；如皮肤浮肿而光薄欲破的，多偏于水，名为脆脚。关于这些名称，张山雷在《沈氏女科辑要笺证·妊娠肿胀》中指出"子满子气已嫌近鄙，而琉璃胎及皱脚、脆脚，尤其可笑，俗书之俚，俱堪绝倒。"认为前人的称谓，过于烦琐，不可作为病名和分证的依据。

西医妇产科观察到，在妊娠后期常常因为膨大的子宫发生右旋而压迫下腔静脉，孕妇出现足踝部轻度水肿，经卧床休息后可以自行消退，此属生理性水肿。若水肿逐渐上升至下肢、外阴、下腹部，同时又有体重异常增加（每周超过 0.5 千克）和尿量减少者，即属于病理性妊娠水肿。

中医学对于妊娠肿胀一证的病因病机、临床表现、诊断与治疗以及预防方面都有详尽的文献记载。最早见于汉代张仲景《金匮要略·妊娠病脉证并治》："妊娠有水气，身重，小便不利，洒淅恶寒，起即头晕，葵子茯苓散主之。"虽未直言肿胀，但其主症"有水气，身重，小便不利"，与妊娠水肿征象相符。隋代巢元方《诸病源候论·妊娠胎间水气子满体肿候》："胎间水气，子满体肿者，此由脾胃虚弱，脏腑之间有停水，而夹以妊娠故也。"又说："初妊而肿者，是水气故多，儿未成具，故坏胎也，坏胎脉浮者，必腹满儿喘。"指出妊娠肿胀的病因病机和妊娠肿胀腹满而喘者容易出现坏胎，这与西医学因羊水过多引起胎儿畸形的认识是一致的。公元 7 世纪的隋朝医家就有这样的认识是难能可贵的。我国现最早的产科专著《经效产宝》云："妊娠肿满，由脏气本弱，因产重虚，土不克水，水散入四肢，遂致腹胀，手足面目浮肿，小便秘涩。"清代肖赓六《女科经纶》引何松庵语云："妊娠三月后，肿满如水气者，古方一主于湿，大率脾虚者多。"中医古籍中有关妊娠肿胀的记载，为我们研究本病提供了重要的参考资料，对临床也有较好的指导意义。

【病因病机】 妊娠期的生理特点是妊娠肿胀发生的基本条件。其病因病机，首先应该注意孕期的生理特点，结合肿胀的发病机制和孕妇的体质禀赋进行综合分析。沈尧封说："妊娠病源有三大纲，一曰阴亏，人身精血有限，聚以养胎，阴分必亏；二曰气滞，腹中增一障碍，则升降之气必滞；三曰痰饮，腹内遽增一物，脏腑机括为之不灵，津液聚以为痰。"妊娠肿胀有水病与气病不同，水病与水肿的病机有相通之处。《素问·至真要大论》："诸湿肿满，皆属于脾。"《素问·水热穴论》云："肾者，胃之关也，关门不利，故聚水而从其类也。上下溢于皮肤，故为胕肿。"《诸病源候论·妊娠胎间水气子满体肿候》云："胎间水气，子满体肿者，此由脾胃虚弱，脏腑之间有停水，而夹以妊娠故也。妊娠之人，经血壅闭，以养于胎，若夹有水气，则水血相搏，水渍于胎，兼伤脏腑。脾胃主身之肌肉，故气虚弱，肌肉则虚，水气流溢于肌，故令体肿。"《经效产宝》曰："妊娠肿满，由脏气本弱，因产重虚，土不克水。"孕前体质禀赋不足，孕后血聚以养胎，阴血不足，气机郁滞，脾胃不能运化水湿而成肿胀。

因此，妊娠肿胀发病的基本原因与孕期特有的生理病理特点有关，相关的脏腑以脾、肾为主。临床上以脾虚、肾虚、血虚、气滞、痰湿等引起的妊娠肿胀为常见。

孕期脾虚，经血壅闭，则水气不化，脾气虚弱，运化失健，故水湿溢满身体四肢为病。脾为气血生化之源，平素血虚，孕后脾运失健，生化之源不足，故面色萎黄。肾主藏精，又主水，胎孕非精不固。孕期若肾气不足，阳气不布，关门不利，水道泛溢失制，膀胱气化不利，则尿少而肿。妊娠之体，胎在宫内，随着胎儿增大，有碍气机升降，浊气不降，气机郁滞而成肿胀；人身脏腑接壤，腹内遽增一物，脏腑机括为之不灵，津液聚以为痰，其痰凝聚质厚，壅滞气道，发为肿胀。气滞、痰湿所致的肿胀以气病为主，表现为体内充塞难受。

脾虚、血虚、肾虚、气滞与痰湿常为妊娠肿胀的主要病因病机。这五方面可单独发病，在疾病发展过程中又相互联系。脾虚不能制水，水湿壅盛，必损其阳；脾虚进一步发展，生化之源不足则血虚之状必现；肾虚，命火不足，不能温养脾土，则脾肾阳虚水湿泛溢，水病更甚；气机郁结，痰湿阻滞，脾运受阻，运化失常，水湿停留，气病又致水溢四肢。

【诊断与鉴别】　妊娠肿胀的临床表现较为典型，其主要征象是肢体面目或全身发生肿胀，并伴有其他症状。但此征象常常为多种疾病所共有，因此，必须从病史、临床表现、产前检查及相关辅助检查，其肿胀的发生、病情的轻重和胎儿在宫内发育情况作出正确的判断，并与其他在妊娠期可能出现肿胀症状的疾病进行鉴别。

一、诊断要点

(一) 病史

详细了解患者孕前的健康状况，了解孕产史；既往月经来潮前后是否容易出现面目、肢体肿胀；是否患过慢性肾炎、心脏病、肺结核、贫血等疾病；家族中有糖尿病、原发性高血压或肺结核等患者；明确本次肿胀出现的时间、部位、性质，以肿为主还是以胀为主。最后要了解产前检查的情况，子宫底的高度是否与孕周相符，以及胎心、胎动是否正常。

(二) 临床表现

妊娠中晚期出现肢体、面目、肌肤浮肿，体内充塞难受。大致可有有形之水病和无形之气病之分。当孕妇的体重突然较前增加8％时即能出现下肢浮肿，如潴留的水分超过当时体重的10％时，就会表现为全身的凹陷性水肿，其肿皮薄光亮，按之凹陷，或全身浮肿，目窠肿如新卧起之状，小便量少。若妊娠中晚期出现胸膈满闷，甚或喘不得卧，伴有腹大异常者称为胎水肿满，即为"羊水过多"。根据水肿的程度和部位可分为：踝部及小腿有明显凹陷性水肿，经休息而不消退者为（＋）；水肿延及大腿，皮肤呈橘皮样为（＋＋）；水肿达外阴及腹部，皮薄光亮为（＋＋＋）；全身水肿，按之硬痛，无明显凹陷，或伴有腹水，行步艰难为（＋＋＋＋）。同时伴随出现的可能有体倦、纳呆、大便溏薄，或腰膝酸软，或胸胁满闷，或咽间有痰黏腻不适等。另外，对于隐性水肿（排除其他原因），则以定期测量体重为标志，凡孕期体重增加≥500g/周、或≥2000g/孕月（4周）、或≥13kg/整个孕期者为异常。

(三) 检查

1. 妇科检查　妊娠肿胀排除羊水过多、子宫明显大于相应妊娠月份大小外，一般妇科检查无异常。

2. 辅助检查

(1) 尿液检查：注意有无蛋白或管型。妊娠肿胀一般无蛋白尿。

(2) B型超声检查：对于羊水过多者需通过B超检查以确诊，也可了解有无畸胎。

二、鉴别诊断

妊娠中后期可有轻度下肢浮肿，经休息后消退，属正常生理现象。若浮肿明显，经休息后不消退者，为妊娠肿胀，但必须与妊娠期出现浮肿的有关疾病相鉴别。

（一）羊水过多

妇科检查发现增大的子宫体与孕周不相符，胎心遥远或听不到；胎体小、难以触及，或仅有浮球感。超声提示：A 型超声示波法显示在宫内不同部位测得羊水水平段大于 7cm；B 型超声显示胎儿与子宫壁间的距离增大，超过 7cm，胎儿在宫内只占小部分，肢体呈棉团样，漂浮于羊水中。同时也可发现合并无脑儿、脑积水等胎儿畸形病变。

（二）葡萄胎

经产妇多见，好发于 30～40 岁，常发生在闭经 12 周后。可能有脚肿，轻度蛋白尿，尿内可有管型，不规则阴道出血，量时多时少，时断时续，出血前可有腹痛。羊水过多发生在中期妊娠者需与葡萄胎鉴别。羊水过多者 HCG 水平较低，葡萄胎者 HCG 水平较高。结合 B 超检查可确诊，若无正常胎体影像的为葡萄胎，并可见增大子宫内充满长形光片，如雪花纷飞，被称为"落雪状图像"。

（三）妊娠高血压综合征

一般发生在妊娠 24 周以后，临床以水肿、高血压、蛋白尿为三大特征，严重时可出现抽搐、昏迷等症；三大症状不一定同时出现，常常是先有水肿和（或）高血压，随后检查出蛋白尿；伴有头晕、头痛、眼花、胸闷、恶心等。妊娠肿胀一般无蛋白尿及高血压。此外可配合眼底及血液检查。妊高征眼底动、静脉管径的比例由正常的 2：3 变为 1：2 甚至 1：4，提示血管痉挛加重，可发展为视网膜水肿，若为妊娠肿胀则无此体征；血液检查测红细胞压积、血红蛋白含量、血液黏度，了解血液浓度是否超过正常水平，血容量有无改变等亦有助于两病的鉴别。

（四）妊娠合并慢性肾炎

妊娠期出现面目浮肿，眼睑较明显。孕前或孕早期发病，孕前常患过慢性肾炎。尿检可有蛋白持续存在，并常有各种管型。

（五）妊娠合并心脏病

在右心衰竭时，凹陷性水肿是主要症状。在水肿出现前，有心脏病史，体重增加。水肿最初局限于身体下垂部位，如脚踝、胫骨前部，晚间明显，晨间消退，后期全身水肿，伴有心跳气急，口唇发绀。从体征、心电图、X 线的异常可以作出诊断。

综上所述，妊娠肿胀是妊娠期间常见的一种单纯症状或合并症状，对于羊水过多、葡萄胎、妊娠高血压综合征、妊娠合并慢性肾炎、合并心脏病等，都有不同程度、不同部位的肿胀，因此，应注意寻找原发病及病因。通过病史、临床表现、伴随症状、实验室及有关辅助检查予以鉴别。

【辨证论治】

一、辨证要点

妊娠肿胀首先要辨明为水病或气病。水病肿胀者面目四肢浮肿，皮薄光亮，按之凹陷不起，小便少，多伴见喘促；气病肿胀者下肢水肿，皮厚色不变，按之凹陷随按随起，小便利，多伴见胸胁胀满。由于发病机制的不同，临证有脾虚、肾虚、血虚、气滞与痰湿肿胀之分，但不可忽视它们之间的关系，如脾虚及肾，肾阳虚不能温暖脾阳，脾虚而致血虚，或脾虚、血虚、肾虚又夹气滞、痰湿。因此，临证需认清主证、辨明兼夹证，这在辨证与治疗过程中是非常重要的。

二、治疗原则

妊娠肿胀的治疗，既要利水舒气以去其因，又要注意胎儿在宫内的发育，即"治病与安胎并举"。若胎儿已死亡或为畸形，则宜下胎终止妊娠。属水病者，以利小便为主，利尿药物可使患者体内潴留的过量的水分由小便排出体外。具体方法有健脾利水、温肾行水、通阳利水、益气行水、淡渗利水或滋阴利水等，方如白术散、真武汤、济生肾气丸、五苓散、五皮饮、防己黄芪汤、猪苓汤加减等。治疗时需注意调整机体运化水湿的功能，注意健运中州。脾能制水化湿消肿，又能使水谷化生精微，化生气血，标本兼顾，祛邪而又顾护胎元。祛邪时避免峻下逐水伤及胎气，或伐脾伤阴。气病者以舒气为治，气机舒畅，对因胎气壅滞导致胁腹胀满者是最为适宜的。方如天仙藤散、顺气养血汤、逍遥散、束胎饮、保产无忧散等。理气舒气应避免过用香燥之品，以防动胎、伤阴。

中药治疗妊娠肿胀，效果较好，对于利水是否会加重血液浓缩的问题，上海市南市区妇幼保健院于敏华进行了治疗前后红细胞压积自身对照观察，结果表明差异无显著意义（$P>0.05$）。中药退肿是通过恢复脾运，化生精微，气顺血行而水湿自化。它不仅仅是逐水利尿，不同于西药的利尿剂，故不会加重血液的浓缩。

治疗过程中应随时注意体重变化及血压、尿蛋白的检查，若出现高血压、蛋白尿，须防止妊娠高血压综合征的发生。若尿检有大量的蛋白，并有管型出现，有可能合并肾病，除对症治疗外，一定要结合原发病进行处置。

三、分证论治

1. 脾虚证

（1）临床见证：妊娠中晚期，面目四肢浮肿，皮薄光亮，按之没指，精神疲倦，胸闷气短，食欲不振，口淡无味，小便少，大便溏薄，舌质胖嫩有齿痕，苔薄白或薄腻，脉虚细而滑。

（2）辨证依据：有脾虚证候及舌脉征。

（3）治法与方药

治法：健脾利水，益气安胎。

1）白术散（《全生指迷方》）加减

组成：白术、茯苓皮、大腹皮、生姜皮、橘皮、砂仁、黄芪、芡实、桑寄生、续断。白术散系五皮饮去桑白皮加白术化裁而来。用于脾虚水湿停滞。

应用本方时，有医家认为白术必须重用，茯苓可兼用茯苓皮，用量亦宜重。若下肢浮肿不温，可以加桂枝、天仙藤。胃脘满闷，食欲不振，苔厚腻，可加苍术、枳壳、厚朴花。面色萎黄、舌质淡加党参、当归、川芎，其中川芎用量宜轻，一般在5g左右，避免辛散行血动胎，与党参、当归合用，有补气养血、安胎之功效。若腹胀甚可加佛手片、枳壳。大便溏薄加白扁豆、煨木香。心悸失眠加枣仁、夜交藤等。

2）苓桂术甘汤（《金匮要略》）加味

组成：茯苓、桂枝、白术、炙甘草等。

本方温阳健脾，燥湿利水。加党参、生黄芪益气利水退肿；加益智仁、白蔻仁温中化湿止泻；加芡实、怀山药、赤小豆健脾利水。若胸胁胀满，下肢浮肿者，多为肺气郁滞，脾肺同病，治宜健脾宣肺，温通胸脘，助阳化饮利水，可以本方为主，加桑白皮、桔梗、苏子降肺气、利小便、排水湿，此即提壶揭盖法。

3）经验方（甘肃省中医院）

组成：白术9g，茯苓皮15g，大腹皮6g，桑白皮6g，陈皮6g，砂仁4.5g，苏叶6g，益母草15g，泽泻6g，生姜皮3g，猪苓6g。

治疗妊娠肿胀，证见妊娠后期，腹胀满，面目肢体俱肿，按之凹陷不起，小便短少，但无高血压、蛋白尿征象者。

在治疗脾虚引起的妊娠肿胀证时，脾阴不足常被忽视。因此，在用药过程中，需注意口渴程度、小便颜色、舌质舌苔的变化。若出现口干少饮，头晕少寐，心悸怔忡，尿短微黄，舌质淡红少苔，常为脾阴不足之据，治疗以甘寒、甘平、甘淡之法，若单用甘寒增液常因药物腻滞而影响脾运，若单用甘平、甘淡则难以济急，因此常以补脾阴、健运化、利小便合而为之。药用北沙参、麦冬、玉竹、石斛、太子参、怀山药、茯苓、莲肉、赤小豆为基本方，便秘加火麻仁，心悸少寐加酸枣仁、枸杞子，健脾利湿加扁豆、薏苡仁等。

治疗后肿势已退，小便清长，检查胎儿正常者，不能骤然停药，常以五味异功散益气健脾善其后，或用当归芍药散补血和血，健脾化湿安胎，每月服5～7剂。

2.肾虚证

（1）临床见证：妊娠数月，肢肿渐及颜面或遍身浮肿，按之凹陷不起，皮薄光亮，目窠肿如新卧之蚕，面色晦黯，心悸气短，腰酸腿软，畏寒肢冷，舌质淡红，苔薄白而润，脉沉细而滑。

（2）辨证依据：有肾虚证候及舌脉征。

（3）治法与方药

治法：温肾助阳，化气行水，养血安胎。

1）真武汤（《伤寒论》）

组成：附子、生姜、茯苓、白术、白芍。

方中附子大热温肾化气行水，其性大热有毒，孕期应用恐伤胎元，用量不宜过重。

若虑附子大热伤胎，可改用桂枝温通血脉；桂枝、白芍同用能入阴破结，以消水气。桂枝配以大枣，既可缓和桂枝辛温之性，又可健运中州，温阳利尿。若患者四肢不温、心悸气短，用桂枝代附子振奋心阳，温通血脉，改善症状，效果更好。

腹胀加佛手片、炒枳壳。腰酸加炒川续断、制狗脊、菟丝子等，胎动不安加杜仲、桑寄生、苎麻根。胸闷喘息加葶苈子、杏仁、苏子等。方中亦可配入车前子、泽泻、葫芦壳等利尿消肿之品。

2）朱南孙经验方（上海岳阳医院）

组成：白术、怀山药、芡实、泽泻、猪苓、土茯苓、草薢、川续断、桑寄生、菟丝子、五味子。

本方有健脾益肾、分清别浊之功，用于治疗妊娠肿胀，水肿、蛋白尿同时出现，属脾肾两虚。

3）经验方（《妊娠肿胀的中医治疗》）

组成：白术 9g，茯苓皮 15g，生姜皮 9g，陈皮 6g，大腹皮 12g，桂枝 9g，淫羊藿 12g，覆盆子 9g，黑豆衣 9g。

全方有温肾壮阳利水之功，主治肾阳虚妊娠肿胀。

3. 血虚证

（1）临床见证：妊娠中晚期，颜面浮肿或先后两足胕肿，面色萎黄，视物模糊，或心悸气急，夜寐不深，舌质淡红，苔薄白，脉细滑。

（2）辨证依据：有血虚证候及舌脉征，结合实验室检查。

（3）治法与方药

治法：益气补血，消肿安胎。

1）八珍汤（《正体类要》）加减

组成：党参、白术、茯苓、炙甘草、当归、川芎、白芍、黄芪、陈皮、苏梗、桑寄生、杜仲。

八珍汤为滋养气血的主方之一，妊娠肿胀用熟地腻膈呆脾故去之。加黄芪、苏梗、陈皮补气顺气利水；桑寄生、杜仲补肾安胎之效。

若夜寐不深，可加枣仁、夜交藤等。

2）补中益气汤（《脾胃论》）加减

组成：黄芪、炙甘草、党参、白术、当归、陈皮、升麻、柴胡。

治疗妊娠肿胀因气血两虚，脾运失健，气虚无力载胎，小腹坠，两足浮肿者。本方加天仙藤、汉防己有补气、理气、消肿、安胎之功。

3）黄芪桂枝五物汤（《金匮要略》）加减

组成：黄芪、桂枝、芍药、生姜、大枣、白术、陈皮、茯苓皮。

益气温经，合营疏滞。配陈皮、白术、茯苓皮健脾利水消肿。若伴有血虚胎动不安可加当归、桑寄生、杜仲养血益肾安胎。

因营养不良，维生素 C 缺乏，下肢浮肿，知觉麻痹，下肢酸软无力，大便秘结者，也可参照上述治疗，同时注意营养，多食富含有维生素 C 的食物，食用糙米、豆芽等通调大便。

4. 气滞证

（1）临床见证：妊娠四五个月后，先脚肿，渐及大腿，皮色不变，按之硬痛，滞胀不舒，步履沉重，头晕头胀，精神抑郁，胸胁胀闷，纳食减少，舌质黯，苔薄腻，脉弦滑。

（2）辨证依据：有气滞证候及舌脉征。

（3）治法与方药

治法：理气行滞，健脾化湿，安胎。

1）天仙藤散（《校注妇人良方》）合四苓散（《丹溪心法》）

组成：天仙藤、香附、陈皮、苏叶、乌药、木瓜、甘草、生姜、白术、猪苓、茯苓、泽泻。

对于天仙藤散的功用及认证依据，在《沈氏女科辑要笺证·妊娠肿胀》中说：是方专从气分着想，意谓气得通调而肿可自愈，必皮厚色不变，方为气病，用此为对症，乃是辨证要诀。

若肝阳上亢，头痛头晕，上方去生姜，加钩藤、黄芩、杭白菊、桑寄生、杜仲等清肝补肾安胎。若郁怒伤肝，气机不利，胸闷纳少，天仙藤散去乌药、木瓜，加柴胡、茯苓、白术、白芍、谷麦芽等。

2）越鞠丸（《丹溪心法》）

组成：苍术、香附、川芎、神曲、炒栀子。

心烦，吞酸呕吐，饮食不消，气滞兼有郁火者，用越鞠丸行气解郁、清热除烦，或用越鞠丸去苍术、川芎加天仙藤、苏梗、桑白皮、陈皮、黄芩等。

3）束胎散（《丹溪心法》）加减

组成：大腹皮、紫苏、党参、陈皮、当归、白术、白芍、枳壳、砂仁、甘草、香附。

妊娠八九个月，气滞肿胀，下肢重肿，脘腹作胀者，用本方补气养血，顺气安胎消肿。

气滞证妊娠肿胀用理气、行气、消肿、安胎为治。但气之与水，如同血之与气，气滞往往水停。气滞证在理气、顺气时，亦应加入健脾、淡渗利水之品，如大腹皮、茯苓皮、冬瓜皮、桑白皮、泽泻等。气滞证临床可单独发病，又可在脾虚、肾虚、痰湿甚至血虚证中夹杂。因此，在妊娠肿胀的其他证型中都可佐以理气、顺气之品，既能利水消肿，又能顺气安胎。然胎前多火，理气药多香燥、耗气，用时必须审慎。如香附虽为气病之总司，善解肝郁，多用则损正气；砂仁理气化浊，但香燥之品，多用易耗气伤阳，这些在临证中都要注意。

5．痰湿证

（1）临床见证：孕妇肥胖，面色㿠白，孕四五个月后四肢肿胀，皮色不变，困倦乏力，胸闷腹胀，多痰纳少，或咳喘呕恶，或眩晕，小便不利，大便不实，舌质淡或胖嫩，苔白腻而润，脉象弦滑。

（2）辨证依据：有痰湿证候及舌脉征。

（3）治法与方药

治法：燥湿化痰，利水消肿，安胎。

1）二陈汤（《太平惠民合剂局方》）合四苓散（《丹溪心法》）

方中可加生姜降逆止呕，并制半夏之毒，增强辛散运脾化浊之功。咳喘呕恶者，加莱菔子、苏子。

2）八正散（《太平惠民合剂局方》）

组成：车前子、瞿麦、萹蓄、滑石、栀子、通草、炙甘草、大黄。

妊娠中期两脚肿胀，脘腹胀满，喉间有痰，口腻不适，口渴，溲短次频，尿检血糖阳性，糖耐量试验减低，空腹血糖偏高，苔白腻舌红，证属痰湿内阻，湿浊伤阴所致者，宜用本方去滑石、大黄、加玉米须、葫芦壳、知母、黄柏、黄芩、青蒿、苏叶清利湿热，顺气安胎。湿热渐清，肿胀渐消后，可参照脾虚证脾阴不足来治疗，服药期间注意胎儿的发育情况，注意胎动，方中可适当加些养血补肾、调气安胎的药品，促使胎儿发育。

3）经验方（《近代中医流派经验选集》）

组成：绿豆 12g，赤小豆 12g，黑大豆 12g，生甘草 3g，金银花 9g，钩藤 18g。

治疗妊娠中期头痛不适，心胸烦闷，面目或足部浮肿，小便短少。上方煎汤代茶，频频呷饮，有预防子痫发作和镇痛、消肿、清风热、平肝阳之功效。

服法：嘱患者将药煎好后，灌药汁入热水瓶中，一日内可进二三剂。并遵照古法，将煮烂的 3 种豆类拣出服食，可以增加利尿消肿的功效，又可补充营养。

痰湿阻滞妊娠肿胀证，治疗时注意宣通肺气。因为肺主气为水之上源，肺气宣通，水道通调，下输膀胱，水津四布，则肿退。方中加入桑白皮、金沸草、杏仁、前胡、苏子、桔梗等可提高治疗效果，正如《沈氏女科辑要笺证·妊娠肿胀》中指出："更有痰滞一证，痰虽水类，然凝聚质厚，不能遍及皮肤，惟壅滞气道，使气不宣通，亦能作肿，其皮色不变，故用理气之药不应，如化痰之品，自然获效。"

【其他疗法】

一、单方、验方

单方、验方治疗妊娠肿胀具有简便、有效的特点，而且药源较为丰富，值得推广应用。吴熙在《妊娠肿胀的中医调治》一书中就介绍了不少单验方，如：

1. 车前子 30g，金钱草 15g，玉米须 15g，水煎服取汁，分早晚服。治疗妊娠肿胀全身浮肿者。

2. 河白草 30g，广化皮 3g，虫笋 30g，水煎分 2 次服。治妊娠肿胀小便不利者（河白草为蓼科植物的全草。虫笋为禾本科植物淡竹的笋被虫蛀后的带虫笋干）。

3. 罗布麻 12g，水煎服，每日服 2 次。治疗妊娠肿胀、小便不利。

4. 铁苋菜 15g，百花蛇舌草 15g，水煎服，每日 2 次。治疗妊娠肿胀。

5. 一枝黄花 9g，白茅根 15g，海金沙 9g，水煎服，日服 2 次。治疗妊娠肿胀。

6. 玉米须 60g，海金沙藤 30g，水煎服，每日 2 次。治疗妊娠肿胀腰部胀痛，小腹灼热感，有低热者。

7. 桑白皮 12g，玉米须 15g，冬瓜皮 30g，水煎服，每日 2 次。治疗妊娠肿胀小便不利者。

8. 苎麻根 12g，白茅根 30g，水煎服，每日 2 次。治妊娠肿胀。

二、食物疗法

对于妊娠肿胀除了药物治疗外，很多医家还很重视饮食调理。《难经》指出："损其脾者，调其饮食，适其寒温。"程钟龄《医学心悟》中说到补脾养胃不重在药，而在饮食之得宜。把既可食用又可药用的动植物，经调制作为日常的饮膳食品，这对防治妊娠肿胀和巩固疗效，改善孕妇体质，促使胎儿正常发育等也是必要的。

1. 鲫鱼（250g）一条，去鳞、肠后洗净，同赤小豆 100g 一起放入沙锅内，加水 500～600ml，用旺火炖烂。每日食用 1 次，连服 5～7 天。

2. 大蒜头、黑豆、红糖各 50g，放入锅中，加水适量，用小火煮至熟透即可。每日食用 1 次，连服 5 天。

3. 糯米、小麦芽各等量，磨粉做成团子（约 20g），蒸熟。每天分两次各吃 4～6 个，连服一周。（上海方厚贤等方）

4. 灯心花鲫鱼粥 鲫鱼去鳞、肠后，洗净用纱布裹好，与灯心花、白米同煮成粥，此方服用 2～4 次显效。治疗营养不良性浮肿、失眠等，有清心降火、利尿通淋、消肿止渴之功。（《本草纲目》）

5. 茅根豆粥 鲜茅根 200g，粳米、赤豆各 200g。鲜茅根加水适量，煎汁去渣，加粳米、赤豆煮粥。每日服 3～4 次。本方利水消肿，尿中有红细胞者也可服用。

6. 白果芡实糯米粥 白果 10 粒，芡实 50g，糯米 50g。白果去壳取肉，与芡实、糯米加水共煮成粥，以盐调味。每日食用 3 次，有利水消肿之功。

7. 鸭肉大米粥　雄鸭肉、大米各适量，共煮成粥，加盐调味食用，每日 2 次。有滋阴、补益、利水消肿之功。

8. 赤小豆鲤鱼汤　赤小豆 100g，淘净浸泡后，与鲤鱼一尾（250～500g）同煮 1 小时，吃肉喝汤。每日吃 1～2 次，可放少许佐料，7 天 1 个疗程。有利于消肿。

9. 大鲤鱼 1 条（重约 500g），冬瓜 500g，调料适量。先将鲤鱼洗净，冬瓜切块，同放沙锅内煮烂，加少许葱白、大蒜，不加盐，煮熟后吃鱼喝汤。或加大枣 20 枚，共煮汤食用，可常服，治疗脾虚妊娠肿胀者。（李青山方）

10. 红鲤鱼（或牛肉）250g，赤小豆 200g，花生仁 50g，红辣椒 3 枚（干品）。先将鲤鱼洗净，共放沙锅内，加水适量，混合煲极烂，空腹温服，分 2 次服完，连服 3～5 天，对妊娠水肿气滞证有调气、健脾利水之功。（《妊娠水肿的食疗验方》）

三、外洗方

甘松治疗妊娠浮肿：甘松 100～300g，加水适量，煮沸数分钟，去渣。让药汁温度降到 40℃左右擦洗患处，每天 1～2 次，每剂可洗 2～3 次。用于脾虚或肾虚妊娠浮肿。甘松性温味辛，辛能燥湿，温则利水，故而浮肿得消。

外阴水肿明显者，用地肤子 15g，川椒 9g，艾叶 15g，防风 15g，透骨草 15g，荆芥 12g，黄瓜皮 12g，水煎，先熏后洗，每日 1～2 次。（《妇产科学》）

【预防与调护】　注意饮食起居，劳逸适度。饮食宜清淡，多样化，富有营养，适合孕妇和胎儿发育的需要。中医学有逐月养胎法，这是古人按妊娠不同孕周进行孕妇营养调养的实践总结，于临证有一定的参考意义。孕妇每天要有足够的睡眠，午休 1 小时左右。卧室要常通风，室温不能过冷或过热。不宜剧烈运动、超时活动。可适当做些体操、散步，防止过分安逸，阻碍气机的升降流通。妊娠中晚期常取左侧卧位，因妊娠子宫多右旋，孕妇取左侧卧位可纠正右旋子宫压迫下腔静脉及右肾血管，使静脉回流顺畅，有利于改善子宫胎盘的血液循环，并能利尿。按时进行产前检查，在妊娠 10 周内即可进行，及早发现母体有否并发症，如心脏病、慢性肾病、糖尿病等。妊娠 6 个月起每月检查一次，8 个月后每两周检查一次，9 个月后则一周一次检查，直到住院分娩。注意体重变化，对孕妇体重要有完整的记录，注意小便、血压的变化，防止妊娠高血压综合征的发生。

【疗效判定】

痊愈：肿胀及全身症状消失，小便常规检查正常。

显效：肿胀程度明显减轻，全身症状改善，小便常规检查正常。

无效：肿胀及全身症状无改善，甚或加重。

【重点提示】

1. 补与利的关系　妊娠肿胀治疗要消肿，同时因其发病处在妊娠期，必须与妊娠特有的生理环境相结合，不能见肿就利水，还要注意胎儿的发育。治疗时需注意补与利的协调。补即补孕母素体的不足，培补脾肾，补益气血等以助胎儿的发育。利即利水消肿，包含了健脾渗湿、温肾利水、理气行滞、燥湿化痰等法，目的是排解水湿之邪。依据孕妇的体质、病情的轻重缓急，确定先补后利，先利后补或补利兼施，正确处理两者的关系。若补而不利，则中满湿盛；利而不补，肿胀虽消，但不能固本，往往因脾土受克，肿胀又起，或影响胎儿的发育，以致出现胎萎不长。补应避免腻膈滞水，熟地、黄精、首乌、玉竹多为滋腻之品，并非补之常药。利应注意妊娠期用药禁忌，避免滑利、逐水、有毒之品伤及脾肾而致滑胎，如瞿麦、木通、冬葵子、薏苡仁、滑石、肉桂、附子等，在使用过程中要讲究配伍、炮制、药物剂量及服用方法等，遵从《内经》："大积大聚衰其大半而止"和"有故无殒，亦无殒也"之旨。

2. 注意善后调理　肿胀消退，不能绝然断药。因为胎儿在继续发育，孕妇负担会继续加重，故肿胀消退后仍需注意善后调理，常以培补脾肾，疏理气机，以资气血，安养胎元，可用五味异功散配以顺气补肾安胎之品，如苏梗、砂仁、杜仲、天仙藤、桑寄生、续断、狗脊、苎麻根等，每月服 5～7 剂，临床以保胎助产。目的在于增强孕妇体质，促使胎儿正常发育和足月顺利分娩。

3. 对妊娠肿胀预后的预测　随着现代科学的发展，临床医学检测设备不断完善，根据仪器和实验室辅助检查，结合临床症状与体征判断疾病的预后确属必要。但中医学经过历代医家实践经验总结的判别病势轻重缓急和预后吉凶的简易方法仍然具有实用价值，如《女科切要》指出："子肿伤肝唇定黑，缺盆平也必伤心，背平伤肺脐脐凸，脚背平时肾病深。"

（王锡贞　刘　佳　吴克明）

第八节　妊　娠　眩　晕

妊娠期间，自觉目眩头晕，视物模糊，或旋转不定，如坐舟车，称为妊娠眩晕。轻者闭目即止，重者头重脚轻，站立不稳，更甚者心慌心悸，失眠或恶心呕吐，气促出虚汗，腰酸四肢乏力，或昏迷倒仆。若妊娠中晚期出现眩晕、血压升高，或浮肿、小便短少，伴视物模糊、恶心头痛者，多为子痫先兆，必须及时治疗，预防子痫的发生。

【病因病机】　妊娠眩晕是妊娠期发生的眩晕症。其病因与常人眩晕有相似之处，《素问》责之于肝；《灵枢》以上气不足或髓海不足论之，《金匮要略》认为乃妊娠水气为病；金元张子和、朱丹溪则以宿痰或痰火立论。这些理论仍可为今日临床借鉴。阴虚而肝风内动、血少则脑失濡养、精亏则髓海不足等导致眩晕的因素在孕期常会加重。孕后经血不行，血海不泄，聚以养胎，冲气易于上逆故也。若因孕妇体质偏差，或体肥多湿，或素性多郁，随着胎儿的发育，容易引起脏腑气血功能不足或失调，出现气血亏虚、肝肾不足、肝阳上亢、痰湿停聚而发生眩晕。

孕后胎儿在母体子宫内正常发育，载胎者是气，养胎者是血。若孕妇素体气血不足，或因受孕之初恶阻少食，或脾胃虚弱，生化之源不足，血虚髓海失养，气虚清阳不升，常会出现目眩头晕。《证治汇补》所谓"眩晕生于血虚也"。肾为生殖之本，肝肾同源，精血互生。孕后阴血聚以养胎，血虚精亏，肾水不足，肝木失养，虚阳浮于上，或肾水不足，髓海失养，均可发生眩晕，《灵枢·海论》指出，髓海不足，则脑转耳鸣，胫酸眩冒，目无所见。若孕妇素性多郁，肝失疏泄，郁火随冲气上逆，发为眩晕。《素问·六元正纪大论》有"木郁之发，甚则耳鸣眩转，目不识人，善暴僵仆"之说。《类证治裁》也有"风依于木，木郁则化风，如眩如晕"的记载。孕后腹内遽增一物，脏腑之间转输转化常会受阻。随着胎体增大，影响气机的升降，脾运失健，水湿留滞，或津液聚以为痰，痰湿停聚，清阳不升，清窍失养，眩晕乃作。张子和《儒门事亲·妇人风门》曰："凡妇人头风眩运，登车乘船，眩晕眼涩，手麻发胀，健忘善怒，皆胸中宿痰所致。"朱丹溪有"无痰不作眩"之说。因此，妊娠眩晕临证常见气血亏虚、肝肾不足、肝阳上亢、痰湿停聚等虚实四因，临证以虚为多，即气血亏虚、肝肾不足为常见，又常呈虚实夹杂之候。

【诊断与鉴别】

一、诊断要点

妊娠眩晕是一种自觉症状，可以发生在整个妊娠期，据其主症，临床诊断并不困难，但应注意相关鉴别诊断知识的掌握。

二、鉴别

妊娠眩晕是妊娠期多种疾病都可出现的一个症状，可见于先兆子痫、子痫、内耳性眩晕、椎基底动脉供血不足、贫血、眼部疾患或神经衰弱等。除先兆子痫、子痫的眩晕与妊娠期的生理病理有直接关系外，其他几个病则关系不大。因此，就诊时必须详细询问病史、认真检查、全面分析，明确诊断，以冀给予相应的治疗。

妊娠眩晕血压升高，应与孕妇原发性高血压病相鉴别，从孕妇既往史、发病时间、是否伴有浮肿、蛋白尿等可以得知。若为妊娠高血压综合征，孕妇孕前无高血压，在孕中、晚期出现血压升高，伴有浮肿或蛋白尿者，即可诊断。

为了鉴别是否由其他原因引起妊娠眩晕，可进行内耳功能检查、血常规、眼底、脑电图等检查。由于有孕在身，应防止 X 射线或磁共振对胎儿的影响。

【辨证论治】　妊娠眩晕临证常见气血亏虚、肝肾不足、肝阳上亢、痰湿停聚四个证型。若妊娠期眩晕，面色㿠白或萎黄，心悸少寐，神倦，舌质淡，苔薄白，脉虚细而滑者，为气血亏虚；若妊娠期眩晕耳鸣，腰膝酸软，或舌燥口干，舌红少苔，脉细数者，为肝肾不足；若妊娠眩晕，头胀痛，心烦口苦易怒，舌红苔薄黄，脉弦滑数者，为肝阳上亢；若妊娠眩晕，头胀头重，甚则天旋地转、耳鸣、呕恶，或肢体浮肿，苔白腻者，为痰湿停聚。各型辨证并不困难，但要注意证的属虚属实，或虚实夹杂，如气血亏虚夹肝阳上亢；肝阳上亢兼见肝肾不足；肝阳上亢往往夹痰浊上犯。虚是妊娠眩晕的基本原因，为病之本；肝阳上亢或痰湿停聚引起眩晕，为病之标。

妊娠眩晕的治疗应视病情的轻重缓急。若病势急，表现实证为主者，用息风、潜阳、清火化痰以治标；若病情缓慢，体质又虚，当用滋肾、养肝、补血、健脾以治本。同时根据治病与安胎并举的原则，治疗过程中必须时时顾护胎元，若见胎漏、胎动不安可参照相应章节处理，总之，以病去胎安为目的。在辨清虚实主从、标本缓急的治疗过程中，既要防止单一的息风或治痰、治火，以免伤气、伤血、伤津，又要注意补虚之中辅佐息风化痰、除湿、降火、顺气及平肝息风。此外，尚应注意孕妇的大便是否通畅。若大便秘结，治疗时应佐以润燥、清热、通腑之品。通腑是排瘀、清热、降压的一个重要环节。根据妊娠病发病多因胎火上扰的特点，在各证型治疗中注意调气，使气顺、火降、眩晕平息。对于孕中、晚期，或分娩时出现眩晕、血压升高、肢体浮肿、或蛋白尿者，参照妊娠肿胀、子痫等治疗。

1. 气血亏虚证

（1）临床见证：妊娠期目眩头晕，轻者闭目自止，重者可一时倒仆。面色㿠白或萎黄，唇甲不华，心悸少寐，神倦懒言，纳食少味，或面目下肢微肿，舌质淡或淡胖，苔薄白，脉虚细滑。

（2）辨证依据

1）目眩头晕可发生在妊娠早、中、晚各期，且呈体位性，即坐起或站立过久而加剧。

2）面色㿠白或萎黄。

3）全血细胞计数偏低。

4）舌淡，脉弱。

（3）治法与方药

治法：补益气血。

1）八珍汤（方见经行头痛）加枸杞子、首乌、天麻、潼蒺藜

若失眠心悸加枣仁、远志养血安神。纳食少味去熟地，加砂仁、谷芽醒脾助运。面目下肢浮肿去熟地、首乌、白芍，加生黄芪、冬瓜皮、葫芦壳等。若血虚阴亏，心烦潮热，多汗，去当归、川芎、党参，加女贞子、墨旱莲、地骨皮养阴清虚热。

2）参苓白术散（《太平惠民和剂局方》）加天麻、钩藤

组成：莲子肉、薏苡仁、砂仁、炒桔梗、白扁豆、茯苓、党参、甘草、白术、怀山药、天麻、钩藤。

3）归脾丸（《校注妇人良方》）

组成：人参、炒白术、炒黄芪、茯苓、龙眼肉、当归、远志、炒酸枣仁、木香、炙甘草、生姜、红枣。

本方健脾养心，益气补血。治眩晕、失眠、惊悸、乏力等症。

2. 肝肾不足

（1）临床见证：妊娠期目眩头晕，耳鸣，少寐多梦，面部烘热，五心烦热，口干，腰膝酸软，舌红少苔，脉细数。

（2）辨证依据

1）妊娠期见头晕、目眩、耳鸣。

2）五心烦热、少寐多梦、烘热口干、腰膝酸软等肝肾不足证。

3）可有血压升高。

4）舌红少苔，脉细数。

（3）治法与方药

治法：滋肾，养肝，息风。

1）杞菊地黄汤（《医级·杂病类方》）加天麻、钩藤、潼蒺藜、白蒺藜

组成：枸杞子、菊花、熟地黄、山茱萸、山药、泽泻、丹皮、茯苓、天麻、钩藤、潼蒺藜、白蒺藜。

治肝肾不足，眩晕眼花，两目干涩且痛。若血压升高伴头痛者加石决明、生龙骨、生牡蛎平肝潜阳。潮热盗汗加鳖甲、地骨皮滋阴清热。口干加北沙参、石斛、麦冬育阴生津。腰酸加桑寄生、杜仲。咽干有痰而黏腻，去地黄、山茱萸，加川贝母、竹茹、丝瓜络。少寐多梦加柏子仁、夜交藤。

2）经验方（《中医妇科临床手册》）

组成：生地 9g，麦冬 9g，炙龟甲（先煎）9g，炙鳖甲（先煎）9g，生牡蛎（先煎）15g，白蒺藜 9g，生石决明（先煎）15g，钩藤（后下）9g，白芍 9g，栀子 9g。

便秘者加生大黄（后下）9g，柏子仁 9g。浮肿者加天仙藤 15g，茯苓 9g。血压偏高者，加夏枯草 15g，菊花 9g。视物模糊者，加决明子 9g。

3. 肝阳上亢

（1）临床见证：妊娠期目眩头晕，头胀而痛，急躁易怒，口苦胁痛，夜寐多梦，便秘尿赤，舌质红，苔黄或黄腻而燥，脉弦滑数。

（2）辨证依据

1）目眩头晕可在整个孕期发生，但以中晚期为多，头胀且痛。

2）伴急躁、易怒、口苦、便秘。

3）血压常升高。

4）苔黄，脉弦滑数。

（3）治法与方药

治法：平肝潜阳。

1）天麻钩藤饮（《杂病证治新义》）去川牛膝、益母草

组成：天麻、钩藤、栀子、黄芩、杜仲、生石决明、茯神、桑寄生、夜交藤。

若心烦不宁加麦冬、地骨皮滋肾清热。头胀痛加生地、白芍、白蒺藜养肝息风。视物不清或双目干涩加珍珠母、菊花清肝明目。大便干燥加决明子、生地清肝润肠通便。若大便秘结，血压升高，可加生大黄通腑清热降逆除晕，惟生大黄乃峻泻之品，列为妊娠禁忌，因此，用量宜轻，重者一般用5g，后下，入药服2～3剂，待大便排解即止，为使大便保持通畅，改用清热润肠的火麻仁、决明子、瓜蒌仁等。若夹痰火者加服鲜竹沥清热除痰。

2）白术散（方见妊娠肿胀）加钩藤、石决明

本方主治肝阳上亢兼脾虚湿停，有平肝潜阳、健脾去湿之功。

3）经验方（《中医妇科临床手册》）

组成：羚羊角粉（吞服）0.3～0.6g，生地15g，白芍9g，竹叶9g，黄连3g，生石决明（先煎）30g，生龙齿（先煎）18g，天麻6g，钩藤（后下）12g，僵蚕9g，川贝母12g。

原治心肝火旺所致眩晕头胀痛、失眠心烦、面赤唇红、溲短赤、舌红苔黄燥者。

4. 痰湿停聚

（1）临床见证：妊娠眩晕，头重或天旋地转，耳鸣，或面浮肢肿，中脘满闷，时呕痰涎，少食多寐，苔白腻，脉滑。

（2）辨证依据

1）眩晕朝重暮轻，头重。

2）脘闷，多痰，或体胖丰腴。

3）天旋地转、耳鸣、恶心呕吐者，可配合内耳有关检查。

4）苔白腻，脉滑。

5）面浮肢肿，血压升高或蛋白尿者，须防子痫发生。

（3）治法与方药

治法：健脾去湿，豁痰降逆。

1）白术散（方见妊娠肿胀）加天麻、钩藤、法半夏

若寒湿较重加苍术、厚朴花、神曲、菖蒲燥湿化痰醒脑。恶心加藿香、佩兰、砂仁醒脾理气化浊。

2）温胆汤（《备急千金要方》）加石决明、天麻、钩藤、旋覆花

组成：半夏、竹茹、枳实、橘皮、生姜、甘草、石决明、天麻、钩藤、旋覆花。

本方功效为清火涤痰，降逆平潜。

3）经验方（《中医妇科临床手册》）

组成：苍术、白术、木瓜、防己、冬葵子、扁豆、白蒺藜、钩藤各9g，赤小豆（打）30g，天仙藤30g，珍珠母（先煎）15g。

治脾湿肝旺之眩晕头胀痛、面浮肢肿、纳呆呕恶、便溏、舌质淡胖、苔薄白、脉滑者。有健脾利湿，平肝潜阳之功。若有蛋白尿，用猪苓、土茯苓、泽泻、怀山药、芡实、菟丝子、川续断各12g，白术9g，桑螵蛸9g。

4）泽泻汤（《金匮要略》）

组成：泽泻、白术。

治心下有支饮，其人苦冒眩者。

对于耳源性迷路积水引起的眩晕，在上述治法中可配合泽泻汤利水消肿。徐景蒲教授经验，泽泻、白术二味药要注意用量，其比例为泽泻5份、白术2份。常用量泽泻20～30g，白术8～12g。若比例失调，即影响疗效。

【预防与调护】 注意孕期保健，定期产前检查，测量基础血压，发现异常及时处理。

【疗效判定】

治愈：目眩头晕、视物模糊等主症及其他症状消失，血压升高者恢复正常。

显效：目眩头晕，视物模糊等主症及其他症状明显减轻，血压恢复正常。

有效：目眩头晕、视物模糊等主症减轻，血压升高者有所下降。

无效：治疗后症状无改善甚或加重。

（王锡贞）

第九节 子 痫

怀子而病痫，名子痫，又名妊娠痫证。子痫发作时，多在妊娠后期、产时或新产后，孕妇突然眩晕倒仆，目呆头倾，颈项强直，两臂屈曲，两手紧拉，双腿内转，旋即全身强烈抽搐，牙关紧闭，呼吸暂停，面色青紫。经15秒至2分钟，深吸一口气，抽搐暂停，全身肌肉松弛，呼吸恢复，青紫渐退，昏不如人，气粗痰鸣。须臾醒，醒复发。抽搐可一二次或十余次，未加治疗可达百次以上。严重者一直陷入昏迷，直至死亡。

子痫是妊娠期特有的常见的产科合并症。发作前有前驱症状，其阶段性的发展，轻重不一的临床表现，散见于妊娠水气、子肿、子晕、子烦等病证中。后汉《华佗神医秘传》中就指出："妊娠临月，忽闷愦不识人，吐逆眩倒，少醒复发，名为子痫。"不但记载了子痫发作时的主症、特征、病名，还有方药治疗。在国外1859年Meigs首次报道子痫可突然发生，重要的在于早期认识先兆子痫。自此以后至今150多年里，对于子痫的病因病机和防治的进展仍较缓慢。

子痫由先兆子痫发展而来，是同一个疾病发展的不同阶段。中医虽无先兆子痫之名，但早在汉代《金匮要略》已有"妊娠有水气"、"起则头眩"的证治，在宋代1265年成书的《坤元是宝》又载有子痫发作的临床症状和"验其平日"或对"病初"症状的描述："眩晕冷麻，甚至昏倒仆地者为子痫。人不易识，但验其平日，眼目昏乱，认白为黑，认黑为白者是也。"又在《杏轩医案·续录》中有一病案记录："吾郡别驾向公，宅中一仆妇，重身九月，偶患头痛，医作外感治，其痛益甚，呕吐汗淋，至二鼓时，忽神迷肢掣目吊口噤，乍作乍止……入视抽搐形状，诊脉虚弦劲急，谓曰，此子痫证也……其病初头痛者即内风欲动之征也，医家误作外风，浪投疏散，致病若此。"对子痫的病因病机认识也从《诸病源候论》、《妇人大全良方》的"外风"观点逐渐转为"内风"论。如金元时代刘河间论子痫乃因"肾水衰而心火旺，肝无所养"所致。明代《万氏女科》指出"子痫乃气虚夹痰夹火症也"。清代《胎产心法》认为"乃是血虚而阴火炎上，鼓动其痰……此由血虚生热，热极生风，皆内起之风火，养血而风自灭"。陈修园《女科要旨》也认为"子痫系肝风内动，火热乘风而迅发"。《沈氏女科辑要·妊娠似风》概括病因一为阴亏，二为气滞，三为痰饮。张山雷为此笺正时则强调"子痫发痉，即从阴虚而来"。归纳诸家之说，子痫的发生，主要是以肾脾虚损，肝失血养，阴虚不足为本，以风、火、痰为标。对子痫的预后，《胎产心法》认为"妊娠子痫，乃为恶候"。在《医学心悟》中则更明确地指出"其症最暴最急"，"此症必速愈为善，若发无休，非惟胎孕骤下，将见气血涣散，母命亦难保全"。已充分认识到子痫是威胁母胎生命的危、急、重症。

子痫的传统理论，在现代中医、中西医结合的研究中，得到了继承、发扬和创新，大大提高了子痫的防治水平。例如强调子痫以预防为主，广泛开展了围生期保健，阻断子肿、子烦、子晕病证向严重发展，消除子痫的隐患；开展对子痫的预测；进行"养阴法"、"活血化瘀法"、"分型论治"的临床和实验研究，寻找高效应急治疗方药。此外，针灸疗法治疗子痫的研究也取得了一定的成效。

子痫是西医所称的"妊娠高血压综合征"（简称"妊高征"）中的重症。虽然取得了较大的进展，但现阶段，妊高征仍然严重威胁着孕产妇和围产儿。我国1998年的调查显示，妊娠高血压的发生率为14.4%。通过对1996～2000年间全国孕产妇死亡原因的调查发现，妊娠高血压综合征是导致孕产妇死亡的第二大原因。

【病因病机】 子痫的病因病机主要是脏腑虚损，阴血不足，肝阳上亢，亢极风动木摇；或痰火上扰，蒙蔽清窍，发为子痫。子痫常在先兆子痫的基础上一触即发，现以先兆子痫、子痫的先后为序，认识其病因病机。

1. 阴虚肝旺 素体肝肾不足或大病久病损伤肝肾，孕后阴血聚下以养胎元，阴血因孕重虚。肝体阴而用阳，阴血虚肝失血养则肝阳上亢，发为妊娠头晕头痛，眼花目眩的先兆子痫。

2. 脾虚肝旺 素体脾肾阳虚，水湿内停。因孕重虚，土不制水，湿聚成痰，痰湿内阻，阴血偏虚，亦致肝失濡养，肝阳上亢。出现水肿、眩晕等先兆子痫。

3. 肝风内动 素体阴虚肝旺或脾虚肝旺，进一步发展则肝阳上亢。亢极阳化风动，又水亏于下，不能上济心火。风助火威，风火相煽，发为子痫。

4. 痰火上扰 阴虚肝旺，脾虚肝旺，进一步发展。阳亢生风化火，灼津为痰，痰火上扰；或脾虚湿聚成痰，痰火交炽，上扰清窍，发为子痫。

不论肝风内动，还是痰火上扰，均可灼血为瘀；加之胎体渐大，气机不畅，血行受阻，气滞血瘀；阴虚不足，虚则无有不滞，亦可致瘀。瘀血内阻，循环障碍，因果相干，又致脏腑失养发为子痫或加重子痫的发生和发展。

此外气候的突然寒冷，亦可诱发子痫。如《产孕集》指出"若因冬月，外感风寒，壅于肺络，内风煽炽，故痰升气逆昏迷不醒，手足筋拘挛……症属子痫。"

西医对子痫病因病理的认识尚未清楚，国外学者研究发现，妊高征患者血清中存在细胞毒性因子，可导致血管内皮激活、功能障碍和结构损伤。血管内皮细胞激活导致内皮细胞合成或分泌的血管收缩因子（如内皮素、血栓素 A2）增加，血管舒张因子（如一氧化氮、前列环素）下降，凝血因子（如Ⅷ因子，血栓素 A2）增加，抗凝因子（如抗凝血酶-Ⅲ、凝血酶调节素）减少。由上述诸因素引发小动脉痉挛、血压增高、血管通透性增加、血液浓缩、血管内凝血等一系列病理生理表现。目前大量的实验证据表明，血管内皮细胞激活、功能障碍和结构损伤是妊高征发病机制的一个中心环节，关于导致血管内皮细胞激活、功能障碍和结构损伤的原因，目前主要有四种学说：胎盘或滋养细胞缺血学说、免疫学说、氧化应激学说、遗传学说等。

中医认为本病的主要病机是脏腑虚损，阴血不足，肝阳上亢化风、化火，以及煎液为痰，灼血为瘀，风火相煽，痰瘀阻滞血行，脏腑失养，造成互为因果的恶性循环。尤其强调阴血不足和血容量低，血淤与血液的高凝状态都是先兆子痫的共同病理基础。病情发展，阳亢风动与全身小动脉痉挛则一触即发为子痫。可见中西医对先兆子痫和子痫的认识有许多实质上相同或相近的病理基础。

【诊断与鉴别】

一、诊断要点

子痫的发作不过 1～2 分钟，以抽搐为特点，诊断不难。重要的是重视先兆子痫的诊断与子痫的鉴别诊断。

（一）病史

询问年龄、胎次、孕周，孕期有无子肿、子烦、子晕的临床特征；有无检查尿蛋白、血及其结果；孕前有无高血压、肾病；家族有无高血压及双胎、多胎妊娠、羊水过多、葡萄胎、子痫病史；饮食营养状况，有无贫血。尤其要问现在有无自觉头痛头晕、视物模糊、胸闷呕恶。此外，要注意冬季和初春的寒冷季节及气压升高易诱发本病。

（二）临床表现

先兆子痫与子痫的发病有轻重缓急的较大差异。结合西医的分类，可分为轻、中、重度。

轻度：属子晕。检查血压≥130/90mmHg，或基础血压升高 30/15mmHg，伴有轻度蛋白尿或水肿。

中度：肿、子烦、子晕三者居其二，检查血压超过轻度范围而小于重度 160/110mmHg，尿蛋白（＋），或伴水肿、头晕轻症。

重度：包括先兆子痫和子痫。①先兆子痫：在中度的基础上加重，血压升高 30～60/15～30mmHg、尿蛋白≥5g/24h，并出现头痛、头晕、视物模糊、烦躁、胸闷欲呕等症状。②子痫：妊娠晚期或产时或新产后在先兆子痫的基础上突然眩晕倒仆、抽搐及昏迷。

（三）妇产科检查

密切观察胎心的变化，注意胎儿有无宫内窘迫，注意观察有无胎盘早剥，甚至死胎。有报道在先兆子痫时，易于并发胎盘早剥。子痫发作后，又往往加快产程的进展，故要注意接产。

（四）辅助检查

1. 血液检查　通过血分析、凝血三项、二氧化碳结合力测定等以了解有无酸中毒情况。

2．尿液检查　蛋白定量测定，24 小时尿蛋白≥5g，肾损害严重。

3．肝、肾、心、脑功能测定。

4．眼底检查　视网膜缺氧→水肿→视力模糊，眼前冒金星或有飞虫感。甚至视网膜剥离→失明。通过视网膜小动脉的变化可测知子痫的病情轻重。

二、鉴别

子痫主要应与癫痫鉴别。

癫痫发作时突然倒仆，口吐白沫，全身抽动，颜面青紫等与子痫相似。但有癫痫病史。子痫因孕而发，发作前有高血压、水肿、蛋白尿。《沈氏女科辑要》指出："子痫为病……与其癫痫，发作有时，恒为终身痼疾者不同"，可作扼要鉴别。

中医根据有子肿、子烦、子晕的临床表现，西医检查有高血压、水肿、蛋白尿三体征居其一或二，并有头痛、目眩、胸闷等自觉症状，便可诊断为先兆子痫，在先兆子痫的基础上，突然发生抽搐和昏迷，则诊断为子痫。

【辨病论治】　中医对先兆子痫、子痫的论治散见于古籍子肿、子烦、子晕、子痫、产后痉病等病证之中，以传统的辨病基础上的辨证为特色。自 20 世纪 80 年代起，中医和中西医结合的学者开展了先兆子痫、子痫、妊高征的西医辨病、分度结合中医辨病基础上的辨证治疗，从临床和实验室探讨反映先兆子痫、子痫、妊高征的主要病机及其规律性论治、应急治疗以及预测、预防措施等。例如湖北中医学院附属医院先后报道了"一贯煎为主治疗妊娠高血压综合征 74 例临床报告"，"中药止抽散综合方案治疗先兆子痫 100 例初步观察和药理研究"和"中医养阴法治疗先兆子痫"。他们采用养阴法为主，佐以活血化瘀、扩容的综合方案治疗先兆子痫 100 例，并与西医治疗 50 例对照。方用一贯煎加减：生地 30g，沙参 12g，枸杞子 12g，麦冬 12g，川楝子 10g，桑寄生 15g，白芍 15g，石决明 30g，丹参 12～15g。兼证加减：血压高，头痛头晕加钩藤 12g，龟甲 30g，龙齿 30g，牡蛎 30g，珍珠母 30g；恶心烦热加竹茹 12g，栀子 10g。脾虚肝旺或肝旺犯脾合五皮饮，上方加白术 15g，云茯苓皮 10g，大腹皮 10g，陈皮 10g。兼证加减：肿甚者加云茯苓 12g，黑豆 15g，车前草 12g；口干者加天花粉 12g。如服药后症状未见缓解，甚感加重，血压升高，加止抽散平肝息风，清心化痰以防抽搐。止抽散为羚羊钩藤汤合抱龙丸化裁而成：羚羊角粉 1.5g，地龙 30g，天竹黄 12g，郁金 12g，琥珀 9g，黄连 10g，胆南星 12g，诸药碾细为末，装入胶囊，每次服 15 粒，日服 3～5 次。如有的经治疗血压下降，症状不缓解，红细胞压积在 35％以上或小便比重 1.020 以上者，则用 20％丹参注射液 20ml 加入低分子右旋糖酐 500ml 或 5％葡萄糖注射液 500ml 中，静脉滴注，每日 1 次，5 次为 1 个疗程。总结有效率为 97％，其中显效率为 65％，良效率为 24％，有效率为 8％，无效率为 3％。与西药组对照，$P<0.01$，差别有显著性。

西安医学院第二附属医院用活血化瘀法为主治疗妊高征。他们认为气滞、阴虚、血瘀等在妊高征的发病中互为因果，相互影响，而其中心环节为瘀血形成。因此对本病的治疗以消除瘀血为主。临床症状以水肿为主者服活血化瘀、理气行水之Ⅰ号方；以高血压为主者服活血化瘀、平肝潜阳、清热息风之Ⅱ号。Ⅰ号方：丹参 15g，葛根 15g，云茯苓 20g，猪苓 30g，大腹皮 20g。Ⅱ号方：丹参 15g，赤芍 15g，葛根 15g，玄参 20g，生牛膝 10g，钩藤 20g，生石决明 20g。若水肿和高血压都很明显者，可两方交替服用。如患者出现子痫症状时，需在Ⅱ号方中加入羚羊角粉 0.5～1g，竹沥 30g 冲服。并配合西药治疗。40 例痊愈 12 例，好转 27 例，无效 1 例，治疗后无一例再发生抽搐。

上海市南市区妇幼保健院报道用养血息风法治疗妊高征 213 例。养血息风汤：山羊角 30g，钩藤 30g，白僵蚕 20g，地龙 20g，当归 12g，川芎 9g，生地 30g，白芍 30g。加减：浮肿明显加防己 12g，白术 30g，天仙藤 30g；蛋白尿加鹿衔草 30g，益母草 30g，米仁根 30g，怀山药 30g。每日 1 剂，分两次服。中度以上妊高征配合中药解痉散（由羚羊角粉 0.3g，全蝎 0.5g、琥珀 4.5g 组成，分 3 次吞服）。重度妊高征伴有主诉者，酌量加用硫酸镁，静脉点滴 2 天左右，剂量小于西医的治疗量，以防子痫。有 40% 的患者症状与体征全部消失（评分为 0 分）。46 例重度妊高征转为中度或轻度，重度、中度妊高征由 72.3% 降至 8.4%，轻度妊高征的比率上升。表明通过治疗，妊高征可暂愈或使重度和中度向轻度转化，其转变极为显著，$P < 0.005$，均未发生子痫。其中 48 例对治疗前后血液流变学 6 项指标进行了测定分析，表明本法可起双向调节作用，其逆向转变率为 83.3%。

湖北省妇幼保健院报道：用川芎嗪治疗妊高征。将 75 例妊高征随机分成两组。对照组用硫酸镁，治疗组用川芎嗪注射液 120～160mg 加入 5% 葡萄糖注射液 500～1000ml 静脉滴注，每日 1 次，24 小时量 < 200mg。治疗结果，治疗组 41 例中 34 例有效，疗效为 82.9%。其中显效占 38.2%。对照组 34 例中 15 例有效，占 44.1%，两组比较 $P < 0.01$。说明川芎嗪治疗妊高征的主要机制是扩张血管，改善肾功能和改善血液流变性。

郭天玲等报道用当归芍药散治疗轻、中度妊高征 46 例，设立西药治疗组作为对照，结果证明本方治疗轻、中度妊高征患者有与复方降压片等西药相近或稍好的效果。

殷世美等采用天麻钩藤饮加减治疗早期妊娠高血压综合征 60 例，药用：天麻 12g，钩藤（后下）20g，石决明 20g，栀子 10g，杜仲 10g，黄芩 10g，桑寄生 30g，茯苓 20g，白术 10g，陈皮 10g，车前子（包）10g，大腹皮 15g，泽泻 10g，上述药物日 1 剂，水煎分 2 次服，连服 7～10 剂。结果：显效 36 例，占 60%；有效 20 例，占 33.3%；无效 4 例，占 6.7%，总有效率 93%。

张烨等采用益气化瘀药妊高征胶囊治疗妊娠高血压综合征，将 40 例妊娠高血压综合征患者随机分为两组，对照组予西药常规治疗方案，治疗组在对照组基础上加用妊高征胶囊，另设正常妊娠孕妇 15 例为正常组；治疗前后取血采用放射免疫法测定 IGF-1、IGFBP-1 水平。结果妊娠高血压综合征血清 IGF-1、IGFBP-1 水平与正常组差异显著，治疗组治疗后 IGF-1、IGFBP-1 与正常组相近，而对照组变化不明显。结论：益气化瘀法及其组方能明显升高妊娠高血压综合征患者血清 IGF-1 水平，同时降低 IGFBP-1 水平，是其有效治疗 PIH 的机制之一。

此外亦有针灸和穴位贴敷疗法治疗妊高征的研究，都取得了一定的效果。同时传统的中药"三宝"——安宫牛黄丸、紫雪丹、至宝丹，可在重度妊高征中灵活应用，有较好的效果。

一般来说，辨病治疗有辨中医的病和辨西医的病，常在辨证分型的基础上，经过临床和实验室研究、总结、掌握其主要病机和主要证型，抓住本病的主要矛盾和矛盾的主要方面的本质病机，这是值得进一步深入研究的中医临床多元思维方式。

【辨证论治】

一、辨证要点

《黄帝内经》云："诸风掉眩，皆属于肝。"子痫病位主要在肝，涉及心、肾、脾。素体肝肾不足，形体较瘦，头晕目眩，血压较高，面赤唇红，或有水肿，多为阴虚肝旺；素体脾肾阳虚，形体较矮胖，水肿较重，高血压，胸闷呕恶，头痛目眩，多属脾虚肝旺；如血压继续升高，水肿、尿蛋白不消失，突然眩晕倒仆，四肢抽搐，昏不知人者，已为肝风内动或痰火上扰之子痫发作证。

二、治疗原则

子痫防重于治。因子痫的发病有明显的阶段性和轻、中、重的不同程度，故预防、预测和早期诊断和早期治疗是关键。一旦发生子痫，预后较差。早、中孕期预测有子痫倾向的证型为阴虚、脾虚、血瘀者，应尽早纠正之，阻断其发展；中、晚期发现有贫血时，及时治疗。有先兆子痫时，积极防治，总以养阴平肝息风为主，使肝得血养，无肝阳上亢之势。一旦发生子痫，则急以控制抽搐和昏迷，以养血镇痉息风，豁痰开窍，活血化瘀，尽快消除全身小动脉痉挛的病理改变，防止进一步的发展。

对于产前、产时、产后子痫，总的治则大体相同。惟产前产时要注意护胎，产后尤需补虚化瘀。

产科的处理，必须随机应变，适时终止妊娠是极重要的原则和关键；常在患者停止抽搐后进入产程，尽早在 12 小时内终止妊娠。如胎儿未成熟，则在密切观察下继续妊娠，促其成熟；如有少量的阴道出血尚未临产，尤其伴子宫张力较高者，要警惕胎盘早剥、胎死腹中等严重并发症。实践证明，本病因妊娠而发，病情是"须臾醒，醒复发"，不能根治，故等待分娩不够科学，故要根据母胎监护的情况，适时终止妊娠，结束分娩。产后24 小时仍须注意发生产后子痫。

三、分证论治

先兆子痫与子痫的辨证多为本虚标实，并要结合西医三大体征的轻重程度灵活施治。同时要仔细观察病机的转归、病情的变化以及预防并发症的发生和发展。

1. 阴虚肝旺证

（1）临床见证：妊娠晚期常感头晕头痛，眼花目眩，口干咽燥，烦躁不安，耳鸣腰酸，体态较瘦。手指发麻，尿少便秘，舌红少苔，脉细弦滑。血压升高，或有水肿、蛋白尿。

（2）辨证依据

1）有肝肾不足之体质因素。

2）头晕头痛，眼花目眩，口干咽燥，烦躁不安等阴虚肝旺症状。

3）舌红少苔，脉细弦滑。

（3）治法与方药

治法：滋阴养血，平肝潜阳。

1）一贯煎（《柳州医话》）加白芍、钩藤、石决明、丹参组成：北沙参、麦冬、当归、生地黄、枸杞子、川楝子、白芍、钩藤、石决明、丹参。

原方适用于肝肾阴虚，肝气不舒所致的胸脘胁痛，吞酸吐水，咽干口燥，舌红少津等症。

全方具有滋阴养血，平肝潜阳之功。实验证实一贯煎剂对消化道具有解痉止痛作用。此外，还具有镇痛、抗炎、增强免疫、抗疲劳、抗缺氧、抑菌等作用。

2）杞菊地黄丸（《医级》）加龟甲、石决明、丹参、赤芍、白芍

组成：枸杞子、杭白菊、丹皮、熟地黄、山萸肉、茯苓、泽泻、怀山药、龟甲、石决明、丹参、赤芍、白芍。

全方具有滋养肝肾、清热、平肝潜阳之功。

3）养血息风方（上海市南市区妇幼保健院经验方）

组成：山羊角30g，钩藤30g，白僵蚕20g，地龙20g，当归20g，川芎9g，生地30g，白芍30g。

本方养血补血，滋阴柔肝以治本；清热平肝、息风解痉以治标。水肿明显加防己12g，白术30g，天仙藤30g。蛋白尿加鹿衔草30g，益母草30g，米仁根30g，怀山药3g。每日1剂，分两次服。先兆子痫和子痫配合口服中药解痉散（内含羚羊角粉0.3g，全蝎粉1.5g，琥珀粉4.5g），分两次吞服。

2. 脾虚肝旺证

（1）临床见证：妊娠中晚期头晕目眩，胸闷呕恶，面目肢体浮肿，纳谷不香，神疲乏力，形体多矮胖，食少便溏，尿少，舌淡胖，边黯红，脉弦缓滑，血压升高，水肿或有蛋白尿。

（2）辨证依据

1）形体矮胖脾虚体质。

2）面浮肢肿，头晕目眩，胸闷呕恶。

3）舌淡胖，脉弦缓。

（3）治法与方药

治法：健脾行水，平肝潜阳。

白术散（《全生指迷方》）加钩藤、石决明、天麻、丹参

组成：白术、茯苓、大腹皮、陈皮、生姜皮、钩藤、石决明、天麻、丹参。

本方健脾行水力专，加钩藤、石决明、天麻平肝潜阳降压，丹参活血化瘀改善全身血循环。

脾虚浮肿较甚者，加葵子茯苓汤（《金匮要略》）、黄芪加强健脾行水之功。肝旺头痛，血压较高者，加羚羊角粉、白芍、牛膝平肝潜阳。胸闷呕恶，加法半夏、胆南星、郁金化痰除湿，疏肝。

3. 肝风内动证

（1）临床见证：妊娠晚期或正值产时或新产后，自觉头晕目眩，烦躁不安，颜面潮红，突然倒仆，目呆头倾，两臂屈曲，两手紧拉，双腿内转，全身强烈抽动，昏不知人。舌红绛少苔，脉弦滑数。血压高，蛋白尿，水肿较重。

（2）辨证依据

1）肝肾阴虚之体，头晕目眩，烦躁不安，颜面潮红。

2）突然抽搐和昏迷。

3）舌红绛少苔，脉弦滑数。

（3）治法与方药

治法：平肝息风止痉，活血化瘀。

1）羚角钩藤汤（《通俗伤寒论》）加地龙、全蝎、丹皮、赤芍

组成：羚羊角片、钩藤、桑叶、杭白菊、贝母、竹茹、生地、白芍、茯神、甘草、地龙、全蝎、丹皮、赤芍。

原方治邪热传入厥阴，阳热亢盛，热极动风之证。

全方有平肝潜阳，凉血息风，清热化痰，增液舒筋止痉之功。使火平风息、阴平阳秘。加地龙、全蝎增强息风止痉。加丹皮、赤芍凉血化瘀，改善抽搐所致的瘀血证。

抽搐、昏迷、痰涎壅盛者，加安宫牛黄丸，每日 1 丸，分 2 次磨服，或中药送服。亦可选用紫雪丹，至宝丹。血压高，加石决明、怀牛膝、生代赭石、生龟甲镇肝息风。

2）止抽散（湖北中医药大学附属医院经验方）

由羚角钩藤汤合抱龙丸化裁而成。每次 3g，每日 4 次吞服。3～5 天为 1 个疗程。他们课题组报道了用止抽散综合方案治疗先兆子痫 100 例和药理研究。结果血压、水肿、蛋白尿及自觉症状明显改善，滞产和产后大出血明显下降，胎、婴儿无死亡，新生儿窒息率降低。全方具有平肝清热，息风镇惊的作用。药理实验证明该药有镇静和降压作用，与西药组比较，效果更为明显。其结果与临床观察一致。

4. 痰火上扰证

（1）临床见证：妊娠晚期或正值产时或产后，头晕头重，胸闷呕恶，面浮肢肿，突然眩晕倒仆，全身抽搐，昏不知人，气粗痰鸣，鼾声如雷，须臾醒，醒复发，舌红，苔黄腻，脉弦滑数。

（2）辨证依据

1）胸闷呕恶，头晕目眩。

2）突然抽搐、昏迷、气粗痰鸣。

3）舌红，苔黄腻，脉弦滑数。

（3）治法与方药

治法：清热豁痰，开窍止痉。

1）牛黄清心丸（《痘疹世医心法》）加竹沥、全蝎、丹参

组成：牛黄、朱砂、黄连、黄芩、栀子、郁金、竹沥、全蝎、丹参。

本方清心化痰开窍，安神定惊，郁金解心包之热，使痉除火灭，抽搐自止。竹沥、全蝎加强化痰止痉之功。丹参活血化瘀。病情严重者，加服安宫牛黄丸，增加清热、豁痰、开窍之功。

2）半夏白术天麻汤（《医学心悟》）送服安宫牛黄丸

前方组成：法半夏、天麻、茯苓、白术、炙甘草、陈皮、蔓荆子、生姜、大枣。

原方治风痰上扰，眩晕头痛，胸膈痞闷，呕恶之证。

全方具有清热豁痰，开窍息风止痉之功。

上述 4 个证型虽不相同，但均应适当加入活血化瘀之品，以改善微循环。阴虚肝旺、脾虚肝旺，仍处于先兆子痫阶段。若病情发展，阴血益亏，肝阳上亢，亢则阳化风动，心肝火旺，炼液为痰，灼血为瘀，风、火、痰、瘀交织，一触即发抽搐昏迷的子痫

发作证。可见先兆子痫和子痫是一个疾病的不同阶段。防治先兆子痫能有效地降低子痫的发病。近代不少文献报道研究数十例至 200 多例的各组病例，采用中药治疗先兆子痫，大多无一例发生子痫。这就是中医药防治子痫的优势和特长所在，必须进一步的深入研究。

【其他疗法】

一、针灸疗法

抽搐者取水沟、曲池、合谷、承山、太冲，昏迷者针水沟、百会、涌泉、风池。

二、验方

根据病情可选用安宫牛黄丸、至宝丹、紫雪丹等。

【预防与调护】 妊高征严重威胁孕产妇及围产儿的生命，故对它的预防和护理十分重要。必须树立防重于治的思想，尤须注意中西医结合的预防、预测、早期诊断、早期治疗以及调护。

一、预防

（一）一般预防

1. 提倡孕妇吃普食和高蛋白多维生素饮食，补充锌、铁、钙等微量元素，不严格控制食盐量。

2. 适当休息，有轻度妊高征时即注意休息。

3. 孕妇应注意睡姿，20 周后发现轻度妊高征，嘱取左侧卧位为主。妊娠 5 个月后，子宫的重量、容积显著增大，子宫与周围脏器、血管的关系也发生变化。特别是怀孕 7 个月后，自身和胎儿的体重增加，体位可直接影响子宫的血液流量。如仰卧位尤其会对孕妇及胎儿产生一系列的不利影响。因为仰卧时，增大的子宫压迫腹主动脉，使子宫动脉的压力降低而影响子宫供血，从而使胎盘缺血，缺血的胎盘释放出大量的肾素，肾素进入母体血液循环，可导致动脉压增高，易发生和加重妊高征。如果右侧卧，使本来已右旋的子宫更大幅度地右旋，牵拉子宫韧带和系膜，其内的血管也受牵拉而影响胎儿的供血、供氧，易致胎儿慢性缺氧，严重者会导致胎儿窒息。

孕妇最佳的睡姿是左侧卧位。因为左侧卧位可减少妊娠子宫对腹主动脉、髂动脉的压迫，使之维持正常的张力，保证胎盘的血液灌注量，不易发生胎儿缺氧缺血、孕妇水肿、下肢静脉曲张等情况。同时，左侧卧位，可使右旋的子宫向左旋，从而进一步解除对腹盆腔血管的压迫，有利于胎盘的血液循环。

4. 纠正贫血 妊娠合并贫血者妊高征的发病率高居榜首。故及时纠正贫血能有效预防妊高征。

5. 避免常规使用利尿剂。妊高征的病理生理已由全身血管痉挛收缩导致水钠潴留转变为导致血液浓缩，蛋白丢失，血容量减少。故利尿消肿不适当，会使病情加重。

6. 调情志 七情过度可致妊高征。孕期宜调情志，畅心情。

（二）中药预防

孕中期辨证预测妊高征，早在 20 世纪 60 年代已开始研究。金有慧报道在孕 12～

18周时发现反复便溏者，用健脾化湿法治疗，无一例发展为妊娠水肿。他们发现产前有阴阳亏损者，易导致妊高征的发生，故调整阴阳平衡是预防妊高征的关键。选用杞菊地黄丸和肾气丸作为预防妊高征的研究提示，阻断肝肾阴虚和脾肾阳虚向肝阳上亢发展，不仅明显降低了妊高征的发病，而且又可预防子痫的发生。天津市中心妇产科医院也抓住妊高征的亚临床阶段给予中药早期控制，防止其向严重转化。近有张成莲报道了"复方丹参、维生素E等联合用药预防妊高征"。上述措施，均为"上工治未病"的有效措施。

（三）西药预防

小剂量阿司匹林。国内用量每天 1mg/kg，国外每天 60mg。但也有认为此药无效者。

二、调护

对于重度的妊高征，处于先兆子痫和子痫阶段，应尽早收住院治疗，必须特护。

1. 置患者于暗室，避免声光刺激。

2. 各种检查和治疗操作均宜轻柔以免触发抽搐。

3. 床周加床档，防止孕妇抽搐时跌至床下。

4. 假牙宜拔掉，以防抽搐时脱落吞下。

5. 床头置纱布缠绕的压舌板，抽搐时将之置入上下臼齿间，以防咬伤舌头和口唇。

6. 取头低左侧卧位，防止呕吐物和分泌物吸入气管。床边备有吸痰器。

7. 置保留导尿管。

8. 专人护理，记录生命体征和胎心变化。随时将病情报告医生。

【疗效判定】 每治疗3天评价疗效一次。其指标及标准为：

1. 中医辨证证型的转变。

2. 妊高征评分指数升降值的评价（见附1） 评分指数值降至0且不再回升者为痊愈；指数值下降，<6分为显效；≥6分为有效；无改变或上升者为无效。

3. 妊高征单项疗效的评价

（1）降压疗效：以疗程平均动脉压下降幅度为准（见附2）。平均动脉压降至基础血压水平并不再回升者为痊愈；动脉压比治前下降≥20mmHg 为显效；≥10mmHg 为有效；<10mmHg 以下，或无改变，或上升者，为无效。

（2）降蛋白尿疗效：检测清洁尿，尿蛋白消失并不再出现为痊愈；降低 2 个＋者为显效（如＋＋→－、＋＋＋→＋、＋＋＋＋→＋＋）；降低 1 个＋者为有效（如＋＋＋→＋＋、＋＋→＋等）；无改变或增剧者为无效。

（3）浮肿疗效：根据浮肿程度（见附3）与体重的递减评定。浮肿消失并不再出现者为痊愈；降低 2 个＋、体重下降>2kg 者为有效（如＋＋＋＋→＋＋、＋＋＋→＋）；降低 1 个＋或体重下降<1kg 者为疗效不显著；无改变或增剧者为无效。

（4）自觉症状改善的疗效：分头晕、头痛、眼花、胸闷、肿胀及其他不适；以症状消失为显效；以症状减轻为有效；症状无改变或增剧为无效。

附1 全国妊高征评分指数表

全国妊高征评分指数表

症　　状	程度评分	程度评分	程度评分	程度评分	程度评分
浮肿	＋0	＋1	＋2	＋3	
蛋白尿	±1	＋2	＋5	＋7	＋8
收缩压	130　1	160　4	180　6	200　8	
舒张压	90　2	100　5	110　7	120　9	
自觉症状	胸闷 1～2	头痛 1～2	眼花 1～2	恶心 1～2	其他 1～2

注：收缩压 130mmHg 为 1 分，每增加 10mmHg 增加 1 分；自觉症状用加分法，各症状相加总分不得超过 10 分

附 2　疗程平均动脉压下降幅度

疗程平均动脉压下降幅度＝治疗前平均动脉压－疗程平均动脉压

其中，

$$疗程平均动脉压 = \frac{全疗程平均动脉压之和}{疗程天数}$$

每日定时测量血压 4 次，以 4 次血压的平均值计算出平均动脉压。

$$平均动脉压 = \frac{收缩压＋舒张压×2}{3}$$

附 3　浮肿程度判定

＋：足部及大小腿明显的凹陷性水肿，经休息后不消退。

＋＋：水肿及大腿皮肤如橘皮样。

＋＋＋：水肿涉及外阴及腹部，皮肤薄而发亮。

＋＋＋＋：全身性水肿或有腹水。

（张玉珍）

第十节　胎萎不长

妊娠四五个月后，其腹形明显小于妊娠月份，胎儿存活而生长受限者，称"胎萎不长"，亦称"妊娠胎萎燥"、"胎不长养"等。

本病首载于《诸病源候论》，在其"妊娠胎萎燥候"中指出："胎之在胞，血气资养，若血气虚损，胞脏冷者，胎则翳燥萎伏不长。"认为其病由"妊娠之人有宿夹痾疹"或"有娠之时，节适乖理，致生疾病，并令脏腑虚损，气力虚羸"，失于养胎而"令胎不长"，此论成为后世诊治胎萎不长的理论依据；《陈素庵妇科补解》中提出孕妇情怀不畅亦可致此病，曰："妊娠忧郁不解，以及阴血衰耗，胎燥而萎"；《张氏医通》又有"胎不长者，此必父气之孱弱"的论点，指出胎萎不仅与母体因素有关，还与父体禀赋不足密切相关。治疗方面在《外台秘要》中集有验方"鲤鱼长一尺者，水渍没，纳盐如枣，煮令熟，取汁稍稍饮之……十余日辄一作此，令胎长大。"表明唐以前已有通过长期饮食调补助气血生化以养胎的方法。宋代陈自明则在前论基础上又提出："当治其疾，益其气血，则胎自长"的治疗大法。《景岳全书·妇人规》中详述了病因和辨证施治，"受胎之后而漏血不止者有之，血不归胎也。""妇人中年血气衰败者有之，泉源日涸也。""妇人多郁怒者有之，肝气逆则血有不调而胎失所养也。""血气寒而不长者，阳气衰则生气少也，""血热而不长者，火邪盛则真阴损也。"所以"宜补宜固宜清宜温，但因其病而随机应之。"清朝肖赓六的《女科经纶》则重视中焦脾胃以培长养之本，论有"妊娠以十二经脉养胎，全赖气血以充

养胎元，而气血之旺惟以脾胃水谷之气化精微而生血气"，总以"健脾扶胃为长养之本"。《张氏医通》主张"治胎气不长，必用八珍、十全、归脾、补中之类，助其母气，其胎自长"。

前人历经千余年的实践，对本病的认识渐趋完善，在病因、病机上强调了脏腑气血功能失调，病位明确在脾胃、胞宫，治疗重在辨证求因，立法以扶助中州，补益气血为主，同时也积累了一些有效的治疗方药，并延传至今。

胎萎不长西医妇产科称之为"胎儿生长受限"（FGR），是指胎儿受各种不利因素的影响，未能达到其潜在所应有的生长速率，即在胎龄准确的前提下，而足月胎儿的体重低于 2500g，或胎儿体重低于同孕龄正常体重的第 10 百分位数，或低于同孕龄平均体重的两个标准差。曾称之为胎儿宫内发育迟缓，现已弃用。其发病率为 3%～10%，我国的发病率平均为 6.39%。据无锡市妇幼保健院报道仅于 2008 年一年之内就有 100 例小于 2500g 的低体重儿降生，同时还收治了外院转来的 450 余例；有人统计自 1965～1976 年，在 8990 例新生儿中，有 164 例 FGR，占 1.82%，而小于胎龄儿的围生期死亡率较正常儿高 5～9 倍。FGR 属于围生期主要并发症之一，也是高危妊娠中的一个重要问题。约 50% 的病例母体可无任何不适感，一般腹部扣诊仅能发现 30% 严重的 FGR。近些年来由于强调了围生期保健，特别注意孕期检查及适当处理异常情况，故新生儿围生期死亡率自 25.5% 以下降为 10%。众多的中西医学者对本病进行着多方面的研究探索，并取得了较好的进展。

【病因病机】

一、病因

有 40% 的患者病因尚不明确。大体有孕妇营养供给不足、胎盘转运障碍血流量减少、胎儿基因或染色体异常等遗传潜能，亦即母体、胎盘、胎儿三方面异常为主要的危险因素。

1. 气血虚弱　平素体质虚弱或饮食劳倦损伤脾胃以致气血生化不足，或因孕后胎漏胎动不安日久耗伤气血，以致胎元失于长养之本，而致生长缓慢。

2. 脾肾亏虚　素禀脾肾不足，或孕后房事不节，耗伤肾气；或劳倦太过，损伤脾气以致精血化源不足，胎失所养，故致胎元萎伏不长。

3. 血寒宫冷　孕妇素体阳虚，或过贪生冷饮食伐伤阳气，或重病久病损伤肾阳，寒自内生，以致生化之机被遏，使血寒宫冷胎元失于温养而生长迟缓。

二、病机

胎萎不长主病在胞胎，或由气血亏少失于荣养，或因阳虚失于温煦，或因脾肾耗伤，气血化源不足而致胎元萎弱不长。如若因失治误治或原本病情严重而胞胎失养日久，则将发展为小产甚或胎死腹中。

1. 气血虚弱　气血乃长养之本，胎在母腹全赖气血供养，若气血亏虚血海不充，则无以养胎，而致胎萎不长。正如张景岳所云："胎气本乎气血，胎不长者，亦惟血气之不足耳。"

2. 脾肾亏虚　脾肾为先后二天之本，脾主运化输布精微，以供万物之长养，自当是胎儿发育的营养来源；肾为先天之本，生命之源，妊娠者则以精气系养胞胎，固摄冲任。

若有某些致病因素导致脾肾损伤者，必会因精气化源匮乏使胎元之营血不足，而引起胎儿萎伏不长。

3. 血寒宫冷　人体阳气主温煦，脏腑功能和气血之生化无不以阳气为动力。若阳气虚惫则阴寒内盛以致脏腑功能衰弱，气血生化不足且运行迟缓，胞胎亦失于温养，故致胎儿生长缓慢。即如《胎产新法》所云："血气寒而不长，阳气衰生气少。"

西医学将本病分为3种类型，即：内因性均称型FGR、外因性不均称型FGR和外因性均称型FGR。

1. 内因性均称型FGR　属于原发性胎儿生长受限。在胎儿发育的第一阶段即妊娠开始或至少在胚胎期，相关的危害因素即发生作用。因胎儿在体重、头围和身长三方面均受限，头围与腹围均小，故称均称型。其病因包括基因或染色体异常、病毒或弓形虫感染、接触放射性物质及其他有毒物质。其主要特点：胎儿的体重、头围、身长相称，但和孕龄不相称；外表无营养不良表现，器官分化或成熟度与孕龄相符，但各器官的细胞数量均减少，脑重量轻，胎盘小，但无组织异常。胎儿无缺氧表现。胎儿出生缺陷发生率高（半数有畸形），可危及生命。围生儿病死率高，预后不良。产后新生儿常伴脑神经发育障碍，伴小儿智力障碍。

2. 外因性不均称型FGR　属于继发性胎儿生长受限。胚胎在早期的发育正常，到孕晚期（妊娠35～36周胎儿正处于快速发育期）才受到有害因素的影响（如合并妊娠期高血压疾病等导致的慢性胎盘功能不全）。常见于高年初产妇，胎儿常有宫内慢性缺氧和代谢障碍，各器官的细胞数量正常，但细胞体积缩小，以肝为著。基本原因为胎盘功能不良，胎盘体积正常，但功能下降，常伴有缺血缺氧的病理改变（梗死、钙化、胎膜黄染等）而加重胎儿的宫内缺氧，也使胎儿在分娩期对缺氧的耐受能力下降，导致新生儿的脑神经受损，故常有神经创伤的表现。新生儿在出生后的躯体发育正常，容易发生低血糖。

3. 外因性均称型FGR　这是上述两型的混合型。其病因多是母儿双方的因素，主要由缺乏重要的生长所需的营养物质（如叶酸、氨基酸，微量元素等）或有害药物的影响所导致。在整个妊娠期间均可产生影响。其特点为新生儿头围、身长、体重均小于同孕龄正常值，同时其外表呈营养不良的状态；各器官的细胞数目减少，导致各器官的体积均缩小，以肝脾受累最严重（细胞数能减少15%～20%），脑细胞的数目也明显减少。

综上所述，3种类型胎儿生长受限的病因可概括为妊娠期营养缺乏、疾病影响和先天异常等几种主要因素，实与中医之胎失所养的病机观点极为相符。现代研究认为，孕妇血黏度增高，血流缓慢以致影响了胎盘血流灌注，可使胎儿在宫内慢性缺氧、营养不良，这一观点也为用活血化瘀中药治疗本病进行的临床疗效观察所证实。

【诊断与鉴别】

一、诊断要点

1. 病史　应注意孕妇以往体质、营养状况如何，是否偏食辛辣或生冷，有无七情内郁或暴怒过激等；平日有无慢性肾炎、慢性高血压、心脏病、贫血等慢性消耗性疾病；孕期有无较长时间的胎漏下血和妊娠期高血压等妊娠合并症；有无接触致畸药物、烟酒嗜好、毒物、放射线等危险因素；有无FGR死胎等不良分娩史。需要注意在诊断FGR之前必须明确胎龄。

2. 临床表现　妊娠四五个月后，孕妇腹形与子宫明显小于正常妊娠月份，但孕妇可感到有胎动，检查可闻及胎心音。唯其胎儿生长缓慢是主要的临床表现。

3. 检查 腹部听诊可闻及胎心音，连续测量宫底高度、腹围、孕妇体重以判断胎儿的宫内发育情况。

宫高测量是了解胎儿宫内发育的重要方法，是筛选FGR最明显、最容易识别的体征，能较准确地发现FGR；宫底高度在孕20～34周增长较快，平均每周增长1cm，孕34周后增长较慢，平均每周增长0.83cm，孕40周宫底高度均值为（32±2.4）cm。一般从妊娠20周开始，每4周测量一次，28周后每2周一次，36周后每周一次，若连续2～3次都小于孕月值（低于标准曲线的第10个百分位数或停止不变）应诊断为FGR。

妊娠晚期孕妇的体重应每周增加0.5kg，若连续3次检查均不增加或增长极缓慢时，应考虑是否本病；对可疑病例应系统进行超声监测检查。

4. B超 胎儿存活，测定胎儿双顶径（BPD）是判断胎龄的常用指标。正常胎儿在孕早期每周平均增长3.6～4.0mm，孕中期2.4～2.8mm，孕晚期2.0mm。若发现每周增长<2.0mm，或每3周增长<4.0mm，或每4周增长<6.0mm，于孕晚期每周增长<1.7mm，均应考虑FGR的可能。

另外，通过B超检测羊水量也有助于诊断，若最大羊水池与子宫轮廓相垂直的深度（AFV）小于或等于2cm，为羊水过少，此为FGR的特征之一。有报道羊水过少者可有84.4%为FGR。故此项检查也可列为诊断本病的依据之一。此外有胎盘老化时，还可发现异常的超声图像。

总之，诊断本病应首先在认真核对孕龄无误后，再依据以往相关病史及孕妇的宫高、体重及B超测定胎儿双顶径的增长速度作为诊断依据，或概括为以下三点：

1. 存在可能引起FGR的因素如慢性疾病、重要脏器受损、偏食、营养不良、宫内感染等。

2. 孕妇体重连续3周无明显增加，宫底高度连续2次测量均在第10个百分位或以下。

3. 超声波检测到胎儿双顶径、羊水量及胎盘功能等异常变化。

二、鉴别

首先要确定胎龄，准确了解末次月经的日期及胎动出现的时间，以利计算孕周，避免误诊。胎儿生长受限须注意与胎死不下、羊水过少相鉴别。

1. 胎死不下 两者都有宫体小于妊娠月份的特点，但胎死不下可有胎漏、胎动不安史，若发生于妊娠中晚期，孕妇腹形日渐变小，并且自觉胎动消失，或伴见阴道流褐色或紫黑色血块，腹中阴冷重坠，甚而口出秽臭之气，脉象沉涩等。而FGR的胎儿虽小于停经月份，但有胎动、胎心音。再结合查体、超声等辅助检查有助于明确诊断。

2. 羊水过少 B超探查羊水暗区（AFV）在2cm以下，腹部检查宫内羊水量少，胎儿肢体发育正常，胎动、胎心音存在；与FGR的肢体发育偏小不同。B超检查可资鉴别。

【辨病论治】

一、辨病要点

因本病总属于胎盘灌注不足，使母胎间交换减少，孕妇本人并无明显的自觉症状，仅在中期妊娠时发现腹形小于同孕期孕妇的腹形；或在产前检查时发现胎儿生长发育的各项指标均低于同孕期水平，表现除孕妇腹形小于正常孕月外，主要是以宫高、体重及胎儿宫内发育各项测量值均低于同孕期胎儿的标准作为辨病依据。

二、治疗原则

因本病总属于胎盘灌注不足，是母胎间交换减少，故治疗亦多从改善子宫胎盘血液循环和补益气血、增强营养着手。具体治疗方法报道较多，有补养气血，有补益脾肾，有温肾养胎，还有活血祛瘀等，无论何种方法均须在中医辨证的前提下实施具体治疗。这些方法不仅在临床取得显著疗效，而且在实验室研究中也充分证明了各项疗效指标所提高的幅度，均明显大于西药对照组。但并不排除西医方法的直接治疗作用，恰当的中西医结合治疗，无疑更有利于提高临床疗效。

三、治疗方法

对该病的治疗历代医家多有精辟论述，治疗方法颇多，《妇人大全良方》中陈自明提出："夫妇妊不长者，因有宿疾，或因失调，以致脏腑衰损，气血虚弱而胎不长也"，其治疗原则"当治其疾，益其气血，则胎自长矣"；张景岳指明不同病因应"随机应之"，"宜补、宜固、宜清"等不同治法。现代研究认为，孕妇血黏度增高，血流缓慢以致影响了胎盘血流灌注，可导致胎儿在宫内慢性缺氧、营养不良，这一观点也为用活血化瘀中药治疗本病的临床疗效观察所证实。

方药举例：

1. 当归汤加味（《上海中医药杂志》）

组成：当归、白术、芍药、川芎、黄芩、丹参。

用法：每日1剂，水煎2次，分2次服，连服7天为1个疗程。

作者报道：共治疗观察40例，平均每人6个疗程。痊愈39例，占97.5%，无效1例，占2.5%。西药对照组（用能量合剂）共治疗观察54例，痊愈48例，占88.9%，无效6例，占11.1%。治疗各项临床指标亦显示了中药优于西药。

本方以《金匮要略》中当归散作基本方。从其药物组成分析，应以养血活瘀为主，并非以清热为主，故用之于血流缓慢，胎盘灌注量少的FGR加用丹参更为妥当，并也证明了疗效的显著性。在运用中还可再进一步随证加减以体现个体化，如有流产史并腰酸腿软者可加味桑寄生、川续断、杜仲；纳呆便溏，语音低脉弱者，可重用白术，加茯苓、木瓜；阴虚火旺者可加生地、地骨皮；阳虚者加可桂枝、巴戟天等，使用方配伍更加臻善。

2. 三才固本膏（《陈素庵妇科补解》）

组成：天冬180g，麦冬120g，熟地30g，当归24g，白术240g，人参30g，黄芩120g，杜仲120g。

本方具补气养血，益肾助胎元之功。用于胎瘦不长，病本于母血不足者。

其母血不充，乃由脾胃气虚，故以参术补脾胃之气而生化气血；再予当归、熟地、乳汁以养血补血；杜仲滋补肝肾之气，固摄元气；天麦二冬益养肺肾之阴；黄芩清胎热，以除热保阴之意。全方乃清、滋、补而不腻之剂也。

用法：上药熬成，加入人乳、牛乳、羊乳各一盏，白蜜250g和匀再熬，滴水成珠，白糖送下。每次1匙，日3次。服至痊愈。

运用本方时方中乳汁的选取及各药剂量可结合临床实际酌情增损之。

【辨证论治】

一、辨证要点

本病是以妊娠中、晚期胎儿存活但发育迟缓为主症，经检查确诊为 FGR。再依据孕妇平素体质、相关的病史、年龄、伴见的证候作为辨证依据。如素体虚弱，面色苍白或萎黄，气短懒言，舌淡苔薄白，脉细弱无力者，乃属气血虚弱之证；如素体阳虚，形寒畏冷，四肢不温，舌淡苔白，脉沉迟者乃属血寒之证；如素体精血不足，腰膝酸软，纳少，大便溏薄，或形寒肢冷者，乃属脾肾亏虚之证。临床见证各有所异，故需因人因证辨其所属。

二、治疗原则

治疗应求因治本，去其所病，使胎元得养能趋于正常发育至足月分娩为原则。古云："胎气本乎血气而长……胎之长养皆赖母之脾土输气于其子也……长养万物莫不由此"（《张氏医通》），故多以调理脾胃、补养气血为治疗大法，且应连续服用至胎儿生长发育恢复至正常。治疗过程中必须注意动态观察，若胎儿损伤过甚发展为死胎之候，或已发现胎儿畸形者，须尽早以下胎益母为要。

三、分证论治

1. 气血虚弱证

（1）临床见证：妊娠四五个月后，胎儿存活，而孕妇的腹形明显小于妊娠月份，形体羸瘦，面色苍白或萎黄，头晕心悸，气短懒言，舌质淡苔薄白，脉稍滑而细弱无力。

"胎气本乎气血"，若孕母气血虚弱，则胎元失养，故虽存活但生长迟缓，腹形小于正常妊娠月份。血虚心脑失养故头晕心悸，头面失荣故面色萎黄无华，气虚阳气不布则气短不足以息，故气短懒言；气血俱虚，肌肤失于充养故形体羸瘦。舌淡苔薄白，脉象虽滑，但细弱无力，均为气血不足之象。

（2）辨证依据

1）妊娠妇女平日体质虚弱，或慢性疾病缠绵，或有饮食劳倦所伤，中州气血化生不足，或孕后恶阻日久，或有胎漏下血史。

2）妊娠至中晚期发现腹形明显小于正常妊娠月份，经检查胎儿存活但其生长速度低于正常值；孕母体重不增加甚而减少。

3）面色萎黄，形体羸瘦，气短懒言，头晕心悸，舌淡苔薄白，脉细弱等。

（3）治法与方药

治法：补益气血，育养胎元。

1）八珍汤（《正体类要》）

组成：熟地、当归、白芍、川芎、党参、白术、茯苓、炙甘草、生姜、大枣。

八珍汤是四物和四君之复方。四君子汤健脾补气，四物汤滋阴补血，合方则成气血双补的常用方，其阴阳兼顾，可使阳生阴长，气运血生，故适用于多种虚弱之证。此方用之治疗胎萎不长，意在使孕母气血充旺，胎儿得以温煦濡养则发育如常。

2）复方归芍散（《全国中医妇科验方集锦》）

组成：当归、白芍、白术、黄芩、茯苓、泽泻各 10g、川芎 5g。

本方原出自《金匮要略》，即当归芍药散（当归、川芎、白芍、茯苓、白术、泽泻）与当归散（当归、黄芩、芍药、白术、川芎）合方，故称复方归芍散。当归芍药散原治血虚气滞夹有水湿的妊娠腹痛，方用当归养血和血，川芎辛温活血行血中之气滞，白芍养血敛阴，缓急止痛，白术、茯苓健脾，补气血以助生化之源，合泽泻而渗湿泻浊，全方共奏养血和营、健脾渗湿、行滞止痛之功效。当归散养血清热安胎，二方合用共奏养血行滞、清热和血、益养胎元之功。

制方者用本方通治胎前诸证，有促进胎儿生长发育至足月分娩的功能。在治疗胎萎不长时加黄芪、枸杞子。

2. 脾肾亏虚证

（1）临床见证：妊娠四五个月，孕妇腹形明显小于正常妊娠月份，检查胎儿存活，伴见腰膝酸软，纳少便溏，或形寒畏冷，手足不温，舌淡苔白，脉沉迟。

精血不足，胞脉失于温养，以致胎元存活但生长缓慢，故孕妇腹形明显小于正常月份，肾精匮乏，腰府筋络失于荣养故腰膝酸软，脾肾阳虚运化失常故见纳少便溏、形寒肢冷诸症。

（2）辨证依据

1）首先发现妊娠四五个月后腹形明显小于正常，经检查胎儿存活，但 B 超显示胎儿双顶径及孕妇本人体重、宫高测量均低于正常增长速度。

2）素体不足，体虚乏力，腰膝酸软，有 FGR 或死胎史。

3）可伴见纳少便溏，舌质淡苔白，脉沉迟。

（3）治法与方药

治法：补益脾肾，育养胎元。

1）寿胎丸（《医学衷中参西录》）合四君子汤（《太平惠民和剂局方》）

组成：菟丝子、桑寄生、续断、阿胶、党参、炒白术、茯苓、炙甘草。

寿胎丸系益肾固冲安胎，治疗滑胎的名方，合用四君子汤增强健脾固摄，养胎安胎的作用。酌情加炒杜仲更可增强益养胎元的作用。

2）温土毓麟汤（《傅青主女科》）

组成：党参、炒白术、覆盆子、巴戟天、炒山药、神曲。

此方温肾暖胞以养胎，健脾益气滋化源，总以脾肾强，精血旺，胎元自可生长强健。方中神曲消导化滞，为防伤胎之嫌可去之，若有纳食呆滞，中脘不舒者，可改用砂仁以芳香醒脾舒解胃气。

3. 血寒宫冷证

（1）临床见证：妊娠四五个月孕妇腹形明显小于正常妊娠月份，检查胎儿存活，伴见腰腹冷痛，纳少便溏，或形寒畏冷，四肢不温，舌淡苔白，脉沉迟滑。

本病以腰腹冷痛为主症，因素体阳虚，阴寒内盛，生化不足，故胎不长养。脾虚失于温煦，不得健运，故纳少便溏，阳气不达故四肢不温，形寒肢冷。腰为肾之府，肾系胞脉，肾虚元阳不足则腰腹冷痛，阳虚而子宫失于温煦，胞胎失养，故胎萎不长。舌淡苔白，脉沉迟，均为阳气不足所致的血寒宫冷之征。

（2）辨证依据

1）首先发现妊娠四五个月后腹形明显小于正常，经检查胎儿存活，但 B 超显示胎儿双顶径及孕妇本人体重、宫高测量均低于正常增长速度。

2）素体阳虚畏寒，或饮食不节贪凉饮冷，或疾病日久损伤阳气，或曾有殒堕滑胎史。

3）形寒畏冷，腰腹冷痛或腰部酸冷为主要见证，其他或可伴见纳少便溏，舌淡苔白，脉沉迟等。

（3）治法与方药

治法：温经扶阳，养血安胎。

长胎白术散（《叶氏女科证治》）

组成：白术、茯苓、阿胶、干地黄、川芎、川椒、牡蛎。

原方即为温宫扶阳，益血养胎而设，主治宫寒胎元失养者，此病用之最宜。方中白术、茯苓健脾和胃，助化源生气血使胎元得养；阿胶、干地黄、川芎养血益阴以濡胞胎；川椒温经扶阳以煦胞宫。原方用牡蛎咸寒以引诸药入肾而养胎元，但因性寒软散，故可酌去之。

如肾阳虚腰腹冷痛明显可加巴戟天、杜仲、鹿角片以增强温肾暖宫之效。

【其他疗法】

1. 鲤鱼长 30cm 者，水浸没，纳盐如枣，煮令熟，取汁稍稍饮之，……十余日辄一作此，令胎长大甚平安。（《外台秘要》）

2. 中西医结合治疗　左侧卧位，吸氧每次 30 分钟，每日 2 次；予高蛋白饮食，适当补充微量元素及维生素类药物。

复方丹参 16ml＋低分子右旋糖酐 500ml，静滴，每日 1 次；10％葡萄糖注射液 500ml＋胰岛素 12U＋10％氯化钾 10ml＋维生素 C3g＋维生素 B_6 200mg＋辅酶 A 100U，静滴，每日 1 次；复方氨基酸 250ml，静滴，隔日 1 次。7～10 天为 1 个疗程。

以此法共观察 87 例 FGR，其中 85 例经 1 个疗程、2 例经 2 个疗程，综合治疗后其疗效均维持至足月妊娠，有 68 例（78.16％）经治疗后，宫高、腹围、双顶径和股骨长度均明显增长（$P<0.001$），新生儿出生体重均＞2500g，且无死亡。其余 19 例治疗效果差是因为孕妇本身疾病严重而疗效不佳。

本疗法应用丹参注射液及低分子右旋糖酐，有活血行滞、疏通微循环、减少血黏度和提高子宫胎盘血流量的作用，故可改善胎盘功能而获显著效果。

【预防与调护】

一、预防

本病属高危妊娠范畴，是围生期各种高危妊娠在胎儿身上的集中表现，也是围产儿死亡的重要原因之一。其发病因素孕妇方面占主要，可达 50％～60％，为此孕后妇女更应注意避免诱发 FGR 的因素。

1. 忌烟、酒、吸毒。

2. 保持情怀舒畅，以使新陈代谢功能旺盛，脏腑气血和调。

3. 勿乱用药以防导致胎儿畸形或血氧供给障碍。

4. 饮食要五味调匀，勿偏食，保证摄取营养均衡，特别要注意进食富含铁、钙、锌、碘等微量元素和 A、B、C、D 尤其叶酸等维生素的合理摄入。

5. 积极治疗妊娠剧吐及并发症，以防胎盘功能减弱。

6. 定期作产前检查，及早发现异常，及早治疗，防止各种异常情况的发生与发展。

二、调护

1. 注意经常取左侧卧位休息，改善胎盘的血液灌注，必要时适当吸氧，不可参与过重过多的体力劳动。

2. 注意呼吸新鲜空气，必要时应长期供氧及补充营养物质，包括通过口服氨基酸片、静脉注射脂肪乳、能量合剂等。

【重点提示】 国内统计 FGR 的发病率为 3％～7％，围产儿的死亡率是正常儿的 4～6 倍，新生儿的近远期并发症也明显增高，近期可见脑瘫、智力障碍、行为异常、神经系统障碍；成年后高血压、冠心病、糖尿病、心血管疾病的发病率约为正常儿的 2 倍。为此，告诫广大生育期妇女，在准备妊娠之前应全面检查和治疗不利于妊娠的疾病；凡已怀孕的妇女更需要定期进行孕期检查，以确保胎儿的正常发育。

应在明确妊娠孕龄、胎儿存活，经检查孕妇的宫高和体重、胎儿双顶径等发育指数低于正常标准、排除畸形儿之后再行辨证治疗；饮食方面要注意在整个孕期始终保持营养均衡，切勿太过更不可偏食限量而导致 FGR 的发生。

【疗效判定】

治愈：治疗后情况改善，宫高、腹围明显增高，分娩结束新生儿体重符合要求，无并发症。

显效：自觉症状消失，腹形明显增大，超声测量胎儿双顶径每 2 周增长＜4mm，孕妇宫高每周增长尚＜1cm，体重增加接近 0.5kg。

有效：孕妇症状、体征有改善，超声测量胎头双顶径每 2 周增长已达 2mm，测量宫底高度增长基本符合第 10 个百分位数，孕妇体重于妊娠晚期每周增加较前加快，但尚小于 0.5kg。

无效：超声测量胎头双顶径每 2 周增加仍＜2mm，孕妇体重不增加甚至降低，宫底高度增长仍低于正常第 10 个百分位数或停滞不变。

（国 培 连 方）

参 考 文 献

1. 张惜阴. 实用妇产科学. 2 版. 北京：人民卫生出版社，2004：250-254.

2. 罗元恺. 中医妇科学. 北京：人民卫生出版社，1988：217-219.

3. 徐志华. 全国名医妇科验方集锦. 杭州：浙江中医学院中医妇科刊授中心，1987：163.

4. 朱文新，杨丽娟，金雪英，等. 当归汤加味与能量合剂对照治疗胎儿宫内生长迟缓 94 例. 上海中医药杂志，1988，(3)：5-7.

5. 姜永，舒沪英，叶望云，等. 活血化瘀方药防治不均称型胎儿宫内发育迟缓的作用机制探讨. 中西医结合杂志，1990，(3)：157.

6. 马云珍. 补气养血活血法治疗胎萎不长. 现代中西医结合杂志，2005，14 (5)：563.

7. 孙阳. 微量元素在现代妊娠期营养中作用的评价. 现代妇产科进展. 2008，17 (12)：942-944.

第十一节 胎 气 上 逆

妊娠中后期，孕妇自觉胸胁胀满，甚则气促喘急、烦躁不安者，称为"胎气上逆"，又称"子悬"、"胎气迫心"、"胎上逼心"。本病有的类似于西医学妊娠合并心脏病，或妊娠合并呼吸系统感染。

有关胎气上逆的记载最早见于西晋葛洪的《肘后备急方》（引自《医心方》），书中有"治妊娠胎上迫心方"，用生曲半斤，碎，水和，绞取汁三升，分二服。又方"生艾捣，绞，取汁三升，胶四两，蜜四两，合煎，取一升五合，顿服之。"以药测证，可知前方主治由痰饮、食滞所致的胎气上逆，后方主治则是由于脾胃虚寒所致者。隋代巢元方的《诸病源候论》中"妊娠胸胁支满候"对该病的病因病机、证候进行了论述。书中说："妊娠经血不通，上为乳汁，兼以养胎。若有停饮者，则血饮相搏。又因冷热不调，动于血饮，血饮乘气逆上，抢于胸胁，胸胁胀满，而气小喘，谓之支满。"唐代时贤《产经》中记载"治妊娠卒心腹拘急、胀满，气从少腹起上冲心烦欲死，是水、饮、食、冷气所为。"因此，用茯苓汤逐水饮，"当下水或吐便解"。宋代许叔微的《普济本事方》中"治妊娠胎气不和，怀胎近上，胀满疼痛，谓之子悬"，是"子悬"病名的最早记载。书中的"紫苏饮"已成为后世治疗子悬的传统方剂。明代李梴《医学入门》对本病的分析是"妇孕四五个月以来，相火养胎，以致胎热气逆凑心，胸膈胀满疼痛"。在前人的痰饮、食滞、气郁、脾虚、血结、冷气等病因病机学说的基础上，又提出了"胎热气逆凑心"的火热致病论。明代赵献可的《邯郸遗稿》以阳虚而阴寒内盛胎失所煦立论，如"胎从心腹凑上者，名曰子悬。此命门火衰，胎在腹中寒冷，不得已上救心火之温暖"，并拟理中汤、八味丸等方治之。张介宾在《景岳全书·妇人规》中进一步指出本病的病因病机是"妊娠将理失宜，或七情郁怒，以致气逆，多有上逼之证"，并结合临床指出："若气逆气实而胀痛者，宜解肝煎，若胃寒气实而逼者，宜和胃饮，若胃火兼滞者，宜枳壳汤，若脾虚兼滞者，宜紫苏饮。如脾虚而气不行者，宜四君子汤，甚者八珍汤。若脾气虚而兼寒者，宜五君煎，若脾胃虚寒不行者，宜理阴煎。若脾肾气虚兼火者，宜逍遥散或加黄芩、枳壳、砂仁"，初步创立了辨证分型论治的基础。《傅青主女科》提出本病的病因是情志忧郁所致："妊妇有怀抱忧郁，以致胎动不安，两胁闷而疼痛，如弓上弦，人止知是子悬之病也"，病发部位在两胁，主要症状是胸胁胀闷疼痛，言简而意明。清代陈士铎在《辨证录》中强调了肝与本病的关系，提出"治法不必治胎气上逆以泻子，但开肝气之郁法，补肝血之燥，则胎气上逆自定"的治疗原则。唐容川《血证论》认为本病分水分、血分二者，"水分之病，由于气虚，水泛为痰，壅凑其胎，浊气上逆；……血分之病，由于血虚，胎中厥阴肝经相火上炎，举胎上逼"，丰富了对本病病因病机的认识。

综上所论，历代认为本病病因为肝郁、脾虚、虚寒、胎热等，总结和强调了肝脾与本病关系密切，在治法上亦积累了一些经验，使今天研究和治疗本病有所遵循。

胎气上逆一证临床较少见，近代研讨亦少，仅散见于现代名老中医专家的著作中。《朱小南妇科经验选》在治验病案的"按"中指出："妊娠后期，胎儿逐渐增大，腹部膨大，胸脘部分遭受影响，稍感胸闷胁胀，气急不舒，乃病程之常，不足为病。惟在此期内遭受情志刺激，肝气夹热上逆，则胸胁闷胀现象变本加厉，渐趋严重，似有一团气块，壅塞于胸中，以致心窝闷，烦躁不安，甚至气逆而昏厥，神识模糊，不仅有碍孕妇健康，而且妨碍胎儿的安全，应急就医，以防后患。"并认为子悬属郁热者，十居其九。《点注妇人规》一书在"胎气上逼"中，罗元恺注释脾肾气虚兼火者，宜逍遥散，或加黄芩、枳壳、砂仁时指出，其中茯苓用量须重，以取镇静降逆止呕之效，枳壳、砂仁用量则不宜重。黄绳武编著《傅青主女科评注》一书，在"妊娠子悬胁痛"中提及"一般正常妊娠，不会出现本症。有之则可能为羊水过多，或双胎所致。考其症状，必在妊娠七、八月份，胎位逐渐升高,甚至逼迫胃部,上顶胸膈,以致胸腹闷满膜胀",治疗上认为"青主自制解郁汤亦较平允,不致损伤胎元,其中虽有枳壳一味碍胎,但用量较轻,仅投五分,且配有人参一钱,尚不致碍事",并重视生活调摄,"若病情不重,可嘱患者调适劳逸,节制饮食,症状亦可逐渐减轻或消失,因而不必乱投药饵而影响胎元"。《裘笑梅妇科临床经验选》列举了2例该病医案,认为其病因多因脾胃虚弱或肝郁犯脾,胎气壅塞,气机升降失调所致。分别以傅氏解郁汤、严氏紫苏散治疗,效果较好,可供临床参考。

【病因病机】 主要由于血气不和,以致胎气上逆,气机不利,壅塞胸腹所致。诚如《沈氏女科辑要笺正》所云:"子悬是胎元上迫,良由妊妇下焦气分不疏,腹壁逼窄,所以胎渐居上,而胀满疼痛乃作。"

1. 肝郁 素性抑郁,致肝气郁结,气机不畅,复因孕后胎体渐大,或增长过快,有碍气机升降,或恚怒伤肝,肝气上逆,胎气随之上逼,壅塞于胸胁,而致血气不和,发为胎气上逆。

2. 脾虚 素体脾虚,孕后忧思劳倦伤脾,脾虚运化失职,加之胎体渐大或增大过快,气机升降不利,或因饮食失节,脾之升降功能失常,血气不和,而致胎气上逆。

【诊断与鉴别】

一、诊断要点

1. 病史 平素有肝郁或脾虚病史,孕后复伤情志及过食壅中碍胃之品等,导致气机不畅。

2. 临床表现 妊娠中后期出现胸胁胀满,如有物悬坠之状,甚则气促喘急,烦躁不安。偶有胸胁闷胀严重,甚至昏厥者。

3. 妇科检查 测量腹围、宫底符合妊娠月份,胎儿发育正常。

4. 辅助检查 一般无特殊检查。症状明显者可作心电图、心功能检查及B超监测胎儿等,以排除其他妊娠合并症。如妊娠合并心脏病,心电图可提示心律失常或心肌损害。心肺听诊也有重要诊断意义。

二、鉴别

1. 胎水肿满 指在妊娠4~5个月后出现胎水过多,腹大异常,胸膈满闷,甚则喘息不安,检查可见腹部明显大于正常妊娠月份,腹壁皮肤发亮,有液体震颤感,胎位不清,胎心音遥远或听不到等。B型超声可显示羊水过多。而本病仅有胸胁胀闷,甚则喘息烦躁不安,而无腹部异常增大症状及体征。

2. 妊娠心烦 指妊娠期间出现烦闷不安,甚至心惊胆怯,临床表现以心烦为主。胎气上逆则以胸胁胀满为主。

【急症处理】 本病较少出现急症,若自觉胸胁胀闷、气促喘急、烦躁较重者,可给予吸氧等对症处理。若由其他妊娠合并症引起的,如妊娠合并心脏病、妊娠合并呼吸道感染等,则应分别作出相应处置。

【辨证论治】

一、辨证要点

1. 辨妇产科临床主症 本病以妊娠中晚期出现以胸胁胀满,甚则呼吸迫促、烦躁不安为主要辨证要点。

2. 辨病史 妊娠中晚期有精神抑郁或情志过激史，或过于劳累史，或过食滋腻碍胃之品及暴饮暴食等饮食不节史。

3. 辨体质因素 多为素性抑郁、肝气郁滞型及素体脾胃虚弱型体质。

4. 辨全身兼症 兼有胸胁胀满连及两胁胀痛，心烦易怒者，属肝郁为患；兼倦怠乏力，纳呆便溏者，属脾虚之病。

5. 辨舌象、脉象 舌质黯，苔白微黄，脉弦滑者，为肝郁之象；舌淡胖，苔白或白腻，脉细滑者属脾虚之病。

总之，本病主要根据胎气上逆的主症结合其伴随症及舌脉进行综合分析，以辨其虚实寒热。如胸腹胀满连及两胁胀痛为肝郁；胸胁胀满而倦怠乏力、食欲不振者为脾虚。

二、治疗原则

治疗中注意结合标本缓急，因证施治。病在肝者，疏肝解郁，理气行滞；因脾虚者，健脾益气，理气行滞。务使气顺血和而胎气上逆自愈。

三、分证论治

1. 肝郁证

（1）临床见证：妊娠中后期，孕妇自觉胸胁胀满如有物悬坠之状，甚或呼吸迫促，心烦易怒，坐卧不安，舌黯红，苔白微黄，脉弦滑。

妊娠后机体处于阴血聚下、气逆于上的状态。若情怀不畅，可致肝郁气滞，加之妊娠中后期胎体渐大或宫体增大过快，如多胎妊娠、羊水偏多等，更有碍气机升降。两因相感，壅塞胸腹，轻则胸胁胀满不适，若情志过激，恚怒伤肝，肝气上逆，胎气随之上逼，则胸胁满闷甚，上迫于肺而呼吸迫促，心烦而坐卧不安。舌脉均为肝郁气滞之象。

（2）辨证依据

1）胸胁胀满，呼吸迫促，心烦易怒。

2）舌质黯，脉弦滑。

3）有肝郁病史。

（3）治法与方药

治法：疏肝解郁，理气行滞。

1）紫苏饮（《普济本事方》）去人参加枳壳、茯苓

组成：紫苏、大腹皮、当归、白芍、川芎、陈皮、枳壳、茯苓、甘草。

本方在《普济本事方》中主治妊娠胎气不和，怀胎近上，胀满疼痛的子悬证。由于此方与本病证治合拍，又纵观古今凡治胎气上逆而由于血气失和所致者，均用其加减并获效，故予采用。惟本方中人参恐有补气壅塞之弊，不适宜本证，故去之。方中紫苏、陈皮、大腹皮宽中下气切中病机故为君药；白芍益阴缓急柔肝为臣药；当归、川芎养血和血为佐药，在《沈氏女科辑要笺正》一书中，张山雷指出川芎轻用，不得超过三分，少则令其腹壁开展，故能舒展而无扰动之虑。此因川芎乃血中气药，性主升浮，胎气上逼，心胸之气不得下降，故见悬而不下的病变，在理气降逆药中，少用则的确有舒展气机之功；甘草调中为使药，再加入枳壳、茯苓增强宽胸下气，健脾消胀之功。共使气机畅顺，血气和调，升降有常，则胎气上逆自愈。

若因气郁化火，而胎热气逆者，证见心胸烦闷，口苦咽干，尿黄便结，舌红苔黄，脉弦滑或弦数者，酌加栀子、黄芩、丹皮以疏肝解郁清热。

因肾阴亏虚，水不涵木，以致肝气横逆而胎气上逆者，可用一贯煎加紫苏、山萸肉。

服上方后，若标证已除，可暂停药观察，一般复发者少。若兼有阴血虚亏者可用滋阴养血之法，以培其根本，方选阿胶养血汤（《中医妇科治疗学》），药用阿胶、生地、沙参、麦冬、女贞子、墨旱莲、桑寄生。方中阿胶、生地以养血，沙参、麦冬以滋阴，合女贞子、墨旱莲、桑寄生补肝肾之阴以安胎。

2）苏梗下气饮（《中医妇科临床经验选》）

组成：苏梗、大腹皮、杭白芍、当归、川芎、黄芩、鸡内金、青皮、枳实、炒莱菔子。

此方为丛春雨之经验方。他认为胎气上逆，大都由于"浊气举胎"、"郁气使然"，属肝气郁逆而致。本病治疗当以疏肝理气，行滞扶脾为主，缘肝喜条达而恶抑郁，务使气顺血和而胎气自安。拟苏梗下气饮即是此义也。在验案举例中，患者服上方，诸证悉平，遂告患者使用散剂冲服，即炒枳壳60g，黄芩30g，共为粗粉，纱布包扎，每袋10g，早晚代茶泡服，以缓缓收功。丛春雨认为产生本病的主要原因为患者素体肾阴亏虚，孕后重虚，肾阴不足，水不涵木，而肝气偏旺，遂而乘脾，脾气壅塞，升降失常，故胸腹胀满，呼吸急迫，甚则坐卧不安。本病特点为本虚标实，故应先解郁下气以治其标，后以养阴益血以治其本。

服用上方后若标证已除，可用阿胶、生地、麦冬、女贞子、墨旱莲、芦根、石斛等滋阴养血以培本。

3）解郁汤（《傅青主女科》）

组成：人参、白术（土炒）、白茯苓、当归（酒洗）、白芍（酒炒）、枳壳（炒）、砂仁（炒，研）、山栀子（炒）、薄荷。

本方解郁健脾，养血柔肝。主治妊娠子悬胁痛。因怀抱忧郁，致胎动不安，两胁闷而疼痛，如弓上弦。方中枳壳、薄荷理气解郁，白芍、当归养血和血，柔肝缓急，山栀子清肝泄热，人参、白术、茯苓益气扶脾，砂仁行气调中。配合同用，适用于肝郁脾虚、胎气上逆者。

2. 脾虚证

（1）临床见证：妊娠中后期，胸腹胀满，如有物悬坠状，呼吸不畅，倦怠乏力，纳呆便溏，四肢不温，舌淡胖，苔白腻或白，脉细滑。

素体脾虚，复因孕中晚期胎体渐长，阻碍气机，出现胸腹胀满，若因情志因素，肝气犯脾，或因暴饮暴食，过食滋腻碍胃之品等，致使中宫清浊升降失常，壅阻于中而逼迫胎气上逆。

（2）辨证依据

1）胸腹胀满，如有物悬坠之状。

2）兼纳呆便溏，四肢不温。

3）舌淡胖，苔白腻，脉细滑。

4）有脾虚病史。

（3）治法与方药

治法：健脾益气，理气行滞。

1）香砂六君子汤（《古今名医方论》）加紫苏、枳壳

组成：人参、白术、茯苓、甘草、木香、砂仁、陈皮、半夏、生姜、大枣。

《古今名医方论》中香砂六君子汤原治气虚肿满，痰湿结聚，脾胃不和，变生诸证者，与本病证候之胸腹满闷等脾胃不和诸症类同，是取其健脾和胃，理气畅中之功。

若脾虚痰停胸膈，喉中痰多，口黏者，加全瓜蒌、薤白、生姜、厚朴宽胸化痰降逆。若湿浊上泛，胎气迫肺而喘息不安者，可酌加苏子、葶苈子、杏仁、枇杷叶等以泄肺降逆。若食少便溏者，加枳壳、白术、泽泻以行滞扶脾，出现气损及阳兼见阳虚不足，证见小腹发凉、形寒肢冷等，可酌加炮姜、乌药、高良姜、丁香以温阳散寒。若因脾胃蕴热，气机壅滞而胎热逆上，证见胸腹胀满，口渴口臭，尿黄便结，舌红，苔黄，脉滑数者，酌加黄芩、栀子、白术、瓜蒌、陈皮、枳壳，以清热宽中，化痰降逆。

2）四君芎归汤（《竹林女科证治》）

组成：人参、白术、茯苓、当归、川芎、砂仁、炙甘草、姜、葱白。

《竹林女科证治》中四君芎归汤治疗子悬脾虚而不安者，方中四君子益气健脾，当归、川芎养血行气，砂仁行气安胎，葱白通阳气以安胎。胸膈痞满者，加枳壳、陈皮以行气宽胸；心悸失眠者，加酸枣仁以宁心安神。

治疗本病，应注意中病即止，不可过用或久服破气耗气之品，以免损胎伤正。在治疗过程中，亦可选配桑寄生、川续断、杜仲、菟丝子等固肾安胎之品。

【预防与调护】

一、预防

孕前注意固护阴血，及时治疗耗血伤阴之疾，调和情志，饮食有节，以使气血安和，避免本病的发生。

二、调护

胎气上逆者应保持心情舒畅，饮食宜清淡而富有营养，不宜暴饮暴食或过食肥甘壅中之物，注意劳逸适度，以使气机畅达，气顺血和。

【疗效判定】

治愈：治疗后胸胁胀满诸症消失，胎儿发育正常。

有效：治疗后胸胁胀满者诸症减轻。

无效：治疗后胸胁胀满诸症无改善。

参 考 文 献

1. 朱南孙，朱荣达．现代著名老中医名著重刊丛书（第一辑）．朱小南妇科经验选．北京：人民卫生出版社，2005：63-64.

（叶　青）

第十二节　羊　水　过　多

在妊娠的任何时期，羊水量超过 2000ml 以上，称为羊水过多。其中在数天内羊水量急剧增加者，称为急性羊水过多；羊水量在较长时期内缓慢增多，称为慢性羊水过多。羊

水过多患者的羊水外观性状与正常者无异。羊水过多的发病率很难准确统计，过去由于在妊娠期中准确测量羊水量几乎是不可能的，因此，羊水过多的发生率很低。由于超声技术的发展，羊水量的测量有了相应依据。根据已有的资料，其发生率为 0.5%～1%，妊娠合并糖尿病者，其发病率可高达 20%。

中医历代医家所描述的"子满"、"胎水"、"胎水肿满"、"胎中蓄水"、"玻璃胎"的证候与羊水过多相似。"子满"首见于隋·巢元方《诸病源候论》，认为是妊娠肿胀的一种特殊表现。《医宗金鉴·妇科心法要诀》根据肿胀的症状和发生部位的不同，提出有子肿、子气、子满（胎水、胎水肿满）、皱脚和脆脚等名称。其中所云妊娠六七个月，遍身俱肿，腹胀而喘，名子满的，即羊水过多。

中医学对于子满（羊水过多）一症的病因病机、临床表现、诊断治疗和预防等均有详细的记载。隋代巢元方《诸病源候论·妊娠胎间水气子满体肿候》中云："胎间水气，子满体肿者，此由脾胃虚弱，脏腑之间有停水，而夹以妊娠故也。妊娠之人，经血壅闭，以养子胎，夹有水气，则水血相搏，水渍于胎，兼伤腑脏。故气虚弱；肌肉则虚，水气流溢于肌，故令体肿，水渍于胞，则令胎坏。"指出了子满之病因病机主要是由"水血相搏，水渍于胎"，并可能出现"坏胎"。

《陈素庵妇科补解》亦说："妊娠肿满，由妇脏气本弱，怀妊则血气两虚，脾土失养不能制水，散入四肢，遂致腹胀，手足面目俱肿，小水闭涩，名曰胎水。皆由引饮过度，湿渍脾胃，水气泛溢，上致头面，中至胸腹，以及手足膝胫，无不浮肿，水内渍胞，儿未成形则胎多损。"对有关胎水肿满病因病机、证候作了进一步描述。应特别指出的是《诸病源候论》所云"坏胎"，《陈素庵妇科补解》之"胎多损"，及其后《医学入门》、《胎产新法》"其子手足软短形体残疾，或生下即死"，"甚至胎死腹中"等说，与西医学所观察到羊水过多易伴见胎儿畸形、死胎的结论颇为一致。

对于子满的治疗，唐·孙思邈《备急千金要方》已有了对子满的治疗方剂，载妊娠体肿有水气，心腹急满汤方，以及治妊娠腹大，胎间有水气，鲤鱼汤方。其鲤鱼汤方，至今仍为临床沿用。宋·王怀隐《太平圣惠方》在理论上承袭了巢元方之说，亦认为脾胃虚弱与子满关系密切，并根据不同的症状，载泽泻散、汉防己散、桑白皮散等方。宋·陈自明《妇人大全良方》理论上仍遵循前人之说，载天仙藤散等方。

《医学入门》："用鲤鱼汤服至肿消水散为度，仍常煮鲤鱼粥食之。"《胎产心法》载："如脾虚不运，清浊不分，佐以四君、五皮，亦有用束胎饮以治子满症，甚效。"

清·程国彭《医学心悟》说："妊娠胎水肿满，名曰子满，又名子气。其证多属胞胎壅遏，水饮不及通流，或脾虚不能制水，以致停蓄。大法，胎水壅遏，用五皮饮加白术、茯苓主之。脾虚不能制水，用六君子汤主之。凡腰以上肿，宜发汗，加秦艽、荆芥、防风。腰以下肿，宜利小便，加车前子、泽泻、防己。胎水通行，生息顺易，宜先时治之。不可俟其既产而自消也。"论述了子满的辨证论治，并主张凡子满"宜先时治之"，不可等待。

近代医家对子满（羊水过多）的诊断、治疗研究更加深入。如罗元恺认为子满多属脾虚不适以至于水湿内留，用全生白术散加减治疗，并重用白术、茯苓皮，同时适当加入利尿、宣降肺气之药，以使水道得以通调。哈荔田认为：对羊水过多的治疗，据"胎水"的生成机制和《黄帝内经》"诸湿肿满，皆属于脾"的病机，多采用健脾利湿顺气为主的治疗，常选用五皮饮、四苓散化裁，俟肿势消退，即以健脾益肾以善其后。刘奉五以健脾补肾、除湿行水的健脾除湿汤治疗本病，方中用防风、羌活二药祛风胜湿、宣散疏风，使湿邪随风散出，颇具新意。何子淮认为胎水肿满属脾虚湿停，壅滞为患，纯气分病，与血分无关。故去千金鲤鱼汤中养血安胎之当归、芍药，又去茯苓之淡渗，而倍白术为君，佐生姜、陈皮助脾，增枳壳为臣，用药精当。此外，赵松泉、吴宝华等报道了中药治疗羊水过多症，从自觉症状改善、超声波测定羊水变化、分娩时羊水情况、并发症等 4 个方面进行临床观察，验证了中药治疗本病的疗效。

现代药理研究认为，白术可以提高机体免疫功能，具有明显而持久的利尿作用，不仅增加水的排泄，也促进电解质特别是钠的排泄，且钠的排泄还胜于水的排泄。茯苓可以增强红细胞造血功能，增强免疫，利尿。桂枝、白术、甘草都有不同程度调节机体抗利尿激素分泌的功能，激发机体产生正向功能，使机体的激素水平趋向平衡。

这些经验，进一步丰富了中医药治疗羊水过多的内容，对临床具有很好的指导意义。

总之，对羊水过多的病因病机及治疗方法的研究在不断深入，其大部分是特发性羊水过多，往往合并正常胎儿，并不增加低体重儿、早产围生期死亡率等，可能增加了巨大儿和剖宫产的风险性。在妊娠 30 周以前，羊水暗区 > 10cm 时应高度考虑胎儿畸形可能，以采取必要的措施。羊水过多发生时间、性质、程度与围生儿预后呈相关性，故羊水过多发生时间、性质、程度可作为预测其妊娠结局和围生儿预后的参考指标。如羊水过多发生孕周较早，并为急性或重度，则围生儿预后不良，应排除胎儿畸形，及时终止妊娠。羊水过多的危害很大。羊水过多时常并发妊娠高血压综合征，临床表现为高血压、水肿、蛋白尿，严重时出现抽搐和昏迷，威胁母子生命；羊水过多还使胎儿在宫腔内活动度较大，容易发生胎位不正；羊水过多导致子宫过度膨胀，由于压力过高，极易引起早产。破膜后，如大量羊水涌出，宫腔内压力骤降，子宫腔体积突然缩小，可引起脐带脱垂或胎盘早剥，从而危及胎儿生命。另外，腹压骤降会致产妇休克；在第三产程中，产妇还可因子宫收缩乏力而致产后大出血。据医学资料表明，羊水过多的孕妇早产率较正常孕妇高 1 倍；如果加上血型不合、糖尿病等合并症和脐带脱垂等并发症，羊水过多的围生期死亡率高达50％。对羊水过多的处理主要取决于胎儿是否有畸形以及孕妇症状的严重程度。对于胎儿无明显畸形，患者症状又较轻的慢性羊水过多的患者，可继续妊娠，但必须严密观察，同时采取必要措施。可用中医药辨证治疗，待妊娠足月时，任其自然分娩，但有胎儿畸形或急性羊水过多者，应及时终止妊娠。

【病因病机】 羊水过多发病者其中 30％～40％属特发性羊水过多，未见孕妇、胎儿或胎盘异常。中医学根据历代记载和临床特征，认为本病的形成多与脾肾两脏亏虚有关。素体脾肾阳虚，孕后阴血聚以养胎，脾阳愈虚，肾阳不得敷布，无力运化水液，膀胱气化受阻，津液运行障碍，水道不通，故水湿内聚于胞中而致胎水肿满。

1. **脾虚湿聚** 素体脾虚，或孕后过食生冷寒凉之物，损及脾阳，孕后气血聚以养胎，脾气更虚，健运失司，水气不化，蓄于胞中，则致胎水肿满。

2. **脾肾阳虚** 肾阳不足，命门火衰，孕后阴血聚以养胎，肾阳不得敷布，气化不利，水湿停聚，蓄于胞中。

西医学认为羊水过多的发病原因目前尚不很清楚，现将已知的病因及常与母体或胎儿病变共存的病种排列如下：

1. 胎儿畸形 羊水过多的患者中 25％～50％合并胎儿畸形，尤其以中枢神经系统畸形（如无脑儿、脑膜膨出、脊柱裂等）和上消化道畸形（食管闭锁）为多见。由于中枢或局部吞咽羊水功能障碍，抗利尿激素缺乏致尿量增多，或脑脊膜裸露渗出液增加，均可使羊水过多。染色体异常（18-三体、21-三体胎儿）均可出现吞咽羊水障碍，引起羊水过多。

2. 多胎妊娠 多胎妊娠并发羊水过多为单胎妊娠的 10 倍，尤多见于单卵双胎。乃因循环血量多，尿量增加而致。

3. 孕妇或胎儿的各种疾病 如糖尿病、母儿血型不合、妊娠高血压疾病和孕妇严重贫血等。糖尿病孕妇羊水含糖增加，使羊水向羊膜腔渗入，同时胎儿可有高糖性多尿致羊水过多。

4. 特发性羊水过多 占 30％～40％，未合并任何胎儿、母体或胎盘异常，其羊水过多之原因不明。

5. 胎盘、脐带病变 胎盘增大，胎盘催乳素（PRL）受体减少，胎盘绒毛血管瘤＞1cm 时，脐带帆状附着，均可伴有羊水过多。

【诊断与鉴别】

一、诊断要点

（一）病史

由于一般羊水量在超过 3000ml 时才出现临床症状，所以应注意询问妊娠 20～24 周时，是否感近日内子宫迅速增大，有无出现呼吸困难，不能平卧，或妊娠 20 周后有无腹胀大明显等症状；是否有糖尿病、高血压、重度贫血、Rh 血型不合或急性肝炎病史。

（二）临床表现

1. 急性羊水过多较少见，多发生于妊娠 20～24 周，羊水急剧增多，子宫于数日内明显增大，产生一系列压迫症状，孕妇感腹部胀痛，行走不便，呼吸困难，不能平卧，甚至发生紫绀；约 2％的患者因膨大的子宫压迫下腔静脉，导致下肢及外阴部水肿及静脉曲张。

2. 慢性羊水过多，多发生于妊娠 28～32 周。由于羊水增长较慢，子宫逐渐膨大，症状比较缓和，多数孕妇能逐渐适应。

（三）体征

腹部检查时，可见腹部膨隆大于相应妊娠月份，腹壁皮肤发亮、变薄。触诊时，皮肤张力大，有液体震颤感，胎位不清，有时扪及胎儿部分有浮沉感；胎心音遥远或听不到。

（四）辅助检查

1. B 型超声检查 是羊水过多的重要辅助检查，能了解羊水量和胎儿情况，如无脑儿、脊柱裂、胎儿水肿及双胎等。B 型超声诊断羊水过多的标准有两个：测羊水最大暗区垂直深度（羊水池 AFV）和羊水指数（AFI）。

胎儿与子宫壁间的距离增大，最大羊水暗区直径超过 7cm，此时胎儿在宫内只占小部分，肢体呈棉团样，漂浮于羊水中即可诊断。也可采用羊水指数法（AFI），孕妇头高 30°平卧，以脐与腹白线为标志点，将腹分为 4 部分测定各象限最大羊水暗区（cm）相加而得，若其和＞18cm 为羊水过多，国外资料羊水指数＞20cm 可诊断。经比较 AFI 显著优于 AFV。

2. 甲胎蛋白（AFP）的测定　神经管缺损胎儿畸形易合并羊水过多，羊水 AFP 平均值超过同期正常妊娠平均值 3 个标准差以上，母血 AFP 平均值超过同期正常妊娠平均 2 个标准差以上，有助于诊断。

3. 孕妇血糖检查　尤其是慢性羊水过多，应排除糖尿病。

4. 胎儿染色体检查　羊水细胞培养或采集胎儿血作染色体核型分析，了解染色体数目、结构有无异常。

5. 孕妇血型检查　如胎儿水肿者应检查孕妇血型，排除母儿血型不合溶血引起的胎儿水肿。

6. 羊膜腔造影和 X 线检查　了解胎儿有无消化道畸形，用 76％泛影葡胺 20～40ml 注入羊膜腔内，3 小时后摄片，羊水中造影剂减少，胎儿肠道内出现造影剂。然后再根据羊水多少决定将 40％碘化油 20～40ml 注入羊膜腔内，左右翻身数次，于注药后半小时、1 小时、24 小时分别摄片，胎儿的体表（头、躯干、四肢及外生殖器）均可显影。应注意造影剂对胎儿有一定的损害，还可能引起早产和宫腔内感染，应慎用。

腹部平片见胎儿的四肢伸展，不贴近躯干。侧位片可见围绕胎儿的子宫壁和羊水形成的阴影显著增宽。因检查对胎儿有影响，用时宜慎。

二、鉴别

对羊水过多根据病史、临床表现及体征，一般诊断不难，但应与巨大胎儿、双胎或妊娠合并卵巢囊肿相鉴别。

1. 双胎妊娠　早孕反应较重，妊娠 10 周后子宫增大比单胎妊娠明显，妊娠 24 周后尤为迅速。妊娠晚期可出现呼吸困难，下肢浮肿及静脉曲张等压迫症状。产前检查可触及多个小肢体和两个胎头，在不同部位听到两个频率不同的胎心音。

2. 巨大胎儿　孕母多有巨大儿分娩史或双亲体型高大、肥胖，有糖尿病史，检查腹部明显膨隆，宫高＞35cm，B 超检查有助于诊断。

3. 妊娠合并卵巢囊肿　巨大囊肿可引起呼吸困难，心悸，甚至不能平卧，并压迫邻近脏器，致尿频、尿急、便秘等，B 超检查有助于鉴别。

4. 羊水过多还应与葡萄胎相鉴别（见葡萄胎）。

【辨病论治】　对羊水过多的处理主要取决于胎儿有无畸形、孕周和孕妇自觉症状的严重程度。因此羊水过多者首应进行 B 超、羊水甲胎蛋白含量测定或选择羊膜腔及胎儿造影等检查，综合判定胎儿有无畸形，以决定治疗方法。

羊水过多合并胎儿畸形、染色体异常，处理原则为及时终止妊娠。

羊水过多合并正常胎儿者，治疗当以健脾温肾，利水消肿为主，兼理气、养血诸法。

1. 健脾除湿汤（经验方）

组成：桑寄生 30g，山药、冬瓜皮各 15g，茯苓皮 12g，莲子肉、白术、远志、川续断各 9g，防风 5g，羌活 3g。

全方具健脾补肾，除湿行水之功。方中用防风、羌活以祛风升阳，是有独特见解的。防风为风药中之润药，祛风胜湿，又能行脾胃之气，使湿气从中焦散发；羌活入肾、膀胱，气雄而散，其性上升，宣散疏风，发表胜湿，二药能促进脾功能使湿邪随风散出。

2. 加味白术散（罗元恺经验方）

组成：茯苓皮、白茯苓各 30g，白术、生牡蛎各 25g，大腹皮、泽泻各 15g，北杏仁 12g，生姜皮 9g，苍术、陈皮各 6g。

本方有健脾燥湿，行气利水的作用。

3. 消肿安胎方

组成：木香、猪苓、泽泻、桑白皮、川芎各 9g，木瓜、槟榔、苏梗、陈皮各 6g，白术、大腹皮 12g，茯苓、当归各 15g，砂仁 4.5g。

本方有健脾渗湿，顺气安胎的作用。

4. 苓桂术甘汤加味（杨玉荣）

组成：桂枝 5g，茯苓 12g，白术 12g，当归 10g，白芍 10g，生姜皮 5g，大腹皮 10g，桑白皮 10g，甘草 5g，鲤鱼一尾（0.5kg 左右，去内脏）。

本方有温阳化气，健脾利水的作用。

【辨证论治】

一、辨证要点

本病以虚为主，乃虚中夹实之证。虚重在辨其属脾属肾。脾虚湿阻者兼四肢无力，纳差，面色淡黄，舌质淡，苔白腻，脉细滑无力；脾肾阳虚证见肢冷畏寒，腰膝酸痛，面色晦黯，脉沉细等；伴有肢体肿胀，压痕不显著者，多为气滞湿阻。

二、治疗原则

健脾补肾为基本治法，常辅以理气及淡渗利湿之品，切忌滥用逐水之剂，恐陡然耗气伤阴，气愈虚而病愈盛矣。

三、分证论治

1. 脾虚湿聚证

（1）临床见证：妊娠中期，胎水过多，腹大异常，胸膈满闷，呼吸短促，神疲肢软，或见下肢肿甚或全身浮肿，纳差便溏，舌淡，苔白腻，脉沉滑无力。

（2）辨证依据

1）胸膈满闷，呼吸短促，神疲肢软，纳差便溏。

2）素体脾虚或有孕期饮食劳倦伤中史。

3）舌淡，苔白腻，脉沉滑无力。

（3）治法与方药

治法：健脾化湿，消肿益胎。

1）全生白术散（《全生指迷方》）

组成：白术、茯苓、陈皮、生姜皮、大腹皮。

2）鲤鱼汤（《备急千金要方》）

组成：鲤鱼 1 条（500g 以上）、白术、白芍、当归、茯苓、生姜、陈皮。

3）茯苓导水汤（《医宗金鉴》）

组成：茯苓、猪苓、陈皮、泽泻、白术、砂仁、槟榔、木香、木瓜、大腹皮、桑白皮、苏叶。

胸膈满闷，呼吸迫促者，酌加葶苈子、杏仁、苏梗。

2. 脾肾阳虚证

（1）临床见证：妊娠数月，胎水过多；腹大异常，胸膈胀满，胸闷气短，或腰酸膝软，肢体肿胀；肿处按之没指，形寒肢冷，舌淡体胖，苔白润，脉沉细无力。

（2）辨证依据

1）胸膈胀满，胸闷气短，腰酸膝软肿胀，形寒肢冷。

2）舌淡而胖，苔白润，脉沉细无力。

3）素体脾肾阳虚。

（3）治法与方药

治法：温肾健脾，利水保胎。

1）真武汤（《伤寒论》）

组成：熟附片、茯苓皮、白术、白芍、生姜。

全方具温肾助阳、化气行水之效；若阳虚不甚，宜以桂枝、巴戟天易附子。腰酸痛甚加杜仲、续断；心悸气促者加柏子仁、远志。

2）实脾饮（《济生方》）

组成：茯苓皮、土炒白术、炮附子、生姜皮、木瓜、苏梗、木香、大腹皮、草豆蔻、泽泻、猪苓、砂仁、炮干姜、厚朴、大枣。

【其他疗法】

一、针灸疗法

（一）针法

取穴：足三里、阴陵泉、三阴交，肺气不宣加列缺。

刺法：平补平泻手法，留针30分钟；每日针刺1次。

（二）灸法

取穴：脾俞、水分，肾阳虚加肾俞。艾条重灸，每日1次。

二、食物疗法

1. 鲤鱼羹　赤小豆30g，陈皮5g，花椒2g，草果5g，鲤鱼1条（约250g）。先将鲤鱼去鳞、腮及内脏，洗净备用。将其余药物洗净塞入鱼腹，放入姜、葱、盐少许，上笼煮熟。食鱼饮汤，具有健脾行水的功效。适用于脾虚证。

2. 冬瓜皮汤　冬瓜连皮不拘多少；将冬瓜洗净切块煮熟，少入盐，随意服，具有利水消肿的功效。

3. 鲜鲤鱼1条（500～1000g），猪苓50g，葫芦干100g，生姜12g。加水煮至鲤鱼熟，加食盐少许（以不咸为度），随时吃鱼及喝汤。

4. 补肾鲤鱼汤　杜仲30g，枸杞子30g，干姜10g，鲤鱼1条（约500g）。将鲤鱼去鳞腮及内脏，余药洗净用干净纱布包裹，与鲤鱼同煮1小时，去药包，饭前空腹吃鱼饮汤。

5. 茯苓粉粥　茯苓15g，大米50g，红枣（去核）5枚。共放锅内，加水适量，煮成粥，作早餐服食。

6. 羊腰羹 羊腰 2 具（洗净切片），肉苁蓉 20g，胡椒 5g，陈皮、草果各 5g，葱姜适量，盐少许。将上药及佐料装入纱布袋内扎口，与羊腰同煮熬汤。去药取汤，以汤煮面条，作羹食用。适用于脾肾阳虚证。

7. 三豆饮 赤小豆、黑豆各 100g，绿豆 50g。洗净后放锅内，加水适量，煮至豆烂熟加入适量白糖，作饮料多次饮用，尤宜于夏季。

【预防与调护】

一、预防

结合本病已知的发病因素，采取相应的预防措施，及时治疗孕妇的某些可能引羊水过多的疾病，如糖尿病、母儿血型不合、妊娠高血压疾病等。

二、调护

注意休息，稳定情绪，保持心情舒畅。多食鲤鱼、冬瓜、萝卜等顺气、利气之品，以保持气机调畅。不可服食生冷或肥甘之品，以免脾胃重伤，当病情严重时，适时控制盐的摄入。

【疗效判定】

治愈：腹形复常，宫高在正常孕月高度范围内，B 超检查最大羊水暗区直径小于 7cm（或 AFI 法＜18cm），胎儿肢体间距离正常；其他症状消失。

显效：腹形未再异常增大，宫高接近正常孕月高度范围，B 超检查提示，最大羊水暗区直径小于或等于 7cm。其他症状明显减轻或部分消失。

有效：腹胀减轻，余症有所缓解。

无效：腹形继续增大，B 超检查提示最大羊水暗区直径大于 7cm（或 AFI 法＞20cm），或见胎儿畸形，其他症状无缓解甚或加重。

【重点提示】 由于羊水过多易伴见胎儿畸形、死胎，在临床处理本病的过程中，需注意结合有关检查判定胎儿宫内状况，以及孕妇症状程度，综合分析确定相应治疗措施。

（武权生 谭万信）

第十三节 羊 水 过 少

妊娠晚期羊水量少于 300ml，或 B 超探得羊水暗区在 2cm 以下，称羊水过少。

羊水过少可发生在妊娠各期，但以晚期妊娠常见。妊娠早、中期的羊水过少，多以流产而告终。羊水过少的发生率过去统计为 0.1%，近年来由于 B 超的广泛应用，其检出率上升为 0.5%～4%。羊水过少严重影响围产儿的预后，约 1/3 有胎儿畸形，围产儿死亡率较正常高 5 倍。

妊娠期内发生羊水过少，常使羊膜黏在胎儿肢体上，造成胎儿皮肤皱如革，或各种肌肉骨骼畸形、手足畸形，或肺发育不全等。分娩时，羊水过少影响胎儿下降而使产程延长。由于畸形、过期妊娠、分娩障碍等致使胎儿死亡率较高。

中医典籍虽无羊水过少之病名及病因病机的直接论述，但可从其相关或连属的妊娠病证如"妊娠胎萎燥"、"胎不长"等中获得启迪，从羊水的性状、生理作用与精血津液的关系进行推论。

【病因病机】 孕后阴血下聚以养胎元，由于阴血不足，津液不充，胎之阴精亦少，而致羊水过少。

素体禀赋不足，或因孕后调养失宜，以致脏腑气血不足，精血亏虚，阴液亏少，胎水乏源是本病的主要病因病机。

1. 气血虚弱　素体气血不足，孕后血气下聚，以养胎元，因孕重虚；津血同源，阴津不能下注冲任，冲任干涸，以致胎水涩少。

2. 脾肾亏损　孕妇素体脾肾不足，津液生成与输布障碍，以致冲任不充；孕后调养失宜，精血亏损，冲任失滋，胎水日少。

血气不足，推运乏力。气血与津液同源，气血虚弱、脾肾亏损者，又可演变为气虚夹瘀或血虚津少之候。

现代医学对羊水生成及循环机制尚未完全阐明，对羊水过少的原因仍不十分清楚，可能与下列因素有关：

1. 胎儿畸形　胎儿先天发育不良，主要是胎儿泌尿系统畸形，如先天性肾缺如、肾脏发育不全及泌尿道闭锁等，使胎儿尿少或无尿，导致羊水过少。

2. 胎盘功能不良　如过期妊娠、胎儿生长受限、妊娠期高血压疾病、胎盘退行性病变等，均可导致胎盘功能不良，慢性宫内缺氧引起胎儿血液重新分布，保证脑和心脏的血供，而肾血管收缩，以及胎儿成熟过度，其肾小管对抗利尿剂激素的敏感性增高，胎儿尿形成减少致羊水过少。

3. 羊膜病变　某些原因不明的羊水过少可能与羊膜病变有关。

4. 孕妇因素　如孕妇脱水、血容量不足、应用某些药物（如吲哚美辛、布洛芬、卡托普利等）亦可引起羊水过少。

【诊断与鉴别】

一、诊断要点

1. 病史　有胎儿发育受限、妊娠高血压疾病，或有过期妊娠的病史，未临产以前已有胎心变化而原因不明，应考虑羊水过少。

2. 临床表现　以腹围及宫底高度小于正常孕月为主要症状，孕妇对胎动感觉清楚，胎动时常常感到腹痛。

3. 查体　腹部检查能明显触及肢体，有宫壁紧裹胎体感，子宫受刺激时易发生宫缩。

4. 辅助检查

（1）B超检查：测量最大羊水暗区直径（AFV）≤2cm，羊水指数（AFI）≤5cm，胎儿肢体明显聚集，羊水与肢体交界不清。或羊水指数≤8cm作为诊断本病的临界值，≤5cm为诊断之绝对值。B超能较早地发现胎儿生长受限，以及胎儿肾缺如、肾发育不全等。

（2）羊水直接测量：分娩过程中破膜时羊水量少于300ml，质黏稠、混浊，色黯绿。

（3）其他检查：妊娠晚期发现羊水过少，应结合胎儿生物物理评分、电子胎儿监护仪检查、尿雌三醇、胎盘生乳素检测等，了解胎盘功能及评价胎儿宫内安危，及早发现胎儿宫内缺氧。

二、鉴别

1. 足月小样儿　体重一般在 2500g 以下，故腹形可小于正常孕月，但 B 超探查羊水量在正常范围。

2. 死胎　腹形小于孕月与羊水过少有关，B 超检测无胎心、胎动。

【辨病治疗】

1. 羊水过少合并胎儿畸形者应及早引产以终止妊娠。

2. 羊水过少无明显胎儿畸形而妊娠未足月者，作好孕期 B 超、胎心监护；积极处理增加羊水量以改善胎儿状况，可服补气活血，增液益肾中药。

（1）增液寿胎汤（沙参 30g，麦冬 15g，生地黄 20g，熟地黄 20g，白芍 30g，川续断 30g，杜仲 20g，菟丝子 20g，枸杞子 20g，金银花 20g，黄芩 12g，苏梗 15g，炙甘草 5g），每日 1 剂，1 剂 3 煎，混合后早、晚各服 1 次。以 1 周为 1 个疗程，持续治疗 2～3 个疗程。

全方具有清热滋阴，生水保胎之功。

（2）二冬二甲加味汤（麦冬 15g，天冬 10g，制鳖甲 20g，制穿山甲 12g，五味子 6g，菟丝子 20g，黄芪 15g，桑寄生 15g）。在此方的基础上根据辨证适量加减。每日 1 剂，分 2 次煎服。

全方滋阴润燥，补肾安胎，润肠通便，引津下行。

（3）复方丹参注射液治疗羊水过少。"一味丹参功同四物"，丹参养血活血化瘀，使瘀血去新血生。现代医学研究证实，丹参具有降低血液黏稠度、扩张血管、提高红细胞复形能力、改善供氧、防止血液浓缩、减少血流阻力、改善微循环等作用，从而可改善胎盘功能。复方丹参注射液由丹参和降香组成，可直接给药，疗效迅速，且价格低廉，药源广泛。且对心、肝、脾、肺、肾、脑均无明显副作用，易于掌握。

3. 羊水过少是胎儿危险的极其重要的信号，若妊娠已足月，应尽快破膜引产结束分娩。

【辨证治疗】

一、辨证要点

在排除胎儿畸形、妊娠未足月的基础上，主要依据与羊水过少同时伴见的全身症状、舌脉结合素体及病史资料，辨其在气在血、属脾属肾而分治之。

二、治疗原则

本病以虚为主，治当虚者补之，注意滋养血气、阴津以充冲任、胞宫。治疗过程中需动态观察羊水量及胎儿发育情况，适时分娩或下胎。

三、分证论治

1. 气血虚弱

（1）临床见证：妊娠中期，有胎动感，但腹形小于正常孕月，面色萎黄，少气懒言，或形体消瘦，头晕目眩，神疲乏力，或舌淡少苔，脉细弱无力。

（2）辨证依据

1）面色萎黄，少气懒言，头晕目眩，神疲乏力，形体消瘦。

2）素体虚弱或有孕期失血伤阴史。

3）舌淡少苔，脉细弱无力。

（3）治法与方药

治法：补益气血，滋养胎元。

养血益元汤（上海市虹口区妇幼保健院蔡庄经验方）

组成：党参、白芍、熟地、黄精、桑椹子、何首乌、制白术、怀山药、山萸肉。

全方益气养血，滋阴补肾，血气充沛阴精盛实而胎有所养。兼咽干口燥、舌淡无苔或少津，酌加生地黄、麦冬、天花粉。

2. 脾肾不足

（1）临床见证：妊娠期内，胎儿存活，腹形小于正常孕月，不思饮食，神疲乏力，腰脊酸软，四肢不温，舌淡苔白，脉沉迟。

（2）辨证依据

1）神疲乏力，不思饮食，腰脊酸软，四肢不温。

2）素体不足或有堕胎、小产史。

3）舌淡苔白，脉沉迟。

（3）治法与方药

治法：健脾温肾，助养胎元。

1）温土毓麟汤（《傅青主女科》）

组成：巴戟天、覆盆子、怀山药、菟丝子、肉苁蓉、鹿角霜、人参、益智仁。

本方温补脾肾，滋益化源，脾肾不足患者服之相宜。

胎动而腹痛者，加白芍、艾叶、甘草。气虚而瘀，证见舌淡而黯或边尖有瘀点，酌加小剂量当归、川芎、丹参养血行滞。

2）补气活血助元汤（经验方）

组成：黄芪、党参、白术、茯苓、当归、丹参、川芎、泽兰、生地黄、麦冬、甘草。

全方益气养阴生津，兼有活血之用。血气阴津充沛，羊水有源而自旺矣。

【其他治疗】

1. 红枣糯米粥 红枣 10 枚，糯米适量，煮粥常服，益气养血。

2. 枸杞炖牛腱汤 枸杞子 20g，牛腱 250g。上二味同时加水煮汤服用，隔日 1 剂，具有补血益精长胎的作用。

3. 苎麻煲鸡（《男女保春大全》） 母鸡 1 只重约 500g，干苎麻根 30g。鸡洗净去内脏，苎麻根放入鸡腹内，加水煲汤，调味饮汤吃鸡。每周 2 次，可常服。滋阴清热，养胎增液。

4. 党参杜仲煮龟肉 党参 30g，杜仲 30g，龟肉 90g。药、肉均切块，加水 1000ml，煮沸至龟肉熟透即可服用，服 3～5 次有效。益气补肾，养胎增液。

【预防与调护】

一、预防

1. 发生过羊水过少合并胎儿畸形者，再次受孕前应行染色体等遗传学检查，以排除遗传疾病。

2. 积极治疗合并症及并发病，如贫血、妊娠高血压疾病等。

二、调护

1. 加强孕妇营养，给予丰富易消化食物。同时注意卧床休息，取左侧卧位以改善子宫供血。

2. 严密观察胎心、胎动，以便及时发现并纠正胎儿窘迫。胎儿确已死亡，应引产终止妊娠。

【疗效判定】

治愈：宫底高和腹围在正常孕月范围内，B超提示最大羊水暗区直径（AFV）≥3cm，羊水指数（AFI）≥8cm，余症消失。

显效：腹形增大，宫底高和腹围在正常孕月范围内，B超提示最大羊水暗区直径已（AFV）＞2cm，余症明显减轻或部分消失。

有效：腹形及B超显示最大羊水暗区直径较治疗前有所增大，余症亦见缓解。

无效：腹形未见增大，B超提示最大羊水暗区直径（AFV）仍小于或等于2cm。

（武权生）

第十四节 妊娠音哑

妊娠时出现声音嘶哑，甚或不能出声者，称为妊娠音哑，又称子喑、妊娠失音、妊娠不语。本病多发生在妊娠晚期，与西医学的妊娠期喉病相类，在妊娠期约20％的孕妇可出现发声障碍，产后常自然恢复，故《陈素庵妇科补解》曰："妊娠不语，非病也。"《素问·奇病论》首载，认为子喑的病机是由于"胞之络脉绝也……胞络者系于肾。少阴之脉贯肾系舌本，故不能言。"待产后胎去，脉络得通，肾阴上承，舌本得荣，则声音自复如常，故主张"无治也"。这种以胎儿、胞络、肾、舌四者为轴心对子喑机制进行的论述，奠定了认识该病的理论基础，并为后世医家所宗且多相沿用。金代医家张子和在《儒门事亲》中虽承"胞之络脉不相接"之论，但又首倡"降火"治疗之法，使"心火下降"而肺金自清，故能作声也。南宋《陈素庵妇科补解》云："足少阴肾脉夹舌本，足太阴脾脉连舌本，手少阴心脉系舌本，妊娠赖血脉以养胎，若三经血虚则少不能上输于肺。肺为华盖，统摄一身之气，金清则发而为声，肺虚则无以生气而出，故音喑不能语也。"即认为肾、脾、心三经血虚，肺失濡润以致肺虚不能出声，对子喑的病机又提出了新论。明代薛立斋在《校注妇人良方》中对本病主张审因辨证进行施治调理，且"不必惊畏而泛用药也。"赵养葵在所著《邯郸遗稿》中称："胎前不语者，谓哑胎"，认为病由"痰气闭其心窍"，舌体机转不灵而致失语，对子喑的病因病机特别是论治方面颇具独到之处。清·张璐的《张氏医通》宗《黄帝内经》之旨，主张"凡患此者，浓煎生脉散空心服地黄丸"，既以药疗病，且"助肺肾之气以养胎"，并指出"若予通声开发之药，误矣"。沈金鳌的

585

《妇科玉尺》认为妊娠失音乃由"胎气上侵肺气及喉"。陈修园在《女科要旨》中指出："子喑者……今因胎气壅闭,肾脉阻塞",认为由于胎气实而肾脉不通,干于肺系及喉乃喑,对子喑的病机又增添了新的见解。

妊娠音哑自《黄帝内经》首载即对其病因病机有了较明确的认识,后经宋、元、明、清各代,又提出了心、肺、脾等脏器病变及胎气过实与妊娠失音有关,从而充实了病因病机制论,以及辨证治疗的具体原则,也积累了许多有效的方药。

西医学以声嘶之名列入妇科症状学中,其病程度不同,表现亦异,如轻者仅有音调变低、变粗糙,重则发音嘶哑,严重者只能作耳语,甚至完全失音。对其病因病理检查分析颇为精细,然对妊娠失音尚无专论。

【病因病机】 声音出于喉,发于舌本,肾脉循喉咙系舌本。喉者肺之门,肺主声音。正如《仁斋直指方》所云:"肺为声音之门,肾为声音之根。"故本病发生,与肺、肾二脏关系密切。妊娠失音发病与该生理期的生理状况有关,由于孕后阴血聚以养胎,相对不足。若素体阴虚,则阴津更加亏损,不能上承,以致发为音哑。故临床以肺肾两脏之阴虚证型较为多见。

1.肺阴亏虚 肺中素有燥热,或饮食不忌辛燥,热灼阴津,孕后血养胎元,阴血更亏,肺失滋濡,声道燥涩,而发音不利,渐成音哑。亦可由肾阴亏虚,子盗母气,肺肾同病,娇脏失于濡养,以致金破而无声者。

2.肾阴不足 素禀肾虚,精血不足,或劳伤肾气,其精津耗损,孕后精血养胎,随孕月的增加及胎体的增大,则肾阴益虚,故不能上承舌本,以致妊娠音哑。

西医学未论及特发于妊娠期间的具体原因,临证亦难以对号入座。惟有辨证求因、审因论治。

【诊断与鉴别】

一、诊断要点

1.病史 素体肺肾阴亏,饮食辛辣,或误服、过服辛热药物,或孕后不慎调养,过劳伤肾等。

2.临床表现 孕妇音哑不能发声为主症,多突发于妊娠晚期。表现为声音不扬、嘶哑或无声,可伴见咽喉干燥、头晕耳鸣、手足心热、面颊潮红、腰膝酸软等,无外感病史。

3.产科检查 胎儿发育正常,无妊娠合并症。

4.辅助检查 喉科检查可见喉壁黏膜水肿充血及分泌物增多、声带发红、微肿或肥厚,或明显水肿、松弛等。其他如分泌物涂片、细菌培养、活组织检查等均无明显器质性病变。

二、鉴别

此病特发于妊娠期(易发于晚期),并无声道、肺脏的器质性病变。如妊娠外感除声嘶外,咽喉疼痛明显,并伴寒热、头痛鼻塞、流涕、喉痒等症多属于急喉喑;若病史长,音哑时轻时重,干燥喉痒,常有"清嗓"习惯者,多属于慢喉喑;若因妊娠过劳,歌唱、言谈太过所致音哑等,因与妊娠无关,而不属本病论治范围。至于妊娠中风,舌强不利,语言謇涩者,决然不同于本病,临证易于鉴别。

【辨病论治】

一、辨病要点

子喑系妊娠妇女特有的一种疾病，大多发生在妊娠八九月期间，常规的产科检查无明显异常，孕妇本人没有外感史及情志刺激病史，经喉镜检查咽部无严重充血等急性体征。平素常有口咽干燥、手足心烦热的肺肾阴不足的症状。

二、治疗原则

本病属非器质性病变，是暂时的发音障碍，是由胎元发育导致机体阴血相对不足而引起舌咽失濡而引发的声音嘶哑、甚而失音无语。故以滋阴养血调理气机为主，且不可耗伤胎元，即治病安胎并举。

三、治疗方法

在宋代之前多无具体的治疗方法，认为产后自复。其后有主张以调摄为主的，也有养血安胎、滋肺肾除痰开窍等治疗措施。近现代的研究更加丰富，除内服汤剂外，还有采用局部用药等多种方法进行综合治疗，均有良好的临床效果。

【辨证论治】

一、辨证要点

妊娠音哑以虚证常见，责之于肾阴不足或肺燥阴虚，偶有胎气壅闭之实证者亦是因虚（阴虚）而复感外邪，诱发或加剧音哑，则呈现本虚标实或虚实夹杂之候。故临证之时不可滥用开肺通声之品以致更加伤耗气阴而犯"虚虚"之戒。

二、治疗原则

子喑之病是以阴精亏虚为本，治疗当以滋益肺肾，濡养舌本为基本原则，再视患者有无其他兼症进行选方用药达到调养安胎的目的。

三、分证论治

1. 肾阴虚证

（1）临床见证：妊娠八九月，孕妇声音嘶哑或不能出声，咽喉干燥，头晕耳鸣，手心灼热，心烦不宁，舌红少苔或花剥，脉细滑而数。

（2）辨证依据

1）孕晚期出现音哑或不能出声。

2）咽喉干燥，头晕，手心灼热，心烦不宁。

3）检查声带微红、微肿或肥厚。

4）舌红少苔，脉细数。

（3）治法与方药

治法：滋益肾阴，佐以生津润喉。

1）六味地黄丸（《小儿药证直诀》）加沙参、麦冬

组成：熟地黄12g，山萸肉9g，山药12g，云茯苓12g，泽泻9g，丹皮9g，沙参12g，

麦冬 9g。

六味地黄丸为滋益肾阴的代表方剂，组成特点是补中有泄，而以补阴为主。全方补药重用，泄药量轻，补虚与祛邪结合，是为甘缓平和、不温不燥、补而不滞的平补之剂，加沙参、麦冬意在润肺生津以荣舌本，用于妊娠音哑正是针对孕后阴精亏耗，津不上承，舌本不荣之病机，待精津滋生，虚火息退，诸症自除。中药药理研究亦证实本方有一定的滋养作用，此外还有抗菌消炎（丹皮）、利尿清热（茯苓、泽泻）之功。只是药力属平和之类，故临床需视证候之轻重灵活加减方为全面。加入沙参、麦冬以补液生津润喉即属其例。

若咽干口燥明显者，加玄参、天冬、地骨皮以生津清热。大便干结者，加生地黄、玄参、火麻仁以增水行舟。

2）竹沥麦门冬汤（《中医妇科临床手册》）

组成：竹衣 9g，竹茹 9g，竹沥 1 支（冲服），麦冬 6g，生甘草 4.5g，陈皮 9g，茯苓 9g，桂枝 6g，杏仁 9g。

本方清肺养阴，润喉开喑。方中桂枝、茯苓二味偏温渗，有耗阴之弊故去之。可加入生地黄 9g，以增强育阴之效。

2. 阴虚肺燥证

（1）临床见证：妊娠后期，音哑不能出声，咽干口燥，甚或咳呛气逆，颧红潮热，失眠盗汗，舌红少津，脉细数。

（2）辨证依据

1）妊娠晚期孕妇声音嘶哑或完全失音。

2）咳呛气逆，口干咽燥，颧红潮热。

3）检查声带微红或略有水肿肥厚。

4）舌红少苔，脉细数。

（3）治法与方药

治法：养阴润燥，清肺降火。

1）养金汤（《沈氏尊生书》）

组成：生地黄 12g，阿胶 12g，杏仁 9g，知母 6g，沙参 12g，麦冬 12g，桑白皮 9g，白蜜 15g。

2）养阴清肺汤（《重楼玉钥》）

组成：生地黄 12g，玄参 12g，麦冬 9g，甘草 6g，贝母 9g，丹皮 9g，薄荷 6g，白芍 9g。

此方用于肺阴亏虚，内热灼津之妊娠失音甚为适宜。

若因热灼成痰者，可加冬瓜仁、鲜竹沥汁以清化痰浊通利肺气。

【其他治法】

1. 药液雾化吸入法　将盛有 1～4ml 药液的特制玻璃喷嘴，一端接高压氧气或高压泵，病人口含另一端，开动机器后，呈雾状的药液随吸气进入喉部起滋润作用。

2. 蒸气吸入法　用特制蒸气喷雾器，也可用大口杯代替，将适量药物（可选用上述两方之一共研细粉，每次用 10～15g）放入杯内，用沸水沏泡，加盖闷至温度适宜时，将口鼻接近杯口，使含有药味的蒸气随深呼吸而徐徐进入喉部表面，每次 40 分钟，至热气消失停止，每日 1～3 次，1～2 周为 1 个疗程。

3. 桂林西瓜霜喷剂，可以用于喷、吹或敷于咽喉，日行数次。

【预防与调护】 妊娠音哑的预防与调护主要是饮食宜清淡、避免辛辣厚味、香燥或爆热冷饮之食物；不可过服温热保胎之品；避免过度发声用嗓，专业工作者需暂停用嗓，忌烟酒粉尘刺激。

【疗效判定】

痊愈：服药1周内音哑消失，喉镜检查声带及喉黏膜充血消失。

有效：服药1周音哑减轻，喉部充血尚未消失。

无效：服药1周发声及喉镜检查均无改善。

【重点提示】 子喑是妇女在妊娠晚期因为阴精不足，舌咽不得荣养的特殊生理变化和生活中失于调摄所造成，如果及时纠正不良的饮食及生活习惯，或在医生指导下进行适当的药物治疗，多数可使症状缓解或消失。症状轻微者待产后即可不治自愈。故不必过于紧张和滥用药物而造成意外伤害。

（国 培 连 方）

参考文献

1. 王永钦．中医耳鼻咽喉口腔科学．北京：人民卫生出版社，2001：832-837．

第十五节 妊 娠 咳 嗽

咳嗽是呼吸系统疾病的常见症状，有利于清除呼吸道分泌物和有害因子，所以西医认为咳嗽是一种保护性的反射动作，也是喉部疾病的常见症状之一。其发生主要是呼吸器官的黏膜受到刺激，或内脏受到刺激所致，但频繁剧烈的咳嗽对患者的工作、生活和社会活动可造成严重的影响。

妊娠期间孕妇咳嗽不已，中医称之为妊娠咳嗽，又称子嗽。早在隋朝的《诸病源候论》中就有"妊娠咳嗽候"的记述，认识到疾病的发生主要责之于肺，但随四时气候之变更，五脏应之，皆能令人咳。明代《校注妇人良方》中则提到治法应根据受邪脏腑与季节的不同，立法处方各异，如"秋间风邪伤肺，用金沸七草散；夏间火邪克金，用人参平肺散"等，并附有临证治验。朱丹溪则认为"胎前咳嗽，由津液聚养胎元，肺失濡润，又兼痰火上炎所致"，治疗"法当润肺为主"。清代张璐重视妊娠咳嗽，认为若久而不已，则易动胎，故提出"妊娠咳嗽，需以安胎为主"的施治大法，进一步充实了本病的证治内容。简而言之历代医家对子嗽的界定范围大体有两种观点，以巢元方为代表的，认为只要发生于妊娠期间，无论外感或内伤均属本病之列，而陈自明、吴谦等则认为"久嗽不已"，才属于妊娠咳嗽，不免使本病范围过于狭窄。

随着人们对咳嗽的关注，欧美国家近20年对咳嗽原因及其治疗进行了多方面的研究，基本明确了慢性咳嗽的常见病因，近年来先后制定了咳嗽相关的诊治指南。我国近年也开展了有关咳嗽病因诊治的临床研究，并取得了初步结果。为了进一步规范我国急、慢性咳嗽的诊断和治疗，加强咳嗽的临床和基础研究，中华医学会呼吸病学分会哮喘学组组织相关专家，参考国内、外有关咳嗽的临床研究结果，共同制定了《咳嗽的诊断和治疗指南》（草案），以期对不同类型的咳嗽进行科学的诊断和有效的治疗。

【病因病机】

《景岳全书·咳嗽》云："咳嗽之要，止惟二证……，一曰外感，一曰内伤而尽之矣。"

是说咳嗽分为外感和内伤两大类。各种原因导致肺失清肃，气逆而上，始得发生咳嗽之证。妇女孕后由于阴血聚养胎元，故使精血亏虚，阴虚则内热由生，故临证又以阴虚肺燥及痰火犯肺最为常见。

1. 阴虚肺燥　素体阴虚，肺阴不足，孕后阴血下聚养胎，阴分愈亏，则虚火内生而灼伤肺津，肺脏失于濡润，因燥而致咳嗽不已。

2. 痰火犯肺　素体阳盛，孕后阴血养胎，阳气偏亢，两因相感，化为火热而灼伤肺金，进而炼液为痰，痰火胶结壅阻于肺，则肺气失于宣肃，遂发咳嗽。

西医认为咳嗽除因喉部疾病（炎症、痉挛、溃疡、喉上神经麻痹、异物、肿瘤等）以外，还可因许多下呼吸道疾病（异物、支气管炎、支气管扩张）以及肺、纵隔、心血管疾病引起。

【诊断与鉴别】

一、诊断要点

本病以妊娠期咳嗽不已为主症，随其病因内外之别，可有不同见症，再参合舌脉进行诊断。

1. 病史　素体阴虚或阳盛，孕后出现咳嗽不已，以往无呼吸系统疾病史。

2. 临床表现　妊期久嗽不已为主要临床表现，再由病因证候虚实之异而伴见相应的脉症。如干咳无痰，又兼口干咽燥、五心烦热者，为阴虚肺燥；咳嗽不爽，痰液黄稠，并胸中烦热者，为痰火犯肺。

3. 产科检查　胎儿发育正常。

4. 辅助检查　无呼吸系统炎症、结核等明显器质病变（早孕期不宜采用 X 线检查以免导致胎儿畸形）。

二、鉴别

由于其他疾病兼见咳嗽（肺结核、支气管扩张等）；或素有痰湿，因为暴进生冷饮食而导致痰饮射肺而出现咳嗽；或无明显诱因而咳嗽轻微，且病程短暂者，均不宜列入本病范畴。

【辨证论治】

1. 阴虚肺燥证

(1) 临床见证：妊娠咳嗽不已，干咳无痰，甚或痰中带血，两颧红赤，口干咽燥，午后潮热，手足心热，失眠盗汗，舌红少苔，脉细滑数。

(2) 辨证依据

1）孕妇咳嗽不已，干咳无痰。

2）口干咽燥，失眠盗汗。

3）舌红少苔，脉细数。

4）素体阴虚，或失血伤阴史。

(3) 治法与方药

治法：滋阴润肺，止嗽安胎。

1）百合固金汤（《医方集解》引赵蕺庵方）去当归、熟地，加桑叶、阿胶、黑芝麻、炙百部。

组成：生地、麦冬、贝母、百合、玄参、白芍、桔梗、生甘草、桑叶、阿胶、黑芝麻、炙百部。

全方重在养阴润肺滋肾，使金水相生，阴津充足，虚火自平，则咳嗽自愈。

2）经验方（《中医妇科临床手册》）

组成：沙参 9g，麦冬 9g，紫菀 9g，款冬花 9g，杏仁 6g，枇杷叶 9g，五味子 4.5g，菟丝子 12g，覆盆子 12g，苎麻根 9g。

本方适用于肺肾两虚之妊娠咳嗽。

3）经验方（《全国中医妇科验方集锦》）

组成：沙参 15g，川贝母 12g，枸杞子 12g，百合 12g，炙枇杷叶 12g，炙紫菀 10g，苎麻根 10g，生梨皮 1 具。

2. 痰火犯肺证

（1）临床见证：妊娠咳嗽，咯痰不爽，痰液黄稠，面红口干，心胸烦热，舌红苔黄腻，脉滑数。

（2）辨证依据

1）妊娠咳嗽不已，咳痰不爽，痰液黄稠。

2）心胸烦热，口干面红。

3）舌红苔黄腻，脉滑数。

（3）治法与方药

治法：清金化痰，止嗽安胎。

1）清金化痰汤（《统旨方》）

组成：黄芩 9g，山栀子 6g，桔梗 9g，麦冬 12g，桑白皮 12g，贝母 9g，知母 6g，瓜蒌仁 12g，橘红 9g，茯苓 12g，甘草 6g。

本方清热化痰，肃肺止咳。其中知母性寒质软，有润肠作用，若以往有脾虚便溏者应慎用之。

2）清金降火汤（《古今医鉴》）去石膏、枳壳，加桑叶、枇杷叶。

组成：黄芩 9g，杏仁 9g，贝母 9g，前胡 12g，瓜蒌 12g，炙甘草 6g，陈皮 9g，茯苓 12g，法半夏 12g，桔梗 9g，生姜 3 片，桑叶 9g，枇杷叶 9g。

3）克咳方（《中医妇科验方选》）

组成：桑叶 10g，甜杏仁 12g，沙参 15g，川贝粉（冲服）12g，荷叶 10g，焦栀子 5g，矮茶风 30g，甘草 3g。

上两方清热宣肺，润燥化痰。二方内均有杏仁，为避免对妊娠的不良反应，建议选用甜杏仁较为稳妥，既能润肺止咳，又不会出现由于服用苦杏仁不当而导致的中毒反应，以达到治病与安胎并举的最佳效果。

【预防与调护】 妊娠咳嗽的预防与调护主要在饮食、寒温方面。愉悦的心志也有利于子嗽的好转。

1. 饮食宜富于营养、口味清淡，不食或少吃香燥、过甜、过腻、过咸的菜肴。不要饱食后立即睡卧。

2. 勿贪凉或过度取暖，以免招致邪气犯肺。遇寒凉的天气需注意戴帽子及口罩，减少孕期鼻咽部的充血程度。

【疗效判定】

治愈：服药 1 周内，咳嗽停止，其他症状消失。

好转：服药1周内，咳嗽及其他症状减轻。

未愈：服药1周内，咳嗽不减，其他症状无变化。

【重点提示】　妊娠期间出现的咳嗽，是因孕而发，多由阴血亏虚、肺失濡润、不得宣肃而致咳嗽频作。若久咳不止将动伤胎气影响胎元的发育，甚而胎死腹中。故应及时治疗，以清宣肺气为主，不可滥投温涩之味，以免更伤阴津，使痰浊更加壅阻肺窍，令咳嗽缠绵难愈。

（国　培　连　方）

第十六节　妊娠泌尿疾病

在妊娠期，泌尿系统会通过不同的形态和生理变化来适应妊娠的需要，而妊娠又是尿路感染的重要诱发因素。由于妊娠期的血流量增加和负荷加重，加之孕激素的增加，导致输尿管平滑肌松弛和蠕动缓慢；膀胱肌肉的张力下降；轻度肾盂积液、肾小球滤过率上升，导致尿液中的化学成分发生异常改变，如其中的葡萄糖、少量氨基酸及其他营养成分，均是良好的细菌培养基；随着妊娠月份的增加，日渐增大的子宫对输尿管的压迫，导致肾盂及输尿管扩张、积水及膀胱-输尿管逆流，这些因素都是孕妇罹患尿路感染的因素。

妊娠小便不通

妊娠期间小便不通，甚至小腹胀急疼痛，心烦不得卧，痛苦不堪者，称"妊娠小便不通"，即西医学之妊娠尿潴留，由膀胱内有尿液不能排出而致，常见于妊娠中晚期，古称"转胞"、"胞转"。

本病首见于《金匮要略·妇人妊娠病脉证并治》："妊娠，小便难，饮食如故……"并于《妇人杂病脉证并治》中称为"转胞"，提出以肾气丸主之。本病的发生与肾虚有关。隋代巢元方在《诸病源候论》中始称"妊娠小便不通"，并有专论，明确提出小便不通的病位在肾与膀胱，进一步探讨其机制，认为是由热邪入胞所致，故云："肾与膀胱俱主水，此二经为脏腑，若内生大热，热气入小肠及胞，胞内热故小便不通。"又在胞转候中指出："胞转之病，由胞为热所迫，或忍小便俱令水气还迫于胞，屈辟不得充胀，外水应入不得入，内溲应出不得出，内外壅胀不通，故为胞转。"此论虽对病机分析有所启迪，但临床实际所见仍以肾虚膀胱气化不利为主。由热邪致病者，每以小便淋痛者为多。

元代朱丹溪从"古方皆用滑利疏导药鲜有应效"的教训中提出，小便不通若因"胞系了戾不通"者，但当升举其胎，"胎若举起悬在中央，胞系得疏，水道自行"（《格致余论》），治疗以补虚为主，虽有痰滞，也用人参、白术、当归、白芍、半夏、陈皮之类以补益气血，并首创"丹溪举胎法"，另还有随服药汁后探喉引吐以开肺举中、通下利小便的方法。这一思路可取，但法难堪效。

明代赵献可在《邯郸遗稿》中承朱丹溪之说，进而提出"中气虚怯不能举胎，胎压其胞，胞系了戾而小便不通，以补气药中加升举之药，令上窍通而下窍通矣"的施治方法，确可增强疗效。李时珍在《本草纲目》中又有外用导尿法以解其急，更有实际意义。清代《沈氏女科辑要》云："转胞一证，因胎大压住膀胱或因气虚不能举膀胱之底。气虚者补气，胎压者托胎，若滥投通利，无益于病，反伤正气。"如此见解，颇具一定的实用价值。

妊娠小便不通，自汉·张仲景首论其理、法、证、治之后，经隋、唐、宋、元，至明清对此病的认识渐趋完善，在病因中突出了肾虚、气虚和湿热，强调了胎与膀胱在该病中的重要作用，确立了辨证论治的原则，也积累了一些行之有效的方药和其他治疗方法。

【病因病机】

《素问·灵兰秘典论》中曰："膀胱者，州都之官，津液藏焉，气化则能出矣。"《素问·宣明五气》又云："膀胱不利为癃。"说明小便不通的主要病变在于膀胱气化不利，水道不通所致溺不得出。膀胱气化失司的原因有多种，孕期而病者，以气虚、肾虚最为主要。

一、病因

1. 气虚　素体虚弱中气不足，或饮食失节损伤脾气，孕后胎体渐大而中气不足，无力举胎，以致胎体下坠压迫膀胱，故令小便不通。

2. 肾虚　素体肾虚不足，或房事不节，孕产频数屡伤肾气，肾虚则系胞无力，以致胎元下坠压迫膀胱，而令小便不通。

二、病机

1. 气虚　中气虚弱则失于升举，妊娠之后，胎居母腹赖气所载，气虚则载胎无力，正如《邯郸遗稿》所云："有妊娠转胞，不得小便者，有中气怯弱不能举胎，胎压其胞，胞系了戾，而小便不通。"

2. 肾虚　胞脉者系于肾，妊娠之人，若肾气亏虚则系胎无力，胎体渐大更趋下坠而压迫膀胱，气虚阳亦弱更失温煦，则膀胱失于气化之机，故令妊娠小便不通。

现代研究认为妊娠期尿潴留发生的原因大致有两个方面：一方面由于妊娠子宫嵌顿，多发生于妊娠3～4个月。子宫原本是后屈，在妊娠3个月后尚未自行矫正，长大的妊娠子宫嵌顿于盆腔内，可压迫盆腔内各器官，致宫颈被挤向耻骨联合后上方，紧压膀胱颈，以致不能排尿或有充盈性的尿失禁现象。妊娠子宫嵌顿虽属常见的疾病，但如不及时纠正，由于膀胱过度充盈，可发生膀胱炎、膀胱出血、坏死，肾盂积水以致严重影响肾功能而危及生命，对胎儿非常不利，会造成流产、宫内感染，甚至可发生子宫破裂及腹膜炎。另一方面原因是胎先露压迫膀胱，尤其膀胱三角区充血、水肿及黏膜出血严重，可阻塞尿道而发生尿潴留，此种情况除易发生在临产时外还可发生于产褥期，常因第二产程延长胎先露对膀胱颈及盆底过久压迫所引起。

【诊断与鉴别】

一、诊断要点

1. 病史　气虚之人常有禀赋不足，或后天疾病、饮食失节、过劳伤脾等病史，或孕后恶阻严重影响气血生化，或胎体过大，难承胎重以致膀胱受压，水道被阻而令转胞；肾虚者除有先天不足之外，更与后天损耗有关，如有婚育不节、屡孕屡堕、久病伤肾等病史，对孕后肾气无力系胎致膀胱气化失司，水道失利有着重要的影响。

2. 临床表现　妊娠三四个月或于妊娠晚期出现若干时日有尿意而未排尿，以妊娠小便不通、小腹胀急不得卧为主症。由于病因不同，兼症亦各有表现，应予详细辨之。

3. 产科检查　小腹膨隆、拒按，胎体检查符合孕月，胎位、胎心视尿潴留量的多少可不同程度地影响检查结果。

4. 辅助检查　B超显示胎儿发育无异常，膀胱有尿液潴留可协助诊断。

二、鉴别

本病主要应与子淋相鉴别。二者同为小便异常，只是前者为小便不通，后者为小便淋痛。且前者以虚证为主，后者以湿热证为主，故其兼症也各有特点，可结合尿液检验、B超等进行综合分析加以鉴别。

【辨病论治】

一、辨病要点

本病若发生在妊娠三四个月时，多因子宫后屈嵌顿于盆腔，宫颈压迫膀胱颈而致排尿障碍，除有尿潴留相关的表现之外，不一定有其他症状，也无相关病史。如果发生在妊娠晚期，多由胎先露压迫膀胱，引起膀胱三角区充血、水肿及黏膜出血而使尿道阻塞发生尿潴留。

二、治疗原则

无论小便不通发生在何月份，孕妇均可伴见中气不足、气短乏力或肾虚腰酸腿软等证候，但也有无典型症状者，治疗应以补虚升陷举胎为主，切勿妄行通利，并须把握病机选方用药。较之单纯用导尿的方法确具治病求本之优势。

三、治疗方法

在具有服药可能的前提下可依据临床证候选择如下方剂急煎顿服。

1. 经验方（《全国中医妇科验方集锦》）

组成：人参8g，生黄芪10g，炙甘草3g，白术10g，陈皮6g，升麻3g，柴胡3g，通草6g，桂枝5g，桔梗3g。

本方特为气虚失举之产前小便不通而设，具有补气升提，举胎利尿的作用。方由补中益气汤去当归加桂枝、桔梗、通草而成，以补中气升提为主，少佐温阳通利之味，标本清晰，故以为用。

2. 济生肾气丸（《济生方》）加味

组成：炮附子、茯苓、泽泻、山茱萸、炒山药、车前子（包煎）、丹皮、肉桂、川牛膝、熟地黄。

本方用于膀胱气化失司，水道不通之妊娠小便不通，并小腹胀急疼痛者。方由金匮肾气丸加牛膝、车前子组成，取补肝肾强腰膝，通利小便之意。唯临床应用时可易附子为淫羊藿、巴戟天温肾助阳，肉桂易桂枝以通阳化气，丹皮泻火亦去之，如此则既解除转胞之苦又无损伤胎元之虑，全方共奏温肾化气行水通尿之功。

【辨证论治】

一、辨证要点

妊娠小便不通，小腹胀急疼痛是主症，以气虚为本，尿闭为标。辨证务须参考伴见的兼症、舌苔、脉象才能准确无误。如患者素体中气不足，食纳不佳，或平日体弱多病，发病之时除小便不通外又同时伴见面色㿠白，精神疲倦，气短懒言，舌淡苔白，脉缓滑无力者，属脾气虚衰之证；如禀赋不足，又有多次孕产，多疾慢病缠绵，又伴见面色晦黯，腰膝酸软，畏寒肢冷，舌淡苔白润，脉沉迟或沉滑无力者，乃属肾亏虚之证。

二、治疗原则

本病以虚证为主，是由脾肾两脏之虚，致使小便蓄积膀胱，闭而不通，孕期患之则症势更为严重，所以治疗必须把握病因病机，并应掌握"急则治其标，缓则治其本"的具体法则。当转胞症急痛甚之时，应尽快解其急痛之苦，可运用艾灸、热敷下腹（肚脐与耻骨联合之间）等法；症轻痛缓者可在补虚之方中少佐通利，并应辨清病位，采用相应治法，如脾气虚者补中气以载胎固本；肾气虚者当温肾扶阳，化气行水以使膀胱气化恢复正常，则水道自利。

三、分证论治

1. 肾虚证

（1）临床见证：妊娠小便不通或频数点滴而下，小腹胀急而痛，坐卧不宁，伴见面色晦黯，腰酸腿软，畏寒肢冷，舌淡苔薄润，脉沉滑无力。

肾虚胞失所系而压迫膀胱，或命门火衰，膀胱失煦，无以化气利水，故小便频数不畅或滴沥而下，甚至小便不通，溺蓄胞中故小腹胀急疼痛，坐卧不宁。阳虚失煦，不得温养，故面色晦黯，畏寒肢冷。肾虚不足，外府失养，故腰腿酸软。舌淡苔薄润、脉沉滑无力均为肾虚阳气不足之象。

（2）辨证依据

1）患者平素体弱肾虚，常有腰酸乏力或多次孕产损伤肾气史。

2）小便不通或小便频数滴沥不畅，小腹胀急疼痛，坐卧不安。

3）面色晦黯，腰酸腿软。

4）舌淡苔薄润，脉沉滑无力。

以上第 2 条为主要症状，第 3 条为主要辨证依据，其他各症不必全具。

（3）治法与方药

治法：温补肾阳。

肾气丸（《金匮要略》）

组成：干地黄、山药、山茱萸、泽泻、丹皮、茯苓、肉桂、制附子。

本方功效温补肾阳，主治肾阳不足，腰膝软弱冷痛，小腹拘急，小便不利等症。本病用之是取其补肾气、温肾阳、增强系胞之力，使膀胱得煦，气化有权，而使转胞得解，小便得通之意。

全方共奏温补肾阳，化气行水之功。唯附子乃大辛大热有毒之品，属妊娠禁忌，故临床不常采用，可易淫羊藿、巴戟天、菟丝子温阳系胎更为妥帖。另丹皮性凉泻火，故宜去之。

2. 气虚证

(1) 临床见证：妊娠期间小便不通，或频频量少，小腹胀急疼痛，坐卧不安，伴见面色㿠白，头晕目眩，气短懒言，纳差，大便不爽，舌淡苔薄白，脉缓滑无力。

气虚举胎无力，胎重下坠，压迫膀胱，水道不利故小便不通，或频频量少。溺停膀胱，故小腹胀急疼痛，坐卧不宁。气虚下陷，清阳不升，故头晕目眩，面色㿠白，气短懒言。舌淡苔薄白，脉虚缓皆为气虚不足之象。

(2) 辨证依据

1) 平素体虚气弱，或饮食不佳，恶阻日久不愈。

2) 小便不通，小腹胀满急痛，心烦不宁。

3) 面色㿠白，头晕目眩，气短懒言。

4) 舌淡苔薄白，脉缓滑无力。

以上以第 2 条为主症，第 3 条为辨证依据，其余可参差出现，不必悉具。

(3) 治法与方药

治法：益气举胎。

1) 益气导溺汤 (《中医妇科治疗学》)

组成：党参、白术、升麻、扁豆、茯苓、桔梗、桂枝、通草、乌药。

本方益气升阳，举胎导溺。主治妊娠小便不通，面色㿠白，气短乏力属气虚证者。

方中党参、白术益气健脾；升麻升阳举陷；桔梗开宣肺气，举胎通溺；乌药温通下焦；桂枝通阳化气，配茯苓、扁豆、通草利水通溺。全方共奏益气升阳，举胎导溺之功。

2) 车前八珍汤 (《妇科秘方》)

组成：白术、茯苓、甘草、当归、熟地各 6g，人参、川芎、白芍、车前子 (包煎) 各 3g。

方用四君子补脾益气举胎，四物滋血养胎，车前子通利水道，胞急得解，全方补中有利，标本兼顾用之稳妥，专为胎前小便不通而设。小腹胀急疼痛不安加桔梗、通草以宣上利下。方中车前子甘寒清利，如有腹坠殒胎之虑者，可用车前草以代之。

【其他疗法】

1. 体位矫正 患者平卧，抬高臀部，使胎头上浮，解除胎头对膀胱的压迫以利排尿。

2. 熏脐法 食盐 30g，艾绒适量。取艾绒搓成黄豆大艾炷 21 壮，孕妇仰卧，将食盐填入患者脐孔中，再取艾炷置于食盐面上点燃灸之，连续 21 壮。若小便仍不通，再灸之，通为度。本法温阳通络利水，更适于肾虚型患者。

【预防与调护】

(一) 预防

1. 增强体质，孕前治疗慢性疾病，调节饮食以促进脾胃功能使气血充盛。

2. 孕育有节，房事有度，勿伤肾气，孕后调摄适宜以系胎元。

3. 孕前检查及早纠正后屈位子宫，以防孕后嵌顿而诱发本病。

(二) 调护

1. 保持体位舒适伸展，勿过久蹲屈加重胎体坠重下压，诱发膀胱排尿不畅，而加重尿液潴留。

2. 取仰卧臀高位，使胎先露上移解除对膀胱的压迫。

3. 用热毛巾热敷下腹部膀胱区，通过刺激膀胱收缩而排尿。

4. 用流水或用温开水冲淋外阴，通过条件反射而引起膀胱排尿。

5. 尿液潴留时间过长，尿量过多，无论用何种办法（如导尿）排出尿液时，均须注意速度要缓慢，以防过急而导致患者晕厥或出现血尿。

【疗效判定】

治愈：小便排出畅利，小腹胀急疼痛消失，并未再复发，胎孕检查无异常。

有效：小便排出欠畅，胀急有所缓解，停止治疗又有复发，或 B 超显示膀胱仍有尿液残留。

无效：小便不通或频数淋漓不畅，小腹仍胀急疼痛不解。

【重点提示】 本病属于本虚标实之证，尤以肾虚者多见，尿液检查无明显异常，尿时也无疼痛之苦。治疗当以补虚为主，切勿滥施通利之法。

妊娠小便淋痛

妊娠期间出现小便频、急、淋漓涩痛症状者，称为"妊娠小便淋痛"，又称"子淋"、"妊娠小便难"。

本病最早见于汉代《金匮要略·妇人妊娠病脉证并治》中有"妊娠小便难"及"当归贝母苦参丸主之"的记载。但对其病因病理未加详尽论述。隋代巢元方《诸病源候论》首载"子淋"一名，并明确指出淋证病位在肾与膀胱，并论述了二者间的关系和淋证的发病机制，如"淋者，肾虚膀胱热故也，肾虚不能制水则小便数也，膀胱热则水行涩，涩而且数，淋漓不宣。"而妊娠小便淋痛的发生是由于"妊娠之人，胞系于肾，肾患虚热成淋"，即是说子淋与妊娠期肾水养胎的生理状态有关，病之本为肾虚，病之标为膀胱有热，此观点为后世医家所推崇，对本病的治疗亦具指导意义。唐朝孙思邈在《备急千金要方》中已有治疗子淋的单方记载，即葵子一升，以水三升，煮取二升，分再服。《经效产宝》则以葵子、芍药、黄芩、茯苓、车前子组方治疗"妊娠患淋，小便涩不利，小腹水道热痛"。宋代陈自明《妇人大全良方》也持《诸病源候论》之观点，治疗主张用"六味地黄汤加车前子或知柏治之"。《陈素庵妇科补解》中云："妊娠胞系于肾，淋久不止，肾水亏损，小肠为心之腑，水火不交必心神烦闷，口燥咽干以致胎动"，此是袭"胞脉系于肾"之说，又从肾与心、小肠讨论了三者病变与子淋发生的关系，对妊娠小便淋痛久而不已可引起胎动不安的预后有一定的认识。明代王肯堂著《胎产证治》云："子淋，亦湿热……因膀胱积热以致淋漓作痛，"其湿热之邪致病的观点，在病因上有了重大突破，后《济阴纲目》引万全论治子淋之说，主张"病既不同，治疗有别也"。临证须分清病本，分别采用"热者清之，燥者润之，壅者通之，塞者行之"的不同治疗法则。清代张璐《张氏医通》集妊娠小便淋痛病因病机之大成，归纳有"肾与膀胱虚热"、"肺气虚"、"小肠热"、"肺虚膀胱热而气化不行"、"肝经湿热"、"膏粱厚味劳役所伤"、"脾胃气虚"诸多因素，选方六味丸、肾气丸、生脉散、导赤散、加味逍遥散等亦较为切用。《胎产秘书》所云"妊娠小便淋漓，此由调摄失宜，酒色过度，伤损荣卫致令子宫气虚而然"，又为子淋的病因病机提出了新论。《沈氏女科辑要笺正》则认为"妊妇得此是阴虚热炽，津液耗伤者为多，不比寻常淋漓皆由膀胱湿热郁结也"，"非一味苦寒胜湿淡渗利水可治"，使子淋的病因病机和论治进一步得到了充实。

中医古籍对临床症状方面的描述与西医妊娠期合并泌尿系感染类似。西医认为小便频、急、疼痛是泌尿系统（尿路）感染的常见症状，尤其是下尿路感染（膀胱炎、尿道炎）的主要临床表现。女性发病率明显高于男性，其男女比率为 1∶9。研究表明女性自出生后随年龄增长，尿路感染发病率大约每 10 年增加 1％，15～30 岁达高峰。妊娠期由于生理功能及解剖结构方面的变化，如黄体酮分泌增多，使输尿管张力降低，蠕动减弱，增大的子宫或由于子宫后屈嵌顿于骨盆腔而压迫了输尿管与膀胱，使尿流不畅，细菌容易繁殖，故使妊娠期尿路感染的发病率明显高于非妊娠期，并可造成流产、早产、死胎、败血症，甚至诱发急性肾衰竭。鉴于某些可供选择的药品对胎儿有一定的不良影响，故治疗受到一定限制，所以必须充分重视对妇女孕期尿路感染的防治。

【病因病机】

一、病因

从临床实际观察本病是由热所致，热邪灼伤膀胱、气化失司，水道不利。具体有虚实之别。

1. 阴虚　素体阴分亏虚，孕后阴血聚养胎元，阴津愈虚；或过食辛辣之味，更伤阴分，则虚热内生，热灼于膀胱。

2. 实热　又分两类。

（1）心火偏亢：平素机体阳气偏盛，或嗜食辛辣之品蕴生内热，又兼孕后阴血下聚供养胎元而失于上承，以致心火偏亢，心火又移热于小肠，继而传入膀胱，热灼阴津，故小便淋漓涩痛。

（2）湿热下注：生活失于摄养，洗浴不洁，湿热之邪内侵于膀胱；或因恣食膏粱厚味而酿生湿热；或脾虚湿盛，郁久化热；或肝经湿热下注流于膀胱。

二、病机

本病因热而致膀胱气化失司，水道不利，故发淋证。临床有虚实两类，实证居多。但随病情转归不同可有本虚标实或虚实错杂之变，临证须详细审之。

1. 阴虚　肾阴亏虚，相火亢盛，脏病及腑，移热于膀胱，胕为热灼，津液涩少，致水道不利，故发小溲淋漓涩痛。此种证型病势虽轻，但由于热灼不解则阴亏日甚，以致缠绵难愈。

2. 实热

（1）心火偏亢：孕后机体阳气相对偏盛，心火失济更致阳亢，心与小肠相为表里，心经之火，移热于小肠，传入膀胱，津液内灼，气化失常，水道不畅，故令小便频急淋痛。若失治则热盛耗阴，又易转化为虚热子淋。

（2）湿热下注：孕期失于慎戒，致湿热之邪内侵，蕴结于膀胱，州都失司，遂发子淋。日久不愈则津液内伤，以致虚实夹杂。

湿热型子淋与西医之尿路感染颇为相似。现代研究表明，其发生原因与机体抵抗力减弱、尿道解剖及生理特点的改变和内环境的异常密切相关。感染途径以上行感染为主，其次为血行感染。由于女性尿道短而宽，括约肌薄弱，细菌易于侵入，而尿道口与阴道口、肛门靠近，通常情况下如不注意外阴清洁，擦便习惯不良（大便后不应向前擦肛门），细菌被带至尿道口周围而引起感染，在妊娠期因生理改变，如黄体酮分泌增多以致尿流不畅，更易导致细菌繁殖，诱发尿路感染。

【诊断与鉴别】

一、诊断要点

1. 病史　实证子淋患者，或素体阳盛或有嗜食辛辣助阳、肥甘厚腻之物的饮食习惯；或卫生习惯不良，乱用洗浴用具之后招致湿热之邪内侵；或孕前曾有泌尿系统感染史；虚证者多与肾阴素虚有关，或孕后有嗜食伤阴之物史。

2. 临床表现　妊娠期突然出现小便频急，滴沥涩痛，或伴有小腹坠胀、腰部酸痛。因其发病机制不同，虚实有别，其伴随证候亦异。如心火偏亢者可兼见面赤心烦，口舌生疮，或舌尖红，苔薄黄而干，脉细滑数；阴虚子淋者可见两颧潮红，午后潮热，手足心热，心烦不寐，大便干结，舌红苔黄而干，脉细数而滑。若火热与湿热之邪内灼阴络，则可致溲血俱出而呈血尿。

3. 妇科检查　生殖器官检查无急性炎症发现，胎儿发育状况正常。

4. 辅助检查　除临床症状外，同时具备如下指标之一，即可确定尿路感染之诊断。

(1) 清洁中段尿培养菌数 $\geq 10^5/ml$。

(2) 清洁中段尿镜检白细胞 > 5 个/HP，且涂片找到细菌者；红细胞 > 3 个/HP。

(3) 清洁中段尿正规方法离心尿沉渣革兰染色找细菌，如细菌 > 1 个/油镜视野。

二、鉴别

1. 转胞　即妊娠小便不通，虽可见小便不利，或尿频量少，但无尿道涩痛之感，而是以膀胱中尿液潴留、小腹胀急为主症，日尿总量明显减少。尿检一般无明显异常。子淋则以尿少淋涩频急疼痛为主症，尿检有白细胞增多，或有脓细胞，甚而还可有红细胞出现，并可查见细菌。

2. 妊娠遗尿　虽也有尿意频数，滴沥不净，但无小便困难、涩痛和小腹拘急感，只是小便不能控制而自行排出，并无灼热感，即自遗而不觉之。尿液检查无异常。而子淋除小便频急淋漓外，还有尿时涩痛、小腹拘急之苦，尿液检查可发现明显异常。

【辨病论治】

一、辨病要点

子淋之发生是独指发生于妊娠期的尿路感染疾病，除典型的尿道刺激症状及尿液化验异常外，可综合分析患者以往病史和其他伴随症状再分辨不同证型进行治疗。

二、治疗原则

要高度重视尿路感染可能给母婴带来的危害，及时诊断与有效治疗至关重要，有资料显示无菌尿的孕妇与有菌尿的孕妇相比，其早产的风险下降 50%，低体重儿的风险降低 30% 以上。有的病人发病急骤，除主症外尚无其他明显伴随症状，亦可在把握病机的前提下，进行辨病与辨证、合理选用抗菌药物和中医药进行积极治疗，以获取最佳治疗效果。

三、治疗方法

依病史长短、病势轻重选择抗菌药。常用的有二、三代头孢菌素、部分合成青霉素或大环内酯类抗生素等；同时应用中药肯定有益，除内服外还可配合外用方法进行综合调治。

1. 经验方（《全国中医验方集锦》）

组成：大青叶 50g，海金沙 25g，金钱草 50g。

本方有清热通淋作用。用于妊娠期间尿频、尿急、尿道灼热疼痛。方中大青叶清热解毒，入心胃二经，可清心火祛小肠、膀胱之热；海金沙甘咸性寒，入膀胱、小肠，长于利尿通淋；金钱草亦入膀胱之经，可清热解毒，利尿排石。三药合用清膀胱蕴热，利尿通淋，于单纯淋痛无明显兼证者最宜。

2. 清热滋肾汤 陈氏自拟本方治疗子淋 48 例，患者发病时间 2～5 天，平均 4 天；妊娠 1～2 个月 26 例，妊娠 3 个月以上 22 例；均检测血压、尿常规、肾功能，排除妊娠高血压疾病。

方药组成：金银花 9g，栀子 6g，蒲公英 10g，黄芩 10g，生地黄 10g，天冬 10g，墨旱莲 10g。水煎服。每日 1 剂，7 天为 1 个疗程。

治疗结果：治愈 40 例，占 83%；好转 7 例，占 15%；只有 1 例未愈（因频发呕吐而改西药治疗），占 2%。其中仅 2 例病人出现轻度腹泻，均可耐受，未影响继续治疗。

3. 二鲜饮（《医学衷中参西录》）

组成：鲜藕节 120g，鲜茅根 120g。

本方有清热凉血，利尿通淋之功。用于妊娠小便淋痛，尿液深黄或黄赤者。可将鲜藕节洗净切片，鲜茅根洗净切碎，同煮取汁，代茶频饮。

【辨证论治】

一、辨证要点

本病以妊娠期突发小便淋漓涩痛为主症，生育年龄妇女早婚多产或多次人工流产者更易发病。体质偏阳盛者常见心火偏亢和湿热下注两型。属于实热证，尿时疼痛明显，尿量少，色黄或深黄或黄赤，发病多急骤，并可有发热、心烦、面赤，舌尖红，苔薄黄或黄腻，脉滑数或弦数等。如素体阴虚，内热移于膀胱，脬为热灼者，则尿时涩痛不爽，灼热刺痛，或尿后始痛，尿液量少色黄不深，并见形瘦，颧红，午后潮热，五心烦热，舌红苔薄黄而干，脉细数等。此以昔有失血伤阴者多见，或由实热证迁延日久而成。

二、治疗原则

治疗应以虚者补之、实者泻之为常法，而虚实夹杂者则应补泻并施，或分标本缓急图治，总以清利通淋为主，不可苦寒通利太过，以免内动胎元，导致殒堕，使膀胱恢复藏津液、气化而出的生理功能。

三、分证论治

1. 阴虚证

（1）临床见证：妊娠期间，小便频数淋漓，灼热刺痛，尿液量少，色深黄。伴见形体消瘦，两颧潮红，午后潮热，手足心热，心烦不寐，大便干结，舌红苔薄黄而干，脉细滑数。

肾阴不足，孕后阴血养胎，阴虚更甚，内热偏盛，又移热于膀胱，津液耗伤，则水道不利，故小便淋漓涩痛，量少，色深黄。津伤肠道失润故大便干结。虚火上炎，则颧红潮热。阴虚内热蕴扰心神，故五心烦热而不寐。舌红、苔薄黄少津、脉细滑数均为阴虚内热之象。

（2）辨证依据：本病以妊娠小便频数淋漓、灼热刺痛、量少色深黄为主症。其余症状可见一二，参考舌苔脉象作为辨证依据。

（3）治法与方药

治法：滋阴润燥，清热通淋。

知柏地黄汤（《症因脉治》）

组成：熟地、山茱萸、山药、丹皮、茯苓、泽泻、知母、黄柏。

原方滋补肾阴，清泻相火，主治阴虚火旺之潮热盗汗诸症。本病选用是取其滋阴益肾，清降内火以除病之本，使火平水足，津液复生，淋痛自除。

若烦热小便灼涩疼痛甚者，加麦冬、五味子、车前草增强养阴清热利尿之功，即热去而阴不伤之意。

2. 心火偏亢证

（1）临床见证：孕妇小便频数，艰涩而痛，小腹拘急，尿短少，色深黄或黄赤，并见面赤心烦，渴喜冷饮，甚者口舌生疮，舌尖红，苔黄而干，脉细滑而数。

心火偏亢，移热于腑，内传膀胱，则膀胱气化不利，水道失畅，故小便艰涩疼痛、频急，小腹拘急。膀胱津液为热所灼，故尿少色深黄或黄赤。心火上炎则面赤，热扰心神则烦。舌为心之苗窍，心火偏亢、血分有热则口舌生疮。舌红苔黄而干，脉细数均为心火偏亢灼伤津液之征。

（2）辨证依据：妊娠期间以突发小便频急艰涩疼痛，小腹拘急，尿少色深黄或黄赤为主症。如见患者面赤心烦、舌红苔黄而干、脉细滑数等心火亢盛的伴见症者是为诊断依据。

（3）治法与方药

治法：清心泻火，润燥通淋。

1）导赤散（《小儿药证直诀》）加玄参、麦冬。

组成：生地、木通、淡竹叶、甘草梢、玄参、麦冬。

本方有清心利尿之功。用于心经热盛，移热于小肠，内传膀胱之小便短赤，尿时刺痛及心烦口渴，口舌生疮等症。方中生地清热凉血、养阴为主药；木通、淡竹叶清心降火而利尿，导热下行，使热自小便而出为辅；甘草梢清热泻火又调和诸药为使。全方共奏泻火通淋、养阴润燥之功，正因该方既清心利尿而不伤阴分，又泻火除热无苦寒伤胃伐中之虑，其配伍清润相合，至为巧妙，故临床应用效果甚佳。方中木通用量不可太过，因其有毒，也不可服用过久，凡肾功能不全者及孕妇应忌用，此处改用通草 9～12g 为宜。

如见患者口干，舌苔黄，干而少津明显，表明内火亢盛，阴液内灼，可加玄参、麦冬以增滋阴补水之力，而降上亢之心火；小溲热痛甚者，可酌加山栀子、金钱草、车前草清利通淋；热伤阴络，尿中带血者，酌加大小蓟、白茅根、藕节以凉血止血；口舌生疮者，酌加丹皮、黄连以清心凉血。

2）加味子淋汤（河南中医，2003，23（3））

其报道治疗子淋 36 例，基本方由《沈氏女科辑要笺正》中子淋汤加味组成：黑栀子、白芍各 10g，黄芩、泽泻、车前草各 12g，甘草梢、生地黄各 15g，木通 6g，桑寄生 20g，白花蛇舌草 30g。每日 1 剂，水煎，早晚空腹服。

加减：心火偏亢加麦冬、淡竹叶、灯心草；湿热下注加苦参、瞿麦、萹蓄；气虚乏力加黄芪、党参、太子参；肝肾阴虚加知母、黄柏、山茱萸；血尿加白茅根、茜草根、地榆炭；尿频尿痛加萹蓄、土茯苓、白茅根。

设对照组 22 例：给予氨苄西林，每日 5g 静滴，个别病人用头孢噻肟钠每日 4g 或头孢曲松钠每日 2～3g 静滴。

两组均以 5 天为 1 个疗程，治疗 3 个疗程评定疗效。治愈：症状全部消失，尿常规检查恢复正常；显效：症状消失，尿常规检查未完全恢复正常；好转：症状部分消失，尿常规检查仍有异常；无效：症状无改善，尿常规检查异常。结果：治疗组 36 例分别为 33 例、2 例、1 例、0 例（治愈率为 91.7%），对照组 22 例分别为 17 例、3 例、2 例、0 例（治愈率为 77.7%）。

3）当归贝母苦参汤加味（中西医结合杂志，1986，（3）：181）

组成：当归、川贝母、苦参、生栀子、黄芩、黄柏、淡竹叶。

每日 1 剂，水煎两次，早晚分服。7 天为 1 个疗程。治疗妊娠膀胱炎 52 例，治愈 49 例（占 94%），显效 3 例（占 6%），其中病程最长者 5 例，服 5 剂痊愈，病程最短者 1 例，服 3 剂而愈。

3. 湿热下注证

（1）临床见证：孕妇突感小便频数而急，尿黄赤，艰涩不利，灼热刺痛，伴见面色垢黄，口干不欲饮，胸闷纳少，舌红苔黄腻，脉滑数。

湿与热搏，蕴结膀胱，气化失职，水道不利，故小便频数而急，尿黄赤，艰涩不利，灼热刺痛，内有湿热之气熏蒸于上，故面色垢黄，湿热阻滞于中焦，津液不得上承，故口干不欲多饮。湿困脾胃，中宫运化失常则胸闷纳少，舌红、苔黄腻、脉滑数皆为湿热内盛之象。

（2）辨证依据：妊娠期突发小便频数而急，尿黄赤，艰涩不利，灼热刺痛，或伴见面色垢黄，口干不欲饮，胸闷纳少，或发热恶寒，结合相应的舌苔脉象即可诊断。

（3）治法与方药

治法：清热利湿，润燥通淋。

1）加味五淋散（《医宗金鉴》）

组成：黑栀子、赤茯苓、当归、白芍、黄芩、甘草梢、生地、泽泻、车前子、木通、滑石。

原方清热利尿，主治孕妇小便频数涩痛，小腹拘急之子淋证。惟滑石一味性滑利易动胎，故应审慎用之。

2）通关丸加味（浙江中医杂志，1985，（11、12）：494）

组成：黄柏（淡盐水炒）、知母（淡盐水炒）、蒲公英、忍冬藤、白花蛇舌草各 20～30g，肉桂 5g，竹叶 10g。

共治疗 58 例，除 2 例无效，其余临床症状均消失，小便化验转阴性，其中服 1～3 剂者 34 例，4～7 剂 16 例，8～10 剂 6 例，治愈率达 98% 以上。

3）尿感冲剂：储氏报道对子淋属湿热下注者，以清热通淋法，拟方：炒知柏、生山栀各 10g，瞿麦、苦参、地榆炭各 15g，泽泻、车前子各 12g，木通 6g，桑寄生 20g，白花蛇舌草 30g。制成尿感冲剂，每次 20g，每日 3 次，开水冲服。临床治疗 88 例妊娠期合并尿路感染者，服药 7～15 天，治愈率为 96%。药理实验证明该药对大肠杆菌有显著的抑制作用。嘱咐患者注意多饮水对防治尿路感染有重要作用，每日排出尿量应维持在 2000ml 左右，可起到冲洗尿道的作用，也可减少细菌繁殖的机会。

4）金钱草冲剂（《新中成药遍览》）

本方有清热利湿，利尿通淋作用。可用于泌尿系统感染、泌尿系统结石、胆结石、肾炎水肿、黄疸者。

用金钱草冲剂每次 15g，温开水冲服，每日 3 次，7 天为 1 个疗程。

【其他疗法】

1. 饮食疗法

（1）竹叶粥（《老老恒言》）

组成：竹叶鲜者 30～45g（干品 15～30g 或淡竹叶 30～60g），生石膏 30g，粳米 100g，砂糖少许。

先将竹叶洗净，同石膏加水煎汁，去渣，放进粳米煮成粥。每日食 2～3 次。适用于心火偏亢之子淋。

（2）熟地黄粥（《百病饮食自疗》）

组成：熟地黄 20～30g，小蓟 10～15g，粳米 100g，冰糖适量。

先将熟地黄、小蓟煎汁去渣，与粳米同煮成粥，调入冰糖，每日分 2 次服。适用于阴虚子淋。

2. 外治法（经验方）

组成：苦参 30g，黄柏 15g，石韦 30g，瞿麦 15g，蒲公英 15g，小蓟 12g，土茯苓 30g，车前草 15g，冰片 1.5g。

除冰片外，其余药物用纱布包严，冷水浸泡 1 小时，煮沸 15 分钟，提出药包，取冰片半量随即溶入，待药液不烫时即可洗敷外阴，至药冷弃之。药包可重煮一次溶入剩余冰片后再同法应用。每次洗后卧床休息 30 分钟最宜。每日 1 剂，可连用 3～5 剂。

3. 中西医结合治疗　凡症状重，效不佳者，可配合应用西药抗炎治疗，以青霉素类和先锋霉素类较为安全。若有胎动不安者，应同时进行胎儿监护以及相应的保胎措施。

【预防与调护】

一、预防

妇女妊娠后由于生理改变，容易出现泌尿系统病变，故预防极为重要。

1. 劳逸适度，勿过久蹲、站，经常取左侧卧位。

2. 保持心情愉快，以防木郁化火，克犯脾土致生湿热。

3. 忌食辛辣甘腻之物以防助湿生热，伤耗阴精。

4. 注意保持外阴清洁，采用正确的便后擦肛门的方式（由前向后擦）。

5. 房事有节，防止病邪乘机侵入及肾气耗损。

二、调护

1. 体位　应保持伸展舒适。尿路刺激症状明显或伴发热血尿者，应卧床休息。多取左侧卧位，有利于减少妊娠子宫对输尿管、膀胱的压迫，使尿液引流通畅。

2. 多饮水、及时排尿　应鼓励孕妇多饮水，入量不足可输液以补充水分，使尿量保持在 2000ml 以上，对尿路可起到冲洗引流作用。

3. 禁食辛辣肥甘之物，多食新鲜菜果。

4. 忌房事，每天用温开水清洗外阴，或遵医嘱以适宜药液外洗。

【疗效判定】

治愈：症状消失，小便恢复正常，尿常规及中段尿培养阴性。

显效：症状消失，尿常规转正常，细菌培养仍为阳性。

好转：症状及小便涩痛减轻，尿常规检查有改善、中段尿细菌培养仍为阳性。

未愈：症状及尿常规检查均无改善。

【重点提示】　子淋是并发于妊娠期的泌尿系感染性疾病，属于热证，但有虚实之分，其发生与孕妇平素体质有关，治疗务必辨证清晰，随机而变，在清热祛邪的同时必须注意固护胎元，防止失治、误治使病势加重。据报道约有 40% 患者显示尿浓缩功能减退，若未行有效治疗，则可发展为妊娠后期肾盂肾炎，甚而因高热导致流产、早产等不良结局，故必要时应进行中西医结合治疗，待病情控制后再继续用中药调治。

无症状菌尿

患者无临床症状，仅出现真性细菌尿者，即称为无症状性菌尿，又称隐匿性菌尿。可见于部分学龄儿童、妊娠期妇女、老年人。如果对妊娠期的妇女进行常规的尿培养，其结果可发现 4%～7% 的人尿中细菌阳性，但孕妇并无明显症状，和条件相同的非孕妇相比，其发病率无明显差别。进一步调查证实，这些孕妇的菌尿早在妊娠初期就已经存在，大约只有 10% 妊娠早期尿培养阴性的孕妇在以后的妊娠过程中出现菌尿。所以妊娠本身并不增加菌尿的发病率（如有妊娠尿潴留未能及时排除，则易诱发尿路感染和结石，而此时多已有明显症状），但在分娩过程中进行导尿和膀胱尿道挫伤引起局部抵抗力减退，则可导致产后的无症状菌尿，甚至诱发产褥期尿路感染。

陈氏在妊娠合并糖尿病患者无症状菌尿的研究中报道：北京大学第一医院选取 2002 年 10 月至 2003 年 5 月产前保健并分娩的孕妇，将其分为病例组（67 例）和对照组（21 例）。在其孕中期诊断，入院时和孕晚期行清洁中段培养，对其尿培养结果结合临床资料进行统计学处理和分析。结果：妊娠期糖尿病（GDM）、妊娠期糖耐量受损（GIGT）和糖尿病合并妊娠患者无症状菌尿的检出率分别为 10.15%（4/38）、8.17%（2/23）和 16.16%（1/6）。说明无症状菌尿在妊娠合并糖尿病的孕妇中有一定的检出率，可发生在妊娠的不同时期。本研究显示无症状菌尿的致病菌种较分散，针对抗生素敏感试验的临床治疗有效，说明对妊娠合并糖尿病的孕妇有筛查无症状菌尿的必要性。

妊娠无症状菌尿可以发生如下几种并发症：

1. 流产、早产及死胎　Kass（1965 年）发现在 2000 例产前病人中有 6% 的患者有无症状菌尿史，此类患者中有 15%～20% 发生早产，20%～25% 发生死胎。经治疗后，早产发生率可下降至 7%。

2. 急性肾盂肾炎发生率显著增加　Kass 所观察的无症状菌尿病人中 42% 未经积极治疗，以后引起急性肾盂肾炎。

3. 妊娠高血压综合征　有人认为妊娠期菌尿者妊娠高血压综合征的发病率增加，且易发生先兆子痫及子痫。另外在妊娠期出现蛋白尿时，除要考虑妊娠高血压疾病外，还要考虑到菌尿的可能，应作尿液检查，排除菌尿。

4. 有人对菌尿症患者做静脉肾盂造影，发现结果异常者较多，包括慢性肾盂肾炎、泌尿道结石、肾乳头坏死等，且发现这部分菌尿孕妇血中尿素水平明显高于无菌尿孕妇。

基于以上观点，在诊治中切不可以有无症状作为标准，须依靠实验室检查，因菌尿对母亲及胎儿均有一定危害，所以应将菌尿症的检查列入产前检查常规之中。

【诊断要点】　无全身及局部感染表现，再具备下列指标之一者即可确立诊断：

1. 连续两次清洁中段尿培养菌落数＞10^5/ml、球菌大于 200 个/ml，且两次均为同一菌株。

2. 一次清洁中段尿培养菌落数＞10^5/ml；尿白细胞＞5 个/HP。

【治疗原则】　近年来大量临床实践证明了对无症状菌尿的孕妇及时进行药物治疗，可以降低急性肾盂肾炎的发病率，对母亲和胎儿也一定保护作用。

由于无症状菌尿者膀胱炎和肾盂肾炎各占一半，有作者主张，为方便起见，可先用药 3 天，停药 5 天后复查中段尿细菌定量培养，如仍为真性细菌尿，则再用 10～14 天。而多数人主张用药 2 周，停药后进行尿培养随访。一个疗程抗菌药物可以消除 75％病人的菌尿，其余 25％患者的菌尿可复发或持续存在。在 6 周以后复发的病人多由于再感染，可再行一个疗程的药物治疗。在 6 周以内复发的病人多由于感染复燃，须再连续用药 6 周左右。多次复发或虽经过治疗菌尿仍持续存在的病人，则宜用小剂量进行抑制性治疗。迄今的研究资料表明，其中不少病人的感染波及肾实质，并在产后多仍有菌尿存在。这些反复发作或持续菌尿的病人中约 10％可演变成慢性肾盂肾炎。所以对孕期无症状菌尿病人，产后应长期进行尿培养随访，阳性结果者应作感染定位检查，确定为上尿路感染者，应作长期的抗菌药物治疗。

妊娠期用药以氨苄西林和头孢菌素最为安全，并且主张尽量在孕 12 周之后使用抗生素治疗，以便减少药物的致畸作用。除西药外同样提倡用中药进行辨证治疗，达到利尿杀菌固护胎元的目的（具体方法见妊娠小便淋痛）。

【预防与调护】　关键在于保持孕前、孕初的小便通畅，并在确定妊娠后适当进行尿培养的检查。妊娠期菌尿发生率为 4％～10％，至少是同龄非孕妇的 2 倍，如果失治将会有 60％的孕妇发生有症状性感染。平时应注意如下几点：

1. 饮食清淡，避免香燥辛辣之物，多饮水，进食新鲜蔬菜、水果。

2. 保持小便通畅，不可多次憋尿；保持会阴清洁、干爽；避免穿着紧身、提臀、收腹的衣裤。

3. 避免不洁性生活，以防由于阴道、尿道黏膜受损而招致病菌侵入繁殖，引起泌尿道感染。

4. 有尿路感染史者，应尽早做尿培养检查。

【疗效判定】

痊愈：连续两次清洁中段尿细菌培养阴性。

无效：清洁中段尿培养菌落数＞10^5/ml。

【重点提示】　须知本病在临床由于孕妇无所苦，故容易被本人和医生所忽略，如此将会有 25％～40％的孕妇于妊娠期或于分娩后发生症状性尿路感染，有学者观察到产后的 3 天内无症状性菌尿的发生率可达 17％～20％，当然此种情况可能与分娩过程及放置导尿管有关。总之积极预防，注意孕前、孕早期，特别是合并糖尿病者，应进行尿液常规检验并给予及时合理的治疗，是防治孕期尿路感染及其他并发症的重要措施。

血 尿

泌尿系统某一部位出血，与尿混合排出，谓之血尿。血多时，肉眼即可见尿呈血红色、洗肉水色；少则尿色正常，仅在镜下发现多数红细胞者，称为显微镜下血尿。其临床表现与中医血淋相类似。

妊娠期引起肉眼或镜下血尿的原因很多。伴随孕妇肾脏实质的增大或肾实质外的集合系统的扩张，肾锥体或肾盂的小静脉可以发生破裂而引起血尿。尿路感染特别是合并尿路畸形的上尿路感染，不但难以根治，也容易引起妊娠期血尿。血尿还可能由伴发的各种泌尿外科疾病如结石、肿瘤或肾小球肾炎等内科疾病引起，应积极进行相应的诊断和治疗。一般主张如果没有合并紧急情况，诊断的检查步骤应于分娩之后进行。一些经详细检查而未能找到病因的血尿可认为属"特发性"，在近期或以后的妊娠中未必复发。

【诊断要点】

1. 临床表现 排出尿液肉眼发现呈血红色或洗肉水色。

2. 尿液离心检查 每高倍视野红细胞超过 2 个者。

【治疗方法】 血尿如伴见于尿路感染之中，可随感染被控制而消失，具体治法视病情而定，抗生素的选择与应用须慎重合理，中药则须辨证论治，可参照本节"妊娠小便淋痛"选方用药，下选验方三则供临证参考。

1. 阿胶饮（《中医妇科验方选》）

组成：阿胶（烊化）25g，熟地 25g。

方中阿胶滋阴养血止血，熟地补肾育阴，二味合用滋阴养血止血，适用于阴虚血热所致妊娠血尿而无疼痛者。

2. 蜂蜜三汁饮（《补身必读》）

组成：蜂蜜 250g，葡萄汁 250g，藕节 250g，生地黄汁 250g。

蜂蜜清润滋肺肾之阴，生地黄凉血清热滋阴，藕节清肺，葡萄汁甘酸益阴养血，四味共奏滋阴凉血、清热通淋止血之功，适用于下焦热结之血尿。

3. 清尿饮（经验方）

组成：生地 15g，玄参 12g，墨旱莲 24g，白薇 12g，藕节 15g，芦根 15g，甘草梢 9g，苎麻根 30g，小蓟 12g，车前草 12g。

本方滋阴凉血，止血安胎，利尿通淋。适用于妊娠膀胱积热之血淋。

【预防和调护】 血尿的预防和调护，主要从原发病的治疗和生活习惯的改善方面着手。

1. 治疗原发病，尤其是对尿路感染要治疗彻底，减少复发次数。妊娠后更应从饮食、卧姿等方面避免感染复发。

2. 饮食方面调护可参照"妊娠小便淋痛"。

3. 孕前积极治疗尿路结石、肾结核等病。

【疗效判定】

痊愈：肉眼血尿及镜下血尿消失，症状、体征消失。

显效：肉眼血尿及症状体征消失，镜下血尿仍存在者。

有效：肉眼血尿有好转，镜下血尿仍存在，症状体征减轻。

无效：血尿症状体征均无改善。

【重点提示】 当发现小便淋漓灼痛，尿液色赤或镜检见血尿时，必须高度重视，进行相关的检查治疗，防止胚胎或胎儿的生长发育受到损伤，某些带有损伤性的检查或治疗若非紧急需要，需谨慎权衡利弊之后，再决定可否在严密监护下，等到平安分娩之后再行实施。

尿 石 症

尿路结石是泌尿系统较常见的一种疾病，是肾结石、输尿管结石、膀胱结石、尿道结石的统称。结石可发生于泌尿系统的任何部位，但多原发于肾脏。形成结石的原因，一般认为与代谢紊乱、内分泌异常、饮食营养、细菌感染等有关，属中医淋病中砂淋、石淋、血淋的范畴。本病在我国南方地区颇为多见，并可能是该地区急腹症的常见病因之一，孕妇亦不例外，病情严重时对孕妇及胎儿均会带来严重危害。

非孕时尿石症的临床表现，随结石所在部位而不同，但也有共同点，大体有结石本身引起的症状、感染引起的症状、肾功能障碍引起的症状三方面。

妊娠期尿石症的临床表现和非孕时比较有以下特点：

在妊娠中后期，肾绞痛的表现往往不很典型；除尿结石以外，凡妊娠期血尿还可由其他原因引起，当血块通过输尿管时也可引起疼痛，造成鉴别诊断的困难，妊娠期尿石症合并有症者，尿路感染的发病率明显增高，感染症状可成为尿石症的主要表现。

【诊断要点】 以全国第 2 次尿结石会议提供的诊断标准作依据，如临床症状和体征综合具备以下 5 项者，即可明确诊断。

1. 突发腰部或侧腹部剧烈绞痛（持续性或阵发性）。

2. 腰腹痛向下腹部、大腿内侧、会阴部放射。

3. 肋脊角叩击痛或侧腹部压痛。

4. 痛后尿镜检有血尿或晶体尿。

5. 腹部平片、B 超、肾盂造影、CT 可见结石阴影。为了安全起见，妊娠期以 B 超检查最为适宜。因为妊娠期尤其在孕早期胎儿对放射线十分敏感，故应尽量避免 X 线检查。而经严格选择必须在妊娠期进行检查的病人，通常应采用改良的排泄性尿路造影方法。最后根据结石的部位、大小、梗阻程度、是否合并感染和病人的全身情况决定治疗方案。

【治疗方法】 妊娠期间多数尿结石有可能自行排出，应以非手术疗法为主。若结石梗阻严重，或继发感染而必须手术治疗者，则在妊娠任何时期均可进行。然而在治疗中及治疗后应动态监测胎儿情况。若有胎儿异常情况，为避免异常儿出生，应权衡处理妊娠继续或终止的问题。

中药治疗

治法：清利通淋排石。

1. 加味五淋散（《医宗金鉴》）加减

组成：黑栀子 9g，赤茯苓 12g，当归 9g，白芍 12g，黄芩 9g，甘草梢 9g，生地 12g，泽泻 9g，车前子 9g，通草 6g，滑石 15g。

原方清热利尿通淋。在此用之需加入海金沙 30g，金钱草 15g，玄明粉 9g，以增加软坚排石之效，若有滑胎史或本次伴胎动不安者，应将滑石减去，以防胎元陨堕。

2. 二金排石汤（经验方）加减

组成：金钱草 30g，鸡内金 9g，木通 9g，车前子 9g，滑石 15g，甘草梢 9g，琥珀粉（冲服）3g，通草 6g，当归 9g，白芍 12g，川续断 15g。

本方清热利尿，软坚排石。主治泌尿系结石。方中金钱草清泄肝胆湿热；木通、车前子、滑石、甘草梢、琥珀利尿通淋；鸡内金消坚散结。全方共奏清利排石之功。瞿麦、牛膝恐碍胎故去之，滑石用法同上，加通草淡渗清降不伤胎元，增当归、白芍、川续断以养血安胎。

尿中红细胞多者加生地 15g，小蓟 12g。脓细胞多者加金银花 15～30g，蒲公英 15g。

【其他疗法】

1. 抗生素　有明显尿路感染时可结合抗炎治疗。呋喃妥因、磺胺制剂虽可于孕早期应用，但氨苄西林更为安全。

2. 支持疗法　如解痉药物、肾囊封闭、中药湿热敷（用内服方之药渣即可）及多饮水等。

3. 手术治疗　在严密观察下，单纯中药或中、西药联合治疗无效者，应考虑手术治疗，妊娠去留问题应权衡利弊。

有报道：叶氏在《妊娠期输尿管结石的治疗体会》一文中指出，由于孕期特殊的病理生理改变，妊娠合并输尿管结石的治疗较为复杂。妊娠合并输尿管结石的发病率约为 4～50/万，其中 70%～80% 的结石可经保守治疗排出。腰腹部疼痛通常是最突出的症状，其他还有恶心、呕吐和血尿。临床首选的诊断方法是 B 超检查，无创、方便，但其敏感性和特异性分别为 74% 和 67%，特别是对输尿管中段结石敏感性低。X 线、CT 检查因对胎儿发育有潜在致畸的可能，故不作为首选检查项目。

文章收治妊娠期输管结石 20 例，孕 6～33 周，平均 26 周，结石直径 5～15mm，左侧输尿管结石 12 例，右侧 8 例。结石位于输尿管上段的 8 例，中段 3 例，下段 9 例。轻度肾积水 15 例，中度肾积水 5 例。合并感染发热 8 例。均伴有肾绞痛。15 例经 B 超检查确诊，5 例经输尿管镜检查确诊。

治疗方面首先考虑采取保守治疗，一般予解痉、镇痛、抗感染，主要予 654-2、黄体酮解痉，必要时可予适量哌替啶镇痛，尽可能应用头孢类抗生素治疗感染。若保守治疗无效，出现如下情况：①肾绞痛保守治疗无效；②双侧输尿管梗阻或孤立肾并梗阻影响了肾功能；③合并感染不易控制等应考虑外科治疗。治疗结果：1 例输尿管下段结石患者经保守治疗后结石自行排出；1 例输尿管上段结石患者行经皮肾穿刺造瘘术后疼痛缓解，体温正常；2 例单纯留置双 J 管患者均留管至产后再治疗结石；16 例行输尿管镜下气压弹道碎石及钬激光碎石患者中 15 例术后 1 个月行 B 超复查无残留结石，拔除双 J 管，1 例复查肾内有残留结石，留管至产后治疗残留结石。所有患者均顺利度过围生期，随访 3 个月至 2 年，母婴均未发现异常。

【预防与调护】　结石的形成有一个过程。孕期进行预防与调护固然重要，而在怀孕前进行早诊断、早治疗，在妊娠期保持泌尿道的通畅，避免上行性感染，则可最大限度地减少结石梗阻的发生。

1. 要多饮水，也可用金银花、金钱草泡水频饮。

2. 要及时、彻底地治疗孕期尿路感染。

【疗效判定】

治愈：结石排出，临床症状消失，腹部平片、肾盂造影、B超、CT显示结石阴影消失（在妊娠期以B超检查为宜）。

显效：结石位置下移3cm以上，碎裂或体积缩小至不及原来的30%，临床症状消失者。

有效：临床症状缓解，结石碎裂或体积缩小，但体积未少于原来的30%者。

无效：普通患者已经治疗半年无排石，结石下移小于3cm为无效，但妊娠期尿石症治疗期限不宜过长，须视病情及妊娠情况拟订具体治疗计划，必要时可按需终止妊娠，积极治疗结石症以免贻误时机。

【重点提示】 妊娠期或之前均有尿路结石的可能（前已述及妊娠合并输尿管结石的发病率约为4～50/万），而感染性结石是一种特殊的类型，若为较小的结石因其活动性大，因所在部位的不同而疼痛的表现也异，再由于输尿管、肾单侧或双侧急性梗阻可导致少尿或无尿。严重者可出现肾功能不全等不良结局。故而应注意孕前、孕期的相关检查和恰当治疗，以防措手不及。

（连　方　国　培）

参考文献

1. 罗元恺. 中医妇科学. 北京：人民卫生出版社，1988，247-249.

2. 曹田梅. 常见病中西医最新诊疗丛书. 尿路感染. 北京：中国医药科技出版社，2009，225-240.

3. 施锡恩. 泌尿外科学. 2版，北京：人民卫生出版社，1978；270.

4. 舒珊. 加味子淋汤治疗子淋36例临床观察，河南中医，2003，23（3）：24.

5. 储婷婷. 子淋中医证治［J］. 黑龙江中医药，2001，6：41-42.

6. 赵新民. 子淋论治体会［J］. 陕西中医学院学报，2009，32（1）：23.

7. 陈书明. 清热滋肾汤治疗子淋48例［J］. 福建中医药，2005，36（5）：36.

8. 陈倩. 妊娠合并糖尿病患者无症状菌尿的研究［J］. 中国妇产科临床杂志，2004，5（5）：351-355.

9. 叶宁. 妊娠期输尿管结石的治疗体会［J］. 右江医学，2009，37（2）：193.

第十七节　母儿血型不合

母儿血型不合是孕妇与胎儿之间因血型不合而产生的同族血型免疫性疾病。胎儿由父亲遗传而获得的血型抗原恰为母亲所缺少。此抗原通过胎盘进入母体，刺激母体产生相应的免疫抗体，抗体又通过胎盘进入胎儿体内，抗原抗体结合而使胎儿红细胞凝集破坏，发生溶血、贫血、心衰，导致流产、胎盘胎儿水肿、死胎或新生儿溶血病。

母儿血型不合引起的新生儿溶血病是妊娠同种免疫病之一，其中以ABO及Rh血型系统多见。本病主要有ABO和Rh血型不合两大类，以ABO血型不合较多见。在所有妊娠中，有20%～25%为ABO血型不合，而真正发生溶血的只有2%～2.5%，ABO血型不合是我国新生儿溶血病的主要原因，占96%，也是高胆红素血症常见的原因，占28.6%，因病情轻，危害小，常被忽视。Rh阴性率在不同人群和种族中存在差别：美国白人约15%，黑人约5%；我国汉族则为0.34%，而有些少数民族却在5%以上（如塔塔尔族、乌孜别克族等）。Rh血型不合，我国少见，以新疆的维吾尔族和回族发病相对较多，一旦发生，则病情重，常至胎儿宫内死亡或严重的后遗症，故应重视。

本病在中医学中，根据其不同的临床表现而分属于不同的病证。如以新生儿早发性黄疸为主症者，属"胎黄"、"胎疸"范畴；以习惯性流产、死胎为主要表现者，属"滑胎"、"死胎"范畴；以孕期胎儿水肿或羊水过多为主要表现者，属"胎水"、"子满"范畴。临床上则主要按"胎黄"、"胎疸"论治。

早在隋代巢元方《诸病源候论·胎黄候》即有："小儿在胎，其母脏气有热，熏蒸于胎，至生下小儿，体皆黄，谓之胎疸也。"至清代沈金鳌《幼科释迷·初生诸病》："胎黄者，小儿生下遍身面目皆黄，状如金色，壮热，大便不通，小便如栀汁，乳食不思，啼哭不止，此胎黄之候。"不仅描述了本病的临床特征，而且指出了本病的基本原因乃因母体有热，熏蒸于胎所致。

《陈素庵妇科补解》对本病病因亦有论述："妊娠受湿，其因不一。经云：地之湿气，则害人皮肉筋骨脉络。盖风之来，头先受之；湿之来，足先受之。……至于命门火衰，脾土虚弱，停痰聚饮，溃溢肠胃之间，久而生湿，湿久生热，此皆因于内者。内之湿热与外之湿气相并，变成黄疸。孕妇患此必至腹胀胎腐。"从而奠定了本病以"湿热"为主要病因的理论观点。

西医学认为，母儿血型不合是否发病，一方面与胎儿所带抗原的种类和抗原强度有关，另一方面与母体接受抗原量的多少和对抗原的免疫反应强度有关。ABO血型不合者，抗原性较弱，较少发病，发病症状亦轻；ABO母儿血型不合中，以母亲"O"型血多见，由于"O"型血母亲的机体在受到A或B抗原刺激后，所产生的IgG抗A（B）抗体分子量小，能通过胎盘，其效价亦较高，而A或B型血的母亲受异型血型抗原刺激后，主要产生IgM抗A（B）抗体，其分子量大，不能通过胎盘，较"O"型血母亲发病明显低。因此O型血母亲应尽量避免人工流产。因人工流产有可能引起下一次自然流产、死胎，或加重下一次新生儿溶血或围产儿死亡。Rh血型不合者，当母亲血型为Rh阴性，胎儿为Rh阳性时，母亲可因Rh致敏产生抗体，此抗体经胎盘进入胎儿血液引起溶血。以D抗原的抗原性强，发病率高，且随孕次的增多而发病率增高。若进入母体的抗原数量极少，或母体对进入的抗原的免疫反应不强，或进入的抗原被母体消灭，则返回胎儿的抗体量不多，不会引起胎儿溶血等反应。据统计，妊娠1～3个月胎儿血进入母体发生率分别为7％，16％，29％，而在接近分娩时高达50％以上，仅一次少量失血（0.1～0.2ml）不足以使母体致敏，而反复多次少量经胎盘失血则可以致敏。

国内外有关文献指出孕晚期当抗体效价≥1：128时，新生儿溶血的发病率有随抗体效价升高而升高的趋势。

【病因病机】 "两神相搏，合而成形。"胎儿的形成，是以父母先天之精为物质基础，故胎儿的健康与父母的身体素质有密切关系。同时，又与母亲孕期的摄生息息相关。孕母平素情志抑郁，气机不畅，肝气犯脾，脾运失健，水湿内生，又肝郁日久化热，湿热互结，熏蒸于胎；或由孕后摄生不慎，湿热之邪乘虚直入胞中，侵犯胎体而发病。即如《证治准绳》所说："胎黄之候，皆因乳母受湿热而传与胎也。"若湿热久蕴不去，化为湿毒，导致孕母气血郁阻，日久成瘀，瘀热内犯于胎，则发为胎疸。

任主胞胎，胎系于肾，又赖脾胃生化之气血以滋养，若孕母素体脾肾不足，冲任失养，不能固胎载胎，每至相应月份即发生堕胎小产，愈堕愈虚，愈虚愈堕，故屡孕屡堕。

或因脾虚失运，水湿内停，蓄于胞宫，侵及胎体，而致胎水肿满，甚至胎死宫内。另外，母儿血型不合溶血病的血液凝集现象，从中医观点看，属于瘀血。总之，母儿血型不合之病因大多离不开湿、热、瘀，而孕母脾肾虚损，冲任气血之不足，是发病的内在关键。

现代研究认为，正常情况下，红细胞不能通过胎盘，在妊娠或流产分娩过程中，胎盘绒毛有小部分破损，胎儿红细胞便可进入母体，成为抗原，致母体产生抗体。再次妊娠时，抗体便可进入胎儿体内，与胎儿红细胞抗原结合，成为抗原抗体复合物。因此，Rh溶血，一般第一胎不发病，而在第二胎时发病。分娩次数愈多，抗原进入母体的量愈多，抗体产生愈多，胎儿、新生儿患病的机会愈大，病情愈严重。ABO血型的抗原广泛存在于自然界中，孕妇可以经肠道吸收而在体内产生相应抗体，故ABO溶血也可在第一胎时发病。胎儿循环中有大量母体的免疫抗体后，与红细胞上的抗原结合，而使胎儿红细胞破坏，发生溶血。溶血对胎儿各个器官均有影响。ABO血型不合导致胎儿出现生命危险的情况较少，Rh血型不合者，可在胎儿期发生严重腹水、胸水，甚至头皮水肿，B超下可见颅骨周围有一透明带或双层光环，即"水肿胎儿"。由于溶血而发生严重贫血，可发生骨髓增生及髓外造血，造成肝脾肿大，严重者造成死胎。怀有水肿胎儿的母体，胎盘增大、增厚，绒毛及胎盘水肿，常常伴有羊水过多。

母儿血型不合的新生儿出生后，出现不同程度的黄疸。ABO血型不合者，黄疸一般较轻；Rh血型不合造成的黄疸一般较重，如不及时处理，易发生核黄疸，造成严重的运动及智力障碍后遗症，甚至死亡。

【诊断与鉴别】

一、诊断要点

（一）病史

以往或本次妊娠有不明原因的死胎、死产、流产、早产史；或有新生儿出生后很快死亡；或新生儿于出生24～36小时内出现黄疸；或婴幼儿有核黄疸后遗症史者均可能为母儿血型不合。

（二）辅助检查

1. 血型检查　应做好孕妇及丈夫的血型检查。如孕妇为Rh阴性而丈夫为阳性时，母儿有Rh血型不合的可能；如孕妇为O型血，而丈夫血型为A型、B型或AB型时，母儿有ABO血型不合的可能。如无Rh或ABO系统不合而高度怀疑母儿血型不合时（间接人球蛋白试验阳性），应进一步检查其他血型系统，国内已有报道MNSs、kell及kidd等血型系统抗原不合，但均极罕见。

2. 抗体效价测定　一般应于妊娠第16周作首次检查，如结果阴性，于第28、32周再作一次，如孕妇血型检查阳性，提示已被致敏，则应定期测定抗体效价。在妊娠第28～32周间，2周检查一次；妊32周以后，每周一次。如Rh血型不合抗体效价在1:32以上，ABO血型不合抗体效价在1:512以上，提示病情严重，结合过去有不良分娩史时应考虑终止妊娠。

3. 羊水胆红素吸光度检查　仅在抗体滴度提示病情严重或以往因溶血胎死宫内发生早者进行该项检查。先经B型超声检查胎盘定位后作羊膜腔穿刺抽取羊水，用分光光度计作羊水胆红素吸光度分析。胆红素的危险值于羊水在光密度450nm处$\Delta OD450$的值计算的，以确定胎儿溶血程度，决定处理方案。任何时候$\Delta OD450$值在第Ⅰ区，说明胎儿无溶血或轻度溶血；在第Ⅱ区提示中度溶血；在第Ⅲ区提示胎儿溶血严重，有死亡危险，需要立即进行处理。

也可用化学测定法检测羊水中胆红素含量。一般在妊娠 36 周以后，羊水中胆红素含量仅为 0.51～1.03μmol/L，如果增为 3.42μmol/L 以上，提示胎儿有溶血损害。

4. 羊水抗体效价　如 Rh 效价为 1：8 或 1：16 提示胎儿受溶血损害，1：32 以上提示病情严重。

5. B 超检查　妊娠第 20、26、34 周定期 B 超检查，观察胎儿发育情况及有无水肿，并借以确定胎龄、胎盘及羊水情况。如胎儿有严重溶血，B 超检查可显示典型的水肿状态。胎儿腹腔、胸腔均可见积液；胎儿头颅可见双重光环（头皮水肿）、心脏扩大、肝脏肿大；胎盘实质内光点甚少（胎盘水肿），但轻度溶血时则无以上典型表现。

现代研究表明 ABO 血型不合抗体效价仅作参考，因效价高低和胎婴儿的发病及病情严重程度并不一定成正比。而 Rh 母儿血型不合与 ABO 血型不合不同，Rh 血型不合 IgG 抗体效价即抗 D 抗体 1：2 开始即有意义，抗 D 抗体的滴度与胎儿溶血程度成正比，抗 D 抗体滴度与胎儿水肿死亡危险也有关。

（三）产后诊断

对有早发性黄疸的新生儿、水肿儿，出生前未明确诊断者，应立即检查新生儿及孕妇血型以排除新生儿溶血，同时根据以下检查结果判断。

1. 脐血血红蛋白<140g/L、网织红细胞>6%、有核红细胞>2%～5%。

2. 脐血胆红素>51μmol/L，出生后 72 小时>342μmol/L 时，已达危险值，则有新生儿溶血可能，需进一步观察黄疸发展的情况，并取血作抗人体球蛋白试验。

一般而言，ABO 血型不合的黄疸较轻，贫血不太严重，红细胞呈球形改变，胆红素在 72 小时内较少超过 205μmol/L。Rh 血型不合者，一般脐血血红蛋白<14g/dl，胆红素>68μmol/L，出生后 24 小时出现黄疸，贫血严重者明显苍白，或伴有心衰症状，有核红细胞增多明显，可达 25%～100%。临床症状随溶血进展而加重，约 25% 由于溶血严重而发生死胎或水肿胎儿。

二、鉴别

1. 新生儿肝炎综合征　是指一系列不同病因，包括各种病毒、细菌或弓形虫所致肝脏损害的一组症候群。临床表现以新生儿持续黄疸、肝脾肿大和肝功能异常为特征。其父母或其中一方多为肝炎病毒携带者。

2. 新生儿生理性黄疸　于出生后第 2～3 天出现，第 4～7 天最明显，一般 7～10 天内自然消退，早产儿 3 周内自然消退。

【辨病论治】

一、辨病要点

母儿血型不合之病，对孕妇几乎无影响，故在孕期除了病史和根据西医学手段获得本病的诊断资料以外，几乎无证可辨。但本着"既病早治，未病先防"的思想，针对本病主因是湿、热、瘀邪内犯胎儿的病机特点，主张孕期治疗，在辨病论治上取得了良好的疗效。近 20 年来，全国各地在采用中西医结合防治母儿血型不合的临床研究方面，有了很大的进展。由于充分发挥中药降低血清胆红素含量，且对血型抗 A、抗 B、抗 D 抗体有抑制作用的优势，可以减少或不再需要进行换血疗法，且无副作用，对于血源缺乏或没有换血设备的单位，无疑带来了方便。

二、治疗方法

1. 益母活血化瘀方（北京市首都医院妇产科经验方）

组成：益母草、当归、川芎、白芍、广木香。

益母草能祛瘀生新活血，动物实验证实其有明显的抗A、抗B、抗D抗体的作用，故为本方的主药。川芎善活血通络，走窜力强，是血中气药；当归补血活血，又可润肠通便；白芍养血敛阴；木香芳香健脾。此五味药皆入肝经，而肝与胆相表里，配伍可以起到祛肝胆之结，化气血之瘀的功能。

母儿血型不合引起新生儿溶血，属中医瘀血范畴，故采用活用祛瘀，佐以理气之品。上方药研细末，炼蜜为丸，每丸9g。从孕第17周开始服至分娩，每日1～3次，每次1丸。

2. 茵栀黄方（中国人民解放军总医院儿科经验方）

组成：黄连、黄柏、大黄、茵陈、栀子。

本方有清热化湿，利疸退黄作用。制成注射液，治疗ABO溶血新生儿31例，全部病例有效，4天开始退黄，11～14天完全消退。本方疗效与血浆加激素疗效相近，无任何副作用。

3. 子安益母丸（山东中医药大学）

组方：菟丝子、枸杞子、党参、白术、茵陈、大黄、黄芩、川续断、香附、白芍、甘草、益母草、当归、川芎。

本方补肾益气安胎，清热利湿退黄，行气活血化瘀，方中菟丝子、枸杞子、党参、白术均有免疫调节功能，可提高胎儿的免疫力。益母草、当归、川芎抑制血小板聚集，抗血栓，改善微循环，增加胎盘、子宫的血流量，增加胎儿的血氧供应，提高胎儿的抵抗力。子安益母丸通过中和或抑制母体内免疫抗体的形成，降低抗体效价，阻止大量抗体进入胎儿体内，而减少新生儿溶血的发病。

【急症处理】

胎黄动风：症见新生儿目黄、身黄如金，逐日加重，泪水、尿液呈栀子汁状，神疲嗜睡，阵阵尖叫，发热呕吐，两眼凝视，口角抽动或全身抽搐，唇色黄红或紫红，苔黄，指纹青滞。

此乃因大量胆红素渗入脑细胞而引起的核黄疸，胆红素常在20mg/dl以上。

一、中医处理

1. 平肝息风，清热退黄。方选羚角钩藤汤合茵陈蒿汤加减，药用羚羊角0.2～0.6g，钩藤（后下）3～9g，蝉蜕1～3g，菊花1～3g，生地3～6g，竹茹2～4g，茯神3～5g，茵陈6～10g，栀子3～4g，大黄1.5～3g，白茅根15g。急煎以胃管或鼻饲给小儿服药。

2. 针刺人中、百会、涌泉、十宣、合谷、内关等穴位。

二、西医处理

1. 持续吸氧以保护脑细胞。

2. 抽搐时予地西泮（安定），每次0.2mg/kg静注，或苯巴比妥钠，每次8mg/kg

肌注。

3. 将新生儿置于蓝光照射下以变更胆红素的排泄途径。

4. 有条件的单位可行换血疗法以去除胆红素、致敏的红细胞和抗体。

【辨证论治】

一、辨证要点

本病临床症状表现轻重不一，悬殊较大。产前辨证，应仔细询问既往病史，并结合孕母体质的偏寒、偏热、偏实、偏虚。新生儿辨证则当分别阳黄、阴黄。皮肤发黄，颜色鲜明如橘皮，发热，大便秘结，烦躁不安，舌红苔黄，甚至神昏、抽搐者，则多为湿热熏蒸的阳黄；如面目皮肤淡黄色或晦黯，神疲肢倦，四肢欠温，大便溏薄灰白，舌质淡苔白腻，则多为寒湿阻滞之阴黄；如面目皮肤发黄，色深而晦黯，日益加重，右胁痞块质硬，腹部胀满，舌见瘀点，苔黄，则多为瘀积发黄。

二、治疗原则

治疗母儿血型不合，孕期重在预防流产、死胎或减轻胎儿的溶血，补虚、安胎、解毒、利湿是其基本方法；新生儿期则着重降低血清胆红素，防止核黄疸的发生，而以清热利湿、温脾化湿、活血化瘀为原则。

三、分证论治

1. 肾虚肝郁

（1）临床见证：既往有新生儿溶血病死亡史，或屡次胎死宫内，或经化验母儿血型不合，孕妇腰酸腰坠，或小腹坠胀，情志抑郁，乳胀，胎萎不长，舌黯红，苔薄自，脉沉细弦。

肾虚，冲任不固，无力载胎，故孕后腰酸腰坠，小腹坠胀；屡孕屡堕，损伤冲任气血，胞脉失养，故胎萎不长；肾虚，精血不足，肝失所养，肝气不舒，故情志抑郁，乳房胀痛。舌黯红，苔薄白，脉沉细弦，为肾虚肝郁之象。

（2）辨证依据

1）腰酸腰坠，情志抑郁，乳房胀痛，或素有滑胎史。

2）舌黯红，苔薄白，脉沉细弦。

3）胎死宫内病史，新生儿溶血病史。

（3）治法与方药

治法：补肾疏肝，固冲安胎。

寿胎丸（《医学衷中参西录》）合柴胡疏肝散（《景岳全书》）

组成：川续断、桑寄生、阿胶、菟丝子、柴胡、当归、川芎、芍药、香附、枳壳、陈皮、甘草。

方以川续断、桑寄生、菟丝子补肾固冲；肝体阴而用阳，故以当归、芍药、阿胶养之，香附、枳壳、柴胡疏之；川芎理血中之气，陈皮理脾胃之气，全方既补肾疏肝，又调补气血，使补而不滞，疏而不泄。

兼湿邪者，去阿胶，加茵陈、白术、茯苓以运脾化湿。兼阴道流血者，去川芎，加苎麻根、乌梅炭、墨旱莲，以安胎止血。

2. 湿热内蕴

（1）临床见证：有死胎妊娠史，疑有母儿血型不合；腹胀纳差，皮肤瘙痒，白带多，色黄质稠，小便黄，大便不爽，舌质红，苔黄腻，脉弦滑。

湿热内蕴，熏蒸肌肤，营卫气血失和，故皮肤瘙痒；湿热下注，则白带多，色黄质稠；湿热阻滞脾胃肠间，运化失司，分利失职，故见腹胀纳差，小便黄，大便不爽；舌质红，苔黄腻，脉弦滑，为湿热内蕴之征。

（2）辨证依据

1）皮肤瘙痒，白带多，色黄质稠，小便黄，大便不爽。

2）舌质红，苔黄腻，脉弦滑。

3）死胎病史。

（3）治法与方药

治法：清热利湿。

1）茵陈蒿汤（《伤寒论》）

组成：茵陈、栀子、大黄。

原治阳黄。全方为清热利湿之剂，方中重用茵陈为主药，以其最善清利湿热，退黄疸；辅以栀子清泄三焦湿热；佐以大黄降泻瘀热。三药合用，引湿热由二便而去，邪去病安。可酌加黄连、白术、白芍、苎麻根，以利湿健脾，养血安胎。脘腹胀满，胁痛者，加郁金、枳壳以疏肝行气。

2）茵陈二黄汤（中国中西医结合杂志，1993，（1）：13）

组成：茵陈、黄芩、制大黄、山栀子、木香、白术、白芍、甘草。

本方有清热解毒，养血安胎作用。每日1剂，水煎服，至分娩后止。

3. 热毒内结

（1）临床见证：有新生儿溶血病史，此次妊娠后面红口干，喜冷饮，腹胀，心烦易怒，腰酸背胀，四肢肿胀不适，小便黄，大便秘结，舌红，苔黄燥，脉弦数。

热毒之邪熏蒸于内，煎津灼液，则口干喜冷饮，大便结，小便黄；热毒化火上攻，故见孕妇面红；热扰心神则心烦易怒；热毒灼伤经脉气血，加之受孕以后阴血下注养胎，腰背四肢肌肉失养，气机不利，故见腰酸背胀，四肢肿胀不适；舌红，苔黄燥，脉弦数，为热毒内结伤津之象。

（2）辨证依据

1）口干喜饮，心烦易怒，大便秘结，小便黄。

2）舌质红，苔黄燥，脉弦数。

3）有新生儿溶血病史。

（3）治法与方药

治法：清热解毒，滋阴降火。

1）黄连解毒汤（《外台秘要》）

组成：黄连、黄芩、黄柏、栀子。

本方为治热毒壅盛三焦的常用方。以黄连为主药，泻中焦之火，黄芩泻上焦之火，黄柏泻下焦之火，栀子通泻三焦之火，使火邪去而热毒清，则诸症可愈，胎可安。现代研究发现，本方具有广泛的抗病原微生物作用，在解热、抗炎的同时，可缓和机体对病原体侵入产生的反应。增强白细胞及网状内皮系统的吞噬功能，加强机体的抗病力，亦能增强孕母对外来抗原的消灭作用。

加知母、玄参、白芍以滋阴清热，养血安胎。

2）茵陈大黄散（中医杂志，1982，（2）：37）

组成：茵陈、制大黄、黄芩、甘草。

本方有清热解毒，利湿退黄作用。用于新生儿 Rh 及 ABO 溶血病，新生儿高胆红素血症。

中药制成散剂，每次 1 包，每日 2 次，冲服，自确诊后一直服至分娩为止。新生儿每日用糖水冲服 1 包，共 3～6 天。

4. 瘀热互结

（1）临床见证：有死胎及流产史，此次孕后感腹刺痛，或胀痛不适，口干喜冷饮，小便短赤，大便结，舌黯红，苔黄，脉弦涩。

瘀血内阻，瘀久化热，瘀热互结，气血失畅，经脉不通，故感腹刺痛，或胀痛，热结伤阴，故见口干喜饮、小便短赤、大便秘结等症。舌黯红，苔黄，脉弦涩为瘀热内结之象。

（2）辨证依据

1）腹刺痛，口干喜饮，小便短赤，大便结。

2）舌黯红，苔黄，脉弦涩。

3）死胎及流产史。

（3）治法与方药

治法：清热化瘀，理气止痛。

1）丹栀逍遥散（《内科摘要》）加玄参、知母、墨旱莲

组成：丹皮、栀子、当归、柴胡、赤芍、茯苓、白术、甘草、玄参、知母、墨旱莲。原方用治肝郁化热之月经不调。

在此用本方，逍遥散理气运脾，疏解郁热；丹皮、栀子凉血化瘀，瘀去热清，脾运得健，气血流畅，冲任得固。加玄参、知母以滋阴清热通便；加墨旱莲以柔肝敛阴，凉血止血。

腹痛伴阴道流血者，赤芍改白芍。

2）二丹茜草汤（湖北中医杂志，1985，（3）：19）

组成：当归、丹皮、青皮、栀子、茜草、丹参、茵陈、益母草、蒲公英、生地、赤芍、红花。

本方有活血祛瘀，凉血清热作用。用于预防新生儿溶血症。妊娠第 28 周开始服药，隔日 1 剂，水煎分 2 次服，至妊娠 34 周后改为 1 日 1 剂，直至分娩。

气虚加党参、黄芪。伴明显水肿者加赤小豆、猪苓、茯苓。阴虚者加北沙参、石斛、麦冬。血压高者加草决明、夏枯草。

5. 寒湿内阻

（1）临床见证：既往有胎死宫内，或琉璃胎病史，或已诊断母儿血型不合。孕后腰腹胀闷，精神不振，疲倦乏力，纳食不佳，或下肢浮肿，大便溏薄，小便不利，舌质淡，苔

白腻，脉濡缓。

寒湿困阻，脾失健运，气机不畅，故脘腹胀闷，纳食不佳；脾阳为湿所困，不能温煦，故疲倦乏力，精神不振；水湿运化不利，故浮肿，大便溏薄，小便不利；舌质淡、苔白腻、脉濡缓为寒湿内阻之征。

（2）辨证依据

1）脘腹胀闷，大便溏薄。

2）舌质淡，苔白腻，脉濡缓。

3）胎死宫内或琉璃胎病史。

（3）治法与方药

治法：温脾化湿。

1）茵陈五苓散（《金匮要略》）

组成：茵陈、猪苓、泽泻、白术、茯苓、桂枝。

原治水湿内停之小便不利、水肿。

方以茵陈、泽泻、猪苓利水渗湿，使湿从小便而去；白术、茯苓健脾助运，淡能利湿；桂枝温化寒湿，又助膀胱气化。诸药合用，寒湿得除，脾运复健。

水肿较盛者，加生姜皮、陈皮、大腹皮以利湿消肿。气虚者加黄芪、党参以益气健脾。

2）茵陈理中汤（《张氏医通》）

组成：茵陈、人参、白术、茯苓、干姜、甘草。

原方用治寒湿内阻之阴黄，具温脾化湿之功。用于母儿血型不合，见腹胀水肿、纳呆便溏者。水煎服，日1剂，直至分娩为止。

【其他疗法】

一、光照疗法

对母儿血型不合的新生儿，出生后应密切观察其皮肤颜色及血胆红素浓度。如24小时内即出现皮肤发黄，逐渐加深，即应进行光照疗法：用蓝色荧光灯管，波长450±25nm（日光灯管白光照射亦可，但效果不如蓝光），照射婴儿全身，患儿除带黑色眼罩及男婴穿黑色小三角裤以保护眼及睾丸外，全身均应裸露，每小时翻身一次，以便腹背部均匀照射。最长可持续照射96小时。

二、西药治疗

1. 孕期处理

（1）提高胎儿抵抗力：于妊娠第24、33周左右各进行10天的综合治疗，25％葡萄糖注射液40ml加维生素C 500mg，静脉注射，每日1次；维生素E 100mg，口服，每日3次；每日吸氧3次，每次20分钟。

（2）预产期前2周开始口服苯巴比妥10～30mg，每日3次。

2. 产时处理 新生儿出生后保留脐带10～15μg，以1：5000呋喃西林湿纱布包裹。由脐静脉内注入氢化可的松25mg。

产妇在产后72小时内注射丙种球蛋白300μg以中和抗原。

3. 新生儿处理

（1）激素、血浆、葡萄糖综合疗法：泼尼松 2.5mg，每日 3 次，口服；氢化可的松每日 10～20mg，加入葡萄糖注射液中静滴；25％白蛋白 20ml 静脉滴注，无白蛋白时可用 25～30ml 血浆代替。

（2）出生后 24 小时即可喂服苯巴比妥，5mg/kg，共 5～7 天。

（3）出生后 24 小时开始，服药用炭 0.75g，4 小时一次。

【预防与调护】

一、预防

1. 把 ABO 和 Rh 血型检查作为产前常规检查的一项内容，对孕妇为 O 型及 Rh 阴性者，行抗体效价检查与治疗，能降低新生儿溶血病的发病率，尤其对反复流产、死胎、早产史的孕妇更为重要。

2. 有母儿血型不合病史的妇女，孕前孕后都要注意调理情志，合理饮食，增强体质。对 ABO 血型不合抗体效价较高的妇女，于非孕期用中药益母丸。

3. 近年利用被动免疫学说制成抗 D 丙种球蛋白，试用于 Rh 血型不合妇女。孕第 28 周时肌注抗 D 球蛋白 300μg；注射 12 周后，如尚未分娩，再次肌注 300μg；第二次注射后 3 周内分娩者，产后不必再给予，但如分娩时已超过 3 周，则产后仍应第 3 次肌注 300μg。这一预防方案可使 RhD 抗原妊期致敏率由 2％降至 0.1％。

4. 由于母婴 ABO 血型不合的新生儿溶血病的检出率较高，其中母婴 ABO 血型 O-A 型患儿 HDN 的发生率比 O-B 型高，但 O-B 型的 HDN 发生趋势有所增长，临床应引起重视。ABO HDN 的检出率与患儿出生后采样时间相关，即患儿出生时间越短，检测阳性率越高。因此，临床应尽量早发现、早检测、早确诊、早治疗，以预防核黄疸的发生。

二、调护

有母儿血型不合病史或死胎、流产史者，孕后应避免劳累，注意保持乐观愉快的心情，勿食辛辣香燥和肥甘厚腻之品，以免内生湿热之邪。避风寒，慎起居，妊娠头 3 个月和后 3 个月禁房事。

患儿出生后，密切观察肤色、呼吸、心率的变化。提倡母乳喂养，使患儿保持频繁有效的吸吮，以加速胆红素从大便排出。

【疗效判定】

治愈：治疗后胎儿足月正常分娩，新生儿评分 8 分以上。出生后无早发性黄疸，脐血胆红素<51μmol/L，血红蛋白>140g/L，体温、精神、吸吮及大小便正常。

显效：治疗后胎儿足月正常分娩，新生儿轻度早发性黄疸，脐血血红蛋白>120g/L，脐血胆红素<68.4μmol/L，72 小时血清胆红素<12mg/dl。新生儿一般情况好。

有效：治疗后 ABO 血型不合者获足月分娩活婴，皮肤出现黄疸，但一般情况好；Rh 血型不合者症状较既往怀孕时明显减轻，新生儿存活。

无效：治疗后症状无改善，因本病而导致流产、早产或死胎，或新生儿出现核黄疸。

【重点提示】 母儿血型不合孕妇血清抗 A 和抗 B 抗体效价与孕次及年龄有关，孕次越多，孕妇年龄越大，其血清抗体效价值越高。因此，建议有必要对妊娠次数较多、年龄较大或有不良生育史的孕妇在孕早期或非孕期即进行血型血清学检查，并且整个孕期给予定期复查，观察 IgG 抗 A 和抗 B 抗体的动态变化，必要时可经脐血或羊水穿刺进行胎儿血型物质测定和胆红素含量的测定，及早发现母儿血型不合性溶血，判断其溶血的严重程度，及时给予相应的监护和处理。

（尤昭玲　杨在望　王若光　刘东平）

参考文献

1. 曹泽毅. 中华妇产科学. 2 版. 北京：人民卫生出版社，2004：680-700.

2. 王秀考，韩荣泽. 母儿血型不合孕期监测及处理. 现代中西医结合杂志，2008，17（4）：507-508.

3. 徐立新. 母儿血型不合与子代溶血病发病的相关因素研究. 中外健康文摘：医药月刊. 2007，4（12）：105-106.

4. 罗世香，孙何平，张荣慧. 检测 IgG 抗体效价在诊治母儿血型不合中的意义. 中国优生与遗传杂志，2007，15（4）：58.

5. 冯惠娟，周秀荣，苏小军. 鸡骨草治疗 ABO 母儿血型不合 148 例的疗效观察. 中国妇幼保健，2006，21（12）：1712-1714.

6. 李秋艳，贾学忠，郭俊丽，等. 血型 IgG 抗体效价的检测与母儿血型不合的临床分析. 中国优生与遗传杂志，2006，14（4）：88-89.

7. 陈洁瑛. 母儿血型不合引起流产的防治. 现代中西医结合杂志，2005，14（17）：2281-2282.

8. 李笑天. 母儿血型不合的类型及其特点. 中国实用妇科与产科杂志，2001，10（17）：577.

9. 白静. O 型血孕妇血清 ABO 抗体效价检测与母儿血型不合的治疗. 中国妇幼保健，2005，20（15）：1900-1901.

10. 孙莉，谷玉凤，储穆庭，等. 大剂量茵陈治疗 ABO 母儿血型不合效果观察. 中国妇幼保健，2005，20（9）：1109.

11. 聂东云，杨丽. 母儿血型不合溶血病免疫学基础及研究进展，中国妇幼保健，2008，23：2172-2174.

12. 邱洪涛，岳亚飞. 产前诊断胎儿 ABO 血型的研究. 实用妇产科杂志，2005，21（2）：91-92.

13. 农正祥. 母儿血型不合与 ABO 血型抗体效价的检测观察. 右江医学，2005，33（2）：178.

14. 荆建红，史惠蓉，杨玲竹. Rh 母儿血型不合的综合治疗. 中国误诊学杂志，2004，4（9）：1421-1422.

15. 王志新，陈孝银. 茵陈治疗 ABO 母儿血型不合 206 例疗效观察. 新中医，2003，35（3）：17-18.

16. 张燕，刘爱民，张荣君. 脐血穿刺技术用于母儿血型不合诊治的临床价值. 中国优生与遗传杂志，2003，11（4）：72-73.

17. 国家中医药管理局. 中华人民共和国中医药行业标准. 中医病证诊断疗效标准. 1995.

18. 王彩霞. 中西医结合治疗原因不明反复自然流产 51 例. 基层医学论坛，2010，（2）：45.

19. 史小兰. ABO 母儿血型不合的产前诊断及中药治疗. 基层医学论坛，2009（17）：542-543.

20. 李英妮. 中药交替疗法防治 ABO 母儿血型不合的临床观察. 井冈山医专学报，2009，16（5）：42-42，51.

21. 王雅琴. 中西医结合治疗 ABO 母儿血型不合习惯性流产 102 例. 河北中医，2009，31（8）：1188-1190.

22. 王渝，邵沛，陈妙. 复方茵陈合剂对 ABO 母儿血型不合抗体效价影响的临床研究. 中医药临床杂志，2008，20（6）：592-593.

23. 肖晋英. 中药治疗妊娠期母儿血型不合 IgG 抗体效价增高. 山西中医，2008，24（9）：21.

24. 金志春. 抗溶保胎合剂防治母儿血型不合的临床研究. 中华实用中西医杂志，2008，21（15）：

1269-1272.

25. 欧阳霞,孙荃荟.ABO母儿血型不合防治进展.河南中医学院学报.2008,23（4）：97-99.

26. 刘静.ABO血型不合新生儿溶血样本抗体效价的检测分析.中外医疗,2008,27（14）：151.

27. 韩萍.茵陈蒿汤加减治疗母儿血型不合反复自然流产42例.河南中医,2008,28（5）：19-20.

28. 金爱莲.彩超在母儿血型不合引起胎儿水肿中的应用.实用医技杂志,2008,15（3）：309-310.

29. 雷亚兰,张迎春.祛黄合剂防治母儿血型不合60例.医药导报,2007,26（7）：764.

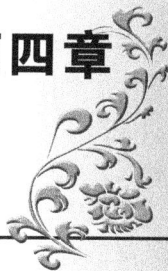

第一节　妊娠肝内胆汁淤积症

妊娠肝内胆汁淤积症（简称"妊娠胆淤症"，ICP）是一种妊娠期特发性疾病。孕妇主要表现为妊娠中晚期出现皮肤瘙痒，或伴皮肤、巩膜黄染，血清胆酸升高，黄疸，肝功能不正常。本病对母儿均有危害，它可导致胎儿生长迟缓、羊水过少、早产、胎儿宫内窘迫、新生儿窒息、产后出血，严重的可造成死胎、死产，是围产儿死亡的原因之一。自20世纪70年代中期被列入高危妊娠。

1954 年 Svanboyg 等对本病进行了系统的描述，并正式提出应将其作为一种独立的疾病。国内胡宏远等于 1964 年首先报道，自 1980 年后，国内报道病例开始大量增加。关于本病的发病率，各国报道不一，国外较高的有：智利 12.0%～22%，玻利维亚 9.0%，瑞典 2.0%～3.0%；发病率较低的有：澳大利亚 0.2%～0.8%，加拿大 0.1%，法国 0.2%。国内发病率，吴味辛等报道 134 例，发病率为 2.3%，戴仲英报道发病率为 4.4%。

妊娠胆淤症在中医妇科古籍及现代中药妇科学中未见相关论述，近年来国内中医界始有学者运用中医药治疗本病，取得了一定的疗效，并对其中医学病因病机进行了初步探讨。

刘淑余运用具有疏肝解郁、健脾养血、清热利湿作用的胆郁合剂（当归、白芍、茯苓、泽泻、柴胡、黄芩、茵陈、栀子）治疗妊娠胆淤症，结果 16 例病人瘙痒症状全部消失，15 例谷丙转氨酶（SGPT）恢复正常，1 例由 170U 下降到 54U，2 例黄疸指数为 8 而恢复正常。

田映碧等采用清热、利胆、健脾法（黄芩、栀子、茵陈、板蓝根、茯苓、白术、党参、香附、薏苡仁）进行治疗，总有效率达 89.8%，实验室检查示 SGPT 于治疗后显著下降。

吕春英等认为本病的病位在肝脾，病机为脾胃虚弱、湿热蕴结、肝胆气郁。在治疗上以清热凉血利胆、健脾和胃为法，有效率达93.1%。检测结果显示，本法有明显的降低血清胆酸作用，并能降低血清谷丙转氨酶和总胆红素。

杜炎升用精黄片（大黄醇提片）治疗本病，可降低转氨酶、血清碱性磷酸酶、血清胆酸，改善瘙痒症状，减少胎儿窘迫的发生。认为大黄可疏通毛细血管，促进胆汁的分泌与排泄，降低血中胆酸的浓度，使血液稀释，消除微循环障碍，恢复组织细胞的正常代谢和血液供应，促进肝细胞再生。

史佃云等运用"疏肝理气、清热利湿、解郁退黄"之胆消灵丸（由柴胡、茵陈、泽泻、丹参、灵芝、五味子等组成），治疗妊娠肝内胆汁淤积症，结果表明总有效率为100%，治疗后血甘胆酸（CGA）、丙氨酸转氨酶（ALT）、天冬氨酸转氨酶（AST）、碱性磷酸酶、总胆红素、总胆固醇、低密度脂蛋白胆固醇均有改善，并有改善乳酸脱氢酶、甘油三酯、极低密度脂蛋白胆固醇及高密度脂蛋白胆固醇等指标的作用；羊水污染率、早产发生例数均低于对照组，而新生儿平均体重则高于对照组。

ICP属于中医"妊娠瘙痒证"、"妊娠黄疸"之范畴。

【病因病机】

一、病因

（一）西医病因

本病的病因迄今不甚清楚，许多学者指出与以下因素有关：

1. 肝脏中酶的异常而致肝细胞对胆盐及胆红素的代谢和排泄功能障碍，肝小叶中心区毛细胆管内胆汁淤积。

2. 雌激素水平增高　动物实验已证明，应用大剂量雌激素可造成可逆性胆汁淤积，孕激素可加强此作用。肝脏对妊娠期生理性高雌激素水平及其代谢产物发生过强反应，阻碍了肝脏对胆红素和胆盐的排泄，于是胆酸在体内蓄积。雌激素通过细胞毒性抑制性T细胞（CD8[+]）上的雌激素受体而发挥作用，导致免疫功能的改变，而引起ICP的发生。

3. 遗传、家族、环境的因素　ICP者可有家族史，再次妊娠有复发倾向。ICP发生率冬季高于夏季，提示相关性。

4. 过敏体质　多数学者认为，可能是敏感体质的妇女对妊娠期内逐渐增长的类固醇激素的过敏反应，因激素对肝脏的直接作用，导致肝细胞胆汁分泌异常。

（二）中医学病因病机

本病的病位在肝、胆、脾，其发病与孕期阴血聚于冲任养胎，孕妇机体处于阴血偏虚、阳气偏盛的孕期生理常态及素体因素密切相关。初起表现以瘙痒为主，若失于治疗或病情进一步发展，则出现面目肌肤黄染，甚则碍胎、伤胎、损胎。其常见的病因病机有：

1. 肝胆湿热　素性急躁或抑郁，孕期复为情志所伤，肝气不舒，肝胆互为表里，木郁则胆气壅滞，气机不畅，水湿不化，湿热蕴结于内，胆汁溢泄于外发为本病。

2. 脾胃湿热　素体脾虚或偏嗜辛辣肥甘之品，脾失健运，水湿滞留，蕴郁化热。湿热熏蒸，胆汁不循常道，外溢则面目肌肤黄染，皮肤瘙痒。

3. 阴虚血燥　孕妇血气不足，孕后阴血益亏，甚则生风化燥，肌肤失养；不能滋养肝木，肝失疏泄，胆汁疏泄失常。

二、西医学病理生理

ICP 病人肝活检显示肝小叶中心区毛细胆管胆淤及胆栓，无肝细胞坏死和炎症。胆酸可透过胎盘屏障进入胎儿体内，使类固醇代谢障碍引起宫内窘迫和羊水粪染。体循环中高浓度的胆酸、胆红素可在胎盘绒毛间隙沉着，致绒毛间隙狭窄，影响胎盘源性一氧化氮（NO）的产生。NO 产生减少可致胎盘灌注量进一步下降，加重 ICP 的病理生理变化，导致胎儿宫内缺血缺氧，胎儿宫内生长迟缓。低氧时增生合体芽及微绒毛、合体细胞微绒毛肿胀，粗面内质网普遍扩张，使原来就狭窄的绒毛间隙更窄。新增生的绒毛无血管，影响氧和物质的吸收交换，造成羊水污染，羊水过少，胎儿窘迫，胎儿生长迟缓，胎儿猝死，低体重儿；由于子宫缺氧，血中胆酸增高，胎盘局部 NO 合成减少，子宫平滑肌敏感性增加，子宫收缩引起早产。因肝内凝血因子合成受影响，维生素 K 合成降低，可引起产后出血。

【诊断与鉴别】

一、诊断要点

（一）临床表现

1. 瘙痒　常是首先发现的症状，多发生在第 28～30 周，亦有早至 4 周者，瘙痒的部位以躯干、手脚掌和下肢为主，并随妊娠进程逐渐加重，表现为全身瘙痒，甚至发展到影响睡眠，持续至分娩，产后迅速消退。

2. 黄疸　黄疸的出现时间多在瘙痒发生 1～2 周后，黄疸持续至分娩后 1 周内消失。再次妊娠发作。ICP 的黄疸发生率为 15%～60%。

3. 消化道症状　部分患者可有食欲减退、腹胀、腹泻等消化道症状，一般均轻微，不影响生活或工作。

4. 其他症状　严重瘙痒引起失眠，情绪变化，乏力，恶心甚至呕吐，尿色变深，易引起胎儿宫内窘迫、胎儿猝死、低体重儿、死胎、早产、死产、新生儿窒息、产后出血等。

（二）体征

皮疹，巩膜、皮肤轻度黄疸，严重者皮下有瘀点。

（三）实验室及其他特殊检查

1. 血清胆酸（正常 0～1.5μmol/L）增高，是早期诊断 ICP 最敏感的生化指标。为正常妊娠的 10 倍，并随病情严重程度而上升，甚至达 100 倍左右。轻度为 <5μmol/L，中度为 5～15μmol/L，重度为 >15μmol/L。有研究发现，胆酸升高者中，胎儿窘迫占 33.0%，羊水粪染占 58.3%。

2. 血清总胆红素值升高，但不超过 8.8μmol/L，但 ICP 中单纯瘙痒者，胆红素水平很少升高。

3. 天冬氨酸转氨酶（AST）和丙氨酸转氨酶（ALT）可以正常或稍升高，肝功能正常，测定转氨酶和血清胆酸，可以作为 ICP 的早期诊断方法。

4. 血清碱性磷酸酶（AKP）活性中度增高，在产后 1～3 周恢复正常。

5. 胆固醇测定，ICP 孕妇均有不同程度的升高。

6. 血清铜和铜氧化酶可升高。

7. 血清 NO 含量降低，正常妊娠妇女血清 NO 含量为 $133.1 \pm 20.4 \mu mol/L$。

妊娠中晚期，孕妇见有：①皮肤瘙痒，可伴轻度厌食、乏力；②梗阻性黄疸，产后自行迅速消退；③血清胆酸浓度显著升高；④肝功能：ALT、胆红素轻度增高。以上 4 条符合 3 条即可诊断本病。

二、鉴别

1. 妊娠合并病毒性肝炎　鉴别要点：①严重的消化道症状，食欲减退，恶心，呕吐及腹胀；②肝大，触痛明显；③病原学检查：肝炎病毒标志物阳性；④转氨酶显著增加数倍，则有助于确诊；⑤肝活检可见肝细胞变性及炎性细胞浸润。

2. 妊娠期急性脂肪肝　鉴别要点：①本病常发生于妊娠 36～40 周，绝大多数病例伴有妊高征；②病情进展急遽，迅速出现黄疸，并进行性加重；③可并发急性肾衰竭及DIC；④消化道症状严重，剧烈呕吐有助于区别 ICP；⑤超声显示有典型脂肪肝图像，行肝穿刺活检可以确诊。

3. 妊娠期药物性黄疸　鉴别要点：①孕期服用损害肝细胞药物（氯丙嗪、巴比妥类、红霉素、利福平、异烟肼及氟烷等）后，出现黄疸及 ALT 升高；②同时出现皮肤瘙痒和皮疹，停药后多恢复正常，因此易与 ICP 相区别。

4. 妊娠合并胆总管结石　鉴别要点：①常因吃油腻食物或饮酒诱发而发病；②黄疸与发热常为间歇性，右上腹疼痛，用解痉药后可缓解；③肝脏和胆囊增大并有压痛，超声检查可发现胆结石和胆道扩大。

5. 妊娠疱疹　是一种与妊娠有密切关系的皮肤病，其严重烧灼感或瘙痒与本病虽似，但妊娠疱疹皮肤表现为红色荨麻疹样斑块，以及在红斑基底之上及其邻近出现疱疹，或环形分布的小水疱，易于鉴别。

【辨病论治】

一、西医治疗

1. 间断吸氧　增加血氧浓度，预防胎盘缺氧和胎儿缺氧。

2. 药物治疗

（1）降低胆酸水平，减轻瘙痒症状

1）考来烯胺（消胆胺）：此药是一种强碱性离子交换树脂，口服不被吸收，与胆酸紧密结合，从而阻断胆酸的肝肠循环，降低血清中胆酸浓度，对瘙痒有一定疗效。剂量每次 2～3g，每日 2～3 次。

2）苯巴比妥：是一种酶诱导剂，可使肝细胞微粒体与葡萄糖醛酸结合消减肝内胆红素。该药还具有增加胆小管胆酸分泌的速度，从而改变胆固醇水解酶的活性以影响胆酸的生成。剂量为每次 0.03g，每日口服 3 次，可加强消胆胺的作用。

3）S-腺苷甲硫氨酸（Same）：每日 800mg，静滴，连用 14～20 天。

（2）护肝：给予足量的维生素 C、复合维生素 B、能量合剂等护肝。

复方维生素 B，每次 2 片，每日 3 次；维生素 C，每次 0.2g，每日 3 次；葡醛内酯（肝泰乐）每次 0.1g，每日 3 次。

病情重或病程长者应住院，给予 10% 葡萄糖注射液 500ml 加维生素 C 2g，维生素 B_6 200mg，静脉点滴，每日 1 次，连用 7～10 天。

重度黄疸者，酌情采用氨基酸、能量合剂或肝安静滴等以保护肝脏。

（3）促胎儿肺成熟，疏通胎盘循环

1）地塞米松：可用来促使胎儿肺成熟和降低血中雌激素水平。此药可通过胎盘并有抑制胎儿肾上腺皮质分泌脱氢表雄酮的作用，从而达到降低激素水平，治疗 ICP 的作用。口服剂量每日 12mg，连服 7 天。后 3 天逐渐减量而停药，病程长可静滴，地塞米松 10mg 加入 10％葡萄糖注射液 500ml 中，每日 1 次。

2）低分子右旋糖酐 500ml 加入丹参注射液 20ml 静脉点滴，每天 1 次，7～10 天为 1 个疗程。

（4）有先兆早产表现者，可同时使用子宫松弛剂。硫酸沙丁胺醇每次 2.4～4.8mg，每日 3 次。

3. 产科处理原则

（1）妊娠期：一旦确诊，应在高危门诊随访。用 NST 监护胎心率的短期变化，预测胎儿窘迫。孕 35 周前每周 1 次，直到分娩。定期测胎盘功能及血清胆酸动态变化。B 超监测胎儿大小、羊水量和胎盘成熟度。分娩前补充维生素 K₁ 10mg，肌内注射，每日 1 次，预防产后出血。37 周或以上或胎儿成熟者可行引产，原则上不超过 40 孕周，引产中禁用雌激素药物。

（2）分娩期：及时终止妊娠。分娩方式依据产科条件决定，应严密观察胎儿，防止胎儿宫内窘迫，如有窘迫情况发生立即行剖宫产终止妊娠。做好新生儿复苏准备，防止产后出血。

（3）产褥期：应用抗生素预防感染，产后不哺乳者禁用雌激素断奶，可口服维生素 B₆ 100mg，每日 3 次，或口服麦芽，或芒硝外敷乳房。产后随诊，复查各项血化验。

二、中医治疗

对于诊断为妊娠胆淤症，仅有瘙痒症状，余无明显全身症状可辨者，宜根据本病病机的普遍性规律，辨病论治，选用下述方药：

1. 经验方

组成：荆芥 10g，蝉蜕 10g，丹皮 10g，栀子 10g，黄芩 10g，柴胡 10g，白芍 10g，白薇 10g，金钱草 10g，生地黄 12g。

本方有养血祛风止痒、疏肝利胆清热作用。原治血虚生风、肝郁胆瘀之妊娠胆淤症。以其颇合妊娠胆淤症血虚内热、肝郁胆瘀的主体病机，且祛风止痒之力较强，故尤宜于妊娠胆淤症仅有瘙痒而无其他症可辨者。

2. 胆郁合剂（上海中医药杂志，1990，（7）：9）

组成：当归 10g，白芍 10g，茯苓 10g，泽泻 10g，柴胡 10g，黄芩 10g，茵陈 15g，栀子 10g。

原方治妊娠胆淤症气机不畅、湿热滞留者。

【辨证论治】

一、辨证要点

本病以瘙痒和（或）黄疸为主症，辨证首当辨识黄疸的有无及瘙痒与黄疸孰轻孰重。一般而言，仅以瘙痒为主，多属血虚内热；黄疸较重者，多属湿热内蕴。皮肤干燥，瘙痒难忍，入夜更甚，或仅夜间皮肤瘙痒，或伴五更烦热，少寐多梦，头晕目眩，心悸怔忡，疲倦乏力者，多属血虚内热。全身瘙痒，皮肤巩膜黄染，搔抓渗水，胸闷脘痞，心中懊恼，小便短黄，或伴腹胀便溏，食欲不振者，多属湿热内蕴。

二、治疗原则

治疗妊娠胆淤症，血虚内热者以养血疏肝、利胆清热为主；湿热内蕴者以疏肝利胆、清热祛湿为主。但不论属何证型，均应兼顾孕期的生理特点和本病肝失疏泄、胆汁排泄不畅的病理特征，注意养血疏肝利胆。

三、分证论治

1. 血虚内热证

（1）临床见证：妊娠期，特别是妊娠中晚期，皮肤瘙痒，但无原发性皮损。瘙痒以躯干及下肢为主，轻者仅夜间皮肤瘙痒，皮肤干燥。严重者可波及全身，入夜尤甚，常抓破皮肤，留下抓痕、血痂、色素沉着等继发皮损；五心烦热，少寐多梦，头晕目眩，心悸怔忡；舌淡红或嫩红，或有裂纹，少苔或无苔，脉细滑或细滑数。

血虚内热，生风化燥，肌肤失养，故全身瘙痒，皮肤干燥。血属阴，病在阴分，故入夜加重。余症均为血虚内热之象。若病情进一步发展，肝失疏泄，胆汁排泄不畅加重，可出现黄疸。

（2）辨证依据

1）皮肤干燥，瘙痒，入夜加重。

2）五心烦热，少寐多梦，心悸怔忡。

3）舌淡红或嫩红，或有裂纹，少苔或无苔，脉细滑或细滑数。

4）素体血虚或有失血史。

（3）治法与方药

治法：养血祛风止痒，疏肝利胆清热。

1）消风散（《外科正宗》）

组成：当归、生地黄、防风、蝉蜕、知母、苦参、胡麻仁、荆芥、牛蒡子、石膏、木通、甘草。

本方原治风疹、湿疹。诸药合用，有养血祛风、清热之效。惟其疏肝利胆之力稍逊，可酌加柴胡、白芍、金钱草、茵陈。

2）四物汤加味（经验方）

组成：当归12g，川芎6g，白芍20g，生地黄15g，茵陈15g，蝉蜕10g，黑芝麻（先煎）20g，阿胶（烊化）12g，黄柏12g，白蒺藜12g。

瘙痒甚者加丹皮、赤芍、制首乌。

2. 湿热内蕴证

（1）临床见证：孕后身痒，多为妊娠中晚期；甚则剧痒难忍，抓破后有渗水，皮肤、巩膜黄染，胸闷脘痞，心中懊恼，口干或口干不欲饮，小便短黄，或伴腹胀便溏，食欲不振。苔厚腻微黄或黄腻，脉濡滑数。

湿热内蕴，郁于肌肤则瘙痒，湿热交蒸于肝胆，肝胆失于正常疏泄，胆汁外溢于肌肤面目，因而出现肌肤面目俱黄。湿热内蕴，而见诸相应舌脉征。

（2）辨证依据

1）皮肤瘙痒，抓破后有渗水，皮肤巩膜黄染。

2）胸闷脘痞，心中懊恼，小便短黄。

3）苔厚腻微黄或黄腻，脉濡滑数。

4）脾胃素弱，或有肝郁脾虚史，或素多抑郁。

（3）治法与方药

治法：疏肝利胆，清热祛湿，佐以健脾养血。

1）丹栀逍遥散（《内科摘要》）合三物茵陈汤（《证治准绳》）

组成：丹皮、栀子、当归、白芍、柴胡、白术、茯苓、煨姜、薄荷、炙甘草、茵陈、黄连。

丹栀逍遥散乃疏肝解郁、养血健脾、兼清血热之剂，三物茵陈汤清热利湿，两方合用，有疏肝利胆，清热祛湿，健脾养血之功。故主湿热内蕴所致之妊娠胆淤症。

瘙痒重者，可酌加蝉蜕、荆芥、苦参以祛风止痒，湿邪较重者可加金钱草、猪苓、泽泻以利湿。

2）茵陈五苓散加味

组成：茵陈 15g，黄芩 15g，云茯苓 12g，白术 12g，猪苓 12g，桂枝 6g，砂仁（后下）10g，白鲜皮 12g，蝉蜕 10g。

胃脘胀满者加厚朴 10g，呕吐者加苏梗 10g。

3）茵栀黄口服液：本品有清热解毒，利湿化浊退黄作用。每次 10ml，每日 3 次。

【预防与调护】

一、预防

1. 孕期注意劳逸适度，饮食有节，禁食辛辣肥甘及生冷之品，饮食宜清淡而富有营养。调和情志，保持心情舒畅，维护气血安和。

2. 孕期口服维生素 K_4 和其他脂溶性维生素，以降低产后出血及新生儿颅内出血的危险性。

3. 孕期加强对胎儿的监护。如有胎儿窘迫现象，应及时剖宫产，以减少围产儿患病率和死亡率。

二、调护

饮食宜清淡而富于营养，勿过食辛辣，多吃新鲜蔬菜、水果。

妊娠胆淤症，应列入高危妊娠管理，定期进行患者胎盘功能及胎儿监护仪测定。在35 孕周以前每周进行一次无负荷实验，35～37 孕周时，应每日作胎儿监护；同时密切观察血清胆酸动态变化，临产时应密切注意胎心监护。无论产前或产时，严密的监护可尽早发现胎儿在宫内的异常情况，得到及时处理，降低围产儿病死率。对有以下情况者，应及时终止妊娠：

1. 过去有早产、死产、新生儿窒息或死亡的复发性妊娠胆淤症孕妇。

2. 病程长，胆红素、胆酸高，或伴有妊娠高血压综合征等产科合并症者，在严密监护条件下，确定胎儿已成熟，应及时引产或剖宫产结束妊娠，以防胎儿发生意外。

分娩前应进行凝血酶原时间、部分凝血活酶时间测定，对异常者应做好输血准备。产时应加强第三产程处理，在胎儿娩出后，立即静脉注射麦角新碱，加强子宫收缩，促使胎盘排出，减少产后出血。

【疗效判定】

临床痊愈：瘙痒、黄疸等症状全部消失，血清胆酸及肝功能恢复正常。

显效：瘙痒及黄疸等症状消失或明显减轻，血清胆酸水平降低 1/2 以上。

有效：瘙痒及黄疸减轻，血清胆酸水平已降低 1/3 以上。

无效：瘙痒及黄疸无变化或加重，血清胆酸水平无改变或升高。

（刘金星 林 晖）

参 考 文 献

1. 刘淑余，谈珍瑜. 胆郁合剂治疗妊娠肝内胆汁淤积症. 上海中医药杂志，1990，(7) 9-10.

2. 田映碧，曾蔚越. 妊娠期肝内胆汁淤积症 108 例临床分析. 中西医结合杂志，1991，11 (4)：231-232.

3. 吕春英，邓青林. 清热凉血利胆法治疗妊娠肝内胆汁淤积症. 新中医，1996，28 (9)：25-26.

4. 杜炎升，徐爱娜. 精黄片治疗妊娠期肝内胆汁淤积症 27 例. 中医杂志，1993，34 (2)：99-100.

5. 史伫云，陈华，肖梅. 胆消灵丸辅助治疗妊娠肝内胆汁淤积症的疗效观察. 中国中西医结合杂志，2002，22 (2)：116-118.

第二节 妊娠合并风疹

风疹是一种经呼吸道传播，易被忽视的急性病毒传染病。孕妇罹患风疹，特别是在妊娠早期，风疹病毒能经胎盘感染子宫内的胚胎或胎儿，有可能出现先天性风疹综合征（CRS）儿。

中医学亦称风疹，又名风痧。

【病因病机】 风疹病原体是风疹病毒，属于一种小型 RNA 病毒，传染源为风疹病人，其上呼吸道分泌物于出疹前 1 周至出疹后 5 天均有传染性。多在春季和冬季发病流行。传播途径为：①风疹病人的口、鼻及眼部分泌物中的风疹病毒，直接传播或经呼吸道飞沫传播给他人。②孕妇感染风疹病毒后，经胎盘传给胚胎或胎儿的垂直传播。③其他：经产道上行感染及母乳传播等。病毒进入人呼吸道后，首先侵犯上呼吸道黏膜，在上皮细胞内复制，引起局部炎症，继而在颈部、颏下、耳后淋巴结增殖，随后病毒进入血液循环引起病毒血症，出现轻微的临床表现，仅经数天即自行消退，但对子宫内的胚胎及胎儿的影响甚大，可致胎儿宫内发育迟缓，出现 CRS 儿，更严重者可致流产、死胎、死产，使围产儿死亡率明显增高。

孕妇罹患风疹的时期不同，对胚胎及胎儿的影响也不尽相同。孕妇于妊娠前 3 个月感染风疹病毒，由于此时正值胚胎、胎儿器官原始形成、分化和发育时期，容易导致先天畸形。这是因为风疹病毒在胎盘产生病灶，引起绒毛膜和绒毛的胎儿侧血管壁内皮细胞病变。这种内皮细胞的变性、坏死，是由于病毒进入胎儿体内造成的胎儿感染。风疹病毒对胚胎及胎儿的有害作用，主要是引起炎性改变和抑制胚胎、胎儿细胞的增殖与分化，致使某些脏器、器官的细胞数目减少和发育不良，导致畸形。若在妊娠 6 周内发生风疹则对胎儿心脏及眼的影响最大，而在妊娠 6～10 周对胎儿耳部的影响最大。

中医学认为风疹为外感时毒，蕴于肺脾，与气血相搏，发于肌肤而出现的病证。

【诊断与鉴别】

一、诊断要点

1. 临床表现 孕妇患风疹病毒感染，分为隐性和显性两种。隐性感染者，临床无症状，需要依靠血清学检查结果方能确诊。而显性感染，是在历经 14～21 天潜伏期之后进入初期（也称前驱期），出现发热、头痛、乏力、喷嚏、流涕、咽痛、咳嗽和眼结膜充血等，再经 1～2 天后进入极期（也称出诊期），开始在颜面部出现皮疹，一天内播散至躯干和四肢，但手掌和足底无皮疹。皮疹最初为淡红色斑疹，继而呈斑丘疹或丘疹，直径 2～3mm，常伴有表浅淋巴结肿大，以耳后、枕下和颈部淋巴结肿大更明显，触之常有轻度压痛。皮疹出现 2～3 天后逐渐消退，发热及其他症状也随之消失，肿大的淋巴结也逐渐缩小。皮疹消退后不遗留色素沉着，偶有细小糠麸样脱屑。

2. 实验室检查

（1）采用病毒分离和血清特异性抗体检测，如风疹血凝抑制试验，检测孕妇血清风疹特异性 IgM、IgG 抗体，快速检测风疹病毒抗原等。

（2）血象检查：白细胞计数减少，分类淋巴细胞比例相对增高。

二、鉴别

风疹初起类似感冒。当与麻疹、猩红热、药物性皮炎鉴别。

【辨证论治】 西医学对本病至今尚无特殊治疗方法，主要是对症治疗和支持疗法，急性期应卧床休息，多饮水，出现发热、头痛时给予水杨酸制剂等解热镇痛药物，咳嗽时给予祛痰止咳药物等。

孕妇罹患风疹用药需慎重，注意避免损害胎儿。妊娠早期患此病，原则上应行人工流产终止妊娠，中、晚期患者应排除胎儿感染或畸形后方能继续妊娠。

中医学将本病分为邪郁肺卫、邪热炽盛证。

1. 邪郁肺卫证

（1）临床见证：发热恶风，喷嚏流涕，咳嗽，疹色浅红，先起于头面，继及身躯各部分，分布均匀，稀疏细小，2～3 日后消退，有痒感，耳后、枕部瘰核肿胀疼痛，舌质偏红，舌苔薄白或薄黄，脉浮数。

（2）治法：解表宣肺清热

1）桑菊饮加板蓝根、大青叶。

2）清火利咽汤（中成药：金银花、连翘、板蓝根、蒲公英、山豆根、桔梗）加丹皮、赤芍、生地黄。

3）复方瓜子金冲剂（《江西中医药》）：瓜子金、大青叶、野菊花、地丁草、白花蛇舌草。

2. 邪热炽盛证

（1）临床见证：高热口渴，心烦不宁，疹色鲜红或紫暗，疹点稠密，小便短赤，大便秘结，舌质红，苔黄厚或黄糙，脉数有力。

（2）治法：清热解毒，凉血退疹。

1）普济消毒饮加紫草、丹皮、赤芍、生地黄、大青叶。

2）防风通圣散（《宣明论方》）：防风、荆芥、连翘、麻黄、薄荷、川芎、当归、炒白芍、黑山栀、大黄酒蒸、芒硝（后下）、石膏、黄芩、桔梗、甘草、滑石）加紫草、黄柏。

3）清温败毒饮（《疫疹一得》）：生石膏、乌犀角（现已禁用，可用水牛角代）、栀子、桔梗、黄芩、知母、赤芍、玄参、连翘、甘草、丹皮、鲜竹叶。

若需继续妊娠则方中宜去芒硝、大黄。

【预防与调护】 预防的目的主要是减少胎儿感染所致 CRS 儿的出生。

1. 隔离病人，对出疹 5 天内的风疹病人应予以隔离。

2. 接种风疹减毒活疫苗。

3. 保护孕妇，怀孕早期应尽量避免与风疹病人接触，不去公共场所。

【疗效判定】

治愈：疹回热退。

未愈：发热不退，出现并发症。

（史恒军　王永周）

第三节　妊娠合并流行性感冒

流行性感冒（简称流感）是由流行性感冒病毒（简称流感病毒）引起的急性呼吸道传染病，在人群中常引起散发或流行。孕妇容易受感染，如孕妇患流感未发生并发症，则预后良好，若合并肺部感染引起持续高热，则预后不良。

流感虽无明显季节性，但以冬春季更为多见，且传播较快，传播途径为呼吸道传染。流感病毒，主要借助空气和飞沫传播，间接传播的机会较少，通过饮食或共用茶具也有可能传播。

中医学根据其临床表现将之归属于外感病范畴。认为气候转化无常，若素禀不足之人，腠理失于致密，或因起居不慎，触冒风热，即易感受病毒，着而成病。如在一个时期内流行，称为时行感冒。《素问·骨空论》说："风从外入，令人振寒，汗出头痛，身重恶寒"；《诸病源候论·时气病诸候》："夫时气病者，此皆因岁时不和，温凉失节，人感乖戾之气而生，病者多相染易，故预服药……以防之。"

【病因病机】 流感病毒通常不进入血液中，故不出现病毒血症，仅孕妇、婴幼儿及老年人容易发生流感病毒性肺炎，严重者可导致死亡。

中医学认为六淫、时令病邪侵袭人体犯卫客表，皮毛为卫气敷布之处，邪气犯卫，卫气通于肺，故证见发热、恶风、恶寒、咳嗽、口渴、头痛、身痛，甚者高热不退，咳嗽加剧，严重者由表入里，证见呕吐、神志恍惚、谵妄、昏迷。

【诊断】

一、临床表现

临床分为 4 型。

1. 轻型　发病快（1～3 天），轻者发热不高，呼吸道症状和全身症状均较轻，经2～3 天多能自愈。

2. 单纯型　初起畏寒、高热、乏力、头痛、全身酸痛，发热持续 2～3 天达高峰，3～4天热渐退，咽部疼痛、干咳等呼吸道症状相继出现，部分病人可出现食欲不振、恶心、便秘等症状。检查眼结膜及咽后壁充血，肺部闻及干啰音。

3. 肺炎型　部分孕妇容易从单纯型流感转为肺炎型流感，也可直接表现为肺炎型流感，经1～2天后病情急骤加重，出现持续高热、呼吸急促、阵咳、咯血及发绀等，检查双肺满布湿啰音，但无肺实变征象。X线摄片见双肺弥漫性散在絮状或结节阴影，以近肺门处较多。病程常延长至3～4周，若治疗不见显效，多在7～10天发生呼吸衰竭或周围循环衰竭。

4. 中毒型　主要表现为全身神经系统和血管系统的损害，伴有明显的脑炎病变，而肺炎病变并不明显。临床上高热不退，呕吐，神志恍惚，谵妄，严重时出现抽搐、昏迷。检查脑膜刺激征阳性。少数病人因微循环障碍或肾上腺出血，可以导致血压下降出现休克，病情危重可迅速死亡。

根据流感流行期间有接触史或集体发病史，及发热、乏力等全身中毒症状重于呼吸道症状，诊断常无困难。确诊则需依靠实验室检查结果。

二、实验室检查

1. 病毒分离　发病3天内，采取体温在38℃以上的急性期病人的鼻咽腔洗液、咽部含嗽液接种培养，分离流感病毒。

2. 下鼻甲黏膜印片检查　染色后光镜下可见柱状上皮细胞增多，细胞浆内有嗜酸性包涵体。

3. 荧光抗体技术　见有多处带荧光的细胞则为阳性。此法灵敏度较高，有助于早期诊断。

4. 血凝抑制实验　进行血清抗体检查有价值。

5. 血象　白细胞总数及中性粒细胞均减少，淋巴细胞相对增多，嗜酸性粒细胞消失。

6. 胸部X线摄片　见到肺炎征象可协助诊断。

【辨病治疗】　早发现、早治疗则预后良好，若出现并发症，治疗又不及时，则预后不良。特别是对妊娠晚期的孕妇，患肺炎型或中毒型流感者死亡率明显增加。

一、西医治疗

注意病情演变，及时给予相应的措施预防细菌继发感染，并发肺炎时按肺炎综合疗法处理。若属中毒型流感，则需认真抢救，免疫调节剂近年应用较广泛，可选用胸腺肽、干扰素、白细胞介素等以增强免疫功能。

二、中医治疗

1. 轻型

治法：辛凉解表。

银翘散（《温病条辨》）加板蓝根。水煎服勿过煮，取其轻清之气，1日1剂，昼3次，夜1次。

2. 单纯型

治法：辛凉解表，宣肺清热。

（1）白虎汤（《伤寒论》）加大青叶。

（2）流感煎剂（《北京医学》）：大青叶、柴胡、生石膏、黄芩、杏仁、前胡、桂枝）。

3. 肺炎型

治法：清热解毒，宣肺化痰。

（1）普济消毒饮（《东垣试效方》：黄芩、陈皮、甘草、玄参、柴胡、连翘、板蓝根、马勃、牛蒡子、薄荷、僵蚕、升麻）。

（2）桑菊饮合麻杏石甘汤加板蓝根、大青叶。

4. 中毒型

治法：清热解毒，气血两清。

（1）清瘟败毒饮（《疫疹一得》：生石膏、生地黄、黄连、栀子、桔梗、黄芩、知母、赤芍、玄参、连翘、甘草、丹皮、鲜竹叶，乌犀角易为水牛角）加青蒿、秦艽，1 日 1 剂，昼夜服。

（2）清解灵（蒲公英、败酱草、白头翁、玄参、大黄、甘草）加板蓝根、栀子、石膏、金银花，1 日 1 剂，昼夜服。

【预防与调护】

1. 流感流行期间，避免到人多的地方，公共场所应注意通风、喷洒消毒水等。做到早发现、早报告、早诊断、早隔离、早治疗。

2. 应用流感灭活疫苗或流感解毒活疫苗。

3. 预防性用药，可选板蓝根、大青叶、薄荷、荆芥水煎频服。

【疗效判定】

治愈：症状全部消失，实验室检查全部阴性。

好转：发热消失，其余症状有所缓解。

未愈：临床症状无改善或加重。

（刘敏如　哈孝廉）

第四节　妊娠合并糖尿病

妊娠合并糖尿病包括妊娠前患有糖尿病者妊娠（presentational diabetes mellitus, PGDM），亦称糖尿病合并妊娠（T1DM 孕妇和 T2DM 孕妇），以及妊娠期糖尿病（gestational diabetes mellitus，GDM）。后者是指既往无糖尿病亦无糖耐量减损（IGT）的妇女在妊娠期首次发生糖尿病或首次发现的不同程度的糖耐量异常，多见于妊娠中晚期，若发生在妊娠早期，不排除糖耐量异常在妊娠前就已经存在的可能性。GDM 占妊娠合并糖尿病的 $80\% \sim 90\%$。

随着糖尿病发病机制的深入研究，胰岛素的合理应用，对糖尿病妊娠者管理的加强，使糖尿病妇女的受孕率由 $2\% \sim 6\%$ 提高到与正常人受孕率相近，胎儿及新生儿的存活率也有了显著的增高，而孕妇的死亡率已由 5% 降至 0.4%。但由于糖尿病合并妊娠的病理、生理过程较为复杂，母婴并发症仍然较多，尤其婴儿的死亡率比非糖尿病者孕妇所生婴儿死亡率为高，所以必须采取正确的防治措施。

糖尿病是一个复合病因的综合病证，它包含在中医消渴病之内。消渴病是指以烦渴引饮、消谷善饥、小便频数、如膏如脂、形体消瘦等为特征的疾病。我国早在《黄帝内经》中，已首先对消渴病的症状、病因、病机作了详细论述，《素问·奇病论》说："此人必数食甘美而多肥也，肥者令人内热，甘者令人中满，故其气上溢，转为消渴。"此外《黄帝内经》依据不同的病因、病机及临床症状，分别列有"消渴"、"消瘅"、"肺消"、"膈消"、

"消"、"消中"、"食亦"、"风消"等近十种名称。隋唐时期，对消渴病的概念更加明确。隋代甄立言《古今录验方》载："消渴病有三：一渴而饮水多，小便数，无脂似麸片甜者，皆是消渴病也；二吃食多，不甚渴，小便少，似有油而数者，此是中消病也；三渴饮水不能多，但腿肿，脚先瘦小，阴萎弱，数小便者，此是肾消病也。""三消"之名一直沿用于宋代以前。但到金元时期，"三消"已非甄立言所指"消渴"、"消中"、"消肾"，而是"上消"、"中消"、"下消"三者。至今中医文献中涉及糖尿病的有关论述，最常采用的病名是"消渴病"。在1990年全国首届中医糖尿病学术会议上，专家们建议，西医学的糖尿病与中医学的消渴病在学术交流中可作为同义词使用，消渴病的诊断应采用WHO统一的糖尿病诊断标准。

【糖尿病对妊娠的影响】　糖尿病对孕妇、胎儿及新生儿的影响，主要取决于孕妇糖尿病本身的严重程度及其并发症。

一、对孕妇的影响

1. 羊水过多　糖尿病孕妇羊水过多的发生率为10%，为非糖尿病孕妇的20倍。

2. 妊娠中毒症　糖尿病孕妇妊娠中毒症的发生率为非糖尿病孕妇的3～5倍，尤以已患糖尿病血管并发症者居多。

3. 酮症酸中毒　多发生于妊娠早期及末期，常致胎死宫内，也是引起孕妇死亡的原因之一。

4. 继发感染　为糖尿病孕妇重要的死亡原因之一。常见病变部位为上呼吸道、泌尿道、皮肤及阴道。死亡原因可为感染性休克，或感染导致酮症酸中毒。

5. 自然流产　发生率增加，达15%～30%，主要见于孕前患有糖尿病者，孕前及孕早期高血糖将会影响胚胎的正常发育，易导致胎儿畸形，严重者引起胎儿停止发育最终发生流产。

6. 妊娠期高血压疾病　不同类型的糖尿病其妊娠期高血压疾病发生率存在较大差异，糖尿病合并肾病时妊娠期高血压疾病发生率高达54%。

7. 早产　发生率为9.5%～25%。羊水过多是引起早产的原因之一，妊娠合并糖尿病孕妇的大部分早产是由于其他合并症而需要提前终止妊娠所致，如妊娠期高血压疾病、胎儿宫内窘迫以及肾功能损害等。糖尿病肾病孕妇早产率高达50%～70%。

8. 手术产　国外报道糖尿病孕妇剖宫产率达50%～81%。

9. 对孕妇的远期影响　GDM孕妇将来患糖尿病机会增加，大约50%以上最终成为2型糖尿病者。

二、对胎儿、新生儿的影响

1. 围产儿死亡　胰岛素应用之后，糖尿病患者生育能力与正常妇女相似。随着内科、产科、儿科的协作，新生儿存活率也得以提高，围产儿死亡率下降至1%～9.8%。1986年美国糖尿病协会建议将糖尿病孕妇血糖控制在正常范围（空腹血糖<5.6mmol/L，餐后血糖<6.7mmol/L），胎死宫内发生率可降低至正常妊娠水平，但新生儿畸形仍是目前造成糖尿病合并妊娠者围产儿死亡的主要原因之一。

2. 胎儿畸形　胎儿畸形的发生与早孕期孕妇血糖升高有关，糖尿病孕妇胎儿畸形率明显增高，达4%～12.9%。

3. 巨大胎儿　未经治疗的糖尿病孕妇其巨大胎儿发生率明显升高，可达 25%～40%，常见于 GDM 和不伴有微血管病变的孕前糖尿病者。

4. 新生儿死亡率　至今仍有 4%～10%。呼吸窘迫综合征是其最常见的死亡原因，在糖尿病孕妇的新生儿发生率为 23%～27%，约为非糖尿病孕妇所生新生儿的 5～6 倍。另外，新生儿的低血糖症也是致死的另一常见原因。

5. 其他　高胆红素血症、低钙血症发生率也较高。糖尿病孕妇子代肥胖症机会增加。

【病因病机】

一、病因

1. 素体阴虚，五脏虚弱　多因先天禀赋不足，五脏虚弱，或因后天阴津化生不足。

2. 饮食不节，蕴热伤津　长期过食肥甘、醇酒、厚味，损伤脾胃，运化失司，积热内蕴，消谷耗液，阴津损伤，易发消渴病。

3. 情志不调，郁久化火　长期过度精神刺激，或郁怒伤肝，肝失疏泄，气郁化火，或思虑过度，心气郁结，郁而化火，火灼伤阴，而致消渴病。西医学认为精神紧张、情绪激动、思虑过度等，均可引起拮抗胰岛素的激素分泌增加而使血糖升高。

4. 外感六淫，化热损阴　若燥火风热邪毒内侵，旁及脏腑，化燥伤津，可致消渴病。目前认为病毒感染是胰岛素依赖型糖尿病发生的重要原因。

5. 长期饮酒，房劳过度　若长期饮酒，损伤脾胃，积热内蕴，化燥伤津；或房事不节，肾精亏虚，虚火内生，灼伤阴津，均可发生消渴病。

二、病机

1. 阴虚热盛　先天不足，素体羸弱，肾精亏虚；精神郁滞，肝失疏泄，气郁化火，耗伤阴液；饮食失节，过食肥甘，损伤脾胃，积热内蕴，损伤阴液；外感六淫，燥火风热毒邪内侵，累及脏腑，化燥伤津；或素体阴虚，复受燥热所伤，阴愈虚而燥热愈炽，热愈盛而阴液愈耗，终成消渴。此类病者，阴虚为本，燥热为标。

2. 气阴两虚　先天不足，后天失养，或劳倦内伤，久病不复而致肺脾肾气虚，气虚失于固摄，尿多伤津，津耗加重气虚，气虚不能化生津液，加重阴虚；或因阴津亏耗，气失依附，气随津脱；或燥热伤阴耗气；或于妊娠早期，呕吐不止，饮食少进，致阴液亏损，精气耗散，终呈气阴两虚。

3. 阴阳两虚　禀赋不充，或久病不复，或劳伤过度，致肾精亏耗，阴损及阳，肾阳虚衰；或素体阳气不足，脾失温煦；或过食生冷，伤及脾阳，致脾肾两虚，阳损及阴；或消渴病治疗失当，过用苦寒伤阳之品，终致阴阳俱虚。

受孕以后，阴血聚于冲任以养胎，致使孕妇机体常处于阴血偏虚而阳气偏亢的相对不平衡状态，随着胎儿发育所需阴血增加，加之胎体渐长，往往影响气机升降。若禀赋不足，或素体阴虚，致脏腑气血偏盛偏衰；或孕后复感病邪，伤阴耗气易发消渴病；或原有消渴病，因孕而阴血愈虚，燥热愈盛，可使原有的消渴病症状加重。妊娠合并糖尿病，临床多呈现上述 3 种证型。

【诊断】　糖尿病合并妊娠诊断

妊娠前已确诊为糖尿病患者。妊娠前从未进行过血糖检查，孕期有以下表现者应高度怀疑为孕前糖尿病，待产后进行血糖检查进一步确诊。①孕期出现多饮、多食、多尿，体重不增加或下降，甚至并发酮症酸中毒，伴血糖明显升高，随机血糖＞11.1mmol/L者。②妊娠20周之前，空腹血糖＞7.0mmol/L。

GDM诊断标准

GDM的口服葡萄糖耐量实验（OGTT）诊断标准仍不统一（表2-4-4-1），目前国际上主要采用美国糖尿病协会（ADA）、美国糖尿病资料小组（NDDG）、WHO等制定的诊断标准，香港特别行政区及欧洲大多数国家采用WHO标准。我国亦多借鉴国外诊断标准，主要采用NDDG或ADA诊断标准，WHO的GDM诊断标准低于NDDG和ADA标准，美国诊断GDM的金标准仍然是100g OGTT。符合下述任何一项标准，即可诊断GDM：①妊娠期2次或2次以上空腹血糖（FPG）≥5.8mmol/L（105mg/dl）。②50g葡萄糖负荷试验（GCT），FPG≥5.8mmol/L（105mg/dl），1h血糖（1hPG）≥11.1mmol/L（200mg/dl）。③WHO 75g OGTT两项标准中任一达到或超过。④ADA、NDDG、Carpenter和Coustan标准中2项或2项以上结果达到或超过标准，即诊断为GDM。

表 2-4-4-1　OGTT 不同的 GDM 诊断标准

标准来源	葡萄糖		血糖值（mmol/L，mg/dl）		
	g	FPG	1h	2h	3h
WHO（1985）	75	7.0（126）		7.8（140）	
ADA（2000）	75	5.3（95）	10.0（180）	8.6（15.5）	（—）
	100	5.3（95）	10.0（180）	8.6（15.5）	7.8（140）
NDDG（1979）	100	5.3（95）	10.6（190）	9.2（16.5）	8.1（145）
Carpenter 和 Coustan	100	5.8（105）	10.0（180）	8.6（15.5）	7.8（140）

【辨证论治】

一、治疗原则

应以治病与安胎并举为治疗原则。若孕妇患糖尿病而累及胎儿者，应以治糖尿病为主。若妊娠而加重糖尿病者当以安胎为主，注意补肾培脾，养血清热，开郁顺气。治疗糖尿病，必要时应中西医结合处理。

二、分证论治

1. 阴虚热盛证

（1）临床见证：口燥咽干，烦渴多饮，消谷善饥，或心烦失眠，大便秘结，尿频量多，舌红少津，脉滑数。

阴津耗伤，化源不足，不能上输于肺，亦不能充养胃阴，致肺燥胃热更甚，故出现口燥咽干，烦渴多饮；胃热盛而消谷善饥；心火亢则神明不安，故心烦失眠；液少津亏，肠道失润，是以大便秘结；肾阴亏虚，津不化气，开阖失司而多尿；舌红少津，脉滑数皆为阴虚内热之象。

（2）辨证依据

1）口燥咽干，烦渴多饮，消谷善饥。

2）心烦失眠，大便秘结，尿频量多。

3）舌红少津，脉滑数。

（3）治法与方药

治法：养阴清热。

1）增液汤合白虎汤加减（《温病条辨》）

组成：生地黄、玄参、麦冬、生石膏、知母、黄芩、黄连、天花粉。

妊娠早期，呕吐酸水或苦水者，加陈皮、竹茹、半夏、乌梅等和胃抑肝，降逆止呕。胎动下血、色红，伴腰酸腹坠者，加阿胶、苎麻根养阴凉血止血；续断、菟丝子固肾安胎。

妊娠中晚期，见头晕目眩、心悸怔忡、少寐多梦、颜面潮红等阴虚肝旺证候者，治宜育阴潜阳，加山茱萸、石决明、钩藤、龟甲、首乌。

2）大补阴丸（《中华人民共和国药典》1990 年版）

本方有滋阴降火之功。用于治疗糖尿病之阴虚血热证。每次 9g，每日 2～3 次，淡盐水或温开水送下。

2. 气阴两虚证

（1）临床见证：气短乏力，失眠多梦，头晕耳鸣，口干欲饮，大便干燥，尿频量多，舌胖苔白，脉沉细滑。

消渴伤津耗气，致气阴两虚。心脾气虚则气短乏力，失眠多梦；肾阴亏虚则头晕耳鸣；口干、便燥为阴虚津液不布；气虚失固则尿频量多。

（2）辨证依据

1）气短乏力，失眠多梦，头晕耳鸣。

2）口干欲饮，大便干燥，尿频量多。

3）舌胖苔白，脉沉细滑。

（3）治法与方药

治法：益气养阴。

1）生脉散（《内外伤辨惑论》）合增液汤加减（《温病条辨》）

组成：太子参、麦冬、五味子、生地黄、玄参、黄精、玉竹、天花粉、山萸肉、枸杞子。

呕吐不止者加苏叶、陈皮、黄连、竹茹等，抑肝和胃，降逆止呕。

2）糖尿乐胶囊（《中国中成药优选》）

本方有益气养阴，生津止渴作用。每粒 1.3g，每服 3～4 粒，每日 3 次，温开水送服。

3. 阴阳两虚证

（1）临床见证：形寒肢冷，面色无华，腰酸耳鸣，口干喜热饮，纳差便溏，小便清长，舌淡苔白润，脉沉细。

脾肾阳虚，脏腑失于温煦，故形寒肢冷，面色无华；肾精不充则腰酸耳鸣；气不化津，津不上布而口干；脾肾阳虚，健运失司则纳差便溏；肾关不固，气化无权则小便清长。

（2）辨证依据

1）面色无华，形寒肢冷。

2）腰酸耳鸣，纳差便溏，小便清长。

3）舌淡苔白润，脉沉细。

（3）治法与方药

治法：滋阴补阳。

右归饮加减(《景岳全书》)

组成：干地黄、山萸肉、山药、枸杞子、泽泻、肉桂、茯苓、龟甲、菟丝子。

方中干地黄、山萸肉、山药为滋肾养肝之品；泽泻、茯苓健脾利湿；肉桂温阳化气行水；枸杞子、菟丝子、龟甲补肾益精。全方阴阳互补，以达温阳滋肾之效。

【西药治疗】

1. 胰岛素治疗　饮食调整 3～5 天后，在孕妇不感觉饥饿的情况下测定孕妇 24 小时血糖，包括夜间 0 点血糖，三餐前及餐后 2 小时血糖。血糖控制不理想者尤其伴有胎儿大于孕周者应及时加用胰岛素。目前，常用的胰岛素为人工合成的人胰岛素，孕期应用不易产生抗体。孕期采用末梢毛细血管血糖监测，血糖控制范围如下：空腹血糖 $3.3\sim5.0$ mmol/L；夜间血糖 $3.3\sim6.7$ mmol/L；餐前血糖 $3.3\sim5.8$ mmol/L；餐后 2 小时血糖 $4.4\sim6.7$ mmol/L。以下是 INS 治疗的指征；A2 级 GDM，虽然经过饮食及运动治疗，血糖仍不易达标，专家认为 FPG$\geq$5.3mmol/L（因超孕龄新生儿在 FPG$\geq$5.3mmol/L 者中比 FPG$<$5.3mmol/L 者中高 3 倍）、2hPG$\geq$6.7mmol/L 或 1hPG$\geq$7.8mmol/L（因按此标准有 30%～50%GDM 患者饮食治疗失败需药物治疗）即开始治疗。控制饮食后出现酮症，增加热量血糖控制又超标者。INS 的选择应根据 INS 作用特点，分别选择不同的 INS 制剂见表 2-4-4-2。INS 治疗方案可参考表 2-4-4-3。INS 用量个体差异较大，尚无统一标准可供参考，INS 开始量可按血糖、孕周、体重的不同而异。一般从小剂量开始，根据病情、孕期进展及血糖监测结果进行增减，通常血糖水平每升高 1mmol/L 加用 INS3～4U，每次调整剂量后应观察 2～3 天，INS 剂量调整不宜太频繁。INS 用量，孕 24～32 周、32～36 周、36～40 周分别为 0.8、0.9、1.0U/(kg·d)。由于早餐后血糖升高显著，剂量分配应早餐前 INS 总量 2/3 或 1/2，余下的 1/3 或 1/2 用于午、晚餐前。孕期血糖控制目标尚存有争议，血糖达标为平均血糖 5～5.8mmol/L，FPG3.3～5mmol/L，餐后 2 小时 PG$<$6.0mmol/L，HbA$_1$c 在正常值上限以内。

表 2-4-4-2　INS 制剂选择

制剂	短效 INS	中效 INS
种类	普通 INS 和中性 INS、诺和灵 R、优泌林 R、甘舒霖 R	低糖蛋白锌 INS（NPH）、万拜林 N、甘舒霖 N、诺和灵 N、优泌林 N
起效时间（h）	0.5	2～4
达峰时间（h）	2～4	6～10
持续时间（h）	6～8	16～20

表 2-4-4-3　INS 治疗方案

方案	血糖异常	给药时间	制剂
基础 INS 治疗	早餐前 FPG↑	睡前（22 时）	中效 INS（NPH）
餐前短效 INS 治疗	餐后血糖↑	三餐前 30min（R-R-R）	短效 INS
INS 强化治疗	上述血糖↑	R-R-R-睡前	三餐前短效、睡前中效（INS）

2. 口服降糖药在孕期应用的评价　近年来，研究发现二代磺脲类降糖药——优降糖胎盘通透性极低，美国有学者开始将该药用于 2 型糖尿病和 GDM 孕妇的治疗中。最近美

国妇产科医师学院（ACOG）建议，在孕期口服降糖药应用的安全性、有效性得到完全证实前，临床上尚不能广泛应用。

【其他疗法】

一、饮食疗法

（一）膳食原则

1. 饮食控制 妊娠期间，由于胎儿不断从母体中摄取营养，因此热量摄入不宜过严过低。热量按每日每千克体重 159kJ（38kcal），约合碳水化合物 350～400g；蛋白质每日每千克体重按 1.5～2g 计算。脂肪适量，少量多餐。总之，以不出现低血糖、饥饿性酮症，以及孕妇体重增长不超过 9kg 为宜。

2. 善饥难忍者，可用豆类、蔬菜充饥，尤以南瓜、苦瓜为佳。

3. 忌肥甘、厚味，以防助湿生热。辛、辣、炙煿之品，可助热伤阴，加重病情，故亦当忌食。宜用清淡易消化食物。

（二）辨证配餐

食物疗法可作为药物治疗之辅助。

1. 阴虚热盛证

（1）瓜蒌羹：鲜瓜蒌根 250g，冬瓜 250g，淡豆豉、精盐适量。

将鲜瓜蒌根、冬瓜分别洗净去皮，冬瓜去籽切成片，与豆豉同放锅内加水煮至瓜烂时加盐少许即成。适量食之，连服 3～4 周。

方中瓜蒌根能生津止渴，润燥降火；冬瓜清热止渴，豆豉解表除烦。三味合用，其润肺化燥、生津止渴之效更佳。

（2）菠菜银耳汤：菠菜根 100g，银耳 10g。

菠菜根洗净，银耳泡发，共煎汤服食。每日 1～2 次，连服 3～4 周。

菠菜甘温，利五脏，通血脉，开胸膈，解酒毒，止渴润燥。银耳亦具通利五脏，宣肠胃之功。二味为汤，共奏润燥滋阴，生津止渴之功。

2. 气阴两虚证

（1）知母人参茶：知母 15g，人参 10g。

将知母、人参洗净，文火煮汤，代茶饮之。连服 2～3 周。

知母苦寒质润，善清肺胃之热，又能滋阴润燥；人参止渴生津，补益元气。合用则清热生津，止渴润燥。

（2）香菇烧豆腐：嫩豆腐 250g，香菇 100g，盐、酱油、味精、香油各适量。

豆腐切成小块。在沙锅内放入豆腐、香菇、盐和清水。中火煮沸改文火炖 15 分钟，加入酱油、味精，淋上香油即可食用。适量服之，不宜过热。

清热益胃，活血益气。方中豆腐味甘性凉，益气和中，生津润燥，清热解毒；香菇有益气活血，理气化痰之功。

3. 阴阳两虚证

（1）鲜奶玉露：牛奶 1000g，炸核桃肉 40g，生核桃肉 20g，粳米 50g。

粳米洗净，用水浸泡 1 小时，捞起沥干水分。将四物放在一起搅拌均匀，用小石磨磨细，再用细筛滤出细茸待用。锅内加水煮沸，将牛奶核桃茸慢慢倒入锅内，边倒边搅拌，稍沸即成。酌量服之，连服 3～4 周。

补脾益肾，温阳滋阴。方中核桃能滋肾润燥，双补阴阳；粳米清热止渴；鲜奶甘润益阴，善理虚羸。四味制成药膳食之，可润燥滋阴，补脾益肾，清热止渴，而理久病之体虚。

（2）高粱枸杞粥：高粱米 100g，枸杞子 30g，桑螵蛸 20g。

将桑螵蛸洗净，加清水煮沸后倒出汁液，加水再煮，反复 3 次，将汁液合起过滤收药液约 500ml。将枸杞子、高粱米分别洗净，共放于锅内，加入药液及适量清水，用武火煮沸后，放文火煮至米烂可食。每日 1 次，连用 3～4 周。

健脾强胃，滋肾温阳，缩尿。方中桑螵蛸甘咸性平，益肾助阳缩尿；枸杞子补肾益精，益阴扶阳；高粱米益脾强胃，补益后天。对久病体虚，脾肾虚损，小便频数之消渴，宜选此膳服食之。

二、针灸疗法

（一）体针

1. 取穴：鱼际、太渊、心俞、肺俞、胰俞、金津、玉液、承浆。

手法：补泻兼施。每次 3～4 穴，每日或隔日一次。适用于阴虚热盛证。

2. 取穴：内庭、三阴交、脾俞、胃俞、胰俞、中脘、足三里。

手法：补泻兼施。每日 3～4 穴，每日或隔日一次。适用于气阴两虚证。

3. 取穴：太溪、太冲、肝俞、胰俞、肾俞、足三里、关元。

手法：补泻兼施。每日 3～4 穴，每日或隔日一次。适用于阴阳两虚证。

（二）耳针

耳穴：内分泌、胰、肾、三焦、神门、肺、胃。

方法：耳穴埋丸，外以胶布固定。每次取一侧耳穴，留 5 天，7 次为 1 个疗程。

（三）灸法

主穴：胰俞、肺俞、脾俞、肾俞、足三里、太溪。

配穴：肺热加鱼际，脾胃郁热加中脘，肾气不足加关元。

灸法：每日灸 1 次，每次 5～10 壮，妊娠中晚期可用艾条悬灸。

【预防与调护】

1. 孕早期确诊糖尿病者，应检测血压，了解心肾功能，并作眼底检查。如果血压多次测量均在 150/100mmHg 以上，或心电图示冠状动脉硬化，或肾功能减退，或有增殖性视网膜炎者，均应终止妊娠同时结扎输卵管。

2. 器质性病变较轻或控制较好，可继续妊娠，应全面检查和血液化验，了解病情，在整个孕期认真控制血糖值 6.11～7.77mmol/L（110～140mg/dl），及时防治产科并发症，适当终止妊娠。

3. 加强产前检查次数 在妊娠前半期每两周检查一次，后半期每周一次。每次都应测尿糖或尿酮体。其间应使孕妇学会自行检测。孕 34～36 周住院待产，选择适当分娩时间及分娩方式。

4. 饮食控制 每日热量以 125kJ/kg（30kcal/kg）计算，并给予维生素、钙及铁剂，适当限制食盐摄入。如饮食控制能达到上述血糖水平而孕妇又无饥饿感为理想，否则需用药物治疗。

5. 运动疗法指导 运动疗法也是妊娠合并糖尿病孕妇的一种重要治疗方法，但是由于孕妇的特殊生理状况，孕妇不宜做剧烈运动。

6. 预防低血糖 由于有些孕妇在执行饮食治疗的过程中往往会过度节制饮食，以致出现低血糖反应。因此，在住院期间，告诉孕妇低血糖的症状，身边常备有糖或巧克力等，一旦出现低血糖症状，立即口服。

7. 心理调适 对妊娠糖尿病孕妇病情较重，运用医学营养疗法、运动疗法效果不好的孕妇，根据医嘱使用胰岛素。向其解释不使用胰岛素的后果等，使孕妇能接受胰岛素的使用。

【疗效判定】

显效：治疗后症状基本消失，空腹血糖<7.2mmol/L（130mg/dl），餐后 2 小时血糖<8.3mmol/L（150mg/dl），24 小时尿糖定量<10.0g；或血糖、24 小时尿糖定量较治疗前下降 30％以上。

有效：治疗后症状明显改善，空腹血糖<8.3mmol/L（150mg/dl），餐后 2 小时血糖<10.0mmol/L（180mg/dl），24 小时尿糖定量<25.0g；或血糖、24 小时尿糖定量较治疗前下降 10％以上。

无效：治疗后症状无明显改善，血糖、尿糖下降未达上述标准。

（黄云亮 夏 天）

参 考 文 献

1. 张眉花，杨慧霞．妊娠合并糖尿病对母儿的影响．中华全科医师杂志，2005，4（8）：459-461.
2. 中华医学会妇产科学分会产科学组，中华医学会围产医学分会妊娠合并糖尿病协作组．妊娠合并糖尿病临床诊断与治疗推荐指南（草案）．中华妇产科杂志，2007，42（6）：426.
3. 雷丽芳，饶邦复．妊娠合并糖尿病．现代医药卫生，2008，24（19）：2928.
4. 杨慧霞．进一步提高对妊娠合并糖尿病的研究水平．中华围产医学杂志，2005，8（5）：290.
5. 马荣芹．护理干预应用于妊娠合并糖尿病患者的分析研究．护理实践与研究，2008，5（9）：11.

第五节　妊娠合并肾小球肾炎

妇女在妊娠期间，出现水肿、蛋白尿、血尿、高血压等症者，大多为并发肾小球肾炎（以下简称肾炎）。

临床一般区分为妊娠合并急性肾炎与慢性肾炎，前者在成年人中罹患较少，发病于妊娠期间就更为罕见。后者在临床虽然较为常见，但据现代医案报道也仅占分娩总数的0.027％～0.1％。二者的发病原因均与非妊娠妇女相同。前者是由于溶血性链球菌、肺炎球菌及其他感染后引起的免疫反应，抗原抗体复合物在肾小球内沉积，致使肾脏的肾小球发生弥漫性炎症病变；后者是由于原有急性肾炎或由于无明显原因的原发性肾小球免疫性炎症性疾病。

1827 年，Richard Bright 首次对肾小球肾炎的临床症状和实验室检查所见作了描述，指出本病与猩红热、急性扁桃体炎有关。

由于细菌学的发展，发现扁桃体炎、咽炎、鼻窦炎、感冒以及猩红热、风湿热、皮肤感染等都能诱发肾炎。特别是对甲种溶血性链球菌与本病的密切关系有了进一步认识。

1917 年，Esherich 与 Schick 又提出了肾小球肾炎是由感染引起的免疫反应性疾患。

1928 年，日本学者 Masugi 探讨了动物实验性肾炎的免疫学机制。Kay 等在 20 世纪 40 年代进一步提出抗原、抗体的免疫学问题。

近 20 年，对肾炎发病机制的认识不断深化，多数学者认为，肾炎的发病，不仅通过免疫反应，而且还有其他介质的作用。它的发病是一个复杂的过程。另外还有通过非免疫因素，如汞、青霉素等药物所引发的肾脏病变。妊娠合并肾炎，多是在妊娠前就已有肾炎病史，妊娠时期，妇女免疫功能等内环境失去稳态，往往使肾炎复发或加重，这在临床应引起特别注意。

妊娠合并肾炎，从中医学的理论上认识，概属于水肿、妊娠肿胀（子肿）范畴，可参照水肿、妊娠肿胀病证进行辨证论治。

关于水肿证，历代文献论述颇多，并经长期临床实践，不断充实、完善。

早在《黄帝内经》中就有病名为"水"的记载。如《素问·平人气象论》："面肿曰风，足胫肿曰水"，《灵枢·水胀》根据不同证候特点，分别名之曰："风水"、"石水"、"涌水"。后来《中藏经》在此基础上，将水肿分为 10 种。东汉张仲景对本病的论述与命名更切合临床而实用，分为"风水"、"皮水"、"正水"、"石水"、"黄汗"；又按五脏的证候，分为"心水"、"肝水"、"肺水"、"脾水"、"肾水"。这一命名与分类的理论，对后世治疗水肿的影响很大。

宋代《三因极一病证方论》，根据脏腑学说，将水肿病分为心水、肝水、肺水、脾水、肾水、胆水、大肠水、膀胱水、胃水、小肠水等"十水"。由于分类繁多，很难在临床上准确掌握。因此，元代朱丹溪提出了阴水、阳水的分类方法，有利于在临证中提纲挈领，执简驭繁。

因水肿一病，以证为名，若妊娠期合并水肿，又往往列入妊娠肿胀之中。病证虽有别，治则实有互为借鉴之处。

【病因病机】

《黄帝内经》云："邪之所凑，其气必虚"，"两虚相得，乃客其形"。妊娠合并肾炎正是因为外邪侵袭，内伤脾肾所致，其病机是肺、脾、肾三脏功能失调，使体内水津输布化生障碍，气化不及，或孕后之血注冲任以养胎元而致母体阴血不足，脏腑失于濡养，如外邪侵袭而使肺气失宣，不能通调水道，下输膀胱以致风水相搏于肌肤。肝失血养，体不足而用偏亢以致肝阳上亢，或木横侮土、肝脾同病。冒雨涉水，久居湿地，或饮食不节，过食辛甘肥腻，以致脾为湿困，运化失司，水湿为聚，溢于肌肤，或皮肤疮毒，反复感染，水湿阻遏，郁而化热，湿毒壅盛而致肾失开阖，或外邪伤及日久，或房劳过度，劳倦内伤，脾肾俱虚，脾阳不振则运化无力，肾阳衰败，则气化失常，故见本病。正如景岳云："风水肿等症乃肺、脾、肾三脏相干之病，盖水为至阴，故其本在肾；水化于气，故其标在肺；水性畏土，故其制在脾；今肺虚则气不化精而化水，脾虚则土不制水而反克，肾虚则水无所主而妄行。"

本病在病程发展中，又可内外因相互影响，因果转化为患。外感风邪，可致脾肾两虚；内伤脾胃，脏腑虚损，又易感受外邪而使病情加重。但其基本外因终不离风、湿、毒，而内因又与肺脾肾关系密切；当风湿毒邪伤及肺、脾、肾三脏，首先肺失宣降，不能通调水道，则气机不升，脾失转输，则气化不利，肾失开阖则关门不固，以及三焦水道失畅，膀胱气化无权，水湿毒邪大量内聚，水谷精微失于敷布而大量流失见本病诸证。

急性肾小球肾炎简称急性肾炎，是由免疫反应而引起的弥漫性肾小球损害，多数属于急性链球菌感染后肾炎。以链球菌感染后最为常见，称之为急性链球菌感染后肾炎，偶见于其他细菌或病原微生物感染之后。慢性肾炎有少数病例是由急性肾炎发展而来，占15%～20%，大部分是免疫介导性疾病，可由循环中可溶性免疫复合物沉积于肾小球，或者由抗原（肾小球固有抗原或外来植入性抗原）与抗体在肾小球原位形成免疫复合物，而激活补体，引起组织损伤。也可以不通过免疫复合物，而由沉积于肾小球局部的细菌毒素、代谢产物等通过"旁路系统"激活补体，从而引起一系列炎症反应而发生肾小球肾炎。

妊娠期出现高凝状态及局限性的血管内弥散性凝血，可加重肾小球肾炎缺血性病理改变或引发肾功能障碍，致使病情向恶化发展。尤其是妊娠合并肾炎患者并发妊高征者，二者相互影响，使病情进一步加重，到了妊娠后期多易出现尿毒症，甚则死亡，围产儿死亡率也很高。

【诊断与鉴别】

一、诊断要点

西医诊断标准。①起病缓慢，病情迁延，临床表现可轻可重，或时轻时重。随着病情发展，可有肾功能减退、贫血、电解质紊乱等情况出现。②可有水肿、高血压、蛋白尿、血尿、管型尿等表现的一种（如血尿或蛋白尿）或数种，临床表现多种多样，有时可伴有肾病综合征或重度高血压。③病程中可有肾炎急性发作，常因感染（如呼吸道感染）诱发，发作时有时类似急性肾炎之表现。有些病例可自动缓解，有些病例出现病情加重。但应除外胶原性疾病、糖尿病肾病、痛风性疾病、原发性高血压、肾血管性高血压、肾盂肾炎、直立性低血压、中毒性肾病及其他如原发性醛固酮增多症、淀粉样变性、多囊肾、妊娠肾病等。具备①＋③或②＋③即可确诊。但血肌酐＞442μmol/L不纳入观察病例。

二、鉴别

1. 妊娠小便淋痛 本病与妊娠小便淋痛（子淋）均有腰痛、少尿及血尿。但子淋以妊娠而兼小便淋漓涩痛为其特征，或伴有发热及尿细菌培养阳性；而妊娠合并肾炎则有肾炎史或链球菌感染史，并以水肿、蛋白尿、高血压为主要临床表现。

2. 子痫 二者都有水肿、蛋白尿、管型尿、血尿，高血压及肾功能不全的临床表现，但子痫无肾炎及感染史，以上表现一般在妊娠20周后方会出现，妊娠结束后症状、体征则很快消失，另外咽拭子培养及血清检查可助鉴别。子痫发作期抽搐征象易于鉴识。

3. 子肿 妊娠合并肾炎临床以水肿为主要临床表现的要与子肿相鉴别。子肿是因孕而发，孕终自退，且水肿一般从踝部逐渐向上延及全身，无高血压、蛋白尿等表现。而本病一般在妊娠前即有肾炎史，且水肿首发于眼睑部并有尿液、血液、肾功能及眼底等病理改变。

4. 妊娠合并肾病综合征 二者均有高血压、蛋白尿、血尿、水肿，尤其是妊娠合并慢性肾炎有肾功能不全的表现者，但妊娠合并肾病综合征是以高度水肿、高蛋白尿、高脂血症、低蛋白血症为特征。

表 2-4-5-1　妊娠高血压综合征、妊娠合并原发性高血压、慢性肾炎鉴别表

	妊娠高血压综合征	妊娠合并原发性高血压	妊娠合并慢性肾炎
过去史	无高血压病史	孕前有高血压病史	孕前有急慢性肾炎病史
发病年龄	多见于年轻初产妇	多见于年龄较大经产妇	多在 30 岁以下
发病时间	一般在妊娠 24 周后发病	妊娠前	妊娠前
水肿	轻度至重度	无或轻度	轻度至重度
血压	一般不超过 26.6/16kPa（200/120mmHg），往往伴有自觉症状	常达 26.6/16kPa（200/120mmHg）或以上	早期可有或无高血压，晚期有之
蛋白尿	＋～＋＋，一般无管型	无或少量	＋＋＋～＋＋＋＋，可见各种管型
肾功能	一般正常	正常或略低	显著减退
眼底	小动脉痉挛，视网膜水肿，重者出血、渗出	小动脉硬化，重者可有出血或渗出	蛋白尿性视网膜炎，肾炎性视网膜炎
产后恢复	产后短期即可恢复	产后持续高血压	妊娠促使恶化，产后较难恢复

【辨证论治】　妊娠合并肾炎，临床上应采用辨病与辨证相结合的方法进行治疗。

一、辨证要点

本病辨证当首辨虚实。一般妊娠合并急性肾炎为新感外邪，多属实证，妊娠合并慢性肾炎，外邪伤及日久，正气必虚，但水邪内停为实，故多本虚标实。其次辨阴阳，辨阴水和阳水。阳水起病急聚，且水肿首发于面部，以腰以上较甚，肤色光亮面薄，按之凹陷易于恢复，多因风邪外袭，湿邪浸渍病及肺脾，正盛邪实所致，此证属妊娠合并急性肾炎。而阴水起病缓慢，且水肿好发于下肢先肿，肿势以腰以下较甚，肤色萎黄或灰黯，按之凹陷恢复较慢，多因劳伤脾虚，脾肾亏虚，正虚邪盛所致，此证属妊娠合并慢性肾炎。阳水日久不愈可转为阴水，而妊娠合并慢性肾炎急性发作时，又当从阳水辨证。若伴关节酸重，小便短赤，形寒发热或咽红肿痛，苔薄黄，脉浮数之候，当辨为风邪外袭。若兼有皮肤疮毒，咽喉肿痛，尿少而赤，便干，舌苔黄，脉数，此属湿毒壅盛。如兼有浮肿反复不愈，身体沉重困倦，脘闷腹胀便溏，面色薄黄，舌苔白腻，脉沉缓，当属水湿浸渍。兼见腰膝酸痛，腹胀尿少色清，精神疲乏，面色㿠白，四肢不温，食欲不振，舌胖嫩边齿痕，脉沉细无力者，病因脾肾阳虚。若兼有头痛，耳鸣，手足心热，虚烦盗汗，甚则胸胁胀痛，肢体麻木震颤，舌红少苔，脉弦数之候，属阴虚肝旺。临床根据以上情况结合病史及身体状况而辨证施治。

二、治疗原则

对妊娠合并肾炎的治疗多从"发汗、泻下、利小便"3 个方面入手。凡风邪外袭或上半身肿以汗法为主，汗出、小便利、肿消而病渐好转。利水是治疗本病的基本方法，但临床应分别其虚、实、寒、热结合应用。实证应拟以通阳利水，清热利水，虚证则应温补脾肾，化湿利水，但必须要考虑到妊娠期间阴血偏虚的特点而利水重伤其阴，且过度的通利恐有坠胎之弊，应重在发表宣肺，通调水道，下输膀胱，以达到利水消肿，而不伤胎之目的，并应佐益气补肾，固安胎元之法。

三、分证论治

1. 风邪侵袭证

（1）临床见证：妊娠期突发眼睑浮肿，渐及面部、四肢及全身，小便短赤不利，伴有恶风发热，四肢酸痛，咽红肿痛，咳嗽，气急，舌质红苔薄白，脉浮或浮数。

（2）辨证依据

1）起病急骤，水肿突发，自上而起。

2）恶风发热，小便短赤，四肢酸痛。

3）舌红，苔薄，脉浮。

风邪侵袭，肺气束缚为之郁闭，肺失宣降，不能通调水道下输膀胱，水液输布，排泄失常，则水湿停滞。风为阳邪，其性上行，风水相搏故水肿自上而起，邪在肌表，故恶寒发热，四肢酸痛，肺气不降，则咳嗽气急，舌红苔薄脉浮，均为风邪侵袭之象。

（3）治法与方药

治法：祛风行水，佐以安胎。

1）越婢汤（《金匮要略》）

组成：麻黄、石膏、生姜、甘草、大枣。

原方主治由风水恶风一身悉肿，脉浮不渴，续自汗出，无大热。

若热重咽痛可加金银花、黄芩、连翘，无内热可去石膏。

2）经验方

组成：金银花 20g，黄芩 10g，山栀子 10g，苏叶 10g，荆芥 10g，桔梗 10g，板蓝根 20g，云茯苓 15g，绿豆衣 6g，生甘草 6g，鲜芦根 30g。

适用于风热外感，肺有蕴热，以致肺失宣降，水道不得通调，水湿内停之水肿。金银花、苏叶、荆芥疏解风热；黄芩、栀子、板蓝根、芦根清肺热；云茯苓、绿豆衣淡渗水湿；桔梗开提肺气，通调水道；甘草清热润肺，调和诸药。可加苎麻根，以助安胎利尿之功。

咳嗽加枇杷叶、杏仁；泛恶纳呆者加川黄连、竹茹。

2. 湿毒壅盛证

（1）临床见证：妊娠期间皮肤湿疮、反复发作或疮生成脓，乳蛾咽喉红肿疼痛，继而肢体浮肿，发热口渴，尿短赤，血尿，头痛身热，便结，舌苔黄腻，脉濡数。

湿热疮毒内陷，湿毒浸淫肌肤则发湿疮，上犯则见乳蛾；累及脾肺，水湿不运，水道失于通调，则全身浮肿；侵犯下焦，热伤胞络，故尿短赤，血尿，头痛身热便结，舌苔腻脉濡数，均为湿毒壅盛之征。

（2）辨证依据

1）皮肤疮疡反复发作，肢体浮肿。

2）乳蛾咽红肿痛，发热，尿短赤，血尿。

3）舌苔黄腻，脉濡数。

（3）治法与方药

治法：清热利湿，凉血解毒，佐以安胎。

1）麻黄连翘赤小豆汤（《伤寒论》）

组成：麻黄、连翘、赤小豆、杏仁、大枣、桑白皮、生姜、炙甘草。

原方主治湿热发黄而兼表证。

方中麻黄、杏仁、生姜以辛温宣发，解表散邪；连翘、赤小豆、桑白皮等苦寒清热除湿；炙甘草、大枣甘平和中，本方为表里双解之剂。表证一罢，麻黄、生姜等辛温药即须去掉。

若尿血，可加小蓟、藕节凉血止血。加黄芩可清三焦之热，安胎。白芍可敛阴安胎。若疮疡红肿甚可加金银花、板蓝根加强清解湿毒之力。

2）五味消毒饮（《医宗金鉴·外科心法要诀》）

组成：金银花、野菊花、蒲公英、紫花地丁、紫背天葵子。

本方原有清热解毒，消散疗疮功能。加用茯苓、冬瓜皮、赤小豆、白茅根清热利湿消肿。

3. 水湿浸渍证

（1）临床见证：妊娠期间肢体浮肿日剧，按之凹陷不起，小便短少，身体沉重困倦，胸闷纳呆便溏，面色浮黄，苔白腻，脉沉缓。

水湿之邪，浸渍肌肤，壅阻不行，以致肢体浮肿不退，水湿内聚，三焦决渎失职，膀胱气化失常，故小便短少。水湿日增，肿热日剧，故按之凹陷不起，脾为湿困，阳气不能舒展，而见身重困倦，胸闷纳呆便溏，苔黄腻，脉沉缓，亦为湿胜脾弱之象。

（2）辨证依据

1）肢体浮肿日剧，按之凹陷不起。

2）身体困倦，胸闷便溏，小便短少，苔白腻脉沉缓。

3）起病缓慢，病程长。

（3）治法与方药

治法：健脾化湿，通阳利水。

1）五皮饮（《华氏中藏经》）合五苓散（《伤寒论》）

五皮饮：生姜皮、桑白皮、陈皮、大腹皮、茯苓皮。

原方治疗皮水由脾虚湿盛，泛溢肌肤所致。

方中的茯苓皮利水渗湿兼以补脾助运化，生姜皮辛散水饮，桑白皮肃降肺气，以通调水道；大腹皮行水气消胀满，陈皮和胃气化湿浊。五药合用，共奏理气健脾、利湿消肿之效。

五苓散：猪苓、泽泻、白术、茯苓、桂枝。

原方治疗外有表证，内停水湿，水饮停蓄为患。

两方合用共奏健脾通阳，消肿利水之功。

若下肢肿甚加防己、厚朴，并可加补骨脂、杜仲等固肾安胎。

2）胃苓汤（《丹溪心法》）

组成：猪苓、泽泻、白术、茯苓、桂枝、苍术、厚朴、陈皮、甘草。

方中桂枝温阳化气，苍术、陈皮、厚朴健脾去湿，消胀除满；茯苓、猪苓、泽泻利水消肿；白术健脾益气而运化水湿，益血之源以安胎；并可酌加杜仲，补骨脂固肾安胎。

若汗出身重可加黄芪、防己、防风。

4. 脾肾阳虚

（1）临床见证：妊娠期间周身高度浮肿，按之如泥，腰以下尤甚，面色㿠白，食欲减退，神疲乏力，心悸气急，畏寒肢冷，腰膝酸痛，足跟痛，尿少色清，便溏，舌胖嫩有齿痕，脉沉细无力。

脾肾阳虚则运输气化失常，水液停聚，水邪泛滥，故见周身高度浮肿，肾阳不足则腰膝酸痛，尿少色清；面色㿠白，畏寒肢冷，神疲乏力，大便溏，均为脾阳不振之证，舌胖嫩有齿痕，脉沉细为阳虚湿停之象。

（2）辨证依据

1）周身高度浮肿按之如泥，腰以下尤甚。

2）腰膝酸痛足跟痛，尿少色清。

3）畏寒肢冷，食欲不振便溏。

4）舌胖嫩有齿痕，脉沉细无力。

5）素体脾肾阳虚。

（3）治法与方药

治法：温补脾肾，利水消肿，佐以安胎。

1）实脾饮《重订严氏济生方》

组成：附子、干姜、甘草、厚朴、白术、木瓜、木香、草果仁、茯苓、大腹皮、生姜、大枣。

原治阴水缘于脾肾阳虚，阳不化水，水气内停所致。

群药相伍，齐奏温暖脾肾，行气利水之效，用于偏脾阳虚者。但附子辛热有毒，为孕妇禁忌，可以补骨脂代之。呕恶加半夏、吴茱萸。神疲气短酌加人参、黄芪等。加杜仲、菟丝子以固肾安胎。

2）真武汤《伤寒论》

组成：茯苓、芍药、白术、生姜、附子。

原治脾肾阳虚水气内停。此方用于偏肾阳虚者。若有流产之兆，原方中附子辛热有毒，可以补骨脂、巴戟天、仙茅等温肾助阳之品取代之。腰酸痛甚者可加杜仲、续断、菟丝子壮腰止痛，固肾安胎。心悸气急可酌加柏子仁、远志等宁心定悸。

5. 阴虚肝旺

（1）临床见证：妊娠期间浮肿、头痛、头晕、眼花目眩，面色潮红，盗汗，手足心热，咽干，耳鸣，胸胁胀痛，肢体麻木震颤，舌红少苔，脉弦数。

素体不足，孕后肾精以养胎元则肾愈虚不能滋养肝木，肝阳上亢，故见头痛头晕，眼花目眩；阴虚则面色潮红，盗汗，手足心热，咽干耳鸣；木失水涵，气机偏旺而失条达故胸胁胀痛；横侮中土，脾失健运，水湿外溢肌肤故见浮肿；阴虚肝旺，肝风内动故肢体麻木震颤。舌红少苔，脉弦数为阴虚肝旺之证。

（2）辨证依据

1）妊娠期间浮肿。

2）头痛头晕，眼花目眩，盗汗，手足心热，耳鸣，舌红少苔，脉弦数。

3）素体阴虚，或有失血伤阴史。

（3）治法与方药

治法：滋阴潜阳，佐以安胎。

1）羚角钩藤汤（《通俗伤寒论》）

组成：羚角片、桑叶、川贝母、生地黄、钩藤、菊花、茯神木、生白芍、生甘草、淡竹茹。

本方原治邪热传入厥阴，肝经热盛热极动风之证。

方中羚羊角、钩藤为君，清热凉肝息风，配合桑叶、菊花为臣以加强息风之效。风火相煽，最易耗阴灼液，故用白芍、生地养阴增液，以柔肝舒筋。羚羊角、钩藤等清肝息风药同用有标本兼顾之义。贝母、竹茹清热化痰，热扰心神又以茯神木平肝宁心安神，俱为佐药。生甘草调和诸药为使，与白芍相配又能酸甘化阴舒筋缓急。对于肝阳上亢引起的头痛、头晕、震颤等，用本方凉肝息风亦甚合适。

2）杞菊地黄丸(《医级》)

组成：熟地黄、山茱萸、山药、泽泻、茯苓、丹皮、枸杞子、菊花。

原方治肝肾阴虚而致两眼昏花、视物不明等症。

加龟甲、石决明、钩藤、天麻可育阴平肝潜阳。肿甚可加防己、赤小豆。蛋白尿可加小蓟、藕节。

【其他疗法】

一、饮食疗法

1. 取 2～3 斤重鲤鱼 1 条，剖腹洗净肠杂用黄泥封固，放在炭火中煅焙，俟出白烟取出，待冷研末为粉。1 日 3 次，每次温开水送服 2 匙，服完为 1 剂，忌盐。适用于妊娠合并急性肾炎之风邪侵袭，以及妊娠合并慢性肾炎脾肾阳虚型。

2. 玉米须 50g 加水 600ml，煎 20～30 分钟，熬成 300～400ml，液体过滤后，每日 2 次分服。适用于急性肾炎之风邪侵袭，湿毒壅盛或慢性肾炎之肝肾阴虚，肝阳上亢。

3. 乌梅、乌梅炭各 3g，分 2 次服。服至七八个月。宜于消除蛋白尿，适用于慢性肾炎之脾肾两虚证。

4. 鲜茅根 60g（干品 30g），煎汤频服。用于水肿血尿患者。

5. 冬瓜 500g，煎汤三大碗，分 3 次服。适用于急性肾炎之风邪侵袭，湿毒壅盛。

二、肾炎患者的妊娠及产科处理

同济医科大学附属同济医院白志奎、马庭元撰文作了探讨。择录如下，供肾炎患者受孕问题及妊娠合并肾炎者监护和产科处理参考。

1. **肾炎患者的受孕问题** 文献指出，慢性肾炎患者有轻度高血压和肾损害不明显者，其后果可能较好，胎儿成活率可有 80%～90%，但若孕早期血压升高，可增加流产或死胎的危险。若高血压伴有蛋白尿，胎儿存活的机会甚小，孕妇病情亦加重。由上，建议妊娠合并慢性肾炎者，若血压正常或稍高，无蛋白尿或有微量、肾功能损害不明显者，是可以受孕的，但需在产科、泌尿科和儿科的共同严密监护下进行。若有加重或恶化现象，应立即结束分娩。再者慢性肾炎的时间越长、年龄越大则越重，故受孕宜早不宜迟。

对有肾炎并伴有高血压、蛋白尿、血尿和贫血史的病人，受孕前应进行肾功能检查，主要测血肌酐及肌酐廓清率。血肌酐正常值非孕妇为 70～106μmol/L，而孕妇该值略降低，妊娠可促使肾功能进一步减退。一般认为血肌酐超过非孕妇高值的 1 倍以上时不宜受孕，血尿素氮正常值为 3.56～14.28mmol/L，如果＞25mmol/L 不宜受孕；血肌酐和血尿素氮异常时，应检测内生肌酐廓清率，其正常值为 80～120ml/(min·1.73m^2)，持续低于 70ml/min 者，为肾功能减退不应受孕。

2. 妊娠合并慢性肾炎的监护和产科处理

（1）及时诊断：在妊娠期首次拟诊为慢性肾炎时，最主要需鉴别者是先兆子痫。两者皆以高血压、蛋白尿、水肿为临床特征，但多数肾炎是隐匿性的，早期症状不明显，故不典型的先兆子痫皆应注意排除肾功能障碍和肾病的可能性。一般认为初孕 20 周后出现高血压者多是先兆子痫。如 20 周前未查过，则需追问病史，作必要的生化检查，以期得出正确诊断。

（2）对母、胎的监护：肾脏的损害程度及母、胎预后皆与尿素氮、肌酐、纤维蛋白原的升高程度及二氧化碳结合率，内生肌酐消除率的下降程度明显相关，尤其连续监护血肌酐、内生肌酐清除率是最重要的。妊娠早期，血肌酐＞212μmol/L 表明肾小球滤过率的严重缺陷，内生肌酐廓清率在 40ml/(min・1.73m^2) 以下，提示慢性肾衰竭正在发展中，妊娠很难达足月，且威胁母、胎生命，应行治疗性流产；如果一定要保留胎儿，应行透析治疗。妊娠晚期若内生肌酐清除率和血肌酐连续检测表明肾功能恶化，监护胎儿应用无激惹试验，而不用血/尿 E$_3$ 的检测，因此时雌激素代谢产物的排泄受干扰。母、胎出现异常现象时，应终止妊娠。孕周到达 35 周以后，是终止妊娠的适宜时间。妊娠合并慢性肾炎发生急性肾衰竭有两个高峰：即孕 15～16 周，因感染流产所致的第一高峰；孕 35～40 周因胎盘早剥、绒毛膜羊膜炎、出血和先兆子痫——子痫所致的第二高峰。故建议已有肾功能失代偿或迅速恶化者，则仍以 38～40 周分娩为宜。

尿量监测亦是重要的。少尿是一种严重的现象，表明肾血流量进行性减少。此时应作凝血功能障碍检查，因其正处于发生 DIC 的危险期。其中血小板计数减少是很主要的。随后大便隐血"＋"，血小板计数降低，尿素氮和血肌酐迅速提高，皆符合肾性急性肾衰竭临床表现。处理时亦注意总液体摄入量应限制在排出量内，除尿、胃肠引流和（或）呕吐量外，加上 400ml/d 即可。另监测体重亦为液体输入量的监测方法。如果补液适当，体重可减少 0.2～0.5kg/d。

B 超可测母肾的大小，一般肾炎孕妇肾脏长度比非孕妇长约 1cm，若患者肾脏明显缩小，常表明是慢性肾炎晚期。B 超亦可监测胎头双顶径及羊水平段。一般双顶径＞8.0cm 胎儿娩出后大多可存活。羊水平段＜3cm 者，易发生胎儿宫内窒息，甚而胎死宫内。一旦出现此等情况，应立即终止妊娠。

监测蛋白尿的临床意义：妊娠期间蛋白尿最常见的原因是妊高征，其次为隐匿性肾炎，终止妊娠后可迅速减少，但对胎儿预后有其临床意义。

血尿酸：孕妇尿酸排出增加，可使血尿酸值降低，随妊娠进展，血尿酸可回升到非孕水平。先兆子痫时高尿酸血症与病情严重程度和胎儿预后密切相关。

【预防与调护】

一、预防

1. 避免外感风邪，对于上呼吸道感染，咽喉炎链球菌感染者，应重视并加以彻底治疗。

2. 对孕期皮肤疮疡患者，要及时根治。

3. 加强营养、锻炼，增强抵抗力，防止伤食，忌过食辛辣刺激及肥甘之品。

二、调护

孕期保健注意事项：①一般保健和护理。保证充足睡眠和休息，孕中、晚期，建议左侧卧位、避免劳累、感染，避免皮肤损伤等；加强优质蛋白质饮食，但不应超过 40g/d；纠正贫血和低蛋白血症，补充维生素 B 和 C。②孕期监测。动态观察血压、蛋白尿、水肿、贫血、肾功能及胎儿盈盘功能，如妊娠顺利，应在孕 32 周住院观察。③孕期用药。孕期应谨慎用药，特别是肾毒性药物，如氨基糖苷类抗生素。

【疗效判定】

1. 妊娠合并急性肾炎

治愈：水肿等症状、体征、尿蛋白定性检查持续阴性，24 小时尿蛋白定量小于 100mg，尿红细胞消失，肾功能正常。

显效：水肿等症状、体征消失，尿蛋白定性检查持续降至微量以下，或 24 小时尿蛋白定量持续降至 300mg 以下，尿红细胞不超过 6 个/HP，肾功能正常。

有效：水肿等症状、体征改善，尿常规检查进步，肾功能正常。

无效：水肿等症状、体征改善不明显，尿常规检查无进步，或肾功能无改善。

2. 妊娠合并慢性肾炎 参照《中药新药治疗慢性肾炎的临床研究指导原则》制定。完全缓解：24 小时尿蛋白定量＜0.2g，或高倍镜下红细胞消失，肾功能正常；基本缓解：24 小时尿蛋白定量减少≥50%，或高倍镜下红细胞不超过 3 个，肾功能正常或基本正常（与正常值相差＜15%）；好转：24 小时尿蛋白定量减少＞25%，或高倍镜下红细胞不超过 5 个，肾功能正常。

（马平仲　夏　天）

参 考 文 献

1. 沈庆法. 急性肾小球肾炎的中西医诊治. 中国临床医生，2008，36（8）：68.

2. 沈庆法，黄宝英. 慢性肾小球肾炎的中西医诊治. 中国临床医生，2008，36（9）：65.

3. 中华内科杂志编委会肾脏病专业组. 原发性肾小球分型与治疗及诊断标准专题座谈会纪要. 中华内科杂志，1993，（32）：131.

4. 李穗湘，罗萍香，钟梅. 妊娠合并慢性肾小球肾炎的研究进展. 医学综述，2004，10（6）：381.

5. 叶任高，陈裕盛，方敬爱. 肾脏病诊断与治疗及疗效标准专题讨论纪要. 中国中西医结合肾病杂志，2003，4（6）：335-357.

第六节　妊娠合并贫血

贫血是妊娠期常见之并发症，以缺铁性贫血为主，巨幼细胞贫血较为少见，其他类型之贫血则更为少见。国内统计妊娠合并贫血的发病率为 10%～20%。

由于妊娠期的血液稀释，其贫血指标与非孕期不同，国内标准，当血红蛋白在 100g/L 以下，红细胞数在 $3.5×10^{12}$/L 以下，或血细胞比容（PCV）＜30% 时，才能诊断为妊娠贫血。

轻度贫血对妊娠、分娩以及胎儿发育影响不大。重度贫血时（红细胞＜$1.5×10^{12}$/L，血红蛋白＜50g/L，或血细胞比容＜13%），可引起流产、早产、胎儿发育迟缓、胎儿窘迫或死胎等，且新生儿发病率高；孕妇的子痫发病较正常孕妇也有明显的增高（约 2 倍）；或致贫血性心脏病；分娩时易发生宫缩乏力、产后出血以及产褥感染等严重后果；妊娠期巨幼细胞贫血可引起胎儿先天性神经管畸形、智力低下及机体免疫力低下、脊柱裂、无脑儿。

妊娠合并贫血，是西医学中的病名，中医学书籍文献中，虽未将它列为一个专门的病证。但是大量的古籍及现代报道中，与本病类似的各种证候的记载及资料却比比皆是，以东汉张仲景的《金匮要略》为最早，其在《妇人妊娠病脉证并治》篇中曰："妇人妊娠，宜常服当归散主之……即易产，胎无疾苦。"汪近垣注释曰："妊娠血以养胎，血为胎夺，虚而生热，是其常也。宜常服，谓不病亦常服也。当归、芍药，一动一静以养血，川芎调达肝阳，黄芩清热和阴，白术健脾胜湿，从血分以和肝脾也。"又曰："养胎之要首重肝脾，肝为生血之源，脾为万物之母，肝脾之阴阳和，则生机勃然也。"概括了中医对妊娠期生理状态下气血变化的基本认识。故中医学自此为始，对妊娠诸病多以"血聚养胎，血为胎夺"作为病机的归纳，从而制定了以养血、健脾、和肝、清热为主的治疗大法。《金匮要略》诸方如当归散、当归芍药散、胶艾汤、白术散等，至今仍为妇科临床治疗妊娠疾病的主要方药。其后，《诸病源候论》所论妊娠、将产、难产、产后的病证，其主要内容与《金匮要略》一脉相承。唐宋以至明清，中医妇产科学名著如《产宝》、《妇人大全良方》、《女科准绳》、《女科经纶》、《女科辑要》、《医宗金鉴·妇科心法要诀》、《女科要旨》、《傅青主女科》等，有关妊娠、生育、产后所涵理、法、方药、饮食、保健、护理等内容，亦宗《金匮要略》要旨，予以补充、完善和进一步发挥。如：《妇人大全良方》"妊娠胎不长养方论"指出胎不长乃因"脏腑衰损，气血虚羸"。《景岳全书·妇人规》云："妊娠胎本乎血气，胎不长者，亦惟血气不足耳。""凡妊娠之数坠胎者，……血虚则灌溉不周。"《傅青主女科》曰："失血所以养胎也，温和则胎受其益"；"血荫乎胎，则血必虚耗"；"血乃阴水所代，血日荫胎，取给刻不容缓，加减四物汤治之"。又如《医宗金鉴·妇科心法要诀》："胎萎不长失滋养，气血不足宜八珍。"《妇科玉尺·胎前门》："盖胎之所以不安者，除一切外因，总由气血虚，不能荣养胎元所致。"《血证论·胎前门》更直接指出："子悬之证，因母血虚，胎失所养，宜大补其血，炙甘草汤主之"；"子烦者，血虚也"；"子痫者，血虚，风邪入肝所致"；"孕妇之血足则无病"。《女科要旨·胎前门》曰："妊娠腹痛，多属血虚。"《妇科冰鉴·嗣育门》："夫胎处于胞中，全赖气血滋养。"纵观这些论述，对妊娠以血为用，以血为养以及因血虚而致妊娠诸疾的病机、治则、处方都有所涉及。更为典型的如《竹林女科·安胎门》："妊娠通身酸懒，面色青黄，不思饮食，精神困倦，形容枯槁，此血少无以养胎也，宜四物汤。"已把妊娠血虚的临床表现描述得十分具体。

综上可以看出，我国历代医著中，虽无"妊娠合并贫血"的病名，但对于本病之证候表现、病机、辨治方法等，均已有相当的认识，并为后世积累了很多有效的治疗方药。由于中医和西医学的历史及发展不同，故对本病概念和内涵方面的认识存在差异。此外，因中医妇产科在近代的研究中侧重于妇科，而于产科学术的继承发扬显得薄弱，因此缺乏对本病的系统性研究，资料匮乏。多数临床研究报道仍以"妇科血虚证"、"妊娠腹痛"、"先兆流产"、"习惯性流产"、"先兆子痫"等的中医中药治疗为题。少数报道如：福建省南平市妇幼保健所 230 例孕妇服用"生地白芍汤"的体会，总结运用本方治疗妊娠合并贫血取得满意疗效。中医中药治疗妊娠合并贫血，以"血聚养胎，血为胎夺"为纲，采用健脾、和肝、养血、清热、益气等法灵活治疗，尤其对重症贫血者，施以中西医结合治疗，常能取得满意疗效。

由于西医学在 20 世纪以来的迅速发展，尤其是先进的检测手段和仪器的应用，更加速了对本病研究的进程。从 20 世纪 60 年代以来的文献资料及报道可以看出，有关本病的发病率、诊断标准、病因调查以及治疗并发症等方面的内容颇为丰富。关于发病率的报道，不仅回顾性调查了我国国内不同地域的情况，也报道了世界不同地区的相关资料，可以看出各地发病率虽有所差异，但妊娠合并贫血已成为世界性常见的营养性疾病。世界卫生组织（WHO）提出：Hb 水平以孕妇低于 110g/L 为贫血，其患病率为 27%～82%。即使在一些发达国家，患病率亦可为 12%～20%。国内统计以 Hb 低于 100g/L 为标准，患病率为 10%～20%，其中缺铁性贫血占 90%。其次为巨幼细胞贫血，国外报道其发病率 0.6%～4.2%，国内为 1.05%～2.52%，再生障碍性贫血发生率为 9‰，特发性血小板减少性紫癜发病率为 2.4‰～3.0‰。尤以孕晚期妇女本病患病率更高，如沈阳地区的报道为：贫血患病率为 44.8%，其中缺铁性贫血占 82%。对妊娠合并贫血的性质和病因的研究，目前主要有两种见解：一种认为绝大多数孕妇贫血是由于孕期血液稀释而致的生理性贫血；另一种则认为绝大多数孕妇贫血是由于孕期缺乏生血物质如铁、叶酸、维生素 B_{12} 等而导致营养性贫血。根据谭艳红等调查，妊娠期缺铁性贫血还与孕期、文化程度、家庭收入、年龄有关，随着孕周、年龄的增加，贫血患病率明显上升，随着孕周妇女文化程度提高，贫血发病率降低。多数研究表明孕晚期贫血时 Hb 与 PCV 两项指标的变化不成比例，故仅以血液稀释的生理性贫血难以解释。如缺铁性贫血，Hb 首先下降，而 PCV 可正常，而缺铁加重时 Hb 继续下降，才出现 PCV 下降。又如营养性大细胞性贫血早期，首先是 PCV 下降，而 Hb 可正常，当叶酸、维生素 B_{12} 缺乏加重时，PCV 继续下降，才出现 Hb 的下降。故认为，妊娠合并贫血，特别是孕晚期贫血主要为病理性（即营养性）贫血。此研究的结果与中医学孕期"血聚养胎，血为胎夺"之理论恰有异曲同工之妙。20 世纪 90 年代以来，多数更为微观的研究结果证实，对孕妇血象检查如果单纯靠 Hb 一项指标，而不测定 PCV，会漏诊 Hb 正常而 PCV 降低的早期贫血患者。如果同时测定 Hb 和 PCV，则还可计算 MCHC，应用这 3 项指标来测定，有助于发现孕妇早期或潜在贫血的患者，加强对本病的预防和治疗。对孕妇缺铁性贫血的进一步研究表明，孕妇营养性铁缺乏症的演变发展是机体由贮铁减少到缺铁性贫血，故对其血清铁蛋白（SF）的测定极为重要。SF 降低是贮铁减少时相伴出现的唯一情况，对铁减少的诊断具有高度的特异性。妊娠 20 周前 SF 均值反会较同龄非孕妇略高，这与妊娠后月经停止，铁吸收增加，而胎儿发育尚缓有关。而妊娠 20 周以后，SF 迅速降低，至妊娠足月时 SF 均值在 15.52mg/L，已处于无贮备状态，故孕期补铁从孕 20 周以后即应开始。但西医学在妊娠合并贫血治疗方面的研究报道相对较少，以药物和食物两方面补铁为重要的治疗手段。对妊娠合并贫血的预防监测，以及本病一些并发病的研究报道较多，如强调对孕后期的妇女每月检查一次血红蛋白的措施，再如对重度妊娠合并贫血患者的并发症的研究表明：本病早产和死亡的发生率，以及新生儿的发病率均明显高于正常孕妇；子痫的发病率约高于正常孕妇的 2 倍；产后感染率随着 Hb 的降低而升高，有报道称 Hb<90g/L 以下者其感染率是 Hb>100g/L 者的 5～6 倍。新生儿贫血率的调查也可看出有明显的影响。这些并发症方面的研究及报道与中医妇科学领域因血虚所致妊娠病证颇有一致性。

【病因病机】　妇人妊娠后，血聚养胎，血为胎夺，致机体阴血偏虚，是本病的主要病机。但因孕妇个体禀赋各异，病因兼夹有别，故于临证之际，又多变化。

1. 血聚养胎，阴血偏虚　女子以血为本，二七之后，五脏之精血下注冲任胞宫，汇以成经，妊娠之后，聚以养胎。随着胎儿的日益成长，其所需的阴血也日愈增加，所谓"血日荫胎，取给刻不容缓也"。尤其是孕 3 个月以后，自"形体成"至"诸神备"，是胎儿生长发育的重要时期，急需充足的气血、津液等营养物质以助胎长，即使孕妇素日体健，亦有阴血偏虚之衡，若不予以调治，或再具其他病因，则胎失所养，易发生妊娠腹痛、胎动不安或胎萎不长等病。如阴血不足，虚而生热，热逼胞宫，还易致胎漏等。

2. 脾胃不足，生化乏源　脾者后天之本，气血生化之源，女子孕后血聚养胎，所需尤甚，若素体脾胃虚弱，或妊娠后恶阻频作、纳食不足等，则难及胎孕所需，气血匮乏，胎失所养，易发生胎萎不长、胎动不安、胎漏、流产、早产等病。重者于妊娠后期可因气血两虚而出现心悸、喘、肿等并发症，甚或气不摄纳，产时过量出血，产后恶露量多；或气血营卫俱虚，产后易罹患外邪感染之疾，而致产后复旧不良等。

3. 阴血两虚，阳热亢动　《傅青主女科·小产门》曰："夫血所以养胎也，温和则胎受其益，太热则胎受其损"，"血者阴也，虚则阳亢，亢则害矣！"妇人妊娠后血以养胎，阴血已呈偏虚之状，若素体肝肾不足，或肝气失调之人，或饮食失节，起居不调，郁热燥火内生者，至孕期血愈虚而热愈张，阴愈虚而阳愈亢，终致阴阳失衡，阴不制阳，水不涵木，则易发生子晕、子烦、子痫或先兆子痫、早产等证。

【诊断与鉴别】

一、诊断要点

（一）病史

应着重对家族史、既往史（尤其是失血病史）、饮食习惯、胃肠道症状、妊娠次数、月经史及服药史等详细询问，以了解其禀赋，气血盛衰，脏腑功能，有无其他与本病相关的疾病等。

（二）临床表现

妊娠合并贫血者在孕早期或病情轻浅时常无明显的症状，有的孕妇会出现轻度疲乏、纳差、头昏或脱发多等，常易与孕早期的正常反应相混淆，不予重视。而随着孕月的递增或贫血的加重，病情发展，可出现面色不华、萎黄或苍白，疲乏易倦明显，头晕耳鸣，心慌心悸，气短，食欲不振，甚而腹胀肠鸣，消化不良，心烦不寐或口干舌燥，舌上少苔，爪甲不荣或凹陷，甚则尿少浮肿，脉象以细为主，重者细弱而濡或虚大而芤。轻度患者，舌质可正常或淡红，随着病情的加重，可出现淡白或淡而胖；若阴血两虚、津燥而热者，反可出现舌红瘦少苔之象。本病多为薄白苔，气血两虚或脾虚湿重者可见白苔或腻苔，兼夹燥热之邪者亦可以有薄黄苔出现。亦可兼见少腹隐痛，或胀坠，腰酸腰痛，带下稀薄，重则可出现胎漏下血。

（三）辅助检查

1. 血液学检查　是诊断本病的重要依据。若血红蛋白＜100g/L，红细胞＜3.0×10^{12}/L，血细胞比容＜33%时，可诊断妊娠合并贫血。但应反复检查，不能一次检查就下结论。反复检查有利于比较，也有利于排除差错。有条件的地区，应作详细的血片检查，以进一步发现是否为缺铁性贫血或是其他原因的贫血。此外，血清铁的含量和铁结合力的测定也可协助诊断。血清铁蛋白含量的测定有助于估计骨髓铁贮存量是否充分，并有助于鉴别诊断非缺铁性的贫血。尚清等报道，血清转铁蛋白受体的测定更为敏感，可早期诊断缺铁性贫血，特别是亚临床贫血。王淑媛等报道血清铁、血清铁蛋白、血清转铁蛋白受体的测定是诊断妊娠妇女铁缺乏的灵敏标志物，其联合检测对了解妊娠期妇女的贫血状况，评估胎儿的营养状况均有十分重要的临床价值。对一般的孕妇，最好不做骨髓穿刺，只有在病情严重而确诊困难时才可进行。

2. 其他检查　B超可观察胚胎发育的情况，如病人有明显的腹痛、阴道流血症状时，此项检查更为必要。对中、重度贫血的病人，也可根据病人的临床表现进行其他相关检测，以便考虑全面的治疗。

二、鉴别

在妊娠合并贫血的鉴别诊断中，主要掌握与其他原因所致贫血的识别。如：因他病而引起的慢性失血诸如吐血、衄血、便血等；或患有慢性肝、肾疾病及某些感染性疾病；或有寄生虫病等，通过详细的问诊及相关的化验检查，进行鉴别。

【辨病论治】　辨病论治适用于妊娠合并贫血早期或轻症的病人。此时孕者常无特殊症状，或仅有疲倦、乏力、头昏、食欲不佳、气短、脱发增多，面色不华、爪甲不荣等轻微症状，常易与妊娠早期的反应相混。脉诊、舌诊可无明显变化，化验检查血红蛋白、红细胞可以在正常范围。如缺铁性贫血者亦可检出铁贮备下降。可选方：

1. 当归散（《金匮要略》）

组成：当归、芍药、川芎、白术、黄芩。

本方有养血、清热、安胎之功，妊娠者宜常服。用于妊娠合并贫血早期或轻症患者，亦可作为本病的预防保健用药。

原方以当归、芍药一动一静以养血，川芎条达肝阳，黄芩清热和阴，白术健脾胜湿，从血分以和肝脾。上药原研成细末，日服 3 次，每次约 5g。现代多作汤剂煎服，2 日 1 剂，每日早、晚各煎服一次。或 1 日 1 剂，早、午、晚各煎服一次。

2. 生地白芍汤（福建省南平市妇幼保健所经验方）

组成：生地黄、白芍。

以养血、滋阴、柔肝为主。用于妊娠阴血偏虚诸症，妊娠合并贫血早期或轻症患者。以生地黄养血凉血滋阴，芍药柔肝敛阴，紧扣妊娠血聚养胎，阴血偏虚之变。饮片煎服。1 日 1 剂，早、午、晚各服 1 次。

【辨证论治】

一、辨证要点

妊娠合并贫血的主要病机为"血聚养胎，血为胎夺"，以虚为主。但因血、气相关，故临床又可表现为血虚、气虚，或气血两虚之证。血藏于肝，生于脾，得肾精以育化，故于脏则与肝、脾、肾关系密切。血为阴津，虚则易生内热，故热为本病常见之兼证；亦有部分病例因气虚脾弱而兼夹水湿痰饮者。至于重症患者或阴血两虚，肝肾不足，热烁阳浮，风木亢动；或气血两虚，脾湿不运，痰饮泛溢；或脾肾俱虚，则更易形成母病及子的危候。

二、治疗原则

本病之治疗大法为补血、健脾、和肝、清热；而养阴、益肾、和胃、化湿配合之。

三、分证论治

1. 血虚证

（1）临床见证：疲乏，头昏，气短，纳差，面色不华，脉细或弱，舌红偏淡，苔薄白，是本病的常见征象。随着孕期的增加或病情的发展，可逐渐出现神疲乏力加重，头晕耳鸣，眠差，心悸，食欲不振，面色苍白，脱发，爪甲不荣，或口干舌燥，舌质红少津；或兼见妊娠腹痛，胎动不安，胎萎不长，胎漏等；脉细弱，舌淡红，苔薄白。

（2）辨证依据

1）疲乏，头昏，气短，纳差，面色不华。

2）脉细或弱，舌红偏淡，苔薄白。

3）甚或神疲乏力，头晕耳鸣，眠差心悸，面色苍白，爪甲不荣，舌质红少津。

（3）治法与方药

治法：补血养肝，清热安胎。

新加当归散（经验方）

组成：当归、芍药、白术、黄芩、菟丝子、枸杞子、大枣。

当归、芍药养血柔肝，黄芩清热和阴，白术健脾胜湿，菟丝子补肾益精，枸杞子益阴补血，大枣补脾生血，共成补血养肝、清热安胎之功。本方在《金匮要略》当归散的基础上，去川芎，加菟丝子、枸杞子、大枣，意在结合西医学对妊娠合并贫血的认识以及中药药理相关研究。因枸杞子、大枣均含丰富之蛋白质、维生素 B_{12}、维生素 A、叶酸、亚叶酸以及铁、钙、磷等物质，对补血养血更具直接的作用，菟丝子益肝肾之精，固冲安胎，使养血、安胎两相兼顾。

血聚养胎，阴血偏虚，易生内热，虽方中已用黄芩，但若临证见热象明显，口干咽燥舌痛，或微烦眠差，手足心热，脉见数象，舌不淡反红瘦少津，苔薄黄者，可加用生地黄、麦冬、地骨皮、焦栀子、竹茹等。血虚冲任不足，伴腹痛或胎漏者，可加用阿胶、艾叶。腹痛可重用芍药，笔者尝用 15～30g，效果甚佳。血虚肝失所养，肝之阴阳失调，肝之风阳上浮，头昏头晕加重，或头痛耳鸣，烦躁易怒，脉弦或弦细，血压出现波动不定者，加用菊花、桑叶、双钩藤、黑芝麻、天麻、黑豆、荆芥炭、荷叶等，惟潜镇重剂应慎用或不用，以柔润清散宣透为治。血不养心，心悸失眠，脉缓者，加用太子参、茯神；脉数或略见不齐者，加用柏子仁、莲子（莲心）、合欢皮。如纳食不佳，或恶阻较重者，可在方中加入苏叶、砂仁壳、陈皮以调中和胃。服药应采用多次少量频服之法。

2. 气虚证

（1）临床见证：疲乏易倦，动则汗出，头昏头晕，气短心慌，脘闷纳差，面色不华，或面色㿠白、萎黄，腹胀便溏，舌质淡红或淡胖；苔白，脉象滑大而重取力弱。可兼有小腹胀坠，带下清稀，或胎动不安、胎漏等候。

（2）辨证依据

1）疲乏易倦，动则汗出，头昏头晕、气短心慌。

2）脘闷纳差，腹胀便溏。

3）舌质淡红或淡胖；苔白，脉象滑大而重取力弱。

（3）治法与方药

治法：健脾补气，养血安胎。

1）圣愈汤（《兰室秘藏》）

组成：人参、黄芪、当归、川芎、熟地黄、生地黄。

2）姚氏当归补血汤（经验方）

组成：黄芪、当归、川芎、白术、茯苓、芍药、甘草、生姜、大枣。

用于妊娠气虚脾弱，致营血生化乏源，运行无力所致诸症。

气虚尤甚，如气短心悸明显，多汗肢冷脉虚大者，加用太子参、西洋参。气虚不摄，冲任不固，少腹坠胀，或胎动、胎漏者，加桑寄生、杜仲、菟丝子、炮姜炭。气虚脾弱，湿邪停滞，脾胃升降失衡，呕吐，脘闷纳差者，加苏叶、砂仁、陈皮、醋炒半夏、藿香、白蔻壳。过度辛香行气之药，笔者不主张应用，因恐耗伤阴血之故。如随孕期增加或气虚脾弱之病机演变，出现腹胀、浮肿、下肢肿胀明显、尿少之症，加用大腹皮、冬葵子、车前子，加重茯苓用量。并应注意观察尿的改变，以及血压的情况，以便早期发现变证，及时治疗。

3. 气血两虚证

（1）临床见证：精神倦怠，头昏眼花，少气懒言喜卧，气短心悸，睡而易惊，自汗微微，面色口唇苍白，或面色萎黄虚浮，肌肤不润，爪甲淡白凹陷，四肢麻木酸痛，食少纳呆，或兼有少腹坠痛，腰酸，胎动不安，舌质淡红或淡白，苔薄白，脉细濡弱，甚或虚大浮芤。

气血两虚，多见于孕后期发生之妊娠合并贫血，症情较重。此时血聚养胎，所需日增，而机体气虚脾弱，生化乏源，所供不足，进而发展为气血两虚之证。或孕早期之轻度贫血未能纠正，随着孕期日增，病情由单纯的气虚、血虚演变为气血两虚之证。见气虚不足，血虚心脾失养，肝血虚弱，筋脉不润之诸多症状。因气血两虚，冲任胞宫充养乏源，易危及胎儿而发生胎动不安、堕胎、早产、死胎等。

（2）辨证依据

1）精神倦怠、头昏眼花、少气懒言喜卧。

2）气短心悸，睡而易惊，自汗微微。

3）面色口唇苍白，或面色萎黄虚浮，肌肤不润，爪甲淡白凹陷。

4）舌质淡红或淡白，苔薄白，脉细濡弱，甚或虚大浮芤。

（3）治法与方药

治法：补气养血，健脾固冲。

1）归脾汤（《济生方》）

组成：白术、茯神、黄芪、龙眼肉、酸枣仁、人参、木香、当归、炙甘草、远志、生姜、大枣。

2）人参养营汤（《太平惠民和剂局方》）

组成：人参、黄芪、白术、熟地黄、当归、白芍、陈皮、五味子、桂心、茯苓、远志、甘草、生姜、大枣。

3）双补汤（经验方）

组成：米炒党参、黄芪、白术、茯苓、怀山药、土炒当归、芍药、菟丝子、枸杞子、甘草、生姜、大枣。

全方双补气血，健脾固冲。用以治疗妊娠合并贫血之重症，而见气血两虚之候者。

因气虚脾弱日久伤阳而兼见肢冷畏寒、脘腹冷痛等，可加肉桂、砂仁、吴茱萸、炮姜，但用量均不宜超过6g，以免辛燥伤血。如舌淡白，脉沉弱者，若不扶助元阳，难以温煦气机，可加用制附片，但用量应不超过10g。兼见虚燥之症状，如咽干不红、口燥不饮、虚烦不寐者，切不可加用阴寒滋腻之品，只可谨守病机以治，待气血充足则阴阳自调。如见苔色薄黄、脉象兼弦者，亦可加炒黄芩少量。胎漏出血，可加阿胶、仙鹤草。经治疗后血象恢复仍不理想者，可采用中西医结合治疗。

4.肝肾亏虚证

（1）临床见证：孕后出现腰膝酸软，眩晕或见胎漏，胎动不安，胎萎不长，头晕耳鸣，肢体麻木，筋脉拘急，爪甲苍白，舌红少苔，脉弦细。

（2）辨证依据

1）腰膝酸软，头晕耳鸣。

2）肢体麻木，筋脉拘急，爪甲苍白。

3）舌红少苔，脉弦细。

（3）治法与方药

治法：滋补肝肾。

1）大补元煎（《景岳全书》）

组成：人参、山药、熟地黄、杜仲、当归、山茱萸、枸杞、炙甘草。

2）归肾丸《景岳全书》

组成：熟地黄、山药、山茱萸、茯苓、当归、枸杞、杜仲、菟丝子。

若见胎漏、胎动不安，可加寿胎丸（菟丝子、桑寄生、续断、阿胶）。若失眠多梦者，加合欢皮、茯神、酸枣仁。筋脉抽搐者加木瓜、杜仲。

【其他疗法】

饮食疗法

1.乌骨鸡1只，冬虫夏草3g。药纳鸡腹，炖熟，食肉喝汤，1周2剂。

2.参芪大枣瘦肉汤　黄芪20g，党参20g，大枣8枚，猪瘦肉适量。加水煎汤，食肉、枣，喝汤。

【预防与调护】

1.补铁　妊娠合并贫血，绝大多数为缺铁性贫血，故补铁不仅是治疗，而且也是预防的重要手段。一般在妊娠12周以后，即可补给。剂量的多少应视孕妇的具体症状和反应大小而有所区别。最常用的是硫酸亚铁0.3g，每日3次，如果对硫酸亚铁有不良反应，可改用10％枸橼酸铁铵10～20ml，每日3次，或用多糖铁复合物胶囊（力蜚能）150mg，每天1～2次，对重度缺铁性贫血或有严重胃肠道反应者，可用右旋糖酐铁50～100mg，深部肌内注射。临床无任何症状，或贫血轻微的孕妇，可通过食物的调整来增加铁的补充。食物中含铁最多的是黑木耳、海带、紫菜、香菇、猪肝等。

2.补充叶酸　由于我国经济水平和饮食习惯所限，仅从食物中摄取叶酸难以满足孕妇所需，如孕妇在妊娠前及孕早期每天补充叶酸0.4mg，大部分神经管缺陷可避免，孕晚期可常规服叶酸5mg，每日1次。

3.顾护脾胃　脾胃乃后天之本，气血生化之源，也是铁、维生素、氨基酸、蛋白质等多种营养物质吸收和消化的转输器官。所以妊娠妇女，尤其是患妊娠恶阻或素日脾胃功能不足者，尤应在孕期中注意饮食的调节和情绪的稳定。积极治疗原有胃肠系统宿疾，使脾胃功能健旺，运化顺畅，以利于铁及各种营养物质的吸收。脾胃素弱者，少食或忌食寒凉、油腻之物，生菜、水果亦应适量。

4.我国多数地区在妇女妊娠后，常强调多食高蛋白、高脂肪类食物，如肉、鸡等，而习惯禁忌一些蔬菜、水果。其实铁的吸收，也需要多种营养物质的配合，如维生素C、稀盐酸均有利于铁的吸收，有的孕妇在补铁的同时，也必须在食物中辅予足够的蛋白质、氨基酸。所以科学地调配饮食，使之多样化，也有利于预防本病的发生或加重。

5. 孕期应定期查血常规，做到早诊断，早治疗，向孕妇宣传贫血对母婴的危害，提高自我保健意识。

【疗效判定】

治愈：患者血象达到妊娠期生理正常值以上，各种临床症状消失，产科检查胎儿发育健康正常。

显效：患者血象达到妊娠期生理正常值，各种临床症状明显减轻，产科检查胎儿发育正常。

有效：患者血象达到或接近妊娠生理正常值，各种临床症状减轻，产科检查胎儿发育基本正常。

无效：患者血象未能达到妊娠期生理正常值，各种临床症状无明显改善。

（姚克敏　林　莉　张丽梅）

参 考 文 献

1. 党赛利，吴智玉. 妊娠合并巨幼细胞贫血 81 例临床分析. 中国妇幼保健，2005，20（12）：1485.
2. 鲁菊英，刘琳. 妊娠合并再生障碍性贫血 11 例临床分析. 中国妇幼保健，2005，20（7）：552.
3. 王琪，聂六六. 妊娠合并特发性血小板减少性紫癜 92 例临床分析. 中华妇产科杂志，2004，29（11）：729.
4. 谭艳红，蔡路. 妊娠期妇女贫血调查结果分析. 中国医疗前沿，2009，4（1）：99.
5. 尚清，王锐，吴月芳. 血清转铁蛋白受体测定用于诊断妊娠早期贫血的临床分析. 河北医药，2009，31（2）：168-169.
6. 王淑媛，柯培锋. 妊娠期血清铁、铁蛋白、可溶性转铁蛋白及受体水平与贫血的关系. 国际医药卫生导报，2008，14（23）：70-73.

第七节　妊娠合并血小板减少

血液中的血小板发生质和量的异常，以血小板减少，从而引起出血、贫血和易感染为特点，从而对妊娠和分娩造成一定的不利影响，重症者可危及母儿的健康和生命。

血小板减少是妊娠期较常见的合并症，约占妊娠总数的 3.7%，在妊娠末期的发生率为 6%～15%。一般认为血小板减少是指血小板计数低于 $100 \times 10^9/L$。按血小板计数降低程度分类，$\leq 50 \times 10^9/L$ 称为重度，$(50 \sim 100) \times 10^9/L$ 称为轻度。血小板计数和功能的降低，可引起严重的出血、贫血，并造成不良妊娠，增加孕产妇及围产儿患病率和死亡率。

【病因病机】　在妊娠期血小板减少中，按病因分类主要有：妊娠特发性血小板减少，约占 74%，先兆子痫所致血小板减少，约占 21%，妊娠期免疫因素所致血小板减少，约占 4%，还有 2% 源于弥散性血管内凝血、血栓性微血管病、脂肪肝、HELLP 综合征、抗磷脂综合征等。

目前认为妊娠期高血压疾病、先兆子痫和子痫最容易发生血小板减少，机制可能是妊娠期高血压疾病特别是先兆子痫—子痫的病理生理改变：全身小动脉痉挛，外周阻力增大，血管内皮细胞损伤，血小板黏附聚集，血小板消耗增加，数量减少。HELLP 综合征引起血小板减少可能与自身免疫机制有关。HELLP 综合征发病率占妊娠总数的 $0.2\%\sim$ 0.8%，占先兆子痫和子痫的 $4\%\sim16\%$。常常合并以下疾病，如获得性溶血性贫血、重度先兆子痫或子痫。严重产科出血并有大量输血，因胎盘早剥或纤维蛋白原减少所致的消耗性凝血功能障碍、败血症、红斑狼疮、叶酸缺乏所致的巨幼红细胞性贫血、病毒感染、变态反应病、再生障碍性贫血等。另外，服用药物或接受过量的放射性照射，大量的某种天然食物等，亦可以引起血小板功能障碍。

中医学虽无血小板减少的病名，但属中医肌衄、鼻衄、齿衄等"血证"范畴，有关紫癜及其治疗经验不乏记载，如《医宗金鉴·失血总括》说："皮肤出血曰肌衄"；《医学入门·斑疹门》说："内伤发斑，轻如蚊迹疹子者，多在手足，初起无头痛身热，乃胃虚火游于外"；《外科正宗·葡萄疫》说："感受四时不正之气，郁于皮肤不散，结成大小青紫斑点……"与血小板减少引起皮肤紫癜的症状有类似之处。根据妊娠特有的生理状态，可以认为孕妇由于濡养胎儿阴血易虚，血虚生燥，络脉易损，血溢脉外，可致紫癜。现代研究证明原发性血小板减少多为肾阴虚所致。

据调查，正常非妊娠妇女血小板为 $150\times10^9/L$，妊娠期，尤其是妊娠晚期有 $5.1\%\sim$ 8% 的孕妇血小板少于 $150\times10^9/L$，这与妊娠晚期血液稀释和胎盘的收集和利用有关。

特发性血小板减少性紫癜是一种自身免疫性疾病，并且女性更易发病，许多研究表明自身免疫性疾病的发病机制可能与机体免疫环境平衡的紊乱有关，而免疫调节细胞是决定免疫内环境稳定的中心环节。

不同病因引起的血小板减少对妊娠结局的影响不同。总的来说，严重妊娠合并症引起血小板减少或血小板计数严重降低者，发生不良妊娠结局的可能性更大。

【诊断】

1. 临床表现 以黏膜及皮下出血为主，四肢远端出血点和瘀斑多见，或有月经过多、牙龈出血、反复鼻衄、呕血或便血史。脾脏不大或仅轻度增大。

（1）妊娠期特发血小板减少多发生于中晚期妊娠，于分娩后 6 周血小板可恢复到正常范围，无高血压、蛋白尿，血小板抗体等，免疫指标均正常。这种血小板减少为良性病变，非病理性，一般不会引起孕妇、胎儿和新生儿严重的血小板减少和出血。血小板计数一般在 $(70\sim100)\times10^9/L$，少数低于 $70\times10^9/L$。一般不需要特殊治疗，仅需监测血小板计数，注意有无出血倾向。

（2）特发性血小板减少性紫癜：$80\%\sim90\%$ 患者可以检测到血小板相关免疫球蛋白。部分血小板抗体可以通过胎盘，引起胎儿血小板破坏，导致胎儿、新生儿血小板减少。最新一项研究提示妊娠 28 周前，血小板计数 $<50\times10^9/L$ 可以作为 ITP 诊断的独立预测指标。

（3）妊娠高血压疾病引起的血小板减少一般在 $(50\sim100)\times10^9/L$，不影响胎儿和新生儿的血小板。

2. 实验室检查血小板低于 $100\times10^9/L$。当血小板低于 $50\times10^9/L$，临床才有出血倾向。血清血小板抗体测定大部分为阳性，应用泼尼松治疗有效，或切脾治疗有效，血小板寿命测定缩短。并除外继发性血小板减少。

3. 骨髓检查巨核细胞正常或增多，而成熟型血小板减少。

4. 血小板形态及血小板大小不同，有的可见巨大及畸形的血小板。

【治疗】

一、西医治疗

1. 糖皮质激素　孕期血小板低于 $50×10^9/L$，有临床出血症状时用，等病情缓解后逐渐减量。如地塞米松和倍他米松通过胎盘，更适用于促胎肺成熟等针对胎儿的使用指征；而泼尼松和泼尼松龙较少通过胎盘，常用于母体疾病的治疗。

孕期使用糖皮质激素没有明确禁忌证，泼尼松 $1～2mg/$（kg·d）或 $40～100mg/d$，病情缓解后可以逐渐减量，治疗可以持续整个孕期。泼尼松无效者可改为使用大剂量地塞米松 $40mg/d×5$ 天，可使血小板迅速上升。但也有资料建议在妊娠的最初 12 周内就需要糖皮质激素治疗者，应及时终止妊娠。

2. 输入血小板　只有在血小板 $<10×10^9/L$，并有出血倾向，为防止重要器官出血（如脑出血）时应用。可输新鲜血或血小板。因血小板输入将刺激体内产生血小板抗体，加快血小板的破坏。因此，只有在病情需要时，及阴道分娩宫口开全或剖宫产术中输入。

3. 输入丙种球蛋白　大剂量丙种球蛋白输入，每天 $400mg/kg$ 或 $20mg×5$ 天以上，可以使 2/3 的病人血小板满意上升。

4. 脾切除　HELLP 患者糖皮质激素治疗无效，有严重出血倾向，危及生命，血小板 $<10×10^9/L$，可考虑脾切除，以减少血小板在脾脏的破坏以及相关免疫球蛋白的产生。

5. 免疫抑制剂的应用　可以抑制单核吞噬细胞系统吞噬血小板，如用长春新碱、环磷酰胺、硫唑嘌呤，但因此类药物对母儿有毒性影响，孕期多不用。

二、中医辨病治疗

治疗原则为治病与安胎并举，从脾肾入手，注重气与血的关系，脾主统血，益气健脾以提高母体自身免疫功能以防流产和出血。肾主骨生髓，髓能生血，肾系胎元，补肾安胎，养血升板。

（1）生血灵（《上海中医药杂志》：黄芪、党参、当归、生地黄、熟地黄、墨旱莲、丹皮、大青叶、仙鹤草、甘草等）加大枣、生花生衣。

（2）犀角地黄汤（《备急千金要方》：生地黄、芍药、丹皮、原方犀角现以水牛角代）加大蓟、小蓟、白茅根、乌梅。

（3）安胎消斑 1 号（《中医杂志》）：生黄芪、仙鹤草、鸡血藤、苎麻根、焦白术、熟地黄、巴戟天、菟丝子、当归、蒲黄炭、炙僵蚕、防风。

（4）安胎消斑 2 号（《中医杂志》）：水牛角、炒赤芍、炒栀子、牡丹皮炭、炒黄芩、苎麻根、紫草、桑寄生、地骨皮、白薇、白茅根。

对以上方药均有报道，用于治疗血小板减少性紫癜、过敏性紫癜，可配合上述西药治疗。

若应用前几种方法病情仍未改善，则考虑脾切除或终止妊娠。

三、中医辨证论治

辨证主要根据全身症状、舌脉及实验室检查综合分析，临床主要分两型：脾肾不足，冲任瘀滞型，证见头晕神疲，牙龈渗血，耳鸣时作，腰膝酸软，畏寒甚于常人，下腹坠胀，有自然流产病史，血小板总数下降，形态异常，苔薄，舌淡红边有齿印，脉细弦。肝肾不足，血热扰冲型，证见口干而苦，头胀而痛，性情急躁，大便干结，胎动不安，皮下紫癜，苔薄，舌偏红，脉细滑。

1. 血热妄行证

（1）临床见证：皮肤出现紫癜，发热，口渴，便秘，舌红，苔黄，脉弦数。

（2）治法：清热解毒，凉血止血。

1）犀角地黄汤（见前）加生石膏、龙胆、紫草，冲服紫雪丹。

2）清营汤（《温病条辨》：生地黄、玄参、竹叶心、麦冬、丹参、黄连、金银花、连翘、原方犀角现以水牛角代）加夏枯草。

2. 阴虚火旺证

（1）临床见证：皮肤出现紫癜，常伴鼻衄，心烦，口渴，手足心热，或有潮热，盗汗，舌质红，苔少，脉细数。

（2）治法：滋阴降火，宁络止血。

1）茜根散加减，方中用茜草根、侧柏叶、黄芩清热凉血止血；生地黄、阿胶滋阴养血止血；甘草调中解毒。阴虚较甚者，酌加玄参、地骨皮。

2）六味地黄丸加茜草根、紫草、仙鹤草。

【预防与调护】

1. 妊娠前有血小板减少者，应暂缓怀孕，坚持治疗，病情缓和稳定，血小板 $>50\times10^9/L$，方可考虑妊娠。

2. 注意饮食营养，可常服用生花生（连衣），每日坚持服用 100g；大红枣 50g，阿胶 1g，蒸服，为 1 日量。

3. 对妊娠前患有血小板减少者，在妊娠早期可根据证候先给予预防性治疗，对于脾肾不足者可给予参芪片、养血饮或归脾丸，对于血热扰冲者可给予大补阴丸或六味地黄丸。

4. 防治合并症，监测血小板变化及出血倾向。

5. 若孕早期病情仍未缓解，有恶化趋势，则应终止妊娠。

6. 妊娠中晚期和分娩时，作好产科处理，产后坚持治疗。

【疗效判定】

治愈：紫斑及全身症状消失，实验室指标恢复正常。

好转：紫斑明显减少，全身症状减轻，实验室指标有改善。

未愈：紫斑及全身症状以及实验室指标均无变化。

【重点提示】 妊娠期血小板减少的原因很多，不同原因引起的血小板减少，其临床特征也不同，诊断主要靠排除法。孕期血小板减少，首先要排除各种继发性血小板减少，如白血病、再障、SLE 等。除了血常规检查外，还可做血小板相关抗体的测定，必要时可行骨髓穿刺。不同原因引起的血小板减少对妊娠造成的影响不同，结局和预后也不同。所以准确地判断妊娠血小板减少的病因，采用中西医结合的方法，辨病与辨证相结合的方法，并针对不同病因进行相应的合理有效治疗和处理，才能防止其造成严重后果。

（王若光　刘东平　刘敏如　哈孝廉）

参 考 文 献

1. 陈灏珠 . 实用内科学 . 11 版，北京：人民卫生出版社，2001：223-226.

2. 王文，狄文．妊娠合并血小板减少．中国妇幼保健，2007，22（18）：2589-2591.

3. 姚石安．中医如何治疗妊娠合并特发性血小板减少性紫癜．中医杂志，2005，46（4）：313.

4. 李侠．中药治疗原发性血小板减少性紫癜血小板量极低合并妊娠分娩1例报告．中国实用医药，2007，2（4）：102.

5. 施建飞，汤春辉．妊娠合并血小板减少108例临床分析．中国实用妇科与产科杂志，2006，22（12）：930-932.

第八节 孕 痈

发生在妊娠期的肠痈，称为"孕痈"，又称"妊娠肠痈"。孕痈可使胎儿受腹内痈毒脓腐之邪侵袭，妊娠又促使肠痈变化迅速，故孕痈为妊娠期的危急重症。该病可发生于妊娠各期，以中晚期为主。

"孕痈"一词，首见于宋代《妇人大全良方·龚彦德孕痈良方》："治孕痈，用乌药五钱，水一盏，煎七分，入牛皮胶一两，煎化温服，或薏苡仁煮汁饮之。"陈自明按：孕痈即是腹内患痈，如前法不应，宜牡丹皮饮或薏苡仁汤。《陈素庵妇科补解》云："又有贪淫之辈。服金石亢热之药，助行房事，积毒流注胎中，则成孕痈。视其腹皮甲错，腹上热如火灼，按之则沉而痛，脉沉而滑，此其候也。此症危急之至，宜消痈顺气散。"指出孕痈的成因、症状及治法用药。明代王肯堂在诊治上提出"大凡孕妇病肚痈者，与寻常治法迥异，内用紫苏散安胎，勿轻与他药。若临月则儿与脓俱下，若尚远，则脓自大脐出。若初痈，则服药可消；若痈在外面，其证必热，惟可用中和药收功；亦须审轻重用之，恐有误也。"至清代，在治法上则更趋丰富。闫诚斋《胎产心法》云："若小腹近下处肿胀，浮薄发光者，孕痈也。千金托里散或薏苡仁煮汁饮。"《医学心悟》曰："孕痈，腹内生痈也，生于有妊之时，尤为可畏。宜用《千金》牡丹皮散，或神效瓜蒌散治之。但丹皮、薏苡仁、桃仁皆动胎之药，因有病，则病当之。故无殒也。"《妇科切要》曰："……亦有孕痈也，何以辨之？服安胎饮，消食理气之药，俱不效，但脐近下处肿痛，发光者，即腹痈者也。因孕妇生之，名之曰孕痈。宜十补托里散，此药补而不碍胎，其次，千金托里散亦可。"提出在治疗孕痈时，可以在适当时机选用活血化瘀，通腑攻下之品，为后世治疗开拓了思路，近代诸多医家在治疗孕痈时多采用以通里攻下为主，兼以清热解毒，理气化滞等法，以中医药、中西医结合及针灸、外治等法取得明显疗效。

宫纯寿认为，孕痈病因是气机壅滞，升降失调，血运不畅，瘀滞不通；病机为气滞血瘀，不通则痛，郁久化热，热腐成脓或瘀结成块，故治疗当以清热通下为主，佐以行气化瘀。妊娠期为保胎儿，一般对通下、破气、化瘀、软坚诸法是禁用的，二者似有矛盾之处。然前人又有"有故无殒，亦无殒也"之说，故治疗使用通里攻下之法无不妥，在具体用药时还应当注意不可泻下太猛，化瘀过烈，以免损伤胎儿。张亚大认为，清肠安胎法治疗孕痈气滞型效果好，早期用大黄通里攻下、腑通便下，症状缓解快，且不碍胎，但应中病即止。

曹天顺采用中西医结合治疗孕痈110例，以中药清热解毒，理气解郁，通里攻下，祛瘀排脓，助以安胎之剂，外用药局部外敷，配以西药补液，青霉素静点，效果明显，其经验认为变大黄、芒硝内服为外用，以缓攻下动胎之险。并认为一旦确诊应用药专一，剂量要大，宜早宜快。并注意愈后调养，以益气养津为主。

孕痈，西医学称"妊娠合并急性阑尾炎"，是妊娠合并急腹症中最常见的疾病之一，亦是比较严重的合并症。阑尾炎系由于腹部受寒冷刺激，饮食生冷及不洁食物，精神刺激及腹泻、便秘或病毒细菌感染，致使阑尾腔狭窄、梗阻、血运障碍、抵抗力下降，发为炎症。病变早期腺体产生的黏液滞留于腔内，使腔内压力增加，致病菌在黏液内繁殖并使之化脓，压迫阑尾各层组织，使淋巴回流受阻，静脉血栓形成，造成阑尾进一步水肿、缺血，细菌经阑尾外渗，形成化脓性阑尾炎及阑尾炎穿孔。妊娠早期孕痈的症状与体征与非妊娠期妇女发病无异。常表现为阵发性腹痛，较早出现恶心、呕吐等症状，但程度较轻，有时可发生便秘和腹泻，早期可有乏力、头痛等。妊娠中后期由于子宫体增大，推移盲肠及阑尾随之上移，大网膜也移位，腹痛部位也上移到右肋，且范围也不太局限，此时大网膜不能在阑尾部位包裹阑尾局限炎症，且炎症刺激诱发的子宫收缩以及盆腔器官的充血也降低了局限炎症的能力，又因妊娠期固醇类激素分泌增加，抑制了免疫机制，致使病情发展较快，易发生阑尾的化脓穿孔及弥漫性腹膜炎。若炎症波及子宫浆膜层乃至肌层，刺激子宫收缩，易发生流产、早产或胎儿死亡。同时宫缩又使腹膜炎症迅速扩散加重病情，危及产妇生命。国内文献报道，妊娠合并阑尾炎发病率为 $0.1\% \sim 2.9\%$。发病年龄多为 $20 \sim 30$ 岁，以妊娠中晚期及经产妇多见，约占 68.8%。妊娠合并阑尾炎的死亡率仅为 1%，而阑尾穿孔后死亡率则为 $1.8\% \sim 3\%$；胎儿死亡率为 10% 左右，阑尾穿孔后胎儿死亡率可高达 35%。

急性阑尾炎是妊娠期常见的外科急腹症，可发生在妊娠的各个阶段，其发病率虽不高于非妊娠期，但由于孕妇特殊的生理和解剖改变，给阑尾炎的诊治和预后带来不利的影响，对母婴的生命造成严重威胁。因此及时准确的诊断对于母婴健康意义重大。

【病因病机】

一、病因

1. 饮食不节，暴饮暴食，嗜食膏粱厚味、辛辣之品，恣食生冷不洁食物，损伤脾胃，湿热内蕴，气机不畅，积于肠而成肠痈。

2. 寒温不适，外感六淫之邪，其中热毒火毒直接侵犯肠腑，阻遏气机，或因风寒燥邪犯肺，入内化热，移热于大肠，大肠气滞成瘀，化热而成肠痈。

3. 情志不畅，七情内伤，肝气郁结，脾失运化，气血瘀滞，传化失职，食积、痰凝瘀积壅塞肠中而成痈。

4. 劳倦过度或跌仆损伤，致气血违常，滞于肠中，致肠道气机不利，或瘀血浊气壅遏肠中而成痈。

二、病机

《灵枢·痈疽》云："夫血脉营卫周流不休……邪客于经络之中，则血泣，血泣则不通……不得复反，故痈肿。寒气化为热，热盛则腐肉，肉腐则为脓。"指出痈脓之成，主要是外邪客于经络，气血壅滞，阻遏不行，留滞而成。肠的功能为分清化浊，吸收精微，排泄糟粕。肠为六腑，气机由上而下为顺。肠痈发病，始于气机不调，继而气滞血瘀，瘀久化热，热久则肉腐成脓，火毒炽盛，而生诸变。

1. 瘀滞期 孕妇饮食不洁，恣食生冷，或外邪侵袭，或情志不畅，伤及脾胃，传导失司，阻遏气机，气滞血瘀，瘀而化热，不通则痛。为病之初期。

2. 蕴热期 病邪不去，瘀而化热，气血湿热互结于肠间，病情加剧呈现阳明腑实之象。为病之中重期。

3. 毒热期 阳明腑实，热毒炽盛，壅滞肠间，伤阴耗血，病势危急，若胎儿受腹内痈毒肿腐之邪侵袭，易流产或早产。为病之急重期。

总之，孕痈病因病机不外湿阻、气滞、血瘀、热壅，导致脾虚气滞，运化失职，糟粕留滞，热甚成毒，瘀积不散，热盛肉腐，蓄积为痈。

【诊断与鉴别】

一、诊断要点

1. 病史 了解患者素体情况，月经史、婚育史、生活习惯及心理因素等，尤其应详细询问有无慢性阑尾炎病史。据国内外文献报道，此病 20%～40% 的病人有慢性阑尾炎病史。

2. 临床表现 以腹痛为主，开始上腹部及脐周围疼痛，后转移至右下腹，并伴有明显压痛及反跳痛，妊娠中晚期为全腹疼痛。初期伴有恶心呕吐，继则出现发热，体温一般在 38℃左右，或恶寒发热，口渴便秘，舌红苔黄，脉滑数或弦数。

3. 辅助检查 周围血象中白细胞计数增高，超过 $10×10^9/L$，或间隔 1～2 小时复查，白细胞总数和中性粒细胞增多，核左移，有助于诊断。

4. 妇科检查

（1）罗氏征：阳性。方法：一手按压降结肠，另一手随之压迫降结肠上端，病人感阑尾部位有疼痛。手法宜轻，以免激发子宫收缩。

（2）肛门指诊：盆腔右侧大多数有触痛。

（3）腰大肌征：病人卧向左侧，当右大腿后伸时，阑尾疼痛为阳性。

（4）B超及腹部听诊：诊断胎儿存活。

虽然妊娠期阑尾炎的压痛点可随子宫的增大而不断上移，压痛部位可因子宫的掩盖而模糊不清，但若能设法避开子宫，可找到阑尾所在的确切压痛点，尤其当盲肠后位阑尾且炎症黏连较重时，移位不大，可被增大子宫压在后方，这时采用下列检查方法有助于诊断：①Bryan 试验：嘱病人采取右侧卧位，妊娠子宫移到右侧而引起疼痛，提示疼痛并非子宫的疾病所致，可作为区别妊娠期阑尾炎与子宫疾病的可靠体征。②Alder 试验：检查者将手指放在阑尾区最明显的压痛点上，嘱病人取左侧卧位，使子宫倾向左侧，如压痛减轻或消失，说明疼痛来自子宫；如压痛较仰卧位时更明显，提示疼痛来自子宫以外病变，即阑尾本身的病变可能性大。

二、鉴别

1. 早孕反应 阑尾炎初期的消化道症状易与早孕反应混淆或被其掩盖。腹痛的突发为其显著区别。

2. 卵巢囊肿蒂扭转 多见于妊娠早、中期，常有下腹部包块，腹痛突发，双合诊可触及囊性包块，子宫和囊肿之间有明显触痛。B超能明确诊断。

3. 异位妊娠破裂 下腹痛突然发作，呈撕裂样痛，肛门坠胀感，可伴有阴道少量不规则出血。可有月经短期停经史。检查宫颈举痛明显，后穹隆饱满、触痛。子宫右侧可触及肿块，后穹隆穿刺抽出暗红色不凝固血液可确诊。妊娠试验阳性或弱阳性。

4. 右侧急性肾盂肾炎　常伴有寒战、高热，疼痛从腰部开始，沿输尿管向膀胱放射。伴尿急、尿频、尿痛。检查右肾区有叩击痛，无腹膜刺激征，尿中有大量脓细胞，尿培养有大肠杆菌。

5. 隐性胎盘早剥　常伴发妊娠高血压综合征或有外伤史。突然腹痛，检查子宫坚硬，无宫缩间歇，胎心变弱或消失，产妇急性贫血，血压降低，甚或休克。

【辨病论治】　根据本病的发展过程，临床可分为脓未成和脓已成两个阶段治疗。脓肿未成时相当于急性阑尾炎期，治宜清热化瘀为主；若脓肿已成，相当于化脓性阑尾炎或弥漫性腹膜炎期，则宜排脓攻毒。此阶段病变迅速，病情险恶，必要时可采用中西医结合或手术治疗。

1. 脓肿未成

(1) 临床见证：孕痈初期，绕脐疼痛，随后转移至右下腹痛，痛处拒按，甚则痛引二阴，发热恶寒，口渴，恶心呕吐，大便秘结，舌质红苔黄腻，脉滑数或洪数。

孕痈初起，气血瘀结，不通则痛，故见绕脐疼痛，按之则剧；气血不通，营卫不和，则见身热恶寒；口渴引饮，大便秘结，舌红苔黄腻，脉滑数，均为气血阻遏，蕴而化热之象。

(2) 治法：清热化瘀。

复元通气汤（《医宗金鉴》）加减

组成：青皮、陈皮、瓜蒌仁、连翘、金银花、蒲公英、紫花地丁、丹皮、赤芍。

连翘、金银花、蒲公英、紫花地丁清热解毒；瓜蒌仁清热生津；青皮、陈皮理气行滞，使气行则血行；丹皮、赤芍清热化瘀，瘀去热除，疼痛自止。

可配用外用药：如意金黄散（《医宗金鉴》），醋调或水调，局部外敷。或双柏散（经验方）：侧柏、大黄、薄荷、泽兰、黄柏，等分为末以蛋清调匀，局部外用。

2. 脓肿已成

(1) 临床见证：腹痛剧烈，压痛反跳痛明显，腹肌紧张，高热持续不退，烦渴引饮，面红目赤，唇干口臭，呕吐不食，便秘溲赤，舌红绛而干，舌苔黄厚腻，脉弦洪数。

多因前症未能及时治疗，热毒壅盛，气血蕴结，蓄积成脓而致。

(2) 治法：解毒排脓。

1) 薏苡仁汤（《外科正宗》）加减

组成：薏苡仁、瓜蒌仁、桃仁、丹皮、白芍、白芷、蒲公英、败酱草。

方具清热解毒、活血化瘀排脓之功，用于脓肿已成者。

2) 排脓散（《外科正宗》）加减

组成：黄芪、当归、金银花、白芷、防风、川续断、瓜蒌仁、薏苡仁、败酱草。

本方重在益气固表，扶正祛邪，适于体虚或后期热毒之势稍减者服之。

【辨证论治】

一、辨证要点

孕痈辨证要点在于查其腹痛性质和程度，注意热势之高低。孕痈多为实证，六腑以通为用，不通则痛。初期多为气滞血瘀，故腹痛稍轻，伴恶心呕吐，脘腹胀满，无明显寒热。若郁久化热，与湿相搏，成湿热证，则腹痛加剧、拒按，发热，口干，便秘。若热极化火成毒热证，则腹痛拒按，高热舌红。若热毒伤阴损阳，无热神衰，肢冷自汗，脉微欲绝，则成危证。

二、治疗原则

孕痈是实证、急证，治疗就应以祛邪为主，清热解毒、理气化瘀、通里攻下、解毒排脓为其主要治疗原则。初期瘀滞期，以清热解毒、理气化瘀、通里攻下为主；气血湿热互结于肠间，成湿热期，应通里攻下、清热利湿，佐以解毒透脓；热极化火，毒热炽盛而成热毒期，应予通里攻下、解毒排脓，佐以清气凉血；若热毒伤阴损阳，则应回阳救逆，并酌情手术治疗。

总之，孕痈的治疗，除依循一般肠痈治疗方法外，应时时注意孕妇及胎儿安全。本病治疗多用通里攻下、活血祛瘀、行气化滞之品，如大黄、芒硝、桃仁、丹皮、薏苡仁、厚朴、枳壳等，多为妊娠禁忌及慎用药。《黄帝内经》云："有故无殒，亦无殒也。"《医学心悟》指出："有病则病当之，故毒药无损于胎气。然必大积大聚，病势坚强，乃可投之。又须得半而止，不宜过剂，当慎之又慎。"因此，一旦确诊，用药要专一，剂量要大，宜早宜快，中病即止。应用攻下、逐瘀之品时要顾护胎气，辅以益气安胎之品，对身体虚弱，有习惯性流产史或先兆流产征象，及妊娠3个月内者，尤须注意。

三、分证论治

1. 气血瘀滞型

（1）临床见证：微热或无寒热，右下腹隐隐作痛，痛不喜按，脘腹胀满，纳呆，恶心或呕吐，大便秘结，舌红，苔白或薄黄，脉滑数或弦数。

饮食不洁，脾胃受损，传导失司，糟粕积滞，气滞血瘀，瘀而化热，不通则痛。

（2）辨证依据

1）绕脐痛或右下腹隐隐作痛，拒按。

2）微热或无寒热。

3）恶心或呕吐，苔薄白或黄，脉弦数或滑数。

4）饮食不洁史。

（3）治法与方药

治法：通里攻下，行气祛瘀，清热解毒。

1）大黄牡丹汤（《金匮要略》）

组成：大黄、丹皮、桃仁、冬瓜子、芒硝。

张仲景以此方治肠痈，少腹肿痞按之即痛如淋，小便自调，时时发热，自汗出，复恶寒，其脉迟紧者，脓未成者。后世医家多遵此方治疗肠痈。本方亦适用于孕痈一证，但须根据病情加以化裁，多于方中去芒硝，加金银花、连翘、蒲公英、白花蛇舌草，加强清热解毒散瘀之力；加白芷、枳壳以增理气行瘀之效。腹痛高热，可加黄连以清热。家兔实验表明该方可增强机体全身和局部单核吞噬细胞系统的防御能力。

2）阑尾化瘀汤（天津南开医院经验方）

组成：丹皮、金银花、川楝子、木香、延胡索、桃仁、大黄。

孕痈者用此方时，宜去木香、桃仁，加苏梗、黄芩、厚朴、枳壳、败酱草、连翘、鬼针草。气滞重者加青皮、乌药；血瘀重者加当归尾、赤芍。治疗孕痈瘀滞型10例，5～8天即获痊愈。

3）经验方（河南南阳地区中医院）

组成：金银花、败酱草、红藤、皂角刺、桃仁、大黄、丹皮、甘草。

配以消痈散（麝香、血竭、炒没药、沉香、蜈蚣、三七参、纯铜绿、羚羊角、胆汁）共为粗末，一次服（约40g）。

用法：每剂药连煎3遍，混在一起，分成2份。病情急者，每6小时服一份，同时配服消痈散，一昼夜可连服2剂，病情稳定者1日1剂。妊娠期服用此方，不可泻下太狂，大黄用量一般在5～10g，避免损伤胎儿。

2. 湿热内蕴型

（1）临床见证：孕痈腹痛加重，痛有定处拒按，发热，口干渴欲饮，便秘溲黄，舌红苔糙或黄腻，脉弦数或滑数。

病邪不去，瘀而化热，气血湿热互结于肠间，则腹痛加剧，痛有定处拒按；阳明腑实则便秘溲黄。若热重于湿，则高热，腹痛明显拒按，口渴欲饮，大便秘结，苔黄糙，脉弦数；若湿重于热，则腹胀甚于痛，口渴不欲饮，大便不畅或溏泄，舌苔黄腻脉滑数。

（2）辨证依据

1）腹痛，痛有定处拒按。

2）高热，便秘溲黄，或腹胀便溏。

3）舌红苔黄，脉弦数或滑数。

（3）治法与方药

治法：通里攻下，清热利湿，佐以解毒透脓。

1）大黄牡丹汤合红藤煎（经验方）

组成：红藤、地丁、乳香、没药、连翘、大黄、延胡索、丹皮、金银花、败酱草、冬瓜子、桃仁、甘草。

2）阑尾清化汤（天津南开医院方）加减

组成：丹皮、金银花、蒲公英、赤芍、川楝子、桃仁、大黄、甘草。

3）阑尾汤（经验方）

组成：川楝子、红藤、地丁、金银花、蒲公英、赤芍、白花蛇舌草、益母草、莱菔子、生薏苡仁、生黄芪、黄芩。

金银花、红藤、蒲公英、地丁、白花蛇舌草等大队清热解毒药为主药，以速解除毒热之势；莱菔子，川楝子理气通下以逐邪外出；赤芍、丹皮、益母草凉血活血以消局部炎症；对于有包块形成者，败酱草、生薏苡仁为必用之品，二者相伍解毒排脓，消痈破瘀；生黄芪、黄芩可增强解毒之效，又可防损伤胎元。热重于湿加芒硝，湿重于热可以龙胆泻肝汤加减，毒热期可酌加桃仁、皂角刺。

配以外治法：以硝黄膏外敷麦氏点（芒硝、大黄、葱白10根，捣烂如泥）每4小时一次。

笔者以此方治疗妊娠合并阑尾炎110例，适当配合补液及抗生素（以青霉素为主），痊愈104例，手术6例，疗程平均9天。

4）经验方（南京中医学院附院）

组成：红藤、败酱草、地丁、连翘、蒲公英、杜仲、川续断、苎麻根。

热重者加黄芩、黄连；湿重者加薏苡仁、泽泻；痛甚者加乳香、没药、川楝子。12例全部治愈，3天病情缓解，平均8.5天出院；无1例手术、流产或早产，其中4例湿热型配以抗生素治疗。

3. 毒热炽盛型

（1）临床见证：高热，寒战或不恶寒，口干渴口唇焦裂，腹硬满而剧痛拒按，大便秘结或热结旁流，溲短赤，或阴道出血，舌质红绛，苔黄燥或起芒刺，脉滑数或洪大。

阳明腑实，毒热炽盛，热毒壅滞，故腹硬满痛剧拒按；大便秘结或热结旁流，溲短赤；热毒损伤胎元，则见胎动不安，甚则流产、早产；口渴唇焦，脉洪大滑数，舌苔黄燥或起芒刺，脉洪大滑数均为热毒之候。

（2）辨证依据

1）高热寒战，腹痛加剧拒按，痛可遍及全腹。

2）口渴唇焦，大便秘结。

3）舌红或绛，苔黄燥，脉滑数或洪大。

（3）治法与方药

治法：通里攻下，解毒排脓。

1）黄连解毒汤（《外台秘要·崔氏方》）加减

组成：黄连、黄芩、黄柏、栀子、金银花、连翘、地丁、厚朴、枳壳、大黄、白花蛇舌草、败酱草、鬼针草。

胎动不安，阴道出血加益母草、生地黄、阿胶。阳明气热，不恶寒反恶热，大汗，渴欲饮水，脉洪大有力，合白虎汤。邪热入营，合清营汤。高热不退，神昏，加安宫牛黄丸、紫雪丹。

2）增液承气汤（《温病条辨》）

组成：玄参、麦冬、生地黄、大黄、芒硝。

3）薏苡附子败酱散（《金匮要略》）

组成：薏苡仁、附子、败酱草。

原方治肠痈其身甲错，腹皮急，按之濡，如肿状，身无热，脉数，此为肠内有痈肿。予以此方以排脓消肿。方中重用苡仁利湿消肿，与败酱草相配，有排脓破血之功；少佐附子辛热，助薏苡仁以散寒湿，行瘀滞之气。共奏利湿、排脓、破血消肿之功，使湿瘀分化，脓排肿消诸证自愈。

4）阑尾清解汤（天津南开医院经验方）

组成：丹皮、金银花、蒲公英、木香、川楝子、大黄、冬瓜子、甘草。

5）经验方（武汉医学院第二附属医院）

组成：蒲公英、厚朴、大黄。

方中重用蒲公英90g以清热解毒，厚朴、大黄（后下）各15g以化瘀消痈。有人以本方治疗17例妊娠期急性阑尾炎，15例治愈，好转1例，总有效率为88.2%。

痛剧者加延胡索、川楝子、木香、赤芍。热盛加金银花、连翘。大便通畅，热象减轻后，酌加活血化瘀之品，如丹皮、当归、鸡血藤、皂角刺。

孕痈在此阶段，病情危急，需中西医结合及支持疗法同用，应积极配用西药抗炎，必要时手术切除，以防流产、早产，母婴俱伤。手术指征为：腹痛剧烈，高热不退，大便秘结，甚或形成肠梗阻，或出现胎动不安、阴道出血等症，血象白细胞总数在$20 \times 10^9/L$左右。

【其他疗法】

外治法

（一）外敷

1. 中药煎敷 金银花、连翘、地丁、黄芩、蒲公英、白芷、丹皮、当归、枳壳、五灵脂各 30g，装入纱布袋，锅蒸 6～7 分钟，用毛巾包好，热敷右小腹，每日 3 次。本组 15 例妊娠合并急性阑尾炎，用 7～14 天，全部治愈。（中西医结合实用临床急救，1997.（4）：75）

2. 大蒜糊剂外敷（《实用中西医药物临床治疗手册验方》） 大蒜 60g，芒硝、大黄各 30g。先将大蒜、芒硝捣烂如泥状，敷腹部最痛处，2 小时后去药。再将已研细粉的大黄用醋调成糊状，敷 6～8 小时，此为 1 个疗程。在敷药前腹部皮肤应涂一层薄凡士林，以防烧伤。

3. 消炎散（《实用中西医药物临床治疗手册验方》） 芙蓉叶、大黄、黄连、黄芩、黄柏、泽兰、冰片，共研细末，加黄酒调成糊状，摊于油纸上 3～4mm 厚，清洁皮肤后，敷于麦氏点或包块突出部位，隔日一次或干后再敷。

4. 药浴 阑尾通用方（《实用中医药浴疗方》），取红藤、虎杖、芒硝、大蒜，加水煮沸，稍冷却后，嘱病人仰卧位，再以干净毛巾浸入药液中，浸透取出，轻拧至不滴药液为度，湿敷于右下腹，每隔 30 分钟换一次，可持续用 1～2 天。本方适用于各型阑尾炎，治疗 32 例，治愈 11 例，有效 18 例。

（二）针灸疗法

1. 体针 取阑尾穴、上巨虚、足三里。发热加合谷、曲池；剧痛加天枢；恶心呕吐加内关。手法为中强刺激，不留针。

2. 耳针 取阑尾、大肠、交感、肺、耳迷根及内分泌等穴。

（三）饮食疗法

1. 佛手玫瑰花饮（《妇科病饮食疗法》） 佛手 12g，玫瑰花 10g，败酱草 30g，加水 500ml 煎服，日 2 次。适用于气滞型阑尾炎。

2. 鹅肠菜鲜汁（《中医分科食疗大全》） 新鲜鹅肠菜适量，甜酒少许。将鹅肠菜捣烂绞汁（干品水煎）去渣取汁，加入适量甜酒共服。每日 3 次，每次 50ml。适用于各型阑尾炎。

3. 冬瓜薏米煎（《食疗进补养生大观》） 冬瓜 200g，薏米 30g，白糖适量。共加水 500ml 煎汤代茶饮，每日 1 剂，连服 4～5 天。适用于湿热蕴结型。

【预防和调护】

一、预防

1. 饮食有节 勿食不洁食物，或暴饮暴食，少食膏粱厚味，多食清淡之品。
2. 保持情绪乐观，避免不良情绪刺激，气机通畅，脏腑安和，母婴俱安。
3. 适当运动，但应避免过劳。
4. 对有慢性阑尾炎者，更应注意情志调护及饮食有节，防止复发。

二、调护

1. 病情变化迅速，应注意腹痛、发热、血压等变化以及时处理。

2. 绝对卧床休息，保持患者精神情绪的安定。

3. 毒热炽盛期重症患者，应仔细观察血压、体温、腹痛、胎动或阴道出血情况，采用中西医结合或手术治疗。

【疗效判定】

治愈：症状及体征全部消失，血象正常。

显效：症状及体征已明显减轻，血象正常。

好转：症状及体征好转，血象接近正常。

无效：症状及体征无改变或加重，或出现并发症。

（哈孝廉　赵　珂）

参考文献

1. 宫纯寿. 中医药治疗妊娠期急性阑尾炎的临床观察. 中医杂志，1984，(7)：34.

2. 张亚大. 清肠安胎法为主治疗妊娠期阑尾炎 12 例. 南京中医学院学报，1987，(1)：16.

3. 曹天顺. 中西医结合治疗妊娠合并阑尾炎 110 例. 天津中医杂志，1992，(1)：32.

4. 张清智，赵清春. 消痈散辨治急性阑尾炎 266 例临床观察. 国医论坛，1994，(6)：35.

5. 孙朗清. 中西医结合治疗妊娠期急性阑尾炎 30 例的临床观察. 福建中医药杂志，1987，(3)：19.

6. 段如麟. 妇产科急症学. 北京：人民军医出版社，1998：250.

7. 刘承训，王敬云. 妊娠合并外科急腹症. 中国实用妇科与产科杂志，1999，15 (8)：451.

8. 丁雪章. 妊娠阑尾炎 150 例临床分析. 世界今日医学，2000，1 (5)：562.

9. 樊光海，付文国. 妊娠合并急性阑尾炎 19 例临床分析. 第四军医大学学报，2009，30 (6)：557.

10. 胡以则. 妊娠期急腹症. 腹部外科，2009，22 (1)：14.

第九节　妊娠合并甲状腺功能亢进

中医学无甲状腺功能亢进（简称"甲亢"）的病名，据其症状可属于"瘿气"、"瘿瘤"、"肝火"等范畴。发于妊娠妇女，亦有称为"子瘿"者。

早自《灵枢·刺节真邪》即有"瘿瘤"的记载，《神农本草经》中有海藻治疗"瘿瘤气"的记载。晋代葛洪《肘后备急方》首次使用海藻酒疗瘿。《小品方》对本病已有详细论述："瘿病喜当颈下，当中央，偏两边也。"隋代《诸病源候论·瘿候》曰"瘿者由忧恚气结而生，亦曰饮沙水，沙随气入脉，搏颈下而成之。"指出瘿的病因主要为情志内伤和水土瘴气为患，并说"瘿有三种，有血瘿，可破之；有息肉瘿，可割之；有气瘿，可具针之"，此为最早的外治法。孙思邈《备急千金要方·瘿病》首次提出以动物的甲状腺"靥"治疗瘿病，并以软坚散结药物如昆布、海藻、海蛤粉等组方治疗瘿病。唐代王焘在《外台秘要》中记载了 36 种瘿病治方。宋代《圣济总录》提出瘿症"妇人多有之，缘忧恚有甚于男子也"。到明清两代，在前人基础上对本病的病因病机和分类做了全面论述，并按五瘿分类辨证论治，对当前临床仍有指导意义。如明代陈实功《外科正宗》认为瘿的发病，乃五脏瘀血、浊气、痰滞而成，依据病程长短，有虚实之分，其所制"海藻玉壶汤"至今仍在使用。《疡医大全》的"四海解郁丸"也沿用至今。

近代亦每多研究。钟永亮在"肝主疏泄与甲亢病机关系初探"一文中，从中医肝的脏腑功能角度对甲状腺功能与肝功能的关系进行了观察，检测了 53 例甲亢患者部分肝功能指标，结果甲亢患者的血清 GGT 和 ALP 均升高，与 T_3、T_4 的升高成正相关，尤以

GGT 的升高更为显著，明显超过正常值，表明甲亢患者有部分肝功能异常。根据中医理论，肝疏泄失常可能与甲亢的发病机理有一定关系。

潘文奎在"从气治甲状腺功能亢进"一文中指出，甲亢的病理实质，阳亢为表象，气虚乃本质。他从阳亢表现的久暂、瘿瘤的大小和质地、突眼的时限和程度、甲亢疾病的表现四个方面，分析出气虚的存在，从而确立"补气当主帅，消法佐使"的治疗大法，效果明显，且无演变为甲减之虞。

西医学认为，甲状腺功能亢进是由于自身免疫反应等因素使甲状腺激素分泌过多而引起的疾病，可出现机体神经、循环及消化等系统兴奋性增高，代谢亢进的症状。妊娠期间因母体各分泌腺处于活跃状态，由于抗促甲状腺激素受体抗体存在，作用于促甲状腺素受体，通过激活三磷腺苷，加强碘的摄取，使甲状腺素（T_4）及三碘甲状腺原氨酸（T_3）分泌增加，易出现甲亢症状。再因精神情志变化或其他疾病的影响，而诱发甲状腺功能亢进。在妊娠合并甲亢的病因中毒性弥漫性甲状腺肿（Graves 病）是主要病因。此外，结节性甲状腺腺瘤和甲状腺炎也可以引起妊娠期甲亢。新的研究认为 HCG 异常升高也是引起孕期甲亢的原因，血清 HCG 水平与血清 FT_4 水平呈直线相关。妊娠期甲亢有原发与继发的不同，妊娠期甲亢发病率为 $0.2\% \sim 0.9\%$，其对妊娠的影响主要为：流产、早产、死胎；妊娠高血压综合征、宫缩乏力、产褥感染；胎儿甲状腺功能减退、甲状腺肿、畸形；新生儿甲状腺功能亢进等。因此正确诊断与处理对母婴健康和优生优育都很重要。

【病因病机】

《杂病源流犀烛》云："瘿瘤者，气血凝滞……其症皆隶五脏，其源皆由肝火……血涸筋挛，又或外邪搏击，故成此二症。"甲亢多由七情内伤所致，肝气郁结，郁热熏蒸则恶热，自汗出；移热于胃，则消谷善饥；郁久化火，或暴怒烦躁，面红目赤，或五志化火，耗伤心阴，心失所养，神不守舍，则心悸，心烦，失眠多梦，亦可因心阴虚，心肾不交而失眠，疲乏无力；疏泄失常，横侮中宫，则大便溏泄，便次增多；痰湿内生，肝气夹痰上逆，痰气交结，结于颈项，则成瘿瘤。肝肾阴虚，肝风内动，则手足、舌体颤抖。

总之瘿病的发病，多由情志内伤所致。正气不足，外邪入侵，饮食失调和水土失宜等因素，导致气滞血瘀，痰浊凝滞，出现一系列症状。妊娠妇女由于聚血以养胎，正气易虚，故易于发病或加重病情。

西医学认为，妊娠后母体腺垂体分泌的促甲状腺激素和胎盘分泌的促甲状腺释放激素及绒毛膜促性腺激素共同引起甲状腺组织增生肥大，血运增加，新生腺泡腺腔膜样物增多，使甲状腺激素合成和分泌增加。因此，妊娠期生理上甲状腺功能活跃，且随妊娠周期而明显，若遇情志变化极易诱发甲亢。有资料研究表明，该病与自身免疫功能障碍有关。

资料显示：轻度甲亢对妊娠无明显影响，但中重度甲亢及甲亢症状未控制者的流产及早产率高于正常。围产儿死亡率＞5％，其妊高征发生率为正常的 10 倍，这是由于甲亢使营养元素消耗过多，或影响胎盘功能所致。新生儿出生后，可出现一过性甲亢或甲亢危象，甚至胎儿畸形，这是因为母体内长期释放的促甲状腺物质及服用的药物可经胎盘进入胎儿体内所致。亦可由于恶性肿瘤或遗传促使甲亢发生。

【诊断与鉴别】 正常妊娠由于母体甲状腺形态及功能的生理性改变，基础代谢率增高，血内 T_3、T_4 浓度增加，致许多方面有类似甲亢的临床表现，应与妊娠合并甲状腺功能亢进详细辨之。

一、诊断要点

1. 病史　有原发与继发之别，应辨甲亢发于妊娠前或妊娠后。

2. 临床表现

（1）易兴奋，心情急躁，多疑多虑，多言多动，失眠多梦。个别亦有情绪抑郁，少言寡语。

（2）心动过速，心悸，气短或气促胸闷，活动后症状明显，有时心律不齐，甚则房颤，且血压不稳。

（3）消谷善饥，食欲亢进，消瘦，乏力，孕妇体重不增加或增加很少。个别脾虚者可出现食欲减少，大便溏泄或便次增多。

（4）身热，自汗。

（5）甲状腺增大，呈弥漫性或结节性增大，有震颤及杂音。

（6）突眼，眼球突出。

（7）手、舌震颤或抖动。

3. 辅助检查

（1）甲状腺超声波检查：以确诊甲状腺大小及性质（弥漫性、结节性、弥留性）。

（2）实验室检查：以血清甲状腺功能测定为主。国内庄依亮提出的诊断标准为：有高代谢综合征，血清总甲状腺素（TT_4）≥180.6nmol/L（14μg/dl），总三碘甲状腺原氨酸（TT_3）≥3.54nmol/L（2.3μg/dl），游离甲状腺素指数（FT_4I）≥12.8则可诊断。甲亢病情以 TT_4 最高水平＜1.4 倍正常值上限者为轻度甲亢，＞1.4 倍正常值上限为中度甲亢，有甲亢危象、甲亢性心脏病及心衰、心肌病等症状者为重度甲亢。在妊娠 4～8 周由于 HCG 刺激甲状腺，FT_4、FT_3 升高，引起 TSH 中度抑制，但 TSH 不低于 0.1mU/L，TSH 受体抗体（TSAb）阴性，此时常提示妊娠呕吐一过性甲亢。基础代谢因特异性差，目前少用^{131}碘试验，且妊娠 12 周以后胎儿甲状腺可以浓聚碘而引起甲减，故该试验属于妊娠禁用。

由于孕妇的高血流动力学变化，常给甲亢的诊断带来困难，但对心率在 100 次/分以上、体重增加不明显、乏力、呕吐、甲状腺肿大，甚至有突眼、胫前黏液水肿及既往有甲亢病史的孕妇均应考虑甲亢存在，若血浆 FT_3、FT_4 升高和 TSH 降低，则甲亢的诊断可确定。

二、鉴别

1. 神经症　尤其伴有单纯甲状腺肿时，虽有兴奋、失眠、乏力等症状，但无食欲亢进，消瘦，血清 T_3、T_4 增高，其心慌、心动过速为间歇性，且与精神状况有关，而甲亢则为持续性。

2. 单纯性甲状腺肿大　一般无明显症状及体征。

【辨证论治】

一、辨证要点

本病病位在肝、肾、心、胃，尤与肝关系密切。临证首应辨肝经病证变化，予以分证治疗。若甲状腺肿大，质软，烦躁不安，多疑易怒，自汗，手颤，为肝气郁结，肝火上冲；若自汗乏力，心悸不宁，五心烦热，腰膝酸软，甲状腺轻度肿大，为气阴两虚；若甲状腺随情志变化增大或缩小，焦躁不安，易怒，面红目赤，头晕目眩，失眠多梦，心悸出汗，为阴虚肝旺。此外，患者既往病史、素体情况、心理状态、休养环境等，亦是辨证的重要依据之一。如心理状态不稳定，易怒多疑，则易肝气郁结，肝火旺盛，以此类推，逐层分析。

二、治疗原则

治疗甲亢，以疏肝理气，泻火清肝为主要原则，再依据累及肾、脾、胃不同，虚实互见之病理，分别采用益气养阴，滋补心肾，养阴清胃，补益心脾，柔肝潜阳之法。在以上治则中，清泻肝火是关键。

三、分证论治

1. 肝气郁结、肝火旺盛证。

(1) 临床见证：妊娠期间瘿瘤肿大质软，眼突，焦躁不安，多疑易怒，自汗手颤，面热，口苦，舌质红，苔薄黄，脉弦数。

(2) 辨证依据

1) 瘿瘤肿大质软，眼突。

2) 焦躁不安，易怒多疑，自汗手颤。

3) 口苦，舌红苔黄，脉弦数。

(3) 治法与方药

治法：清泻肝火，化痰消瘿。

1) 栀子清肝汤（《外科正宗》）

组成：栀子、丹皮、柴胡、当归、白芍、川芎、牛蒡子、甘草、茯苓。

若烦渴、急躁、口苦显著者加龙胆清泻肝火。眼突明显者加泽泻、浙贝母。风阳扰动，手指震颤者，加钩藤、生牡蛎以镇肝息风。

2) 舒肝化瘿煎（经验方）

组成：柴胡、木香、海藻、昆布、海螵蛸、浙贝母、夏枯草、龙胆、香附、陈皮、白术、菟丝子、杜仲。

心悸、自汗、乏力，加黄芪、党参、生地黄、五味子等益气养阴之品。

3) 平甲煎（经验方）

组成：龙胆 12g，栀子 12g，柴胡 12g，黄芩 12g，夏枯草 15g，昆布 21g，玄参 12g，牡蛎 21g，麦冬 15g，枣仁 15g，生地黄 21g。

全方清肝泻火，软坚散结，兼有养阴安神之功，用于甲亢肝郁化火证。

2. 阴虚胃热证

(1) 临床见证：颈瘿轻度肿大或不大，燥热，自汗，消谷善饥，烦渴多饮，消瘦疲乏，体倦乏力，舌红少津或有裂纹，脉细数。

(2) 辨证依据

1) 瘿瘤轻度肿大或不大。

2) 烦热，大汗出。多食多饮，神疲善饥。

3) 舌红少津，脉细数。

（3）治法与方药

治法：清胃泻热，养阴生津。

1）白虎加人参汤（《伤寒论》）

组成：生石膏、知母、粳米、甘草、人参。

2）清胃养阴消瘿方（经验方）

组成：知母 15g，生地黄 15g，玉竹 15g，麦冬 12g，生石膏 30g，白芍 15g，石斛 12g，夏枯草 20g，山慈菇 12g，西洋参 12g。

3. 气阴两虚证

（1）临床见证：起病缓慢，瘿瘤软小，多发于妊娠中晚期，心悸气短，少寐不寐，五心烦热，眩晕，消瘦，神疲乏力，咽干口渴，腰膝酸软，舌红少苔，脉细软无力。

（2）辨证依据

1）起病缓，瘿瘤软小，多发于妊娠中晚期。

2）气短，心悸，神疲乏力，咽干口渴，腰膝酸软。

3）舌红少苔，脉细软无力。

（3）治法与方药

治法：益气养阴。

1）生脉饮（《内外伤辨惑论》）加味

组成：人参、麦冬、五味子、沙参、白芍、枸杞子、生地黄、熟地黄、白术、茯苓、甘草、山萸肉。

2）经验方（《当代名医证治汇萃》）

组成：当归 10～15g，生黄芪 30g，生、熟地黄各 10g，黄芩 10g，黄连 5g，黄柏 10g。

甲状腺肿大者，加夏枯草 15g，乌梅 10g。眠差加合欢皮 10g，白蒺藜 10g，生牡蛎 15g。心悸加沙参、麦冬各 10g，五味子 10g。手颤加白头翁 30g，因药理研究该药可治震颤。

4. 肝肾阴虚，肝风内动证

（1）临床见证：头晕，目眩，耳鸣，咽干口燥，五心烦热，失眠多梦，烦躁易梦，腰膝酸软，手抖，舌颤，舌红少苔，脉弦细数。

（2）辨证依据

1）头晕目眩，烦躁易怒，失眠多梦。

2）腰膝酸软，手抖舌颤。

3）舌红少苔，脉弦细数。

（3）治法与方药

治法：滋养肝肾，镇肝息风。

杞菊地黄汤（《医级·杂病类方》）合镇肝熄风汤（《医学衷中参西录》）加减

组成：熟地黄、枸杞子、女贞子、白芍、龟甲、玄参、麦冬、生龙骨、生牡蛎、天麻、钩藤、炒杜仲、牛蒡子、栀子。

方宗滋肾养肝、镇肝息风之法，两方化裁，集其药效显著者于一炉，意在组方不致过于庞杂也。

【其他疗法】

一、针灸疗法

（一）体针

主穴：阿是穴、内关、合谷、曲池、三阴交、足三里。

配穴：心俞、肝俞、脾俞、胃俞。

加减：肝气郁结加风池、丰隆；阴虚胃热加太溪、内庭；阴虚火旺加间使、神门；气阴两虚加关元、照海、复溜；阴虚阳亢加太冲、太溪、复溜、神门。

阿是穴本病位于人迎穴上下各 0.5 寸，左右共 4 穴，应同时根据颈肿程度的大小，采用局部多针刺法。

手法：中等强度刺激，不宜过强或过弱，尤其不宜进行持续刺激。以提、插、捻、转为主。留针 15～30 分钟，其间行针 2～3 次。

（二）耳针

取穴：甲状腺、内分泌、神门、交感、肾上腺、肝、胃、心、肾、大肠、肺、胆。

手法：中轻度刺激叩打，至皮肤隐隐出血为度，隔日一次。

二、药枕疗法

取茉莉花、天竺花、菊花、合欢花、槐花、密蒙花、青葙子花、谷精草花 8 种药物适量装入枕中，对缓解症状效佳。

三、食疗

1. 番茄豆腐汤　豆腐 4 块，西红柿 150g，木耳、冬笋、豌豆各 15g，湿淀粉、食用油各 9g，调味品少许，将几味共烩汤服食。隔日一次，可作膳食用。

2. 蚝豉 100g，甲鱼肉 50g，柏子仁、昆布、酸枣仁、白芍各 25g，大枣去核 10 个。以上诸味共煮汤服。每日一次温服。用于甲亢心慌，汗多者。

3. 粳米 60g，柴胡 9g，郁金 15g，佛手 9g，海藻 15g，红糖适量。将后 4 位药煎汤，去渣取汁，加粳米、红糖煮粥，每日 1 剂，连用 15 天为 1 个疗程。用于甲亢情绪烦躁不安者。

【预防与调护】

一、预防

1. 孕前即有甲亢或正在服药治疗者不应怀孕，若怀孕属高危妊娠，应定期检查和随访，了解胎儿发育情况，并控制妊高征。

2. 精神刺激是诱发甲亢的主要因素。尤其在妊娠后期及分娩时易发生甲亢危象，因此应使孕妇保持情绪稳定、精神放松。

3. 产时应缩短产程，注意血压、脉搏变化，必要时予以少量镇静剂。

二、调护

1. 安慰病人，消除思想顾虑，保持乐观情绪，减少外来不良刺激。

2. 注意观察患者血压、脉搏变化，防止妊高征及甲亢危象发生，还应避免感染。

3. 产后突眼加重者，除增加药量外，必要时放疗，保护角膜，防止损伤。

4. 饮食方面，应慎食含碘量高的海产品，可多食一些具有抑制甲状腺合成作用的食品如花生、百合、金针果、大枣、甲鱼等。甲亢患者多属阴虚阳亢体质，故忌食温热食物。宜食清淡之品，不要过食肥甘厚味，以免助热、助湿、生痰。尤应忌烟酒、油腻、煎炸、辛辣及刺激性食物和饮料，如咖啡等。

【疗效判定】

治愈：症状消失，脉率正常，甲状腺肿大及突眼明显好转或消失，血清 TT_3、TT_4、FT_4 水平正常。

显效：症状基本消失，脉率正常，甲状腺肿大及突眼明显好转，血清 TT_3、TT_4、FT_4 水平接近正常。

有效：症状好转，脉率减慢，甲状腺肿大及突眼减轻，血清 TT_3、TT_4、FT_4 水平好转。

无效：症状未控制，血清检查无改善。

（哈孝廉　赵　珂）

参 考 文 献

1. 钟永亮. 肝主疏泄与甲亢疾病关系初探. 湖南中医学院学报，1994，(3)：14.

2. 潘文奎. 从气论治甲状腺功能亢进. 河南中医，1994，(6)：332.

3. 党铎. 平甲煎治疗甲状腺功能亢进 50 例观察. 中国中西医结合杂志，1992，(5)：291.

4. 邓姗. 妇产科临床备忘录. 2 版，北京：人民军医出版社，2003：61.

5. 张惜阴. 实用妇产科学. 2 版，北京：人民卫生出版社，2003：340-341.

6. 庄依亮. 现代产科学. 北京：科学出版社，2003：267-269.

7. 吴谊青，李金荣. 妊娠合并甲状腺功能亢进症的研究进展. 医学综述，2004，10 (3)：177.

8. 叶伟萍，潘琢如，王蓓. 妊娠合并甲亢的临床分析. 实用医学杂志，2005，21 (18)：2076.

9. 乔文颖. 甲亢妊娠和胎儿甲亢. 国外医学内分泌学分册，2002，22 (2)：90.

10. 马新华. 妊娠期甲亢的诊断与治疗. 山西医学教育，2007 (1)：58.

产 时 病

分娩过程中发生的疾病，通称为产时病。分娩是围生期最关键的时期，一旦发生疾病，大多是危急重症，严重威胁母子两条生命。《胎产心法·保产论》云："凡妊娠之于分娩，母子性命悬于顷刻，调理失宜，安反成危，将养有方，逆可使顺。"

妇人以血为本，惟气顺则血和，胎安则产顺。产时病发生的病因病机，主要是气血失调，导致摄胎、转胎、运胎、送胎障碍。"气血充实，则可保十月分娩，子母无虞"（《医学入门·胎前》）。

产时病的治疗，应以调理气血为主，《胎产心法·催生论》云："产育一门，全仗气血用事。"《女科秘诀大全·保卫临产秘诀》云："临产用药只须加味芎归汤、佛手散，二方用之不尽矣。盖胎时全要血足，血一足，如舟之得水，保患不行。惟恐产母血少，又或胞浆早破，以致干涩耳。今二方皆大用芎归，使宿血顿去，新血骤生，药味易得，随地皆有，且使身体健壮，产后无病，真正有益无损。"临证时务必辨明虚实。

产时病的预防，应从怀孕开始，达到"气顺血和，胎安产顺"之目的。《达生篇》中的"睡、忍痛、慢临盆"六字真言，乃临产之要诀。安睡，一能避免精神紧张，二能保存体力；忍痛则防恐惧躁动；慢临盆可宽心静待，适时用力，情绪安定，体力充沛，"水到渠成"，多能顺产。

产时病的范围较广，包括胎衣早破、产时血晕、脐带脱出、产时子痫、难产、产伤、子宫破裂、胞衣不下等，本章仅介绍难产和胞衣不下的诊治。

第一节 难 产

足月妊娠临产，胎儿不能顺利从产道娩出者，谓之难产，古人又称"产难"。《神农本草经》有"子难"的记载。西医认为：分娩是否顺利决定于产力、产道、胎儿和精神心理因素四大因素，其中任何一个或一个以上因素异常，均可出现分娩迟缓或停滞，现代产科学称为异常分娩，俗称难产。在一定条件下顺产与难产可以相互转化，如顺产处理不当可导致难产，反之，难产处理得当及时，有可能变为顺产。正如《胎产心法·保产论》云："凡妊娠之于分娩，母子性命悬于顷刻，调理失宜，安反成危，将养有方，逆可使顺。"医务人员的责任就是用科学技术进行干预，避免难产或因难产造成严重后果。难产严重威胁母婴生命，是造成母婴死亡的常见原因。"产之难者，生死反掌。必须救治方能起死回生，稍不急救多致夭枉，救不得法，药不应手，亦莫能全生"（沈金鳌《妇科玉尺》）。分娩过程中，产妇可因难产发生子宫破裂、产道损伤、产后出血、感染、休克等，产后遗留子宫脱垂，阴道膨出，泌尿生殖道瘘、垂体前叶功能减退症等后遗症；胎儿和新生儿可能发生产伤、缺氧窒息而死亡，有幸存活者，可遗留癫痫、智力发育障碍等后遗症，给家庭及社会造成沉重的负担。因此，做好难产的防治工作对优生优育、妇幼保健具有十分重要的意义。

中医有关难产的记载始于隋代巢元方《诸病源候论·妇人难产病诸候》，唐代孙思邈《备急千金要方》、昝殷《产宝》、宋代杨子建《十产论》、元代朱丹溪《格致余论》、明代虞抟《医学正传》、王化贞《产鉴》、清代亟斋居士《达生篇》、阎纯玺《胎产心法》、傅山《傅青主女科》等各家名著中，对此均有专论，其中《十产论》和《傅青主女科》论之比较详细，且有手法和方药。近代，特别是新中国成立后，中西医工作者采用现代医学的科研方法和先进的技术手段在中药、针灸、电针、激光照射转胎及辨证论治产力性难产的研究方面，取得很大进步。但是毋庸讳言，由于历史限制，难产仍是中医妇产科的薄弱之点，处理难产，一定慎而又慎，要做全面细致的检查，明确搞清难产病因，切忌盲目用药，避免延误时机，造成严重不良后果。对产道、胎儿及胎位异常造成的难产，主张以西医产科原则处理；而对部分因产力、精神心理因素造成的难产，可按中医理论辨证论治，在处理过程中也要严密观察，根据产程进展情况，调整处理办法。本节难产以产力异常、精神心理因素难产为其主要内容加以阐述。

【病因病机】 难产原因十分复杂，西医学归纳为产力异常、胎儿异常、产道异常、精神心理因素四大原因（图2-5-1-1）。四大原因可单独存在，也可合并存在。

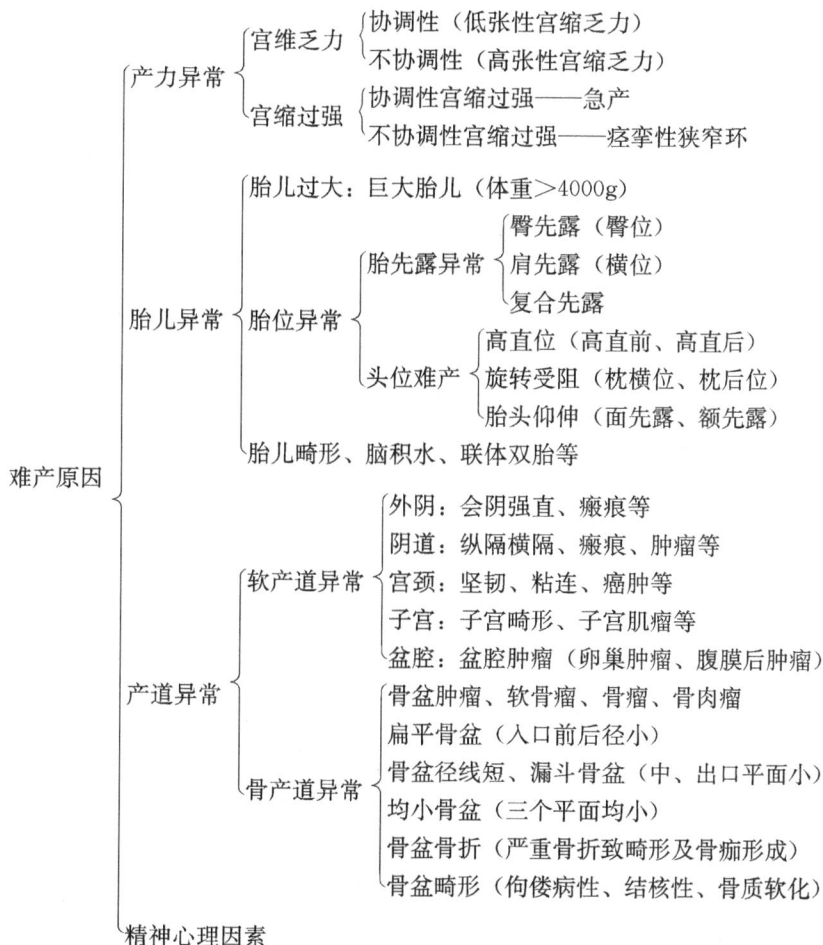

图 2-5-1-1 难产病因图解

产力，是将胎儿及其附属物从子宫内逼出的力量，是分娩的动力，包括子宫收缩力，腹肌、膈肌和肛提肌收缩力。产力以子宫收缩力为主，子宫收缩力贯穿于分娩全过程。如果分娩过程中子宫收缩的节律性、对称性及极性不正常或频率和强度有改变，必然导致产力性难产，称子宫收缩力异常，简称产力异常。产力异常包括子宫收缩乏力和子宫收缩过强两类，每类又分为协调性和不协调性。临床以宫缩乏力为多见，分娩一开始宫缩即微弱无力者，称为原发性宫缩乏力，分娩开始时宫缩正常，其后逐渐变弱者称为继发性宫缩乏力。继发性宫缩乏力往往多见于胎儿或产道异常。另一方面分娩对产妇来说是一个巨大的心理应激，产妇对这一应激的反应，可明显地影响分娩过程。心理应激可导致一系列神经内分泌变化，如交感-肾上腺髓质系统、下丘脑-垂体-肾上腺皮质系统和儿茶酚胺水平增高，焦虑时去甲肾上腺素减少，可使子宫收缩力减弱，而对疼痛的敏感性增加。强烈的子宫收缩又加重产妇的不安、焦虑情绪，从而造成恶性循环，导致产妇过度疲劳引起宫缩乏力、产程延长、产后出血等。

本节仅讨论因宫缩乏力和宫缩增强所引起产力异常而致难产者。

1. 气血虚弱　孕妇素体虚弱，气血不足，或因临产用力太早耗气伤力，或因临产而胞水早破，浆血干枯，以致血虚气弱。气虚失运，血虚不润令子难出，是以难产。《胎产心法》曰："孕妇有素常虚弱饮食减少至临产乏力者，或因儿未欲出，用力太早及儿欲出母已无力，令儿停住。"《医宗金鉴·妇科心法要诀》曰："胞伤血出，血壅产路；或是浆破早，浆血干枯，皆足以致难产。"讲的即是气血不足难产的机理。

2. 气滞血瘀　临产过度紧张，心怀忧惧，忧则气结，恐则气怯，躁急而气逆，惊则气乱，因而气机失和，或因产前过度安逸，逸则气滞，气不顺则血亦不和；或因不慎感受寒邪，寒凝血滞，气机不利，当产子难出而罹产难之疾。如《医宗金鉴·妇科心法要诀》云："胎前喜安逸不耐劳碌，或过贪眠睡皆令气滞难产。"《傅青主女科》亦有"产妇见儿所久不下未免心怀恐惟，恐则神怯……气阻滞于上下之间"，以致气逆难产之说。

西医学认为子宫收缩乏力主要由于头盆不称或胎位异常，使胎儿通过骨盆的阻力增加引起。子宫过度膨胀，如多胎妊娠、巨大胎儿、羊水过多等也影响子宫收缩。初产妇精神过度紧张也可引起宫缩乏力。此外产妇体质过弱、内分泌失调、电解质不平衡、子宫发育不良都可引起子宫收缩乏力。不适当的使用镇静剂、镇痛剂有可能使产力减弱甚至消失。高龄初产妇因宫颈纤维组织增多或药物、手术引起的宫颈瘢痕组织都会使宫颈难以扩张，最终导致宫缩减弱。

【诊断与鉴别】

评价宫缩力的方法

1. 描绘产程图曲线　是目前较常用的方法。方法是在产程观察中，把每次肛诊或阴道检查所得宫颈口扩张及先露高低的情况记录在坐标图上，绘成交叉或伴行的两条曲线，图中横坐标表示时间，以小时为单位，纵坐标表示宫颈扩张及胎先露下降的程度，以厘米为单位。近年来又在产程图上设置了警戒线和处理线，使产程图更加完善，能一目了然地观察产程进展情况。不仅能及时发现产力异常，而且能通过进一步检查及时诊断和处理产道和胎儿性难产。

2. 胎心监护仪监护宫缩与胎心率

（1）间接法：又称外测法，是将胎心换能器直接置于母体腹壁胎心最响处，宫缩换能器置于宫底下二横指处，两者各以腹带固定，可测知胎心及宫缩的情况。此法简便安全，但只能反映宫缩的强弱，并不能测得宫内压的真正数值，并且胎心率所受干扰亦较大。

（2）直接法：又称内测法，是在宫口开大 1cm 以上时，破膜后经宫口置入末端开放充水另一端连有压力换能器的导管，一般置于宫腔中部，可测得宫缩时真正的宫内压值。另将一螺旋形头皮电极置胎儿头皮上，还能直接测得胎儿心电信号，且不受产妇肥胖和翻身影响，较外测法更精确。用内测法判断宫缩力的标准如表 2-5-1-1。

表 2-5-1-1　内测法判断宫缩力的标准表

宫缩成分	产程（宫口开大）	平均值（宫腔压）	宫缩乏力诊断标准
宫缩强度	第一产程		
	4～6cm	40mmHg	≤30mmHg
	7～8cm	45mmHg	≤30mmHg
	9～10cm	50mmHg	≤40mmHg
	第二产程	50～60mmHg	
宫缩持续时间	第一产程	50～60s	≤30s
	第二产程		
宫缩间歇时间	第一产程		
	4～6cm	3min	≥6.5min
	7～8cm	2.5min	≥6min
	9～10cm	2min	≥4min
	第二产程	2min	≥4min（初产） ≥5.5min（经产）

3. 三种定量标准

（1）Montevideo 单位：10 分钟内的宫缩平均振幅×宫缩平均次数。正常分娩为100～250 单位。100 单位以下视为宫缩乏力。

（2）Alexandria 单位：宫缩平均振幅×宫缩平均次数×宫缩持续时间。正常分娩第一产程 26～326 单位，第二产程为 50～420 单位。第一产程＜25 单位，第二产程＜50 单位可视为宫缩乏力。

（3）Planimeter 值：以宫缩曲线和基线围成面积来计算。正常分娩第一产程为 50，第二产程为 90～300。如第一产程＜50，第二产程＜90 可视为宫缩乏力。

4. 协调性宫缩乏力与不协调性宫缩乏力的诊断和鉴别诊断（表 2-5-1-2）

5. 不协调性宫缩乏力与假临产鉴别　给予强镇静剂哌替啶 100mg 或吗啡 10mg 肌内注射，如果产妇经过休息宫缩转变为协调性即为不协调性宫缩乏力；如果在用强镇静剂后宫缩停止，产妇恢复正常活动，则为假临产。

6. 不协调性子宫收缩过强

表 2-5-1-2　宫缩乏力诊断表

	协调性宫缩乏力	不协调性宫缩乏力
发病率	约 4%	约 1%
发生时间	加速期多见	潜伏期多见
临床特点	宫缩稀而弱，宫缩痛轻	宫缩强，宫缩痛重
	宫缩有规律性、对称性和极性	宫缩无规律性、对称性和极性
	宫腔内压低，<30mmHg	宫腔内压高
	宫缩间歇期子宫放松	宫缩间歇期子宫不放松
	产妇不易衰竭	产妇容易衰竭
胎儿窘迫	出现晚、少	出现早、多
镇静剂效果	不明显	明显

（1）强直性子宫收缩：子宫内口以上部分的子宫肌层处于强烈痉挛性收缩状态，多系分娩发生梗阻、催产素应用不当或胎盘早期剥离血液浸润肌层所引起。临床表现为子宫收缩极为强烈，有持续性腹痛。当胎膜已破、羊水流尽时，胎儿可于短期内死亡。

（2）子宫痉挛性狭窄环：子宫局部肌肉强直性收缩形成的环状狭窄，围绕胎体某一狭窄部，如胎颈、胎腰。狭窄环可发生于子宫颈或子宫体的任何部位，这种情况应与子宫先兆破裂时的病理缩复环鉴别（表 2-5-1-3）。

表 2-5-1-3　子宫痉挛性狭窄环与病理性缩复环的鉴别诊断

子宫痉挛性狭窄环	子宫病理性缩复环
多数发生于胎体凹陷部分，因子宫环形肌常在阻力较弱处呈局部收缩	常发生于子宫体上下段之间
狭窄环部位子宫壁转厚，较其上下之子宫壁为厚	缩复环以上之子宫壁变厚，而缩复环以下的子宫壁变薄
环以下子宫壁之厚度多为正常，并不变薄或有过度扩张现象	环以下子宫壁变薄，且有过度扩张现象
胎先露部多尚未被迫降入骨盆腔	胎先露部多已被迫降入骨盆腔
胎儿之一部或全部在环以上	胎儿之一部必在环以下
环以上之子宫体多松弛无压痛	环以上之子宫体有强直性收缩
两侧圆韧带不紧张	两侧圆韧带紧张突出
狭窄环可能发生于第一、二、三产程中	环多发生于第二产程晚期
环位于产程中不移动	病理性缩复环慢慢上升
腹部检查，狭窄环极难触知	很可能触知
产妇一般情况好	产妇一般情况欠佳
多由于早期破膜或曾在宫腔内操作所致	多由于梗阻性难产所致

【辨证论治】　难产重在预防，贵在及时发现，认清原因，正确处理。产道异常，巨大胎儿，胎儿畸形等多数难产，非药物所能解决，要按现代产科学原则处理，多数需要手术助产。产力异常所致难产，要区分原发性或继发性，协调性或不协调性。对可用中医方法治疗的难产，才可按辨证论治原则分清虚实而论治。同时解除产妇思想顾虑和恐惧，做好耐心的解释工作，以增强信心，可以预防精神因素所导致的宫缩乏力。

一、辨证要点

中医妇产科学认为产力出现异常多因气血虚弱或气滞血瘀所起，其证一虚一实迥然有别，故当仔细辨识。气血虚弱者阵痛微弱，宫缩时间短间歇时间长，宫缩时腹部亦软，宫口不能如期扩张，伴见气血虚弱之象；气滞血瘀者腰腹阵痛剧烈，腹痛不已，按之尤甚，宫缩虽强但间歇不匀，兼有气滞血瘀诸候，以此为辨。

二、治疗原则

产力异常而致之难产，治以调气和血为法，重在分清虚实而调治之，虚者补气养营，实者理气行滞，使气充而血沛，气行而血畅，则气壮送胎自易，血足胎滑易产，血气调和，自无难产之虑。诚如《胎产心法》所说："夫产育一门，全仗气血用事"、"治者滋其荣，益其气，使子母精神接续，运行得力；温其经，开其瘀，使道路通畅，子易舒转。"

三、分证论治

1. 气血虚弱证

（1）临床见证：产时阵痛微弱，宫缩时间短而间歇时间长，久产不下，或下血量多，面色苍白，精神萎靡，气短乏力，舌质淡苔薄，脉大而虚或细弱无力。

气虚血弱，气虚则送胎无力，血虚而濡润不足，失于滑利，儿难转身，推送迟缓，是以产时阵痛微弱，宫缩时间短间歇时间长，而久产不下，气虚失摄则下血量多，血虚而颜面失荣故面色苍白，气虚不足而觉气短，阳气不振则精神萎靡，肢软乏力。舌脉均系气血不足之征。

（2）治法与方药

治法：大补气血。

1）蔡松汀难产方

组成：黄芪（蜜炙）、当归、茯神、党参、龟甲（醋炙）、川芎、白芍（酒炒）、枸杞子。

方中参、芪大补元气；当归、白芍、川芎养血活血；茯神健脾补中，宁心安神；枸杞子滋补肝肾；龟甲滋肾益阴通任脉，有濡润胞胎之功。全方重在使气生血有所依，血旺气有所养，胞胎润泽，自然易产。

2）送子丹（《傅青主女科》）

组成：生黄芪、当归、麦冬、熟地黄、川芎。

生黄芪甘温益气；当归、熟地黄养血滋阴；川芎活血养血；麦冬甘寒清润，长于濡润胞胎。诸药合用，补血之味多于补气之品，血旺气得所养，气生血得所依，胞胎润泽，自然易产。

（3）其他：加味芎归汤、补中益气汤、降子汤等，不一详述。

2. 气滞血瘀证

（1）临床见证：产时腰腹胀痛剧烈，按之痛甚。宫缩虽强但间歇不匀久产不下，或有阴道下血，量少色黯红，面色青紫，精神紧张，烦躁不安，胸闷脘胀，时欲呕恶，舌质黯红苔薄白，脉沉实或弦大而至数不清。

气滞血瘀运行受阻，以致胎儿欲娩不出，故腰腹胀痛剧烈按之尤甚而久产不下；瘀血内阻，血不归经，则见阴道下血量少色黯红；产妇因心怀恐惧故精神紧张，烦躁不安；气血阻滞运行不畅升降失调故面色青紫，胸闷脘胀，时欲呕恶；舌脉均为气滞血瘀胎儿久产不下之候。

（2）治法与方药

治法：理气活血，化瘀催产。

1）催生饮（《济阴纲目》）加益母草

组成：当归、川芎、大腹皮、枳壳、白芷、益母草。

当归、川芎养血活血行滞；枳壳、大腹皮破气散结下胎；白芷芳香通窍；加益母草以助活血化瘀之力。全方使气机调畅，瘀血化散而运行如常，胎儿自能运转娩出。

2）舒气汤

组成：人参、当归、川芎、白芍、紫苏梗、牛膝、陈皮、柴胡、葱白。

人参大补元气；当归、川芎养血活血行滞；牛膝活血化瘀，性善下行而有下胎之效；白芍养阴柔肝，缓急止痛；苏梗、陈皮理气行滞，和中止呕；柴胡疏肝解郁，宣畅气血；葱白通上下之阴。盖此方补气理气，对气逆由气虚所致者，补气可以解除气逆，气滞血瘀难产而胸闷脘胀，时欲呕恶者服之尤宜。

【其他疗法】

一、针刺催产

1. 合谷、三阴交、太冲、支沟，强刺激，留针 15～30 分钟。
2. 合谷、三阴交，用维生素 B_1 25～50mg 穴位注射。
3. 耳针取穴子宫、交感、内分泌、神门等，中等刺激，每隔 5 分钟捻转一次。

二、西医处理

1. 子宫收缩乏力的处理　多做耐心细致的解释工作，解除产妇思想顾虑和恐慌心理，可以增强信心，预防精神因素所导致的宫缩乏力。目前推行的"家庭接生"，使产妇虽在医院，但给予一个如同家庭般的环境，并有丈夫陪伴，可减少产妇焦虑，稳定情绪，对保持正常的产力很有益。

产程中要注意改善全身情况，加强护理，鼓励进食，注意营养与水分的补充。如产妇进食不够可静脉给 5%～10% 葡萄糖液 500～1000ml 内加维生素 C 1g。

当出现宫缩乏力时首先要寻找原因，特别注意有无头盆不称及胎位异常。排除明显头盆不称及严重胎位不正后才可考虑加强宫缩。其次应查明宫缩是否协调，对不协调宫缩的处理是给以强镇静剂哌替啶 100mg 或吗啡 10mg 肌内注射，使产妇充分休息，宫缩转变为协调性后，才能考虑用其他方法加强宫缩强度。加强宫缩强度的方法有以下几种：

（1）灌肠和导尿：温肥皂水灌肠，清除粪便，减轻积气，促进肠蠕动，反射性引起宫缩加强。导尿排空膀胱，有助于先露下降，加强子宫收缩。

（2）人工破膜：无头盆不称及胎位不正，宫口开大 3cm 者，可行人工破膜，使先露部与子宫下段及宫颈相贴，反射性引起宫缩。破膜可释放花生四烯酸并转化为前列腺素，加强子宫收缩。观察羊水性状，也有助于判断胎儿宫内情况。

（3）镇静镇痛药物：地西泮（安定）可抑制中枢神经，减轻强烈宫缩对大脑皮质的不良刺激；降低交感神经兴奋性，使子宫血管张力下降，改善子宫胎儿间血液循环，增加对胎儿的供氧；减少儿茶酚胺分泌，有助于子宫收缩；选择性地使子宫肌纤维松弛，解除宫颈痉挛等。所以该药可用于分娩的任何时期、任何形式的宫缩异常。药理剂量对母婴无明显不良反应。一般用法，10mg 静注，1～3 分钟推注，或 10mg 肌注，4～6 小时可重复。

（4）催产素加强宫缩：催产素是最常用的引产和催产药物。决定使用催产素前，应做全面检查，排除明显头盆不称和胎位不正，以免产生强直性宫缩、胎儿窘迫甚至死亡、子宫破裂等严重后果。对催产素的敏感性及血浆清除率个体差异很大，必须从小剂量、低浓度、慢速度开始，逐渐调节至近乎生理的有效宫缩。一般用催产素 2.5～5.0 单位，加入 5％葡萄糖注射液 500ml 中，从 8 滴/分逐渐增加，调节至 3 分钟左右宫缩一次，持续 30 秒以上即可。安排专人守护，严密观察胎心及产程进展，发现问题及时处理。

对高张性宫缩乏力，禁忌使用催产素，因为不协调宫缩时，增强宫缩只能使宫缩更加不协调，并诱发胎儿宫内窘迫。

在使用催产素时最要紧的是严密观察。自出现第一阵宫缩摒除极度过敏后至调整到有效宫缩，医务人员绝不可离开产妇，以后也需经常观察药物的滴速、宫缩情况、宫颈扩张及胎头下降情况，有条件时应行电子胎心监护，否则应加强胎心听诊，及时发现异常情况加以处理。

（5）前列腺素：前列腺素 E 及 F 族均具有子宫收缩作用，因各人敏感度不同，有时需用较大剂量，无论口服或静滴都可能引起过强的宫缩及恶心、呕吐、头痛、心动过速、视力模糊及浅静脉炎等不良反应，故应慎用。美国食品药物管理局至今尚未通过使用，但前列腺素 E_2 及 $F_{2\alpha}$ 阴道栓用于宫颈未成熟的孕妇引产是有效的。阴道内用药简单易行，一般用量为 1～5mg，产生不良反应的机会少。宫颈管内用药 0.5mg 即可。由于 PGE_2 作用于宫颈，$PGF_{2\alpha}$ 作用于子宫肌层，PGE_2 较 $PGF_{2\alpha}$ 的引产效果更好，但缺点是使用时需新鲜配置，比较烦琐。

（6）宫口接近开全者，在加强宫缩同时，可做会阴侧切、胎头吸引器吸引或产钳助产分娩。

2. 不协调性子宫收缩过强

（1）强直性子宫收缩：立即用宫缩抑制剂如 1％肾上腺素 1ml 加入 5％～10％葡萄糖溶液 250ml 内静脉滴注，滴流速度不宜超过 $5\mu g/min$；25％硫酸镁 20ml 加等量 5％～10％葡萄糖溶液缓慢静脉推注。如因胎儿宫内窘迫需急速解除子宫强直性收缩可用氟烷、乙醚等吸入麻醉，也可用亚硝酸异戊酯 0.2ml 吸入或硝酸甘油 0.6mg 舌下含化。经以上方法处理仍不能解除子宫强直性收缩者，应考虑剖宫产。

（2）子宫痉挛性狭窄环：如无胎儿窘迫应采取期待疗法，给予镇静、止痛药，如吗啡、哌替啶等，并停止一切宫腔内操作，经充分休息后狭窄环多能自行消失。如有胎儿窘迫则可用宫缩抑制剂或氟烷、乙醚等吸入麻醉，可缓解者根据产科情况行产钳术，不能缓解者需行剖宫术。

3. 掌握剖宫产指征和争取手术时机　中医或西医治疗产程仍无明显进展，宫口无开大，先露不下降，或胎儿宫内窘迫，或出现先兆子宫破裂者，应考虑急症剖宫产结束分娩。胎膜早破，反复做肛查或阴道检查等可能发生宫腔感染者，最好选择腹膜外剖宫产术式，避免腹腔感染。

4. 产后处理　防止产后大出血，继续静滴催产素或肌注麦角新碱，预防因宫缩乏力而引起产后大出血；预防产后感染，常规使用广谱抗生素及宫缩剂预防产褥感染。

【预防与调护】　难产一旦发生，危及孕产妇及胎儿的生命。故预防难产，加强孕晚期及分娩时的调护尤为重要。

1. 定期产前检查　尤其是妊娠 7 个月后，对胎儿、胎位及母体骨盆腔的情况要充分掌握，对孕妇整个妊娠过程应动态关注。在分娩发动前即应确定适当的分娩方式，避免生产过程出现意外。

2. 产程中要密切观察产程图，随时了解产妇的全身情况和腹部情况。避免急产、滞产等异常现象出现。

3. 指导产妇正确运用腹压，减轻产妇的恐惧心理。中医妇产科学有关产时"特忌多人瞻视"，及"直候痛极，儿逼产门，方可坐草"，皆具有产室环境安静，正确使用腹压的含义。

4. 做好助产、手术产的准备，一旦发生难产及时解决。

【疗效判定】　有难产征兆时应尽早服药。

有效：药物服用后 1 小时内产程进展开始改善。

无效：服药 1 小时后仍无产程进度的改善为无效。

【重点提示】　难产是常见的临产病，如处理不当可危及孕妇和胎儿的生命。而在导致难产的因素中，唯有产力和产妇的心理因素可以在临产时进行改善。应做好产前宣教，解除产妇思想顾虑，消除紧张情绪，鼓励产妇多进饮食，使产妇有适当的休息和睡眠，保持充沛的精力，临产时指导产妇正确运用腹压。配合药物和针灸，产力常可恢复正常。如采用药物或其他疗法治疗效果不佳，产程停滞无进展或出现胎儿窘迫，则应根据宫口扩张及先露下降情况，及时进行手术助产或剖宫产，以保母子平安。对产道异常、胎儿胎位异常等所致难产，应按西医产科学原则处理。

（杨梦庚　朱鸿秋）

参 考 文 献

1. 林江 . 30 年来中医治疗胎位不正综述 . 广西中医药，1990，（4）：40.

2. 胡青 . 中西医治疗难产后诸证 510 例 . 内蒙古中医药，1990，（1）：13.

3. 任光锋 . 中西医结合促宫颈成熟与引产 30 例 . 中原医刊，1994，（1）：28.

4. 彭芷美 . 圣愈汤加味治疗胎位不正 96 例 . 国医论坛，1994，（3）：38.

5. 薛丽梅 . 八珍汤加减纠正臀位妊娠 32 例报告 . 北京中医，1994，（5）：20.

6. 李爱林 . 中药催生汤促宫颈成熟的临床观察 . 中国中西医结合杂志，1994，（10）：582.

7. 蔡耀庚 . 益母顺子汤治疗胎位不正 32 例 . 江苏中医，1994，（10）：12.

8. 凌萝达，顾美礼 . 难产 . 重庆：重庆出版社，2004.

9. 牛秀敏，张惠英，李珺 . 难产诊断与处置 . 北京：人民军医出版社，2008.

第二节　胞 衣 不 下

胞衣即西医的胎盘和胎膜之总称。95％的产妇在胎儿娩出不久胎盘自然娩出，因某种原因，胎儿娩出后经过 30 分钟以上，胎盘不能自然娩出者，中医谓之"胞衣不下"，又称"息胎"、"息胞"、"儿衣不下"、"胞衣不出"、"胞衣不下"，证候危急，如不及时处理，恐有产后血晕之虞，甚者发生所谓"胞上掩新"，危及产妇生命。胞衣不下者，寒、热、湿邪乘虚而入胞宫，而致产后发热，腹痛拒按，阴道出血紫黑秽臭，脉弦数等症，危害产妇健康，影响产褥复旧。故胞衣不下，受到历代医家重视。

胞衣不下一病，始载于隋代《诸病源候论》："有产儿下，若胞衣不落者，世谓之息胞"，其因乃"产妇初时用力，比产儿出而体已疲顿，不能更用气产胞，经停之间，外冷乘之，则血道疬涩，故胞久不出。"宋代郭稽中强调"妇人百病，莫甚于生产。产科之难，临产莫重于催生，既产莫重于胞衣不下"，因其"停久非特产母疲倦，又血流入胞中，必致危笃"，除提出用"花蕊石散"治疗外，"宜急断脐"，以防"胞上掩心而死，慎之。"清楚地指出了胞衣不下的严重后果。明代薛立斋在《校注妇人良方》中，又补充"用蓖麻子仁涂右脚心"，或用"益母丸便效"。可见当时医学为了寻求胎衣不下的有效治疗，已用了外治一法。《景岳全书》宗前贤之论，谓："胞衣不出，有以气血疲弱，不能传送，而停搁不出者……有以恶露流入胞中，胀滞不出者。"并辨"无力痛胀属气血虚，治当补气助血"，若为胀为痛为喘为急乃是血渗胞中，"非逐血破血不可"。清代《胎产心法》更明确指出："有因气血虚弱，产母力乏，气不转运。不能传送而停搁不下"为本病的主要病理。《傅青主女科》则以血虚立论，谓："胞衣留滞于腹中，二三日不下，心烦意躁，时欲昏晕，人以为胞衣之蒂未断也，谁知是血少干枯，粘连于腹中乎……胞衣不下，瘀血未免难行，恐有血晕之虞耳，治法宜大补气血。"

胞衣不下的诊治，目前以西医为主，对没有阴道出血或出血不多者，采用中西医结合或中医辨证论治，也有良好效果之证例报道，值得深入研究。

【病因病机】 中医把胞衣不下归因为气虚和血瘀，胞衣娩出有赖气血调和与气机的推送。若气虚血瘀致气机运行不畅，胞衣便不能正常娩出滞留于胞中。

1. 气虚 产妇体质素弱，元气偏虚；或孕期患病，损伤正气；亦或产程过长，耗气太多致胎儿虽已娩出，但终因气虚无力运送而致胞衣不下。

2. 血瘀 产时体虚，调摄失宜而感受寒邪，寒邪客于脉中，伤于胞宫则血凝气滞，胞衣不能及时排出，同时还可由于产后气虚而运血乏力致血行迟缓，从而加重血瘀，致使胞衣不下；或胎儿娩出，有瘀血阻滞胞脉。

西医把胎盘滞留分为4种类型，不同类型有其不同病因病理。

1. 胎盘滞留

（1）产程延长，产妇衰竭。

（2）腹肌过度松弛，腹压不足。

（3）膀胱过度充盈，阻碍胎盘娩出。

（4）过早频繁揉捏子宫，影响子宫生理性收缩。

（5）压出胎盘方法不当，使子宫不能顺利娩出胎盘。

2. 胎盘嵌顿

（1）产程延长，胎膜早破，子宫肌肉过度疲劳而产生局限性痉挛性缩窄环。

（2）胎盘剥离前注射麦角制剂或过量催产素而产生葫芦形子宫。

3. 胎盘粘连 胎盘粘连和胎盘植入的病因基本相同。

（1）子宫内膜感染或机械性损伤，使内膜海绵层疏松组织变硬，或内膜形成瘢痕。

（2）内分泌异常，如黄体功能不足，垂体前叶功能减退症治疗后再孕等。

（3）胎盘畸形或附着异常 如膜状胎盘，多胎妊娠之过大胎盘，附着子宫角下段的胎盘等。

4. 子宫畸形、残角子宫、子宫憩室妊娠者肌肉薄弱，内膜发育欠佳，亦易发生胎盘滞留。

【诊断与鉴别】

一、诊断

凡胎儿娩出后经过 30 分钟以上，胎盘仍不能自然娩出者即可诊断。

二、鉴别

临床主要症状是出血，多为外出血，偶有隐性出血而致宫腔积血。胎盘完全剥离，因宫缩乏力小不能将其排出者，出血情况与子宫收缩乏力产生的出血相同。嵌顿胎盘可致隐性出血，完全粘连或植入胎盘可无出血。胎盘部分剥离时，剥离面血窦开放，可致严重出血。部分植入胎盘，如强行剥离，可致子宫穿孔。根据临床表现特点，结合 B 超检查，手术后见症及病理切片，确定其病因和类型。

下列情况应考虑胎盘植入：

1. 妊娠满 12 周至不满 37 周之间，有自发性或损伤性（如人流、引产操作）子宫穿孔或破裂，出现急腹症症状者；因流产、人流、早产、引产、剖宫产等胎儿娩出后出血，钳刮或徒手剥离胎盘不下出血如涌者。

2. 足月分娩第三产程中，胎儿娩出后 2 小时胎盘仍不剥离且无出血或虽然胎儿娩出不久伴有大量出血，用手探查宫内发现宫壁与胎盘之间没有分离（完全植入）或胎盘与宫壁之间牢固粘连而部分胎盘已剥离（部分植入），试图剥离胎盘失败者。

3. 除上述征象之外，兼有前述子宫内膜致病因素史者，应高度怀疑本病，确诊需在切除子宫及病理组织学检查后作出。

4. B 超检查　在回声增强的区域，看到子宫肌层结构紊乱，周围有血流信号。

【辨病论治】

1. 不管何种类型，出血量多者，均应当机立断急症处置。

2. 胎盘植入者，原则上手术治疗。

3. 无出血或出血量少者，可考虑中医辨证论治。

【辨证论治】

一、辨证要点

胞衣不下，当辨其阴道出血之多少，腹痛之轻重，并结合其他证候与舌、脉辨证。胞衣不下，如见阴道出血量多，血色淡红，小腹微胀，按之有块而不痛，头晕气短，舌淡，脉弱者，属气虚证；如伴见阴道出血量少，血色紫黯，或无阴道出血，腹痛拒按，面色与舌色紫黯，脉弦涩者，属血瘀证。

二、治疗原则

益气养血，活血化瘀。气虚失运者，治当益气为主；瘀血阻滞者，治当化瘀为要。

三、分证论治

1. 气虚证

（1）临床见证：胎儿娩出半小时后，胞衣不能自行娩出，阴道流血量多色淡，小腹微胀，按之有块而不痛，面色苍白，头晕心悸，神疲气短，畏冷喜热，舌质淡，苔薄白，脉搏虚弱。

证因产妇体弱，胎儿娩出后，正气更虚，无力运送胞衣外出故胞衣不下。气虚不能摄血与血失阳气温煦，故阴道出血量多，色淡。胞宫未复故少腹微胀，按之有块而不痛。余症、舌脉皆为气虚血少之征。

（2）治法与方药

治法：补阳益气，养血活血。

1）加减补中益气汤（《中医妇科治疗学》）

组成：党参、黄芪、白术、甘草、升麻、陈皮、柴胡、当归、益母草。

方中参、芪、术、草益气补中，当归养血，益母草活血祛瘀以助前药运送胞衣外出。本方适用于气虚之胞衣不下者。

《河南中医》2003年8期报道一B超提示胎盘植入1个月的患者，辨证属脾虚中弱，气血两亏，用傅氏补中益气法（补中益气汤）连服6剂后出血止，B超检查正常。

2）八珍汤

组成：人参、白术、茯苓、当归、川芎、白芍、熟地黄、甘草。

本方使气充血足，则能运送胞衣外出。适用于气血两虚之胞衣不下者。

3）加参生化汤（《傅青主女科》）

组成：当归、川芎、炮姜、桃仁、炙甘草、人参、升麻、大枣。

方中人参、当归补气益血，炮姜、大枣、甘草补中健脾以资化源，川芎、桃仁活血祛瘀，使之补中有行，能生能化，待气血充足，血行畅通，胎衣自下。本方适用于气虚血少而兼瘀滞所致胞衣不下者。

若心悸气短者，加黄芪、麦冬、五味子以益气养心。若血色紫黯，腹痛不喜揉按者，加牛膝、枳壳以增活血行滞之效。

《陕西中医》2003年9期报道一胎盘残留患者，脉证相参，属气血两亏，瘀血滞留胞宫所致，服2剂胎下血止。

2. 血瘀证

（1）临床见证：胎儿娩出半小时后，胞衣不能自行娩出，阴道出血甚少或无，血色紫黯，少腹痛拒按，面色紫黯，舌质紫黯，脉沉弦而涩。

因分娩时受寒，寒邪入侵，血为寒凝而滞塞失运故胞衣不下。瘀血阻滞，气机不利，故阴道出血甚少或无，血色紫黯，少腹疼痛拒按。面色与舌质紫黯、脉沉弦而涩，皆为血瘀之征。

（2）治法与方药

治法：活血化瘀。

1）古没竭散（《证治准绳》）合失笑散（《太平惠民和剂局方》）

组成：没药、血竭、蒲黄、五灵脂。

方中血竭、没药活血散瘀定痛，蒲黄、五灵脂助其活血化瘀之力。瘀散血行，胞衣即下。本方适用于血瘀之胞衣不下者。

2）黑神散（《太平惠民和剂局方》）加牛膝

组成：炒黑豆、熟地黄、当归、肉桂、炮姜、炙甘草、芍药、蒲黄。

本方适用于血瘀兼寒之胞衣不下者。

3）牛膝散（《证治准绳》）

组成：牛膝、川芎、蒲黄、当归、桂心、朴硝、生姜、生地黄。

方中牛膝、川芎、蒲黄、当归活血化瘀，桂心、生姜温经散寒，朴硝润燥软坚以泻下，生地黄生津润燥以防祛瘀伤津。本方适用于寒凝血瘀而便结之胞衣不下者。

若少腹冷痛，痛时欲呕，面色青白，舌淡口和者，加吴茱萸、半夏以化浊降逆；若气短神疲，面色㿠白者，加人参、黄芪以益气补虚；若发热恶寒，阴道出血色紫黑有臭味，烦躁口渴，尿黄便结，舌红苔黄，脉弦数者，酌加金银花、连翘、败酱草、丹皮、蕺菜、益母草以清热解毒，凉血化瘀；或参照"产后发热处理"。

3. 气虚血瘀证

同时兼有气虚血瘀两证者，宜益气养血、活血化瘀之法。选桃红四物汤加味：当归、赤芍、桃仁、生地黄、五灵脂、香附、乳香、没药、党参、黄芪、蒲黄各 10g，红花、苏木各 7g。《新中医》1990 年 5 期报道一胎盘残留半个月患者，脉证相参，属气血两亏，瘀血秽物滞留胞宫所致，连服上方 12 剂后痊愈。

【其他疗法】

一、外治法

1. 蓖麻子、雄黄各 60g。研细成末，涂足下涌泉穴，胞衣下后洗去（《傅青主女科》）。
2. 艾叶炒热熨少腹部，用于寒凝血滞胞衣不下者。

二、针灸疗法

气虚型，取关元、三阴交、至阴穴，针用补法并灸之。

血瘀型，取中极、气海、合谷、三阴交、肩井、至阴穴，针用泻法并灸之。

三、中西医结合

杨柞年、张崇智报道用中西医结合治疗胎盘粘连部分植入产妇 11 例均获成功，其方法是：人工剥离胎盘，保留植入部分于宫壁，术后给予青霉素、氨苄西林、甲硝唑三联抗感染及宫缩剂，同时给予中药当归补血汤，以补气养血祛瘀。方药：黄芪 50g，当归、鸡血藤各 10g，川芎、枳壳各 5g，桃仁、阿胶（烊化）各 9g，炮姜 5g。首诊 3 剂内服，以后随证加减：出血量多加人参 10g 或党参 30g，乌贼骨、茜草各 10g；腰痛加川续断、桑寄生各 10g；出汗多者，加五味子 10g。11 例患者效果均好，子宫复旧好，随访 3 个月无出血。

董丽云等报道对中孕引产病人治疗组采用利凡诺（依沙吖啶）引产同时加用自拟复旧祛衣汤口服，对照组只用利凡诺引产。自拟复旧祛衣汤组成：党参、黄芪、当归、益母草、金银花各 30g，川芎、大黄各 10g，赤芍、枳壳各 15g，桃仁 12g，红花 6g。结果治疗组胎儿娩出时间短，产后出血少，胎盘胎膜残留明显小于对照组。

四、西医处理

1. 阴道出血不多或无出血者，可等待观察到 1 小时，出血量超过 200ml 且以上应紧急处理。
2. 膀胱胀满不能自行排尿者，导尿排空膀胱，解除胀大膀胱对产道之压迫。

3. 对已剥离胎盘，可采用人工娩出胎盘，方法有两种：①子宫收缩变硬者，采用 Crede's 法人工娩出胎盘，其方法是手握子宫底部，拇指在前，四指在后，向骨盆入口处推子宫，可使已剥离停留在阴道上部之胎盘娩出。注意：子宫松弛者，可诱发子宫内翻。②由于胎盘剥离降至子宫下段，而将宫体推向上，宫底升高时，采用 Brandt-Andrews 手法，即一手于耻骨联合与子宫底之间施加压力，迫使子宫向上，并向外排出胎盘，另一手轻轻牵拉脐带，即可娩出胎盘。

4. 胎盘嵌顿者，可注射阿托品 0.5mg 或哌替啶（度冷丁）100mg，或 1‰肾上腺素 0.3～0.6ml，局限缩窄环即可自然放松。

5. 对未剥离胎盘者，可经脐静脉加压注入生理盐水 400～500ml，使胎盘绒毛膨胀；或注入生理盐水 50ml＋催产素 100 单位，药物经胎盘到达子宫壁引起宫缩，促进胎盘剥离。

6. 出血量超过 200ml 以上，需手术处理者，应尽快建立静脉通道，输液输血，防治出血性休克。

7. 出血超过 200ml，或经上述保守处理无效，观察等待 1 小时以上者，应重新消毒产道，更换手套手术，在麻醉下行手取胎盘术。其方法是左手在腹部固定子宫底并向下推压，右手五指并拢呈圆锥状进入宫腔，五指靠紧并微屈，沿胎盘与宫壁附着间隙，由下向上钝性分离，待胎盘全部剥离后置于掌中缓慢取出，整个手术过程必须一次完成，以减少出血和感染。术后认真检查胎盘有无残缺，常规注射宫缩剂及抗生素，预防出血和感染。

8. 对植入性胎盘应考虑子宫切除，不可强行剥离，以免子宫穿孔。但对尚无子女需保留子宫者，可作保守性手术，切除植入部分修整宫壁。仅 1～2 个胎盘小叶植入者，也可剥离后宫腔纱布填塞止血，可免除子宫切除，剖宫产时小部分胎盘植入者，也可剥离后宫腔纱布填塞止血，可免除子宫切除，剖宫产时发现小部分胎盘植入，可将其剥离后，用肠线"8"字缝合止血。

【预防与调护】 胞衣不下是导致产后出血的重要原因。孕前的调护和产时的护理，对减少该病的发生有直接的作用。

1. 孕前应避免多次人工流产和不必要的宫腔手术，减少子宫内膜炎的发生，从而降低胎盘粘连所致胞衣不下的发生率。

2. 产时勿过早使用催产素或麦角新碱，勿粗暴按摩子宫，避免宫颈内口附近形成狭窄环而造成胎盘嵌顿。

3. 待产过程中，要注意产室的温度和产妇的保暖，减少因受寒而发生的胞衣不下；而分娩前的充分休息和产程中精力、体力的保存，又有助于减少气虚不足无力运送胞衣的发生。

【疗效判定】 胎儿娩出后，胎盘应在 5～15 分钟内（不超过 30 分钟）娩出。故 15 分钟后就应考虑处理措施。

有效：处理后在 30 分钟内胎盘娩出。

无效：处理后 30 分钟亦未娩出。

（杨梦庚　尹巧芝）

参 考 文 献

1. 林江. 30 年来中医治疗胎位不正综述. 广西中医药，1990，（40）：40.

2. 胡青. 中西医治疗难产后诸证 510 例. 内蒙古中医药, 1990, (1): 13.

3. 张玉芬. 生化汤在妇产科的临床应用. 中医药研究, 1990, (5): 18.

4. 钱虹. 助产汤治疗过期妊娠 126 例. 陕西中医, 1991, (12): 534.

5. 任光锋. 中西医结合促宫颈成熟与引产 30 例. 中原医刊, 1994, (1): 28.

6. 彭芷美. 圣愈汤加味治疗胎位不正 96 例. 国医论坛, 1994, (3): 38.

7. 薛丽梅. 八珍汤加减纠正臀位妊娠 32 例报告. 北京中医, 1994, (5): 20.

8. 李爱林. 中药催生汤促宫颈成熟的临床观察. 中国中西医结合杂志, 1994, (10): 582.

9. 蔡耀庚. 益母顺子汤治疗胎位不正 32 例. 江苏中医, 1994, (10): 12.

10. 郭长胜, 国晓梅, 张亚光, 等. 经阴道气囊助产法缩短产程. 中华妇产科杂志, 1991, (5): 266.

11. 赵少飞, 王忠良, 吴宝勋, 等. 气囊腹压带助产缩短第二产程的评价. 中华妇产科杂志, 1991, (5): 262.

12. 姚石安. 围生期疾病中医研究进展. 中医杂志, 1990, (9): 53.

13. 田永春, 田巧艳, 田峰. 生化汤在产后病中的临床应用. 陕西中医. 2003, 24 (9): 842-843.

14. 连华敏. 从临床看傅山运用补中益气汤的经验. 河南中医, 2003, 23 (8): 16-17.

15. 董丽云, 蒋秀先. 自拟复旧祛衣汤治疗胞衣不下 30 例. 四川中医, 2002, 20 (7): 55.

产 后 疾 病

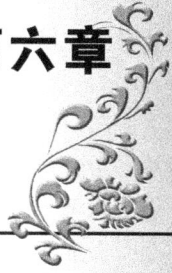

第一节　产 后 血 崩

　　从接生起到胎儿娩出后 2 小时内出血量达到或超过 400ml，或至胎儿娩出后 24 小时内出血量达到或超过 500ml 为早期产后出血。24 小时后至产褥期末所发生的阴道大出血，为晚期产后出血或产褥期出血。中医学统称之为产后血崩。

　　西医学认为产后出血是由子宫肌纤维的结构特点和血液凝固机制共同决定的。在正常情况下，止血的机制主要依靠子宫肌肉的收缩和缩复作用。子宫肌肉特别是子宫体部肌肉肥厚，呈螺旋状交错，形成网状排列，收缩时能对交织于肌纤维束间的血管起到有效的压迫作用。而产时内源性催产素和前列腺素的释放，使肌细胞内游离钙量增多，游离钙与肌动蛋白、肌凝蛋白结合，增强 ATP 酶活性，引起收缩反应。当产后宫腔容积突然缩小时，肌纤维收缩加强，对宫壁血管起收缩压迫止血作用。而肌纤维的缩复，又使血管更加迂回曲折，血流阻滞，有利于止血和血栓形成，胎盘剥离面血窦血栓形成。因妊娠期血液处于高凝状态，纤维蛋白溶酶活性降低，而产后在内源性前列腺素作用下血小板大量聚集，聚集的血小板释放血管活性物质，加强血管收缩，同时亦加强引起黏性变形形成血栓，导致凝血因子的大量释放，进一步发生凝血反应，形成的凝血块可以有效地堵塞胎盘剥离面暴露的血管达到自然止血的目的。因此凡是影响子宫肌纤维强烈收缩，干扰肌纤维之间血管压迫闭塞和导致凝血功能障碍的因素均可引起产后出血。

《素问·阴阳别论》："阴虚阳搏谓之崩。"王冰注曰："阴脉不足，阳脉盛搏，则内崩而血下流。"按《黄帝内经》原义，崩乃泛指妇科血崩证。产后血崩乃指产后出血证，其内容常见于"产后血晕"、"胞衣不下"等章节。

隋代《诸病源候论·妇人产后诸候·产后血运闷候》曰："运闷之状，心烦气欲绝是也。亦有去血过多，亦有下血极少，皆令运。若产去血过多，血虚气极，如此而闷运者，但烦闷而已，若下血过少而气逆者，则血随气，上掩于心，亦令运闷，则烦闷而心满急，二者为异。"基本上概括了两类血晕之病因病机及证候鉴别，这种分类方法一直沿用至今。唐代《经效产宝·产后血晕闷绝方论》首见血晕一词。在续篇中进一步阐述了本病的病机及证候："产后气血暴虚，未得安静，血随气上攻，迷乱心神，眼前生花……极甚者，令人闷绝，不知人事，口噤神昏气冷。"与今天之认识相近，治法除以清魂散、黑神散等内服外，尚有烧秤锤江石令赤淬醋熏气法，为本病外治法之始。宋代郭稽中《妇人产育保庆集》云："妇人百病，莫甚于生产，产科之难，临产莫重于催生，既产甚于胎衣不下。""胎衣不下者……治之稍缓，胀满腹中，以次上冲，心胸疼痛，喘急者难治。"《妇人大全良方·产后门·产后血晕方论第五》载治本病方药颇多，其中夺命丹内服，烧干漆闻烟，醋韭煎熏气等至今时有采用。《陈素庵妇科补解·产后众疾门卷之五·产后血晕方论》曰："产后血晕，因败血冲心故也"。把产后三冲与本病结合起来，对本病的病因、病机有了进一步认识。明代《万氏女人科·产后章》指出："此恶候也，不可救者多。"《景岳全书·妇人规·产育类·气脱血晕》："产时胞胎既下，气血俱去，忽尔眼黑头眩，神昏口噤，昏不知人。古人多云恶露乘虚上攻，故致头晕。不知此证有二：曰血晕，曰气脱也……气脱证，产时血既下行，则血去气亦去，多致昏晕不省，微虚者，少顷即苏，大虚者，脱竭即死。"《张氏医通》云："冲心者，十难救一；冲胃者，五死五生；冲肺者十全一二。"可见明代至清，对本病病因病机的认识基本上沿用前人之说，而在治疗方面有所发展。如《景岳全书·妇人规·产育类·气脱血晕》主张用独参汤治气脱血晕，《傅青主女科·正产血晕不语》则"急用银针刺其眉心"，至今仍有实用价值。

【病因病机】 产后血崩多责之气虚血瘀。产妇素体虚弱或产程过长，产时用力耗气，损伤冲任、胞脉，或产伤出血，耗损元气，以致气不摄血，导致产后出血。

产时血室正开，六淫、七情易伤胞脉与血相结，气郁血滞；或产程过长劳累耗气，运血无力，余血留滞成瘀；或产时处理不当，导致恶血内留新血难安。上述种种原因均可造成瘀血内阻，冲任不畅，血不归经，也是产后血崩的原因之一。瘀血横逆，上冲心肺则为厥逆。

西医认为本病的原因依次为子宫收缩乏力、胎盘因素、产道损伤、剖宫产术后出血、产妇凝血功能障碍以及有关的全身疾病和产科并发症。这些致病原因常互相影响，互为因果，其中子宫收缩乏力居首位，约占产后出血的90％。引起宫缩乏力的危险因素有产程延长、胎盘和胎膜残留、羊膜炎、催生、先兆子痫及子痫、多胎妊娠、巨大胎儿、羊水过多、吸入性麻醉及前次产后宫缩乏力史、多次宫腔手术史等。以上种种原因，凡影响子宫肌纤维强烈收缩，干扰肌纤维之间血管压迫闭塞和导致凝血功能障碍的因素均可引起产后出血。短期内大量出血可导致休克、产后感染，并可继发肾衰竭或垂体功能减退，在我国是造成产妇死亡的第一位原因。

【诊断与鉴别】 根据病史、临床表现（如出血时间、特点）、妇科检查有无软产道损伤及胎盘胎膜检查所见，结合实验室检查诊断本病，明确出血原因。

一、诊断要点

（一）临床表现

产后在短时间内大出血，或有恶露异常，伴有不同程度厥脱（休克）表现，诊断即可成立。可有子宫收缩乏力（临床检查宫体大而软，轮廓不清，收缩无力，宫底升高达脐上）、胎盘因素（嵌顿、滞留不全）、软产道损伤（阴道出血或血肿）和凝血功能障碍等因素（皮下紫癜及针孔溢血）。

（二）辅助检查

1. 全血细胞下降，纤维蛋白原低于 $1\sim1.5g/L$ 时，可诊为纤维蛋白原减少。

2. 全血凝块及溶解试验阳性或外周血快速涂片示血小板减少，则显示有凝血功能障碍，按弥散性血管内凝血处理。

二、鉴别

1. 产后郁冒 因产后失血复汗，复感寒邪而致。发生在分娩后及产褥期。主要表现为呕不能食，大便反坚，头汗出，虽头晕眼花但神志清醒，恶露正常。

2. 急性子宫翻出 多发生在第三产程，胎盘未剥离，过早牵引脐带或用手于子宫底部推压子宫，致使子宫底翻出。临床表现出血、腹痛、休克症状。在腹部子宫不能触及或于耻骨联合上方扪及一个呈漏斗型的凹陷子宫，阴道内脱出一个红色球状软肿块。

3. 产科休克 多发生于妊高征患者。产后突然发生面色苍白、血压下降、脉搏细弱等循环衰竭现象，但子宫收缩好，凝血功能正常，阴道出血量与体征不符合。经快速补充血容量及含钠溶液后可迅速恢复。

【辨病论治】

一、辨病论治

李家福等认为产后出血的主要原因是子宫收缩乏力，131 例中经统计占 75.5%，胎盘已完全剥离未及时娩出会影响子宫收缩，使子宫肌壁血管不能及时关闭而造成大量流血。如何治疗宫缩乏力所致产后出血，就目前报道的临床资料介绍如下：

（一）重楼排草冲剂 （湖北中草药研究室植化组制）

重楼排草俗称四大瓦块，是鄂西地区治疗产后出血的单方。应用于临床对 597 例产妇观察其产后止血作用。结果表明：①重楼排草对减少产后出血，促进子宫复旧，效果明显，其作用类似麦角新碱；②重楼排草对家兔的原位子宫和子宫瘘子宫均有明显的兴奋（收缩）作用；③未发现明显毒副作用。

（二）回魂汤 （陕西中医,1980,（4）：9）

人参 60g，丹参、黄芪、煅龙牡各 30g，当归 15g，川芎 3～6g，荆芥炭 10g，每日 1 剂，水煎服。病重者，以铁器烧红淬醋熏鼻，并灸百会、关元穴。结果：服药 1～3 剂，治愈者 38 例，服药 1～4 剂，显效者 19 例，无效 4 例，总有效率为 95.4%。

二、急症处理

产后血崩，气随血脱，昏迷不醒，证属危殆，须中西医结合，积极抢救病人，往往需要配合输液、输血、吸氧，甚至手术，尽快查明出血原因，对因治疗。根据不同出血原因，采取不同的止血方法。

（一）胎盘因素出血的处理

立即清宫，同时使用宫缩剂和抗生素，术后配合内服中药化瘀止血。①若胎盘已剥离未排出，膀胱过度膨胀应导尿排空膀胱，用手按摩使子宫收缩，另一手轻轻牵拉脐带协助胎盘娩出。②胎盘剥离不全或粘连伴阴道流血，应人工徒手剥离胎盘。③胎盘植入的处理：徒手剥离胎盘时发现胎盘与宫壁关系紧密，界线不清，难以剥离，牵拉脐带，子宫壁与胎盘一起内陷，可能为胎盘植入，应立即停止剥离，考虑行子宫切除术，若出血不多，需保留子宫者，可保守治疗，目前用甲氨蝶呤治疗，效果甚佳。④残留胎盘胎膜组织徒手取出困难时，可用大号刮匙清除。术时应用强宫缩剂，并须注意用力适当，避免损伤宫壁。⑤胎盘嵌顿在子宫狭窄环以上者，可在静脉全身麻醉下，待子宫狭窄环松解后用手取出胎盘。

（二）子宫收缩乏力性出血的处理

全国产后出血防治协作研究发现第三产程的时间对产后出血量和产后出血率均有显著影响，当第三产程＞10分钟，产后出血量明显增加；第三产程＞20分钟，产后出血量增加更加明显。故第三产程时间的减少、子宫收缩良好是减少因子宫收缩乏力引起的产后出血的关键。加强宫缩是最迅速有效的止血方法，具体方法有5种。

1. 按摩子宫　首先排空膀胱，按压宫底挤出宫腔内积血块。助产者连续用一手置于宫底部，拇指在前壁，其余4指在后壁，均匀有节律地按摩子宫底，经按摩后子宫收缩。亦可一手握拳置于阴道前穹隆，顶住子宫前壁，另一手自腹壁按压子宫后壁使宫体前屈，双手相对紧压子宫并做按摩。按压时间以子宫恢复正常收缩，并能保持收缩状态为止。按摩时应注意无菌操作。通常持续15分钟多能奏效，切忌暴力连续揉压子宫。

2. 催产素　催产素能够选择性的兴奋子宫平滑肌，既能增加子宫平滑肌的收缩频率，又能加强其收缩力。临床上催产素的用法通常为肌注或静点10～20U，24小时内用量不超过40U。但宫体注射、宫颈注射、脐静脉注射等局部用药效果更佳。宫颈注射催产素20U组，脐静脉注射催产素10U组，产后2小时出血量与肌注催产素组和静脉注射催产素组差异有显著性。

3. 注射麦角新碱　可肌内或宫体直接注射麦角新碱0.2～0.4mg（心脏病、高血压患者慎用），麦角新碱可引起宫体肌肉及子宫下段甚至宫颈的强烈收缩，前置胎盘胎儿娩出后出血时应用效果较佳。

遇产后大出血时，催产素和麦角新碱常同时应用。催产素发生作用快，但持续时间较短，约45分钟，主要作用于宫体部。麦角新碱作用时间较长，可达2～4小时，主要作用于宫颈，也作用于宫体。用药途径可静脉滴注、肌内注射、宫颈或宫壁局部注射。

4. 前列腺素　前列腺素是一种广泛存在于人体多种组织的20碳不饱和脂肪酸，PGE_2对妊娠期子宫有兴奋作用，能增加子宫平滑肌的节律收缩，近年来文献报道多用于产后出血的预防和治疗。①米索前列醇是前列腺素 E_1 的类似物，口服后能转化成有活性的米索前列醇酸。服药后2分钟内即可在血液循环中检出，10分钟内血浆水平达高峰，半衰期为1.5小时。给药方法：在胎儿娩出后立即给予米索前列醇600μg口服。此法与给催产素20U肌注法相比，其第三产程出血量、产后2小时总出血量及第三产程的时间差异均无显著性。故第三产程早期口服米索前列醇可以用于预防子宫收缩乏力引起的产后出血。使用方便并可常温保存是其主要优点。②卡前列甲酯栓系我国 20 世纪 80 年代初研制合成的前列腺素 $F_{2\alpha}$（$PGF_{2\alpha}$）衍生物，即 15-甲基 $PGF_{2\alpha}$ 甲酯，其对子宫平滑肌有很强的收缩作用。近年来临床上经阴道或直肠给药用于预防产后出血，其效果更被充分肯定。有文献报道：于第二产程末胎头娩出前将卡前列甲酯栓 1mg 舌下含服，使其自然溶解，与胎儿娩出后静脉注射催产素 20mg 法比较，发现其具有比催产素更强的子宫收缩作用，仅用 1mg 就能使第三产程缩短，产后 2 小时出血量减少，产后出血率减低，并且不影响新生儿复苏。

5. 垂体后叶素 垂体后叶素可使小动脉及毛细血管收缩，同时也有兴奋平滑肌并使其收缩的作用。有文献报道：对刮宫术中胎盘剥离面顽固出血病例将垂体后叶素 12U 加入生理盐水 18～19ml，配成 20ml 溶液，在出血部位黏膜下多点注射，每点 1ml，出血一般很快停止，如再有出血可继续注射至出血停止。用此方法 10 分钟之内出血停止，未发现副作用。因此建议在其他药物治疗不能控制出血时可以应用垂体后叶素黏膜下注射。

（三）软产道裂伤出血的处理

及时准确地修补、缝合裂伤可有效地止血。产道血肿的处理原则是切开血肿，排出血块，结扎止血后，闭合死腔，重新缝合伤口。如血肿直径小，经观察不再继续扩大者可采取局部冷敷加压止血，预防感染等保守方法治疗。子宫下段裂伤和阔韧带等深部大血肿应立即剖腹止血。

1. 宫颈裂伤 疑为宫颈裂伤时应在消毒下暴露宫颈，用两把卵圆钳并排钳夹宫颈前唇并向阴道口方向牵拉，顺时针方向逐步移动卵圆钳，直视下观察宫颈情况，若裂伤浅且无明显出血，可不予缝合并不作宫颈裂伤诊断，若裂伤深且出血多需用肠线或化学合成可吸收缝线缝合。缝时第一针应从裂口顶端稍上方开始，最后一针应距宫颈外侧端 0.5cm 处止，以减少日后发生宫颈口狭窄的可能性。若裂伤累及子宫下段经阴道难以修补时，可开腹行裂伤修补术。子宫颈的横裂伤应切去坏死的组织瓣，将子宫颈残端之内外缘作轮状缝合。

2. 阴道裂伤 缝合时应注意缝至裂伤底部，避免遗留死腔，更要避免缝线穿过直肠，缝合要达到组织对合好及止血的效果。

3. 会阴裂伤 按解剖部位缝合肌层及黏膜下层，最后缝合阴道黏膜及会阴皮肤。

4. 凝血功能障碍出血的处理 如患者所患的全身出血性疾病为妊娠禁忌证，在妊娠早期，应在内科医师协助下，尽早行人工流产终止妊娠。于妊娠中、晚期发现者，应积极治疗，可采用中西医结合争取去除病因，尽量减少产后出血的发生。对分娩期已有出血的产妇除积极止血外，还应注意对病因治疗，如血小板减少症、再生障碍性贫血等患者应输新鲜血或成分输血等，如发生弥散性血管内凝血应尽力抢救。

5. 剖宫产术时出血的处理 除直视下按摩子宫、用宫缩剂外，还可采用湿热盐水纱布热敷、宫腔纱布条填塞等方法。如均不能奏效时应采用盆腔血管结扎。如子宫动脉上行支结扎用于宫体部的出血，结扎子宫动脉与卵巢动脉吻合支（卵巢固有韧带）用于子宫下段出血。也有结扎髂内动脉，甚至腹主动脉阻断而免于子宫切除治疗成功的病例报道。切除作为病因及出血灶的子宫是控制出血最可靠的方法，常用于经上述各种治疗措施而未奏效的病例。一般行阴道上子宫次全切除术。技术上要求迅捷稳妥，以达迅速止血抢救病人生命的目的。

6. 晚期产后出血的处理 应先以宫缩剂、抗生素和中药治疗为主，如不奏效可进行刮宫。剖宫产术后切口裂开原则上不经阴道刮宫，如确定为切口裂开应剖腹检查重新缝合。

【辨证论治】

一、辨证要点

根据出血的时间、量、色、质、气味的不同，结合临床体征辨其虚实寒热。产时产后出血特多，色淡质稀属虚；若伴神疲气短，面色苍白，甚则突然头晕目眩，心悸烦闷，渐至不省人事，眼闭口开，手撒肢凉，冷汗淋漓，舌淡脉微欲绝或浮大而虚是血虚气脱。恶露量少或量多夹血块，血色黯红属实。胎儿娩出后胞衣不下，腹痛拒按，血块排出腹痛暂缓，或胸闷喘促，神昏口噤，不省人事，两手握拳，牙关紧闭，面色青紫，唇舌紫黯或舌边尖瘀斑，脉弦涩者属血瘀气闭。

二、治疗原则

益气固脱、祛瘀止血、调理气血、固摄冲任是治疗产后血崩之常法。遵循虚则补之、瘀则行之、热则清之、寒则温之的原则辨证论治。临证用药，注意虽属虚证，勿补摄太过以防留瘀；虽属瘀证，勿攻伐太甚以免动血耗气；虽属热证，宜凉血止血，避免过于苦寒伤正。总之，要不忘产后多虚多瘀的特点，务宜补虚不留瘀，祛瘀不伤正，使气血调和，冲任固摄。

曹棣轩老中医擅治产后血证，他在中医整体观指导下针对产后百脉空虚，脏腑失调，冲任不固的特点，审证求因，辨证论治，对产后、人流后出血总结出 10 种病机及 10 种治疗方法，即：①气虚出血，补气固摄；②素体血虚，养血归脾；③冲任不调，补肾固冲；④表虚卫弱，固表充卫；⑤惊悸伤心，养心安神；⑥阴虚肝旺，平肝息风；⑦肝脾不和，解郁条达；⑧产后留瘀，逐瘀止血；⑨寒凝血滞，温经通络；⑩热迫下血，清热凉血。其经验可供临证参考。

三、分证论治

(一) 血虚气脱型

1. 临床见证　产时产后短时间内出血特多，色淡质稀，伴神疲气短，面色苍白，甚则突然头晕目眩，心悸烦闷，渐至不知人事，眼闭口开，手撒肢凉，冷汗淋漓，舌淡无苔，脉微欲绝或浮大而虚。

产时产后出血过多，气随血脱，阳气虚衰，失于温煦，故见神疲气短，面色苍白，四肢厥冷。失血过多，血不养心，心神失宁，故心悸烦闷，甚则不知人事。气虚不摄，营阴外泄，则冷汗淋漓。气虚摄血无力，故出血特多，色淡质稀。舌脉亦是血虚气脱之象。

2. 辨证依据

(1) 产时产后过多出血史，色淡质稀。

(2) 昏晕心悸，面白肢冷，汗出手撒。

(3) 舌淡无苔，脉微欲绝或浮大而虚。

3. 治法与方药

治法：益气固脱。

(1) 独参汤 (《景岳全书·妇人规》)

组成：人参 30g。

方以人参大补元气，急救气随血脱之危重证候，即"血脱者益其气"之意。张景岳曰："治气脱血晕，速用人参一二两急煎浓汤徐徐灌之，但得下咽即可救治。若少迟延，则无及矣。余尝救此数人，无不随手而愈，此最要法也。"据临床报道人参常用于急救，可用于心源性休克的抢救，或其他一些极端危重的病人。《中药大辞典》曰："人参对不正常的血压具有调整作用。"故独参汤能补元气，固虚脱，止血崩，生津血，使气血复血晕除。

（2）补气解晕汤（《傅青主女科》）

组成：人参、生黄芪、当归、黑荆芥、姜炭。

方中人参、黄芪补气以生血、摄血。当归补血，黑荆芥、姜炭引血归经止血。傅青主云："妇人甫产儿后，忽然眼目晕花……是气虚欲脱而然乎。盖新产之妇，血必尽倾，血室空虚，止存几微之气……然血有形之物，难以速生，气乃无形之物，易于速发，补气以生血，尤易于补血以生血耳。"以上可见，产后血崩，虽属失血过多而致血虚气脱，但治之必以补气为主，以固脱止血生血。

若证兼神昏，肢冷汗出，急宜回阳救逆，方用参附汤。方用人参大补元气取其"有形之血不能速生，无形之气所当急固"之意。用附子温肾回阳。如《删补名医方论》云："补后天之气无如人参，补先天之气无如附子，此参附汤之所由立也。"参附配伍，能上助心阳下补肾阳，中健脾气，先后二天齐健，气阳同救力专而效宏，以望挽救阴血暴下不止而元气大亏，阳气暴脱之垂危之候。若阴道出血量多面赤自汗，眩晕耳鸣，口渴引饮，心烦心慌，神躁乏寐，舌苔中剥，舌质红绛，脉细促数者，宜育阴潜阳，方用生脉散加阿胶、乌贼骨、茜根、龙骨、牡蛎。生脉散益气救阴，敛汗生津，阿胶补血止血，乌贼骨、茜根收敛止血，配合龙骨、牡蛎增强育阴潜阳止血功用。当患者出血甚多气随血脱，厥逆无脉，心烦干呕，尿少（每见于休克失代偿期，肾衰竭），证属阴极阳衰，阴阳格拒者，可选用白通加猪胆汁汤加人参令阴阳和而阳气复。

（二）血瘀气闭型

1. 临床见证　恶露量少或量多夹血块，血色黯红，或胎儿娩出后胞衣不下，腹痛拒按，血块排出腹痛暂缓，或胸闷喘促，神昏口噤，不省人事，两手握拳，牙关紧闭，面色青紫，唇舌紫黯或舌边尖瘀斑，脉涩。

产时血室正开，六淫七情内侵胞宫与血相结，瘀血内阻，冲任不畅，胞衣滞留不下，故恶露量少，腹痛拒按。血瘀气逆，并走冲肺则胸闷喘促。瘀血冲心，神明被扰，故神昏口噤，不省人事。败血内停，营卫流行不畅，经络阻滞，故见两手握拳，牙关紧闭。余症、舌脉亦为瘀阻之征。

2. 辨证依据

（1）新产后恶露排出不畅史。

（2）晕闷，腹痛拒按，血块排出痛减。

（3）面唇舌色紫，脉涩。

3. 治法与方药

治法：行血逐瘀。

（1）夺命散（《妇人大全良方·产后门》）

组成：没药、血竭末。

方中没药、血竭逐瘀止痛（原方以二药等分为末，童便与料酒各半盏。煎一二沸，调下二钱。现可作汤剂）。加川芎、当归活血行瘀。瘀去则气畅，晕厥可除。

（2）加味生化汤（《傅青主女科》）

组成：川芎9g，当归18g，炮姜5g，桃仁10g，炙甘草5g，荆芥5g，大枣3枚，水煎服。

方中当归，川芎活血行血，桃仁活血化瘀，炮姜温经散寒，甘草和中缓痛。加五灵脂、益母草以增强活血散瘀之功，牛膝引血下行，助恶露畅下。

若兼见气短乏力，下腹疼痛空坠者，属气虚血瘀，加党参、黄芪、白术。若见小腹刺痛，恶露气臭，口渴便秘，属瘀热并作，加金银花、败酱草。腹痛剧烈加延胡索、没药祛瘀止痛。

（3）独行散加味（《妇人大全良方·产后门》）

组成：五灵脂半生半炒60g。

为末，每服6g，温酒调下。行血逐瘀，止血止痛。

【其他疗法】

一、针灸疗法

1. 针人中、眉心、涌泉。虚者灸百会、隐白。

2. 针刺至阴穴0.1～0.2寸，由中等刺激逐渐加强刺激，留针5～10分钟，结果30例全部治愈。最快者3分钟内胎盘娩出。（薛继光．针刺至阴穴治疗胎盘滞留．山西中医，1988，（1）：14）

二、外治法

1. 将铁器烧红淬醋中，以熏其鼻孔，促其苏醒。

2. 醋韭煎　韭菜切细纳入瓶中，注热醋，以瓶口对产妇鼻孔（《妇人大全良方·产后门·产后血晕方论》）。

产后血崩，气随血脱，昏迷不醒的情况下往往服药不及。不论虚实，首应采取急救措施，促其苏醒，可因时因地制宜选用上法。

【预防与调护】

一、预防

1. 加强产前检查，做好孕期保健。妊娠期间对可能发生产后出血的疾病及时治疗，或住院待产，作好防治产后出血的准备。

2. 正确处理好分娩3个产程，防止滞产，勿过早揉捏子宫或牵拉脐带。有产后出血倾向者，在胎盘娩出后，应常规予宫缩剂，并仔细检查胎盘胎膜是否完整及有无残留。

3. 手术切口和软产道裂伤，应按解剖层次缝合和修补。

4. 整个产程中，产妇出血量多伴有神志异常者，应立即进行有关检查和监测，并采取相应抢救措施。

5. 产褥期禁止性生活。

二、调护

1. 产妇分娩过程注意保暖，免受风寒，使产妇保持安定情绪，避免过度情绪刺激。

2. 分娩后在产房或手术室观察1～2小时，送回病房仍须严密观察全身情况及宫缩情况。定期轻揉子宫，推出宫腔积血。鼓励产妇早解小便。

3. 发现产妇出血量多，有休克先兆症状，应立即采取头低足高位，给氧，迅速寻找出血原因，采取相应急救措施。

【疗效判定】

治愈：产后大出血控制，厥脱纠正。

显效：产后大出血量明显减少，厥脱明显改善。

有效：产后大出血有所减少，厥脱稍有改善。

无效：产后大出血未能控制，厥脱加深。

【重点提示】 产后出血是目前造成产妇死亡的首要原因，是危及产妇生命安全的严重并发症，须中西医结合积极抢救病人。成功预防和控制产后出血，降低其发生率是降低孕产妇死亡率的关键。

本病证属危急，尽快查明出血原因对因治疗、迅速止血、补充血容量、纠正休克及防治感染是治疗本病的要领。

（张秀霞）

参 考 文 献

1. 凌萝达，顾美礼．难产．重庆：重庆出版社，2001：148.

2. 黄洁敏，骆一凡．产后出血的治疗．中华妇产科杂志，2000，35（6）：378.

3. 凌萝达，顾美礼．头位难产．重庆：重庆出版社，1997：132.

4. 乐杰．妇产科学．北京：人民卫生出版社，2004：227.

5. 林志彬．医用药理学基础．北京：世界图书出版公司，1994：243-245.

6. 张启兰．米索前列醇对产后出血的影响．实用妇产科杂志，2000，16（2）：111.

7. 吴氢凯．米索前列醇预防产后出血的初步研究．中华围产医学杂志，1999，12（1）：45.

8. 王长林．米索前列醇预防产后出血的临床观察．中国实用妇科与产科杂志，1999，15（9）：570.

9. 黄欧静．舌下含服卡前列甲酯栓预防产后出血的临床研究．中国实用妇科与产科杂志，2000，16（6）：355.

10. 刘彩霞．卡前列甲酯栓预防产后出血的临床研究．中华妇产科杂志，1997，32（1）：22.

11. 杨秀兰．子宫黏膜下注射垂体后叶素治疗剖宫术中出血．中国实用妇科与产科杂志，1999，15（11）：758.

12. 罗莉．论产后出血的防治．辽宁中医药大学学报，2010，12（1）：82-83.

第二节 产后血晕

产妇分娩后突然头晕目眩，不能起坐，或心胸满闷，恶心呕吐，痰涌气急，心烦不安，甚则口噤神昏，不省人事，称产后血晕。为产后急重症之一。"晕"，指昏眩、昏厥。"血晕"即因产后去血过多或停瘀或气血虚脱引起的上述症状。若不及时抢救，常危及产妇生命。

产后血晕的描述始见于隋代《诸病源候论·产后血运闷候》："运闷之状，心烦气欲绝是也。亦有去血过多，亦有下血极少，皆令运。"唐代《经效产宝》首见血晕一词，全称"产后血晕闷绝"，阐述了本病的病机及证候："产后血气暴虚，未得安静，血随气上攻，迷乱心神，眼前生花……极甚者，令人闷绝，不知人事，口噤神昏气冷。"与今天之认识相近。治法除以清魂散、黑神散等内服外，尚有以烧冬秤锤江石令赤淬醋熏气促其苏醒之法，为本病外治法。《妇人大全良方》详细描述了本病症状"眼见黑花，头目眩晕，不能起坐，其致昏闷不省人事"，并认为用力过多亦可导致本病发生，提出了"下血多而晕郁者"，当以"补血清心药治之"；"下血少而晕者"，当以"破血行血药治之"的治疗方法。

古医籍所载夺命丹内服、烧干漆闻烟、醋韭煎熏气等，至今仍时有采用。

《景岳全书·妇人规》论本病"此证有二：曰血晕、曰气脱也。""但察其面白、眼闭、口开、手冷、六脉细微之甚，是即气脱证也。""如果形气脉气俱有余，胸腹胀痛上冲，此血逆证也。"主张分别以人参急煎浓汤或宜失笑散治之，呼吁虚实之辨"不可不慎也"。对猝时昏晕，药有未及者，宜烧秤锤令赤，用器皿盛至床前，以醋沃之，或以醋涂口鼻，收神即醒，或以破旧漆器，或用干漆，烧烟熏之，使鼻受其气，皆可。

《陈素庵妇科补解·产后众疾门卷之五·产后血晕方论》云："产后血晕，有虚有实，有寒有热。然虚而晕，热而晕者，十之六七。实而晕，寒而晕，十之二三也。产妇分娩后阴血暴亡，阳气下陷，神无所养。心为一身之主，得血则安，失则烦躁不宁，故发昏晕，卒然人事不知，此虚候也。""败血乃可去而不可留之物。宜通不宜瘀，宜下不宜上。然瘀而反能冲上者，虚火随气而炎上也。入心则神无所依。入肺则窍为之塞，喘急所自来也。入胃则阻水谷，水入则呕，谷入则吐，久则胃气败故发呃成。"该书所论可资参考。

《医宗金鉴·妇科心法要诀·产后门·血晕证治》："产后血晕恶露少，面唇色赤是停瘀，恶露去多唇面白，乃属血脱不须疑。虚用清魂荆芥穗，人参芎草泽兰随，腹痛停瘀佛手散，醋漆熏法总相宜。"

《傅青主女科·正产血晕不语》：于治法中增"急用银针刺其眉心，得血出则语矣。然后以人参一两煎汤灌之，无不生者"。"夫眉心之穴，上通于脑，下通于舌，而其系则连于心，刺其眉心，则脑与舌俱通。而心之清气上升，则瘀血自然下降矣。然后以参芪当归之能补气生血者煎汤灌之，则气与血接续，又何至于死亡乎。""所谓急则治其标，缓则治其本，此也。"现代有对 6 例产科休克者治以针刺人中、合谷，用兴奋手法，留针 5～15 分钟，于针刺后 2～3 分钟生效的临床报道，佐证了针刺法的治疗作用。

明代《证治准绳·女科》、《济阴纲目》、《产鉴》注释等将血晕与《金匮要略》所述之"郁冒"混为一论，实属误也。近代《中国医学百科全书·中医妇科学·产后郁冒》对血晕和郁冒明确指出："产后郁冒和产后血晕不同。郁冒者，是由亡血复汗，寒多而致；血晕者，乃产后失血过多，血不上荣于脑或为败血上攻所致。病因不同，治法各异，当认证确切，方不致误。"这对于进一步规范产后血晕的防治，具有一定意义。

西医产后出血所致休克、妊娠合并心脏病之产后心衰、羊水栓塞、产后血管舒缩性虚脱等可参考本病进行辨治。

【病因病机】 导致血晕的病因病机，有虚实二端。虚者，乃属阴血亡失，心神失守，多由产后血崩发展而来，属脱证。实者，则为瘀血上攻，扰乱心神所致，属闭证。

1. 血虚气脱 产妇素体气血虚弱，复因产时失血过多，以致营阴被夺，气失依附，阳气虚脱。《女科经纶·产后证》引李东垣曰:"妇人分娩,昏晕冥目,因阴血晕亡,心神无所养。"

2. 瘀阻气闭　产妇胞脉空虚,因产感寒,血为寒凝,瘀滞不行,加因产后元气亏虚,气血运行失度,以致血瘀气逆,并走于上,扰乱心神,而致血晕,如《女科经纶·产后证》引家居医录曰:"产后元气亏损,恶露乘虚上攻,眼花头晕或心下满闷,神昏口噤。"

西医妇产科学之产后出血及晚期产后出血均可出现产后血晕之候。产后出血是指胎儿娩出后 24 小时内失血量超过 500ml,引起产后出血的主要原因为子宫收缩乏力、胎盘因素、软产道损伤及凝血功能障碍。主要临床表现为阴道流血过多及因失血引起休克等相应症状和体征。本病在前一节产后血崩中已详述,此处不再重复。晚期产后出血是指分娩 24 小时后,在产褥期内发生的子宫大量出血。其原因不同,因而发生出血的时间亦有不同。出血量可以少量、中量或大量,出血情况可以持续、缓慢、间断或导致贫血,亦可以突然急骤大出血,产妇发生休克,危及产妇生命。出血时间长,易伴有宫内或盆腔感染,出现体温升高。近年来人工流产手术增加,各种胎盘问题有所增加,如胎盘粘连、胎盘植入、副叶胎盘、膜状胎盘等,处理不当都可以引起产后晚期大出血。随着剖宫产率上升,子宫切口愈合问题导致的产后晚期大出血,较过去也有较多报道,其常见病因病理有:

1. 胎盘、胎膜残留　多发生于产后 10 日左右,黏附在宫腔内的残留胎盘组织发生变性、坏死、机化,形成胎盘息肉,当坏死组织脱落时,暴露基底部血管,引起大量出血,由于残留的胎盘组织存在,影响了正常子宫复旧,不断的出血常引起继发感染,合并子宫内膜炎。因此临床表现为血性恶露持续时间延长,以后反复出血或突然大量出血。检查发现子宫复旧不全,宫口松弛,有时可触及残留组织。

2. 蜕膜残留　蜕膜多在产后一周内脱落,并随恶露排出。若蜕膜剥离不全长时间残留,也可影响子宫复旧,继发子宫内膜炎症,引起晚期产后出血。临床表现与胎盘残留不易鉴别,宫腔刮出物病理检查可见坏死蜕膜,混以纤维素、玻璃样变的蜕膜细胞和红细胞,但不见绒毛。

3. 子宫胎盘附着部位复旧不全　子宫胎盘附着面血管在分娩后即有血栓形成,继而血栓机化,出现玻璃样变,血管上皮增厚,管腔变窄、堵塞,产后 4～5 天创面表层坏死脱落,随恶露排出。胎盘附着部边缘有内膜向内生长,底蜕膜深层的残留腺体和内膜也重新生长,使子宫内膜得以修复,此过程需 6～8 周。若胎盘附着面感染、复旧不全可引起晚期产后出血,多发生产后 2 周左右,临床表现为血性恶露不断,或突然大量子宫出血,检查发现子宫大而软,宫口松弛,阴道及宫口有血块堵塞。

4. 剖宫产后子宫伤口裂开或愈合不良　多见于子宫下段剖宫产横切口两侧端。近年广泛开展子宫下段横切口剖宫产,横切口裂开引起大出血的报道已不罕见,应引起重视。多在产后 3 周左右,出血急骤大量,迅速发生休克,有时亦自停自止,但有反复。合并感染时产后可有低热,出血来势迅猛,威胁产妇生命。引起切口愈合不良造成出血的原因主要有:子宫下段横切口两端切断子宫动脉分支,造成局部供血不足,加上术中止血不良,形成局部血肿或局部感染组织坏死,致使切口不愈合;横切口选择过低或过高引起愈合不良;缝合技术不当,缝扎组织不紧或过多过密,以上因素均可在肠线溶解脱落后,血窦重新开放,出现出血。

【诊断与鉴别】

一、诊断要点

1. 发病时间　发生于分娩后以及产褥期，以新产后数小时内多见。

2. 证候特点　突然头晕目眩，或心胸满闷，恶心呕吐，重则晕厥不知人，甚或昏迷不醒。

3. 检查

（1）全身检查：多为出血量多及急性贫血症状，血压下降或测不到血压。

（2）产科检查：了解胎膜、胎盘是否完整，子宫收缩情况，有无软产道损伤等征象，观察阴道流血多少。

（3）辅助检查：进行血常规、血小板计数、凝血酶原时间、纤维蛋白原等有关凝血功能的检测。其他检查如 B 超、心电图、心脏功能检测、肾脏功能检测等有助于诊断。

二、鉴别

1. 产后痉证　产后突然颈项强直，四肢抽搐，甚至口噤不开，角弓反张，多因产时创伤，感染邪毒而致。虽与产后血晕昏晕不省人事有相似之处，但产后痉证，多有产史及产后数日始发，且以痉挛抽搐、角弓反张为主，易于鉴别。

2. 产后郁冒　产后郁冒由亡血失血后又兼外感寒邪所致，症见头眩目瞀，郁闷不舒，呕不能食，大便反坚，寒热往来，但头汗出。产后郁冒与产后血晕同有眩晕症状，但二者病因不同，发病时间及证候轻重各异。产后郁冒眩晕程度较轻，兼有外感不解之证，恶露可无变化。产后血晕多发生于分娩后数小时内，势急症重，晕厥不知人，甚或口噤昏迷不醒，常伴见产后大出血，或恶露不下，无表证。

3. 产后子痫　患者有妊娠期高血压疾病病史，或曾有妊娠子痫病史，表现有头目眩晕、周身水肿等症，产后突然昏迷，抽搐，血压偏高。虽类产后血晕之晕厥、不省人事，但其抽搐可资鉴别。

4. 痫证　素有痫证发作史，恰在产后发作，突然不省人事。典型发作时，两目上视，口吐涎沫，四肢抽搐，或口中怪叫，移时苏醒，醒如常人。脑电图、颅脑 CT、MRI 检查有助于鉴别诊断。

【辨病论治】

一、辨病要点

本病关键在于辨清虚实。一般认为，虚证下血多，实证下血少；但亦有下血少之虚证，如有人平素气血两虚，虽产后血不多，但胸腹无苦者，须细参脉证而别之。

二、治疗方法

产后血晕而不省人事，促其复苏为当务之急，下血少而面色紫黯、牙关紧闭、气粗喘促者，可采用下述措施：

1. 铁器烧红，淬醋中，熏鼻。

2. 烧干漆，使产妇闻其味。

3.米醋煮韭菜，乘热倒入壶中，壶嘴对准产妇鼻，以热气熏之。

4.针刺眉心、人中、涌泉穴。

5.中药针剂治疗　丽参注射液、参附注射液、参脉注射液静脉推注或滴注，迅速补充血容量以抗休克。

如下血多而面色苍白，手撒腹凉，脉微欲绝者，应中西医结合抢救。

以上两类患者苏醒后，续用下述方药调治。

1.黄芪、人参、熟地黄、白芍、当归、阿胶、龟甲、茜草、侧柏炭。功效为补气益血，固脱救急。

2.延胡索散　当归、延胡索、赤芍、炒蒲黄、桂心、琥珀、红花。如恶心呕逆，加半夏、陈皮降逆和中。

3.单方

（1）独行散：五灵脂半生半炒60g，为末，每服6g，温酒调下。（《妇人大全良方·产后门·产后血晕方论》）

（2）参三七末。活血祛瘀止血。每次1.5g，每日2次，温开水冲服。用于血瘀型。（《中医妇科临床手册》）

（3）人参粉。具有益气固脱功效。失血时吞服人参粉1.5～2g。（《中医妇科临床手册》）

（4）血竭末0.5g，冲服，每日3次。用于瘀血型。（《民间小单方》）

（5）五灵脂3g，童便冲服，用于瘀血型。（《妇科精华》）

（6）藏红花末10g，童便调服。适用于血瘀气逆之血晕。（笔者临床验方）

【辨证论治】

一、辨证要点

本病辨证应据眩晕特点、恶露多少及有无胸腹胀痛等别虚实辨闭脱。脱证属虚，恶露特多，面色苍白，心悸烦闷，渐至昏厥，目闭口开，手撒肢冷。闭证属实，恶露量少或不下，面色紫黯，心腹胀痛，神昏口噤，两手握拳。如《金匮要略今释·妇人产后病脉证治》引丹波氏云："产后血晕，自有两端。其去血过多而晕者，属气脱，其证眼闭口开，手撒手冷，六脉细微或浮是也。下血极少而晕者，属血逆，其证胸腹胀痛，气粗，两手握拳，牙关闭是也。"结合西医妇产科学的相关认识，脱证常见于产后大出血，然出血之原因又常有宫缩乏力、胎盘滞留、产道损伤以及凝血功能障碍等，病因不同，处理各异。闭证可见于产后羊水栓塞等病。临证时需配合实验室等各项检查，明确病因，分别处理。不论虚实，俱属危急，均需立即抢救，必要时配合中西医治疗，以免延误病情。

二、治疗原则

治疗本病，应据"急则治其标"原则，对神昏不醒者，先以针刺、熏醋等，促其清醒；再以"缓则治其本"的原则，虚者大补气血，实者活血化瘀。然而临床以虚证居多，即使恶露量少，若无心腹胀痛之症，亦不可妄投攻破。

三、分证论治

1.血虚气脱证

（1）临床见证：产时产后流血特多，突然晕眩，心悸烦闷不适，甚则昏不知人。面色苍白，眼闭口开，手撒肢凉，冷汗淋漓，舌淡无苔，脉微欲绝或浮大而虚。

心主血藏神，产后失血过多，血不养心，心神失守；气随血脱，阳气虚衰，失于温煦；气虚不摄，营阴外泄，而呈血虚气脱诸候。

（2）辨证依据

1）平素体弱，产时用力过度。

2）神时淡漠，甚至昏迷不醒，呼吸微弱，面色㿠白，口唇青紫，四肢不温。

3）舌淡无苔，脉微欲绝或浮大而虚。

（3）治法与方药

治法：益气固脱。

1）独参汤（《十药神书》）：人参功能大补元气，固脱生津，安神，治一切气血津液不足之证。张景岳曰：治气脱血晕，"速用人参一二两急煎浓汤徐徐灌之，但得下咽即可救活。若少迟延，则无及矣。余尝就此数人，夫不随手而愈，此最要法也"（《景岳全书·妇人归·产育类·气脱血晕》）。

《本草正》曰："人参，气虚血虚俱能补，阳气虚竭者，此能回之于何有之乡；阴血崩溃者，此能障之于已决裂之后……故凡虚而发热，虚而自汗，虚而眩晕，……虚而下血失气等症，是皆必不可缺者。"故独参汤能补元气、固虚脱、止血崩、生津血，使气血复，血晕自除。据临床报道，人参常用于急救，可用于心源性休克的抢救，或其他一些极端垂危的病人。

2）补气解晕汤（《傅青主女科》）

组成：人参30g，生黄芪30g，当归30g，黑芥穗、姜炭各3g。

方中参、芪补气以生血、摄血，当归补血，黑芥穗、姜炭引血归经，止血。傅青主云："妇人甫产儿后，忽然眼目晕花，……是气虚欲脱而然乎。盖新产之妇，血必尽倾，血室空虚，止存几微之气……然血乃有形之物，难以速生，气乃无形之物，易于速发，补气以生血，尤易于补血以生血耳"（《傅青主女科·正产·气虚血晕》）。从上可见，本型血晕，虽属失血过多而致血虚气脱，但治之必以补气为主，以固脱止血、生血。

肢冷汗出，脉微欲绝者，急宜回阳救逆，方用参附汤（《校注妇人良方》：人参、附子）或扶阳救脱汤（《中医妇科治疗学》：高丽参、熟附子、黄芪、浮小麦、乌贼骨）。

神定志清后，症见愦闷不安，心悸气短，舌淡苔薄，脉虚者，乃气血两虚之象，治宜气血双补，方用当归补血汤（《兰室秘藏》）加味，或加参生化汤（《傅青主女科》）。

头晕目眩，口渴引饮，心烦心慌，神躁乏寐，舌苔干剥少津，质红，脉细数者，宜气阴双补，方用生脉散（《内外伤辨惑论》）加牡蛎30g，生龙骨15g，山萸肉15g，生龟甲30g，阿胶（烊化）12g。

2. 瘀阻气闭证

（1）临床见证：产妇刚分娩后，恶露不下或量少，少腹阵痛拒按，甚至心下急满；气粗喘促，神昏口噤，不省人事，两手握拳，牙关紧闭，面色紫黯，唇舌均紫，脉涩。

产时受寒，气血凝滞，以致恶露不下，停蓄胞中。血瘀气滞，并走于上，瘀血冲心，神明被扰，瘀血冲肺，升降失司，营卫流行不畅，故见瘀阻气滞之征。

（2）辨证依据

1）恶露不下或甚少，少腹阵痛拒按。

2）头晕眼花，渐至心下满急，气粗喘促，神昏口噤，不省人事。

3）面色紫黯，唇舌均紫，脉涩。

（3）治法与方药

治法：行血逐瘀。

1）夺命散（《妇人大全良方·产后门·产后血晕方论》）加当归、川芎

组成：没药、血竭末、当归、川芎。

原方以前二药等分为末，童便与细酒各半盏，煎一二沸，调下二钱。现可作汤剂，有逐瘀止痛之功。加川芎、当归活血行瘀，瘀去则气畅，晕厥可除。

2）加味生化汤（《傅青主女科》）

组成：川芎、当归、黑姜、桃仁、炙甘草、荆芥、大枣、五灵脂、益母草、川牛膝。

若兼胸闷呕哕者，加姜半夏、胆南星以降逆化痰。

3）黑神散（《太平惠民和剂局方》）

组成：熟地黄、黑大豆、当归、肉桂、干姜、甘草、白芍、蒲黄。

【其他疗法】

一、针灸疗法

1. 取穴：关元、气海、三阴交、足三里。

刺法：针刺补法，并灸。

方义：任主诸阴，气海、关元为元气之根，重灸之可回阳救逆，是为补气救阳之义；足三里和三阴交调理后天，以益生化之源。

配穴：出血加隐白、大敦；心悸怔忡加神门、郄门。

2. 取穴：中极、三阴交、支沟、公孙。

刺法：针刺用泻法。

方义：中极属任脉，三阴交又为足三阴经的交会穴，公孙为冲脉交会穴，泻之，可导血下行，平冲降逆；更合以支沟，调理三焦气机，使血行瘀化，营卫畅通，筋脉得养则神昏证除。

配穴：昏厥加人中、百会、十二井；小腹疼痛拒按加归来；心下急满加幽门、石关、巨阙；牙关紧闭加太冲、合谷、颊车。

3. 取穴：人中、内关、三阴交、中极。

刺法：用兴奋手法，留针5～10分钟。

方义：人中为督脉穴，内关属手厥阴经，二穴相配开窍醒脑；三阴交为足三阴经之交会穴，可调足三阴之气血；中极为任脉要穴，取其调冲任之功。诸穴合用，共奏开窍醒脑、回阳固脱、调理气血之功。若气随血脱者，加关元、气海、足三里、百会，以峻补阳气，又补益后天以生气血固其本。

配穴：出血不止者，加隐白以统血，使血归经。心慌无主者，加神门宁心安神。冷汗淋漓者，加复溜、合谷以固表止汗。若血瘀气逆者，加十宣、支沟、膻中。牙关紧闭者，加颊车、下关。两手握固者，加刺合谷透三间。

4. 取穴：血海、行间。

刺法：以2寸毫针刺血海，捻转徐徐进针，留15分钟；以1寸圆利针刺行间，不留针。

方义：针刺血海补脾。针刺 5 分钟后，可使宫缩加强，阴道出血逐渐而止，面色转红，四肢微温，休克现象改善，产妇由危转安。（《现代针灸医案选》）

5. 针刺印堂、人中、涌泉，加十宣放血。（《中医妇科学》）

6. 针刺眉心、人中、涌泉穴，虚证加灸百会。

二、推拿疗法

按摩小腹，按揉气海、关元、肾俞。

气随血脱者，加按揉百会、脾俞、胃俞、足三里，直擦背部督脉，摩腹加揉中脘。瘀阻气闭者，加揉涌泉，按、掐太冲、行间、人中、十宣，斜擦两胁，拿血海、三阴交。

三、饮食疗法

1. 苏木 9g，青皮鸭蛋 2 个，艾叶 10g。将鸭蛋煮熟后去皮，再与苏木同煮 30 分钟，喝汤吃蛋。适用于瘀阻气闭证。

2. 胎盘 1 个，鳖肉 120g，生油 12g，人参 15g。将胎盘洗净，切成长宽各 2cm 的块，鳖肉也切成长宽各 2.5cm 的方块，炒锅放在旺火上倒入生油烧至八成熟，再倒入胎盘、鳖肉速炒半分钟，之后加清水两碗烧片刻，一起倒入钵内，加人参切片上蒸笼，用旺火蒸半小时即可服食。于气虚血脱证针灸救急之后服用。

四、外治法

1. 葱白根、蜂蜜各适量，共捣烂敷脐中。适用于产后血晕神昏，不省人事。（《疾病诊治大典》）

2. 血竭 0.5g，研为极细末，填入脐孔中，另将人参、当归各 9g，共研细末，黄酒适量调成糊状，覆盖固定，2～4 小时换药一次。适用于血瘀型患者。

3. 鹿茸 0.5g，研末，纳脐中，再将人参 9g 研末和百草霜 9g 掺匀，童便调成糊状，敷贴于鹿茸上，覆盖固定。适用于血虚气脱型患者。

4. 当归 60g，党参、茯苓各 20g，菊花、赤芍各 10g，煎汤熏洗双手，每次 30 分钟，每日 2～3 次。

【预防与调护】

一、预防

本病多由产后出血发展而来，故防治产后出血是预防血晕的主要措施。

1. 切实做好孕期保健，对不宜继续妊娠且患有产后出血可能之合并症者，应及早终止妊娠；对双胎、羊水过多、妊娠高血压综合征等有可能发生产后出血的孕妇，或有产后出血史、剖宫史者，应择期住院待产；对胎盘早剥，应及时处理，注意避免发生凝血功能障碍。

2. 正确处理分娩三个产程，仔细观测出血量，认真检查胎盘胎膜是否完整，有无残留。如有软产道损伤，应及时缝合。

3. 产后 2 小时内，注意子宫收缩及阴道出血情况，膀胱是否充盈胀满，同时观察血压、脉搏及全身情况。

4. 如产后出血量多，须迅速查明出血原因，如有休克先兆，应立即采取头低足高位，注意保暖，吸氧，根据病因迅速采取止血措施，有针对性地进行治疗，输血，补充血容量，纠正休克。

5. 大力提倡母乳喂养，母婴同室，早期哺乳，促进宫缩以减少出血。

二、调护

1. 在整个分娩过程中，应注意保暖，免受风寒，注意外阴的清洁卫生。
2. 产妇保持安定情绪，避免过度情绪刺激。
3. 若见面色苍白，出冷汗欲发生血晕时，应立即处理，如给予人参汤或桂圆大枣汤、生脉饮等。
4. 严密观察产妇的神色、呼吸、脉搏及血压，掌握病情变化，随时采用急救措施。

【疗效判定】

治愈：产妇神志清醒，临床主要症状全部消失。

显效：产妇神志清醒，临床主要症状明显好转。

有效：产妇神志清醒；临床主要症状有所好转。

无效：产妇仍然昏不知人，临床主要症状无改变。

【重点提示】 产后血晕是产后危急重症之一，以产妇刚分娩后，突然出现头晕目眩，甚或神志不清为特点。相近于西医学的产后出血、妊娠合并心脏病之产后心衰，或羊水栓塞等病证引起的虚脱、休克。主要机制是心神失守。证有虚实，虚者为血虚气脱，心神失守；实者为血瘀气逆，扰乱心神，临床以虚证居多。辨证主要依据产后晕厥的特点，结合恶露多少，下腹胀痛有无，以分辨"脱证"、"闭证"。根据"急则治其标，缓则治其本"的原则，对神昏不醒者，先以针刺、熏醋等促其苏醒；虚者静脉滴注丽参注射液，或频服独参汤，以益气固脱。必要时采用中西医结合抢救措施，针对病因，迅速止血，抗休克，以免延误病情。

（吴　熙　魏海茵　朱鸿秋）

参考文献

1. 李家福. 产后出血 131 例临床分析. 实用妇科与产科杂志，1988，(1)：19.
2. 梅振翼. 重楼排草对产后出血作用的临床观察. 中医杂志，1987，(3)：40.
3. 祝恒深. 产后出血的辨证和治疗. 中医杂志，1984，(5)：19.
4. 胡娅莉. 产后出血防治. 北京：人民军医出版社，2009.

第三节　恶露不下

胎儿娩出后，胞宫内遗留的余血和浊液应自然排出，以利于胞宫的复旧及产妇健康的恢复。如果余血和浊液留滞于胞宫而不下或下之甚少，并伴有小腹胀痛及其他症状者，称之为"恶露不下"，又称"血不下"、"恶露不除"。

恶露不下常见于西医学子宫复旧不全。子宫复旧不全，除表现恶露不下外，还可以表现为恶露不绝。

"恶露不下"一词首见于唐代《备急千金要方》"治产后恶露不除方"、《产乳集验方》"芸薹散治产后恶露不下，血结冲心刺痛，将来才遇冒寒踏冷，其血必往来心腹间，刺痛不可忍，谓之血母"，只是有方无论。宋代《太平圣惠方》指出："夫恶露不下者，由产后脏腑劳伤，气血虚损，或胞络夹瘀宿冷，或产后当风取凉，风冷乘虚而搏于血，血则壅滞不宣，积蓄在内，故令恶露不下也。"强调产后因虚感寒而血行壅滞不下，并列出治恶露不下方 15 首。后《妇人良方大全》又剖析其因，认为系"脏腑劳伤，气血虚损或风冷搏于血"所致。清代《胎产心法·恶露不下论》云："或因脾胃素弱，中气本虚，败血亦少，气乏血阻，不能尽下。"《医宗金鉴·妇科心法要诀》云："产后恶露不下，有因风冷相干，气滞血凝而不行者，必腹中胀痛，有因产时去血太多，无血不行，面色必黄白，腹必不痛，以此辨之。"《女科指南》云："有因风冷相干，气滞血瘀，凝结而不行，腹中疼痛……若还不下，因产时去血过多，无血不行，考必面色黄白，腹不胀痛，以此辨之。"

关于方论，明代《校注妇人良方》中薛立斋责之于气滞血瘀，用失笑散、花蕊石散治之。《万氏女科》指出恶露不下亦能"因脾胃素弱，中气本虚，败血亦少……加减八珍汤主之"。清代《傅青主女科》强调因产后虚实兼夹，主张恶露不下者服"生化汤加楂炭"，以此方药化瘀生新，补虚散寒。《妇科冰鉴》曰："若因血凝者，失笑散逐血行之，去血太多者，圣愈汤补而运之。"

产后恶露不下，往往与产后腹痛同时并见，现代中医妇产科临床对此报道较少。何子淮认为：本病临床有虚实两证，一是产时受寒或气郁，气血凝滞于内，恶露不下，此为实证；一是生产时阴血骤下或平素体虚，产时去血过多，无血可下，次日即停止，此为虚证。实证用活血化瘀，生化汤加减，虚证用扶正益气，补养气血，选用党参、当归、黄芪、白芍、白术、川续断、狗脊、炙甘草、炮姜。强调恶露不下，需审查虚实，如经水素少，虽产后出血不多，但无其他异感，不能千篇一律按常规逐瘀下血，否则势必损伤冲任。

丛春雨认为产后恶露不下，是由于产妇情志不畅，肝气郁结，瘀血壅滞不下，或胎产受寒，血为寒邪凝结，阻于胞宫以致恶露不下。属气滞血瘀者，以行气解郁，活血化瘀，自拟化瘀止露饮；属寒凝血瘀者，以温经散寒，活血化瘀。

【病因病机】 恶露不下，主要为寒凝或气滞，致使余血浊液阻而成瘀，亦有因产时亡血耗气，气血俱虚，气虚运血无力，血行迟滞，血虚无血可下。本病以实证居多，因虚而致者，属虚中夹实之候。临床上可分为寒凝血瘀、气滞血瘀、气血虚弱三大类。

恶露不下可随之出现某些变证，如瘀血蓄积胞中日久而出现腹痛；可积结成瘕或血逆上冲而头晕目眩，恶心呕吐，甚则昏厥；或瘀血流注于经络关节，可令产后身痛；又瘀血不去，血室正开，邪毒易于直犯胞宫，邪热与瘀浊相结以致瘀毒发热；若邪毒进一步深入营血，内陷心包，可见高热神昏等险恶症情。

现代研究认为产后子宫复旧不全也可导致恶露不下，而子宫复旧不全可由于子宫过度后倾或后屈，或有子宫肌瘤向宫腔突出，或膀胱过度充盈（以产后尿潴留引起的最为常见）等原因引起。

【诊断与鉴别】

一、诊断要点

1. 病史　了解患者素体情况、孕产史、产时产后出血情况及有无受寒及情绪变化史。
2. 临床表现　胎盘娩出后，无恶露排出或排出甚少，且有小腹胀痛及其他症状等。
3. 妇科检查　血性分泌物甚少，子宫较正常产褥子宫大而软，多取后倾后屈位。

4. 辅助检查 盆腔 B 超检查，了解子宫复旧情况及宫内有否残留物，有无子宫肌瘤，及膀胱充盈情况。

二、鉴别

产后恶露不下与产后腹痛及胎衣不下三者关系密切，其症状常兼见，应根据症状的主次轻重缓急而作出相应诊断。

1. 产后腹痛 产后以小腹痛为主，伴恶露不下或下之不畅。

2. 胞衣不下 胎儿娩出后，胞衣长时不能排出。

【辨证论治】

一、辨证要点

恶露不下，下之甚少，辨证重在辨恶露的色、质及腹痛的性质、程度。恶露全然不下者，首辨腹痛，结合兼症及舌脉。如所下甚少，色紫黯有块，腹痛拒按，畏寒肢冷，面色青白，舌黯苔白，脉沉紧者，属寒凝血瘀；若恶露时下时止，夹有瘀块，小腹胀痛，精神抑郁，脉弦涩者，属气滞血瘀；所下甚少，色淡质清稀，小腹隐隐作痛，喜揉按，面色苍白，气短乏力，属气血虚弱。同时还应结合病史，了解患者素体情况、产时出血多少及产时受寒及情绪变化以综合分析。

二、治疗原则

恶露不下治宗"实者泻之，虚者补之"之意。实者活血化瘀为主，因寒凝者温经散寒，活血化瘀；因气滞者理气行滞，活血化瘀。虚者则于补益气血方药中稍佐理气行滞之品，不可妄投攻破，否则势必损伤冲任。

三、分证论治

1. 寒凝血瘀证

（1）临床见证：胎盘娩出后恶露不下或下之甚少，色紫黯有块，小腹冷痛拒按，得热稍减，畏寒肢冷，面色青白，舌紫黯苔薄白，脉沉紧。

（2）辨证依据

1）恶露不下或所下甚少，色紫黯有块。

2）小腹冷痛拒按。

3）畏寒肢冷，面色青白，舌紫黯苔白，脉沉紧。

4）素体阳虚，有感受寒邪或摄食生冷史。

（3）治法与方药

治法：温经散寒，活血化瘀。

1）起枕散（《济阴纲目》）

组成：当归、赤芍、川芎、丹皮、肉桂、延胡索、蒲黄、五灵脂、没药、白芷。

原方治产后恶露不行，心腹及儿枕痛，甚危。用于寒凝血瘀所致恶露不下、产后腹痛、痛经等。

倦怠乏力者，加黄芪、党参以益气补虚。胃脘胀痛，纳少便溏者，加白术、白豆蔻、砂仁以健脾和胃散寒。若小腹胀痛，腰膝冷痛者，加香附、乌药、川续断、牛膝以理气止痛，补肾通脉。

2）经验方（《何子淮女科经验集》）

组成：当归、川芎、益母草、延胡索、红花、桃仁、肉桂、炮姜、泽兰、炙甘草。

本方以生化汤为基础，酌加温经活血祛瘀药，以达温经散寒，活血化瘀之目的。

3）桂枝茯苓胶囊

主治：用于妇女血瘀所致子宫肌瘤、慢性盆腔炎等。以其所具温经化瘀之功，于此证亦属相宜。

功效：活血化瘀，散寒消癥。

用法：每次 3 粒，每日 3 次，口服。

2. 气滞血瘀证

（1）临床见证：胎盘娩出后，恶露不下或下之甚少，血色正常或紫黯，或夹血块，小腹及胸胁胀痛，精神抑郁，舌黯或有瘀斑，脉弦涩。

（2）辨证依据

1）恶露不下或下之甚少，色紫黯有块。

2）小腹及胸胁胀痛，精神抑郁。

3）舌黯有瘀斑，脉弦涩。

4）素体抑郁，或有产时或产后情志内伤史。

（3）治法与方药

治法：理气行滞，活血化瘀。

1）通瘀煎（《景岳全书》）加益母草、丹参

组成：红花、当归尾、香附、木香、乌药、青皮、山楂、泽泻、益母草、丹参。

原治妇人气滞血积，经水不利，痛极拒按及产后瘀血实痛，并男妇血逆血厥等证。

兼寒滞者加肉桂、吴茱萸。火盛内热，微热血虚者加芍药，血虚滞涩者加牛膝。血瘀不行者加桃仁、苏木、延胡索，瘀积而大便燥结者加大黄或芒硝、莪术。瘀血郁久化热者，加丹皮、赤芍以清热凉血。

2）化瘀止露饮（《中医妇科临床经验选》）

组成：香附、当归、川芎、延胡索、益母草、丹参。

主治产后恶露不下气滞血瘀证。

若腹胀胁痛甚者，加郁金、枳壳以行气解郁。恶露夹血块，小腹痛甚者，加蒲黄、五灵脂、益母草以化瘀止痛。嗳气少食者加白术、陈皮、砂仁以健脾理气。烦躁易怒，头痛失眠者，酌加栀子、丹皮、夏枯草、菊花、珍珠母以清肝泄热。血色紫黯，腹痛有冷感，加桂枝、吴茱萸、炮姜以温经散寒。

3）血府逐瘀胶囊

主治：气滞血瘀所致痛经、闭经、崩漏，用于此证恶露不下，也相宜。

功效：活血化瘀，行气止痛。

用法：每日 2 次，每次 6 粒，口服。

3. 气血虚弱

（1）临床见证：产后无恶露排出或排出甚少，色淡红质清稀，小腹绵绵作痛或有下坠不适，喜揉按，面色苍白或萎黄，神疲气短，头晕目眩，心悸梦多，舌淡苔白，脉细弱无力。

（2）辨证依据

1）恶露不下或下之甚少，色淡红质清稀。

2）小腹绵绵作痛或有下坠不适喜揉按。

3）面色苍白或萎黄，神疲气短，舌淡，脉细弱无力。

4）素体气血不足或产时失血史。

（3）治法与方药

治法：补气养血。

1）加减八珍汤（《万氏女科》）

组成：人参、白术、茯苓、炙甘草、当归、川芎、赤芍、熟地黄、延胡索、香附，姜、枣为引。

脾胃素弱，中气本虚，败血亦少，气乏血阻，不能尽下，乍痛乍止，痛亦不甚。本方因具气血双补之功，用于产后气血虚弱型恶露不下，使其气充血足，气血运行，恶露排出。

若头晕目眩，心悸多梦者，加夜交藤、枣仁宁心安神。纳少便溏者加山药、砂仁、木香以健脾醒胃。腹部冷痛者加桂心、乌药、艾叶以散寒止痛。虚则运血无力，又可使血行迟滞，腹痛甚者酌加蒲黄、五灵脂、益母草以补中有行。

2）加味圣愈汤（张吉金经验方）

组成：黄芪、党参、当归、赤芍、川芎、熟地黄、益母草、牛膝、丹参。

圣愈汤原方补气养血，治诸恶疮出血多，而心烦不安，不得睡眠。在原方补气益血基础上加入益母草、丹参、牛膝以增强养血活血之功，用于气血虚弱型恶露不下等证。

以上各类证型中如复感邪毒，治宜清热解毒，凉血化瘀，选方银翘红酱解毒汤（《妇产科学》），药用：金银花、连翘、红藤、败酱草、薏苡仁、丹皮、栀子、赤芍、桃仁、延胡索、川楝子、乳香、没药。

【其他疗法】

一、贴敷法

处方：红花 6g，熟地黄、赤芍、煨莪术、全当归、炒蒲黄、陈黑豆、干姜、肉桂各 30g。

制法：麻油适量熬，黄丹收膏。

用法：临床取 30g 摊成膏药一张，贴丹田处。3 日一换，连用 35 日。

主治：产后瘀血浊液聚于胞宫所致之恶露不行。

二、针灸疗法

（一）体针

1. 中极、关元、气冲、地机。

以上诸穴针灸并施，腹部经穴要求向下传导。

方义：中极、关元通于胞宫，泻之可调理冲任，灸之可散胞寒，暖胞脉；气冲是足阳明和冲脉的交会穴，地机为脾经郄穴，乃血中之气穴，二穴相伍，可调理气机而行瘀滞，畅血脉而止腹痛。诸穴相配，可达温经散寒、活血化瘀、逐下恶露之目的。适用于寒凝血瘀证。

2. 太冲、中极、气海、关元。

以上各穴针刺泻法。

方义：取肝经原穴太冲以疏理肝气，调畅气机，中极、气海其脉通胞宫，泻之可理气活血，调理冲任，配关元以治胁腹胀痛。诸穴合用可达调理气机、化瘀滞、调冲任、排恶露之效。适用于气滞血瘀证。

3. 关元、血海、足三里、三阴交。

针灸并施，行补法，采用温针灸或配合艾条温和灸。

方义：关元为元气之所，功专培肾固本，补益元气，配血海活血行瘀，调理冲任，取足三里补养气血，三阴交为脾、肝、肾三经运行交会处，针刺以激发三阴之经气，加强胞宫收缩。适用于气血虚弱证。

（二）耳针疗法

子宫、肝、肾上腺、内分泌、卵巢、神门。

方法：用中强刺激方法，每日 1 次，每次留针 20～30 分钟，亦可用王不留行籽贴压耳穴或用埋针的方法。

（三）皮肤针刺法

取上髎、中髎、次髎、下髎、关元、中极、三阴交。

方法：重点叩打腰骶部、下腹部，每日 1～2 次，每次 30～40 分钟。

三、饮食疗法

1. 益母草 30g，赤砂粉 1～2 匙，煎汤服。

2. 山楂煎汤，砂糖调服。

3. 胡椒 20g，黑砂糖 30g，水 150ml，煎取 120ml。

4. 生藕捣汁，炖温服。

【预防与调护】

1. 注意产后保暖，避免受寒，下腹部可做热敷，以温通气血。

2. 保持心情舒畅，防止情志刺激。

3. 饮食宜清淡而有营养，忌生冷或辛辣、酸涩、油腻不易消化食物。

4. 注意外阴清洁。

5. 鼓励产妇适当起床活动，卧亦宜取半卧位，有助于气血运行和胞宫余浊的排出。若因子宫位置过度后屈，可令患者做膝胸卧位，以改变子宫位置，若排尿困难，膀胱过度充盈，则应对症治疗。

【疗效判定】

治愈：恶露正常排出，色质如常，腹痛等症状消失。

显效：恶露排出及其色质接近正常，症状明显减轻。

好转：恶露排出但量少，症状减轻。

无效：症状无改善，甚或加重。

（哈孝廉　张吉金　赵　珂）

第四节　恶露不绝

产后血性恶露持续 2 周以上，仍淋漓不净者，称为"恶露不绝"，亦称"恶露不尽"、"恶露不止"。

恶露是指胎儿、胎盘娩出后从胞宫排出的余血浊液，一般血性和浆性恶露应在产后 2 周内排尽。如果迁延日久，出血不止，易于伤津耗血，损伤正气，致令体虚；寒、热、湿之邪易于直犯胞中与瘀浊互结，邪正交争，湿热胶结而变生他症，因而应引起重视。

西医认为，产后在子宫复旧过程中，坏死的蜕膜、血液和宫腔渗出物等经阴道排出称为恶露。根据恶露性状分为 3 种。产后 3～4 天为血性恶露，主要含有血液、坏死蜕膜、胎毛及胎粪等。以后逐渐变淡成为浆液恶露，含有少量血液、较多的坏死蜕膜、白细胞、宫腔渗出液、宫颈黏液及阴道渗出液，含有细菌，浆性恶露可持续 7～10 天。继之为白色黏稠的黏液，称白色恶露，含有大量白细胞、坏死蜕膜和细菌，持续约 2～3 周。正常恶露开始时带有血腥味，但无恶臭，持续 4～6 周，总量约 500ml。

西医学中"产后子宫复旧不全"与本病类似。

"恶露不尽"一词首见于汉代《金匮要略·妇人产后病脉证治》其中曰："产后七八日，无太阳证，少腹坚痛，此恶露不尽……"，论述了产后瘀血内阻恶露不尽兼阳明腑实的证治。隋代《诸病源候论》首列"产后血露不尽候"，认为"新产而取风凉，皆令风冷搏于血，致使血不宣消，蓄积在内，则有时血露淋漓下不尽"。又列"产后崩中恶露不尽候"云："产伤于经血，其后虚损未平复，或劳役损伤，而血暴崩下……若小腹急满，为内有瘀血，不可断之，断之终不断。"谓本病可由"风冷搏于血"、"虚损"、"内有瘀血"所致，指出了本病的主要病因及治则。唐代《备急千金要方》收载干地黄汤、桃仁汤、泽兰汤等共 25 首方剂，主治因寒虚、瘀所致的不同证候。宋代《妇人大全良方》立有"恶露不绝"之病，指出本病是"因伤经血，或内有冷气，而脏腑不调故也"。明代《校注妇人良方》进一步提出了"脾气虚而不能摄血"、"肝经怒火而血妄行"等的治论。《景岳全书·妇人规》指出产后恶露不绝除损伤冲任之络为起病之因外，更以血热、肝脾气虚、气血俱虚、怒火伤肝、风热在肝等立论，并列方药治之。清代《胎产心法》对本病病因病机及治法做了较全面的论述，指出："产后恶露不止……由于产时伤其经血，虚损不足，不能收摄，或恶血不尽，则好血难安，相并而下，日久不止"，或"火动病热"，即有气虚、血瘀、热三方面病因，并指出本病之治"不可轻用固涩之剂，致败血聚为癥瘕，反成终身之害"。

产褥期中恶露问题在产妇保健中处于重要地位，产后恶露变化反映了子宫复旧情况。产妇恶露持续时间各地报道不一致，据世界卫生组织报道，7 个研究中心公布的经阴道分娩恶露持续时间中位数为 27 天（22～34 天）。国内有学者报道恶露持续时间的均数为（27±21）天，剖宫产为（31±23）天。李小毛等研究显示剖宫产产妇的子宫复旧慢于阴道分娩者，可能的原因有：术前宫口未开影响术后恶露的排出；术中擦拭宫腔过度，损伤内膜影响产后修复；子宫切口愈合欠佳；术后产妇卧床时间长、活动量小，影响子宫复旧。江露等探讨恶露持续时间与母乳喂养的关系，对该院正常分娩 200 例妇女恶露持续时间及性状进行了调查。结果表明：研究人群产后恶露经历的时间与表现有较大差异；恶露持续时间缩短与母乳喂养成正相关。认为母乳喂养有利于减少产后恶露时间，应大力提倡及支持母乳喂养。

近年来不少学者根据临床经验与实验研究，以辨证与辨病相结合，提出了对本病的治疗原则与方药。

哈荔田认为恶露不止的主要发病机制，总因肝肾虚衰，冲任失约，气血运行失常所致，所以对本病的治疗，多据"虚则补之"、"留者攻之"、"热则清之"的原则，分别采用补益肝肾、固冲养血、清热养阴、凉血止血、活血化瘀、行血止血等法，并根据中医理论及个人临床体会，探讨了恶露不绝对乳汁分泌的影响，提出产后胞宫瘀损，恶露异常是缺乳原因之一。通过临床病因学调研，采取促进剖宫产术后恶露排出，加速胞宫复旧，达到增进乳汁分泌作用，临床观察 120 例，获满意疗效。

裘笑梅鉴于产后多虚多瘀的病理特点，提出本病治疗应着重补虚和祛瘀。补虚以益气固肾为主，祛瘀当视瘀积之轻重，应配合气分药，取其气行则血行之意，特别对胎盘残留者，活血化瘀尤为急务。又根据辨证与辨病相结合，如出现感染，形成子宫内膜炎，应用清热解毒药物，不可拘泥于"产后宜温"之说，而不敢用寒凉之品。

朱金凤通过临床观察对本病进行分型论治，将恶露不绝归纳为气虚血瘀、气血虚弱、瘀血停滞、阴虚内热、瘀热内阻 5 型。根据产后多虚多瘀之病理特点，本病临床上以气虚血瘀之虚实夹杂证多见。治疗上则以活血化瘀为主，根据病情，佐以益气养血、养阴清热、凉血止血等法。并从其临床观察病案中分析，子宫复旧不全，以气血虚弱及气虚血瘀型多见，胎盘或胎膜残留，或产后合并感染者，则大多数为瘀血停滞型。

张玉芬等观察了益母康冲剂对产后出血和乳汁分泌的影响，共对照观察 360 例，认为本方具有益气养血、活血止血、通络下乳的功效。动物实验证明，该方可促进离体子宫平滑肌收缩，加速小鼠产后子宫的复原。因此临床可减少产后出血，缩短恶露持续时间，并可促进乳汁分泌，增加乳汁中赖氨酸及锌的含量。

田中立拟制银黄汤治疗恶露不绝，针对产后虚中夹实、瘀热互见的病理，制定益气、祛瘀、清热的治疗原则。其中益气是基础，祛瘀是关键，清热是防止本病转变的手段。方中以银花炭、大黄炭、黄芩炭、炒丹皮、贯众炭清热止血；党参、白芍、焦山楂益气养血，健脾和胃，使生化有源；茜草、益母草、炒蒲黄祛瘀止血。

刘新生通过缩宫逐瘀汤治疗血瘀型恶露不绝的临床与实验研究，认为本方对家兔在体子宫有兴奋和抗炎作用。

生化汤为产科要方，具有活血化瘀、温经止痛的功效，以该方及其加减方治疗本病效果显著。如王锡香等以生化汤加减（生化汤加黄芪、益母草；血热内扰型去炮姜、黄芪，加黄柏、金银花、地榆；脾虚气陷型加党参；气血瘀滞型加蒲黄、五灵脂）治疗产后恶露不绝 251 例，愈显率达 93.6%。洪迎迎自拟芪蒲生化汤治疗剖宫产术后恶露不尽 91 例（生化汤加黄芪、党参、炒蒲黄、益母草），结果在用药 3 天后出血量均有不同程度的减少，用药 7 天所有患者血止。部分贫血患者的血红蛋白上升。8 例于停药 1 周后症状复发，再次用药 3 剂后症状消失。叶宇齐等观察生化汤加味（生化汤加炒蒲黄、益母草、怀牛膝、党参）对 465 例产妇产后子宫缩复的影响，发现该方促进了产后子宫缩复，使恶露按期排出，大大减少了胎盘胎膜残留和清宫术的比例。实验研究表明，生化汤具有改善血液流变性及抗血栓形成作用。生化汤提取物具有止血、镇痛、抗炎的药理作用，其突出的药理活性为收缩子宫作用。增加子宫收缩力有利于止血，特别有利于产后出血的治疗，并能促进产后子宫复位。

随着计划生育的开展，人工流产与药物流产后发生恶露不绝的情况增多。一般认为人流后子宫出血时间为7～10天，而一项大型调查发现药物流产后出血时间平均为（13.9±8.3）天与（14.1±8.5）天。近年来多数学者认为药物流产后恶露不绝的主要病机离不开虚、热、瘀三个方面，而以血瘀为主。以生化汤及其加减方治疗药物流产后恶露不绝，均取得良好的治疗效果。刘瑞芬以祛瘀清热，养血益气为法，创立了防治药流后恶露不绝的宫清方：益母草、马齿苋、生蒲黄、川牛膝、当归、党参、甘草，在临床应用中取得了显著的疗效。实验研究表明中药治疗药物流产后恶露不绝的主要作用机制可能是通过降低血β-HCG而达到减少出血的目的。通过促进子宫收缩及残留的排出，以达到使子宫复旧、出血停止的目的。降低 NO 的水平，从而降低子宫平滑肌和血管松弛状态，促进子宫收缩，出血停止。通过升高血雌二醇水平，促进子宫内膜修复，而达到减少出血的目的。

【病因病机】　冲为血海，血由气帅，任主胞胎，总司阴液，恶露的主要成分是血。气血调和，冲任功能正常，胞宫缩复也正常，则恶露排出按时而止。若因气虚不能固摄胞络之血，或产后瘀血阻滞胞络，以及湿热蕴结、阴虚内热或肝郁化热而血为热迫，均可致恶露过期不止。而三者又常相互影响、互为因果，如产后气虚则无力运血，血行不畅，瘀血留滞，而形成气虚血瘀之虚实夹杂证；或瘀血久留，蕴结化热，则为瘀热内阻；或产后失血伤阴，阴血亏损，阴虚生内热，热熬阴液而成瘀亦见瘀热证，亦可出现气阴两虚证。临床常是相互兼见，夹杂为患。

产后恶露不绝主要是由于产后子宫复旧不全而导致：产后胎盘或胎膜残留，蜕膜脱落不完全；产后感染（子宫内膜炎、子宫肌炎或盆腔感染）；或素有子宫肌瘤、腺肌病；子宫过度后屈或侧屈，恶露排出不畅，致使恶露滞留在子宫腔内；多胎妊娠，羊水过多，或多产妇由于多次分娩引起子宫纤维组织增多形成子宫纤维化，影响子宫收缩；过大胎盘，影响子宫复旧；膀胱过度膨胀或膀胱经常处于膨胀状态，影响子宫收缩，以产后尿潴留多见。临床所见证实，子宫复旧不全，以气血虚弱以及气虚血瘀较多见；胎盘或胎膜残留，多为瘀血停滞；产后感染多属感染邪毒。药物流产后恶露不绝的主要原因：绒毛残留和子宫内膜炎；宫缩乏力；药物对早孕妇女血液纤溶系统影响（米非司酮对早孕妇女纤溶系统有影响，是引起药物流产后出血时间长的原因之一）。

【诊断与鉴别】

一、诊断要点

1. 病史　了解患者素体状况、月经史、孕产史、分娩方式及过程，产后饮食、情绪、休息环境与哺乳等情况。

2. 临床表现　产妇分娩2周以后，仍有血性或浆性恶露淋漓不断，或突然大量出血，伴色、质、气味异常，或腰酸下腹痛等。

3. 妇科检查　有血性分泌物从宫腔排出，子宫较正常产褥子宫大而软，多为后倾屈位，常有轻度压痛，宫颈软，宫口多未闭。注意有无残留组织及阴道血肿。

4. 辅助检查

（1）盆腔B超检查：了解子宫复旧情况及宫内有无残留物，有无合并其他病，如：子宫肌瘤，子宫腺肌病。

（2）诊断性刮宫：取宫内组织送病理检查。

（3）血常规检查：注意血红蛋白及白细胞有无异常。

总之，恶露不绝的诊断，以产后 2 周以上阴道仍有少量出血为依据，结合妇科检查及辅助检查找出出血原因，如单纯子宫复旧不良，胎盘、胎膜残留，或盆腔感染等。

二、鉴别

根据发病的特定时间（产后 2 周后）的出血情况，了解病史，结合各项检查找出原因，并排除以下疾病。

1. 绒毛膜癌　患者除有阴道出血外，有时可见转移症状，如咯血等。妇科检查：子宫增大软而不规则，并可触及双侧黄素化囊肿，阴道转移者，可见紫蓝色结节。血或尿中绒毛膜促性腺激素（HCG）持续阳性，拍胸片及诊刮送病理检查。

2. 子宫肌瘤　产前有子宫肌瘤史，妇科检查子宫大而硬，或不规则，借助 B 超确诊。

3. 性交损伤　产后阴道黏膜菲薄，产褥期性交，易使阴道后穹隆裂伤而出血。

【辨病论治】

一、辨病要点

产后恶露不绝临床以产后血性恶露持续 2 周以上不净为主症。其主要病机为气虚不能固摄阴血，或瘀血阻滞胞络，或瘀热互结使其气血失调，冲任失约。

二、治疗方法

本病治疗应遵循虚者补之、瘀者攻之、热者清之的原则。

1. 产泰　具有补虚化瘀、益气润肠之功，切中产后恶露不绝之主要病机，用之相宜。用法：每日 3 次，每次 10～20ml。

2. 缩宫饮方

组成：黄芪 30g，白术 10g，当归 10g，白芍 10g，熟地黄 15g，阿胶 10g，菟丝子 15g，山萸肉 15g，巴戟天 12g，茜草根 10g，乌贼骨 30g，益母草 30g，贯众 15g，墨旱莲 30g，五味子 10g。

具有益气养血，缩宫复旧，固冲止血作用。用于产后子宫复旧不全导致恶露淋漓不尽。

本方以益气养血，固摄冲任为主，佐以缩宫止血药。益母草、贯众、五味子均有兴奋子宫，促其节律性收缩的作用，从而使子宫复旧，恶露自止。恶露净后改服人参归脾丸合归芍地黄丸，使其气血渐复。

3. 缩宫逐瘀汤（中医杂志，1990，（11））

组成：当归、川芎、刘寄奴、桃仁各 12g，重楼、枳壳各 20g，益母草、山楂各 30g，炮姜 6g，甘草 3g。

用于血瘀型恶露不尽。本方以生化汤为基础方，结合现代药理研究，添加部分药物组成。方中当归、川芎、刘寄奴、益母草、枳壳均对子宫有兴奋作用；当归、川芎、重楼、甘草等有一定的抑菌功能。实验证明其作用机制为：收缩子宫，促使残留胎盘排出，使子宫壁血管收缩而达到止血或减少出血，并可抗感染，使子宫内膜修复。

用法：水煎服，1 日 1 剂，恶露干净，症状消除后停药。

4. 银黄汤（浙江医科大学附属妇产科医院验方）

组成：银花炭 15g，益母草 15g，炒黄芩、炒丹皮、炒蒲黄、茜草、焦山楂各 10g，党参 12g，贯众炭 30g，大黄炭 6g。

用于血热夹瘀型恶露不净。本方针对产后亡血伤津、气血亏损、瘀血内阻的特点，根据虚中夹实、瘀热互见的病理，制定益气、祛瘀、清热的治疗原则，认为益气是基础，祛瘀是关键，清热是防止本病转变的手段，方中大黄炭取其清热化瘀止血之功。

用法：水煎服，5 剂为 1 个疗程，最多用 2 个疗程。

【急症处理】

1. 如产后出血如崩，出现血虚气脱之征，急宜益气固脱，回阳救逆，用参附汤加味。人参大补元气，附子回阳救逆，共成抗休克的有效方剂。益母草则有收缩子宫的作用，黄精有强壮作用故添入方中。全方具益气回阳，止血固脱之效。

2. 由于子宫复旧不全而大出血不止，可予宫缩剂，催产素 10U 肌注或加入葡萄糖注射液中静脉滴注。

3. 如出血量多，B 超提示宫内有组织物或血块，以及血中 HCG 高于正常值，应该备血、输液及静脉给予抗生素，同时进行清宫。

4. 如有剖宫史，出现休克、出血活跃者，输血输液抢救休克，如抢救无效考虑子宫切除术。

【辨证论治】

一、辨证要点

恶露不绝，辨证重在查其恶露的量、色、质、气味，并结合兼证、舌脉变化等，四诊合参，综合分析。如恶露量多，色淡红，质清稀，无臭气，伴有神疲乏力，短气懒言，面色㿠白，小腹空坠，乳房松软，乳汁少而稀，舌淡少苔，脉细弱，多属气虚不摄；如恶露量少，色紫黯，有血块，伴有小腹痛而拒按，块下痛减，舌质紫黯或有瘀点，脉沉涩者，多属血瘀内阻；恶露或多或少，色紫红，质黏稠，或臭秽，面色潮红，口燥咽干，舌红少苔，脉细者，属阴虚血热；如伴有胸胁、小腹胀痛，心烦口苦，舌红苔薄黄，脉弦数，属肝郁化热；如腹痛拒按，发热，舌红苔黄腻，脉濡数或洪数，属湿热蕴结。同时还应了解患者素体情况、月经史、孕产史、分娩方式及过程、产后情绪、休息环境与哺乳等情况，因这些亦是辨证的重要依据之一。如素体弱，分娩前后操劳过度，多致脾虚气虚；产后感寒或七情气郁为气血瘀滞。

二、治疗原则

恶露不绝，无论虚实，终因损及冲任而发病，故调治目的当固摄冲任，根据虚、瘀、热之不同，分别采取补气摄血、活血化瘀、清热固冲之法。因本病常见虚中夹实、瘀热互见的病理，故治疗不可单一，应标本、因果兼顾。在以上治则中，益气是基础，祛瘀是关键，清热是防止本病转变的手段。必要时配合西医诊治，以免变生他病。选方用药时虽虚者补之，但勿补之太过，以防止血而留瘀；实者泻之，但勿泻之太过，以防耗血动血。同时宜使用摄血止血、化瘀止血及清凉止血的药物，达到补虚不留瘀，祛瘀不伤正，冲任功能正常，气血调和，而恶露自净的目的。

三、分证论治

1. 气虚失摄证

（1）临床见证：产后恶露过期不止，量较多，色浅红，质清稀，无臭味，小腹空坠，面色㿠白，神倦懒言，色质淡红，苔薄白，脉缓弱。

素体虚弱，产时失血耗气，使其气虚，不能统摄冲脉之血，故恶露过期不止而量多。气虚阳衰，血失温煦，故色淡红，质稀。余症、舌脉亦为气虚血少之象。

（2）辨证依据

1）恶露量多，色淡红，质稀薄，无臭味。

2）小腹空坠，神倦懒言，面色㿠白，舌淡苔白，脉缓弱。

3）素体虚弱，产前、产中、产后操劳过度，或有饮食摄纳不慎等病史。

（3）治法与方药

治法：健脾益气，摄血固冲。

1）补中益气汤（《脾胃论》）

组成：人参、黄芪、甘草、当归、陈皮、升麻、柴胡、白术。

对于本方李东垣认为：全方甘温补其中，甘寒泄其水，故主饮食劳倦所伤，始为热中之证。由于人参、黄芪、升麻、柴胡同用既能补气升阳，又能固气摄血，故后人常用于脾虚气陷的产后恶露不绝。

如恶露量多，当归可炒用，加阿胶，乌贼骨养血固冲。如恶露夹块，伴腹痛，属气虚夹瘀者，加益母草、炒蒲黄、三七活血化瘀止血。若兼头晕耳鸣，腰膝酸软。属肝肾亏损者，加桑寄生、杜仲炭、山萸肉、金樱子补肾强筋。

2）固摄冲任方（《朱南孙妇科临床秘验》）

组成：太子参、白术、白芍、煅牡蛎、生黄芪、女贞子、墨旱莲、苎麻根、杜仲、桑寄生、玉米须、桑螵蛸、海螵蛸。

本方用于脾肾重损，冲任不固，以致胞宫复旧不良，恶露淋漓不断。虚者补之，方中参、术、芪、桑寄生、川续断健脾益肾；二至丸养阴涩冲；玉米须、煅牡蛎、桑螵蛸、海螵蛸固涩冲任；苎麻根止血，且能润肠通便。脾健肾充，冲任得固，恶露乃止。

3）产复康

主治：促进产后、流产、早产、引产术后之康复。

功效：补气养血，排瘀生新，促进子宫复旧，在这里用于治疗气血俱亏之恶露不畅，淋漓不尽。

用法：开水冲服，每日3次，每次20g，7天为1个疗程。

2. 血瘀证

（1）临床见证：产后恶露过期不止，量时多时少，色黯有块，小腹疼痛拒按，块下痛减或胸腹胀痛，舌紫黯或舌边有瘀点，脉弦涩或沉而有力。

瘀血阻滞冲任，气血运行不畅，血不归经，故恶露淋漓不尽。瘀血内停，阻滞胞脉，小腹疼痛拒按，色紫黯有块，块下痛减。余症、舌脉亦为气血瘀滞之征。

（2）辨证依据

1）恶露淋漓涩滞不爽，量时多时少，色紫黯有块。

2）小腹疼痛拒按，舌紫黯或舌边有瘀点，脉弦涩或沉而有力。

3）有产后感染或七情气郁，或劳倦耗气史。

（3）治法与方药

治法：活血化瘀，止血。

1）生化汤（《傅青主女科》）合失笑散（《太平惠民和剂局方》）加益母草。

组成：当归、川芎、桃仁、炮姜、炙甘草、黄酒、童便、蒲黄、五灵脂、益母草。

生化汤原治产后血瘀腹痛者，行中有补，能生又能化。五灵脂通利血脉，散瘀止痛，蒲黄止血活血，二药合用，能活血行瘀，散结止痛，故治心腹疼痛诸症。合并二方用于瘀血阻滞之恶露不绝，特别是生化汤常为产后清除余血浊液的必服药。

若兼气虚，伴有小腹空坠感，加党参、黄芪。若兼肝郁，症见胸腹胀痛，脉弦者，加郁金、川楝子、香附。若瘀血久留，蕴遏化热，为瘀热内阻，症见发热、口苦、咽干、恶露臭秽，加丹皮、红藤、败酱草、蒲公英、茜草。

2）活血化瘀，温经止血方（《哈荔田妇科医案医话选》）

组成：当归、川芎、益母草、桃仁、焦山楂、炮姜、生蒲黄、五灵脂、炒枳壳、刘寄奴、桑寄生、杜仲。

本方用于寒凝胞脉。瘀血内阻，恶露不止。

3）康宫丸（哈荔田经验方）

主治：剖宫产后无乳症，促进子宫复旧，减少恶露，防止术后感染及粘连。

功效：逐瘀降浊，益气养血，下乳汁。

用法：每日3次，每次10g，白水送服。

3. 阴虚血热

（1）临床见证：产后恶露过期不止，量少，色鲜红，质黏稠，两颧潮红，手足心热，口燥咽干，舌红少苔，脉细数。

（2）辨证依据

1）恶露量少，色红质稠。

2）两颧潮红，手足心热，口燥咽干，舌红，脉细数。

3）素体阴虚，因产失血伤津史。

（3）治法与方药

治法：滋阴清热，凉血固冲。

1）两地汤（《傅青主女科》）合二至丸（《医方集解》）

组成：生地黄、地骨皮、玄参、白芍、麦冬、阿胶、女贞子、墨旱莲。

两地汤原方治月经先期量少由于肾脏火旺水亏者，后人用于阴虚血热之月经先期、经期延长、经间期出血及产后大便难和产后自汗盗汗等阴虚证。二至丸原方用于肝肾不足而致头晕眼花、腰背酸痛、下肢酸软等症，本方取其益肝肾，补阴血。

若症见心悸、气短、汗出口渴，证属气阴两虚者，加生黄芪、太子参。

2）安露饮（《中医妇科治疗学》）加减

组成：生地黄、丹参、益母草、乌贼骨、茜草根、墨旱莲、阿胶、黄芩。

本方用于阴虚血热型恶露不绝，原方去辛燥之艾叶，加入阿胶、黄芩增强养阴清热凉血作用。

4. 肝郁化热

（1）临床见证：产后恶露过期不止，量多少不定，色紫红，质黏稠，或夹有血块，乳房、胸胁、小腹胀痛，心烦易怒，口苦咽干，舌质红，苔薄黄，脉弦数。

证因产后肝郁化热，热扰冲任，迫血妄行而恶露过期不止；肝气郁结，疏泄失常，致量时多时少；血为热灼，故色紫红，质黏稠，或夹有血块；余症、舌脉均为肝郁化热之征。

（2）辨证依据

1）恶露量时多时少，色紫红，质黏稠。

2）乳房、胸胁、小腹胀痛，心烦易怒，口苦咽干，舌红苔薄黄，脉弦数。

3）平素心情不畅，产后又情志不遂。

（3）治法与方药

治法：疏肝解郁，清热固冲。

丹栀逍遥散（《女科撮要》）去煨姜

组成：当归、白芍、柴胡、白术、茯苓、丹皮、栀子、甘草、薄荷。

原方治血虚有热，遍身瘙痒，或口燥咽干，发热盗汗，食少嗜卧，小便涩滞等。后人用于月经不调、带下病、妊娠心烦、恶露不绝等肝郁血热证。

若恶露量多者，加藕节炭、槐花、地榆清肝凉血止血。若恶露夹块伴小腹胀痛者加茜草、乌贼骨、益母草、炒蒲黄、三七以化瘀止痛。若口燥咽干者，加玄参、生地黄、麦冬养阴生津。若胸闷纳呆者，加荷叶、广陈皮理气和胃。

5. 湿热蕴结

（1）临床见证：产后恶露过期不止，量或多或少，色紫红，质黏稠，夹有血块，臭秽有味，腰腹胀痛拒按，常伴有发热、头重倦怠、纳呆食少、口干不欲饮，舌红苔黄腻，脉濡数或滑数。

证因产后体虚，血室正开，湿热之邪乘虚直入胞中，损伤冲任，热迫血行，致恶露过期不止；湿遏气机，血为气滞，故恶露时多时少；血为热灼，湿性黏滞，故血色紫红，质黏稠，有块，其气秽臭；湿热蕴结，血行受阻，故腰腹胀痛拒按；余症、舌脉亦为湿热蕴结之征。

（2）辨证依据

1）恶露量多少不定，色紫红，质黏稠有块，其味秽臭，腰腹胀痛拒按。

2）倦怠纳呆，口干不欲饮，舌红苔黄腻，脉濡数或滑数。

3）产时产后用具不洁，或感受热邪史。

（3）治法与方药

治法：清热化湿，凉血祛瘀。

1）败酱饮（《圣济总录》）加马齿苋、薏苡仁、贯众

组成：败酱草、当归、芍药、川芎、竹茹、生地黄、马齿苋、薏苡仁、贯众。

本方清热化瘀，凉血止血，治疗产后恶露不绝秽臭者。原方加入马齿苋、薏苡仁、贯众以加强清热化湿之功。

若恶露量多夹块，块下痛减者，减去川芎辛温行血，加茜草根、乌贼骨、炒蒲黄以化瘀止血。若腰腹胀痛甚者，加延胡索、川楝子以理气止痛。若大便秘结者，加大黄以清热化瘀通便。若发热口渴，腹痛加重，热毒瘀并重者，可选用五味消毒饮（《医宗金鉴》：金银花、野菊花、蒲公英、紫花地丁、紫背天葵）加败酱草、马鞭草、红藤、赤芍、丹皮以增清热祛瘀之功。

2）红酱饮（《裘笑梅妇科临床经验选》）

组成：红藤 30g，败酱草 30g，白花蛇舌草 15g，贯众 12g，蒲黄炭 12g，丹皮 9g，金银花炭 9g，谷芽 12g，栀子 9g。

方中重用红藤、败酱草两药，意在活血清热解毒；配白花蛇舌草、贯众、金银花炭以助清热解毒之力；复入牡丹皮、栀子、蒲黄以清热凉血、散瘀止血；更佐谷芽醒胃助脾而助健运，并防寒凉之药伤胃之弊。本方是治疗产后子宫内膜炎的一首良方。本型恢复期，常用生地龙牡汤（大生地 30g，煅龙骨 15g，煅牡蛎 30g，墨旱莲 12g，冬桑叶 30g，蒲黄炭 9g）以滋阴清热固涩。方中重用桑叶，乃仿《傅青主女科》"清海丸"之意，补阴血无浮动之虞，缩宫而无寒凉之苦，使胞宫清凉，血海自固。

【其他疗法】

一、敷贴法

1. 方药：当归、黑芥穗、党参、白术、熟地黄、黄芪、川芎、白芷、炒蒲黄、炒五灵脂各 32g，柴胡、升麻、陈皮各 15g，乌梅、炮姜各 10g。（《理瀹骈文》）

方法：麻油熬药，黄丹收膏，贴心口脐下。

功效：益气养血，升阳固经。可用于产后气虚恶露不绝。

2. 方药：当归 60g，川芎 30g，桃仁、姜炭、甘草、红花、延胡索、肉桂、五灵脂、香附各 15g。（《理瀹骈文》）

制法：麻油适量熬药，黄丹收膏。

用法：用时取 30g 摊成 1 张膏药，贴脐下丹田处，3 日一换，连贴 3～5 次。

功效：化瘀止痛。适用于产后瘀血所致恶露不绝、产后腹痛等。

3. 方药：当归、川芎、肉桂、炙甘草各 15g，蒲黄、乳香、没药、五灵脂各 7.5g，赤芍 3g，血竭 1.5g，热酒（适量）。（《中药药物贴脐疗法》）

方法：上药除血竭外，其余药物共碾为细末，瓶贮备用，血竭另研备用。临用时取药末适量（15～30g）与血竭 1.5g 混合拌匀加入热酒调和成稠膏，将药膏敷贴于脐孔上或关元穴，外以纱布覆盖，胶布固定，隔 3 天换药一次，恶露干净方可停药。

功效：温经散寒，活血化瘀。适用于产后恶露不绝，或有发热，烦躁，腹中有包块，小腹疼痛拒按。

二、针灸疗法

（一）体针

1. 取穴：关元、中极、足三里、三阴交。

刺法：关元向下斜刺 1～2 寸，施提插补法，使针感传至外阴部。中极直刺，施提插补法。足三里、三阴交均直刺，施平补平泻法。诸穴均可针灸并施。

方义：关元、中极皆为冲脉与足三阴之会穴，三阴交为足三阴之会穴，三穴相合，可收补脾摄血之功。冲任调，脾气健则恶露可止。恶露量多者加气海、脾俞。小腹空坠者加灸百会。适用于脾虚气陷证。

2. 取穴：石门、气海、维胞、地机、三阴交。

刺法：石门、气海均直刺，施捻转提插泻法。维胞直刺 1.2～1.5 寸，施提插泻法。地机、三阴交直刺，施提插或捻转平补平泻法。

方义：本方具有活血化瘀，养血行血之功。气行则血行，故取任脉之气海以补气，石门以活血；维胞系经外奇穴，有调整胞脉作用；地机为足太阴郄穴，能理气化瘀，配合三阴交，通阴血和血脉，使气行而不伤正。适用于气血瘀滞证。

3. 取穴：血海、太冲、气海、肝俞。

刺法：诸穴均直刺，气海斜向下刺，均施提插泻法，诸穴均不宜灸。

方义：血海属脾经，泻之可清血中之热；太冲、肝俞为肝经之原穴和背俞穴，泻之可清热凉血，使血有所归；气海属任脉，泻之可清下焦之热，使冲任功能恢复。若瘀热较甚者可加关元、中极直刺泻法。适用于血热内扰证。

（二）耳针

子宫、神门、交感、皮质下、脾、肾、内分泌等穴，每次选用 2～3 个穴，中强刺激，留针 15～20 分钟，亦可用埋藏或按压法。

（三）刺络法

合谷、大椎、十二井，用三棱针点刺出血，以使邪热外泄。

（四）灯火灸法

1. 取穴：三阴交、关元、隐白。

方法：用明灯爆灸法，每日灸 1 次，每穴 1～2 壮，7 日 1 个疗程。

功效主治：补气固脱，调理冲任。适用于气虚宫缩不良引起的产后恶露不绝。

2. 取穴：神阙、中极、血海、归来。

方法：用明灯隔艾叶灸法，每日灸 1～2 次，每次 1～3 壮，以恶露停止为度。

功效主治：补虚固脱，理气行瘀，调理冲任。适用于血瘀型产后恶露不绝，促子宫收缩、止血效果颇佳。

3. 取穴：三阴交、曲池、隐白。

方法：用明灯爆灸法，每日灸 1 次，每穴 1～2 壮，7 日 1 个疗程。

功效主治：补虚固脱，清热，调冲任。适用于血热宫缩不良引起的产后恶露不绝。

三、推拿疗法

1. 患者俯卧位，以掌摩法在腹部以顺时针方向操作 5～7 分钟，并按揉中脘、下脘、天枢、气海、关元穴各 1 分钟。

2. 患者俯卧位，按揉腰背部膀胱经，重点按揉膈俞、脾俞、肾俞、气海俞、关元俞，按压八髎穴，横擦八髎穴，以透热至盆腔为度。按风池，拿三阴交，揉足三里、血海，掐太冲、太溪穴，最后擦背部膀胱经，以透热至腹为度。

四、拔罐法

第 1 腰椎至骶尾部脊柱中线及两侧膀胱经内侧循行线。

方法：采用走罐法至皮肤潮红，或用大罐密排罐，留罐 10～15 分钟。走罐、排罐后，在十七椎、肾俞、大肠俞、小肠俞等穴位各闪罐 5～6 次，每 1～2 日施术一次。若有恶寒发热者，加配大椎穴施行刺罐法。一般 2 日见效，4～5 天而愈。

功效主治：活血化瘀，调理气血。适用于血瘀型产后恶露不绝。

五、饮食疗法

1. 参术黄芪粥　党参 9g，黄芪 15g，白术 18g，粳米 60g。先将前三味药煎汤 30 分钟后再入粳米煮粥食用。每日 1 剂，服 6～7 天。适用于脾虚证。

2. 米醋黄酒鸡蛋汤　乌鸡蛋 3 个，米醋 1 杯，黄酒 1 杯，大枣 20 枚。把乌鸡蛋去壳与醋酒搅匀，倒入铁锅内，再加大枣，适量水煎汤服用，每日 1 剂，服 3～5 天。适用于脾虚证。

3. 山楂糖水 山楂 30g，红糖 30g。山楂切片晒干，加水煎至山楂煮烂，加入红糖即可服用。适用于气血瘀滞证。

4. 二鲜汤 鲜荠菜 30g，鲜藕片 60g，生油 15g。先将生油烧热，再将洗净鲜荠菜、藕片放入炒熟即可食用。适用于血热内扰证。

5. 益母草、黑木耳各 10g，白糖 50g。将益母草、黑木耳洗净放入锅内，加水适量煎煮半小时，后入白糖溶化即成，每日 1 次，服 5～7 天，适用于血热内扰证。

【预防与调护】

一、预防

1. 预防极为重要，积极开展新法接生，医护人员应严格遵守无菌操作。
2. 第三产程时注意检查胎盘、胎膜是否完整，如发现不全时，应立即清理宫腔。
3. 产褥期要保持外阴清洁，经常更换月经垫，勤换内裤，禁止盆浴，禁止性生活，以避免或减少感染机会。

二、调护

1. 分娩后应绝对卧床休息，加强产后护理，注意腹部保暖，避免感受风寒，不食或少食辛辣或寒凉等食物，可多吃新鲜蔬菜。
2. 安慰病人消除思想顾虑，特别要注意意外精神刺激。
3. 加强营养，注意调节饮食。如有瘀热的病人，应服食如藕汁、梨汁、西瓜汁等，以清热凉血。
4. 脾气虚弱病人，遇寒冷季节可增加羊肉、狗肉等温补食品，肝肾阴虚的病人可增加滋阴食物，如甲鱼、龟肉等。

【疗效判定】

痊愈：服药后恶露于 3 天内净，主要症状明显改善。

有效：服药后恶露减少，于 7 天内血止，主要症状明显改善。

无效：和治疗前相比较，各方面均无改善。

（哈孝廉 张吉金 金季玲）

参 考 文 献

1. World Health Organization Task Force on Methods for the Natural Regulation of Fertility. The World Health Organization multinational study of breast-feeding and lactational amenorrhea Ⅳ. Postpartum bleeding and lochia in breast-feeding women. Fertil Steril, 1999, 72, 441-447.
2. 刘曼华，程英，黄丽娟，等. 缩短产时放置 IUD 产后恶露时间的观察. 中国计划生育学杂志，2002，10（1）：54-56.
3. 李小毛，李琼，杨越波，等. 产后恶露变化模式的临床研究. 中华围产医学杂志，2005，8（6）：372-374.
4. 江露，王凤英，龙玲. 200 例产褥期妇女恶露持续时间与母乳喂养关系调查分析. 重庆医学，2002，31（7）：593.
5. 哈孝廉，张吉金，胡国华，等. 康宫丸防治剖腹产术后无乳症的临床观察. 中国医药学报，1994，9

（2）：25.

6. 朱金凤.23例产后恶露不绝分型论治.江西中医药，1982，13（1）：20.

7. 张玉芬，张晋峰，郭凤荷，等.益母康冲剂对产后出血和乳汁分泌的影响.中国中西医结合杂志，1994，14（1）：44.

8. 田中立.银黄汤治疗恶露不绝62例疗效观察.浙江中医杂志，1985，20（11）：504.

9. 刘新生.缩宫逐瘀汤治疗血瘀型恶露不绝的临床试验研究.中医杂志，1990，31（11）：35.

10. 王锡香，邓才元，段恒琼，等.生化汤加减治疗产后恶露不绝251例临床观察.四川中医，2009，27（1）：108-109.

11. 洪迎迎.自拟芪蒲生化汤治疗剖宫产术后恶露不尽91例.中华现代妇产科学杂志，2005，2（10）：943-944.

12. 叶宇齐，姚红梅，邢玉故.生化汤加味促进产后子宫缩复465例——附益母草颗粒对照组466例.辽宁中医杂志，2005，32（9）：931.

13. 洪敏，余黎，马骋，等.生化汤提取物对离体及产后子宫活动的影响.南京中医药大学学报，2003，19（3）：154-156.

14. 李立顺，时维静，祖二宏.生化汤对大鼠血液流变学及体外血栓形成的影响.中国中医药科技，2008，15（4）：273-274.

15. 桑国卫，贺昌海，邵庆祥，等.米非司酮配伍米索前列醇终止早孕17523例的大规模引入性研究.中国临床药学杂志，1999，15（5）：323-329.

16. 范玉芹，胡怀强.刘瑞芬论治药物流产后恶露不绝经验.实用中医药杂志，2005，21（3）：163.

17. 魏秀英.β-HCG在益母草片治疗药物流产后恶露不绝患者中的表达.内蒙古中医药，2009，28（4）：8.

18. 张婷婷，吴敦序，戴德英，等.中药祛膜肠治疗药物流产后出血214例临床与实验研究.中国中西医结合杂志，1997，17（9）：534-536.

19. 于燕，王秀霞，吴宁.生化止血饮对大鼠子宫平滑肌的影响.哈尔滨商业大学学报（自然科学版），2003，19（6）：619-620.

20. 蒋惠贞，罗荣敬，徐志鑫.祛瘀止血汤对大鼠药物流产后离体子宫收缩的实验研究.河北中医，2004，26（1）：74-76.

21. 周幸，白世泽，李新生，等.血停灵冲剂的药效学研究.中国中医药科技，1997，4（5）：271-272.

22. 赵荣胜，卞宜心，丁元珍，等.产乐冲剂减轻药物流产后出血的临床与实验研究.中国计划生育学杂志，1998，6（3）：108-111.

23. 于燕，吴宁，王秀霞.生化止血饮对大离体子宫自发运动影响的实验研究.中国中医药科技，2003，10（2）：93.

第五节 产 后 腹 痛

产妇在产褥期，发生与分娩或产褥有关的小腹疼痛，称为"产后腹痛"。其中因瘀血引起小腹疼痛，称为"儿枕痛"。

产后腹痛一病，始载于东汉《金匮要略》。仲景在论产后病脉证治中，创当归生姜羊肉汤治血虚内寒之"产后腹中疼痛"，立枳实芍药散治气血郁滞之"产后腹痛，烦满不得卧"，以下瘀血汤治"腹中有干血着脐下"之产后腹痛，用大承气汤治"产后七八日，无太阳证，少腹坚痛"伴有"不大便，烦躁发热，切脉微实，再倍发热，日晡时烦躁者，不食，食则谵语，至夜即愈"。可见产后以腹痛为主症者，应辨分虚、实、气、血之不同，故而遣方用药各异。隋代《诸病源候论》分析"产后腹中痛"、"心腹痛"及"恶露不尽腹痛"的原因，责之于"脏虚"、"胞脉之间有余血"或"宿夹风寒"、"遇冷则血结"，并有变成"血瘕"之虞。宋代《妇人大全良方·产后儿枕心腹刺痛方论》首载"儿枕腹痛"之名，对该病之证候、成因及治疗均作了较详细的描述："产后腹中有块，上下时动，痛发不可忍。此由妊娠聚血，产后气羸，恶露未尽，新血与故血相搏而痛，俗谓之儿枕，乃血瘕也。宜蒲黄散。"《陈素庵妇科补解·产后众疾门·产后腹痛方论》曰："产后腹痛其症不一，有临产寒气入胞门，有产后余血未尽，有伤食，有新感客寒，有血虚，当审所因治之。"不难看出，至宋代时，已十分重视血瘀寒凝是产后腹痛的重要病理。元代《儒门事亲》更强调产后"腰脐痛，乃败血恶物之致然也。医者便作虚冷，以燥热药治之，误已久矣。"明代《秘传证治要诀及类方》辨治产后腹痛："恶血不止。诸药不效，宜芎归汤加五灵脂延胡索煎。"《医学入门》谓："生产后，产门脐下虚痛者，大温经汤、羊肉汤"，"产后小腹痛者，名儿枕痛"，其治"单以五灵脂散或加桃仁酢糊为丸，气虚四君子汤下，血虚四物汤下。"指出本病有血瘀、气虚、血虚之不同。继而《景岳全书》明辨"血有留瘀而痛者，实痛也"，其证"大都痛而且胀，或上冲胸胁，或拒按而手不可近"。若"无血而痛者，虚痛也"，其证"无胀痛，或喜摸按，或喜热熨，或饮食稍缓"。并警示虚痛者，"不可妄用推逐等剂"。这些辨证和治法，确定了诊治产后腹痛的规范。在《薛氏医案选》中，薛立斋通过实践观察到，若"服行气破血药不效，脉洪数，此瘀血内溃为脓也"，因"瘀血停滞，宜急治之。缓者腐化为脓，最难治疗。"清代《傅青主女科》，专立生化汤治产后血块腹痛，谓："先问有块无块。块痛，只服生化汤，调失笑散二钱，加元胡一钱；无块。则是遇风冷作痛，宜服加减生化汤。"有"产后虚中，感寒饮冷，其寒下攻小腹作痛，又有血块作痛在，又产后血虚脐下痛在，并治之以加减生化汤。"可见傅山概以生化汤及其加减治产后腹痛，乃是立论于产后多瘀多虚易兼寒邪之故。《医宗金鉴》记载腹痛血虚用当归建中汤、血壅用失笑散、异功散；少腹痛证治瘀血用延胡索散、癥瘕用吴茱萸汤、蓄水用五苓散。历代医家对产后腹痛的病机探讨和辨证治疗所积累的丰富理论和经验，至今仍能指导临床实践。

西医妇产科学认为，产妇分娩后，由于子宫复旧性收缩而发生阵发性腹痛，通常发生在产后1～2天，尤其是在哺乳时较为明显，产后3～4天后可自行缓解而消失，称"宫缩痛"或"后阵痛"，属生理现象，一般不需治疗。若腹痛程度较重，难以忍受，或腹痛绵绵，持续时间较长，影响产妇康复，则为病态，应予治疗。

【病因病机】 产后腹痛的发生，与新产后胞宫复缩、产妇身体的功能状态失常密切相关。妊娠期，胞宫蓄藏精血、阴液以濡养胎元，并适应胎儿渐长而增大。至足月妊娠，瓜熟蒂落，胎儿、胎衣次第而下脱，胞宫复缩并排出离经之余血浊液而由泄转藏。此分娩前后，胞宫藏而泄，泄而藏，即由满而溢，溢而虚，虚而复的过程中，气血变化急骤，加之产时耗气失血，产妇机体较常人多虚多瘀。

若产时去血过多，或素体血虚，加之产时耗血，致产后胞脉空虚，乏血濡养则胞脉失养不荣而使胞宫复缩时疼痛久不消失。产时耗气，又因血少而令气的生化不足，气虚不能温煦脉中之血，也不能运血以行，以致血行迟缓，虚滞而痛。若产妇素体虚弱，或产时耗气过多使离经之血停滞胞宫不能排出，或因分娩后血块、胎膜残留而令产后腹痛，或因产后血室未闭之期，起居不慎，调养不当而感寒饮冷，血为寒凝，气机郁阻，血瘀胞脉不通而痛。此外，也可因产后喜怒伤肝，或素体肝气易滞，再因产失血而肝失血养，故而经气不利，气滞而血行不畅，胞脉不通而发生产后腹痛。由于产后腹痛常在新产后发生，届时因有余血浊液由胞宫自阴道排出，全身和局部抗邪能力减弱，虽有血虚、血瘀、血寒或气滞等虚实之不同，都易招致邪毒入侵阴中、胞中与余血浊液互结，累及胞宫复旧失常，并酿成产后发热之重症，不可不慎。

《妇产科学》认为，产后产妇感觉腹痛时，子宫变硬，恶露亦增加，这种宫缩痛，可能由于子宫收缩所引起的血管缺血、组织缺氧、神经纤维受压所致。又有学者认为，如果子宫内滞留血块及胎膜、胎盘残余，则可因子宫剧烈收缩而引起疼痛。经产妇因子宫肌肉屡次膨大伸展发生变性或纤维组织增生，失掉其均匀的强力性收缩，当阵发收缩时，便引起疼痛。中医妇科学用活血化瘀、调气止痛方药治疗产后腹痛而收到的改善血液流变学状态、缓解平滑肌痉挛等作用而达到止痛效果的事实，是对以上认识的有力佐证。

【诊断与鉴别】

一、诊断要点

1. 病史　素体虚弱，产时产后失血过多，或情志不遂，或当风感寒史。

2. 临床表现　产妇分娩 1 周以后，小腹疼痛仍不消失；或分娩后虽不足 1 周，但小腹阵发性疼痛程度较剧。其小腹疼痛呈隐痛，腹软喜按；或疼痛而有冷感，得热痛减；或疼痛较重，按之痛甚，触之有块；或小腹胀痛，胀甚于痛。常有恶露量少，色淡或紫黯有块，排血不畅。可伴有头晕心悸，四肢不温，胸胁胀痛。舌色淡或黯，脉虚细或沉紧、弦涩等。

3. 检查

（1）腹部触诊：腹痛时，下腹部可触及子宫呈球状硬块，或腹部柔软，无压痛。

（2）实验室检查：多无异常发现。

（3）B 超提示宫腔可正常或有少量胎盘、胎膜残留。

二、鉴别

1. 产后伤食腹痛　有伤食史，且疼痛部位一般在脘腹，伴有胃脘满闷、进食尤甚、嗳腐吞酸、呕吐腹泻、大便秽臭、舌苔垢腻等症，而恶露无改变。

2. 产褥感染腹痛　分娩 24 小时后至 10 天左右始发，腹痛持续不减，且疼痛拒按，恶露时多时少，色紫黯如败酱，其气秽臭，多见恶寒发热，心烦口渴，小便黄少，大便秘结。舌质红，苔黄腻，脉弦数或洪数。实验室检查：血象及宫腔分泌物有异常变化。

3. 产后痢疾腹痛　腹痛窘迫，里急后重，大便呈赤白脓血，大便化验可见多量红、白细胞。

4. 产后泄泻腹痛　腹痛即泻，泻后即安，并有大便次数增多，粪便稀溏，甚或泻下如水样的特点。

【辨证论治】

一、辨证要点

产后腹痛当首辨腹痛的性质和程度，并结合恶露的色质、全身证候、舌脉的变化而判别其虚实与气血同病的主次。若小腹隐痛，按之痛减，小腹柔软，恶露量少色淡红，头晕心悸，舌质淡，脉虚细者，属血虚而胞脉失养所致；若小腹冷痛，得热痛减，恶露量少色紫黯有块，四肢不温，舌质黯淡苔白，脉沉紧，属寒邪凝血而胞脉阻滞所致；若小腹疼痛较重，按之痛增，恶露量少色紫黯有块，排血排块后腹痛减轻，舌质紫黯或有瘀斑点，脉弦涩者，属血瘀胞脉不通所致；若小腹胀痛，胀甚于痛，恶露淋漓不畅色黯，胸胁乳房亦胀痛，脉弦者，属气滞肝经胞脉血行受阻而痛。其间虚、寒、瘀、滞等证候还可交叉互见。故临证时，应仔细审证求因，辨其病机所在而治之。如《景岳全书·妇人规·产后类·产后腹痛》指出："产后腹痛，最当辨察虚实。血有留瘀而痛者，实痛也；无血而痛者，虚痛也。大都痛而且胀，或上冲胸胁，或拒按而手不可近者，皆实痛也，宜行之、散之。若无胀满，或喜揉按，或喜热熨，或得食稍缓者，皆属虚痛，不可妄用推逐等剂。"

二、治疗原则

产后腹痛的治疗，应针对产后多虚多瘀的特点和产后胞宫复缩的生理常势，总以调畅胞脉气血为主，即虚则补而充之，补血益气为主；实则通而调之，化瘀行气为主。同时应注意补虚不可碍实，用药勿过于滋腻，泄实不可伤正，用药不可过用攻逐，但使胞脉血盈于中而荣濡胞宫，气行瘀化而恶露排出，从而促进胞宫复缩、腹痛消失而恢复由泄转藏的生理功能。

三、分证论治

1. 血虚证

（1）临床见证：产后小腹隐隐作痛，按之则减，小腹柔软，无块可及；恶露量少，色淡红，无块；头晕目眩，心悸失眠，或大便燥结，舌质淡，苔薄白，脉细弱。

因素体血虚，复又因产失血，或因产事不顺，失血过多而致胞宫缺乏营血濡养，胞脉失养则产后发生小腹隐隐作痛，按之则减，小腹柔软，无块可及；血虚气弱，故恶露量少，色淡红无块；血虚精不足，故髓鞘失濡而头晕目眩；血虚不能奉养于心，故心神不安而心悸失眠；血虚阴不足，故肠道失润而大便燥结；舌质淡，苔薄白，脉细弱，皆为血虚之征。

（2）辨证依据

1）素体血虚或产后出血较多之病史。

2）小腹隐痛，按之痛减，腹部柔软无块，恶露量少，色淡红。

3）头晕目眩，心悸失眠，舌质淡，脉细弱。

（3）治法与方药

治法：补血益气，缓急止痛。

1）肠宁汤（《傅青主女科》）

组成：当归、熟地黄、阿胶、人参、山药、续断、麦冬、肉桂、甘草。

傅山认为该方乃"补气补血之药也。然补气而无太郁之忧，补血而无太滞之患。气血自生，不必止疼而疼自止矣。"各药配用，能补血益气，缓急止痛。适用于产后腹痛血虚气弱兼大便燥结者。

若腹痛有空坠感，血虚中气不足，加黄芪、白术、升麻、枳壳益气举陷。若腹痛喜热熨，畏寒肢冷，为血虚兼寒，加吴茱萸、小茴香、炮姜温经散寒，暖宫止痛。若腹痛较重，恶露滞涩，为血虚兼血瘀气滞，加川芎、延胡索、赤芍等活血调气，化瘀止痛。若兼胸胁胀痛，为血虚肝郁，加郁金、香附、柴胡疏肝解郁。若腹痛兼口渴烦热，伤阴化燥，加火麻仁、柏子仁、郁李仁以增润肠滋液通便之效。

2）内补当归建中汤（《备急千金要方·妇人方》）

组成：当归、芍药、甘草、桂心、大枣。

原方"治产后诸虚羸不足，腹中疼痛不止，呼吸少气。或若少腹拘急，痛引腰背，不能饮食"。各药配用补血柔肝，缓急止痛。适用于产后腹痛而属血虚者。内脏疼痛原因之一与平滑肌痉挛有关，而内补当归建中汤中的芍药、甘草正具有较好的解痉、镇痛作用。实验研究显示，芍药苷能抑制胃、肠、子宫的收缩而呈解痉作用，芍药甘草汤通过轴突前（与 Ca^{2+} 通道有关）、后（与 K^+ 通道有关）两种途径而达到协同的解痉效果。还可通过使痛阈上升而镇痛，可能系该方能促进内源性阿片样物质释放之故。又有研究指出，当归能抗凝、改善微循环和抑制中枢神经系统而有镇静、镇痛作用。

3）当归生姜羊肉汤（《金匮要略》）

组成：当归、生姜、羊肉。

仲景制本方，专为"产后腹中疼痛"，并治"腹中寒疝，虚劳不足"。因其血虚胞脉失养、脉道不充而产后腹痛，故用当归养血和血，配生姜温中散寒以助血行。更以羊肉之血肉之品，善补血益气，温中暖肾，与前二味相配用，不仅补虚散寒，且味美可食。适用于产后腹痛血虚偏寒者。

若倦怠乏力，懒于言语，为中气不足，加党参、大枣以补气健脾。

4）产泰煎膏：具有补虚化瘀、益气润肠之功，切中产后腹痛之机，故用之。

2. 血寒证

（1）临床见证：产后小腹冷痛，得热痛减，不喜揉按，恶露量少，色紫黯有块；面色青白，四肢不温；舌质黯淡，苔白，脉沉紧。

多因产后起居调养不慎而感寒饮冷，寒邪客于胞中，凝血滞气令胞脉气血运行不畅，故有小腹冷痛。得热血行，故疼痛减轻。血凝胞中，故不喜揉按，恶露量少，色紫黯有块。余症、舌脉亦为寒邪在里之征。

（2）辨证依据

1）产后有感寒或饮冷，或素体阳气不足之病史。

2）小腹冷痛，得热痛减，恶露量少，色紫黯有块。

3）面色青白，四肢不温；舌质黯淡，苔白，脉沉紧。

（3）治法与方药

治法：温经散寒，化瘀止痛。

1）黑神散（《太平惠民和剂局方》）

组成：黑豆、熟地黄、当归、肉桂、干姜、炙甘草、芍药、蒲黄。

原方治妇人产后恶露不尽，胞衣不下，攻冲心胸痞满，或脐腹坚胀疼痛，及血晕神晕，眼黑口噤，产后瘀血诸疾，并皆治之。因寒凝血滞，故以肉桂、干姜温经通阳以助血行；因血瘀胞脉不通则痛，故以当归、芍药、蒲黄活血化瘀止痛；再配以熟地黄、黑豆益肝肾以补虚；炙甘草调和诸药并增强当归、芍药止痛之效。各药配用，能温经散寒，化瘀止痛。

2）加减生化汤（《傅青主女科》）

组成：川芎、当归、黑姜、炙甘草、防风、吴茱萸、白豆蔻、桂枝。

傅山以此方治产后腹痛"无块，则是遇冷风者作痛"。因产后多虚多瘀，故以当归补血充脉，以川芎活血行气，配炮姜性温入血分可助川芎温通瘀血；因感受风冷寒邪，故以防风、桂枝解表通阳；因寒邪犯胃，故用白豆蔻、吴茱萸温胃和中止呕，后者还能散寒止痛。各药配合，有补虚化瘀、散寒止痛、和胃止呕之功效。尤以产后腹痛血寒合并胃失和降者为宜。

3）香桂散（《证治准绳·女科》）合失笑散（《太平惠民和剂局方》）

组成：当归、川芎、桂心、蒲黄、五灵脂酒煎，入童便少许，温服。

前方原治产后脐下疼痛不止，后方治产后心腹痛欲死，百药不效者。二方合用，有养血温经，化瘀止痛之效。适用于产后腹痛因血寒而瘀阻较重者。

加减生化汤与香桂散中均有当归与川芎。据中药药理研究指出，当归有抗凝、改善微循环、镇痛等作用，对实验动物子宫呈双向性调节作用；川芎能明显改善血瘀证患者的血液流变学异常状态，亦有解除平滑肌痉挛的作用。

因产妇在产褥早期，血液仍处于高凝状态，若受致病因素影响使血液凝滞，瘀滞的血液刺激子宫收缩而引起局部组织缺氧，神经纤维受压，故而产生产后腹痛。上述当归、川芎的药效学实验结果，是产后使用当归、川芎活血化瘀止痛作用的有力支持。

3. 血瘀证

（1）临床见证：产后小腹疼痛程度较重，腹部有块，按之痛甚，恶露量少，色紫黯，滞涩不畅，或恶露不畅，或恶露不下，排血排块后腹痛减轻，舌质紫黯，脉弦涩。

产妇素体虚弱，或因产时耗气过多，致使胞宫复缩乏力，不能畅血以出，瘀血滞留胞宫，故有产后小腹疼痛程度较重，腹部有块，按之痛甚；血瘀气亦滞，故见恶露量少，色紫黯，滞涩不畅或恶露不下；排血排块后，瘀滞缓解，故腹痛减轻；舌质紫黯、脉弦涩，亦为血瘀气滞之征。

（2）辨证依据

1）素体偏虚，或产程不顺等病史。

2）小腹疼痛程度较重，腹部有块拒按，恶露量少，色紫黯，排血排块后腹痛减轻。

3）舌质紫黯、脉弦涩。

（3）治法与方药

治法：活血化瘀，行滞止痛。

1）生化汤（《傅青主女科》）

傅山对产后血块，谓"此症勿拘古方，妄用苏木、蓬、棱，以轻人命。其一应散血方，破血药，俱禁用。虽山楂性缓，亦能害命，不可擅用，惟生化汤系血块圣药也。"

因产创失血，营血必虚，但又有血瘀胞中之腹痛之候，纯补则陈瘀不去，单破则新血不生，"如欲通之必先充之"，故重用当归以补血活血、祛瘀生新为主，辅以川芎活血行气，配桃仁活血祛瘀，黑姜助川芎、桃仁温通瘀血，和甘草又能温中止痛，佐黄酒、童便以助温通化瘀之效。全方合用，有生新不致留瘀，化瘀不致损营之妙。适用于产后血瘀腹痛兼虚寒者。

近代对生化汤的研究指出：当归、川芎、桃仁对血液系统及心血管系统有广泛的影响，如抑制血小板功能、抑制血凝、抗血栓形成、促进纤溶、改善血液流变性、扩张外周血管、扩张冠状动脉、改善全身重要脏器的血液供应、改善微循环障碍等。方中的归、芎、桃、草、姜尚具有显著的抗炎作用，能抑制渗出和水肿，有的还能抑制纤维组织增生和粘连。当归、川芎、甘草尚有镇静、镇痛等作用。临床对产后多种疾患，如产后宫缩痛、子宫复旧不良、产后恶露不绝与恶露不下、胎盘残留、胎死腹中、产后外感发热、产褥热、人流术后阴道流血不止以及产后调理等病证的试验研究，均以本方加减，都获得较满意的效果。因此，生化汤不愧是治疗产后诸疾的最常用且卓有成效的一剂名方。

若小腹冷痛如绞者，加小茴香、吴茱萸以散寒止痛。若腹痛随排出血块而减轻，继之又恶露不畅，腹痛发作，为瘀阻未除，加炒蒲黄、五灵脂、益母草以增强化瘀止痛之效。若腹痛且胀，加香附、枳壳以理气行滞。若气短乏力。神倦懒言，加党参、黄芪以补中益气。

2）散结定疼汤（《傅青主女科》）

组成：当归、川芎、丹皮、益母草、黑芥穗、乳香、山楂、桃仁。

傅山谓："妇人产后少腹疼痛，甚则结成一块，按之愈疼。人以为儿枕之疼也，谁知事瘀血作祟夫。"又"血活则瘀血除，血结则瘀作祟。若不补血而反败血，虽瘀血可消，毕竟耗血难免。若于补血之中参以行逐瘀之法，则气血不耗而瘀尽消矣。"本方"逐瘀于补血之中，消块于生血之内，妙在不专攻疼痛而疼痛止"。因产后血瘀多虚，故用当归、川芎补血活血，益母草、山楂化瘀生新；因血瘀结块，故以乳香、桃仁散结止痛；丹皮凉血活血以制当归、川芎之辛燥；恐祛瘀出血过多，佐以黑荆芥祛风止血。全方能活血祛瘀，散结定痛。适用于产后血瘀腹痛而触之有块痛甚者。

3）补血定痛汤（《万病回春》）

组成：当归、川芎、熟地黄、白芍、延胡索、桃仁、红花、香附、青皮、泽泻、牡丹皮。

龚廷贤组此方用于小产后"若以手按腹愈痛，此是瘀血为患"。因产失血，故用归、芎、地、芍补血益虚；因瘀阻胞脉，故用桃仁、红花、泽泻、丹皮活血化瘀；因血瘀气亦滞，气行则血行，故配以香附、青皮理气行滞止痛；延胡索活血行气止痛。各药配用有较强的补血化瘀、理气止痛之效。适用于产后血瘀腹痛兼气滞者。

4. 气滞证

（1）临床见证：产后小腹胀痛，胀甚于痛，不喜揉按，恶露量少，淋漓不畅，色紫黯，胸胁或乳房胀痛，精神抑郁，不思饮食，舌苔薄腻，脉弦。

因产情志不舒，忧思抑郁致肝经气滞，或素体气机易郁，又因分娩失血而肝失血养使肝郁气滞，不能行血而排出恶露，故产后小腹胀痛，且胀甚于痛、不喜揉按，恶露量少，淋漓不畅，色亦紫黯。

（2）辨证依据

1）有产前、产时或产后忧思抑郁之病史，或肝气易郁之体质因素。

2）小腹胀甚于痛，恶露量少，淋漓不畅，色紫黯。

3）胸胁或乳房胀痛，情志抑郁，脉弦。

（3）治法与方药

治法：疏肝理气，和血止痛。

1）乌药汤（《兰室秘藏》）

组成：乌药、香附、木香、当归、甘草。

东垣用此方"治妇人血海疼痛"。各药配用，有较好的疏肝理气、和血止痛之效。

小腹胀甚为气滞明显之征，加枳壳、厚朴以增原方行气之效。若胸胁、乳房胀痛明显，加柴胡、郁金疏肝理气。若小腹胀痛较重为气滞血瘀，加延胡索、川芎、赤芍行气活血止痛。若恶露紫黯有块，排血排块后胀痛或轻，为气滞而血瘀较重，加炒蒲黄、五灵脂、益母草化瘀止痛。若食少呕恶为肝木侮土，脾胃失和，加茯苓、法半夏、生姜健脾和胃止呕。

2）加味佛手散（《中医妇科治疗学》）

组成：当归、川芎、党参、香附、台乌药、吴茱萸、延胡索。

原方为治月经后期气郁兼寒而设。各药配用，能行气活血，补虚散寒，故也适用于产后气滞腹痛兼虚寒者。

【其他疗法】

一、针灸疗法

（一）针法

1. 取穴：关元、气海、膈俞、三阴交、足三里。

刺灸法：针、灸同施，针刺行补法。

方义：取任脉关元、气海配血会膈俞，补气养血，调补冲任；三阴交配足三里，补其气血生化之源而调补三阴。诸穴共用，使气血充盈，冲任得养，胞脉得荣，腹痛自愈。适用于血虚证者。

若形寒肢冷，手足欠温者，重灸气海、关元温阳散寒。

2. 取穴：中极、归来、地机、膈俞、太冲。

3. 刺灸法：针刺行泻法。可灸。

方义：取任脉中极以调冲任，行瘀滞；归来配脾经郄穴地机，活血化瘀，行气止痛；膈俞乃血之会，具有养血活血、化瘀行滞之功；配以肝经原穴太冲，增强其理气活血、化瘀止痛之功。诸穴同用，气机调，瘀滞化，血行畅，恶露下，腹痛自消。适用于血瘀证。

（二）灸法

取穴：关元。

操作：按照艾卷温和灸法操作法。每次灸5～10分钟。

（三）温针灸法

取穴：关元、足三里。

操作：先用毫针针刺关元、足三里，得气后用中等刺激，疼痛缓解后留针。然后，在针柄上套一长2cm的艾卷（距皮肤1.5～2cm），从下方将艾卷点燃。多数患者给1～2次温针灸，腹痛可除。

（四）皮内针

取穴：三阴交、腰阳关、阿是穴、肾俞。

操作：以皮内针或1寸毫针，平刺入穴位皮内2～5cm。可根据病情与效果留针30分钟至数小时，也可埋针1～2日。

（五）耳针

取穴：子宫、交感、皮质下、脾、神门。

操作：每次选2～3个穴，毫针中强刺激，每5分钟捻转一次，留针20～30分钟。也可耳穴压丸或埋针。

二、拔罐

取穴：关元、腰骶部两侧压点、足三里、归来。

方法：采用单纯罐法或留针罐法。若小腹冷痛拒按者，宜用艾灸或艾灸罐法。留罐 10～15 分钟，每日 1 次。一般施术当日即效，2～3 日而愈。

三、推拿疗法

1. **血虚**　患者坐位，医者以双手拇指按肝俞、膈俞、肓俞。再嘱患者仰卧位，施用推脾运胃法，振颤法，点按中极、中脘。

2. **血瘀**　患者坐位，医者以双手拇指点按肝俞，再嘱患者仰卧位，施以搓点强手法，双点章门法，运用振颤法，点按中极、中脘；施用提拿足三阴法，点按太溪。

四、外治法

（一）热敷法

药物：陈艾叶 24g。

制用法：上药焙干捣末，敷脐中，以绢盖之，再用热物往来熨之，待患者感口中有艾气出，寒气即除，腹痛即止。

功效主治：温经散寒止痛。适用于血寒证。

（二）迫火法

药物：延胡索、附子、炮姜、肉桂各 10g。

制用法：将上药共为末，铺于小腹，盖上数层白布，再洒上 75％的乙醇和醋，点燃，药布周围垫以空气橡皮圈。点燃火后，如患者感到热痛时，即用棉垫轻压将火熄灭，约经 1 分钟后，把热水袋放在棉垫上保温，隔 4～5 分钟，再加醋和乙醇少许，重新点火，如此反复 5～6 次，每日治疗 1 次，10 日为 1 个疗程。适用于血寒证。

（三）药带法

药物：延胡索 30g，炮姜、附子各 15g，肉桂 12g，艾叶 10g。

制用法：共研细末，白酒炒热，制成药带，缚于小腹痛处。适用于血寒证。

（四）敷药法

1. 蒲黄、炒五灵脂各 60g。二味共为末，以醋煎膏敷小腹。适用于血瘀证。

2. 香白芷、小茴香、红花、细辛、肉桂、红花、延胡索、益母草等药水煎两次，取汤液浓缩成稠糊状。再将乳香、没药溶于 95％乙醇中，然后取药糊混合于适量上述乙醇药液中，焙干后研细末，加入樟脑末调匀即成。每次取药末 9g，用黄酒数滴调成糊状，将药糊敷与脐中穴（神阙）上，外用伤湿膏固定，干后再换一次，一般 3～6 次，即可病愈。适用于血瘀气滞证。

3. 牙皂 2.5g，细辛 1.5g，葱白 3 根，生姜 3 片。前二药研为细末，葱白、生姜捣烂调匀，用酒精调成糊状，敷于印堂穴或患处。可加温灸。适用于血寒证。

4. 吴茱萸 15g，栀子、桃仁、沉香各 10g。上药共为细末，用酒调匀，加热后敷于小腹。适用于血瘀证。

5. 当归 20g，生姜、川芎各 12g，桃仁 8g，乳香 12g，桂枝 20g。将上药研末，或煎后取汁，调拌凡士林，或熬炼成膏剂，外敷于小腹部。若气血虚弱者加敷腰眼、命门；瘀血内阻者加敷中脘。

（五）灌肠法

药物：莱菔子、大黄、厚朴、枳壳、大枣、黄芪、延胡索、五灵脂、干姜各 10g，番泻叶、杏仁、桔梗各 6g，夜交藤、马齿苋各 30g。

制用法：上述药煎 3 次，煎液 500ml 装入盐水瓶，存放冰箱备用。术后 6 小时，用导尿管插入肛门 16～20cm，取上述煎液 500ml、维生素 C 1g，加温至 38℃左右，取 120～160ml 缓慢灌入肠中，保留其尿管，每隔 2 小时灌肠一次，直至排气或排便为止。多数病人排气排便同时出现。适用于气滞证。

五、饮食疗法

1. 归芪饴糖鸡　当归、麦冬各 15g，熟地黄 20g，饴糖 150g，雌乌鸡去毛及内脏，与当归、麦冬、熟地黄加水共炖，至鸡肉熟透时，再入饴糖略煮。分 2～3 次吃。适用于血虚证。

2. 参芪鸡　人参 6g，黄芪 30g，母鸡 1 只。母鸡与参芪同炖至鸡熟烂。食时入姜末、葱花、食盐等调味，食鸡饮汤。适用于血虚证。

3. 芍药饮　桂枝 6g，白芍 12g，生姜 3 片，大枣 25g，甘草 3g，饴糖 30g。前 5 种煎水取汁，入饴糖煎溶。分 3 次饮。适用于血寒证。

4. 姜楂糖茶饮　焦山楂 30g，生姜 3 片，红糖 30g。泡水代茶饮，适用于寒瘀证。

5. 三七鸡　生三七末 6g，仔鸡 1 只。仔鸡去毛及内脏，加水炖煮至鸡肉熟透，入生姜、葱、食盐调味。分 2～3 次吃。每次用鸡汤冲服三七末 2g。适用于血瘀兼虚证。

6. 山楂粥　炒山楂 20g，粳米 50g，红糖 30g。山楂温水浸泡后煎煮取浓汁，入粳米、红糖共煮成稀粥，分早晚 2 次吃。适用于血瘀证。

7. 红蓝花酒　红花 30g，白酒 200ml。二物同煎至白酒一半，去渣候温。每次饮 30ml。适用于血瘀证。

8. 元胡酒　延胡索 10g，白酒 300ml。延胡索入酒中，浸泡 3 天。视酒量大小，每次 15～30g，有肝病病史者忌服。适用于气滞血瘀证。

【预防与调护】

一、预防

因产后腹痛好发于经产妇，故应切实贯彻计划生育，避免非计划性怀孕及堕胎、小产。对孕产妇，应积极宣传产褥期卫生保健，产时、产后注意保暖，勿感受风寒，饮食宜食富含蛋白质的食物，如肉类、鱼类、蛋类、奶等。宜食富含铁的食物，如动物肝脏，鱼类及菠菜、韭菜、冬葵菜等绿色蔬菜。亦宜食山楂、红糖等以及易消化的食物。忌食生冷的食物。注意保持会阴部清洁卫生，预防感染。调摄情志，保持心情舒畅。

二、调护

产后密切观察子宫收缩，每天应测量子宫底高度，阴道流血情况。如阴道流血量不多，但子宫收缩不良，子宫底上升者，表示子宫内有积血，在药物治疗的同时，应持半卧位，同时按摩小腹，挤压子宫，排出积血。

产后腹痛一证，若经上述治疗腹痛不除，或腹痛加重，或腹痛伴见恶露量多，或淋漓不止，甚或伴有恶露发热，体温增高达 38℃以上，或乳汁不畅、乳房胀痛且有肿块或有郁乳致痛等发生，应采取针对性的治疗方法，防止和减轻病证的加重，确保产褥妇女尽早恢复身体健康。

【疗效判定】

痊愈：腹痛消失，恶露量少、色、质、味正常。

好转：腹痛明显减轻，恶露正常。

无效：腹痛不减轻，伴恶露异常。

【重点提示】 产后腹痛以新产后小腹疼痛为特点，多发于经产妇，主要病机是产后胞脉气血运行不畅迟滞而痛。临证时应根据腹痛之特点，恶露之量、色、质，以及全身兼症和舌脉以分辨虚实。治疗应抓住产后多虚多瘀的特点，以调养气血为主，血虚者补血益气，血寒者温经散寒，血瘀者活血祛瘀。若腹痛剧烈，经治不愈者，应配合西医检查，积极处理。

（王华秀　徐晓娟　吴克明）

第六节　产褥感染

产褥感染是指分娩后及产褥期的生殖道感染，又称"产褥热"，发病率约为17.2%。由于产褥期发热绝大多数是由产褥感染引起，因此可将产后发热作为产褥感染的一种征兆。具体规定为产后24小时到10天内，相隔12小时的两次体温达到或超过38℃，而又不能证实有其他疾病（如乳腺炎、泌尿系感染、上呼吸道感染等）存在时，均应考虑为产褥感染的可能。如产后一二日内，见轻微低热（T≤38℃），而无其他症状，此乃由于产时失血与劳乏，阴血骤虚，阳气外浮，营卫暂时失调所致，可自行消失，属生理现象，称为"蒸乳"。

本病的发生是由致病菌在产前、产时或产后侵入生殖道而于产褥期引起局部或全身发生炎性变化。临床以急性子宫内膜炎最为常见，严重者可发展为急性宫旁组织炎、盆腔腹膜炎、血栓性静脉炎，甚至败血症、中毒性休克而威胁生命，因此它是导致产妇死亡的重要原因之一。

由于我国计划生育工作的广泛开展，行人工流产术的妇女不在少数，因为手术器械、敷料、手套等消毒不彻底可能带入致病菌，或术后1个月内不禁性交等，会出现以发热为主要症状的生殖器官感染，也当属"产褥感染"。当然其他原因导致的自然流产，如流产合并感染也应归于"产褥感染"范围。

中医学虽然没有产褥感染一词，但历代医家对产后发热病证很早就有论述。《素问·通评虚实论》中即有："帝曰：乳子而病热，脉悬小者何如？岐伯曰：手足温则生，寒则死。"此处乳子是指新产，本条是叙述新产后患热病，脉极小为顺，手足温病情容易好转，若手足寒冷则病情恶化。至汉代张仲景《金匮要略·妇人产后病脉证治》中云："产后风续之数十日不解，头微痛，恶寒，时时有热，心下闷，干呕、汗出虽久，阳旦证续在耳，可与阳旦汤。""产后中风，发热，面正赤，喘而头痛，竹叶汤主之。"这是记载产后中风发热持续不愈及产后中风发热兼阳虚的佐证。隋代巢元方《诸病源候论》列有"产后虚热候"及"产后寒热候"，介绍了其病因及证候。唐代孙思邈《千金翼方》曾列有5首方剂治疗"产后烦热"，但对本病机制缺少论述。宋代陈素庵《陈素庵妇科补解·产后众症门》列有"产后发热总论"等多篇，其论病因病机方面较为全面，而辨证论治尚欠不足。以后金、元、明、清历代医家对本病的病因病机及辨证论治不断充实完善，且各家均有自己的独到立论及经验。历来医家将产后发热分虚实两端论治，虚者如血虚发热，实者如外感发热、血瘀发热、感染邪毒发热等。现在《中医妇科学》教材总称"产后发热"，并按照传统认识分为上述4种证型。其中感染发热证情严重，传变迅速，应归中医温热病的范畴，如置放传统的产后发热中论述，与其他3种证型相提并论，则不能突出感染的严重性，造成认识的局限与不足。为全面、系统、动态发展地认识感染发热，有必要专节论述。限于历史条件，中医对邪毒感染之证未有全面充分的认识，目前也尚未有更多的报道，是中医妇科学亟待研究解决的问题。事实上中医治疗本病有独到之处，需进一步挖掘。

【病因病机】

《景岳全书·妇人规》云："产后发热……有邪火内盛而热者……"，对此"邪火"，笔者体会即是邪毒感染，正邪交争，致令产后发热，其发生与产后的特殊生理状况有关。中医传统理论认为产后的特点是"多虚多瘀"，这是因为产时用力及出血，元气受损，以及子宫在复旧过程中余血未尽，而使产后处于"正气易虚，易感病邪，易生瘀滞"的状态，此观点通过实验及临床初步证明，产后客观存在着"多虚多瘀"的生理内环境，而这正是产生邪毒易于入侵的内在因素。产后血室开放，子宫复旧不良，邪毒乘虚直入胞中，而余血未尽，邪毒余血交织缠绵，且传变迅速，若病情得不到控制，可热入营血，甚至逆传心包，出现重证、险证，其病因病机错综复杂由此可见。

西医学对此病的认识是：致病菌侵入生殖器官是本病的重要原因。引起产褥感染的细菌种类很多，多属混合感染。常见的细菌为厌氧链球菌、大肠杆菌，其次如溶血性链球菌、金黄色葡萄球菌，少见的如肺炎双球菌、产气荚膜杆菌。若伤口局部感染多系由葡萄球菌引起。分娩后产道的创伤，如子宫腔内、子宫颈、阴道、外阴都可能留下大小不一的创面，创面被细菌感染，如接生或手术时消毒不严、产妇在妊娠晚期有过性生活、盆浴、产后卫生习惯差等原因，使外界细菌侵入产道，造成外源性感染。二是内源性感染，即产妇的自身感染，原来存在于阴道或肠道的细菌，平时不致病，当产后机体内在环境改变或产道损伤时，细菌便可繁殖于生殖道造成感染。当然决定产褥感染的发生和疾病的严重程度与产妇的机体抵抗力下降有关，尤其是分娩时的过度疲劳、滞产、胎膜残留、手术产、产道损伤、失血过多，或产前患有贫血、妊娠高血压综合征等病，患产褥感染的机会就大大增加。近年来研究表明，内源性感染更重要，因孕妇生殖道病原体不仅可以导致产褥感染，而且还能通过胎盘、胎膜、羊水间接感染胎儿，导致流产、早产、胎儿生长受限、胎膜早破、死胎等。

【诊断与鉴别】

一、诊断要点

1.临床表现 产褥期发热是最主要的症状，尤以新产后多见，体温升高则是主要指征，发热持续3天以上，体温超过38℃，或持续高热不退。临床除发热外，还可见恶寒、头痛、食欲减退、全身不适，多伴有小腹疼痛及恶露异常。若出现脓毒血症及败血症，则可出现高热、恶寒，体温达40℃以上，并可有神志不清，谵语及昏迷等，严重的革兰阴性杆菌（主要为大肠杆菌）感染常并发中毒性休克，抢救不及时，将危及生命。

2.病史 常有妊娠晚期不禁房事，或有接生时消毒不严、早破水、产程过长、失血过多、剖宫产手术、产道损伤、胎盘胎膜残留等前驱原因。有的患者在产前则有贫血、营养不良以及妊娠高血压综合征等病史。

3. 妇科检查 若会阴、阴道、宫颈局部创面或伤口感染时，局部可见红肿、化脓，伤口边缘裂开，压痛明显。如果出现子宫内膜炎及子宫肌炎时，子宫复旧不良，小腹压痛明显，妇科检查时一侧或双侧结缔组织增厚，触痛或肿块形成，或子宫活动受限。如果炎症蔓延至输卵管、卵巢、宫旁组织时，宫旁或子宫直肠陷凹可出现炎性肿块，或形成脓肿，可见急性盆腔炎及腹膜炎的典型体征。

4. 辅助检查 测体温 38℃以上，血液化验白细胞总数及中性粒细胞升高。做宫腔分泌物的培养以鉴定产褥感染的病原菌，或做血培养以查清致病菌的性质分类，并做药敏试验，必要时拍摄胸部平片等。B超：盆腔有脓肿形成时，可探及一个或数个液性暗区。腹腔积脓时可探及大片液性暗区。检测血清急性期反应物质中的 C 反应蛋白，有助于早期诊断感染。CT、磁共振等检测手段能对产褥感染形成的炎性包块、脓肿以及静脉血栓作出定位及定性诊断。

二、鉴别

1. 产后泌尿系感染发热 尿路感染时出现发热，临床必见尿频、尿急、尿痛、肋脊角叩痛等症，尿常规化验可见红、白细胞。

2. 产后乳腺炎发热 发病时间多在产后 3～4 周，临床必见乳房局部红、肿、热、痛，甚至溃破化脓，于乳房皮下可摸到肿块，或在肿痛一侧的腋下可触及到肿大压痛的淋巴结。

3. 产后上呼吸道感染发热 临床所见必有感冒的症状，诸如鼻塞流涕、喷嚏咳嗽、咳痰、咽喉疼痛，但恶露正常，下腹无压痛等。

4. 产后中暑发热 产时正值长夏炎热酷暑之际，外受暑邪而发病，临床所见多发病急，身热多汗，可突然头昏胸闷，甚至昏迷不省人事，其发病有严格的季节性。

以上各病虽可出现在产褥期且均有发热的现象，但其各具临床证候特征，妇科检查生殖器均无异常，恶露的量、色、质亦正常，一般不伴有腹痛，均可借此与产褥热相鉴别。

【辨病论治】 对产褥期生殖道细菌感染，中医学认为主要病机是邪毒感染，瘀热不解，正邪交争。临床最常见的有单纯会阴、腹壁伤口感染或阴道裂伤感染；或由宫颈伤口感染直接扩散到宫旁组织，且常合并子宫内膜感染；或宫腔内感染向周围扩散波及宫旁组织时，则形成急性盆腔结缔组织炎。其辨病要围绕"炎症"这个中心，辨清炎症的轻重，病变的部位及性质，结合病史及患者的素体情况，尤其是分娩前所患的疾病，来进行论治。立法处方须紧扣"邪毒"与"瘀血"的病机，注意动态变化，方不至误。

1. 凉血地黄汤（《血证论》） 合丹皮汤（《血证论》）

组成：生地黄 12g，当归 9g，甘草 4.5g，黄连 6g，炒栀子 3g，玄参 9g，黄芩 6g，丹皮 9g，瓜蒌 9g，桃仁 9g，朴硝 6g，大黄 3g。

凉血地黄汤原是凉心，因血者心之所生，凉心即是凉血。丹皮汤原治内痈，内痈乃热毒结血而成，毒去则其血热亦随之而去。两方合用清热凉血，化瘀散结，正适用于瘀血热毒内结之早期产褥感染。

2. 经验方（《蒲辅周医案》）

组成：茯苓皮 9g，杏仁（去皮）6g，薏苡仁 12g，白豆蔻（打）3g，茵陈 9g，猪苓 6g，法半夏 6g，滑石块 12g，黄芩（酒炒）3g，晚蚕沙（包煎）12g，白通草 4.5g，淡竹叶 6g。

功效：调和三焦，疏解湿热。

原方治疗人工流产继发感染，炎证不仅局限于子宫内膜而且波及子宫肌层，对各种抗生素皆不敏感者。中医认为证由湿热蕴伏，三焦郁闭，营卫不和，故治疗重点是使三焦通畅，郁闭畅解，营卫调和，则其热自除。

3. 经验方（《全国名医妇科验方集锦》）

组成：大黄（后下）20g，芒硝（单包，冲服）15g，牡丹皮 15g，丹参 20g，冬瓜仁15g，枳壳 20g，厚朴 15g，连翘 20g，黄柏 25g，香附 15g，莱菔子 15g，金银花 50g。

功效：通便化瘀泄热。

原方主治产褥感染的高热阶段，或感染性休克的早期，即中医的"感染邪毒型产后发热"，证见产后高热不退，烦渴饮冷，大便燥结，恶露不畅或臭秽如脓，小腹剧痛拒按，甚则全腹满痛，神昏谵语，舌质紫红，苔黄燥，或焦老芒刺，脉滑数或细数等。此时宜急下存阴，本方可使大便得通，这对解决感染性休克的肠麻痹，清除肠道因素（肠管缺血，缺氧，释放出大量血管活性物质）、肠道细菌内毒素和其他内毒素中毒，有积极作用，有助于休克的抢救。对无休克者用本方加减可以治愈。临床尚有高热、腹满而大便溏泄臭秽之热结旁流证（多系有葡萄球菌感染），亦可用本方通里攻下，即通因通用之意。注意，本方药量较大，形体瘦小者应用时，药量宜酌减。若大便得通后，即除去芒硝，大黄减量为 10～15g，每日 1 剂，可服至热退再调方。

【辨证论治】

一、辨证要点

本病为产科四大证之一，是产褥期以高热为主的疾病，临证变化最速，根据本病传变的情况，可参照温病传变的一般规律。从产褥发热发生发展的全过程来分析，邪毒感染者，应根据热型、恶露、小腹情况及伴随症状进行辨证。若高热寒战，伴小腹疼痛拒按，恶露有臭气，当属邪毒偏重的实热证。如果寒热时作，恶露量少，小腹疼痛拒按，多偏重邪毒夹瘀血的瘀热证，尤其在发病的初期及中期如是。若高热、神昏、惊厥，则属"邪毒感染产后发热"的危重症，此乃病情发展到晚期，多属虚实夹杂证。但总体则是热病为患，正虚邪实，兼夹瘀血。

二、治疗原则

治疗产褥感染，清热解毒、凉血化瘀是其常法，因属妇科热证范畴，故应参照温病的传变规律辨证论治。另外要注意产后诚多虚证，不宜过于攻下；且产后又诚多瘀证，不可不问证情而补虚。本病传变迅速，在晚期病情危重时治疗需中西医结合。

三、分证论治

1. 瘀热阻胞证

（1）临床见证：产后数日午寒午热，体温升高至 38℃ 以上，恶露不畅持续不下，量少色紫黯有血块，小腹疼痛拒按，口干不欲饮，舌质紫黯，苔白或淡黄，脉弦细或弦涩。

新产后胞宫复旧不良，恶露排出不畅，瘀热停滞胞中，阻碍气机，营卫失调而致寒热时作。他证、舌脉亦为瘀血之征。

本证属于产褥感染的初期，病情并不严重，关键在于控制病情发展，不使细菌扩散蔓延，需严密观察。若体温持续 38℃ 以上不解，或腹痛加重，恶露有臭气，则说明病情加重。

（2）辨证依据

1）发热特点为乍寒乍热，小腹疼痛拒按，恶露量少、色黯、有块。

2）舌质紫黯，脉弦涩。

3）产后恶露排出不畅史。

（3）治法与方药

治法：活血化瘀，清热解毒。

方药：桃红消瘀汤（《中医妇科治疗学》）加益母草、贯众、败酱草。

组成：丹参、牛膝、当归尾、桃仁、红花、乳香、鱼腥草、益母草、贯众、败酱草。

本方是卓雨农先生治疗产后发热瘀血证的主方。用于此证乃因方中桃仁、红花、丹参、当归尾活血化瘀，乳香止痛，鱼腥草清热解毒，牛膝引血下行以助瘀血排出，益母草收缩子宫祛瘀生新，贯众收缩子宫清热解毒，败酱草清热解毒排脓止痛。全方具有活血祛瘀、促进宫缩、排除瘀热的作用，使瘀血去、气机畅、热毒解、营卫和，则病自安。

2. 瘀热互结证

（1）临床见证：产后高热恶寒，恶露排出不畅，色黯味臭，腹痛拒按，大便秘结，舌红苔黄腻，脉弦数。

瘀血不排，停滞日久与热毒互结胞中，则发热恶寒，腹痛，恶露味臭；实热瘀血互结阳明，致大便秘结；舌脉亦为瘀热内结之征。此证型相类于产褥感染急性盆腔炎开始形成的阶段。

（2）辨证依据

1）体温继续升高，发热特点为高热恶寒，腹痛拒按，恶露量少、紫黯、有臭气。

2）大便秘结。

3）舌红苔黄腻，脉弦数。

4）有产褥感染的先兆期病史。

（3）治法与方药

治法：清热逐瘀，排脓通腑。

方药：大黄牡丹汤（《金匮要略》）加败酱草、红藤、生薏苡仁、益母草。

组成：大黄、丹皮、桃仁、冬瓜仁、芒硝、败酱草、红藤、生薏苡仁、益母草。

此方是仲景治疗湿热郁结、气血凝聚的肠痈证之方。用于此以泄热逐瘀，排脓散结，畅通阳明腑道，有使瘀热脓毒排出之功，加红藤、败酱草清热解毒，生薏仁利湿排脓，益母草促进宫缩，排出瘀血。

全方泄热逐瘀，排脓散结，畅通阳明腑道，使瘀热脓毒排出。

3. 热在气分证

（1）临床见证：产后高热不退，烦渴汗出，大便燥结，尿少色黄；恶露臭秽，量或多或少，色如败酱；舌红，苔黄燥少津，脉虚大。

邪毒感染不解，向气分传变，气热不消，而致诸症。

（2）辨证依据

1）持续高热不退，烦渴汗出，大便燥结，小便黄少。

2）恶露臭秽，色如败酱。

3）舌红少津，舌苔黄燥，脉虚大。

4）产后感染史。

（3）治法与方药

治法：清热透邪，益气生津。

方药：五味消毒饮（《医宗金鉴》）、失笑散（《太平惠民和剂局方》）合白虎加人参汤（《伤寒论》）。

组成：金银花、野菊花、蒲公英、紫花地丁、天葵子、蒲黄、五灵脂、知母、生石膏、粳米、甘草、人参（用西洋参）。

五味消毒饮原治脏腑蕴热、火毒结聚之痈疮疔毒。失笑散原治产后腹痛属血瘀证。白虎加人参汤治疗阳明气分热盛之证，表证已解，热盛于里而津气两伤。用于此证乃因五味消毒饮解毒透邪；失笑散活血化瘀，利于恶露排出；白虎汤清热除烦止渴；共奏解毒凉血、透邪排瘀、清气泄热之效，西洋参清热益气生津止渴。

4. 热入营血证

（1）临床见证：产后高热持续不降，心烦汗出，皮肤斑疹隐隐；恶露或多或少，色黯臭秽；小腹疼痛拒按，大便秘结，小便黄少，舌质红绛，苔黄燥，脉细弦数。

邪毒向内传变，热入营血，神明不安，致心烦汗出。邪毒炽热内陷血分，迫血妄出脉络则皮肤斑疹隐隐。感染邪毒不解，毒瘀聚于胞中则恶露臭秽，腹痛拒按。便秘溲黄、舌脉亦为热入营血伤津之征。

（2）辨证依据

1）产后高热不减，心烦汗出。

2）皮肤斑疹隐隐。

3）恶露臭秽，腹痛拒按。

4）舌红绛，苔黄燥，脉细弦数。

（3）治法与方药

治法：解毒清营，凉血救阴。

方药：清营汤（《温病条辨》）加败酱草、紫花地丁、益母草。

组成：水牛角、玄参、生地黄、麦冬、金银花、连翘、竹叶、黄连、丹参、败酱草、紫花地丁、益母草。

清营汤是吴鞠通治疗邪入营分证之方。水牛角清热凉血，解毒退热；玄参、生地黄、麦冬清热凉血，养阴生津；金银花、连翘、竹叶、黄连清心解毒；丹参清热活血散瘀。添入败酱草、紫花地丁加强解毒排脓之力，益母草促进宫缩，利于恶露排出。全方意在清营退热，活血散瘀，养阴安神，使血中之热得清，心神得安，引火热毒邪外出。

热在气分证与热入营血证，类似急性盆腔炎、盆腔腹膜炎的表现，一定要抓紧治疗，以防病变。

5. 热入心包证

（1）临床见证：高热持续不退，神昏谵语，甚则昏迷，面色苍白，四肢厥冷；恶露或多或少，色紫红臭秽；小腹疼痛，舌质紫绛，脉细微而数。

热毒不解逆传心包，心神不宁则谵语昏迷。热毒内陷，热深厥深，则见面白肢冷。舌脉均为热传心包之征。

此种证型相当于产褥感染败血症、中毒性休克阶段，病情危急。

（2）辨证依据

1）高热40℃不退，谵语神昏。

2）面色苍白，四肢厥冷。

3）恶露臭秽，小腹疼痛。

4）舌质紫绛，脉细微而数。

（3）治法与方药

治法：凉血托毒，回阳救逆。

1）清营汤（《温病条辨》）送服安宫牛黄丸（《温病条辨》）或紫雪丹（《温病条辨》）

安宫牛黄丸：牛黄、郁金、黄连、朱砂、梅片、麝香、珍珠、山栀、雄黄、黄芩、金箔衣，犀角易为水牛角。

紫雪丹：生石膏、磁石、滑石、羚羊角、沉香、玄参、木香、升麻、丁香、麝香、朱砂、炙甘草、朴硝，犀角易为水牛角。

安宫牛黄丸原治热邪内陷心包，痰热蒙闭心窍的温热病。吴鞠通论此方云："此芳香化秽浊而利诸窍，咸寒保肾水而安心体，苦寒通火腑而泻心之方也。"紫雪丹原治热邪内陷心包所致的高热神昏痉厥。功能均为凉血托毒，清热开窍，镇惊安神。

2）独参汤（《十药神书》）或参附汤（《校注妇人良方》）

独参汤原治体虚欲脱，脉微欲绝之证。参附汤为峻补元气以救暴脱之剂。用于热深厥深四肢不温之证，目的是上助心阳，下补肾阳，中健脾气，挽救暴脱之机。

6. 产褥感染病情较轻的，单用中药治疗常常有很好的效果。对于危急重症，则需要以中西医结合的多种方法进行治疗。

上述是按温病传变的一般规律辨证论治，在临床上错综复杂变化多端，证候并非单一而可相兼并见，临证时当详细审证辨治，灵活掌握。必要时采取中西医结合的方法积极治疗。服中药的同时可配合西医方法治疗，如伤口处理、脓肿切开引流等手段。尚需静脉滴注杀菌力强的足够的抗生素及静脉补液，必要时输入小剂量鲜血增强抵抗力。在用抗生素的同时，可应用氢化可的松加入补液中静脉滴注，以增强抗炎解毒的作用，抑制机体炎症的全身反应。若出现休克，按中毒性休克急救处理。

【其他疗法】

一、针灸疗法

取穴：劳宫、太冲、中冲、血海、涌泉。

刺法：以泻为主，不宜灸。

方义：产褥感染发热，邪在营血，是因邪热内陷所致，治当清心泄热凉血解毒。劳宫为心之荥穴，中冲为心之井穴，二穴相配清心火泄毒热。血海为足太阴脾经腧穴，有清泄血热之功。太冲为足厥阴经原穴，涌泉为足少阴经井穴，二穴相配可退热开窍。诸穴相伍以图内陷之热得除，心火得泄，心神得安。

二、中药输液疗法

1. 清开灵静脉滴注　用清开灵注射液每日20～40ml稀释于10％葡萄糖注射液200ml或生理盐水100ml内，静脉滴注。或用2～4ml肌注，每日2次。以镇痉安神，透热开窍。

2. 穿琥宁静脉滴注　用穿琥宁注射液 160mg，加入 5％葡萄糖注射液或 0.9％氯化钠溶液 500ml 中，静脉滴注，每日 2 次。

三、中药灌肠疗法

丹参 30g，鸡血藤 30g，桃仁、红花、三棱、莪术各 20g，五灵脂 15g，蒲黄 15g，红藤、金银花、败酱草各 25g。浓煎至 200ml，保留灌肠，每日 1 次。

四、饮食疗法

1. 紫花地丁、蒲公英、败酱草各 30g，红糖适量。以上各药同加水 500ml 煎后取汁加红糖适量温服。每次 200ml，每日 2 次。用此方至热退即停，不可久服，适用于产后感染发热。

2. 清宫粥　莲子心 10g，竹叶卷心 30 根，连心麦冬 10g，水牛角 10g，粳米 100g。先将前 3 味药水煎取汁再与粳米煮为稀粥，粥成将水牛角研末调入和匀，缓缓喂服。适用于产后发热属热毒型早中期者。

3. 马齿苋红糖饮（《实用男女病性病临床手册》）　马齿苋 30g，红糖 30g。将马齿苋洗净加水煮开，放入红糖煎 20 分钟后饮用。本方具有清热凉血止血的功效。

4. 桃仁莲藕糖汤（《现代中西医妇科学》）　桃仁 10g，白莲藕 250g，红糖适量。将桃仁去皮尖，莲藕洗净切片，放煲内加水煮汤，再放入红糖，食藕饮汤。本方具有活血化瘀的作用。

【预防与调护】

一、预防

加强孕期卫生宣教工作，孕妇要保持全身清洁，妊娠 7 个月后禁用盆浴，严禁房事，尽量避免不必要的阴道检查。接生时要严格实行无菌操作，尽量避免产道损伤及产后出血，有损伤者应及时仔细缝合。认真做好孕期保健，摄取足够营养，获得充分休息。积极治疗产前慢性病，增加机体抵抗力。产褥期必须保持外阴清洁，使用消毒洁净的会阴垫，禁止性交，防止感染。

二、调护

分娩时室内空气要新鲜，并要注意保暖，保持心情舒畅。采用半卧位，既有利于炎性渗出物局限于盆腔，亦有利于恶露的排出。发热期间多饮水，给予流质或半流质饮食，并配合物理降温。不宜吃大量的滋补品，可多吃新鲜蔬菜和水果等，为了防止便秘，也要吃些粗粮。汗多者要常换内衣；饭后要刷牙漱口，预防口腔感染和牙周炎。

【疗效判定】

痊愈：治疗后体温恢复正常，腹痛消失，恶露排出正常，其他症状消失，体征及实验室检查恢复正常。

显效：治疗后体温恢复正常，腹痛消失，恶露排出正常，其他症状减轻或消失，体征及实验室检查好转或恢复正常。

有效：治疗后体温下降，腹痛减轻，恶露排出好转，体征好转及实验检查指标均有所改善。

无效：治疗后体温不降，腹痛不减，恶露仍臭秽，色、质、量异常，体征及实验室检查均无改善，甚至病情恶化。

（肖承悰 刘雁峰）

第七节 产 后 汗 症

产后汗症指产后汗液排泄异常，含自汗与盗汗。产妇于产后出现涔涔汗出，持续不止，动则益甚，称产后自汗；寐中汗出湿衣，醒来即止，为产后盗汗。本病指产后因气血暴虚，血虚阴亏所致汗出不止。

若产妇仅汗出稍多于平时，尤以进餐、活动或睡眠时明显，数日内自退，无伴见症，乃产后多虚，营卫不调所致，不属本病。汉代《金匮要略·妇人产后病脉证治》曰："产妇喜汗出者，亡阴血虚，阳气独盛，故当汗出，阴阳乃复"，说明了产后多汗为生理现象，故曰"当汗出"。西医认为，产褥早期，皮肤排泄功能旺盛，排出大量汗液，以夜间睡眠和初醒时更明显，不属病态，于产后一周内自行好转。

本症始见于《金匮要略》"产后血虚，多汗出，喜中风，故令病痉"。仲景认为是产后三大症病因之一。汗多不止不仅伤津液，气亦随之耗失；严重者大汗如雨，汗出如珠，则有亡阴亡阳之虞。

隋代《诸病源候论》专设"产后汗出不止候"，指出"阴气虚弱不复者，则汗出不止"的病机，认为汗出由阴气虚，而阳气加之。里虚表实，阳气独发于外，故汗出也。血为阴，产则伤血，是为阴气虚也。气为阳，其气实者，阳加于阴，故令汗出。而阴气虚弱不复者，则汗出不止也。凡产后皆血虚，故多汗。并说明汗出不止，津液衰竭可导致"痉"或"经水断绝"。

《经效产宝》用黄芪、白术、牡蛎、茯苓、防风、干地黄、麦冬、大枣治疗产后汗不止。此方以玉屏风散益气固表止汗，加养阴益津和营及收涩之品，配伍颇为周全。《济阴纲目》的黄芪汤即上方去大枣、甘草而成，至今为临床治疗产后自汗所常用。

宋代《妇人大全良方》提出了"产后虚汗不止"和"产后盗汗不止"之病名，已将产后汗出不止分为"虚汗"和"盗汗"两类。

明代薛己《校注妇人良方·卷十九》则明确提出"产后自汗盗汗"之病名，并在治产后自汗盗汗加按说："今立一方，以补手足厥阴之血，兼益阳气。"他根据产后亡血伤津，气随血伤的病理特点，认为治疗产后自汗盗汗均可用补血兼益阳气之法治疗。《景岳全书·汗证》云："诸古法云自汗者属阳虚，……盗汗者属阴虚……自汗盗汗亦各有阴阳之征，不得谓自汗必属阳虚，盗汗必属阴虚也。"所论甚有见地，临证需慎辨之。

清代医家论治产后自汗盗汗，十分重视产后亡血伤津，强调兼气血而调治之，对产后自汗、盗汗的认识和治疗，日臻完善。如《傅青主女科·产后编》："自汗阳亏，盗汗阴虚，然当归六黄汤又非产后盗汗方也，惟兼气血而调治之，乃为得耳"，"若分娩后倦甚，溅溅然汗出，形色又脱，乃亡阳脱汗也；汗本亡阳，阳亡则阴随之，故又当从权，速灌加参生化汤，倍参以救危，毋拘块痛。妇人产多汗，当健脾以敛水液之精，益荣卫以嘘血归源，灌溉四肢，不使妄行。"可资参考。

【病因病理】 中医学说对"汗"的生理、病理和治疗有其独特之处。《素问·宣明五气》说："五脏化液，心为汗"，故有"汗为心之液"之说，认为出汗是由于阳气蒸发阴液所致，故《素问·阴阳别论》说："阳加于阴，谓之汗。"汗为人体津液所化，为心阳所主司，又肾主五液，汗为肾所藏，以心阳化气而为用，排出体外为汗液。汗有生理性和病理性之分。

产后汗症的主要病因病理是因产后耗气伤血，气虚则卫阳不固，血虚则阴虚内热。以致自汗盗汗。据其临床表现又分为气虚与阴虚两类。

素体虚弱，产时元气受损，肺气益虚，卫阳不固，营阴不内守，漏而为汗，表现为自汗不止。如《校注妇人良方》云："产后汗出不止，皆由阳气顿虚，腠理不密，而津液妄泄也。"

阴虚体质，或产时出血过多，营阴耗伤，阴虚生内热，阳浮不敛，迫津外泄，致盗汗。

不论自汗盗汗均可进一步损伤津液，津液内耗，轻则可致乳源缺乏而缺乳，或津枯肠燥而大便难，甚则阴血不濡，筋脉失养而发为痉病。病甚者可因汗出如油，阴气耗伤，而为亡阳之变。

【诊断与鉴别】

一、诊断要点

1. 产褥期出现的汗出过多、持续时间长。
2. 产后汗出不止，动辄益甚，持续多日不减。
3. 产后入睡则周身涔涔汗出，可湿衣裤，醒后渐止。

二、鉴别

1. 产后中暑　虽二者均见多汗，但产后中暑发自夏日炎热酷暑之季，感受暑邪，以骤发高热，汗出，神昏，嗜睡，甚则躁扰抽搐为特征，而产后自汗无季节性，无发热及神志的改变。

2. 产后血晕　产后血晕脱证虽有汗多之象，但为冷汗淋漓且见头晕目眩心跳，胸闷，四肢厥冷，甚者渐而昏厥，不省人事诸候，易于鉴别。

3. 产后发热　也可出现汗出较多，但以高热多汗，汗出后热退为特征，起病急，病程短。而产后汗证为汗出过多而无发热。

【辨病论治】　辨病要点

汗证分自汗与盗汗两种，自汗为阳虚，盗汗属阴亏。产后汗证以自汗较为多见。因产后失血脱气，元气损耗，卫气失固，故也。

1. 经验方（《何子淮女科经验集》）

组成：党参、炙黄芪、糯稻根、当归、炒白芍、炒枣仁、稽豆衣、瘪桃干、淡附片、远志炭、炙甘草。

功效：扶正益气固表。

自汗者，益气固表，常法也。"汗为心之液"，养心神亦为治本之道。稍佐敛汗之品，则可相辅为助，标本同治。但不可过用固涩收敛之品，一防瘀滞，二虑回乳。

2. 经验方（《女科临证验方集要》）

组成：龙齿 15g，牡蛎 20g，白芍 10g，生地黄 20g，当归 30g，阿胶（另烊化冲服）

10g，菊花 10g，天麻 6g，党参 15g，麦冬 10g，五味子 6g，炙甘草 6g。

功效：益气生津，育阴潜阳。

产后百脉空虚，自汗不止，可变生不测，甚而演变为烦躁、昏迷、循衣摸床等虚脱危候，本方益气生津敛汗，育阴潜阳，寓有治未病之旨，盗汗者宜服之。

【辨证论治】

一、辨证要点

本病属虚，故古人有"产后虚汗不止"之说。常见气虚和阴虚两种。汗出过多，或汗出持续时间过长而不能自止者多为气虚；若寐中汗出较多，醒来即止者多是阴虚之候。其次是据兼证及舌脉定病性，汗出而见恶风身冷，气短懒言，倦怠乏力者，属气虚，伴头晕耳鸣、口燥咽干、五心烦热者，属阴虚之证。

二、治疗原则

治疗产后汗症补气固表、和营止汗和益气养阴、生津止汗是其常法，自汗者，重在益气固表止汗，盗汗者，养阴潜阳敛汗。但应注意气为血之帅，血为气之母和阴阳互根的特点，互兼调治，务使阴阳平衡，营卫和调，腠理固密，而无自汗盗汗之患。治疗用药又须勿忘产后，产后宜温，恶露应下，故当询问恶露之有无、量之多少、有无腹痛及其性质、程度或是否有复感邪气等情况，综合分析，权衡而用药。对产后盗汗需及时处理，盖产后多虚弱，大量汗出，甚而周身大汗，可致气血津液随汗而泄，使气阴更亏，造成亡阳虚脱，则危矣。

三、分证论治

1. 气虚证

（1）临床见证：产后涔涔汗出，不能自止，动则益甚，时或恶风，或兼见缺乳；亦有但头汗出，面色㿠白，气短懒言，语言低怯，倦怠乏力，舌淡苔白，脉虚弱。

素体气虚，因产耗气，气虚益甚，卫阳不固，腠理疏松，以致阳不敛阴，阴津外泄而为自汗；动则伤气，故自汗益甚；气血虚弱，复因汗出不止，内伤津液，乳汁生化不足，故可兼见缺乳；因卫阳不固，故时或恶风；余症、舌脉均为气虚之象。

（2）辨证依据

1）产后涔涔汗出，不能自止，动则更甚。

2）面色㿠白，气短懒言，舌淡苔白或苔薄，脉虚弱。

3）素体气虚。

（3）治法与方药

治法：养阴益气，生津止汗。

1）黄芪汤（《济阴纲目》）

组成：黄芪、白术、防风、熟地黄、牡蛎（煅为粉）、白茯苓、麦冬、甘草、大枣。

全方既补气固表，又资气血生化之源，使脾胃健旺，肌表充实，邪不易侵，津液不泄，于产后失血伤津之体，因气虚卫阳不固而自汗者，服之尤宜。

若表证重，兼有恶寒发热头痛者，宜调和营卫，敛阴固阳止汗，方用桂枝加龙骨牡蛎汤（《金匮要略》：桂枝、芍药、甘草、生姜、大枣、龙骨、牡蛎）。

若气血两虚，元阳不足，汗出畏冷，面色㿠白，少气懒言，治宜益气养血，温阳敛汗，可用大补黄芪汤（《魏氏方》：党参、黄芪、白术、茯苓、熟地黄、当归、肉苁蓉、牡蛎、五味子、吴茱萸、防风）去吴茱萸。该方补气血，调阴阳，使阳气收敛，阴液固守，汗出自止。

2）麻黄汤（《傅青主女科》）

组成：人参、当归、黄芪、白术、桂枝、甘草、麻黄根、牡蛎、浮小麦。

方中黄芪、白术、人参益气健脾固表，当归养血和营，桂枝调和营卫，麻黄根、浮小麦、牡蛎止汗固涩。全方有益气固表，养血和营，止汗固涩之效。

气短懒言，神倦乏力甚者，重加人参，怀山药补气固涩。汗多不止，加龙骨、五味子增强收敛之功。纳差不思饮食者，加炒扁豆、砂仁增加健脾之力。心慌心悸者，加五味子、制远志、酸枣仁。

2. 阴虚证

（1）临床见证：产后熟睡后烘然汗出，甚则湿透衣衫，醒来即止，面色潮红，头晕耳鸣，口燥咽干，或五心烦热，腰膝酸软，舌红少苔，脉细数。

素体阴虚，复因产时失血伤津，阴血益虚，则阳气偏盛。人熟睡后，阳气潜藏；偏盛之阳内蒸，则迫津外出而为盗汗，故见入睡后涔涔然汗出，甚至湿透衣衫；醒来阳气外卫，充腠理，实皮毛，故汗即止；面色潮红等悉属阴虚内热之象。

（2）辨证依据

1）产后熟睡后汗出，醒来即止。

2）面色潮红，口燥咽干，五心烦热。

3）舌红少苔，脉细数。

（3）治法与方药

治法：养阴益气，生津止汗。

1）生脉散（《内外伤辨惑论》）合玉屏风散（《世医得效方》）加山萸肉、煅牡蛎

组成：人参、麦冬、白术、防风、黄芪、山萸肉、五味子、煅牡蛎。

生脉散气阴双补，玉屏风散益气固表，伍山萸肉酸敛止汗，煅牡蛎固涩敛汗。

如口燥咽干甚者，去黄芪，加石斛、乌梅、玉竹以生津滋液。五心烦热者，加丹皮、白薇、栀子以清热除烦。

2）止汗散（《傅青主女科》）

组成：人参、当归、熟地黄、麻黄根、黄连、浮小麦、大枣。

功效：益气养阴，生津敛汗。

【其他疗法】

一、针灸疗法

（一）针法

1. 取穴：大椎、合谷、肾俞、脾俞、足三里、复溜。

刺法：针用补法，加灸。

方义：大椎属督脉，为督脉与诸阳之会，针之可固表祛邪敛汗；大肠与肺互为表里，针刺合谷能调和营血，泄热止汗；取肾俞、复溜以补元气，补阴和营，配脾俞、足三里，以鼓舞中气，中焦健旺，自能生化气血。诸穴合用，可达补气固表，和营止汗之目的。

大汗淋漓不止加气海。心悸加内关。

2. 取穴：气海、后溪、阴郄。

刺法：用补法。

方义：方中气海穴为人体原气生发之根，补之助阳气，使卫阳固表；阴郄为手少阴心经之穴，"汗为心液"，针之可益心气而敛汗；后溪为八脉交会穴之一，通督脉，刺之可激发阳气而固表。诸穴合用，具有益气固表止汗之功。

肺脾气虚者，加肺俞、足三里以补益肺气，健运脾胃，使气血旺，汗自止。心血不足者，加内关、三阴交养血补心而敛汗。肺肾阴虚者，加百劳、肺俞、鱼际以滋阴润肺，清热敛汗。

（二）灸法

1. 艾条灸Ⅰ　神阙、气海、关元、大椎、合谷、复溜，每次选 2～3 个穴。

方法：重灸，每日 1 次。适用于自汗患者。

2. 艾条灸Ⅱ　左阴郄穴。方法：艾灸 5 分钟，患者可感自阴郄穴沿手少阴经上传至心前区，20 分钟后，阴郄穴处无感觉而心前区则感热如火灼，约 40 分钟后，此感觉消失则停灸。适用于盗汗患者。

（三）耳针疗法

1. 主穴：肺、交感、肾。

配穴：内分泌、肾上腺、三焦。

方法：局部消毒后取王不留行籽贴压穴位，按压 3 分钟，每日 5 次。3～5 日换 1 次。适用于自汗患者。

2. 主穴：交感、心、肺、肾。

配穴：神门、三焦、肾上腺、内分泌。每次选用 3～4 个穴。

方法：取王不留行籽贴压耳穴，按压每日 5 次，每次 3～4 分钟，3 日换一次穴位。适用于盗汗患者。

3. 主穴：肺、耳迷根、心、交感、肾。

方法：选 2～3 穴，中等刺激，留针 15～30 分钟。适用于自汗者。

二、推拿疗法

1. 以手掌于神阙、气海、关元、大椎、复溜穴，作揉摩动作。每次 30 分钟，每日 1 次，适用于自汗患者。

2. 以手掌于神阙、中脘、气海、关元、合谷、复溜、阴郄、后溪穴作婉转回环的动作。每次 30 分钟，每日 1 次。适用于盗汗患者。

3. 以中脘、气海、关元为重点，摩腹 6～8 分钟，直擦背部督脉，以透热为度，按揉阴郄。加减：气虚者，加按揉肺俞、肾俞、脾俞、足三里、内关，每穴约 1 分钟；血虚者，加按揉心俞、膈俞、足三里、三阴交，以微微酸胀为度；阴虚者，按揉阴郄、膈俞、复溜，每穴约 3 分钟。

三、饮食疗法

1. 淡竹叶 15g，北麦 60g，煎汤，微温服之。

2. 梧桐子（去壳炒黄）3g，大枣 60g，小麦 60g，内服。

3. 仙鹤草 60g，黄芪 30g，红枣 60g，麻黄根 15g，煎水内服，1 日 2 次。

4. 牡蛎、小麦等分炒黄研粉，每次 6g，用肉汤调服。

5. 淮小麦 30g，红枣 6 枚，甘草 6g，桂圆肉 5g，水煎喝汤，吃枣和桂圆肉。

6. 乌骨鸡 1 只，生地黄 250g，食糖适量。将鸡宰杀去毛及内脏，生地黄切碎与食糖和匀，置于鸡腹，蒸熟，单吃鸡肉。适用于产后盗汗。

四、外治法

（一）敷法

1. 五倍子 1.5g，研粉加醋调，敷脐部，每日 1 次，共敷 3 日。治疗产后汗出。（《中医妇科临床手册》）

2. 牡蛎粉 3 两，麻黄根 2 两，捣细末为散，用时扑身上，汗即自止。（《医方类聚》）

3. 牡蛎煅细研末，小麦曲炒黄为末，绢袋盛扑之。（《胎产指南》）

4. 龙骨、牡蛎、赤石脂共研为粉末，以绢布包扑于身上，以止自汗。（浙江中医杂志，1984，4）

5. 自汗膏　五味子、郁金各等分，蜂蜜适量（炼），二药混合粉碎为末，过筛，入蜜成膏剂。取膏适量，分别贴于神阙、涌泉、灵墟，纱布固定，一日一换，7～10 天见效。适用于产后自汗。

6. 盗汗膏　五味子（蜜炙）、枯矾各等分，粉碎为末，过筛，入人乳适量成膏。贴敷神阙、气海、肾俞，一日一换，10～15 天见效。适用于产后盗汗。

（二）罨法

1. 黄芪 15g，麻黄根、艾叶各 20g，白术、防风、白芷各 10g，加水 600ml，煎至 300ml，去渣。将两洁净口罩浸泡其中，温度适中后，将口罩敷盖于神阙、关元穴 15 分钟。再用上法敷肺俞、大椎两穴 15 分钟，每日 1 次。适用于气虚自汗。

2. 乌梅 10 枚，生地黄 10g，浮小麦 15g，黄芪、透骨草各 12g，大枣 5 枚，白芷 10g，加水 600ml，煎至 300ml，去渣。将两洁净口罩浸泡其中，温度适中后，将口罩敷盖于神阙、气海穴 15 分钟。然后重新将口罩泡药汁，再敷肺俞、心俞两穴 15 分钟，每日 1 次。适用于阴虚盗汗。

（三）熏洗法

生黄芪、生牡蛎、生地黄各 30g，知母、黄芩各 10g，麻黄根 15g，茯苓 20g，加水适量，煎至 3000ml，去渣取汁，趁热熏蒸涌泉、神阙。待药液温度适中后，用纱布蘸药液擦洗肺俞、心俞及神阙穴，每次擦洗 10 分钟。每日 1 次。适用于阴虚盗汗。

（四）溻浴法

麦冬、艾叶各 30g，五味子 50g，黄柏 40g，上药煎煮 1 桶，在避风保暖处沐浴全身，有条件者可浸泡于浴池，3～4 次。适用于产后盗汗。

（五）药枕法

1. 桂枝 1000g，白芍 500g，大枣、甘草各 200g，雄黄、辛夷、藿香、佩兰各 100g，皂角 20g。上药分别烘干，共研细末，混匀，装入枕芯，制成药枕枕头。适用于产后自汗患者。

2. 黑豆、磁石各 1000g，分别打碎，混匀，装入枕芯，制成药枕枕头。适用于产后盗汗患者。

（六）离子透入法

取白芍 15g，乌梅 20g，沙参、五味子、煅牡蛎各 10g，鱼腥草 3g，白芷 9g，加水 600ml，煎至 300ml，去渣，将两块折叠纱布浸泡后取出（以下滴水为度），敷于中极、关元、神阙、肺俞穴。再将两块电极板置于两纱布上将电流控制钮调到最低档，接通电流，然后逐渐调大电流至患者可耐受为度。每日 1 次，每次约 30 分钟。适用于产后盗汗患者。

（七）磁疗法

取穴：心俞、肺俞、神门、内关、三阴交为主治之穴位，每次选 2～4 个穴。方法：将粘有小磁石的胶布对准穴位敷贴。4～6 日换一次穴位。适用于产后盗汗患者。

【预防与调护】

一、预防

产后汗症由素体虚弱，加之产时耗气伤血，以致气阴两亏所致，因此必须贯彻预防为主的精神。

1. 增强体质 平时坚持体育锻炼，在妊娠期也注意适当的活动和运动。增强体质使气血通畅协调，为顺利分娩，减少创伤奠定基础。

2. 饮食适度 产后脾胃多虚，饮食必须适度，以多餐、富营养又易消化为原则，不能因"产后多虚"而大补，否则势必会损伤脾胃，气虚益甚，变生产后诸疾。

3. 注意调养 素体虚弱的产妇，及时休息，不宜穿过厚的衣服或盖过厚的被子。

4. 环境适宜 慎勿感受外邪，暑日也不可过捂，居处通风适宜。

二、调护

汗出之时，极易感邪，应注意护理，及时用温水或干毛巾擦浴，勤换内衣裤，注意保暖。

【疗效判定】

治愈：自汗、盗汗已止，其他症状消失，产褥期汗液排泄如常人。

显效：自汗盗汗已明显减少，近如常人，其他症状减轻或消失。

无效：自汗盗汗及其他症状均未改变。

（吴 熙 魏海茵 要永卿）

第八节 产后大便难

产后饮食如常，大便艰涩，或数日不解，或排便时干燥疼痛，难于解出者，称为产后大便难，又称"产后大便秘涩"、"产后大便秘结"，是新产三病之一，西医学称之为产后便秘。

本病首载于汉代《金匮要略·妇人产后病脉证治》，并概括其病机为"亡津液，胃燥，故大便难"，一直为后世所宗。隋代《诸病源候论》专门列"产后大便不通候"，但二书均无具体证治。唐代咎殷《经效产宝》称为"大便秘涩"，并指出"宜服麻仁丸更以津润之"，为后世所喜用。

在明代，对本病认识有了长足的进步。如《校注妇人良方·产后门·产后大便秘涩方论》对本病病因病机和治法均有较全面论述。"若去血过多，用十全大补。血虚火燥，用加味四物。气血俱虚，用八珍汤。"并载有不少经验方药，如猪胆汁、蜜导煎、人乳饮等，至今仍为临床使用。嗣后，明清医家对本病理论认识多遵前说，而着重治疗方药的研究，如对大黄一药，从南宋陈无择提出不可轻用后，至明代《证治准绳·女科》再引："大黄似难轻用。"《济阴纲目·大便秘涩》进一步指出，可先攻后补，切中病情。清代《胎产心法·大便燥秘论》主张"多服生化汤则血旺气顺，自润而通"。

近代妇科名老中医王渭川以液枯、气虚二型论治，喜用"大剂益气之品和宣滞活络的虫类药，使其生面别开"。天津哈荔田教授的经验以养血生津药中配番泻叶 3g，泡水空腹另服为治疗便秘之常法，认为番泻叶虽苦寒，少用则健胃缓下，不似川军之类走而不守有伤胃气。而对如确系燥热结滞肠道而便结难下其证属实者，也不可拘泥于产后多虚而畏用攻下，"川军、朴硝照无妨"，釜底抽薪，药到病除。唯产后攻邪应中病即止，且邪去即转予扶正，所谓"勿拘于产后，勿忘于产后也"。如此等等，丰富了本病的治疗经验。

现代医学认为：产后因卧床休息过多，活动少，腹肌及盆底肌肉松弛，肠道蠕动减弱，加之有些产妇饮食习惯不良，恣嗜辣、姜、精细米面等，少食新鲜蔬菜、水果，或产后因会阴伤口疼痛等忍解大便，均可引起大便秘结。大便在肠内停滞时间越长，肠壁重吸水分越多，大便就越干燥、越难解，所以要养成每天定时排便的习惯。

【病因病机】

《陈素庵妇科补解·产后大便秘结方论》云："产后大便秘结者，由产后去血过多，津液干涸，肠胃燥结，是以大便闭。"指出本病发生主要是因血虚津亏，肠道失润，临证亦有气虚失运和阴虚火燥所致者。然血虚多因产前不足，产时或产后失血过多，血水俱下，或产后多汗、汗出伤阴致血液、阴液亏损不能濡润肠道，无水行舟而大便燥结难解；气虚多因素体气虚因产耗气，大肠传送无力，不能运行大便；阴虚火燥多因素体阴虚，产时血水俱下，阴液重伤，阴虚火盛，内灼津液，津少液竭，肠道失润，而大便艰涩难解。此外还有因产本已耗伤正气，复伤饮食，食热内结，糟粕壅滞，肠道阻塞，阳明腑实以致大便艰难。综上，本病病位在大肠，病情以虚证居多。

【诊断与鉴别】

一、诊断要点

（一）临床表现

主要症状有：新产后或产褥，大便困难或数日不解，或干燥疼痛难以解出，一般饮食正常，无腹痛、呕吐等伴见症。

（二）病史

滞产或难产，产时产后失血多，或多汗出。

（三）检查

肛门局部无异常；腹部无阳性体征，如金属音、肠型。

二、鉴别

1. 痔疮肛裂　孕前已患病，孕后及产后加重，检查肛门有相应体征。
2. 肠梗阻　有腹痛、呕吐、饮食难入，听诊腹部闻及肠鸣音高调及金属音，见肠型。

【辨病论治】

一、辨病要点

审因论治是中医学临证治疗的基本规律，但临床上，确有部分患者仅见大便秘结，余无其他明显兼症可辨，当根据本病的基本病机辨病论治，遣方用药。

二、治疗原则

补肺脾之气以促进肺的肃降及脾的升降枢纽功能，养血以润燥，达到气血充足，肠润便通。

三、治疗方法

1. 产后便秘汤（《中医妇科验方选》）

组成：前胡 15g，决明子 30g，当归 12g，制桃仁 9g，炙甘草 6g。

用于产后血虚便秘。方中取前胡降气，当归养血通便，决明子、桃仁为种仁药物，含油脂，润肠通便，配甘草益气补中，调和药性。诸药合用共奏养血润肠通便之功。

2. 产后便秘方（经验方）

组成：黄芪、当归、麦冬、生地黄、沙参、五味子、枸杞子、火麻仁、郁李仁、茯苓。

养血滋阴润肠，用于产后便秘。

3. 产泰 具有益气润肠、补虚化瘀之功，于产后便秘者，服之相宜。按说明书服用。

【辨证论治】

一、辨证要点

本病辨证，重在了解解便时大便坚硬与否，腹部有无胀满，再参合兼症与舌脉。一般而言，产后数日不解大便，大便干燥，腹无胀满，伴面色萎黄，舌淡，苔薄，脉细者，属血虚津亏证；如解时费力，需时久才下，便软，伴气短汗出，神倦懒言，舌淡，苔薄，脉虚缓，属气虚失运；解便艰涩，大便坚结，腹部胀满，伴烦热，咽干，颧赤溺黄，舌红，苔薄黄，脉细数者，属阴虚火燥；若产后伤食，大便燥结不下，脘腹胀满疼痛，口中秽臭，舌红，苔黄或黄燥，脉数有力，为阳明腑实证。同时，患者的病史、生产史，此次分娩产时产后出血情况，产程长短，是否顺利及素体状况，也是辨证的重要依据。

二、治疗原则

治疗本病以养血润燥为主，根据气阴血偏虚程度，或兼有内热或阳明腑实之异而随证变通，然产后大便秘涩以虚者为多，临证时不宜妄投苦寒通下之品，以免途伤中气，重伤阴血。

三、分型论治

1. 血虚津亏证

（1）临床见证：产后大便干燥，或数日不解，腹无胀痛，饮食如常，伴面色萎黄，皮肤不润，心悸失眠，舌淡，苔薄白，脉细或虚而涩。

产后失血伤津，液少津亏，肠道失于濡润以致便难；证非里实，故饮食如常，腹无胀痛。

（2）辨证依据

1）产时、产后失血过多史，或汗出过多，或素体血虚。

2）大便秘燥或数日不解，无腹满胀痛，面黄肤干，心悸失眠。

3）舌淡红，苔薄，脉细。

（3）治法与方药

治法：养血润燥。

1）四物汤（《太平惠民和剂局方》）加肉苁蓉、火麻仁、柏子仁、生首乌

组成：白芍、熟地黄、当归、川芎、肉苁蓉、火麻仁、柏子仁、生首乌。

原治冲任虚损，血虚而滞，为补血调血基本方，此处取其养血润燥，加肉苁蓉、柏子仁、火麻仁、生首乌以增强滋补阴血，润肠通便，合用以奏养血润燥，通便之功。

2）经验方（《全国中医妇科经验方集锦》）

组成：当归 20g，火麻仁 15g，郁李仁 15g，肉苁蓉 30g，蜂蜜（冲服）30g。

方中当归养血通便，火麻仁、郁李仁润下通便，肉苁蓉益精血，润肠通便，蜂蜜润燥，共奏养血润肠通便之功。

2. 气虚失运证

（1）临床见证：产后数日不解大便，时有便意，临厕努责乏力，大便不坚，汗出短气，便后疲乏更甚，舌质淡，苔薄白，脉虚缓。

素体气虚，因产失血耗气，气虚更甚，则大肠传送无力，大便运行困难，而致产后大便难。兼症、舌脉亦为气虚之证。

（2）辨证依据

1）分娩失血耗气，或素体气虚。

2）产后便秘数日不解，粪便不坚硬，伴气短，出汗，疲乏。

3）舌淡，苔薄白，脉虚缓。

（3）治法与方药

治法：益气导便，佐以养血润燥。

1）黄芪汤（《太平惠民和剂局方》）

组成：黄芪、陈皮、火麻仁、白蜜。

原方主治年高老人，大便秘涩，此乃气虚失运证。方中以黄芪补气，陈皮利气，辅以火麻仁、白蜜以润燥，共奏益气导便之功。

如腹觉胀，酌加木香、枳壳。临厕努责费力，气虚下陷者，加升麻、党参。气短汗出，气虚无以固外者，加党参、五味子、浮小麦。心悸失眠，心神不安者，加生首乌、柏子仁、炒枣仁。

2）圣愈汤（《脉因证治》）加杏仁、郁李仁

组成：党参、黄芪、熟地黄、当归、川芎、白芍、杏仁、郁李仁。

该方原治妇女月经先期而至，量多色淡，四肢乏力。方中四物汤养血润燥，参、芪补益正气，共奏益气养血润燥之功。配以杏仁、郁李仁等富于脂液之品，增强养血通便之作用。

3）经验方（《王渭川妇科治疗经验》）

组成：潞党参 60g，鸡血藤 18g，生黄芪 60g，炒升麻 20g，当归身 10g，制香附 10g，广木香 10g，九香虫 10g，土鳖虫 9g，槟榔 10g，益母草 20g，鹿角胶 24g，鱼鳔胶 20g。

治产后大便难，辨证属气血亏虚，气滞便结。方中用大剂益气之品和宣滞活络的虫类药，共奏补益气血，理气通络之功。组方别开生面，为治疗产后大便难开辟了新的途径。

3. 阴虚火燥证

（1）临床见证：产后数日不解大便，解时艰涩，大便坚结，伴颧赤咽干，五心烦热，脘中痞满，腹部胀满，小便黄赤，舌质红，苔薄黄，脉细数。

阴虚之体，产后阴虚更亏，阴虚火旺，阴液复灼，肠道干涩，故产后数日不解大便，或解时艰涩，大便坚结。余症、舌脉皆为阴虚火燥之证。

（2）辨证依据

1）素体阴虚。

2）产后数日大便不解，解时艰涩，大便坚结伴颧赤咽干，脘中痞满，腹胀满。

3）舌质红，苔薄黄，脉细数。

（3）治法与方药

治法：滋阴清热，润肠通便。

1）两地汤（《傅青主女科》）合麻子仁丸（《经效产宝》）

组成：生地黄、玄参、白芍、麦冬、阿胶、地骨皮、火麻仁、杏仁、大黄、枳壳。

两地汤原治月经先期、量少，火热而水不足者，值此取其滋阴清热，增液润燥；再配火麻仁、杏仁增润肠之效，大黄泻下去实，枳壳破结除满。合方共奏滋阴清热，润肠通便之功。

口燥咽干，苔薄黄少津者，加玉竹、石斛、瓜蒌仁以生津润燥。大便已行，去大黄、枳壳、厚朴。

2）当归麦冬汤（《李聪甫医案》）

组成：当归身 10g，川芎 30g，茯苓 6g，肉苁蓉 10g，火麻仁 10g，核桃仁 5g，地骨皮 10g，广陈皮 5g，炙甘草 3g，白蜜糖（分冲）30g，麦冬 6g，正力参 3g，北五味子 1g。

功能：养阴增液，养血润肠。主治产后便秘。见产后汗出不已，大便秘结，潮热心悸，精神困倦，食欲锐减，脉虚濡无力，舌质深红，证属产后出血过多，阴虚血少肠道失润。

4. 阳明腑实证

（1）临床见证：产后大便艰结，多日不解，身微热，脘腹胀满疼痛，或时有矢气臭秽，口臭或口唇生疮，舌红，苔黄或黄燥，脉弦数。

产后本已耗气伤正，复因饮食失节，乃伤肠胃，食热内结，糟粕壅滞，肠道阻塞以致大便艰难。

（2）辨证依据

1）产后伤饮食史。

2）大便艰结，腹胀，矢气臭秽，心烦口臭。

3）舌红，苔黄或黄燥，脉弦数。

（3）治法与方药

治法：通腑泻热，兼以养血。

1）玉烛散（《玉机微义》）

组成：熟地黄、当归、白芍、川芎、大黄、芒硝、甘草。

原方主治经闭，恶露不净，便毒，跌打瘀血身痛。

上方由四物汤合调胃承气汤组成，四物养血调血，调胃承气汤缓下热结，合用以通腑泻热，兼以养血。

脘腹胀满较甚，食滞者，加炒鸡内金、佛手、枳壳。心烦口臭，口疮者，加黄芩、栀子、竹叶。

2）当归承气汤（《素问病机气宜保命集》）

组成：当归、生大黄、甘草、芒硝、生姜、大枣。

原方主治阳狂奔走，骂詈不避亲疏。用治本病，方中当归养血通便，硝、黄虽峻，但釜底抽薪、急下存阴，不可迟疑。

【其他疗法】

一、针灸疗法

1. 中脘、足三里、内关。针刺行泻法，用于实秘。

2. 膈俞、肝俞、天枢。针刺行补法，用于虚秘。

二、按摩法

用双手各一指以适当的压力按迎香穴5～10分钟，或按摩法将手指向迎香穴四周移动扩大面积，可使肠蠕动加快（《中医妇科临床手册》）。

三、饮食疗法

1. 蜂蜜饮　清晨空腹时饮蜂蜜一大匙，后饮温开水一大杯。用于便秘轻者。

2. 芝麻粥（又名润肠粥）　黑芝麻炒熟，研细每日早晚各20g，用开水冲服或蜂蜜调服，既营养又有缓和的润肠通便作用。

3. 黑芝麻、胡桃、松子仁等分，研碎加白糖或蜂蜜适量同服。

4. 首乌粥（《百病饮食自疗》）　首乌（制、生者皆可）30g，粳米30～60g。将首乌洗净切片，与粳米共煮为粥，1日1次，用于产后血虚便秘。

5. 生地莱菔子汁（《百病自疗》）　鲜生地汁100g，鲜莱菔子100g，冰糖适量。将二汁和匀，加冰糖适量即可，随时饮用。

6. 香油25g，白糖1匙，用白开水搅匀1次服。

7. 猪膏蜜发方（《祖国医学风采》）　猪膏（板油）500g，白蜜200g，乱发60g。将猪膏煎油去渣，乱发反复洗净，趁油滚时入乱发使焦，滤去乱发再煎，入蜜，冷却收贮备用。每日早晨空腹服1汤匙，用于产后血虚津伤之便秘。

四、单方验方

番泻叶3g泡水，空腹服。

五、外治法

1. 开塞露，每次1～2个，纳入肛门。

2. 肥皂水灌肠。

3. 蜜煎导法　蜂蜜60g，微火缓煎，时时搅动熬如胶饴状，稍冷后，捻如锭状，勿使冷透，趁温热时，纳入肛门。

4. 猪胆汁导法　取猪胆1枚，倾汁入碗内，加好醋30～60g，搅匀，灌入肛门内。

【预防与调护】

一、预防

重在正确处理3个产程，积极预防产后出血及出汗伤津。产后食饮有节，忌辛辣炙煿厚味。

二、调护

1. 养成定时排便的习惯，给病人以精神安慰和鼓励，解除思想顾虑和急躁情绪。

2. 产妇应早期（24小时后）活动，以促进肠蠕动。

3. 注意饮食结构，除荤食外，多食蔬菜和新鲜水果，多饮水。

【疗效判定】

治愈：大便正常，停药后无复发。

好转：大便通而欠畅，或大便正常，但停药后复发。

未愈：症状无改善。

【重点提示】　本病是产后特有的疾病，其他疾病也可伴见类似症状，因此，在诊断与鉴别诊断上要特别详问病情，结合病情并做一些相关检查尽早明确诊断，以防贻误病情。

本病重在产后饮食与调护，强调产后多虚，以虚证为多，切忌滥用攻下之品。

（曾　倩）

第九节　产后排尿异常

产褥期中发生排尿障碍，如小便不通，或尿频数或淋痛，甚或小便失禁者，统称为"产后排尿异常"。

新产者应在6～8小时内自行排尿。若新产后排尿困难，甚至闭塞不通者，称为产后小便不通或称癃闭；若新产后小便次数增多，甚至以昼夜数十次，但不伴有尿痛、急迫者称为产后小便频数；若新产后排尿不能控制而自遗者，称为产后小便失禁。

产后排尿异常的多种症状及病因探讨，始见于隋代《诸病源候论》。该书列有产后遗尿候、产后淋候、产后尿血候、产后小便不通候、产后小便难等六候。提出"因产虚损，而热气客胞内，虚则起数，热则泄少"成淋。"因产动气，气冲于胞，胞转屈辟"发生"小腹胀满，气争缓痛"，若因"津液竭燥，则不甚胀急"。若"胞内宿有冷，因产气虚而冷发动，冷气入胞，虚弱不能制其小便"，则产后遗尿。若"产难所致"则"胞囊缺漏不禁小便"。唐代《备急千金要方》收载数方治疗"产后卒淋血淋气淋"、"产后淋涩"等候。宋代《三因极一病证方论》强调"诸治产前后淋闭，其治法不同：产前当安胎，产后当去血……为治则一，但量其虚实而用之。瞿麦、蒲黄，最为产后要药。唯当寻其所因，则不失机要矣。"《妇人大全良方》在宋前人论说的基础上，更指出虚热亦可致血淋。《校注妇人良方》中薛立斋认为产后小便频数"若因膀胱气虚"，"当补脾肺"；"膀胱阴虚"，"需补肺肾"，并增加补中益气汤、六味地黄丸疗脾肾气虚致淋，滑石散及瞿麦、黄芩、冬葵子、通草、大枣等方药治热淋或石淋，桃花散治"膀胱积滞血涩"，通气散治产后小便不通，八珍汤治因胞损而产后小便频数。元代《格致余论》谓"常见尿胞因收生者不谨，以致破损"，而"难产之由，多是气虚。难产之后，血气尤虚"，故宜用峻补之药，如参、芪、术等，并以猪、羊胞汤调治，欲以脏补脏之法疗胞损，"若稍迟缓，恐难成功"。明代《证治准绳·女科》再组方黄芪当归汤疗"膀胱为坐婆所伤"之"产后尿不禁"，固脬散治"临产时伤乎脬破，小便不禁"，《补遗》补脬饮治"产后伤动脬破，终日不小便，但淋湿不干"，其辨证方药已逐渐充实和趋于完善。清代《傅青主女科》宗丹溪之说，峻补之中再加当归、川芎治误破尿胞，还以赤石脂治冷气入脬之产后小便数。《医宗金鉴》对"产后热邪夹瘀血流渗胞中"之小便淋闭证，在四物汤内加入桃仁、蒲黄、牛膝、滑石、瞿麦等化瘀通淋之品，增桂附地黄汤加益智仁、桑螵蛸、补骨脂治肾虚不固之小便自遗，黄芪当归散治因产伤脬。继后《沈氏女科辑要》对产后小便不通的病机探讨，则强调为"气虚不能升举"所致，兼症有产时尿胞被伤之小便淋漓，记有"用二蚕茧，烧存性为末，服一月可愈"之治验。张山雷对小便不通者进而释为"中州清阳之气下陷，反致膀胱窒塞不通，即所谓州都气化不行"。

产后排尿异常中，若以小便不通为主症者，西医学称为"产后尿潴留"，多发于初产妇，也可发生在正常分娩后，但以滞产及手术产后为多见。若以小便频数、甚至小便失禁为主症者，则与西医学称为产后尿失禁或与泌尿生殖瘘相似。若以小便淋痛为主症者，则多属泌尿系感染。

国外的社会流行病学调查显示，产后尿失禁的发病率为23.4%。Dolan等人对96名初产妇进行了产后7年和15年的跟踪调查发现，孕期尿失禁发病率为55%，产后早期为26%。产后7年为51%。产前发生尿失禁的妇女有2/3在15年之后有尿失禁症状，并且15年后发生尿失禁的危险增加1倍。在我国，普通人群中SUI的患病率为18.1%～55.4%，初产妇产后1年内尿失禁发病率为30.5%，目前尚没有产后远期尿失禁的流行病学调查结果。

有关妊娠及分娩对诱发产后尿失禁的研究报道较多，虽然不同学者的研究结论有一定差异，但总体上是一致的。分娩过程中影响盆底肌肉及神经的因素均可诱发尿失禁，如分娩次数、产钳使用、高龄、静滴催产素等多种因素都将导致产妇易发生尿失禁。因此，在分娩过程中尽量避免这些因素对产后尿失禁的预防具有重要意义。

产后排尿异常对产后妇女日常生活和精神上有一定的影响，故有必要对产后尿失禁给予足够的重视并进行更深入的研究。

【病因病机】 尿液的正常排出，有赖于膀胱气化的调节。《素问·灵兰秘典论》云："膀胱者，州都之宫，津液藏焉，气化则能出矣。"又《素问·宣明五气》云："膀胱不利为癃，不约为遗溺"，皆因膀胱气化失司所致。然而膀胱之气化功能即排出和约束尿液的正常，又有赖肺、脾、肾的调节。肺主气，通调水道，为水之上源，且津液经肺的肃降而下输至肾、膀胱化为尿液。脾主中气，运化水液，转输于肺。肾为水脏，司二便，与膀胱互为表里，为水之下关。膀胱尿液能利能约的正常与否，与肺气的通调、脾气的转输和肾气的开司水液功能的正常协调息息相关。如接生不慎或难产手术损伤膀胱致膀胱失约，则小便频数或失禁，正如《诸病源候论·妇人产后病诸候下》中所云："因产用气，伤于膀胱，而冷气入胞囊，胞囊缺漏不禁小便，故遗尿，多因产难所致。"因此，肺、脾、肾三脏的功能失常波及于膀胱，或因膀胱自身受伤及致病因素的影响，便可发生产后排尿异常。

1. 脾肺气虚 若产妇素体虚弱，肺脾气虚，复因产时劳力伤气；或因产程过长，耗气过多；或因产失血较多，气随血耗，肺、脾之气亦虚，上虚不能制下，通调水道之力减弱，膀胱气化不及则发生产后小便不通，膀胱失于约束则发生产后小便频数或失禁。

2. 肾阳不足 若素体肾虚，复因分娩损伤肾气，致使膀胱失于肾阳的温煦而气化失司，水液内停致溺不得劲，或尿频、甚至失禁。

3. 肾阴亏损 若素体肾阴不足，复因分娩失血伤阴，肾阴更感不足，阴虚则火旺，热灼膀胱，亦可发生产后小便淋痛。

4. 湿热蕴脬 若产时外阴不洁，或因接生不慎致阴部创伤，或产后外阴洗具、纸垫不洁，均可感染秽浊湿热之邪上犯膀胱；或产后过食肥甘厚腻辛热之品，致使脾失健运，积湿生热，湿热浊邪流入膀胱而令膀胱气化失司，水道不利发生产后小便淋痛。

5. 肝郁气滞 若素体抑郁，或产后情志不舒，肝失疏泄，气机阻滞，亦可导致产后膀胱气化不利而发生小便不通。

6. 产伤膀胱 若接生不慎，或难产分娩时间过长，胎儿压迫膀胱过久，致使膀胱被压处血瘀气郁继而破溃成瘘；或粗暴的产科手术损伤膀胱而形成瘘孔，不能贮纳小便发生尿液漏下淋漓与失禁。

据《临床产科学》中"分娩过程中泌尿系统并发症"一文分析，产后尿潴留多因产程延长，膀胱受压过久而充血水肿；或因膀胱受压而神经麻痹，紧张度和感受性降低，使得排尿反射消失。也可由于手术或产后会阴伤口局部的疼痛，引起尿道口的痉挛而影响排尿。此外，也可因产后精神紧张不敢排尿，或不习惯于病室内环境，或不习惯于躺在病床上用便盆小便所致。《实用妇科学》认为产后尿潴留多发生于第二产程滞产者，因膀胱受压过久造成的暂时性神经支配障碍，膀胱尿道内口水肿，若同时有会阴切口的疼痛反射，三者可共同造成产后尿潴留。尿潴留未能及时处理，膀胱过度扩张而肌肉纤维受损，失去弹性收缩力而麻痹，恢复很慢，甚至可因膀胱顶区肌肉结构虚弱而破裂，或长期膀胱颈受压而发生坏死；膀胱积尿又可继发于膀胱炎、肾盂肾炎。造成产后尿失禁主要是由于分娩时胎儿先露部对盆底韧带及肌肉的过度扩张，或手术产如产钳损伤以及体力不佳。产后咳嗽及一切增加腹压的因素，均可使盆底松弛，膀胱颈下降，改变了膀胱与尿道间的正常角度，并影响了尿道括约肌功能而发生张力性尿失禁。产伤导致泌尿生殖道瘘，因滞产发生后，尤其是第二产程延长时，膀胱、阴道前壁、尿道等软组织受压于耻骨和胎儿先露之间，逐渐出现水肿、缺血、坏死、溃烂，尤其是在第二产程，受压超过 4 小时即有可能发生组织坏死，产后 5～14 天坏死组织脱落，形成瘘孔。根据梗阻部位的高低，可形成泌尿系统与生殖器官之间不同的瘘管，使尿液不时地由阴道内流出。除滞产致瘘外，在产科手术中操作粗暴，所用器械直接操作阴道壁、膀胱及尿道，或子宫破裂并发膀胱损伤，或剖宫产手术切口撕裂延长损及膀胱组织，术中疏忽，未予处理而形成尿瘘。产后尿潴留、产后尿失禁或泌尿生殖道瘘，加上外阴切口、手术产时导尿和产妇抵抗力减弱，特别是尿瘘，容易并发尿路感染而发生尿路刺激症状等。以往有慢性尿路感染病史者，产后亦甚易复发。

总的来说，其原因主要有：①宫缩乏力；②平产侧切及剖宫产伤口疼痛；③过多的使用镇痛、解痉、镇静剂；④精神心理因素；⑤由于孕期体内大量水分蓄积，而产后躯体下部静脉回流受阻解除，导致产后尿量增加，膀胱充盈快，但由于膀胱黏膜充血水肿，充盈感减弱，而无尿意，增加了尿潴留的机会。

许多研究证实，和剖宫产相比，阴道分娩更易引起尿失禁。国外学者通过对 690 例产妇调查表明，阴道分娩者产后尿失禁比剖宫产者增加 2.8 倍，若同时有使用产钳助产，则危险性又增加 1.5 倍。分娩次数也是诱发产后尿失禁的重要因素，有研究指出，随着剖宫产及阴道分娩次数的增加，发病率有逐步上升的趋势。Alling 等人对 502 例有泌尿道症状的妇女和 742 例无此症状的妇女进行对照研究，结果表明：单次分娩者其张力性尿失禁的发病率明显高于对照组。此外产钳的使用、胎儿体重大于 4000g 也会增加产后尿失禁的发病率。

【诊断与鉴别】

一、诊断要点

1. 临床表现　产后排尿困难，小便点滴而下，甚或闭塞不通，或尿急频频而欲解不出，小便胀急疼痛；或小便次数增多，甚至日夜数十次；或产后不能约束小便，尿液不时由阴道内流出。溺时淋漓涩痛，小便黄赤或浑浊。可伴有面色无华，倦怠乏力，语音低怯，小腹坠胀，或腰膝酸软，四肢不温，或精神抑郁，两胁胀痛，或心腹胀满刺痛，心烦口渴，舌淡苔白或苔白腻，脉缓弱，或沉迟，或弦数等。

2. 病史　有顺产或剖宫产史。多有产程过长，手术助产，会阴侧切，产时产后失血过多或七情所伤史等。

3. 检查　注意下腹部是否膨隆，有无膀胱充盈，触痛等情况。常规作妇科检查，了解子宫复旧情况，有无尿道膨出、膀胱膨出，尿道横沟是否消失。必要时采用导尿、膀胱镜检查及尿道膀胱镜检查以确定产伤所致尿瘘的位置与大小。还应作小便常规化验，甚至细菌培养与药敏试验等，以了解产后排尿异常是否为尿路感染所致。

二、鉴别

1. 尿血　以小便出血、尿色红赤为其特征，且多无疼痛感。产后排尿异常表现淋漓者，有时也可以出现尿色红赤，但以小便时淋漓而疼痛难忍为其特点。

2. 尿浊　小便浑浊，色白如泔浆，但排尿时无疼痛滞涩感。产后小便淋痛有时可出现小便浑浊，而以其淋痛与尿浊可相鉴别。

3. 小便生成障碍　其特点是膀胱内无小便潴留，故无尿或少尿时，腹软无胀急疼痛感。产后小便不通为膀胱内有尿而排出困难，故有小腹膨隆、胀急疼痛，以资鉴别。

4. 其他　泌尿系结石、肿瘤等疾病也可伴有尿道刺激症状或尿血，临床当根据排尿异常的症状，结合病史、生产史和采用 X 线肾盂造影及膀胱镜检查等手段以明确诊断。

【辨病论治】

一、辨病要点

产后超过 8 小时仍未能自解小便，自觉膀胱憋胀而不能排出，检查时可见小腹部膨隆胀满，有时可见到充盈的膀胱轮廓，为产后尿潴留。如产后 8 小时不能排尿而膀胱内尿量 >600ml，或产妇不能自行有效排空膀胱，而残余尿量>100ml，即可诊断为产后尿潴留。

若产褥期中平时无尿失禁，而当腹压增加（咳嗽、打喷嚏、大笑或负重时），小便不能控制，可以是溢出少许，亦可能一旦溢出则完全失去控制，直至将小便全部排出，"指压实验法"不再有尿液溢出，即为产后尿失禁。

二、治疗原则

中医认为水液代谢与肺、脾、肾、三焦、膀胱及胃等脏腑相关。其中膀胱起主要作用，"六腑以通为用"，故应通调水道，疏理膀胱，平衡脏腑功能，促进水液排泄。

三、治疗方法

确诊尿潴留者，可选择下述诸法治之，以"暂缓其急"。

（一）灌肠法

枳实、厚朴各 12g，生大黄（后下）20g，水煎取汁，大便干者加芒硝 20g 冲入煎好的药液中。取以上药汁 100～200ml 作保留灌肠。每日间隔 4～6 小时，每次保留 30～60 分钟，疗程 1 天，无效者改用导尿管保留导尿。适用于产后尿潴留无膀胱损伤者。

（二）敷贴法

1. 炒盐，加 150mg 麝香末，混匀，填脐中，外用葱白 10 余根作一束，切如半指厚，置盐上，用艾灸，觉热气入腹难忍为止，小便即通。适用于产后尿潴留。

2. 鲜青蒿 200～300g 捣细碎，不让汁流失，即时敷于脐部，上面覆盖 25cm×30cm 塑料薄膜、皮棉垫各一块，胶布固定。敷后患者腹部有清凉感，一般 30～60 分钟内即可排尿。

（三）针灸疗法

1. 耳针

取穴：肾、膀胱、肺、脾、内分泌、神门、皮质下、敏感点。

操作：每次选 3～4 个穴，毫针中度刺激，留针 20～30 分钟，也可耳穴压丸或埋针。适用于产后尿失禁。

2. 指针

操作：用左手中指指腹点按脐耻连线中点，用右手中指按压左手中指指甲，并逐渐用力向下加压，以患者能耐受为度。1～3 分钟后即可奏效。或以双手重叠逆时针旋转点按水道穴由轻至重，以患者能耐受为度。适用于产后尿潴留。

（四）推拿疗法

在关元穴推压并间断向耻骨联合方向下推，手法按逆时针方向，先轻后重，5～15 分钟。适用于产后尿潴留而膀胱胀大不甚严重者。

（五）饮食疗法

蝉衣汤：蝉蜕（去头足）9g，加水 500～600ml，煎至 400ml，去渣加红糖适量，1 次服完，服后 5 小时不排，可再服 1 剂。适用于产后尿潴留。

（六）理疗

1. 激光疗法　患者取坐位或半卧位，配用发散镜头，对准下腹膀胱区，距离 40～50cm，照射时激光器功率不宜过大，电流调至 10mA 左右，激光器开始起辉即可，以患者感温热为宜，每次照射 10～15 分钟。一般 1 次即愈，必要时可多次照射。

2. 红外线灯照射　用红外线灯在患者腹部膀胱附近照射 30 分钟，以患者有温热感为度。

3. 电兴奋疗法　用单极或双极疗法，按常规先感应直接通电，取穴中极、关元、曲骨、肾俞、膀胱俞、八髎、长强等穴，每次选 4～6 个穴，每穴反复刺激 5～10 次，至排尿为止，一般 1～3 次痊愈。对尿潴留时间较长、较重者，可适当延长感应电刺激时间及加大直流电强度。适用于产后尿潴留。

4. 感应电疗法 电极置于下腹部与骶对置，中等量，15～20 分钟，每日 1～2 次。适用于产后尿潴留。

5. 流水声刺激法 打开自来水龙头，利用其渐渐沥沥的流水声，可刺激引发患者的尿意而促使排尿。适用于产后尿潴留。

（七）中西医结合治疗

1. 穴位注射法

（1）体穴：中极、阴陵泉、足三里、三阴交、关元、气海。

药物选择：维生素 B_{12}、维生素 B_1，新斯的明注射液，山莨菪碱。

操作：每次选 1～2 个穴，常规消毒，选 1 种药液，每穴注入 0.5～1ml。一般 1 次可通。无效者可再次注射。适用于产后尿潴留。

（2）耳穴：膀胱、肾。

药物选择：维生素 B_{12}（或维生素 B_1、蒸馏水、生理盐水、0.25% 普鲁卡因亦可）。

操作：用碘酒、酒精消毒双侧耳穴后，注入维生素 B_{12} 0.2ml，不穿透耳软骨，注射 3 小时内，多数患者能自解小便。适用于产后尿潴留。

2. 留置导尿 若产后尿潴留上述方法无效，可在严格消毒无菌操作下行导尿术，注意第 1 次放出尿量不应超过 1000ml，第 1 天为长期开放，可留置导尿管 2～3 天，第 2～3 天改为每 4 小时开放 1 次，帮助膀胱恢复收缩功能，但需注意导尿时要严格无菌操作，否则易引起泌尿系感染，留置导尿期间可给予抗生素预防感染。

针灸或温针灸法，加之利用艾灸的温热和药艾的芳香走窜药效，活络开窍，诸穴合用，起到通调水道，疏理膀胱，促进水液排泄。红外线灯照射患者腹部的膀胱区，可消除膀胱三角区水肿，增加膀胱逼尿肌收缩力，松弛尿道括约肌的痉挛，使膀胱黏膜充血得到改善而顺利排尿。新斯的明可抑制交感神经活性而发挥完全拟胆碱作用，对平滑肌有较强的兴奋作用，可以促进膀胱逼尿肌收缩而排尿。留置导尿在上述方法均未奏效时使用，应严格消毒无菌操作，注意第 1 次放出尿量不应超过 1000ml，这样可以防止腹腔内压力突然降低，大量血液滞留于腹腔血管内，使有效循环血量减少，血压下降引起虚脱；还可以防止膀胱突然减压引起的膀胱黏膜高度充血，导致产生血尿。

【辨证论治】

一、辨证要点

本病辨证，首先应了解排尿异常的小便情况、全身证候与舌脉而辨其虚实。此外，还要根据有无难产、手术产等分娩史考察排尿异常与产伤的关系，以便选择药物治疗或手术修补。产后小便不通，或小便频数、失禁，小便清白，小腹胀急疼痛，伴倦怠乏力，语音低弱，舌质淡，苔薄白，脉缓弱者，属肺脾气虚证；伴面色晦暗，腰膝酸软，形寒肢冷，舌质淡，苔薄白，脉沉迟者，属肾阳不足证；伴精神抑郁，胸胁胀痛，脉弦者，属肝郁气滞证；若小便失禁发生在难产或手术产后，初起淋漓疼痛，尿中夹有血丝，溺而疼痛，血丝消失而小便自遗者，属产伤膀胱；若为产后小便频数、淋漓涩痛，小便黄赤或混浊，小腹胀急疼痛，伴口渴心烦，舌质红，苔薄黄，脉弦数者，属湿热蕴脾。

二、治疗原则

产后排尿异常，表现有小便不通，小便频数或淋痛，或小便失禁，病性有虚实之分，其辨证主要有肺脾气虚、肾阳不足、肝郁气滞、湿热蕴结、阴虚火旺或产伤膀胱之别，但因病位在膀胱，主要责之于膀胱气化失常，故其治疗重在恢复膀胱气化功能。或虚则补之，以补气温阳为法。小便不通者，佐以行水通利；小便频数失禁者，佐以固涩缩泉。或实者泻之，以清热利湿，引水通淋。阴虚者，滋阴泻火，引水通淋。若产伤膀胱，或补气养血，化瘀固脬或手术修补。因产后多虚，气血津液均不足，故行水通利时亦不可滥用通利之品；病在产后，热邪又易耗气伤津，故证虽属实，泻实之时应酌情选用补气与养阴之药，以防过利伤阴、祛邪伤正。产伤膀胱者，还当视其损伤情况，将药物治疗与受伤修补相结合。《实用妇科学》认为针灸、耳针、穴位封闭、推拿疗法主要是针对由神经因素所造成的非梗阻性尿潴留等，均有满意效果，应尽先采用。

三、分证论治

1. 肺脾气虚证

（1）临床见证：产后小便不通，欲解不能，小腹胀急疼痛，或小便频数或失禁，倦怠乏力，少气懒言，语音低弱，面色少华，舌质淡，苔薄白，脉缓弱。

因素体气虚，又分娩耗气，或产事不顺，失血耗气过多，肺脾气虚，不能通调水道，膀胱气化不及故出现产后小便不通，欲解不能，或膀胱不能约束小便而小便频数甚而失禁。脬中本有尿液潴留不能排出，故小腹胀甚疼痛。气虚中阳不足，故倦怠乏力，少气懒言，语音低弱。产后气虚，血亦不能上荣于面，故面色少华。舌质淡，苔薄白，脉缓弱，皆为气血两虚之征。

（2）辨证依据

1）小便不通而小腹胀急疼痛，或小便频数甚而失禁。

2）倦怠乏力，少气懒言，语音低弱。

3）舌质淡，苔薄白，脉缓弱。

4）素体虚弱，或有产程过长或产时失血过多的病史。

（3）治法与方药

治法：补气温阳。

1）春泽汤（《医宗金鉴·伤寒心法要诀》）

组成：桂枝、白术、茯苓、猪苓、泽泻、人参。

原方用治水蓄膀胱，小便不利，少腹满虚渴者。因产后肺脾气虚致膀胱气化失司，故用人参、白术补益肺脾之气；茯苓、猪苓、泽泻利水渗湿；桂枝温阳化气。诸药合用，能补气温阳，化气通溺，适用于产后小便不通属肺脾气虚者。

若小便频数不尽，加益智仁、金樱子、怀山药以固涩缩泉。若小腹坠胀，加黄芪、升麻以益气举陷。若小便频数，溺时涩痛，为气虚兼瘀，加琥珀、蒲黄、益母草以化瘀通淋。若小便色黄淋痛，苔薄黄，脉数，加白茅根、栀子、黄柏以清热除湿通淋。若畏寒肢冷，大便溏泄，加补骨脂、肉桂、附子以温肾扶阳。

2）补中益气汤（方见月经先期）

本方补中益气通调水道以恢复膀胱气化功能。若为小便不通者，加桔梗、通草、茯苓以提壶揭盖，升清降浊。小便频数或失禁者，加益智仁、金樱子以固肾缩泉。《谢映庐医案·癃闭门》有"小便通与不通，全在气化与不化，补中益气汤，升举而化之……"排尿机制是受自主神经支配，补中益气汤似有调节自主神经的作用。

3）补中利尿汤（《实用中医妇科手册》）

组成：党参、黄芪、升麻、柴胡、木通、车前子、乌药、肉桂、葱白。

因气虚不能通调水道，故用党参、黄芪、升麻、柴胡益气升清。因气虚阳不足，故用乌药、肉桂、葱白温阳暖脬，以助膀胱气化。因脬中尿液潴留，故用木通、车前子通利小便。全方补气升阳，暖脬通闭。适用于气虚阳不足之产后小便不通者。

2. 肾阳不足证

（1）临床见证：产后小便不通，小腹胀急疼痛，或小便频数或自遗，尿液清白，面色晦暗，精神疲倦，腰膝酸软，形寒肢冷，大便溏泄，舌质淡，苔白润，脉沉迟。

素体肾虚，复为分娩所伤，肾阳不足，不能温煦膀胱，令膀胱气化不及，故产后小便不通。若肾虚膀胱失约，则小便次数增多，甚而自遗。因气虚阳不足，故尿液清白。因肾阳不足，精气亦虚，故面色晦暗，精神疲倦。肾虚腰府筋骨失于荣濡，故腰膝酸软。阳虚生外寒，故形寒肢冷。火不暖土，水湿下注故大便溏泄。舌质淡，苔白润，脉沉迟，皆为肾阳不足之征。

（2）辨证依据

1）小便不通，小腹胀急疼痛，或小便频数或自遗，尿液清白。

2）面色晦暗，腰膝酸软，形寒肢冷，大便溏泄。

3）舌质淡，苔白润，脉沉迟。

4）素体肾阳不足，因产劳伤肾气，多伴有难产史。

（3）治法与方药

治法：补肾温阳，化气行水。

1）肾气丸（《金匮要略》）去丹皮

组成：熟地黄、山药、山茱萸、泽泻、茯苓、桂枝、附子。

原方治虚劳腰痛，少腹拘急，小便不利者。因肾阳不足致膀胱气化不及，故用附子、桂枝温肾益火，通阳化气。因肾精不足更无以化生肾阳，故用熟地黄、山药、山茱萸补肾益精。因水潴膀胱，故用茯苓、泽泻渗利行水，各药配用，能补肾温阳、化气行水，适用于肾阳不足之产后小便不通者。

若小便频数或自遗，去茯苓、泽泻，加桑螵蛸、覆盆子、补骨脂以温肾固涩。若尿时疼痛，尿中有血丝者，为肾虚夹瘀，加蒲黄、琥珀末、白及以化瘀止血。若小腹下坠，加黄芪、白术、升麻以益气举陷。若头晕耳鸣，心悸失眠，为血虚精亏，心神失养，加当归、鹿角胶、酸枣仁、夜交藤以补血益精，宁心安神。若腰膝疼痛尤甚，为肾虚筋骨失养，加杜仲、续断、巴戟天以补肾强腰膝。若食少便溏，为脾虚失运，加白术、扁豆、莲子肉以健脾化湿。

2）巩堤丸（《景岳全书》）

组成：熟地黄、菟丝子、炒白术、五味子、山药、益智仁、补骨脂、制附子、炒韭子、茯苓。

原方治膀胱不藏，水泉不止，命门火衰，小便失禁等证。

因肾阳不足，故用制附子、补骨脂温阳补肾以助膀胱气化，益智仁补肾温脾，缩泉止泻。因肾虚精亏，故用熟地黄、菟丝子、炒韭子、五味子补肾益精。因火不暖土，脾失健运，故用白术、茯苓健脾补中。各药配用，能温肾补阳，健脾缩泉。适用于肾阳不足兼脾虚之产后小便频数或失禁者。

3. 肾阴亏损证

（1）临床见证：产后小便频数，淋漓不爽，尿时刺痛，小便黄热、量少，头晕耳鸣，腰膝酸软，手足心热，大便燥结。舌质红，少苔，脉细数。

因素体肾阴不足，产时亡血伤津致阴虚更甚，虚热移于膀胱令州都气化失常，故小便频数。热灼津液，水道不利，故淋漓不爽，尿时刺痛，小便黄热、量少。肾阴不足，髓窍、筋骨失养，故头晕耳鸣，腰膝酸软。虚火内生，津伤肠燥，故手足心热，大便燥结。舌质红，脉细数，皆为阴虚内热之征。

（2）辨证依据

1）小便频数淋漓，尿时刺痛，小便黄热量少。

2）头晕耳鸣，腰膝酸软，手足心热。

3）舌质红，少苔，脉细数。

4）素体阴虚，或有分娩、产后出血过多病史。

（3）治法与方药

治法：滋肾养阴，利尿通淋。

1）知柏地黄汤（方见经行口糜）加车前草

因肾阴不足，虚热移于膀胱致膀胱气化不利，故用知柏地黄汤滋肾养阴，清泻虚火。加车前草增强利尿通淋作用。适用于肾阴虚损之产后小便淋痛。

若淋漓涩痛较重，加萹蓄、瞿麦、木通以增强清热通淋之效。若尿中带血为热伤脬络，加白茅根、小蓟、墨旱莲以凉血止血。若热渐明显为虚火内甚，加玄参、地骨皮、白薇以滋阴清热。若失眠多梦为心肾失交，加远志、五味子以交通心肾。若烦热易怒为肝火亢甚，加栀子、黄芩、夏枯草以清肝泻火。

2）化阴煎（《景岳全书》）

组成：生地黄、熟地黄、牛膝、猪苓、泽泻、黄柏、知母、绿豆、龙胆、车前子。

原方治水亏阴涸，阳火有余之小便癃闭、淋漓疼痛等证。因肾阴亏损，故用生地黄、熟地黄、牛膝补肾益阴。因阴虚火旺，故用知母、黄柏滋阴降火。因热移膀胱，尿溺不利，故用猪苓、泽泻、车前子清热通淋，绿豆、龙胆清热利湿。各药配用，能滋阴泻火，除湿通淋。适用于阴虚兼湿热之产后小便淋痛者。

3）滋肾通关丸（《兰室秘藏》）

组成：黄柏、知母、肉桂。

原方治不渴而小便闭，热在下焦血分也。

因肾阴亏损而致膀胱气化受阻，故用知母、黄柏滋阴降火泄肾与膀胱虚热。反佐肉桂，助肾阳化气行水而通癃闭。本方能滋肾通关，泄热化水。适用于肾阴亏损之产后小便不通者。

4. 湿热蕴脬证

（1）临床见证：产褥期中，突感小便频数而急，淋漓不畅，艰涩刺痛灼热，尿黄赤或混浊。面色垢黄，口干渴不多饮，胸闷食少或恶寒发热，面赤心烦，舌质红，苔黄腻，脉滑数。

因产时接生消毒不严，或有产后尿潴留而多次导尿，或外阴伤口愈合不良，或产后忽视阴部卫生而感染湿热之邪，或过食肥甘酿生湿热而流注膀胱，膀胱气化受阻，产褥期中突发排尿异常。因湿浊蕴脬，热灼津液，欲溺不畅，故小便频急，淋漓刺痛，尿黄赤或混浊。湿热熏蒸于上，故面色垢黄，口干渴不多饮。湿困脾胃，故胸闷食少。正邪相争，营卫失和，故恶寒发热。热邪上扰，故面赤心烦。舌质红、苔黄腻、脉滑数，皆为湿热内盛之征。

（2）辨证依据

1）突发小便频急，淋漓涩痛，尿黄赤或混浊。

2）口渴心烦，舌质红，苔黄腻，脉滑数。

3）有产事不顺、产后尿潴留、多次导尿或外阴伤口愈合不良或忽视阴部卫生史。

（3）治法与方药

治法：清热除湿，利尿通淋。

1）分清饮（《中医妇科治疗学》）

组成：栀子、茵陈、猪苓、茯苓、泽泻、木通、枳壳。

原方治疗妊娠转胞湿热型。因产后湿热为患，故用栀子、茵陈清热利湿。因邪蕴膀胱，气化不利，故用猪苓、茯苓、泽泻、木通利水通淋。配枳壳理气助膀胱气化行滞。各药合用，能清热除湿，利尿通淋，适用于湿热蕴脬之产后小便淋痛者。

若尿中带血，加白茅根、小蓟、墨旱莲以凉血止血。若小便浑浊，加萆薢、菖蒲以除湿通淋。若口渴引饮，舌红少苔，加知母、天花粉、石斛以养阴生津。

2）八正散（《太平惠民和剂局方》）

组成：瞿麦、萹蓄、滑石、木通、车前子、甘草梢、栀子、大黄。

原方治大人、小儿心经邪热，一切蕴毒，咽干口燥，大渴引饮，心悸面热，烦躁不宁，目赤睛疼，唇焦鼻衄，口舌生疮，咽喉肿痛。又治小便赤涩，或癃闭不通，及热淋、血淋。

因湿热蕴脬成淋，故用瞿麦、萹蓄、滑石、木通、车前子以清热除湿，利水通淋。因热盛成毒，故用栀子、大黄泻火解毒，甘草亦能清热解毒，调和诸药。各药配用，能清热解毒，除湿通淋，适用于热甚于湿之产后小便淋痛者。

3）加减柴苓汤（《中医治法与方剂》）

组成：柴胡、黄芩、半夏、猪苓、茯苓、泽泻、滑石、甘草、金银花藤、金钱草。

因感受湿热，邪在少阳，故用柴胡、黄芩、半夏以和解少阳。因湿热蕴结膀胱，水道不利，故用猪苓、茯苓、泽泻、滑石、甘草、金钱草以清热除湿，利水通淋。配以金银花藤清热解毒。各药配用，能和解少阳，泄热通淋。适用于湿热蕴脬兼邪在少阳之产后小便淋痛者。

5. 肝郁气滞证

（1）临床见证：产后小腹胀急欲便，小便不通，或小便艰涩而痛，余沥不尽。性情抑郁，甚或两胁乳房胀痛不适，烦闷不安，善叹息，舌苔正常，脉弦。

因产后伤于情志，或素性抑郁因产失血，肝失血养而疏泄失常致膀胱气化不利，故发生小腹胀急，小便不通，或小便艰涩而痛，余沥不尽。因肝郁气滞，经气不畅，故情志抑郁，甚或两胁乳房胀痛不适，烦闷不安，善叹息。舌苔正常，脉弦为肝郁气滞之征。

（2）辨证依据

1）小便不通，小腹胀急，或小便艰涩而痛，余沥不尽。

2）情志抑郁，两胁、乳房胀痛不适，善叹息。

3）素性抑郁，或因产伤于情志。

（3）治法与方药

治法：疏肝理气，通调水道。

1）木通散（《妇科玉尺》）

组成：木通、滑石、冬葵子、槟榔、枳壳、甘草。

原方治产后小便不通。

因膀胱尿液潴留而小便不利，故用木通、滑石、冬葵子引水通溺。因膀胱气机阻滞，故用槟榔、枳壳行气开塞。各药配用，能行气通溺，畅调水道。适用于气滞膀胱之产后小便不通者。若小便黄少，加萹蓄、瞿麦、车前子以清热行水。若小便余沥疼痛，加丹参、赤芍、琥珀末以化瘀通淋。若小便浑浊，加萆薢、茯苓、薏苡仁以分清除湿。若胸胁闷胀明显，加柴胡、青皮、香附以疏肝解郁。若烦热口苦，为肝胆郁热，加丹皮、栀子以清热泻火。若恶露不畅，排血排块后腹痛减轻，加益母草、蒲黄、牛膝以活血化瘀。

2）沉香散（《医宗必读》）

组成：沉香、石韦、滑石、当归、王不留行、瞿麦、冬葵子、赤芍、白术、炙甘草。

原方治气淋脐下烦闷，小便疼不可忍。

因气机郁阻而膀胱失司排溺之职，故用沉香破结而开痞塞。因尿潴膀胱，水道不利，故用石韦、滑石、瞿麦、冬葵子行水通淋。再以当归、王不留行、赤芍养血化瘀。白术健脾利水，甘草缓急止痛、调和诸药。各药配用，能行气化瘀，利尿通淋。适用于气滞夹瘀之产后小便淋痛者。

6. 产伤膀胱证

（1）临床见证：难产或手术产后，初起小便中夹有血丝，淋漓疼痛，10 天左右血丝与疼痛消失而发生小便自遗，苔薄，脉缓。

因难产使膀胱受压过久，局部血瘀气滞，或膀胱直接为产科手术损伤，血溢脉外，故初起小便夹有血丝，淋漓疼痛。稍久，损伤未能复原并瘀阻、破损形成瘘孔，故当血丝与疼痛消失则小便自瘘孔时时遗出，苔薄、脉缓为常候，非邪为患致淋也。

（2）辨证依据

1）产后初起小便中夹有血丝，淋漓疼痛，10 天左右出现小便自遗。

2）苔薄，脉缓。

3）有难产或手术史。

（3）治法与方药

治法：补遗固脬，活血化瘀。

1）补遗固脬饮（《证治准绳·女科》）

组成：生丝绢、白牡丹根皮末、白及。

原方治产后伤动脬破，终日不小解，但淋漓不干。

因膀胱破损，故意欲以丝绢补之。因血瘀伤口，故用牡丹皮活血化瘀，白及生肌止血。各味合用，能生肌补脬，活血化瘀。适用于产初有小便淋痛、夹血之产伤膀胱者。

2）完胞饮（《傅青主女科》）

组成：人参、白术、茯苓、生黄芪、当归、川芎、桃仁、红花、益母草、白及末、猪羊尿胞。

原方治妇人生产之时，被稳婆手入产门，损伤胞胎淋流不止。欲少忍须臾而不能。傅山认为：破之在内者，行治虽无可施力，安必内治不可奏功乎。试思疮伤之毒，大有缺陷，尚可服药以生肌肉，此不过收生不谨，小有所损，并无恶毒，何难补其缺陷也。

因难产耗气失血体虚，故用人参、白术、茯苓、生黄芪补虚扶正。因产膀胱受压血行阻滞，故用当归、川芎、桃仁、红花、益母草养血活血，化瘀补损，用白及生肌敛口。再用猪、羊胮以脏补脏。各药配用，能益气补血，化瘀补胮。适用于气血两虚之产伤膀胱。

有人研究祖国古代文献中关于产科泌尿生殖道瘘管的治疗后认为，补胮所用的药物如八珍汤、完胮饮等，其中人参、黄芪、白术、茯苓、白及、当归、地黄、甘草、白蜜等，能通过恢复与增强全身健康及其新陈代谢来促进瘘管的修补与愈合；人参、白术、当归、川芎、牡丹皮，能促进或调节全身或局部的血液循环以利于伤口的愈合；乌药、合欢皮、黄芪、川芎、白蔹、琥珀、黄蜡等，能借止痛镇静的作用使大脑皮质少受局部各种恶性刺激而有利于伤口的愈合；白及、黄蜡、白茅根、马勃等，能加强伤口的止血，促进其愈合；牡丹皮、芍药、马勃、生地黄、明矾、升麻、甘草等，能消痈肿，治疮疡而有消炎的作用。此类方药既能强壮全身，促进被损伤组织的再生与修补，亦有止血、止痛与镇静作用，从而达到补胮止漏的目的。该文也同时强调，治疗期间绝对卧床休息是保证伤口愈合的条件之一。又因手术修补只宜于瘘管形成的当时与6个月以后，故手术前或手术修补后给以补胮的中药治疗，可在一定程度上减轻或消除患者的痛苦，否则仍以手术为佳。西医产科学认为，对因受压过久，缺血坏死后形成的瘘，最好先行保守治疗。因为在持续膀胱引流3周并结合抗生素控制感染的情况下，很多小的瘘孔可以自然封闭，最终可能免于手术；其次，在产后3～6个月再择期手术，可使由于受压造成的组织淤伤和坏死有一段消退的时间，并能等待形成新的肉芽组织，以便由瘢痕组织所代替，使瘘孔的孔径缩小，局部血液恢复正常，然后再行修补手术会更简单并易成功。近代对补虚药的研究结果指出，绝大多数补虚药显示免疫促进作用，这是防治免疫功能低下和抗感染的重要药理基础。部分活血化瘀药物具有保护损伤组织，促进组织修复及再生等作用，由此可知，补虚扶正、活血化瘀的中药对产伤膀胱排尿异常者，既有利于创口的愈合，也可减轻后期手术修补的难度，不失为一种好的治疗方法。

【其他疗法】

一、敷贴法

1. 党参30g，当归15g，川芎10g，柴胡10g，升麻10g。将以上药物加水煎熬，去渣缩成稠厚药膏，摊于蜡纸或纱布中间，贴敷在患者脐孔及脐下1.5寸气海穴上，以胶布固定，2天换药一次，连续贴药至小便通利即可停药。适用于气虚之产后小便不通。

2. 吴茱萸15g，益智仁15g，小茴香15g，官桂10g，面粉10g，白酒适量。将前4味药碾成粉末，再加面粉拌匀，用热酒调和，做成药饼1个，备用。将药饼敷于患者脐孔上，外加纱布覆盖，胶布固定，待敷处发痒则去掉。通常1剂即可。适用于肾阳不足之产后小便频数、尿急或失禁。

3. 油桂 30g，丁香 10g，桂林三花酒适量。前两味共研细末，以桂林三花酒调匀，制成桂圆大小药丸 1 个备用。取药丸填入脐孔穴中，压平塞紧，盖以纱布，胶布固定，2 天换药一次。适用于阳虚产后小便失禁。

4. 肉桂，附子各 15g，母丁香 10g，公丁香 10g，黄酒适量。将前 4 味药共碾细末，以黄酒调匀，制成圆形小饼如古铜钱大稍厚备用，取药饼烘热，贴于患者脐孔上，外以纱布盖上，胶布固定，2 天换药一次。适用于肾阳不足产后小便频数或小便失禁。

5. 蝉蜕通黄汤加减　蝉蜕 20g，通草 5g，生大黄（后下）8g，生黄芪 30g，党参 30g，泽兰 15g，冬葵子 15g，五加皮 15g，升麻 10g。加减：脾虚加白术、茯苓，肾虚加杜仲、桑寄生，肝郁加柴胡、郁金，膀胱郁热加淡竹叶。上述药加水 500～600ml，急煎 5～10 分钟后服用，每日 1 剂，分 2 次服。

6. 党参、黄芪各 10g，桂枝、白术、泽泻、猪苓各 5g，葱白适量，盐 90g。前 6 味研细末，与葱同捣如泥敷脐上，上盖塑料薄膜，胶布固定，盐炒热布包熨脐，冷后炒热再熨。适用于气虚之产后小便不通。

7. 黄芪 15g，升麻 6g，肉桂 10g，生姜适量。前 3 味研末，生姜汁调敷脐上，胶布固定。外用热水袋热敷 30～60 分钟，每日 2～3 次。适用于气虚之产后小便不通。

8. 川椒 6g，食盐 250g。川椒研末填脐，胶布封固，食盐炒热敷于脐上，冷后再炒再敷。适用于肾虚之产后小便不通。

9. 肉桂 10g，丁香 2g，巴戟天 6g。前药共研细末，酒调敷于脐部，胶布固定。适用于肾虚之产后小便不通。

二、针灸疗法

1. 取穴：阴陵泉、三阴交、足三里、气海、膻中。

针灸法：针刺行补法，并用灸法。

取脾经三阴交、阴陵泉疏通水道、运化水湿。配足三里健脾益气，补益肺气（培土生金法）。复取气海、膻中补益肺气。诸穴相伍，可达脾气健、肺气充、气化利而小便自通之效。适用于肺脾气虚之产后小便不通。

2. 取穴：气海、膀胱俞、足三里、三阴交。

针灸法：针刺行补法，并施灸法。

气海为任脉经穴，取气海配肺俞补益肺气。足三里补益中州，培土制水。三阴交调补肝脾肾三脏助膀缩尿。膀胱俞固胞涩尿。诸穴同用，肺肾得补，通调水道有度，膀胱约束有力，小便自然复常。适用于肺脾气虚之产后小便频数或失禁。

3. 取穴：阴谷、肾俞、关元、膀胱俞、阴陵泉。

针灸法：针刺行补法，并施灸法。

取足少阴合穴阴谷，配肾俞温补肾阳，化气行水。复配关元以助温补元气。阴陵泉健脾化气行水。取膀胱俞疏调气机促进膀胱气化。诸穴合用，可助肾气旺盛、膀胱气化复常，达到启闭通尿之效。适用于肾气不足之产后小便不通。

4. 取穴：中极、关元、肾俞、膀胱俞、太溪。

针灸法：针刺行补法，并施灸法。

关元乃元气之根，伍以肾俞及肾经原穴太溪，施以温补，有温补肾气、固膀缩尿之功。取膀胱之募穴中极、背俞穴膀胱俞及肾俞穴施以温补，可补益膀胱之气，加强约束与缩尿之功。诸穴同伍，肾气得补，膀胱气化有职，约束有力，开阖有度则小便自复其常。适用于肾阳不足证。

5. 取穴：太冲、蠡沟、三阴交、三焦俞、中极。

针灸法：针刺行泻法，中极透曲骨，使针感传于会阴部。

取肝经原穴太冲、络穴蠡沟，二穴相伍疏理肝气，调理气机以利气化。三焦俞疏调三焦气机而通利水道。取膀胱募穴中极疏调膀胱气化。三阴交乃三阴之交，有通利小便之功。诸穴合用，气机条达，气化正常，尿道通畅则无癃闭之虑。适用于肝郁气结之产后小便不通。

6. 取穴：中极、三阴交、阴陵泉、膀胱俞。

针灸法：针刺行泻法，不宜灸。

膀胱募穴中极伍以背俞穴膀胱俞，疏通膀胱瘀热而通利小便。三阴交乃足三阴之会，可清泄三阴之瘀热以利小便。取足太阴合穴阴陵泉清热利湿。四穴配伍，共收清热化瘀，利水通淋之功。适用于湿热瘀结之产后小便淋痛。

7. 取穴：足三里、阴陵泉、脾俞、膀胱俞、中极。

针灸法：针刺行补法，并施灸法。

取足阳明合穴足三里、足太阴合穴阴陵泉，伍以背俞穴脾俞。清施温补可健脾养血，生肌敛伤，促进膀胱修复。取足太阳募穴中极，伍以背俞穴膀胱俞束胕止尿。诸穴相配，可达益气生肌敛胕，固胕止尿之效。适用于产伤膀胱之小便失禁。

三、推拿疗法

1. 肺肾虚　患者坐位，医者以双手拇指点按肺俞、膀胱俞、肾俞。再嘱患者仰卧位，施用晨筮解罩法，点按膻中，运用振颤法，点按关元；施用提拿足三阴法，点按委中、足三里、三阴交。

2. 产伤　患者坐位，医者以双手拇指点按脾俞、膀胱俞。嘱患者仰卧位，施用提拿足三阴法，点按三阴交、足三里。

四、饮食疗法

1. 莲须芡实粥　莲须 5g，芡实 15～20g，粳米 50g。先将莲须、芡实煎取汁，同粳米煮成粥。用于虚证小便失禁甚至遗尿。

2. 猪肉炒香菇　香菇 100g，瘦猪肉 100g，黄酒 5g。将香菇洗净，清水泡发。瘦肉切成薄肉片。另用小碗把黄酒、白糖、酱油、味精、盐、水、淀粉调成黄汁。食油下锅后，把肉片和香菇同时下锅，旺火爆炒 15 分钟，随后把调芡倒下再翻炒，淋上香油，佐餐食用。适用于气虚之产后小便失禁。

3. 狗肉黑豆汤　狗肉 50g，黑豆 50g，桑螵蛸、益智仁各 10g，将狗肉切成小块，与黑豆加水炖至豆烂肉熟，桑螵蛸、益智仁煎水取汁，加入汤中，以盐、生姜调味。分 2 次吃。适用于肾阳不足之产后小便频数与失禁。

4. 酢浆茅根汁　鲜酢浆草 50g，鲜白茅根 100g。捣烂，绞汁，加蜂蜜调味，分 2～3 次饮。适用于湿热蕴胕之产后小便淋痛。

5. 葡萄藕地汁　鲜葡萄、鲜藕各 200g，生地黄 10g。葡萄、藕捣烂绞汁，生地黄煎水，合并。分 3～5 次饮。适用于湿热瘀阻之产后小便淋痛。

【预防与调护】

一、预防

加强孕期保健，维护身体健康。做好产前检查，避免和减少难产的发生。正确处理各产程，努力提高接产质量和难产手术操作水平，以防止盆底组织、生殖道、泌尿道的损失。重视外阴清洁，勤换会阴纸垫和内裤，暂禁房事，避免邪气入胞发生本病或变生他病。对既往有慢性尿路感染病史者，应作预防性治疗，以防复发。产后要注意休息，不宜过食肥甘，保持心情舒畅。

二、调护

早期应让产妇起床活动。给产妇安慰，解除其因创伤、会阴切口疼痛所带来的焦虑，鼓励产妇自行排尿。若确需导尿，必须严格执行无菌操作。若已有小便淋痛，更应鼓励产妇多饮水，可起到冲洗膀胱的作用。此外，可根据情况，首先选用敷贴、针灸等简便有效的治疗方法。

【疗效判定】

痊愈：尿意频数或失禁或淋痛等症状消失，排尿通畅。

好转：尿失禁或淋痛或小便不通症状消失，但仍有尿频或排尿不畅。

无效：治疗后症状无好转，甚或加重。

【重点提示】　产后排尿异常是产后常见的一种并发症，如果处理不及时，除可影响产后生殖器官的复旧，还可导致泌尿系感染，对产妇造成身心痛苦。根据病史，结合临床表现及辅助检查以明确病因、病位，治疗上注意患者产后多虚多瘀的特点，补虚不忘祛瘀，清利不可过用苦寒。同时重视未病先防，应注重该病的预防与调护。

（王华秀　刘　艺）

参 考 文 献

1. Pauline Chiarelli，Jill CockbutT. Promoting urinary continence in women after delivery：randomised controlled trial. 英国医学杂志中文版，2003，6（1）：25.
2. Dolan LM，Hosker GL，Mallett VT，et al. Stress inconti—nence and pelvic floor neuroph 7 siology 15 years after the first delivery. BJOG，2003，110（12）：1107.
3. 宋桂红．产后尿失禁的康复疗法．中国民间疗法，2008，（9）：20.
4. 王小榕，管华，黄宏．不同产科因素对产后尿失禁的影响．吉林医学，2006，27（5）：551-552.
5. 黄惠娟，何春妮，宋岩峰．产后尿失禁的发病机制及诊治．国外医学·妇产科学分册，2004，31（1）：24-25.
6. 丁玉华，葛东方，徐晓琴．30例产后尿潴留患者的中药治疗与护理．中国实用医刊，2009，36（8）：87-88.
7. 黄惠娟，宋岩峰，何春妮．产后尿失禁的发病机制及诊治．福州总医院学报，2002，9（2）：125-126.
8. 李蓉．中药治疗产后尿潴留26例．医学理论与实践，2007，20（9）：1005.
9. 乔春霞．中西医结合治疗产后尿潴留的护理体会．护士进修杂志，2009，24（13）：10.

第十节　产 后 身 痛

产妇在产褥期，出现肢体关节酸楚、疼痛、麻木、重着肿胀等症，称为"产后身痛"，又称"产后遍身痛"、"产后关节痛"、"产后痛风",俗称"产后风"。证候与"痹证"相似,但因其病在产后,且与产褥期生理密切相关,故与之同中有异。如在产褥期若能积极治疗,常能痊愈;若失治或误治,可延至数月、数年甚则成痿痹残疾。西医的产后坐骨神经痛、多发性肌炎、产后栓塞性静脉炎、骨质增生等病出现类似症状可参考本病施治。

唐代《经效产宝·产后中风方论》指出因"产伤动血气,风邪乘之"所致,并列方治。继而宋代郭稽中在《产育宝庆集》论:"产后遍身疼痛者何?答曰:产后百节张开,血脉流走,遇气弱则经络分肉之间,血多留滞,累日不散,则骨节不利,筋脉引急,故腰背转侧不得,手脚不能动摇,不能屈伸,身头痛也",以"趁痛散"疗之。《妇人大全良方·产后中风筋脉四肢挛急方论》中说:"夫产后中风,筋脉挛急者,是气血不足,脏腑俱虚日月未满而起劳役,劳动伤脏腑,虚损不复,为风邪冷气初客于皮肤经络,则令顽痹不仁、羸乏少气,风气入于经脉,夹寒则拘急也。"明确地提出了产后气血不足,虚损未复,风寒之邪客之成痹的病机。明代《校注妇人良方·产后遍身痛方论》薛立斋赞同其气弱血滞之说,并在辨证上有新见解,指出有"血瘀滞"与"血虚"之不同,前者应补而散之,后者应补而养之。清代《医宗金鉴·妇科心法要诀》概括本病原因有血虚、外感与血瘀。

近代名医和众多妇产科临床医生对产后身痛又积累了许多可贵的经验。如《刘奉五妇科经验》一书中,论治"产后关节痛"和"产后血栓性静脉炎"均属于产后身痛的范围。

总之,产后身痛病因虽不同,但历代医者都重视因产失血多虚,为发病之根本,故提出以养血为主。这一理论至今仍被临床医生所重视。

【病因病机】 产后身痛与产褥生理有关,主要发病机制是产伤气血不足,虚损未复,风寒湿邪乘虚而入,不通则痛,或因经脉失养,不荣则痛。然不荣则痛,又有素体血虚,产时或产后失血过多,气血不足,或素体肾虚,因产伤动肾气之异;不通则痛又有产后百节开张,卫阳不固,腠理不密,起居不慎,风寒之邪乘虚而入,致气血运行不畅,经脉失养,或产后气血虚弱,血为寒凝成瘀或余血未尽留滞络脉,或产后感热邪,灼伤阴血为瘀,或气滞血瘀,瘀阻而痛之不同。

西医学认为,妊娠后期及分娩时,由于骨盆各关节的活动性增加,关节松弛,耻骨联合及骶髂关节轻度分离等,可致产后肢体关节疼痛;此外,妊娠、产后均需大量钙质供应,若母体营养未能满足此项需要,势必动用其长骨中储存的钙质来补充,因而也引起肢体骨骼疼痛不适症状。近来有学者认为:本病主要由于产后休息不当,过早持久的活动或端坐,致使松弛的关节韧带不能恢复,造成劳损,或增加骶髂关节囊的损伤机会而致病。

【诊断与鉴别】

一、诊断要点

1. 临床表现 产褥期间,出现肢体关节酸楚、疼痛、麻木、重着,甚至双下肢痿痹不能行走者,即可诊断为产后身痛。若失治或误治,症状延续至产褥期后,则属"痹证"范畴。本病多表现为突发,并常见于冬春严寒季节。

2. 病史 产时失血过多,或产褥期起居不慎,当风感寒,居处潮湿阴冷。

3. 辅助检查 血沉、抗"O"均正常。必要时可检查血钙、X线摄片、类风湿因子等以协助诊断。

二、鉴别

痿证　二者症状都在肢体关节。产后身痛以肢体、关节疼痛、重着、屈伸不利为特点，有时也兼麻木不仁或肿胀，但多无痿弱的表现；痿证则以肢体痿弱不用，肌肉瘦削为特点，肢体关节一般无疼痛。

【辨病论治】　临床实践中，部分患者仅见身痛，余无明显他症可辨时，则应把握本病主体病机的普遍性规律，辨病论治，遣方用药。

1. 产后身痛汤（经验方）

组成：当归10g，白芍10g，黄芪15g，牛膝10g，独活6g，薤白10g，炙甘草6g，官桂6g。

功效：益气养血止痛。

主治：产后气血虚之身痛。

方中归芍补血养血，黄芪益气，牛膝补肝肾强筋骨，独活祛风寒止痹痛，配薤白、官桂温通经脉，甘草益气和中，共奏益气养血止痛之功。

2. 经验方（《全国中医妇科验方集锦》）

组成：熟地黄40g，茯苓15g，怀山药20g，山萸肉20g，泽泻15g，丹皮15g，吴茱萸25g。

功效：滋阴养血，散寒止痛。

主治：产后气血虚之身痛。

上方为六味地黄丸加吴茱萸，方中取六味地黄丸肝肾脾三阴并补而重在补肾阴为主，体现肾主生髓、藏精，精能生血之理，配吴茱萸取其散寒止痛，合用以滋阴养血，散寒止痛。

3. 黄芪注射液4ml，肌注，1日2次。

功效：补正益气。

主治：气血虚身痛者。

【辨证论治】

一、辨证要点

本病辨证，首应重视疼痛的部位、性质、程度，再结合兼症与舌脉。如疼痛而肢体酸楚，麻木伴面色萎黄，头晕心悸，舌淡，脉细弱者，属血虚证；若疼痛较重，按之甚，伴恶露量少色黯，舌紫黯，脉弦涩者，属血瘀证；若痛如针刺，或患处肿胀、麻木、重着，活动受限或疼痛游走不定，伴恶寒，发热，头痛，舌淡苔薄白，脉浮紧者，属外感证，又随体质不同或为风寒或入里化热；若以腰膝、足跟疼痛为主，伴头晕耳鸣，舌淡黯，苔薄，脉沉细者，属肾虚证。同时患者的病史、产史资料及素体状况，产后摄生情况，亦是辨证的重要依据之一。

二、治疗原则

宜以养血活血，通络止痛为主。养血之中，应佐以理气通络之品以标本同治，祛邪又当配养血补虚之药以助攻邪而不伤正。本病与一般痹证不同，因产后气血俱虚，虽夹外感也应以调理气血为主。《沈氏女科辑要笺正》曰："此证多属血虚，宜滋养，或有风、寒、湿之气杂至之痹，以养血为主，稍参宣络，不可峻投风药"，在临床用药时应特别注意。

三、分证论治

1. 血虚证

（1）临床见证：产褥期中，遍身关节疼痛，肢体酸楚、麻木，面色萎黄，肌肤不泽，头晕心悸，气短懒言，舌淡红，少苔，脉细弱。

产后血虚，四肢百骸空虚，经脉关节失于濡养，故遍身关节疼痛，肢体酸楚、麻木。余症、舌脉亦属血虚之证。

（2）辨证依据

1）肢体关节酸楚、麻木为主，甚时遍身疼痛。

2）面色萎黄，头晕心悸。

3）舌淡，少苔，脉细弱。

4）多有产时或产后失血过多的病史；或素体血虚加上分娩失血耗气。

（3）治法与方药

治法：养血驱风，散寒除湿。

1）独活寄生汤（《备急千金要方》）

组成：独活、桑寄生、秦艽、防风、细辛、白芍、川芎、干地黄、杜仲、牛膝、茯苓、甘草、桂心、当归、人参。

原方主治肝肾两亏，气血不足，风寒湿邪外侵，腰膝冷痛，酸重无力，屈伸不利或麻木偏枯，冷痹日久不愈。

本方扶正祛邪兼顾，扶正则补气血、益肝肾、强筋骨，祛邪则祛风、散寒、胜湿。产后身痛常为产后气血大伤，百脉空虚，感受风寒湿邪而致，用之相宜。

2）趁痛散（《经效产宝》）

组成：当归、黄芪、白术、炙甘草、独活、生姜、桂心、薤白、牛膝。

原方主治产后遍身疼痛，全方共奏益气补血、温经止痛之功。

2. 湿热证

（1）临床见证：产褥期中，肢体关节红肿热痛或窜痛，或伴发热恶风，口干渴，心胸烦热，大便干，尿黄，舌苔黄，脉滑数。

产后气血俱虚，卫表不固，易感外邪，或外感风寒，随体质而化热，或直接感受风湿热之邪，留滞经络关节发为本病。

（2）辨证依据

1）关节红肿，灼痛或窜痛。

2）身热伴烦闷，口干渴，便结，尿黄。

3）舌苔黄，脉滑数。

4）产褥期生活起居不慎史。

（3）治法和方药

治法：清热除湿，疏风活络。

1）四妙丸（《成方便读》）

组成：川黄柏、薏苡仁、苍术、怀牛膝。

本方原主治湿热下注的两足麻痿肿痛，为治痿之妙药。方中黄柏苦寒，寒以清热，苦以燥湿且偏入下焦，苍术苦温，善能燥湿，加牛膝祛风湿引药下行，薏苡仁利湿清热，合而共奏清热利湿除痹之效，故用治本病。如表证重者，可加金银花、连翘以辛凉透邪，解表清热。

2）清热除痹汤（《刘奉五妇科经验》）

组成：金银花藤、威灵仙、青风藤、海风藤、络石藤、防己、桑枝、追地风。

本方主要由清热祛湿与疏风活络两大类药物所组成，清热除湿，散风活络而不伤正为本方之特点。用药虽平淡，但是直中湿热邪实之的，取"轻可去实"之妙。药后若湿热已解，尚应根据产妇体质情况加以调理。

3. 肾虚证

（1）临床见证：产后身痛，以腰膝关节疼痛为主或足跟痛，可伴头晕耳鸣，眼眶黯黑，夜尿多，舌淡黯，苔薄白，脉沉细。

腰为肾之外府，膝属肾，足跟为肾经所过，肾虚故腰膝痛、身痛、足跟痛。余症均为肾虚精血不足之征。

（2）辨证依据

1）特点为腰膝关节酸痛，或足跟痛。

2）伴头晕、耳鸣、夜尿多。

3）舌淡黯，苔薄白，脉沉细。

4）素体肾虚，复因分娩伤动肾气。

（3）治法和方药

治法：补肾强腰，壮筋骨。

养荣壮肾汤（《叶氏女科证治》）加秦艽、熟地黄

组成：当归、川芎、独活、肉桂、川续断、杜仲、桑寄生、防风、生姜、秦艽、熟地黄。

全方共奏补肾养血、祛风强腰之功。

4. 血瘀证

（1）临床见证：产后身痛，肢体关节屈伸不利，按之痛甚，或肢体皮肤轻度紫黯，或兼小腹疼痛；恶露不畅或不绝，色紫黯夹血块；舌紫黯苔白，脉细弦或涩。

产后多瘀，瘀阻经脉，关节失荣，故见四肢疼痛、麻木、屈伸不利；瘀阻胞脉，故小腹疼痛或恶露不畅或不尽，舌脉亦属瘀血之征。

（2）辨证依据

1）关节遍身疼痛，以疼痛较剧、肢体伸屈不利、按之痛甚为特点。

2）皮肤轻度紫黯可伴小腹疼痛，恶露不畅或不绝。

3）舌紫黯，苔白，脉细弦或涩。

4）恶露不畅或不绝，或感受寒邪，或有难产手术等病史。

（3）治法和方药

治法：养血活血，化瘀通络。

1）身痛逐瘀汤（《医林改错》）

组成：秦艽、川芎、桃仁、红花、甘草、羌活、没药、当归、五灵脂、香附、牛膝、地龙。

原方主治痹证而有瘀血。此处用于治疗产后身痛血瘀证，取其活血祛风通络止痛

之功。

2）生化汤（《傅青主女科》）加桂枝、鸡血藤、没药、牛膝

组成：当归、川芎、桃仁、炮姜、炙甘草、桂枝、鸡血藤、没药、牛膝。

原治产后血虚受寒，恶露不行，小腹冷痛。在此取其养血活血以化瘀之功，增桂枝、鸡血藤温经通络，没药、牛膝化瘀止痛，共奏养血活血、通络止痛之功，宜于产后血瘀偏寒之身痛。上肢痛者，加桑枝、羌活以增通络止痛之功。痛甚经脉青紫者，酌加红花、桃仁、苏木、乳香、没药以活血止痛之效。麻木重着加南星、苍术、白芥子以除湿化痰。

【其他疗法】

一、针灸疗法

（一）体针

1. 取穴：脾俞、膈俞、阴陵泉、足三里。针刺补法，加灸。适应于血虚证。

方义：取脾俞健脾补中，以助气血生化之源，膈俞为血之会，养血调血为其所长，足三里为胃经之合穴，阴陵泉为脾经之合穴，取二穴补益中气，缘有形之血不能速生，无形之气所当急固，乃血虚补气治本之法。

2. 取穴：大杼、肾俞、命门、关元、三阴交。针用补法加灸。宜于肾虚证。

3. 取穴：膈俞、血海、气海。行针用泻法，可灸。适用于血瘀证。

4. 取穴：风池、曲池、膈俞、阴陵泉。针刺以泻法为主。适用于风寒证。

（二）耳针

枕、肾上腺、神门、皮质下。并配以相应部位的主治耳穴，如膝关节痛配以膝眼、鹤顶穴。

二、推拿疗法

1. 在肩髃、肩俞、曲池、合谷、外关、腰阳关、环跳等穴处，施以一指禅推法、揉法、搓法、抖法、捻法、摇法、擦法等。适用于风寒证。

2. 在肩井、曲池、合谷、阳陵泉、风池、百会、风府等穴处，施以一指禅推法、拿法、按法、摩法、揉法、摇法等。适用于湿热证。

三、饮食疗法

1. 防风粥（《千金月令》）防风10～15g，葱白2茎，粳米100g。取前两种煎取药汁，另用粳米煮粥，待粥将熟时加入药汁，煮成稀粥食。适用于风寒身痛。

2. 木瓜羹（《饮膳正要》）木瓜4个，白蜜500g。将木瓜蒸熟去皮，研为泥，白蜜炼净，两味搅匀，用瓷瓶（罐）收贮。每日空腹用沸水冲调服1～2匙。适用于风寒身痛。

3. 川断杜仲炖猪尾（《饮食疗法》）川续断25g，杜仲30g，猪尾1～2条。将猪尾去毛皮洗净，与另二味共入瓦罐煮汤，用精盐、生姜、葱花、味精调味，适量服用。适用于肾虚腰痛。

4. 猪腰子1只（去脂膜）与杜仲30g共炖煮，随意服，为1日量。适用于肾虚腰痛。

【预防与调护】

1. 注重产褥期卫生和产后护理，避免居住在寒冷潮湿的环境中，注意起居之冷暖，防止外邪侵袭。

2. 加强孕期保护，多食容易消化且富含蛋白质、维生素及钙、磷的食物，纠正贫血。

3. 适当运动，保持心情舒畅。

【疗效判定】

治愈：产后身痛及其他症状消失，停药后未复发。

显效：产后身痛及其他症状较治疗前明显减轻。

有效：产后身痛及其他症状有所减轻。

无效：产后身痛无改善，甚或加重。

【重点提示】 本病是严寒季节分娩后的一个常见病，虽有轻重缓急不同，但临床特点是：一是时间性，以产褥期内多见。若失治或误治，可延至数月，数年甚则成痿痹残疾。二是季节性，以冬春严寒时分娩者多见。三是突发性，"风者善行而数变"，突然受邪后，一夜间即可出现肢体屈伸不利，甚或不能着地行走。临床上可分为血虚、风寒、肾虚、湿热、血瘀，但本病发生于产后，而产后多虚多瘀，一般以正虚邪实者多，故治以养血活血，疏风散寒，通络止痛为主。但也要注意湿热和瘀阻等邪实之证，故应"勿拘于产后"；待邪去大半，则又要"勿忘于产后"，注重扶正以祛邪，总之要灵活辨证，务使气血周流，身痛自然除之。本病重在未病先防，故亦应重视预防与调护。

（曾 倩）

第十一节 缺 乳

产后缺乳是指产妇在哺乳期内乳汁甚少或全无，亦称"乳汁不行"，或"乳汁不下"，或"产后乳无汁"。

1992 年国务院批准的《90 年代中国儿童发展规划纲要》及 1995 年国务院颁布的《中国营养改善行动计划》明确提出，母乳喂养率须达 80％。我国目前产后 1 个月纯母乳喂养率为 47％～62％，产后 4 个月纯母乳喂养率仅为 16％～34％，其主要原因之一就是乳量不足。据资料报道，产后缺乳症的发病率为 20％～30％，并呈上升趋势。

我国妇女有产后哺乳的良好习惯，对缺乳十分重视，有关记载颇为丰富。本病首见于《经效产宝》，缺乳多发生在产后一周内，也可发生在整个哺乳期。早在隋代《诸病源候论·妇人将产病诸候》就有"产后乳无汁候"的病机论述，认为其病因系"既产则血水俱下，津液暴竭，经血不足"使然。唐代《备急千金要方》列出了"治妇人乳无汁共二十一首下乳方"，所用药食多为通草、麦冬、漏芦、瓜蒌根以及猪蹄、鲫鱼等，至今临床亦常用于催乳。宋代陈无择《三因极一病证方论·卷十八》分虚实两类论治缺乳，指出："产后有二种乳脉不行，有气血盛而壅闭不行者，有血少气弱涩而不行者，虚当补之，盛当疏之。"《妇人大全良方》云："妇人乳汁，乃气血所化。若元气虚弱，即乳汁短少……若怒气乳出，此肝经风热，若累产无乳，此内亡津液。盖乳汁滋于冲任，若妇人疾在冲任，乳少而色黄者，生子则怯弱而多疾。"奠立了产后缺乳的病因病机学基础，后世医家多宗前说，并治以虚则补之，实则疏之，不宜专事通乳，当寓通于补和疏之中，调治本病。

近来仝宗景通过查阅古今文献，结合临床，归纳提出了"通乳十二法"。

1. 发汗通乳法 药如白芷、葱白、薄荷、细辛、蝉蜕、葛根等，具有调畅气血营卫、宣发肺气、开泄腠理、升举气机的功效，可起到通乳的作用。

2. 活血通乳法　运用活血祛瘀药如穿山甲、王不留行、蛴螬等，既顺应了产后病之治疗总则，又因乳血同源，活血即所谓通乳，而且有上病下取，恶露除而乳自通的作用。

3. 利水通乳法　药如通草、泽泻、木通、漏芦、瞿麦、赤小豆，认为利水药可增强渗透分泌、通行三焦，对人体津液的生成和输布，乳腺的分泌功能有促进作用。

4. 化痰通乳法　瓜蒌、贝母、半夏、白芥子等能起到洁流开源，以利乳汁生化，化浊通滞以畅乳汁运行的作用。

5. 安神通乳法　与疏肝通乳法同为治疗情志因素缺乳的重要方法。药如合欢花、夜交藤、远志、枣仁，方如归脾汤等。因为心神、心肝以及心肾相交与泌乳都有密切关系，尤其是证见神志不宁、失眠多梦、心悸烦躁者，以本法尤佳。

6. 疏肝通乳法　柴胡、青皮、香附、川芎、枳壳等疏肝理气药常用。因肝具有条达气机，贮藏血液，疏理乳房功能，肝气条达，则其能调控乳汁源泉，升发清阳，激发气血上承，疏通乳络，有效制约乳窍开合，有利于乳汁的分泌。

7. 清热通乳法　热邪易灼伤津液而影响乳汁的分泌，故选用清热药物如石膏、知母、白薇、金银花、蒲公英、连翘、红藤等，可起到清热保津，以护乳汁之源，清热解毒，以洁乳汁之质，清热祛湿，以畅乳汁之流，通过清热消瘀以利乳汁之行而治疗缺乳。

8. 补气血通乳法　补气血可增加乳汁的源泉。补气可增强生乳的气化过程和对乳汁生成的推动及乳汁排泄的固摄作用已属共识，因而本法为治疗缺乳重要而常用之法，可分补气通乳、补血通乳或补气血通乳。

9. 调中通乳法　中，言脾胃。调理脾胃诸方药可增加乳汁的源泉，疏理乳房之经气，调节乳房之气机，有利于乳汁的生化与分泌。常根据脾胃不和的不同情况分别采用健脾和胃、消食和胃、化瘀消食诸法。

10. 生津通乳法　津液不足则乳汁减少，麦冬、知母、玄参、沙参、天花粉、猪蹄等药养阴生津，用以治疗缺乳，既顺应"产后亡血伤津"之机制，又有滋助乳汁之源泉的作用，保津即为保乳，津充而乳自多矣。

11. 补肾通乳法　因肾为分泌乳汁之主导。运用续断、胡桃仁、桑寄生、怀牛膝、狗脊、杜仲、山药、熟地黄、肉苁蓉、枸杞子等滋肾补肾药物，对缺乳甚或久治不效的少乳有较好效果。临床一般分为补肾益精通乳、补肾温阳通乳法。

12. 升降通乳法　指应用升降气机（升提或降泄）的药物，达到血气上以化生乳汁，下即有通行、下降之意，乳汁的排泄通畅称之为"下乳"。对虚性缺乳，全宗景提出柴胡、桔梗、升麻、葱白小量用药，"量轻则有利于升浮"；降泄法使用时，乳房红肿疼痛，阳明腑实为辨证关键，属阳明热结者，治以泻热攻下为法，但要注意中病即止，不可过剂。至于升降通乳法，是升降补泻同用之法，乳络热结，腑气不通又兼气阴两虚者宜之。例方黄龙通乳汤（生地黄、玄参、麦冬、人参、当归、生甘草、生大黄、芒硝、桔梗、丝瓜络、瓜蒌、穿山甲、生姜）。

全宗景所拟十二法，对通乳治法进行了较为系统的总结，为临证治疗产后缺乳提供了借鉴与参考。

现代中医药研究者对产后缺乳进行了有关研究，认为缺乳和恶露不绝有相关性。产后胞宫内"余血浊液"，应畅通排尽，若阻于胞宫，必然影响胞宫恢复，胞脉阻滞，冲任失常，经隧闭塞，上下失其通达调畅，致使乳络不畅，乳汁难下。故认为促进产后胞宫复旧，降低恶露不绝发生率，可提高母乳哺养率。哈孝廉通过临床观察后指出剖宫产产妇中恶露不绝者占 79.8%，而阴道产产妇中恶露不绝者仅为 60.3%，缺乳率随恶露不绝的增加而上升，剖宫产缺乳率达 72%，故剖宫产后缺乳的预防性治疗显得尤其重要，要旨在促进子宫复旧，防治恶露不绝，达到增进乳汁分泌的作用。哈孝廉采用家传验方，以逐瘀降浊药配伍而成康宫丸，设剖宫产患者观察组 120 例，对照组 60 例，观察恶露与乳汁情况、子宫底下降速度、子宫大小、术后矢气排便情况、妇科检查情况五方面。结果表明，两组各方面指标均有显著差异，说明剖宫产满月时恶露不绝与缺乳发生率高之间存在不可忽视的因果联系，针对剖宫手术易停瘀留浊的病理特点施治，达到了良好效果。

有研究提示中药治疗缺乳可增加垂体催乳素（PRL）的分泌，如张燕金、张玉芬、刘晓萍均报道中药治疗缺乳可使产妇血中 PRL 浓度增高，促使乳汁分泌的增加，加之婴儿的吸吮刺激，又可反射性引起脑垂体分泌催产素和催乳素，以排出足量的乳汁形成一个泌乳调节的良性循环机制。

西医学泌乳理论认为泌乳受数种激素精细调节。完整的下丘脑-垂体轴对启动并维持泌乳十分重要。泌乳分 3 个阶段：乳腺增生期；泌乳发生期，分泌初乳；乳汁生成期，维持乳汁分泌。PRL 是乳汁生成的必要激素，但只有在低雌激素环境下，解除了对催乳素及肾上腺甾体激素的抑制才能泌乳，以后乳汁的分泌很大程度上依赖于哺乳刺激。广泛垂体坏死或垂体前叶功能减退症患者无乳汁分泌的现象，也说明泌乳与缺乳的内分泌及神经调节机制较为复杂。

催乳素的维持有赖于定期吸吮和乳腺泡导管的排空。生长激素、皮质醇、T_3 和胰岛素也起一定作用。乳汁分泌不需要太多的 PRL，产褥晚期哺乳妇女的 PRL 逐渐下降至非孕水平但仍可泌乳。若不哺乳，PRL 将在 2～3 周内降至非孕水平。哺乳双胎新生儿者 PRL 为单胎母亲的二倍。这表明乳头刺激的次数与吸吮频率对催乳素的分泌有显著协同作用。吸吮刺激 PRL 释放的机制可能是抑制了多巴胺释放，后者是下丘脑的 PRL 抑制因子，下丘脑催乳素抑制因子（PIF）包括多巴胺（dopamine，DA）、γ-氨基丁酸；催乳素释放因子（PRF）包括促性腺激素释放激素，促甲状腺激素释放激素（thyrotropin releasing hormone，TRH）、血管活性肠肽、血管紧张素Ⅱ等，脑内神经介质（儿茶酚胺与 5-羟色胺类物质）也可促进催乳素的释放。

【病因病机】 乳汁来源于脾胃化生的水谷精微，与血气同源，赖乳脉、乳络输送，经乳头泌出。程若水有"胎既产，则胃中清纯津液之气，归于肺，朝于脉，流入乳房，变白为乳"之说。产后缺乳可由气血虚弱、肝郁气滞血瘀、肾虚、痰湿壅阻引起，影响乳汁的生化和流通，而血气不足和气机郁滞，是引起缺乳的主要原因。

血气源于脾胃生化，脾胃素虚，或产后劳逸失常，或忧愁思虑，或产时失血过多，均可致气血虚弱而表现乳汁甚少或全无。正如《景岳全书·妇人规》云："妇人乳汁，乃冲任气血所化，故下则为经，上则为乳。若产后乳迟乳少者，由气血之不足，而犹或无乳者，其为冲任之虚弱无疑也。"肝主疏泄，"乳头厥阴所主"，若素性抑郁或产时、产后为情志所伤，啼哭悲哀太过，肝失条达，气机郁滞，乳脉、乳络不通，乳汁运行失畅，以致缺乳。《儒门事亲》曰："啼哭悲怒郁结，气溢闭塞，以致乳脉不行。"也有因其他缘故，如婴儿吮吸不够，哺乳方法不正确，乳房排空不良引起乳汁减少。尚有因添加辅食太多，出现乳汁减少者。

此外，素体衰弱，产时耗气伤血或素有慢性病可致缺乳；或因乳腺炎、乳汁淤积不出，以致乳汁不行。

【诊断与鉴别】

一、诊断要点

1. 临床表现 产后开始哺乳时即觉乳房不胀，乳汁稀少；或产后哺乳开始时即全无乳汁；或骤然乳汁减少，不足以喂养婴儿。

2. 病史 或有七情所伤史、新产后过于疲劳史，或素有慢性病史，气血虚弱史，或有先天不足等。

3. 检查 主要检查乳房及乳汁。虚证者，乳房柔软，不胀不痛，挤出乳汁点滴而下，质稀；实证者，乳房胀满而痛，挤压乳汁疼痛难出，质稠；虚实夹杂者，乳房胀大而柔软，乳汁不多。此外，应注意有无乳头凹陷和乳头皲裂造成的乳汁壅塞不通，哺乳困难。

二、鉴别

1. 乳腺炎所致的缺乳 乳腺炎局部应有红肿热痛，有全身发热恶寒，甚至寒战表现，继之化脓成痈。

2. 还应与乳房发育不良、乳房疾病或有乳房手术史所致的缺乳鉴别。

【辨病论治】 通乳方（《临床辨病专方治疗丛书·妇科》）

组成：葛根 10～15g，穿山甲 10g，王不留行 10g，漏芦 10g，路路通 15g，川芎 10g，黄芪 15g，白术 10g，当归 10g，陈皮 10g，甘草 6g。

本方益气养血，通络下乳，切合缺乳的主体病机，故宜之。

【辨证论治】

一、辨证要点

缺乳分为虚实两端，主要据乳汁色质、乳房局部状况、全身症状、舌脉，结合病史资料以辨。虚者乳房空瘪柔软，乳汁清稀或全无，精神欠佳，少气懒言，面色萎黄或苍白，恶露色淡，腰酸膝软，食欲欠佳；实者乳房有硬结，胀硬疼痛，但不红肿，乳汁稠或不行，情志不舒，胸胁胀痛。二者分别兼有虚实不同的舌脉征。

二、治疗原则

治疗如《傅青主女科》曰："全在气而不在血"，强调理气之重要。临证中以调理气血，通络下乳为主。虚则补之，实则疏之。虚者补气养血，健脾和胃；实者疏肝理气，通络行乳。无论虚实均宜佐以通络下乳之品，以助乳汁分泌。同时，要指导产妇正确哺乳，保证产妇充分休息，有足够的营养和水分摄入。

三、分证论治

1. 气血虚弱证

（1）临床见证：产后乳汁不行，或行亦甚少，乳汁清稀，乳房无胀痛，或面色苍白，或精神疲惫，或头晕眼花，甚或心悸气短，食少便溏，舌淡苔薄，脉沉细或弱。

脾胃素弱或因病致虚，分娩后血气更弱，或分娩失血过多，致乳汁生化不足，故而缺少。余症皆气血不足之候。

（2）辨证依据

1）乳汁清稀，乳房无胀痛。

2）面色苍白，精神疲惫，头晕眼花，甚或心悸气短，食少便溏。

3）舌淡苔薄，脉沉细或弱。

4）素体脾胃虚弱，或分娩失血过多史。

（3）治法与方药

治法：实脾，补血，通乳。

1）通乳丹（《傅青主女科》）

组成：人参、生黄芪、当归、麦冬、木通、桔梗、猪蹄。

方中人参、黄芪补气，当归、麦冬养血滋阴，桔梗、木通（习用通草）利气宣络通乳，猪蹄养血益阴下乳。全方补气养血，疏经通络。气血充足，乳脉通畅，则乳汁自出。

2）加味四物汤（《医宗金鉴》）

组成：当归、熟地黄、川芎、白芍、天花粉、王不留行、木通。

手心烦热，口舌少津的，加知母、王竹、石斛。纳差便溏者，加山药、茯苓、陈皮。头晕眼花，酌加枸杞子、制首乌、鸡血藤、龙眼肉。嗳气胁胀者，少佐柴胡、郁金、香附。

3）增乳方（经验方）

组成：当归 5g，黄芪 10g，黄精 10g，熟地黄 10g，桔梗 5g，路路通 10g。猪蹄（后腿）两只炖汤，前药布包入汤再煎 1 小时，饮汤，为 1 日量。

2. 肝气郁滞证

（1）临床见证：产后乳汁不行，或可挤出少量乳汁，乳汁浓稠，乳房胀甚或有硬结红肿，或胁胀，嗳气叹息，苔薄或黄，舌质黯红，脉弦。

情志抑郁，气机壅滞，乳脉、乳络不畅，乳汁运行受阻，致乳汁不行。胁胀，嗳气叹息，舌脉亦为郁滞之象。

（2）辨证依据

1）乳汁浓稠，乳房胀甚或有硬结红肿。

2）胁胀，嗳气叹息。

3）苔薄或黄，舌质黯红，脉弦。

4）素性抑郁，或产后情志内伤史。

（3）治法与方药

治法：疏肝理气，通络行乳。

1）下乳涌泉散（《清太医院配方》）

组成：当归、白芍、生地黄、川芎、柴胡、青皮、天花粉、漏芦、桔梗、木通、通草、白芷、穿山甲、王不留、甘草。

全方疏肝理气，补血养血，通络行乳。若乳房胀痛甚者，酌加橘络、丝瓜络、香附以增理气通络之效；乳房胀硬热痛，触之有块者，加蒲公英、夏枯草、赤芍以清热散结；若乳房掣痛，伴高热恶寒，或乳房结块有波动感者，应按"乳痈"诊治。

穿山甲、王不留行为通络下乳之要药。现代研究表明，母乳分泌受神经内分泌系统的调节，其中泌乳的发动和维持与 PRL 的关系极为密切。在产褥期，下丘脑-垂体-卵巢轴发生相应调节，分娩后，血中的雌激素、孕激素浓度大大降低，其对 PRL 的抑制作用解除，使 PRL 发挥始动和维持泌乳作用。穿山甲可提高 NaF 中毒后缺乳大鼠血清 PRL 水平，产褥初期乳汁分泌良好与否与 PRL 的基础值（正常哺乳大鼠血清 PRL 值）无关，而与授乳后 PRL 值的反应性上升程度有密切关系，说明穿山甲纠正产后乳汁分泌不足的机制是能在机体缺乳状况下对 PRL 进行调节，从而促进乳汁的分泌。

2）通经活络汤（《中医妇科治疗学》）

组成：瓜蒌、橘络、青皮、丝瓜络、生香附、通草、扁豆、当归身。

心情不舒，胸胁胀闷的，加郁金、厚朴花、丝瓜络；若产妇为肥胖之体，见苔腻、痰多者为痰气阻滞之象，可于方中酌加桔梗、枳壳、薏苡仁、莱菔子、冬瓜仁、茯苓利湿除痰。

3）通肝生乳汤（《傅青主女科》）

组成：当归、白芍、白术、生地黄、麦冬、柴胡、远志、通草、炙甘草。

4）滋乳汤（《医学衷中参西录》）加减

组成：炒冬葵子（研碎）、生黄芪各 30g，当归 15g，知母、玄参、炒王不留行各 12g，炒穿山甲（捣碎）6g，路路通（捣碎）3 枚，丝瓜络 1 枚作引。

5）中药自拟方养血逐瘀法（黄芪 30g，生地黄、益母草、王不留行各 18g，当归、牡丹皮、白芍、川芎、丹参、穿山甲、红花各 10g）治疗产后恶露不绝伴缺乳，随症加减。（刘秀梅，宫士会 . 中药治疗产后恶露不绝伴缺乳 . 中国民间疗法，2004，12（3）：43）

【其他疗法】

一、验方

1. 当归 12g，生地黄 12g，白芍 15g，川芎 6g，柴胡 9g，青皮 6g，通草 12g，桔梗 6g，漏芦 12g，王不留行 15g，穿山甲 12g，路路通 12g，甘草 3g 本方疏肝解郁，适用于肝气郁滞型。（崔英华 . 产后缺乳的中医治疗 . 光明中医，2007，22（1）：24-25）

2. 自拟通乳散（党参、当归、穿山甲、陈皮、通草各 10g，黄芪、丹参各 20g，甘草 6g）治疗 500 例，369 例恢复正常，125 例症状改善，6 例无效，总有效率为 98.8%。（王丽红，张颖 . 通乳散治疗产后缺乳 500 例 . 浙江中医杂志，2007，42（2）：79）

3. 自拟催乳神效汤（黄芪 30g，当归 15g，白芷 10g，陈皮 10g，通草 5g，漏芦 5g，红花 3g，姜炭 2g，王不留行 12g，炮甲珠 10g，川芎 6g，党参 10g）治疗产后缺乳 268 例疗效观察，治愈 257 例，好转 11 例，总有效率为 100%。（周玉梅 . 中医治疗产后缺乳 268 例疗效观察 . 光明中医，2006，21（5）：66-67）

4. 下乳方（黄芪 20g，云茯苓 10g，白术 10g，当归 12g，桔梗 10g，路路通 10g，通草 8g，穿山甲 10g，王不留行 10g，甘草 10g）治疗 106 例，伴肝郁气滞者加柴胡 15g，青皮 10g，白芍 15g，以疏肝解郁；有热证者加夏枯草 15g，蒲公英 30g，天花粉 15g，以清热散结生津；有乳汁不通者加漏芦 12g 以通经下乳，甘草调和脾胃，总有效率为 97.2%。（胡金霞 . 中医药治疗产后缺乳 106 例临床观察 . 实用医技杂志中医药临床观察，2006，13（6）：1027-1028）

5. 自拟通乳丹加减（党参 15g，黄芪 30g，当归 12g，白术 15g，麦冬 12g，王不留行 10g，漏芦 10g，穿山甲 10g，猪蹄 1 个）每日 1 剂，3 天为 1 个疗程治疗 60 例产后缺乳；对照组 60 例产后缺乳用催乳颗粒（安徽蚌埠涂山制药厂生产，批号：010409），每包 20g，口服，每次 2 包，每日 3 次，温水冲服，3 天为 1 个疗程。结果：治疗组增加乳汁的效果优于对照组，通乳丹具有促进乳汁分泌的作用。（张娅如．通乳丹治疗产后缺乳 60 例疗效观察．四川中医，2007，25（12）：83-84）

二、饮食疗法

食疗作为产后缺乳的一种重要治疗方法，早在唐代即有猪蹄、鲫鱼等食疗方记载。民间关于产后缺乳的食疗方有很多，原料多为补气血、通络之品，如猪蹄、鲫鱼、母鸡、黄芪、花生、红糖等。《三因极一病证方论》记载："虚当补之，盛当疏之。盛者当用通草、漏芦、土瓜根辈；虚者当用钟乳、猪蹄、鲫鱼之属，概可见矣。"

1. 落花生粥（《粥谱》） 花生 45g（不去红衣），粳米 100g，冰糖适量，也可加山药 30g，或加百合 15g。将花生洗净捣碎，加粳米、山药片同煮粥，熟时放入冰糖稍煮即可。有健脾开胃、润肺止咳、养血通乳之功。

2. 胎盘蒸鳖肉（《妇科食疗》） 胎盘 1 个，鳖肉 120g，生油 12g，盐适量。将胎盘洗净，切成长宽各 2cm 的块，鳖肉切成长宽各 2.5cm 的块。生油烧至八成熟，倒入胎盘、鳖肉速炒 30 秒，加水两碗烧片刻，一起入钵内，上笼蒸 30 分钟即可服用。有补气养血、益精催乳之功用。

3. 黄芪通草鸡（鄢爱珍） 炙黄芪 50g，通草 10g，母鸡 1 只。将净膛鸡切块，再将黄芪、通草洗净放入，撒上细盐，淋入黄酒 1 匙，旺火隔水蒸 3～4 小时，空腹吃，有补气养血、健脾和胃、通乳利尿之功用。产后体虚乳汁不足者，食之甚佳。

4. 花生鲢鱼头汤（民间验方） 花生 50g，鲢鱼头 1 个，生姜 2 片，45°米酒 100ml。花生仁、生姜洗净；鲢鱼头洗净，去鳃，斩成小块。油镬烧红，下姜煎至微黄，再下鱼头炒，入米酒、花生仁，再加清水 2 碗，煮至 1 碗。趁热饮汤食花生，一次食完。鲢鱼头甘、温，功能暖胃补气，《本草纲目》云"温中益气"。花生仁和胃，催乳，气充则乳行，又佐以米酒之温通，则下乳之力更大，适用于气血虚弱之产后缺乳。

5. 王不留行炖猪蹄 王不留行 10g，猪蹄 4 只。先将王不留行和洗净的猪蹄放入水中浸泡 1 小时左右，然后用武火煮，开锅后用文火焖 1 小时左右，将汤取出备用。治疗 36 例，显效 16 例，有效 18 例，无效 2 例，总有效率为 94.4％。王不留行通利血脉，行而不住，走而不守，故有活血通脉之功。猪蹄有补血滋养之功。全方王不留行加猪蹄有补血疏通经络之效，使气血充足，乳汁自生。（姜妮娜，高承香．王不留行炖猪蹄治疗产后缺乳 36 例．传统医药，2004，11（11）：31）

6. 逍遥猪蹄汤（民间验方） 北柴胡 6g，当归 12g，白芍 15g，川芎 6g，青皮 10g，穿山甲 10g，猪蹄 2 只，将前 6 味中药用干净纱布包裹，与猪蹄 2 只同放沙锅内煮，至猪蹄烂熟，饮汤吃肉，每日 1 剂，连服 3～4 日。全方疏肝解郁，通络下乳，适用于肝郁气滞型缺乳。

三、针灸疗法

（一）杵针疗法

补益气血，理气通络

取至阳八阵、脊中八阵、河车路、大椎至命门段、乳根、膻中八阵、足三里、少泽、太冲。

手法：杵针用补法或平补平泻法，并可加灸法。

方义：至阳八阵、脊中八阵、河车路以补益气血，理气通络；足三里为胃经合穴，以助化源，补养气血；乳汁为气血所化，阳明为多气多血之经，乳房为阳明经所过，故取乳根可通络催乳；气会膻中八阵，取之以补气调气；肝经原穴太冲，行气解郁通乳；少泽为催乳经验效穴。

加减：失血过多加血海。气虚加气海八阵。食后便溏加中脘八阵。胸胁胀满加期门。有热加曲池、合谷。

（二）针灸疗法

1. 膻中、双侧乳根。虚证配用足三里、三阴交。实证配用期门。采用提插补泻手法，实证用泻法，虚证用补法。

2. 李氏采用针灸法治疗。主穴：膻中、乳根、少泽；配穴：气血虚弱加心俞、脾俞、膈俞、足三里；肝郁气滞加肝俞、期门、太冲。操作方法：所选腧穴常规消毒后，选用0.35mm×40mm毫针。先令患者端坐，直刺各背俞穴深约1寸，采用平补平泻法，进针得气后，迅速出针，加用艾条熏灸10分钟，然后再嘱患者仰卧位，先针刺膻中穴，乳根穴沿皮下向乳房方向进针1.5寸使针感达到整个乳房，其他腧穴依次针刺，采用平补平泻法，留针20分钟。出针后加用艾条熏灸10分钟。每日1次，10次为1个疗程。结果34例痊愈，10例显效，6例有效，5例无效，总有效率为90.9%。（李种泰．针灸治疗产后缺乳55例．陕西中医，2006，27（20）：226-227）

3. 主穴：膻中、乳根；配穴：气血不足型加足三里、膈俞、脾俞、胃俞；肝气郁结型加太冲、期门。治疗产后缺乳30例，治愈21例，好转8例，总有效率为96.67%。（任翠玉，刘伟．针灸治疗产后缺乳30例．中医外治杂志，2004，13（3）：35）

乳根可疏阳明经气而催乳；膻中穴可调理气机以助乳根催乳之效。足三里穴为阳明经之合穴，酌加膈俞、脾俞、胃俞可扶助中焦而资气血之源；三阴交为三阴经交会穴，具补脾养血之功效，故虚证配用此二穴有健脾养胃、益气生血之效。太冲为肝经原穴、输穴；期门为肝之募穴，有疏肝理气之功，实证配用此穴，可使肝郁得解，气血通畅，乳脉得行。

（三）针罐治疗

1. 先取膻中穴，直刺0.5寸，再取乳根穴（双），沿皮下向乳房方向进针1寸，使针感达到整个乳房，留针30分钟，每隔5分钟行针一次，最后用圆利针直刺天宗穴（双），待得气后出针，使孔有少量血渗出，然后再在此穴上拔火罐，留罐20分钟。一周治疗1次，3次为1个疗程。（黄永泉，黄巍奇．针罐治疗缺乳证1643例．针灸临床杂志，1994，（4）：22）

2. 取穴：膻中、乳根、少泽、肩井。若食欲差者，加脾俞、胃俞；血虚气弱者，加脾俞、足三里；肝郁气滞者，加肝俞、期门或太冲、内关。治疗方法：先取少泽穴施行三棱针点刺或毫针浅刺，留针20分钟，针刺毕，在其余穴位上采用单纯罐法，或毫针罐法，皮肤针罐法（血虚气弱者，皮肤针宜轻叩；肝郁气滞者宜重叩）等，留罐10~20分钟，1~2日施术一次，3次为1个疗程，每个疗程间隔3天。

3. 取穴：心俞、膈俞。先以毫针朝脊柱方向斜刺入0.5~1寸，留针1~5分钟。间断捻针强刺激，出针后立即在针口处拔罐，留罐10~15分钟，每1~2日施术一次，3次为1个疗程，每个疗程间隔3天。

四、敷贴法

1. 金银花根30g，通草20g，当归6g，芙蓉花叶60g。上药捣烂，敷贴于乳房胀痛部位，1日2次，3天为1个疗程。适用于肝气郁滞证。（《新编妇人大全良方》）

2. 蒲公英或鱼腥草120g，捣烂敷贴于乳头，1日2次，3天为1个疗程。活络通乳，适用于气血运行不畅所致的缺乳。

3. 乳房有块者，局部用橘皮煎水外敷；乳房胀痛者可用热水、葱汤洗涤乳房，以宣通乳络。（张玉珍.中医妇科学.2版.北京：中国中医药出版社，2007）

五、推拿疗法

1. 虚证：取膻中、中堂、步廊、乳中、膺窗、神藏、胸乡等穴及乳房。用拇指、四指揉、双手扭揉、拇指按摩等手法，顺着经络方向施行。实证：取食窦、膻中、灵墟、库房、乳中、乳根、中府、天池、极泉等及乳房。用拇指推压、四指揉压、双手扭揉、中指点压等手法，逆着经络方向稍用力施行。每日1次，每次1分钟。结果：痊愈96例，显效4例，总有效率为100％。

2. 取穴：膻中、乳根、脾俞、胃俞、少泽、足三里、内关、期门、太冲、肝俞等。手法：点按、揉、推、梳刮、拿揉。（韩爱东，胡燕，杨丽君.推拿治疗妇产后无乳、缺乳症.按摩与导引，1997，（1）：29，31）

3. 针灸按摩并用（双侧乳根、天溪、神封、膺窗、膻中。气血亏虚者配脾俞、足三里；肝郁气滞者配期门、太冲）治疗产后缺乳45例，有效9例，无效1例，总有效率为97％。（郑颖.针灸按摩并用治疗产后缺乳45例.实用中医内科杂志，2006，20（1）：98）

4. 取穴：乳根、膻中、足三里、合谷、少泽。操作：取厚0.3cm、直径1cm干姜片贴于直径3cm大小的胶布上，再将姜片对准乳根、膻中、足三里贴压固定。每穴白天揉压4次，晚上揉压2次，每次揉压2～3分钟。气血虚弱者，揉压宜轻，频率宜慢，揉压后加灸足三里5～10分钟，上、下午各行1次。肝气郁滞者，揉压稍重，频率稍快，揉压后拿（捏而提起）合谷、少泽2～3分钟。上述治疗完毕后，挤压揉摩乳房3～5分钟，并让婴儿吸吮乳头。120例缺乳者，痊愈69例，无效9例，有效率为92.5％（李红枝.穴位揉压法配艾灸治疗产后缺乳120例.*Chinese Acupuncture & Moxibustion*，2006，26（6）：442）

【预防与调护】

1. 合理的哺乳方法。提倡早期哺乳、定时哺乳，促进乳汁的分泌。现在临床提倡母乳喂养，母婴同室，早接触、早吸吮，于产后30分钟内开始哺乳，尽早建立泌乳反射。哺乳原则"按需哺乳"。定时哺乳，注意排空乳房中乳汁。第1天每侧乳房吸吮5分钟，以后逐渐延长，以刺激摄乳反射，但不要超过10～15分钟，以免使乳头浸渍、皲裂而致乳腺炎；挤压乳晕周围组织，给婴儿挤出少量乳汁以刺激其吸吮；哺乳时摇动或拍打婴儿勿使其入睡，但不要弹脚心、掰嘴、晃头或拍打面颊；把乳头放入婴儿口中，以便其下颏挤压乳晕周围组织，不要让乳房堵住婴儿鼻孔；停止哺乳前，抬起婴儿的上嘴唇，让他（她）张开嘴，哺乳后轻轻用水擦净乳头。

2. 保证营养和充足的睡眠，保持乐观情绪，克服哺乳的焦躁情绪。适当锻炼，维护气血和调。

3. 乳汁既源于"水谷精微"，故饮量充足，有利于乳汁生化。应鼓励产妇服用富有营养的煲汤饮食以开乳源；同时注意及时治疗产后自汗、盗汗、产后小便频数、恶露不绝等"耗伤津液"的病证以节流。饮食宜清淡，不可过咸，"盖盐止血，少乳且发嗽"故也。

4. 父母、婴儿及环境因素（包括负责母亲和围产儿的医疗机构）均可影响哺乳。应注意产妇对哺乳的态度及其感情状态、乳房发育情况和全身状况；家庭成员尤其是直系亲属对产妇的关心程度；婴儿成熟度，有否异常，体重及食欲等，综合分析后采取相应的调护措施。

5. 孕期做好乳头护理，产检时若发现乳头凹陷者，要嘱孕妇经常把乳头向外拉，并要常用肥皂擦洗乳头，防止乳头皲裂而造成哺乳困难。

6. 纠正孕期贫血，预防产后大出血。

【疗效判定】

痊愈：乳汁分泌能完全满足婴儿需要，其他症状消失。

有效：乳汁分泌增多，能满足婴儿需要量的 2/3，其他症状明显改善。

无效：缺乳无改善。

【重点提示】　本病是产妇在哺乳期内发生的常见疾病，有特定时间、特定人群的特点，虽非重症，但严重影响了婴幼儿的身体及智力发育，对产妇的康复亦有不良影响。本病若能及时治疗则乳汁可下；若乳汁壅滞，经治疗乳汁仍然排出不畅，则可转化为乳痈。所以，对于本病要做好辨证论治、及时治疗，以免贻误病情。本病重在未病先防，故应重视预防与调护。

（谭万信　黄　英　李　燕）

第十二节　产后乳汁自出

妇人产后，乳汁不经婴儿吮吸随时自然流出，甚或终日不断的，称为乳汁自出。若体质壮健，乳汁充沛满则溢者，属气血旺盛；或届授乳时，而未哺乳以致乳汁溢出；或断乳之期，因乳汁难断，时有溢乳，均非病态，不属本节讨论范围。

本病首见于唐代《经效产宝·产后乳汁自出方论》："产后乳汁自出，盖是身虚所致，宜服补药以止之"。宋代《妇人大全良方·卷二十三》曰："产后乳汁自出，乃胃气虚，宜服补药止之"，并附有独参汤、十全大补汤治验的案例，均以虚立论，补而治之。明代《景岳全书·妇人规》指出："产后乳自出，乃阳明胃气之不固，当分有火无火而治之，无火而泄不止，由气虚也，宜八珍汤、十全大补汤；若阳明血热而溢者，宜保阴煎或四君子汤加栀子；若肝经怒火上冲，乳胀而溢者，宜加减一阴煎；若乳多胀痛而溢者，宜温帛熨而散之。"张景岳之说，较完整的归纳了本病病因病机，一直为后世医家所推崇，沿用至今。现代研究也未完全明确乳汁自出的机制。

【病因病机】　乳汁为气血所化，赖气以摄纳、运行，乳房系肝、胃两经经脉循行之处。产后气血虚弱，固摄失权，或郁怒伤肝，肝横犯胃，或郁久化热，疏泄失度发为本病。

本病患者不多见，疗效尚不十分满意。临证多以辨证论治治之。

【辨证论治】　证分虚实，辨证要点相类缺乳。虚者，乳汁不充，质清稀如水，终日浸溢而出，乳房柔软，且见气血两虚脉证。实者，乳汁自出，绵绵不绝，质稠，乳房胀痛，必见形气俱实脉证。治法仍本"虚者补之"、"热者清之"的原则，以益气补血、疏肝清热法分治之。收涩药的适当选加，有利于乳汁的摄纳。

1. 气血两虚证

（1）临床见证：产后乳汁自出，质清稀，乳房无充胀感，面色不荣，精神疲乏，食欲不振，或大便时溏，舌淡苔少，脉细弱。

（2）辨证依据

1）乳汁自出，量多，质清稀，乳房柔软无胀感。

2）精神疲乏，食欲不振，舌淡苔少，脉细弱。

3）素体脾胃虚弱，或产时、产后失血耗气，产后操劳过度史。

（3）治法与方药

治法：益气补血，健脾和胃。

1）加减八珍汤（《中医妇科临床手册》）

组成：党参、白术、茯苓、熟地黄、白芍、当归、黄芪、五味子、芡实、甘草。

即八珍汤去川芎，气血双补，加黄芪益气，加五味子涩精敛气，加芡实扶脾敛乳。

2）人参养荣汤（《太平惠民和剂局方》）

组成：人参、白术、茯苓、当归、白芍、熟地黄、黄芪、肉桂、五味子、远志、陈皮、甘草。

3）固奶方（经验方）

组成：黄芪 60g，覆盆子 15g，乌贼骨 15g，煎水频服，一日量。

口干烦渴的，加石斛、乌梅。眠差，加酸枣仁、夜交藤。若久治不愈，可试用断奶法。用神曲 30g 或麦芽 60g，煎水频服。

2. 肝经郁热证

（1）临床见证：产后乳汁时时自出，甚则淋漓不绝，乳房胀满或胀痛不适，心烦易怒，或时有热冲，口苦咽干，或大便时秘，舌质红，苔黄，脉弦滑而数。

乳头属肝经所主，产后怒气伤肝，郁而化热，疏泄太过，致乳汁自出。

（2）辨证依据

1）产后乳汁时时自出，量乍多乍少，乳汁浓稠。

2）乳房胀满或胀痛不时。

3）心烦易怒，口苦咽干，舌红苔黄，脉弦数。

4）产后情志过激内伤史。

（3）治法与方药

治法：疏肝理脾，清热凉血。

1）丹栀逍遥散（《内科摘要》）

组成：丹皮、栀子、柴胡、当归、白芍、白术、茯苓、薄荷、煨姜、甘草。

2）滋水清肝饮（《医宗己任编》）

组成：生地黄、山药、山萸肉、茯苓、泽泻、丹皮、当归、白芍、栀子、柴胡、大枣。

方中寓丹栀逍遥散疏肝清热，又寓有地黄丸滋肾柔肝，以达到滋水清肝的目的。

3）疏郁清肝汤（《中医妇科治疗学》）

组成：当归、白芍、白术、柴胡、香附、郁金、黄芩、山栀仁、丹皮、甘草。

各方均以柴胡为要药，于乳汁自出者，以醋炒为佳。眠差的，加夜交藤、柏子仁、酸枣仁。便秘酌加大黄泻热通便。乳房胀痛加佛手、瓜蒌、炒川楝子。若久治不愈的，亦可考虑试用断奶法。

【其他疗法】 针灸治疗

1. 取膻中、气海、少泽、乳根、膈俞、行间固摄止乳；取足三里、脾俞、胃俞、肺俞、心俞补脾益气固摄止乳。针用补法加灸。适用于气血两虚证。

2. 取膻中、气海、少泽、乳根、膈俞、行间以固摄止乳；取太冲、中都、期门、肝俞、肩井、足临泣以疏肝解郁止乳。针灸并用，针用泻法。适用于肝经郁热证。

【预防与调护】

1. 注意产褥保健，解除对哺乳的思想负担。

2. 节制饮食，控制饮量。必要时暂不直接喂乳，可将溢出之乳，暂用乳瓶贮以哺喂，但要注意乳汁和乳瓶的清洁。

【疗效判定】

治愈：乳汁蓄溢正常，停药后无复发者。

好转：乳汁自出改善或乳汁蓄溢正常，停药后乳汁又复自出。

未愈：乳汁仍自溢不止。

（林　晖）

第十三节　产后蓐劳

产后出现虚弱喘气，寒热如疟，肢体倦怠，头痛自汗，咳嗽气促，身体羸瘦等证候，称为"产后蓐劳"。

妇人产后蓐劳一症，属产后重症，其临床表现，始载于隋代《诸病源候论》。该书在"妇人产后病诸候"中，列有虚烦短气、上气、虚热、虚羸、虚劳、汗出不止、虚竭等条目，并将气力疲乏、肌肉柴瘦、下利、腹痛等症统括为产后余疾。其症因产劳伤脏腑而虚损不复，为风邪所乘之故。唐代《经效产宝》首创"蓐劳"之病名，提出本病的主证是"产后虚弱，喘乏，作寒热，状如疟"。宋代《圣济总录》再谓："蓐劳之后，饮食起居，去其常度，使血气不得其养。若血虚则发热，气虚则发寒。血气俱虚，则寒热更作，日渐羸瘦。"《妇人大全良方》组方增损柴胡汤、白茯苓散、猪腰子粥及黄芪建中汤等治疗蓐劳各证，尔后，薛立斋校注本按语中直言："蓐劳，盖产后虚弱，元气不复所致。"认为本病"多因脾胃虚弱，饮食减少，以致诸经疲惫而作。"辨证用药时，强调"当补脾胃，饮食一进，精气生化，诸脏有所倚赖，其病自愈"。继后《宋氏家传产科全书》在赞同前贤对病机探讨的认识外，提出"蓐劳类肺病，为产后之大症"。清代《济阴纲目》收录治产后蓐劳的方剂达13个之多，足见当时医家根据蓐劳的各种临床表现，其辨证遣方用药已具相当水平。其后《女科经纶》将前贤论述，归纳为"蓐劳之成，因产后气血虚损，不慎起居，或感风冷外邪，或伤七情忧虑，以致动作不时，将养失宜"所致，治当以调养为训，养正为先。《医宗金鉴·蓐劳虚羸总括》云："产后失调气血弱，风寒外客内停瘀，饮食过伤兼劳怒，不足之中夹有余。"《医宗金鉴》则将蓐劳与虚羸合并论述，列举产后众多繁杂的虚损证候，因产后气血两虚，又为风寒、瘀血、食伤、忧怒所扰，"乃不足之中夹有余之证"，医治甚难。认为"凡欲疗斯疾者，必当先调理其脾胃，使饮食强健，能胜药力，然后调其营卫，补其虚损，始能痊愈。"《妇科玉尺》分析"蓐劳之因有二，一由内伤，因产理不顺，调养失宜，或忧劳思虑，伤其脏腑，营卫不宣……；一由外感，不满日月，气血虚耗，风冷乘之，与气血相搏，不能温于肌肤。"

在产后蓐劳诸多的症状中，其部分症状如低热、咳喘、乏力、盗汗、纳减消瘦等，可能是西医学之肺结核、结核性胸膜炎以及结核性盆腔炎等疾病的一般症状（或结核性疾病后期所出现的虚损证候呈现于产褥期间，而划归在产后蓐劳的范畴之中），故中医药诊治产后蓐劳时，应根据上述疾病的表现将辨病辨证结合起来，以期求得最为妥当的处理。又因蓐劳是妇女在产褥中虚损成劳的疾病，就中医虚劳的范围，几乎涉及西医各个系统的疾病，包括自身免疫功能低下或免疫功能稳定失调、内分泌功能紊乱、造血功能障碍、代谢紊乱、营养缺乏、神经功能低下或过分抑制（非保护性）引起的疾病，以及其他器官系统功能衰退性疾病。

【病因病机】 本病系产后虚损之症，多因产前体质虚，或孕期旧疾未愈加之分娩亡血伤津、精气耗伤以致产后虚损难复。或因产事不顺，气血过度伤损。若产后调摄失宜，更加重产前、产时之气血虚乏，脏腑虚损，或阴损及阳，或阳损及阴，或穷必及肾而成多脏同病之产后蓐劳。因其体虚，痨虫亦可乘虚入侵；或虚而夹滞而形成以虚为主之虚实兼存的病机。

1. 肺脾气虚 产前素体气虚，复因分娩耗气，或产时耗气过多，产后劳倦过度，饮食不节，致成肺气虚弱，脾气不健，肺脾气虚久未康复而成产后蓐劳。

2. 肺肾阴虚 素体肾阴不足，因产真阴受损，或产后感受热邪，阴液为热邪所耗。阴虚热邪灼肺，肺虚而肾失资生之源，肾阴更乏，又肾阴不足，心肝火旺，火热灼肺，肺阴更虚。亦有当产后正气不足，阴精耗损之时，痨虫乘虚入侵肺脏，继而阴虚火旺更甚，并可加剧虚损而发展为脾肾、气血、阴阳乃至脏腑俱虚，使产后蓐劳更为加重。或素体肾阴不足，因产亡血伤津，阴液更乏，久虚不复而致水不涵木，肝阳上亢而成。

3. 心肝血虚 素体营血不足，复因分娩耗血，或产时失血过多，又产后脾胃虚弱，生血不足致血虚难复，心肝失血之养。亦可因肝血不足而肝气郁滞使脾土受累，又导致脾胃受纳运化障碍而营血虚少，久虚难食而成产后蓐劳。

4. 肝肾阴虚 素体肝血不足肝气易滞之体，因产失血或抑郁忧思不解，则产后肝血更虚，化精滋肾作用减弱可致肾精不足，肾阴不充。或因肝气郁久化火，肝阴被劫，进而加重肾阴虚少而导致肝肾阴虚，久虚难复而成产后蓐劳。

5. 脾肾阳虚 素体肾阳不足，因产耗气伤阳，或产前患病未愈，穷必及肾，命门火衰不能升发五脏之阳气，脾土失于阳气的温煦则生精化气生血之力减弱。或素体脾胃本虚，产时耗气，产后饮食失宜复又损胃，以致脾失健运而难以滋养先天肾精，精少则气弱，无阴则阳无以化而终至脾肾阳虚，虚而难复则病产后蓐劳。

从上可知，产后蓐劳可因其素体的差别，分娩时亡血伤津耗气以及产后调摄失误而导致心、肝、脾、肺、肾功能严重衰退、气血虚乏、阴阳失调。由于本病是机体虚损成劳，而"五脏之真，惟肾为根"，"五脏之伤，穷必及肾"，又"四脏相移，必归脾肾"，故在产后蓐劳的病理中，脾、肾的虚损可由他脏的虚损导致，同时脾、肾的虚损又可加重他脏的虚损而发生多脏同病、缠绵难愈的结果。不过本病虽以虚为主，亦应留心气滞而继发瘀阻，阴虚肺燥而有痨虫作祟的虚中夹实病理。

【诊断与鉴别】

一、诊断要点

1. 临床表现 因本病是由产后虚损发展而成，又有脏腑、气血、阴阳虚损侧重的不同，且可有虚实相兼之候，故临床表现因人而异，纷繁不一。产褥期中可见短气多汗，甚则呼吸喘息、咳嗽无力，易感风寒，寒热如疟，倦怠乏力，食少脘胀，浮肿便溏；或口干唇燥，干咳少痰，骨蒸潮热，颧红盗汗，痰血咯血；或心悸而烦，易惊健忘，少寐多梦，目昏眼花，爪甲不荣；或眩晕耳鸣，烦躁易怒，骨蒸潮热，五心烦热，腰膝酸痛；或神疲身倦，畏寒肢冷，浮肿泄泻或五更泻等；面色苍白或萎黄或晦黯，舌质淡或红赤或胖嫩，舌苔薄白或少苔，脉虚弱、细数或沉迟细弱等。

2. 检查

（1）对疑为感染痨虫者，可行结核菌检查，红细胞沉降率检查、X线检查或特殊检查等。

（2）根据产后蓐劳的临床表现，可选择有关呼吸、消化、循环、血液、神经、内分泌代谢等系统疾病的一般检查、实验室检查和特殊检查方法以进一步明确其功能失调与功能衰退的原因所在。

二、鉴别

1. 肺痈 咳嗽，胸痛，吐痰腥臭，甚则咳吐脓血，面赤身热，烦渴喜饮，舌质红，舌苔黄腻，脉滑数。肺痈发病多急。常见于肺组织化脓症，如肺脓肿。

2. 肺痿以气短，咳吐黄痰浊痰，或咳吐清稀涎沫为其特点，多继发于其他疾病，如慢性支气管炎、支气管扩张症等。

【辨证论治】

一、辨证要点

产后蓐劳临床证候纷繁，故临证时，当根据其主要症状、舌脉征象，结合素体状况与分娩过程而辨其病在何脏、属阴属阳、在气在血。若短气多汗咳喘无力，倦乏食少，浮肿便溏，舌质淡白，苔薄白，脉虚弱，属肺脾气虚。若口干唇燥，干咳少痰，咳血咯血，骨蒸潮热，盗汗，头晕耳鸣，腰膝酸软，溲黄便结，舌质红少苔，脉虚细而数，属肺肾阴虚。若面色萎黄，心悸而烦，少寐多梦，目昏眼花，爪甲不荣，舌质淡白，脉虚细，属心肝血虚。若眩晕耳鸣，烦热易怒，骨蒸盗汗，腰膝酸痛，舌质红少苔，脉细数，属肝肾阴虚。若面色晦黯，畏寒肢冷，头晕耳鸣，浮肿泄泻，舌质淡白而胖嫩，苔白滑，脉沉迟无力者，属脾肾阳虚。由于五脏相关，气血同源，阴阳互根，故临床表现常彼此交错，或五脏交亏，或气血同病，或阴阳两虚，或虚实兼夹，故又应分清主次，明辨标本，知其顺逆，审其病势，谨守病机，方能正确施治。

二、治疗原则

产后蓐劳为产后虚损之证，故当遵《黄帝内经》"劳者温之"、"损者益之"、"衰者补之'、"形不足者，温之以气；精不足者，补之以味"之宗旨，又"四脏相移，必归脾肾"，

"五脏之伤，穷必及肾"，总以扶养正气，调补脾肾为治疗大法，以达到补其不足，益其虚损之目的。由于阴阳互根，气血互生，精气互化，精血同源，且常见阴损及阳、阳损及阴、气病及血、血病及气、精伤及气、气伤及血、精伤及血、血伤及精的病机变化，故应依据不同个体的病机变化主次，将滋阴、温阳、补气、养血、填精等法配合运用。又因阳虚者多兼气虚，气虚者易导致阳虚；阴虚者多兼血虚，血虚者易导致阴虚，故补气和补阳、补血和养阴之法常相须为用。虚不受补者，应先取中州，扶养脾胃之气。若虚中夹实者，又宜扶正祛邪，攻补兼施，但产后蓐劳其本在虚，故祛邪之时当慎，勿犯虚虚之戒。

三、分证论治

1. 肺脾气虚证

（1）临床见证：产褥期中，面色㿠白，身倦懒言，动则短气，甚则呼吸喘息，咳痰无力，语音低弱，易感风寒，寒热如疟，时时自汗，食欲不振，食后脘腹胀满，或有面浮肢肿，大便稀溏。舌质淡，苔白，脉虚弱。

因产后病损及肺，肺气不足，不能行血于面，故面色㿠白。肺气虚失于宣肃，故动则短气，甚则呼吸喘息，咳痰无力，语音低弱。肺气虚不能卫外，易感风寒，寒热如疟，时时自汗。病损及脾，脾气虚弱，运化无权，水湿溢注，故身倦懒言，食欲不振，食后脘腹胀满，或面浮肢肿，大便稀溏。因肺虚日久，子盗母气，或脾虚日久，土不生金，舌质淡，苔白，脉虚弱，皆为肺脾气虚之征。

（2）辨证依据

1）素体肺脾气虚或生产时产程过长。

2）短气自汗，呼吸喘息，倦怠食少，浮肿便溏，易感风寒。

3）舌质淡，苔白，脉虚弱。

（3）治法与方药

治法：补肺益气，健脾化湿。

1）补肺汤（《妇人大全良方》）

组成：人参、黄芪、桑白皮、紫菀、熟地黄、五味子。

原方治劳嗽。因产后肺脾气虚，故用人参、黄芪补益肺脾之气。因肺气失于肃降，故用桑白皮、紫菀下气止咳祛痰。因肾为气之根，故用熟地黄、五味子益肾固元而敛肺气。各药配用，能补益肺脾，止咳平喘。适用于产后蓐劳偏于肺气虚弱者。

若时时自汗，为卫虚失固，加牡蛎、麻黄根以固表敛汗。若久咳不已，加前胡、百部、麦冬以宣肺止咳。若喘息短气，为肺虚及肾、肾不纳气，加苏子、葶苈子、胡桃仁、蛤蚧以降气平喘，纳气归肾。若食少腹胀，为脾虚气滞，加白术、茯苓、木香、厚朴以健脾宽中。若面浮肢肿，为水湿泛溢，加猪苓、泽泻、冬瓜皮以行水消肿。大便溏泄，为湿注肠道，加薏苡仁、白术、茯苓、补骨脂以渗湿健脾止泻。若头晕目眩，腰膝酸痛，为病损及肾，加山茱萸、枸杞子、杜仲、续断以补肾益精。

2）六君子汤（《永类钤方》）

组成：人参、白术、陈皮、枳壳、甘草、半夏。

原方治脾脏虚弱，纳食不佳，上燥下寒，服热药不得者。

因病损及脾而脾气虚弱，故用人参、白术补气健脾。脾虚生湿，故用陈皮、半夏。枳壳行气燥湿。甘草补中益气，止咳和中。各药配用，能益气补中，燥湿化痰。适用于产后蓐劳偏脾气虚弱者。

3）参苓白术散（《太平惠民和剂局方》

组成：人参、茯苓、白术、陈皮、山药、炙甘草、炒扁豆、炒莲子肉、砂仁、薏苡仁、桔梗。

原方治脾胃虚弱，饮食不进，多困少力，中满痞闷，心悸气喘，呕吐泄泻及伤寒咳嗽。药性平和不热，久服养气育神，醒脾悦色，顺心辟邪。因脾气虚弱，故用人参、茯苓、白术、甘草、山药、扁豆、莲子肉以补脾益气。因脾虚湿困，故用陈皮、砂仁、薏苡仁芳香化湿。肺脾两虚，人参兼益肺气，配甘草止咳和中，桔梗祛痰且能载药上行。各药配用，能益气健脾，和胃渗湿。适用于产后蓐劳脾虚湿盛者。

2. 肺肾阴虚证

（1）临床见证：产褥期中，口干唇燥，干咳无痰，或痰少而黏，时而痰中带血或咯血，骨蒸潮热，手足心热，头晕耳鸣，腰膝酸软，颧红唇赤，大便燥结，小便黄少。舌质红，少苔或无苔。脉虚细而数。

因产后肺阴亏虚，失于濡润，故口干唇燥。肺阴不足，娇脏失养，故干咳无痰或痰少而黏。虚热灼伤络脉，故痰中带血咯血。又肾阴亏损，阴不敛阳而虚热内炽，故骨蒸潮热，手足心热，颧红唇赤。肾阴虚损，上不能濡髓窍，下不能养腰骨，故头晕耳鸣，腰膝酸软。阴虚内热，津液被灼，故溲黄便结。因久病而金不生水，故肺肾阴虚，虚损成劳而有上症。舌质红，少苔或无苔，脉虚细而数，皆为阴虚内热之征。

（2）辨证依据

1）素体肺肾阴虚或产时失血过多史，或有肺痨病史。

2）干咳少痰，痰中带血，骨蒸潮热盗汗，头晕耳鸣，腰膝酸软，溲黄便结。

3）舌质红，苔少或无苔，脉虚细而数。

（3）治法与方药

治法：补益肺肾，滋阴降火。

1）百合固金汤（《医方集解》）

组成：生地黄、熟地黄、麦冬、贝母、百合、当归、芍药、甘草、玄参、桔梗。

原方治肺伤咽痛，喘嗽痰血。肺肾阴虚，故用百合、生地黄、麦冬滋养肺阴，熟地黄、玄参滋补肾阴。阴虚血少，故用当归、白芍养血滋阴敛肺。肺为热灼，津液被煎，故用贝母、桔梗、甘草化痰利咽。各药配用，能滋补肺肾，清化痰热，适用于产后蓐劳偏阴虚肺燥者。

若干咳痰血，去当归、桔梗，加阿胶、杏仁、白茅根以养阴润肺宁络。咯血量多，声音嘶哑，再加大小蓟、侧柏叶、藕节、茜草、炒糯米以清热凉血止血。若咳嗽频频，为燥热伤肺、肺气失宣，加百部、款冬花、马兜铃以润肺清热，化痰止咳。骨蒸潮热，加银柴胡、青蒿、鳖甲以清热除蒸。若口干唇燥，不思饮食，为热伤胃阴，加玉竹、石斛、生扁豆、生谷芽以益胃生津。若短气乏力，自汗心悸，属气阴两虚，加人参、五味子、天冬以益气养阴。

2）拯阴理劳汤（《医宗必读》）

组成：人参、麦冬、五味子、当归、白芍、生地黄、丹皮、薏苡仁、莲子、橘红、炙甘草。

原方治阴虚火动，皮寒骨热，食少痰多，咳嗽短气，倦怠焦烦。肺肾阴虚，故用人参、麦冬、五味子扶元养阴，敛肺滋肾。阴虚血少，故用当归、白芍养血滋阴敛肺。虚火犯肺，故用生地黄、丹皮、莲子养阴凉血，清金泻火。液为热灼，肺气失宣，故用薏苡仁、橘红、甘草清热化痰，止咳和中。各药配用，能敛肺滋肾，清金泻火。

3）八仙长寿丸（《医级》）合秦艽鳖甲散（《卫生宝鉴》）

组成：熟地黄、山茱萸、山药、丹皮、茯苓、泽泻、麦冬、五味子、秦艽、鳖甲、柴胡（改用银柴胡）、当归、地骨皮、知母。

前方原治肾虚阴火痰嗽。后方原治骨蒸壮热，肌肉消瘦，唇红颊赤，气粗，四肢困倦，夜有盗汗。

肾阴亏损，故用六味地黄丸滋阴补肾。因金不生水而水亏，故用麦冬、五味子、知母生金润燥，养阴滋肾。肾阴亏损，虚火炽盛，故用秦艽、鳖甲、银柴胡、地骨皮滋阴潜阳，退热除蒸。当归养血活血。各药合用肺肾双补，滋阴除蒸。适用于肺肾阴虚虚火炽盛之产后蓐劳。

本证若系肺痨所致，则应按肺痨治疗。

3. 心肝血虚证

（1）临床见证：产褥期中，心悸怔忡，惊惕，失眠多梦，头晕健忘，目眩耳鸣，面色萎黄，唇甲色淡，筋脉拘急。舌质淡白，脉细弱。

因产后营血匮乏难复，血不养心，神失所依，故心悸怔忡、惊惕。失眠多梦。血虚精少，髓海失养，故头晕健忘。肝血不足，阴不敛阳则肝阳上扰窍道，故目眩耳鸣。肝血不足，唇甲失荣，故色淡。肝主筋，血虚不能荣润，故筋脉拘急。血虚不能养心苗、血府，故舌质淡白、脉细弱。

（2）辨证依据

1）素体肺脾气虚或产程过长病史。

2）短气自汗，呼吸喘息，倦怠食少，浮肿便溏，易感风寒。

3）舌质淡，苔白，脉虚弱。

（3）治法与方药

治法：补血养肝，宁心安神。

补肝汤（《医宗金鉴》）加阿胶、何首乌、紫河车

组成：当归、白芍、川芎、熟地黄、枣仁、木瓜、麦冬、甘草、阿胶、何首乌、紫河车。

原方治肝血虚损，筋缓不能自收持，目暗，视无所见。

肝血不足而致心神、髓窍、唇甲、筋脉失养，故用当归、熟地黄、白芍、川芎、阿胶补养肝血。辅以酸枣仁养血益肝，补心安神，木瓜舒筋活络，甘草补气和中缓急。精能生血，故用何首乌益精补血。因虚损成劳，加用紫河车大补气血益肾精。各药配用，能养肝宁心，补血益精。适用于产后蓐劳偏肝血不足者。

若失眠多梦，加合欢花、远志、龙齿、夜交藤以养心安神。若头晕健忘，加山茱萸、五味子、枸杞子以补肾益精生血，若心悸怔忡、惊惕不安，加龙眼肉、茯神、柏子仁以补血安神。短气乏力、自汗、善太息，加人参、黄芪、甘草、五味子以补益心气。若口舌生疮，舌红少苔，脉细数，加生地黄、玄参、黄连以养阴清热。若精神抑郁，心胸、胁肋或少腹刺痛，加香附、柴胡、川芎、丹参以疏肝解郁，化瘀通络。若食少腹胀，加白术、砂仁以健脾行滞。

4. 肝肾阴虚证

（1）临床见证：产褥期中，眩晕，头痛，耳鸣，急躁易怒，心烦，失眠多梦，口燥咽干，颧红，盗汗，骨蒸潮热，腰膝酸痛，尿少色黄，大便干结，舌质红，苔少，脉细数。

因肝肾阴虚，不能敛阳，虚热内生，阳浮于上，故眩晕，头痛，耳鸣，急躁易怒，颧红。因热扰心神，心肾失交，故心烦失眠多梦。阴虚液乏，故口燥咽干，尿少色黄，大便干结。热迫液泄，虚火内炽，故盗汗、骨蒸潮热。舌质红、苔少、脉细数，皆为阴虚内热之征。

（2）辨证依据

1）素体偏肝肾阴虚，因产失血及内伤七情史。

2）眩晕耳鸣，烦热易怒，骨蒸盗汗，腰膝酸痛。

3）舌质红，苔少，脉细数。

（3）治法与方药

治法：滋肾柔肝，育阴潜阳。

1）鳖甲养阴煎（《中医治法与方剂》）

组成：鳖甲、龟甲、干地黄、白芍、枸杞子、丹皮、地骨皮、首乌藤、茯神。

原方治肝肾虚热，可用于肺结核的潮热盗汗。因肝肾阴虚，肝阳上亢，故用地黄、白芍、枸杞子、龟甲、鳖甲滋阴潜阳。因虚火内炽，故用丹皮、地骨皮清热退蒸。因心肾失交，故用首乌藤、茯神养心安神。全方能滋肾柔肝，育阴潜阳，适用于肾阴虚之产后蓐劳。

眩晕头痛甚者，加天麻、钩藤、石决明、牡蛎以平肝潜阳。若烦热易怒甚者，加知母、黄柏以滋阴泻火。若骨蒸盗汗，加银柴胡、胡黄连、青蒿、白薇以清热除蒸。若失眠多梦，加柏子仁、酸枣仁、五味子以养心安神。若胸胁胀痛，加香附、郁金以疏肝解郁。

2）滋水清肝饮（《医宗己任编·引高鼓峰方》）

组成：生地黄、山药、山茱萸、丹皮、茯苓、泽泻、当归、白芍、山栀子、大枣、柴胡。

因肾阴虚损，故用六味地黄丸滋补肾阴。因肝血不足，故用当归、白芍、大枣养血柔肝。因肝郁化火，故用山栀子、柴胡清热疏肝。本方能滋阴补肾，清肝泻火。适用于肝肾阴虚之产后蓐劳而偏肝郁化热者。

3）清骨散（《证治准绳》）

组成：银柴胡、胡黄连、秦艽、醋炙鳖甲、地骨皮、青蒿、知母、甘草。

原方专退骨蒸劳热。因肝肾阴虚，虚火炽盛，故用鳖甲、知母滋阴清热，地骨皮、胡黄连清热退蒸，银柴胡、青蒿、秦艽清透邪热，甘草调和诸药。本方以清热除蒸，滋阴益损见长，适用于肝肾阴虚之产后蓐劳而偏虚火较甚者。

5. 脾肾阳虚证

（1）临床见证：产褥期中，神疲身倦，少气懒言，畏寒喜暖，四肢不温，饮食减少，腰膝冷痛，大便溏泄，或自觉腹中冷凉，泄泻清谷，小便频数或失禁，或尿少浮肿，带下清冷量多，舌质淡白胖嫩，苔白滑，脉沉迟细弱。

因脾阳不足，脾气虚弱，故神疲身倦，少气懒言。因阳虚生外寒，故畏寒喜暖，四肢不温。因脾虚失运，故饮食减少，大便稀溏。脾肾阳虚，阴寒偏盛，故腰膝冷痛，腹中冷凉，泄泻清谷。肾阳不足，失于温煦而气化失司，故小便频数或失禁。肾阳不足，任脉不固，带脉失约，阴液下滑，故带下清冷量多。脾不化湿，湿溢肌表，故尿少浮肿。舌质淡白胖嫩，苔白滑，脉沉迟细弱，皆为阳虚湿盛之征。

（2）辨证依据

1）素体脾肾阳气不足，因产劳伤脾肾或病久未愈之病史。

2）神疲懒言，肢冷畏寒喜暖，食少，腰膝冷痛，泄泻清谷，小便频数，或少尿浮肿。

3）舌质淡白胖嫩，苔白滑，脉沉迟细弱。

（3）治法与方药

治法：温补脾肾。

1）拯阳理劳汤（《医宗必读》）

组成：黄芪、人参、肉桂、当归、白术、甘草、陈皮、北五味子。

原方治劳伤气耗，倦怠懒言，动作喘乏，发热自汗，心烦，遍身作痛。因脾肾阳虚，故用人参补益元气，肉桂益火之源消阴翳，白术、陈皮、炙甘草健脾益气，黄芪、当归补气生血，五味子益肾涩肠以止泻。本方能健脾温肾，气血双补，适用于脾肾阳虚产后蓐劳而偏脾气虚者。

若面色黯黑、头晕耳鸣，加阿胶、鹿角胶、紫河车以大补精血。若黎明即泄，下利清谷，加吴茱萸、肉豆蔻、补骨脂、菟丝子以温肾敛肠。若多尿或小便失禁，加巴戟天、桑螵蛸、益智仁以温肾缩泉。少尿浮肿者，加附子、牛膝、车前仁、猪苓以温肾行水。若腰膝冷痛、腹中冷凉，为阳虚寒盛，加巴戟天、仙茅、锁阳、胡芦巴、乌药以温肾散寒止痛。

2）右归丸（《景岳全书》）

本方适用于脾肾阳虚产后蓐劳而偏肾阳虚衰者。

3）肾气丸（《金匮要略》）

组成：干地黄、山药、山茱萸、泽泻、茯苓、牡丹皮、桂枝、炮附子。

本方适用于脾肾阳虚产后蓐劳而偏肾虚水泛者。

【其他疗法】 饮食疗法

1. 芪精砂仁兔 兔2只，黄芪、黄精各25g，砂仁6g，荷叶15g切丝。将去皮毛、内脏的兔洗净切块，其余诸品煎水取浓汁。用植物油将兔块炒至发白，放姜、葱、花椒、盐等调味品，翻炒，倾入上汁煮至兔肉熟透，收汁。分2～3次吃。适用于肺脾气虚证。

2. 鳖母团鱼汤 鳖1只，知母15g，贝母15g，银柴胡15g，甜杏仁15g，加水适量，同煎煮至肉熟。食肉饮汤。也可加食盐少许调味。另将余药焙研为末，以鳖的骨、甲煎汤，取汁和丸服。适用于肺肾阴虚证。

3. 人参莲子粥 人参5g，莲子25g，龙眼肉10g，粳米100g。人参切细，莲子用水浸软，同龙眼肉、粳米共加水煮粥。一次吃完。适用于心脾两虚证。

4. 合欢花煮鸡蛋 合欢花10g，鸡蛋2个。将合欢花与鸡蛋加凉水同煮，蛋熟时捞出，去蛋壳再煮片刻，捞出吃蛋。适用于心血不足证。

5. 肉苁蓉羊肉粥 肉苁蓉50g，羊肉200g，鹿角胶15g，粳米15g。肉苁蓉煎水取汁，羊肉切细，鹿角胶溶化；后以肉苁蓉汁同羊肉、粳米煮粥，粥熟时放入鹿角胶煮沸，加盐、姜调味。分2次吃。适用于脾肾阳虚证。

6. 羊肾炖鸡 羊肾1对，山药25g，杜仲15g，巴戟天10g，母鸡1只。羊肾洗净切片，山药切块，杜仲、巴戟天纱布包；鸡去毛和内脏，切块，入前药炖至鸡烂熟，以生姜、盐调味，去纱布药包。分3～4次吃。适用于脾肾阳虚证。

【预防与调护】

一、预防

产前注意增强体质，加强营养，积极治疗孕期疾病，重视围生期保健，预防滞产。难产的发生，减少因分娩带来的耗气、亡血、伤津。产后应避风寒、适寒温，防止外邪乘虚而入；调饮食、扶脾胃，使气血津液生化健旺；舒情志，少忧烦、避免七情过度伤及气阴；慎起居、远房事，做到动静结合劳逸适度。

二、调护

产后蓐劳为虚损之证，在服用补益药时，应注意保护脾胃功能，避免甘寒滋腻之品碍脾，亦防辛温燥烈之品伤胃。否则脾胃失运，虚不受补，甚至反添他症。阳虚多寒者，清润之品非所宜；阴虚多热者，辛燥之药不可用。若有外邪，应祛邪为先，或攻补兼施。若须较长期服药，而又属"气厚"或"味厚"之品者，宜作丸（片）或膏滋剂，作汤剂则应久煎。除药物治疗外，应避免邪气入侵，注意多食营养丰富且易于消化的食品，保持心情舒畅和树立抗病的信心。劳逸结合，可根据身体状态，选择适度的体育保健项目，如太极拳、气功等，或结合推拿按摩，也是治愈产后蓐劳的有效措施。此外，为了子代的健康和尽快促使产妇祛病强身，患产后蓐劳的妇女，应停止哺乳。

【疗效评定】

痊愈：肢体倦怠、虚弱喘气等主要症状消失，停药后无复发。

显效：肢体倦怠、虚弱喘气等主要症状明显减轻，或虽消失但停药后时有复发。

有效：肢体倦怠、虚弱喘气等主要症状有所减轻，或停药后时有复发。

无效：肢体倦怠、虚弱喘气等主要症状继续存在，并且未见减轻。

（王华秀　尹巧芝）

第十四节　产后抑郁

产后抑郁是以产后情绪低落为主要临床表现的一种精神障碍，是介于产后抑郁性精神病和产后郁闷之间的一种精神疾患，临床表现为疲乏、爱哭、孤僻、失眠、厌世悲观、有犯罪感等症状。通常于产后1周开始出现症状，产后4～6周逐渐明显，平均持续6～8周，甚则长达数年。本病若不及时治疗，产妇可出现自杀倾向或伤害婴儿、影响夫妻关系或整个家庭，应当予以重视。

本病中医目前尚无专篇论述，根据其临床表现，当属产后情志异常、产后脏躁范畴。有关本病病因、症状、辨证及治疗等散见于历代医籍的相关论述中。

《金匮要略》中有"妇人脏躁，喜悲伤欲哭"的论述，《妇人良方大全》中产后癫狂、产后不语、产后乍见鬼神、产后脏虚心神惊悸、产后中风恍惚等方论均当属本病范畴。明代《万氏妇科》对本病的病因及症状有了较详尽的描述，曰："产后虚弱，败血停积，闭于心窍，神志不能明了，故多昏迷；又心气通于舌，心气闭则舌强不语也。"又云："心主血，血去太多，心神恍惚，睡卧不安，言事失度，如见鬼神。"阐述了产后抑郁可因血气虚弱、心神失养或瘀血停积、闭于心窍所致。临床表现为产后情绪低落、默默不语或自觉思考能力下降、失眠、多梦等症状。《证治准绳》中也有："产后心神恍惚，言事失度，睡卧不安"的描述。归纳其主要症状有：倦怠嗜卧、表情淡漠、懒言不语或喃喃自语、喜悲伤欲哭、欠伸、恍惚、惊悸、不寐、郁闷不乐、烦躁、甚则发狂、妄言妄语、出现幻觉、如见鬼神或毁物伤人等。

清代对本病的认识，除在病因、症状方面有了更详尽记载外，更进一步完善了本病的辨证论治，如清代吴谦《医宗金鉴·妇科心法要诀》中有"产后血虚心气弱，惊悸恍惚不安宁，养心须用茯神散，参芪地芍桂茯神，琥珀龙齿归牛膝，忧思归脾砂齿灵"的记述。指出产后阴血虚少，心气衰弱，血虚心神不宁，常会出现心惊心悸、恍惚不安的症状，宜用茯神散养心安神。若是由忧愁思虑过度，耗伤心脾而起，宜用归脾汤加朱砂、龙齿以补益心脾，安神镇惊。《陈素庵妇科补解·产后恍惚方论》中指出"产后恍惚，由心血虚而惶惶不定也。心在方寸之中，有神守焉，失血则神不守舍，故恍惚无主，似惊非惊，似悸非悸，欲安而忽烦，欲静而反忧，甚或头旋目眩，坐卧不安，夜则更加，饥则尤剧，宜天王补心丹。"指出本病的病因，多因产后气血亏虚，血不养心，心失所养，神明失守所致，对产后抑郁的临床症状，有了更形象的描述。

西医学关于产后抑郁的研究较早，但最早的一些研究受到了许多方法学的限制。医学界普遍重视且进行大量研究工作的是 20 世纪 80 年代，由于研究设计、测量工具、样本大小、抑郁诊断标准及研究时间的不同，临床报道产后抑郁的发病率亦有差别。1968 年 Pitt 最早报道产后 6～8 周抑郁发病率为 10.8%。1971 年 Daldon 报道产后抑郁患病率为 7%～20%。1980 年 Paykel 等报道产后 6 周轻度抑郁的患病率为 20%。1984 年 O'Haraetal 等报道产后 2 个月内抑郁的患病率为 12%。前瞻性的研究结果表明，产后 3 个月抑郁的发病率为 12%～14%，产后 1 年内的患病率为 22%～24%。1981 年 Wotkid 和 Zajicek 调查了 247 例初产妇，产前有抑郁的孕妇大部分在产后一年仍抑郁，另一组产后第一次出现抑郁的产妇，10% 持续达 3.5 年。1984 年 Hopkins 等认为，产后抑郁平均持续 6～8 周。目前产后忧郁发生率国外报道大多在 30%～75%，国内报道产后抑郁发生率最低为 3.5%，最高可达 54.4%，多数报道在 3.42%～38.7%。

大量研究认为，产后抑郁的严重性和持续时间均较孕期抑郁重，和孕期抑郁有不同的心理社会因素，关联类型也不同，处于"危险"状态的妇女群也不同。其症状为：虽经产妇设法克服，但仍长期表现为爱哭、孤僻、厌世悲观、烦躁易怒、有犯罪感，主诉疲乏。在部分病例中，此种抑郁可持续 1 年。近来研究发现以前从无心理问题的妇女甚至有更长时期的变化。严重者，持续发作有自杀倾向，不照料婴儿甚至伤害婴儿。由此可见，产后抑郁对婴儿及家庭其他成员均可产生不良影响，严重者影响夫妻关系，甚至影响到整个家庭。

目前，我国对产后抑郁的有关研究尚属起步阶段，应广泛宣传引起妇产科工作者的重视，积极预防以减少其不良影响，这对保证母婴健康极为重要。

【病因病机】 产后抑郁多因体质虚弱，产时失血耗气，阴血亏虚，血不养心，心神失养；或素性抑郁，产后气血亏虚，血虚肝木失养，肝失藏血，血不舍魂，则魂不守舍；或过度忧愁思虑，损伤心脾；或产后元气本亏，再因劳倦，气虚无力运血，败血滞留成瘀，败血攻心发为本病。正如明代《万氏女科》曰："产后虚弱，败血停积，闭于心窍，神志不能明了，故多昏困。"又云："心主血，血去太多，心神恍惚，睡卧不安，言语失度。"《普济方·妇人产后诸疾门》中亦有"夫人忧愁思虑则伤心，心虚故邪从之。新产之人，内亡津液而血虚气弱，使人精神混乱，言语错谬，恍惚不宁，甚至变狂癫之证"的论述。

现代研究认为，产后抑郁与许多因素有关，如原有精神病史，社会逆境，早年丧母，孩提时期父母离异，婚前即存在婚姻矛盾，性交稀少，与母亲不和，保守、守纪律、认真和固执的性格，焦虑的个性，有剖宫产史或产钳术史，分娩后母体内分泌系统功能急剧变化，产后雌激素和孕激素含量迅速下降，胎盘类固醇分泌减少，产后皮质酮消失，尿中去甲肾上腺素减少，甲状腺功能降低，孤啡肽含量升高，5-羟色胺及多巴胺含量下降以及分娩后出血，疲劳，子宫复旧不良，照料婴儿等家务琐事不顺心等。

【诊断与鉴别】

一、诊断要点

1. 病史 体质素弱，素性抑郁，产时失血耗气；过度忧愁思虑；过度劳倦；以及难产病史。

2. 临床变现 产后1周出现情绪低落，伤心、流泪，且呈昼夜变化的趋势，即夜间加重；尚有内疚、焦虑、易怒、食欲减退、睡眠障碍、性欲减低、易疲劳、处理事情的能力低下，不能履行做母亲的职责等。

3. 妇科检查可无异常。

4. 辅助检查 血常规检查可提示血红蛋白低于正常或各项指标检查正常。

二、鉴别

1. 产母郁闷 从开始分娩至产褥第7天间所出现的一过性哭泣或忧郁状态，占产妇的50%～70%，以产后3日内发病者最多，又称"三日闷"，其病程短，病情轻，发病率高。

2. 产后抑郁性精神病 多发生于产后2周，属精神病学范畴，有精神分裂症状如迫害妄想和幻听、躁狂和抑郁、自杀行为等。此属中医"产后发狂"。发病率低于1‰，需采用精神病治疗之法。

【辨病论治】

一、辨病要点

部分产后抑郁患者，仅见产后情绪低落、伤心、爱哭，余无他症可供辨证，病史资料亦难以提供有价值的参考，素体状况未见特殊。此时，应注意抓住本病主体病机——血不养心，神明失守来遣方用药。

二、治疗方法

1. 甘麦大枣汤（《金匮要略》）

组成：小麦、甘草、大枣。

功效：甘润滋补，养心益脾安神。

原治心脾两亏之脏躁者。因产后亡血，致使精血内亏，五脏失于濡养，心脾亏虚，心神失养可致产后情志抑郁，心神不宁。本方以小麦养心，甘草、大枣润燥缓急，专以甘平之味宁神健脾，可酌加枣仁、柏子仁宁心安神。若失眠多梦，坐卧不安，加龙骨、牡蛎、磁石重镇安神，陈皮理气和中，麦冬、生地黄滋阴，其效果更佳。

2. 四物补心汤（《中西合纂妇科大全》）

组成：当归、川芎、白芍、生地黄、白术、半夏、桔梗、茯神、陈皮、甘草、炮姜。

功效：调和气血，补虚安神。

原治心脾亏虚、气血不足之怔忡惊悸者。产褥妇之心理往往非常敏锐，虽极微之事，触感也颇甚；产时、产后大出血或产褥期中营养障碍，疲劳时授乳等，致心血耗损，脾气亏耗，心脾两虚，心神失养，而引起抑郁不舒，屡欲自裁，故当养血补心，健脾安神。以四物补心汤主之，可酌加枣仁、远志等宁心安神之品。

3. 天王补心丹（《摄生秘剖》）

组成：人参、当归、丹参、生地黄、玄参、麦冬、天冬、朱砂、茯苓、远志、枣仁、柏子仁。

原治阴血不足之惊悸怔忡者。因其具益气补血，养心安神之功，于产后抑郁者服之亦对证相宜。

【辨证论治】

一、辨证要点

本病辨证，首应重视产后多虚多瘀及气血变化的特点，贵在辨明属虚属实、在气在血以分治之。一般而言，产后自觉疲乏、爱哭，时感内疚、焦虑，食欲减退，性欲减退，伴头晕、心悸、面色苍白、气短懒言，舌淡无苔或少苔，脉细弱无力者，属虚；伴见心下满闷，小腹疼痛，阴道出血量少夹血块，面色晦暗，舌紫黯，脉沉弦者属实。

二、治疗原则

治疗产后抑郁，调和气血，安神定志为常法。血虚气弱，心神不宁者，宜补血益气，养心安神；败血停积，闭于心窍者，宜逐瘀通窍，安神定志；忧愁思虑，损伤心脾者，宜补养心脾，安神定志。《景岳全书·妇人规》云："凡产后气血俱去，诚多虚证，然有虚者，有不虚者，有全实者。凡此三者，但当随证随人，辨其虚实，以常法治疗，不得执有诚心，概行大补，以致助邪。"故勿拘于产后补虚，亦勿忘于产后多瘀，慎勿犯虚虚实实之戒。

三、分证论治

1. 血虚气弱证

（1）临床见证：产后焦虑，伤心，流泪，失眠，食欲减退，性欲减低，疲乏，气短懒言，面色苍白，头晕，心悸，昏困，恶露量少，色淡、质清稀，唇、舌淡，苔少或无苔，脉细弱无力，或浮大中空或细数。

（2）辨证依据

1）情绪不能控制，伤心，流泪，焦虑不安。

2）恶露量少、色淡，质清稀。

3）气短懒言，面色苍白，唇舌色淡，脉细弱无力。

4）素体虚弱，产时失血耗气，产后疲劳过度。

（3）治法与方药

治法：补血益气，养心安神。

茯神散《医宗金鉴》

组成：茯神、人参、黄芪、赤芍、牛膝、琥珀、龙齿、生地黄、桂心、当归。

本方原用于治疗因惊而致的言语错乱、神志不宁诸症。因其具有补血养气、宁心安神之功，故用于产后抑郁属气血虚弱者。如恶露日久不止，可酌加龙骨、牡蛎、血余炭等固涩止血。

2. 败血停积证

（1）临床见证：产后默默不语，焦虑，易哭而无声，神思恍惚，记忆力下降，食欲减退，恶露淋漓日久不止，色黯有块，面色晦暗，心前区憋闷刺痛，唇舌紫黯或边有瘀点，脉沉涩。

（2）辨证依据

1）默默不语，悲伤易哭，神思恍惚，记忆力减退。

2）心前区憋闷、刺痛。

3）恶露淋漓日久不止，色黯夹块，或伴小腹疼痛，块出痛减。

4）外感寒邪或七情内伤史。

（3）治法与方药

1）调经散（《太平惠民和剂局方》）

组成：当归、肉桂、没药、琥珀、赤芍、白芍、细辛、麝香。

原治产后瘀血留滞经络，四肢面目浮肿者。因方中当归、白芍、赤芍、肉桂、细辛、没药温经养血，活血化瘀；琥珀、麝香辛香开窍，安神宁志。合方用于此，亦恰切相宜。

2）芎归泻心汤（《普济方》）

组成：当归梢、川芎、延胡索、蒲黄、牡丹皮、桂心，另包五灵脂冲服，饭后服。

本方原治产后乳悬，产后恶露不下之腹痛等。因具活血逐瘀、镇静安神之效，故用于此，另加朱砂清心安神，石菖蒲开窍宁神，其效尤佳。

3. 心脾两虚证

（1）临床见证：产后抑郁，焦虑，心神不安，喜悲伤欲哭，不能控制，失眠多梦，反应迟钝，健忘，精神委顿，神疲乏力，倦怠嗜卧，面色萎黄，纳少便溏，脘闷腹胀，舌淡，苔薄白，脉细弱。

《灵枢·本神》曰："思出于心而脾应之"，产后思虑太过，所思不遂，影响气血正常运行。正如《素问·举痛论》中指出："思则心有所存，神有所归，正气留而不行，故气结矣"。气结于中，脾失运化；素体不足，因产重虚，思虑太多，心血暗耗，心失所养，诸症生焉。

（2）辨证依据

1）忧郁，焦虑，心神不安，喜悲伤欲哭，失眠健忘，反应迟钝，精神委顿。

2）神疲乏力，面色萎黄，倦怠嗜卧，纳呆便溏，脘闷腹胀。

3）舌淡，苔薄白，脉细弱。

4）产前忧虑太多，产时失血耗气，产后又操劳过度。

（3）治法与方药

治法：健脾益气，养心安神。

归脾汤（见月经先期）

【其他疗法】

一、心理治疗

了解病人心理状态和个性特征，设身处地为病人着想。树立良好、融洽的家庭环境氛围。给予患者足够的社会支持和重视，增强战胜疾病的信心。可采用暗示疗法等心理治疗。

二、药物治疗

1. 对症治疗　有助于恢复睡眠，缓解抑郁。

三环类抗抑郁剂（TCD）：如丙米嗪、氯米帕明、阿米替林、多塞平（多虑平）。

四环类抗抑郁剂：如马普替林，副作用较三环类略小。

5-羟色胺（5-HT）回收抑制剂：氟西汀（百忧解）、帕罗西汀、舍曲林等。

单胺氧化酶类抗抑郁剂：起效快，副作用大，一般不作为首选药。

雌激素：雌激素有多种神经调节功能，包括直接的细胞内效用和作用于 5-HT 系统间接效用，在特定女性人群中，这些效用可能共同发挥抗抑郁作用。

接受药物治疗的妇女，停止母乳喂养。

2. 电休克（ECT）治疗　用于急性抑郁者。

3. 其他　睡眠剥夺、光疗等。

【预防和调护】

一、预防

1. 产前检查的同时简要了解孕妇的人格情况、有无精神病家族史和抑郁症表现等。做好产前保健工作，对孕妇及家人宣教，使其正确认识妊娠、分娩生理，促进家庭成员之间的相互支持，减少孕妇的各种压力。

2. 医务人员服务时使用语言技巧，避免医源性负面影响。如不宜安排正常产妇与生育畸形儿、死胎、死产的产妇同住。

3. 分娩过程及疼痛对产后抑郁影响较大，对分娩过程给予充分的关注，在生理上、心理上全力支持，如开展陪伴分娩及分娩镇痛，重视丈夫的参与对产妇的积极作用。

4. 对具有高危因素（孕前情绪异常、手术产、难产、滞产等）者进行干预，及早进行心理咨询与疏导。

5. 帮助调解家庭中的人际关系（如婆媳间、夫妻间不和），缓解孕妇对分娩的"不安期待"，减轻产后的应激压力。

二、调护

产后给予充分的睡眠、休息，避免过劳和过重的心理负担，教会患者处理情绪问题的技巧。了解病人的心理状态和个性特征，设身处地为病人着想，做好思想工作。

【疗效判定】

痊愈：治疗后情绪恢复正常，其他症状消失。

显效：治疗后主要症状消失，其他症状明显减轻或部分消失。

好转：治疗后主要症状有所缓解，其他症状亦有不同程度减轻。

无效：症状无改善，或较治疗前加重。

（谢 萍 秦银花）

参考文献

1. Yesne Alici-Evcimen，MD and Donna M. Sudak，MD. Postpartum depression Psychiatry Update. 2003，10：210-216.

2. 刘兰芬，赵贵芳，侯瑞华，等. 产后心绪不良与产后抑郁症的关系. 中国行为医学科学，2002，11（2）：167-169.

3. 何志毅. 产母抑郁对母乳喂养的影响. 实用妇产科杂志，2000，16（5）：250-251.

4. 戴钟英，蒋式时. 重视妊娠和产褥期精神疾病的诊治和研究工作. 中华妇产科杂志，2003，38（12）：721-723.

5. 仇剑，王祖承，谢斌，等. 产后抑郁的有关心理、社会和生物学因素研究. 中国神经精神疾病杂志，2001，27（1）：26-28.

6. 黎莉，高霞. 产妇产后抑郁情况1临床分析. 健康心理学杂志，2000，38（2）：224.

7. 吴品琛，吴德熙. 运用甘麦大枣汤治妇科疾病的经验. 浙江中医杂志，1982，（11、12）：485.

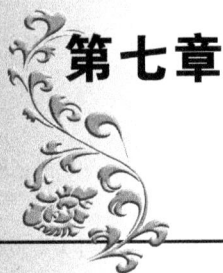

第七章

不　孕　症

中医学对人类生命起源的认识上，接受了易学"天地人三才说"。如在《素问·宝命全形论》指出："天覆地载，万物悉备，莫贵于人，人以天地之气生，四时之法成。"在《灵枢·决气》指出："两神相搏，合而成形，常先身生，是谓精。"意即男女之精媾合而产生新的生命体。又在《素问·上古天真论》中明确提出了妊娠机理。中医妇产科学研究生殖健康为中心，历史上现存第一部妇产科巨著《妇人大全良方》，继承了易学和《黄帝内经》的学术思想，在"胎教门"中指出："天地者，形之大也；阴阳者，气之大也。惟形与气相资而立，未始偏废。男女媾精，万物化生，天地阴阳之形气寓焉。语七八之数，七，少阳也；八，少阴也，相感而流通。故女子二七而天癸至，男子二八天癸至，则以阴阳交合而兆始故也。"婚后嗣续，如同《黄帝内经》所说："生生化化，品物咸章。"但少数妇女，婚后不能生化孕育而为不孕症，就是本章研究的内容。

女子婚后夫妇同居 2 年以上，配偶生殖功能正常，未避孕而不受孕；或曾孕育，未避孕而又 2 年以上不再受孕者，称为不孕。前者称原发性不孕，古称"全不产"；后者称"继发性不孕"，古称"断绪"。

关于不孕症的年限，欧美一些国家定为 1 年，根据我国某些地区的调查资料把不孕年限改为 2 年较合适。对于晚婚求嗣者，可不必待 2 年即可给予诊治。

不孕的发生关系夫妇双方。根据国内一些流行病学的调查，不孕夫妇中女方因素占 $50\%\sim60\%$，男方因素占 $30\%\sim40\%$，双方同时不能孕育占 10%。至于不孕的发病率，国外报道 $10\%\sim25\%$，国内报道为 $10\%\sim15\%$。不孕的发生与结婚年龄过早或过迟、受教育程度、月经初潮年龄、民族、居住地区、生活条件、遗传基因等多种因素有关。

不孕是世界性共同关注的常见疑难病证。女性不孕并不是一个独立的疾病，而是许多妇产科疾病的一种后遗症或结局。例如先天发育不良、生殖器畸形、月经病、带下病、生殖器肿瘤等均足以导致不孕。近几年，生殖器炎症，内分泌失调性疾病、流产的发生率上升，性传播疾病死灰复燃，未婚先孕，非婚妊娠使流产后继发性不孕等呈上升的趋势，在妇产科出现了新的课题，不孕严重困扰了一些家庭的和睦和社会的稳定。计划生育是我国的基本国策，提倡1＋1＝3的家庭模式，孩子对家庭和社会是很重要的方面。因此诊治不孕症是妇产科工作者应尽的社会义务和责任。

不孕症还有相对性不孕和绝对性不孕之分。相对性不孕是指某些病理因素的影响，导致暂时性不孕，如该因素得以纠正，仍有受孕可能者；绝对性不孕是指有先天性解剖生理上的缺陷，经过各种治疗措施仍不能怀孕者。在过去的10多年，我国对生殖医学的研究，取得了日新月异的成果，过去认为不可能妊娠的患者，经过助孕新技术或中西医结合治疗使之获得了妊娠，绝对性不孕症的范围已在逐渐缩小。

人工助孕技术又称生殖辅助技术，包括人工授精、体外授精与胚胎移植、配子移植以及在这基础上发展的各种新技术。近二十年来，随着人们对生育观念的转变和人工助孕技术的不断进步，越来越多的不育夫妇将希望寄托于人工助孕技术。随着体外授精与胚胎移植技术的广泛应用，越来越多的女性不孕症，特别是因输卵管阻塞或缺如而致的不孕症得到治疗。

不孕的研究涉及面宽，本书难以包容。中医妇产科学对不孕的治疗虽有一定的优势和经验，但找出不孕的深层原因，尚须借助现代科技手段。因此，本章分为"不孕症的西医病因和检查步骤"、"不孕症的中医辨证论治"、"不孕症的病证结合治疗"、"中医药在辅助生育技术中的应用"4节论述于后，其他有关内容则不在本章一一论述。

第一节　不孕症的西医病因和检查步骤

怀孕是一个非常复杂的自然生理过程，包括卵子、精子的产生、运行，精卵结合，孕卵的输送、着床、生长、发育及成熟等。其中任何一个环节发生障碍均可导致不孕。研究不孕症的西医病因和检查步骤为我所用，为中医辨证和中西医病证结合论治提供了更多的客观资料，提高了治疗水平和疗效。

一、病因

（一）女方因素

导致女方不孕的主要原因是排卵功能障碍、生殖器官的病变、免疫因素及其他。

1. 排卵功能障碍　排卵是生育的必要条件。成熟卵子自卵泡中逸出的过程，称为排卵。此生理现象必须有中枢神经系统下丘脑-垂体-卵巢轴的正常功能，及其良好的反馈调节。一般所指的排卵障碍包括无排卵、稀发排卵或黄体功能不足。近几年来由于生殖内分泌研究的进展，大部分可以明确病因和病变部位，药物诱发排卵取得了较以往更满意的效果。影响排卵的常见因素有：

（1）全身性疾病：慢性消耗性疾病、重度营养不良、过度肥胖、精神过度紧张等均可影响卵巢功能，导致排卵障碍。

（2）生殖调节轴功能或器质性病变：如先天性卵巢发育不良、卵巢早衰、多囊卵巢综合征、高催乳素血症、垂体前叶功能减退症、未破裂卵泡黄素化综合征等。

（3）其他内分泌功能失调：如甲状腺功能亢进或低下、肾上腺皮质功能失调等影响卵巢功能，而导致排卵障碍。

2. 生殖器官的病变　可影响卵子、精子、受精卵的输送和受精卵着床。

（1）阴道因素：阴道是精子通过的第一关。阴道的病变可影响精子的通过和存活。各种阴道炎症，如滴虫性、真菌性、淋病性、非淋菌性阴道炎等，均可影响精子的生存时间和活力而致不孕。

（2）宫颈因素：宫颈是精子通过的一个重要关口，其解剖及功能上的任何变化都可影响精子的通过和存活以及精子的获能，宫颈黏液与精子的相容性或抗精子抗体的存在可影响受孕。

（3）子宫因素：子宫是精子进入输卵管的通道，又是受精卵着床发育之处。子宫发育不良、子宫内膜炎症、子宫内膜分泌不良或手术创伤、子宫腔粘连、子宫肌瘤等影响受精卵的运行、着床而致不孕。

（4）输卵管、盆腔因素：输卵管病变，如先天发育不良或炎症，输卵管内膜纤毛被破坏，或管腔阻塞；盆腔子宫内膜异位症、卵巢肿瘤或盆腔炎症，引起输卵管粘连、伞端"拾卵"及输送受精卵的功能障碍而导致不孕。

3. 免疫因素　过去认为原因不明的不孕症中有一部分是免疫不孕。阴道、宫颈黏液、子宫内膜、输卵管、卵巢、腹腔等因素都可以在炎症等某种情况下产生抗精子抗体，抗精子抗体接触精子后引起一系列作用，包括刺激生殖道的巨噬细胞吞噬精子；限制精子穿越生殖道的能力，造成精子膜损伤和精细胞溶解，导致不孕。此外卵巢排卵被吸收，其中卵细胞的透明带物质可成为抗原，刺激免疫系统产生自身抗体，称卵巢透明带免疫，能阻碍精子附着和穿透以及受精卵囊胚自透明带逸出和着床。

4. 其他　如精神神经因素、职业性中毒、嗜烟酒等不良习惯。

（二）男方因素

男方导致不孕的因素有发育异常和功能异常（早泄、阳痿、不射精）以及少精症、死精症、无精症、精索静脉曲张、输精管阻塞及精子自身免疫抗体等。

（三）男女双方因素

除男女双方各自存在上述某因素外，还可由于男女双方缺乏性生活常识或情绪过度紧张、焦虑造成不孕。

二、检查步骤

应把不孕夫妇作为一个生殖整体来考虑，有计划、按步骤地进行有关检查。首先通过对男方的检查排除男方因素。下面主要介绍女方检查诊断步骤：

（一）询问病史

1. 主诉　不孕时间，属原发还是继发。

2. 现病史　月经情况，性生活史，何时曾作哪些不孕检查，结果如何。

3. 月经史　初潮年龄，月经之周期、经期和经量有无异常，有无痛经及其程度，最近几次月经情况，末次月经。

4. 婚育史　结婚年龄，有无避孕及方法、时间，生育情况，有无人工流产史，有无引产或产后大出血史，有无再婚史。

5. 既往史　有无化脓性阑尾炎及手术、内分泌疾病（甲亢、甲低等）、代谢性疾病（如糖尿病）、结核史以及精神病及用药史等。

（二）全身检查

生长发育，身高，体重，甲状腺，心脏，特别检查第二性征发育和溢乳、乳头发育及乳晕色素，此处有无长毛。

（三）妇科检查

详细检查外阴阴道发育情况，有无炎症；子宫颈的形状、大小；子宫体的位置、大小、形状、质地、活动度；附件有无增厚，肿块的性质、大小、质地、活动度、压痛，与子宫的关系。

（四）排卵的监测

排卵是女性生殖的主要环节。排卵监测包括排卵的检测和预测。根据条件选择做基础体温测定、子宫内膜活检、内分泌激素测定或 B 超。检测有无排卵和判定排卵时间成为不孕症研究的重点，直接指导治疗。

（五）输卵管通畅度检查

常用的方法有输卵管通液检查和子宫输卵管造影检查。后者可较客观地了解子宫、输卵管及盆腔的情况。

（六）免疫学检查

1. 抗精子抗体的检测　测定血清或宫颈黏液中有无抗精子抗体。

2. 抗透明带抗体的检测　目前未广泛应用。

3. 宫颈黏液穿透试验玻片法　若精子能穿透黏液并继续向前进，表示宫颈黏液无抗精子抗体。

4. 性交后精子穿透力试验　若精子穿透力差或不活动，应怀疑宫颈有抗精子抗体存在。

（陶莉莉　张玉珍　刘敏如　廖慧慧）

第二节　不孕症的中医辨证论治

不孕的研究是生命科学的一部分。我国历史上对人类生命来源的观察与思考比之西方记载更早，最了不起的是这些记述从未掺杂有神论，而是以无神论的态度观察人类生命的来源。

历代医籍中均有公元前对人类生命起源所作的简朴论述的记载：《易经》有"天地氤氲，万物化淳，男女媾精，万物化生"的关于人类生命起源的论述，并注意到"妇人不育"、"妇三岁不孕"对嗣续传代的影响，当求药治疗；"同姓不蕃"，不主张近亲结婚《黄帝内经》有关生殖生理的经文为后代中医学的生殖理论打下了基础。《金匮要略》温经汤"亦主妇人少腹寒，久不受胎"；《针灸甲乙经》谓："女子绝子，衃血在内不下，关元主之"；《褚氏遗书》中说："合男女必当其年，男虽十六而精通，必三十而娶；女虽十四而天癸至，必二十而嫁，皆欲阴阳气实而交合，则交而孕，孕而育，育而有子，坚强壮寿。"《诸病源候论》专列有"无子候"，论述了引起妇女不孕的原因：妇人夹疾无子，皆由劳伤气血，冷热不调而受风寒，客于子宫，致使胞内生病，或月经涩闭，或崩血带下，致阴阳之气不和，经血之行乖候，故无子也。《备急千金要方》、《千金翼方》广泛地研究了求子、种子、赤白带下、崩中漏下致不孕等问题，并认识到不孕涉及男女双方；必要时当男女双方求治。最早的妇科专著《妇人大全良方》卷九专门讨论了不孕不育问题，《太平圣惠方》卷七十提出了具体的治不孕方药，如紫石英圆方、五味子圆方、熟干地黄散方、枸杞子煎（又名神丹煎）。《圣济总录》列有妇人无子专篇。《丹溪心法》中分别提出肥盛妇人，躯脂满溢，闭塞子宫，不能成胎，宜行湿燥痰；怯瘦性急之人，月经不调，子宫干涩无血，不能摄受精气，宜凉血降火。这些理论对后世影响颇大。明清时代，除万全提出"五不女"，大多属先天性生殖器畸形不能怀孕外，更突出地强调肾与命门和精血化生，氤氲的候对孕育的重要，以及肾虚、精亏血少和七情内伤导致不孕之理。《神农本草经》收载有治疗不孕症的多种药物，如鹿角胶"主治伤中劳绝，腰痛羸瘦，补中益气，妇人血闭无子，止痛安胎"；当归"主治妇人漏下绝子"；在川芎、桃仁、水蛭、卷柏、阳起石、乌贼骨、肉苁蓉、鹿角胶、覆盆子条中都记载可以治无子。最具代表性的是《景岳全书·妇人规·子嗣类》及《傅青主女科·种子》，详细论述了有关内容。现代一些名家如哈荔田、罗元恺、韩百灵等对不孕症的治疗颇有经验和特色。

综上所述，历代医家对不孕症的认识逐渐深入，为我们今天研究不孕症提供了丰富的史料。

近十余年来，不孕症的研究是个热门的课题。中医药促卵泡成熟、促排卵在继承前人理论与经验的基础上，结合西医的相关理论和相关检查，准确地寻找不孕的原因和病位，辨病和辨证相结合，宏观和微观相结合，中西医结合，尤其在排卵障碍性不孕、输卵管阻塞性不孕、免疫性不孕的研究方面取得了可喜进展；对多囊卵巢综合征、子宫内膜异位症导致不孕的研究也取得了一定的经验。

张建伟等报道现代心身医学提出了"心因性不孕"的全新概念，认为心因性不孕症系指由于心理障碍造成的不孕，患者本身并无器质性病变。一般认为紧张、抑郁等不良情绪和心理因素，可以通过内分泌-自主神经系统-性腺激素，引起停经、输卵管挛缩、宫颈黏液分泌异常等而导致不孕。其治疗包括精神心理治疗、中西药物治疗、生育指导，其中传统中医学有着非常丰富的心身医学思想，其一贯重视整体观念，强调辨证论治，认为补肾宁心为本病首选治则。

辅助生殖技术的发展又为中医提出了新的课题。由于不孕症的广泛深入研究，也促进了男性科的兴起和发展。不孕不育的研究成为今日中西医临床的重要内容，将促进生命科学的发展。

【病因病机】《黄帝内经》已明确指出男女双方在肾气盛、天癸至、任通冲盛的前提下，女子月事以时下，男子精气溢泄，阴阳和，便可有子。故不孕关乎男女双方。就女方而言，有先天畸形，如《格致余论》提出女不可为母，有真假两性阴阳人；《广嗣纪要》提出"五不女"（螺、纹、鼓、角、脉），不能婚配，除"脉"中或许有可能用药物调治外，大多非药物所能奏效，女性生殖器畸形导致不孕，不属本节讨论的范围。不孕之因，大多是先天，尤其是后天损伤脏腑、天癸、冲任、气血、胞宫所致。明代薛己在《校注妇人良方·求嗣门》中比较全面论述了不孕的各种病因病机。"窃谓妇人之不孕，亦有因六淫七情之邪，有伤冲任，或宿疾淹留，传遗脏腑，或子宫虚冷，或气旺血衰，或血中伏热，又有脾胃虚损，不能营养冲任……各当求其源而治之。"清代陈士铎在《石室秘录·卷之五·论子嗣》中认为："女子不能生子有十病。……十病何为？一胞胎冷也，一脾胃寒也，一带脉急也，一肝气郁也，一痰气盛也，一相火旺也，一肾水衰也，一任督病也，一膀胱气化不行也，一气血虚而不能摄也"，此类不孕以功能性为多见，如肾虚、肝郁排卵功能障碍、月经失调等，他又言道："任督之间有疝瘕之症，则外多障碍，胞胎缩入于疝瘕之内，往往精不能施。"此类不孕以器质性病变为主，如子宫肌瘤、卵巢肿瘤、子宫内膜异位症等，这属《诸病源候论》所说的"夹疾无子"。在近几年来又出现新的夹疾无子，如性传播疾病、生殖器炎症、环境污染等。在各种复杂的病因中，必然有最主要的原因。中医认为：肾主生殖，肾-天癸-冲任-子宫生殖轴是女性生殖轴。素性忧郁，性格内向，七情内伤，常使冲任不能相资。可以认为：由肾虚和肝郁导致的生殖功能失调，是不孕症病机本质或原发病因病机的反映，而瘀滞胞中和痰湿内阻是不孕症最多见的继发病因病机。

1. 肾虚 先天肾气不足，阳虚不能温养子宫，令子宫发育不良，或冲任、胞宫虚寒；或房事不节、反复流产、大病久病，穷必及肾；或年事已高，肾气渐衰；或寒湿伤肾。若肾气虚，则冲任虚衰；肾阳亏虚，命门火衰，或阴寒内盛于冲任、胞宫，均不能摄精成孕；若肾阴亏虚，精亏血少，天癸乏源，冲任亏虚，子宫干涩；或阴虚生内热，热扰冲任、胞宫，亦不能摄精成孕。更有严重者是肾-天癸-冲任-子宫生殖轴失调，发生闭经或崩漏而导致不孕。

2. 肝气郁结 若素性忧郁，性格内向，或七情内伤，情怀不畅；或由于婚久不孕，承受家庭、社会和自身的心理压力致令情绪低落、忧郁寡欢，气机不畅，互为因果，加重肝气郁结，以致冲任不能相资，不能摄精成孕；又肝郁克伐脾土，脾伤不能通任脉而达带脉，任、带损伤，胎孕不受。

3. 瘀滞胞宫 瘀血既是病理产物，又是致病因素。寒、热、虚、实、外伤均可发生瘀滞胞宫，导致不孕。早在西晋《针灸甲乙经·妇人杂病》已指出："女子绝子，衃血在内不下，关元主之"；唐代《备急千金要方》亦指出"瘀血内停……恶血内漏"是无子原因之一。明清医家更重视血瘀导致不孕之理。如《张氏医通》说："因瘀积胞门，子宫不净"导致不孕；同时经期、产后余血未净，房事不节亦可致瘀，瘀积日久成癥。正如《诸病源候论》引养生方说："月水未绝，以合阴阳，精气入内，令月水不节，内生积聚，令绝子。"经期、产后余血未净即合阴阳可致盆腔炎，可致不孕。现代研究认为：在经期或子宫内膜炎时性交，可致女方产生抗精子抗体致不孕，亦可发生子宫内膜异位症导致不孕。中医学对此论理深刻，节欲以防病，足以为鉴。

4. 痰湿内阻 素体脾虚或劳倦思虑过度，饮食不节伤脾或肝木犯脾，或肾阳虚不能温脾，脾虚则健运失司，水湿内停，湿聚成痰；或嗜食膏粱厚味，痰湿内生，躯脂满溢，闭塞胞门，不能摄精成孕。金元时代朱震亨首倡痰湿不孕，他在《丹溪心法·卷五·子嗣九十三》中指出："若是肥盛妇人，禀受甚厚，恣于酒食之人，经水不调，不能成胎，谓之躯脂满溢，闭塞子宫"，明确指出了本证型的病因、病机、症状，并提出了行湿燥痰的治法及方药。傅山在《傅青主女科·种子》中对此也有详细论述："妇人有身体肥胖，痰涎甚多，不能受孕者，……乃脾土之内病……不知湿盛者多肥胖，肥胖者多气虚，气虚者多痰涎，外似健壮而内实虚损也。……夫脾本湿土，又因痰多，愈加其湿，脾不能受，必浸润于胞胎，日积月累，则胞胎竟变为汪洋之水窟矣！且胖之妇，内肉必满，遮隔子宫，不能受精，此必然之势也。"

此外，免疫因素、生物因素、环境因素、生殖器官的损伤都可从不同的角度影响冲任，导致不孕。

上述各病机既可独立发病，又常因脏腑相生相克，气血、脏腑、经络间的有机联系而兼夹发病。更由于不孕病程长，以年为计，病因往往并非单一，病机涉及多脏受损，往往脏腑、气血、经络同病。如肾虚宫寒、肾虚肝郁、肾虚血瘀、肾虚痰湿或瘀痰互结、气滞血瘀、瘀阻冲任胞脉等。临证中必须细加分析主要病机及其兼夹病机。

【诊断】

1. 临床表现 根据病史，婚后 2 年同居，性生活正常而无避孕，男方生殖功能亦正常；或曾孕育未避孕又中断 2 年不能再怀孕者，便可诊断为不孕。

2. 检查 把不孕夫妇作为一个整体，对男方作相关的检查。对于女方根据病情的需要，有计划地进行全身检查，了解发育及营养状况；妇科检查了解内外生殖器官和第二性征的发育，排除畸形、炎症、肿瘤。然后选择性地作辅助检查，如白带涂片、卵巢功能测定、输卵管通畅试验、免疫功能测定，必要时检查染色体，尽量找出不孕的原因和病位，根据中医的辨证进行综合分析，拟出中医或中西医结合的治疗方案。并要取得病人的合作，建立良好的医患关系。

【辨证论治】 对不孕症的辨证应有一套完整的思路：抓住主诉，确立诊断；检查原因，找出病位；辨明虚实，依方调治。中医尤其强调"种子必先调经"的学术思想。如《诸病源候论》提出不孕多因月经不调。朱丹溪亦云："求子之道，莫如调经。"明代万全在《万氏女科》中指出："女子无子，多因经候不调，药饵之辅，尤不可缓。若不调其经候而与之治，徒用力于无用之地，此调经为女子种子紧要也。"《景岳全书·妇人规》更明确地指出："种子之法，本无定轨，因人而药，各有所宜。"现根据1995年1月1日实施的国家中医药管理局发布的《中医病证诊断疗效标准》，将不孕症分为肾阳亏虚、肾阴亏虚、肝气郁结、瘀滞胞宫、痰湿内阻5个证型进行论治。

1. 肾阳亏虚证

（1）临床见证：婚久不孕，月经迟发，或月经后推，或经闭，经色淡黯，性欲淡漠，小腹冷，带下量多，清稀如水；或子宫发育不良。腰酸膝软，夜尿多；眼眶黯，面部黯斑，或环唇黯；舌质淡黯，苔白，脉沉细尺脉弱。

（2）辨证依据

1）有先天肾气不足或后天伤肾病史。

2）腰酸膝软，性欲淡漠，小腹冷，夜尿多，带下清稀如水。

3）舌质淡黯，苔白，脉沉细。

（3）治法与方药

治法：温肾暖宫，调补冲任。

1）右归丸（方见崩漏）

本方原治"元阳不足，先天禀衰，以致命门火衰，不能生土，而为脾胃虚寒"，或"寒在下焦，而水邪浮肿"，"或阳衰无子"等证。本方以"益火之源，以消阴翳"，以培补右肾之元阳为主。又宗"阴阳互根"、"阴中求阳"之义，佐以滋阴填精益血，使阳得阴助，生化无穷。右归丸中制附子与熟地黄相配，调补肾中阴阳，使之平衡协调，已有学者研究只此二味中药即能促排卵。

2）毓麟珠（《景岳全书》）

组成：人参、白术、茯苓、白芍、当归、川芎、熟地黄、炙甘草、菟丝子、杜仲、鹿角霜、川椒。

本方原治妇人气血俱虚，经脉不调，瘦弱不孕等。方中八珍双补气血，温养冲任；菟丝子、杜仲、鹿角霜温养肝肾，调补冲任；鹿角霜、川椒温肾助阳。诸药合用。能温补先天肾虚以生精，又能培补后天脾胃以生血，使精血充足，冲任得养，胎孕可成。

3）加减苁蓉菟丝子丸（《中医妇科治疗学》）

组成：菟丝子60g，覆盆子30g，肉苁蓉60g，枸杞子20g，桑寄生30g，熟地黄60g，当归30g，紫河车30g，焦蕲艾30g。上药共为小丸，每服10g，早晚各一次，温开水送下，亦可作汤剂，用量按比例酌定。主治肾阳虚不孕。

肾阳虚火不暖土，证见脾肾阳虚，面浮肢肿，四肢不温，胸闷痰多，舌淡黯胖，脉沉细缓，加人参、黄芪、云茯苓、白术、白芥子健脾益气化痰。《本草图经》指出紫河车善治"男女虚损劳极，不能生育，下元衰惫"。《临证指南医案》云："任脉为病，用龟甲以静摄，督脉为病，用鹿角以温煦"，应适时加入调补肾阴肾阳，血肉有情，通补奇经之品以助孕。肾阳虚，舌质多黯淡，环口亦黯，肾虚而血瘀，选加活血之川芎、桃仁、赤芍、田七片等补肾活血，可提高疗效。

2. 肾阴亏虚证

（1）临床见证：婚久不孕，月经常提前，经量过少或闭经，经色较鲜红，或经期延长甚则崩漏不止，形体消瘦，头晕耳鸣，腰酸膝软，五心烦热，失眠多梦，眼花心悸，肌肤失润，阴中干涩，舌质稍红略干，苔少，脉细略数。

（2）辨证依据

1）有先天肾阴不足，或房劳多产，损伤冲任，精亏血少病史。

2）头晕耳鸣，腰酸膝软，五心烦热，阴中干涩。

3）舌质稍红略干，苔少，脉细略数。

（3）治法与方药

治法：滋肾养血，调补冲任。

1）左归丸（方见崩漏）

原治真阴肾水不足之证。笔者体会本方除滋补肾阴为主外，配以阳药，阳中求阴，又稍活血，还特别重视入冲、任、督三经的龟鹿血肉有情之品等奇经用药。对调补肾阴阳以调经种子疗效肯定。如出现阴虚火旺，可选加二至丸、白芍、知母、生地黄；若出现肾虚肝郁，则宜配以疏肝之郁金、合欢皮之类。

2）养精种玉汤（《傅青主女科》）合五子衍宗丸（《摄生众妙方》）

养精种玉汤（当归、白芍、熟地黄、山萸肉）是傅青主治疗身瘦不孕者，有滋肾养血调经之效。傅山认为此方之用，不特补血，而纯于填精，精满则子宫易于摄精，血足则子宫易于容物，皆有子之道也。五子衍宗丸（覆盆子、菟丝子、枸杞子、五味子、车前子）原治男性肾虚精少之不育、阳痿。亦常用于妇人不孕，病机属肾精不足所致者。上述二方合用，以加强滋肾益精，养血种子之功。

如子宫发育不良，加紫河车。黄体不健往往在卵泡期的基础体温相偏高，高低温移行时间较长，温差小，黄体期波动较大，证属肾虚兼肝郁者较多，故在月经干净后滋补肾阴，养血益精，佐以助阳及疏肝柔肝之品。肝肾为乙癸同源，子母关切。故临床上滋肾常与养肝同用，即滋肾养肝，促进重阴转阳，并维持黄体功能正常。

3）育阴汤（《百灵妇科》）

组成：熟地黄、山药、川续断、桑寄生、怀牛膝、山萸肉、白芍、牡蛎、杜仲、海螵蛸、菟丝子、龟甲。

原治肾阴亏损不孕，具滋阴补肾固冲之功。

3. 肝气郁结证

（1）临床见证：婚久不孕，月经先后无定，经量多少不一。或经前乳房胀痛或溢乳，少腹急迫或胀痛。经前烦躁易怒，精神抑郁，善叹息。舌黯红，舌边有瘀点，脉弦细。

（2）辨证依据

1）素性忧郁或七情所伤病史。

2）经前胸乳小腹胀痛，烦躁易怒。

3）舌黯红，脉弦细。

（3）治法与方药

治法：疏肝解郁，理血调经。

1）开郁种玉汤（《傅青主女科》）

组成：当归、白芍、白术、茯苓、天花粉、牡丹皮、香附。

全方有疏肝理脾，调经种子之功。原书眉批注云："方似平平无奇，然却能女子种子，不可忽视。"此方为逍遥散变方，以香附理气中之血入肝经代柴胡，加丹参凉血活血、花粉生津。

2）百灵调肝汤（《百灵妇科》）

组成：当归、赤芍、牛膝、通草、川楝子、瓜蒌、皂刺、枳实、青皮、甘草、王不留行。

原治肝郁不孕，系韩百灵经验方，全方疏通气机，调经通络助孕。

3）定经汤（方见月经先后无定期）

傅山说："此方舒肝肾之气，非通经之药也；补肝肾之精，非利水之品也。肝肾之气舒而精通，肝肾之精旺而水利。"治不孕宜于经后加强滋肾养血，选加枸杞子、肉苁蓉、山萸肉、龟甲；经间适加淫羊藿、熟附子、丹参、桃仁以补肾活血促排卵；经前加强疏肝解郁，选用郁金、合欢皮、青皮。各有侧重地与月经周期肾阴阳消长转化和气血盈亏的规律相适应，如此调经种子，的确有较好的疗效。临床观察高催乳素血症以肝郁型较多，黄体不健则以肾虚肝郁多见，可以结合有关检查随证加减。此外，肝郁型必须配合心理疗法。

4. 瘀滞胞宫证

（1）临床见证：婚久不孕，月经多后推或周期正常，经来腹痛，甚或呈进行性加剧。经量多少不一，经色紫黯，有血块，块下痛减。有时经行不畅、淋漓难净，或经间出血。或肛门坠胀不适，性交痛。舌质紫黯或舌边有瘀点，苔薄白，脉弦或弦细涩。

（2）辨证依据

1）有瘀滞胞宫病史。

2）经来腹痛较剧，甚或呈进行性加剧。经色黯紫有块，块下痛减。

3）舌质紫黯或有瘀点，脉弦细涩。

（3）治法与方药

治法：逐瘀荡胞，调经助孕。

根据血瘀的兼证及病因的不同，分别选用王清任逐瘀汤三方，或张仲景当归芍药散、桂枝茯苓丸，或配合外治法。

王清任少腹逐瘀汤、血府逐瘀汤、膈下逐瘀汤分别适用于血瘀偏寒、偏热、偏气滞的不同。当归芍药散养血活血，健脾祛湿。桂枝茯苓丸是治疗妇科血瘀癥瘕的代表方。盆腔炎、附件炎导致不孕者，多选用膈下逐瘀汤、当归芍药散，抓住瘀、湿、热的不同进行加减。如瘀阻较甚，加入丹参、土鳖虫、毛冬青、三棱、莪术、田七和理气之品。湿重带下量多，加苍术、忍冬藤、白术、车前子。热甚者，配入败酱草、蒲公英、白花蛇舌草、连翘。若输卵管不通，加入穿山甲、王不留行、路路通、穿破石、地龙等通络之品，配合外敷活血化瘀的中药制剂或药包或用药渣外敷下腹部。尤须中药保留灌肠以增其效。治疗初期常反使腹痛加重或局部有感觉，是药到病所之故。经子宫输卵管造影确诊为近端阻塞者，我们用导管扩通加中药活血化瘀或用西药灌注取得了一定的疗效。如盆腔广泛粘连，输卵管伞端阻塞，经治无效时，则剖腹探查，手术治疗后继续化瘀通络，疏肝理气。如属子宫内膜异位症引起不孕，多用补肾活血、软坚散结、调经助孕。一般按经后分阴虚阳虚以左右归丸为基础加入上述药物，孕即停药，或给予安胎预防流产。如为子宫肌瘤引起不孕，视肌瘤大小、部位以及月经情况综合治疗。需手术剔除者，应手术为先，如无须手术，可服罗元恺经验方——橘荔散结丸（橘核、荔枝核、川续断、小茴香、台乌药、川楝子、海藻、岗稔根、莪术、制首乌、党参、生牡蛎、风栗壳、益母草）随证加减应用，或用桂枝茯苓丸加减。孕后要及早安胎，预防发生自然流产。

5. 痰湿内阻证

（1）临床见证：婚久不孕，多自青春期始形体肥胖，经行后期、稀发，甚则闭经。闭经后渐见肥胖，身重体倦。带下量多，色白质黏无臭。头晕心悸，胸闷泛恶。面目虚浮或苍白无华。舌淡胖，苔白腻，脉滑。

（2）辨证依据

1）素体脾虚或过食肥甘厚味，痰湿内阻病史。

2）形体肥胖，头晕心悸，胸闷泛恶，面目虚浮。

3）舌质淡胖，苔白腻，脉滑。

（3）治法与方药

治法：燥湿化痰，理气调经。

1）苍附导痰丸（《叶天士女科诊治秘方》）

组成：茯苓、法半夏、陈皮、甘草、苍术、香附、胆南星、枳壳、生姜、神曲。

本证本虚标实。临证时常加入温补脾肾的淫羊藿、仙茅、补骨脂、黄芪、党参和开窍化痰之石菖蒲。若为多囊卵巢综合征，治以补肾化痰或补肾化痰活血为主。在上述方药的基础上加皂角刺、白芥子、露蜂房、牡蛎化痰软坚。

2）启宫丸（经验方）

组成：法半夏、苍术、香附、茯苓、神曲、陈皮、川芎。

何松庵说："不能成胎者，或痰滞血海，子宫虚冷，不能摄精，尺脉沉滑而迟者，当温其子宫，补其中气消痰为主。"指出了以脾肾虚为本，痰湿为标的治疗原则，临证按上方原则加减。

【其他疗法】

一、验方

1. 孕育丹糖浆（经验方）

组成：关沙苑、覆盆子、枸杞子、菟丝子、淫羊藿、熟地黄、当归、狗脊、补骨脂、茺蔚子等。

用法：口服，每次50ml，每日3次，连续3个月为1个疗程。服药最短1个疗程，最长2～3个疗程。或水煎服。

2. 麒麟丸

组成：何首乌、淫羊藿、菟丝子、锁阳、党参、山药等。

用法：每次6g，每日2次，1个月为1个疗程。

3. 滋肾育胎丸

组成：党参、续断、白术、巴戟天、何首乌、杜仲、枸杞子、菟丝子、熟地黄等。

用法：每次 5g，每日 3 次，温开水或淡盐水送服。

二、专病专方

1. 抗免 1 号片　生地黄、枸杞子、巴戟天、丹参各 10g，骨碎补、牡丹皮、莪术、徐长卿各 15g，菟丝子、浙贝母各 20g，生牡蛎 30g，炙甘草 5g。每片 0.4g（约含生药 4g），用于治疗 AsAb 阳性不孕症患者，每次 10 片，每日 3 次，2 个月为 1 个疗程。

2. 促孕汤　当归、鸡血藤、菟丝子、覆盆子、山茱萸各 10g，肉苁蓉、淫羊藿、香附、白芍各 12g，红花、甘草各 6g，每日 1 剂，用于治疗无排卵性不孕症患者。

3. 五子种玉汤　菟丝子、枸杞子、覆盆子、茺蔚子、蛇床子、淫羊藿、当归、制香附、炙黄芪、怀山药、制首乌。随证加味用于治疗无排卵性不孕患者。

4. 助孕汤　当归、赤芍、白芍各 10g，怀山药 15g，山茱萸 10g，鹿角片 10g，菟丝子 15g，醋炒柴胡 6g，1 日 1 剂。在基础体温出现高温相后始服，至月经来潮，3 个月为 1 个疗程，一般治疗 1～4 个疗程，用于治疗黄体功能不全性不孕患者。

5. 宣郁通经汤　酒炒白芍 15g，当归 15g，丹皮 15g，白芥子 6g，柴胡 3g，香附 3g，郁金 3g，黄芩 3g，炒栀子 9g，生甘草 3g 加减。每日 1 剂，于经前及经期水煎服。治疗子宫内膜异位症致不孕者。

6. 疏通汤　当归 15g，川芎 10g，三棱 12g，莪术 12g，制乳香 10g，制没药 10g，丹参 20g，桃仁 15g，昆布 15g，穿山甲 15g，路路通 20g，大黄 10g，蒲公英 15g。治疗输卵管阻塞性不孕症。

三、针灸疗法

体针取关元、涌泉、子宫、然谷为主穴，随证加减。早在晋代，即有针灸治疗不孕录载，所取穴位，主要是肾、脾、胃、肝经及冲、任、督脉。现代研究表明，针灸可以诱发排卵，其机制可能是通过调节下丘脑-垂体-卵巢轴功能而诱发排卵。

【预防与护理】　不孕症除了少数属先天性生殖器畸形，或严重染色体畸形不能用药物和精神治疗外，大多是可以预防的，因为不孕症是许多妇科疾病的一种后遗症或结局。及早防治可以或可能导致不孕症的妇产科病，重视"未病先防"、"病中防变"和"病后防复"的三级预防思想，就是不孕症的预防的要点。

一、未病先防

（一）遵循求嗣之道

中医典籍中蕴藏着宝贵的求嗣文化遗产，归纳要点如下：

1. 选择婚配　婚姻问题直接影响生育。我国《婚姻法》规定："直系血亲和三代以内旁系血亲禁止结婚。"

不孕症与社会因素密切相关。在现实生活中，除上述对身体发育、遗传等婚配的选择外，尤须选择双方的情感基础，对社会的地位也应考虑彼此大体相当，减少婚后心理上的反差过大带来的隐患。古人对妊娠机制还强调要做到"两情醋畅"，使情投意合。

2. 选择婚龄　过早或过迟结婚均可发生不孕。现代研究认为女子的最佳生育年龄为 25～30 岁。

3. 聚精养血　防治不孕须注意聚精养血。如《万氏女科·种子》云："故种子者，男则清心寡欲以养其精，女则平心定气以养其血，……此清心寡欲，为男子第一紧要也……此平心定气，为女子第一紧要也。"因为男精女血，"两精相搏，合而成形"，是为人之始。

4. 交合有时　《黄帝内经》指出当女子月事以时下，男子精气溢泄之时，阴阳和，故能有子。至何时阴阳和？在《证治准绳·女科·求子》中引袁了凡说："凡妇人一月经行一度，必有一日氤氲之候，于一时辰间……此的候也……顺而施之，则成胎矣。""的候"、"氤氲之时"，即西医所称之排卵期，正是受孕良机。

5. 交合有节　节是有节度。过频过稀的性生活不利受孕。尤其是房事过频，房劳足以伤肾。临床还有经期或产后余血未净或经血刚净1天即合阴阳者，常导致生殖器炎症、子宫内膜异位症、免疫性不孕症等。从临床观察，月经干净后3天开始房事较稳妥。

（二）调治劳伤痼疾

不孕是许多妇科痼疾引起的结果，故《妇人大全良方·求嗣门》引陈无择说："凡欲求子，当先察夫妇有无劳伤痼害之属，依方调治，使内外和平，则妇人乐有子矣。"《诸病源候论·卷三十九》分为"月水不利"、"月水不通"、"子脏冷"、"带下"、"结积"五种夹疾无子，就是导致不孕主要的劳伤痼疾。其中调经、治带、消癥尤为重要。

1. 种子必先调经　朱丹溪说："求子之道，莫如调经。"《万氏女科》更明确地指出："女子无子，多因经候不调，药饵之辅，尤不可缓。若不调其经候而与之治，徒用力于无用之地，此调经为女子种子紧要也。"《女科要旨》又说："妇人无子，皆由经水不调，经水所以不调者，皆由内有七情之伤，外有六淫之感，或气血偏盛，阴阳相乘所致。种子之法，即在于调经之中。"古人的观点在今日临床实践中依然实用。大量的不孕患者常表现为各种月经不调或有痛经、闭经、崩漏、初潮较晚，常为无排卵。有的虽有排卵，而黄体不健，或同时伴有高催乳素血症，而导致不孕。

2. 治带防治不孕　带下病往往是由于脾、肾、肝的功能失调，湿邪从内而生，湿邪损伤任带，使任脉不固，带脉失约而发病；亦有湿热、毒、虫邪从下阴直犯胞宫、任、带者。女性生殖系统炎症如阴道炎、宫颈炎等及一些性传播疾病，当出现阴道分泌物异常为主要临床表现时，可归属带下病范围，是仅次于月经病的常见病。生殖道的炎症足以导致不孕，而且发病率呈上升的趋势。有学者报道，盆腔炎占不孕原因的43.3%。因此防治生殖系统的各种炎症和性病，调治带下病是防治不孕的重要措施。如发现炎症，要及时彻底的治疗，保护好生殖器官及其功能。

3. 消癥散结助孕　盆腔的癥瘕积聚也是导致不孕的常见病，主要是癥瘕改变了输卵管及宫腔的形态，造成受精和着床的困难，孕后亦容易流产，故必须预防和治疗癥瘕，必要时先手术剔除肌瘤再怀孕，以消除由此导致的不孕或孕后堕胎小产。

（三）调节饮食

饮食不节属生活因素，在妇科尤须注意饮食的合理调节，过食生冷肥甘厚味损伤脾胃，发生痛经、闭经、崩漏诸疾。不适当的节食减肥，亦伤害身体，甚或发生闭经、不孕。酗酒尤当戒忌，《景岳全书·妇人规·子嗣类》中指出："惟酒多者不宜。酒性淫热，非惟乱性，亦且乱精……故凡欲择期布种者，必宜先有所慎……，欲为子嗣之计者，其母以此为后着。"现代研究发现烟酒都能损害生殖细胞，尤烈性酒更不宜饮。此外，美国早有报道，发芽的土豆可致畸胎。至于有些食物和药物吃后宜子或会导致不孕者，中药学也有记载。

（四）舒畅情志

情志与不孕的关系尤大。《景岳全书·妇人规》指出："产育由于血气，血气由于情怀，情怀不畅则冲任不充，冲任不充则胎孕不受。"叶天士也指出："求子心愈切，得之愈难。"如若精神紧张，情怀不畅，百想经心，内伤五脏，外损姿颜，容易抑制或干扰排卵，导致不孕。傅青主有"嫉妒不孕"之说，并创制开郁种玉汤从郁论治。有时久治无效的情志所伤的不孕症，给予心理治疗后如灵丹妙药，终于开花结子；或当她领养小孩后不久，放下思想包袱后，又见怀孕，都佐证了情志与妊孕的关系。

（五）防治流产

流产包括自然流产和人工流产、药物流产，均可以损伤冲任、气血、脏腑、子宫，发生继发性不孕。近几年来，非婚妊娠增多，婚后不孕亦增多。有学者统计，全世界每年人流数达 3000 万～5000 万之多，且趋向年轻化。有人报道，人流引起不孕症占继发性不孕的 65.6%，有报道称 168 例继发性不孕中，曾人流者占 66.6%。如此惊人的数字，应该足以引起全社会的重视。一要提高素质，减少人工流产；二要提高人工流产技术；三要及时预防和治疗人工流产和药物流产的后患。因此防治流产尤其是反复流产是不孕症防患于未然的最重要措施。

二、防病中的变化

不孕症的治疗较为复杂。张景岳在《景岳全书·妇人规》中指出："种子之法，本无定轨，因人而药，各有所宜。"不孕症防病中的变化，分述如下：

1. 及早诊断，及早治疗　治疗不孕的成功率与年龄及病程的长短有关。一般来说，年龄越轻，病程越短，治愈率越高。因此对不孕症早诊断、早治疗很重要，尤其对子宫发育不良、月经病、附件炎、盆腔炎及早治疗，以防病情加重；对于发育较差，又盲目避孕者给予指导。若病程长，年龄渐大，则治愈的困难增大。对晚婚者求嗣，更要着眼于一个"早"字，若高龄 40 求嗣，还应尽力而为。

2. 治无定方，因人而药　由于导致不孕的原因复杂，故治疗不孕症应因人而药，并无定方。明代张景岳在《景岳全书·妇人规·子嗣类》中指出："种子之方，本无定轨，因人而药，各有所宜。故凡寒者宜温，热者宜凉，滑者宜涩，虚者宜补，去其所编，则阴阳和而化生著矣。"全国著名中医妇科教授罗元恺曾在"不孕育症须夫妇双方进行诊治"（《罗元恺女科述要》）一文中引了景岳这段话，并切中时弊的严肃指出："世人有置中医理论于不顾，妄以一方一药而概治不孕不育症者，又岂能有效哉，乃藉此以欺世盗名或敛财者耳！"

3. 辨证辨病，各有所宜　女性不孕症的病因病位复杂多样。除按传统的辨证论治外，常要根据西医的相关检查找出不孕的病因、病位和导致不孕的疾病，采用中医辨病基础上的辨证与西医的辨病相结合，加强治疗的针对性，能较单纯的中医或西医治疗提高疗效。这是现代研究中最有特色的进展之一。常见的有：排卵功能障碍、输卵管不畅通或阻塞、子宫内膜异位症、高催乳素血症、多囊卵巢综合征等导致的不孕以及免疫性不孕。这些内容将在第三节中论述。

三、防病后复发

临床上继发不孕者不少，故亦须注意防病后复发。

1. 孕后调治　不孕患者在治愈后孕早期仍需调治，尤其是肾虚排卵功能障碍者自然流产的发生率较高，故除孕后首忌交合外，常须补肾养胎安胎为主并避免外力震动胞宫。若为输卵管阻塞治愈后怀孕，要注意异位妊娠发生的可能性。宫内妊娠一般调治至孕3个月为宜，并注意孕期保健，确保母子平安。

2. 产后调护　重视产后调护，防止产后病尤其是产后发热中感染邪毒的发生和发展，保护生殖器官及其功能的健全，以防继发性不孕。

3. 做好计划生育工作　生育应有计划，否则房劳不节，反复流产，同样可发生继发性不孕。

不孕症常可因月经病、带下病、生殖器官的炎症，肿瘤所致。目前婚前性乱、感染性病、反复人工流产或药物流产以及生殖系统的炎症较多，导致婚后自然流产、宫外孕、继发性不孕症的发病率呈上升趋势。一旦发生不孕，不但耗费不少金钱、时间诊治，而且还会承受莫大的心理压力。所以全社会都必须重视不孕症的防治结合，并应以预防为主。

【疗效评定】

治愈：2年内受孕者。

好转：虽未受孕，但与本病相关的症状、体征及实验室检查有改善。

未愈：症状、体征及实验室检查均无改善。

（瘳慧慧　张玉珍　刘敏如）

参 考 文 献

1. 谢彦. 韩百灵教授对不孕症的临证经验. 中国医药学报，1981，(1)：15-18.
2. 孙宁铨. 胡金茹，张皖敏. 中医辨证施治为主，中西医结合治疗70例不孕症的经验. 新中医，1984，(6)：16-19.
3. 李祥云. 辨证治疗不孕症257例的临床报道. 中医杂志，1987，(10)：40-42.
4. 刘淑清，王煦，王绵之. 王绵之治疗不孕症的经验. 中国医药学报，1994，(6)：46-48.
5. 徐光荣，徐经凤. 徐志华教授运用孕育丹糖浆治疗不孕症104例疗效观察. 安徽中医临床杂志，1995，(4)：4-5.
6. 赵凯. 抗免1号片治疗女性血清抗精子抗体阳性不孕疗效观察. 四川中医，2001，19 (4)：57-58.
7. 冯桥. 促孕汤治疗不孕症86例. 江苏中医，2001，22 (9)：31.
8. 朱慧萍. 自拟五子种玉汤治疗不孕症38例. 四川中医，2001，19 (2)：48.
9. 周惠芳. "助孕汤"治疗黄体功能不全性不孕202例临床研究. 江苏中医，2002，22 (1)：8-9.
10. 林英，尚玉平. 宣郁通经汤治疗子宫内膜异位症致不孕症51例疗效观察. 中医药研究，2001，17 (4)：23-24.
11. 丁世芹，刘同坤，石廷献. 疏通汤治疗输卵管阻塞性不孕症128例. 中医研究，2000，13 (5)：59.

第三节　不孕症的病证结合治疗

不孕症是许多妇产科疾病导致的一种后遗症或结果，早在隋代《诸病源候论》中就已提出了"夹疾无子"，即月水不利无子、月水不通无子、子脏冷无子、带下无子、结积无子，明确指出了月经病、带下病、癥瘕可致不孕。随着科学的发展，学科之间的互相渗透，中医病证诊疗规范化的研究，对不孕症现代检测方法的普遍应用，为不孕症的病因、病位、病性的诊断提供了条件和基础，常能查出宏观和微观的病因病位，明确诊断疾病，更能分清不孕症的寒、热、虚、实病性,使病证结合的治疗取得了较大的进展。从近几年文献报道分析,不孕症的研究正朝着辨病与辨证相结合治疗的方向发展。中西医都有辨病,中医通过"四诊"先辨病后辨证,西医重视通过检查病因病位诊断疾病。1990年中国中西医结合学会妇产科专业委员会第三届学术会议修订的不孕症诊断标准,即采用了辨病与辨证相结合治疗的方法。现结合临床分述排卵障碍性不孕、输卵管阻塞性不孕和免疫性不孕的病证结合治疗。

排卵障碍性不孕

排卵障碍包括无排卵和黄体功能不全。无排卵主要原因是由于下丘脑-垂体-卵巢轴功能性或器质性异常导致无排卵。伴发的西医病种有:先天性卵巢发育不良、垂体前叶功能减退症、无排卵型功能失调性子宫出血、多囊卵巢综合征、高催乳素血症、未破裂卵泡黄素化综合征、卵巢早衰及甲状腺、肾上腺皮质功能失调等所致的无排卵,可呈现中医学的闭经、崩漏、月经后期、月经过少、不孕症等。黄体功能不全是指黄体分泌孕酮不足或黄体过早萎缩,伴发的西医病种有:月经失调、子宫内膜异位症、高催乳素血症、早期流产或反复早期自然流产等病,可见于中医学的月经先期、月经过少、经行乳胀、暗产、滑胎、不孕症等。

【病因病机】

一、西医病因病理

1. 无排卵　导致无排卵的病因主要有中枢性的影响、全身性疾病及卵巢局部因素等,都可以通过神经内分泌系统的改变,抑制下丘脑促性腺激素释放激素的分泌,导致下丘脑-垂体-卵巢轴功能紊乱,引起无排卵性月经、闭经等导致不孕。全身性疾病如甲状腺功能亢进或低下、肾上腺疾患、肝脏疾患、重度营养不良或过度肥胖等,都可影响卵巢功能而导致不孕。卵巢局部原因如先天性卵巢发育不良、卵巢早衰、多囊卵巢综合征、卵巢巧克力囊肿、功能性卵巢肿瘤及卵巢急慢性炎症等,均可影响卵巢激素分泌和排卵功能而导致不孕。

2. 黄体功能不全　主要由于促性腺激素分泌失调,如卵泡期FSH分泌不足,使卵泡发育缓慢,卵泡期延长,排卵后黄体发育不全;LH脉冲频率虽增加,但峰值不高,LH分泌不足,使排卵后黄体发育不全。此外,PRL过高也可抑制卵泡的发育和引起排卵障碍;或黄体细胞本身功能不足等,导致孕激素分泌减少,子宫内膜分泌反应不足而出现月经异常,从而影响受孕和孕卵着床,导致不孕。

二、中医病因病机

"月事以时下,故有子。"月经正常,是受孕的基础。肾-天癸-冲任-胞宫功能正常,是产生月经的主要环节。而肾为月经之本,肾主生殖。若先天禀赋不足,或房劳不节,或久病体虚致肾气虚衰,冲任失调,气血不和,则月经不能按时而下,故令无子。肝藏血,主疏泄,恶抑郁。若素性忧郁,七情内伤,冲任不能相资,亦足以导致不孕。肾虚和肝郁是排卵障碍不孕的原发病因病机。

【临床表现】

一、症状

1. 无排卵者可表现为月经初潮年龄较大，月经量少，月经后推或稀发，或闭经，或崩漏不止，或溢乳、不孕。现代研究认为：多囊卵巢综合征以肾虚痰实为主，无排卵性月经失调以肾阴阳两虚为主，高催乳素血症以肝肾阴虚为主，未破裂卵泡黄素化综合征以肾虚血瘀为主，无反应卵巢综合征以阴虚火旺为主。

2. 黄体功能不全者可表现为月经量少、经期提前、经前点滴出血，或经前乳胀、溢乳，月经周期先后不定或反复自然流产。临床辨证以肾虚为主，有时兼肝郁证。子宫内膜异位症可出现无排卵和黄体功能不全。

二、体征

1. 全身检查情况因病而异 卵巢发育不良者，可见身材瘦小，乳房平坦，毛发较疏；多囊卵巢综合征者，多为形体肥胖，毛发浓密；高催乳素血症者，挤压乳房可有乳汁溢出。

2. 妇科检查 卵巢发育不良者大阴唇平坦，阴毛稀疏，子宫细小；多囊卵巢综合征，阴毛浓密，甚呈棱形分布，子宫大小正常，双侧附件可扪及增大的卵巢；子宫内膜异位症，阴道后穹隆部可扪及痛性结节，子宫多后倾，大小可正常，活动欠佳，单侧或双侧附件可扪及固定包块。

【诊断】

1. 病史 结婚同居2年以上，未避孕而未受孕，或曾妊娠分娩、流产后2年以上未再受孕者，月经史要注意初潮年龄，有无月经周期提前、错后或先后不定期、闭经、崩漏等。

2. 体征与妇科检查 见上述。

3. 辅助检查

（1）基础体温（BBT）测定：是了解有无排卵和观察黄体功能的一种简便方法。BBT呈单相者为无排卵，双相者多提示有排卵。若高温相≤11天，或双相温差＜0.3℃，或曲线上升缓慢在5天以上，或高温相波动＞0.2℃都是黄体功能不全。

（2）阴道细胞学检查：通过动态观察阴道壁脱落细胞，可了解卵巢功能，预测排卵期及了解体内雌激素水平，并可作为治疗过程中的观察指标。

（3）子宫内膜检查：来经6小时不超过12小时内取子宫内膜，可反映有无排卵及黄体功能。如果为增生期改变则提示无排卵，分泌期改变则提示有排卵，若内膜分泌欠佳则提示黄体功能不全。

（4）B超检查：从月经周期第10天起，每日用B超探查下腹部，可监测卵泡发育情况及有无排卵。同时也可了解子宫发育情况，有无子宫肌瘤、炎症、多囊卵巢、未破裂卵泡黄素化综合征及卵巢肿瘤、卵巢巧克力囊肿等的可能性。

（5）激素测定：测定血中 FSH、LH、E_2、P、PRL、T 等内分泌激素含量，可帮助判断下丘脑-垂体-卵巢轴功能障碍部位，连续测定 LH 则可较准确地预测排卵期，现已制成测排卵试纸，从晨尿中检测。

（6）腹腔镜检查：必要时通过腹腔镜检查，以了解有无子宫内膜异位症、多囊卵巢及卵巢肿瘤等。

（7）其他检查：染色体检查，以排除遗传性疾病。头颅部 CT 或 MRI 检查，以排除垂体腺瘤、空泡蝶鞍等。

【治疗】

一、西医治疗

1. 诱发排卵

（1）氯米芬（克罗米芬）：为首选促排卵药物，适用于体内有一定雌激素水平者。于月经周期第 5 天开始，每日口服 50～150mg，连续 5 天，3 个月经周期为 1 个疗程。有时虽有排卵，但黄体功能不全，可于停药第 7 天加用促绒性素（HCG）2000～5000IU，一次肌注。对于雌激素水平低，应先服中药调治或同时服中药滋肾补肾，较单用氯米芬，能提高疗效。

（2）HCG：具有类似 LH 作用，当宫颈黏液结晶为（＋＋＋）时，或 B 超提示卵泡发育成熟时，可肌注 HCG 5000～10000IU，每日 1 次，连续 1～2 天，以促使卵泡破裂排卵与形成黄体。临床常与氯米芬配合应用。

（3）溴隐亭：适于无排卵伴有高催乳素血症或有垂体肿瘤的患者，或长期溢乳者，开始用量为每次口服 1.25mg，每日 2 次，1 周后改为每次口服 2.5mg，每日 2 次，一般连续用药 3～4 周时，PRL 降至正常，用药至妊娠后停药。口服不良反应明显者，可改用阴道纳药。用药一个月后复查 PRL。停药时要逐渐减少，配合中药巩固疗效。

2. 改善黄体功能

（1）黄体酮：于 BBT 升高后 2～3 天开始每日肌注黄体酮 10～20mg，连续 10 天，以补充黄体不足。

（2）HCG：于 BBT 上升后 2～3 天开始，隔日 1 次肌注 HCG1000～3000IU，共 3～5 次，可促进或延长黄体功能。

3. 手术治疗

（1）多囊卵巢综合征患者用中西药物治疗无效者，以往行双侧卵巢楔形切除术，近几年多在腹腔镜下用电灼法。术后仍要配合药物治疗，争取在术后半年内妊娠，否则可复发。

（2）垂体肿瘤 可用溴隐亭或中药治疗观察，待肿瘤缩小后再手术。目前用伽玛刀治疗，提高了安全性和疗效。经临床观察，伽玛刀治疗前后配合中西药治疗效果较好。

二、中医辨证论治

中医药促排卵同样要辨证。重点是以调整肾-天癸-冲任-子宫生殖轴，调整肾阴阳为主。同时要兼顾肝、脾、气血、冲任。近 10 多年来，大量临床和动物实验均证实了补肾中药对下丘脑-垂体-卵巢性腺有调节作用。罗元恺教授指导研究生用罗老的促排卵汤喂饲雌兔，结果发现给药组的卵巢有较丰富的黄体，子宫内膜腺体增多、分泌现象明显，并可见爬跨动作的性行为表现，提示了补肾药有提高雌激素水平，甚至兴奋下丘脑及垂体的作用。华启天选择雌性成年大白鼠进行实验，证实肾阳虚者生长卵泡数比对照组明显减少，用右归丸治疗后生长卵泡数与对照组已无显著差异，说明右归丸在肾阳虚时，有促使初级卵泡向生长卵泡发育的作用，故右归丸有促排卵作用，为临床治疗不孕症提供了依据。

李超荆认为排卵障碍性不孕症的治疗离不开调整肾阴阳，实验证实补肾中药能增强下丘脑-垂体-卵巢性腺轴的功能，而桃仁、红花合用能明显增加大鼠卵巢、子宫静脉血中前列腺素的含量，能诱发发育成熟的卵泡排卵，这是在中药补肾促卵泡成熟的基础上，再施以活血化瘀药物激发排卵的机制。李凤珍等运用中药周期疗法，于月经第8～9天服用滋阴益肾的促卵泡汤（当归、白芍、熟地黄、山药、女贞子、菟丝子、首乌、香附各15g，甘草10g）；第13～15天服用理气活血的促排卵汤（四物汤加丹参、枸杞子、鸡血藤、益母草、牛膝各15g，桃仁、红花、香附各10g）；第16～18天服用补肾阳的促黄体汤（四物汤加山药、川续断、桑寄生、香附、仙茅各15g，丹参、淫羊藿、巴戟天、肉苁蓉各10g），结果374例妊娠，治愈率达74%。

俞瑾对多囊卵巢综合征者应用补肾化痰中药治疗，观察到血中FSH先升高，至LH/FSH比值下降，再出现E_2升高，于是出现LH峰值而排卵。阎乐法采用补肾疏肝法，自拟黄体汤治疗黄体功能不全性不孕症，妊娠率达63.8%，观察到该方有升高血中孕酮，延长BBT高温天数，降低血中PRL的作用。提示补肾疏肝法能调整性腺轴的功能紊乱，健全黄体，促进孕酮分泌，促进受孕。

由于肾藏精主生殖，肝藏血主疏泄。肝肾为子母关系，乙癸同源，一开一合，调节天癸。从临床和一些实验研究初步认为：排卵障碍性不孕症的主要病因病机是肾虚、肝郁和肾虚兼肝郁。又因病程日久，累及气、血、津及多脏，可出现脏腑气、血、津同病或多脏受损的复合病机。排卵障碍的治疗总以补肾，调整肾阴阳为主，并要随证应变促排卵。临床常见证型是肾脾阳虚、肝肾阴虚、肾虚肝郁、肾虚血瘀及肾虚痰凝。

1. 脾肾阳虚证

（1）临床见证：婚久不孕，月经推后、稀发、闭经或量少色淡或初潮迟。性欲淡漠，面色晦黯，腰酸腿软，或形体虚胖，怕冷，四肢不温，带下清稀，大便不实，小便清长，或浮肿，舌淡胖，苔薄白，脉沉细。

（2）辨证依据

1）月经推后、稀发、闭经或量少色淡，或初潮迟。

2）性欲淡漠，面色晦黯，腰酸腿软。

3）带下清稀，大便不实，小便清长。

4）舌淡胖，苔薄白，脉沉细。

（3）治法与方药

治法：温肾健脾，养血暖宫。

1）毓麟珠（方见不孕证）去川椒、白芍，选加淫羊藿、仙茅、紫河车、熟附子、艾叶。

2）促排卵汤（《罗元恺论医集》）

组成：菟丝子、巴戟天、淫羊藿、当归、党参、炙甘草、枸杞子、附子、熟地黄。

月经干净后连服约12剂，以促排卵。

3）石英育麟汤（山东中医杂志，1987，（2）：29）

组成：紫石15～30g，川椒1.5g，川芎6g，川续断12～15g，川牛膝12～15g，淫羊藿12～15g，菟丝子9g，枸杞子9g，香附9g，当归12～15g，赤白芍各9g，桂心6g，丹皮9g。

水煎，1日1剂，分2次服。用于排卵功能障碍性不孕症。

4）通脉大生丸（四川中医，1987，（8））

组成：杜仲、桑寄生、紫河车、菟丝子、荔枝核、枸杞子、肉苁蓉、鹿角霜、砂仁、艾叶、茯苓、当归、山药、何首乌、台乌药、车前子。

上药共研细末，炼蜜为丸，每丸重 3g，早晚各服 1 丸，温开水送服。用于无排卵性不孕症。

2. 肝肾阴虚证

(1) 临床见证：婚久不孕，月经先期，量少色红，或经前点滴出血，或月经后期量少，或闭经，形体消瘦，腰酸耳鸣，头晕眼花，五心烦热，少眠，口干便秘，性情急躁，舌红，苔少，脉细（弦）数。

(2) 辨证依据

1) 月经先期，量少色红，或经前点滴出血，或后期量少，或闭经。

2) 形体消瘦，腰酸耳鸣，头晕眼花，五心烦热，少眠，口干便秘，性情急躁。

3) 舌红，苔少，脉细（弦）数。

(3) 治法与方药

治法：滋养肝肾，调冲益精。

1) 养精种玉汤（《傅青主女科》）合六味地黄丸《小儿药证直诀》加首乌、肉苁蓉、知母、龟甲

组成：熟地黄、山茱萸、当归、白芍、怀山药、茯苓、泽泻、丹皮、首乌、肉苁蓉、知母、龟甲。

2) 左归丸（方见崩漏）加首乌、肉苁蓉、桑椹子、白芍。

3. 肾虚肝郁证

(1) 临床见证：婚久不孕，经来先后不定，量少色淡黯，有血块，或腰骶酸痛，头晕耳鸣，或有胸胁、乳房、少腹胀痛，胸闷不舒，喜叹息，舌淡黯，苔薄白，脉弦细尺弱。

(2) 辨证依据

1) 经来先后不定，量少、色淡黯、有血块。

2) 腰骶酸痛，头晕耳鸣，或有胸胁、乳房、少腹胀痛，胸闷不舒，喜叹息。

3) 舌淡黯，苔薄白，脉弦细尺弱。

(3) 治法与方药

治法：补肾疏肝，调理冲任。

1) 定经汤（方见月经先后不定期）去炒荆芥，加郁金、香附、山茱萸、肉苁蓉。

临证时还可根据经后加强滋肾养血，调冲促排卵，经前加强疏肝理气活血以调理肝肾功能。

2) 排卵效灵汤（河南中医，1990，（4）：32）

组成：当归 15g，白芍 20g，白术 12g，茯苓 12g，香附 12g，川楝子 12g，丹皮 12g，山萸肉 12g，熟地黄 20g，菟丝子 20g，杜仲 12g，枸杞子 15g，延胡索 12g，全瓜蒌 10g，川芎 9g。

1 日 1 剂，分 2 次服，1 个月为 1 个疗程。用于排卵功能障碍性不孕症。

4. 肾虚血瘀证

(1) 临床见证：婚久不孕或继发不孕，经行涩滞不畅，或淋漓不净，经色淡黯，或有血块，或经期小腹冷痛或少腹胀痛，腰骶酸痛，手足不温，舌淡黯，或有瘀点，脉弦细。

(2) 辨证依据

1）经行涩滞不畅，或淋漓不净，经色淡黯，或有血块。

2）经期小腹冷痛或少腹胀痛，腰骶酸痛，手足不温。

3）舌淡黯，或有瘀点，脉弦细。

（3）治法与方药

治法：补肾活血，调理冲任。

1）补肾活血胶囊（中医杂志，1990，（4））

组成：菟丝子20g，淫羊藿20g，覆盆子20g，当归10g，泽兰10g，陈皮10g，桃仁10g，紫河车100g。

上药烘干研末，装0.5g胶囊，1日2次，每次4～5粒，温开水送服，连服3～6个月。用于排卵失调及黄体不健性不孕症，用本方治疗70例，治后已排卵51例，有效10例，无效9例。

2）仙灵脾汤（天津中医，1990，（1））

组成：淫羊藿10g，桑寄生15g，菟丝子10g，秦当归10g，益母草10g，酒庙参15g，参三七粉（分冲）4.5g，香附10g。

上方随证加减。以28天为1个疗程，连续治疗3个疗程，停1个月，症状、体征改善不理想，可再治疗1～3个疗程。用于原发性不孕22例，继发性不孕51例，共74例，其中诊刮38例，大多无排卵或内膜分泌欠佳。治疗后34例妊娠，占46%。

5. 肾虚痰凝证

（1）临床见证：婚久不孕，月经后期，量少色淡，或经闭不行，带下量多色白质稠黏，形体肥胖，喉中痰多，毛发较浓，神疲少动，胸闷呕恶，嗜卧懒言，头晕腰酸，形寒怕冷，便溏浮肿，舌淡胖，苔白腻，脉细滑。

（2）辨证依据

1）月经后期，量少色淡，或经闭不行。

2）带下量多色白质稠黏，形体肥胖，毛发较浓。

3）胸闷呕恶，嗜睡懒言，头晕腰酸，形寒怕冷，便溏浮肿。

4）舌淡胖，苔白腻，脉细滑。

（3）治法与方药

治法：补肾温阳，燥湿化痰。

肾气丸（方见本篇第一章多囊卵巢综合征）合苍附导痰汤（见月经后期）加淫羊藿、党参、黄芪、丹参。

此型是本虚标实，除肾虚外，常见脾虚。脾为生痰之源，痰凝阻滞冲任、胞脉，影响气机升降，以致血液运行迟缓而成瘀，瘀痰互结加重病情。故临床治疗本虚标实之证需要耐心，往往经半年左右调治，躯脂满溢和月经得以明显改善后经调成孕。或掌握时机，待身体内环境改善后加用氯米芬，较单纯用氯米芬或单用中药能提高妊娠率。

对于排卵障碍，现代还创用了"中药人工周期疗法"、"三补一攻法"以调经促排卵，取得了较好的疗效（见闭经）。

输卵管阻塞性不孕

输卵管阻塞是女性不孕尤其是继发性不孕的重要原因之一，占20%～40%。多因盆腔慢性炎症导致输卵管腔粘连、僵硬，或受周围瘢痕组织的牵拉、扭曲或闭塞，使输卵管丧失其输送精子、卵子、孕卵的生理功能，导致不孕。

本病可见于中医的不孕、月经不调、痛经、带下、妇人腹中痛、癥瘕、妇人疮癖等病中。《女科经纶》指出的"夫疮癖癥瘕，不外气之所聚，血之所凝，故治法不过破血行气"，对输卵管阻塞性不孕的病机和治疗有所启迪。

【病因病机】

一、西医病因病理

1. 输卵管炎症　常在人工流产、分娩、宫腔内手术后，因致病菌感染而引起输卵管化脓性炎症，形成输卵管积水、积脓，继而输卵管管壁肥厚、僵硬，并长出肉芽肿或结节，往往与附近器官和组织紧密粘连，致使输卵管管腔闭塞。

2. 盆腔炎　腹腔内邻近器官炎症的蔓延、波及，如阑尾炎尤其化脓后常可累及附件，发生输卵管炎症，导致输卵管阻塞、婚后不孕。

3. 输卵管结核　多继发于肺结核和结核性腹膜炎，极易致输卵管狭窄，甚至阻塞。

4. 子宫内膜异位症　子宫内膜异位在细狭的输卵管内，引起输卵管管壁结节状肥厚，而致输卵管不通。或卵巢巧克力囊肿粘连，导致输卵管机械性阻塞。

二、中医病因病机

中医认为输卵管阻塞的形成，主要是肝郁气滞，瘀血阻络，不能摄精成孕。引起血瘀，可因人工流产术后，或其他妇科手术创伤，伤及脏腑、经络、气血，使气血运行不畅而为血瘀；又可因经期产后摄生不慎，感受寒邪，血遇寒凝而成瘀；或感受热邪，血受热灼为瘀；或经期、产后余血未尽合阴阳，感染邪毒为瘀，或精浊与余血相结为瘀。亦常见素性忧郁，加之七情内伤，肝气郁结，气滞血瘀，瘀阻冲任者。多为继发性病因病机，其病机本质是：瘀阻冲任、胞脉、胞宫，不能摄精成孕。

【临床表现】

1. 症状　夫妇同居多年不孕，下腹疼痛或有牵拉痛，腰骶疼痛，或肛门坠胀痛，或可表现为月经不调、痛经，或带下增多。也有少数患者除不孕外，并无任何自觉症状，经检查确诊。

2. 妇科检查　大多患者子宫活动度差，附件可触及增粗增厚，甚则触及包块，并有压痛。

【诊断】

1. 病史　询问不孕的年限，是原发还是继发。要询问初潮年龄，有无月经不调、痛经。生育史应注意有无分娩、流产，尤其是人工流产术、药物流产术。既往史应注意询问有无生殖道炎症（包括性病）、结核病史以及化脓性阑尾炎、卵巢肿瘤病史等。

2. 体格检查和妇科检查　见临床表现。

3. 辅助检查

(1) 白带检查：带下异常者了解有无支原体、衣原体、淋球菌感染。

(2) 子宫输卵管通液术：注入药液30ml左右，如无阻力、无外漏、无回流则说明输卵管通畅；若注入时阻力很大，有10ml以上液体回流则表示不通；如加压后能注入液体，但有一定阻力，或有少量回流则可能是通而不畅；若在加压后液体逐渐注入，则表示输卵管管腔内或伞端有粘连，但已被液体冲开而通过。如经治疗仍未受孕，或连续2～3

次通水均显示不通畅，则应进一步作子宫输卵管造影术检查。

（3）子宫输卵管造影术：可选用40％的碘化油或76％的泛影葡胺10ml注入子宫输卵管，除可清楚地了解子宫腔形态大小和输卵管阻塞的部位、有无积液、伞端有无粘连等外，还有一定的疏通输卵管作用。

（4）腹腔镜与穹隆镜：在直接窥视下，了解输卵管、卵巢或子宫有无粘连，有无子宫内膜异位病灶。手术时从宫腔注入美蓝，观察美蓝从输卵管伞端溢出情况，准确判断双侧输卵管是否通畅。

【治疗】

一、西医治疗

（一）药物治疗

输卵管内注射药物：每次注药用透明质酸酶1500U、庆大霉素8万U、地塞米松5mg，加入生理盐水25ml，缓慢注入子宫输卵管内，使局部消炎、组织溶解或软化粘连，从而达到使闭塞部位通畅的目的。于月经干净后禁房事，从第3天开始，隔1～2天注一次，直至排卵期前。可连用2～3个月经周期。

（二）手术治疗

1. 经宫腔镜下插管治疗　经宫腔镜向子宫输卵管开口插入导管治疗输卵管近端阻塞，为一安全、花费少、高效的治疗与诊断输卵管梗阻性不孕症的方法。

2. 选择性输卵管造影及复通术（FTR）　在X线透视引导下经宫颈插入微导管和微导丝至输卵管口内，注入水溶性造影剂，既能观察子宫和输卵管形态结构及其疾病，又能起到复通作用。此法为提高输卵管疾病不孕患者的妊娠率，在实行显微外科手术及IVF前，提供了一种创伤较小的诊治方法。

3. 腹腔镜治疗　镜下进行粘连松解，如用镜端拨开输卵管、卵巢与周围器官之间的松散粘连；而对条索状、薄膜状的纤维组织或瘢痕性粘连则用小剪刀切开，出血点可用电凝止血；对散在性小的子宫内膜异位灶进行电凝。

4. 显微外科手术　对于输卵管不同部位的阻塞，选用不同的手术方式，如：输卵管伞周围粘连分离术、输卵管造口术、输卵管成形术、输卵管中段阻塞部分切除及端与端吻合术、输卵管子宫植入术。

二、中医辨证论治

近几年中医药治疗输卵管阻塞性不孕的临床报道较多，多抓住一个"瘀"字，再结合体质的偏盛偏虚，阻塞的情况，有无积水及粘连，以及子宫发育的正常与否，制定综合治疗的方案。多采用以疏肝理气、化瘀通络为主的中药内服（兼调经及育宫），理气活血、通络软坚的中药保留灌肠，药包或药粉热敷下腹，静脉滴注活血化瘀、清热解毒的中药针剂等治疗方法。

根据临床研究，输卵管阻塞性不孕常见的证型是气滞血瘀、寒凝瘀滞、肾虚血瘀及湿热瘀阻。

1. 气滞血瘀证

（1）临床见证：继发不孕，或婚久不孕，平时下腹疼痛或胀痛，经时加重。月经先后不定，经行不畅，经色紫黯夹血块，经前少腹及乳房胀痛，甚则痛不可触衣。心烦易怒，精神抑郁，舌紫黯或有瘀斑、瘀点，苔薄白，脉弦细。

（2）辨证依据

1）下腹疼痛或胀痛，经时加重。

2）月经先后不定，经行不畅，经色紫黯夹血块，经前少腹及乳房胀痛。

3）心烦易怒，精神抑郁。

4）舌紫黯或有瘀斑、瘀点，苔薄白，脉弦细。

（3）治法与方药

治法：疏肝理气，化瘀通络。

1）膈下逐瘀汤（方见痛经）加路路通、王不留行、炮山甲。

2）四逆散（《伤寒论》）合桂枝茯苓丸（《金匮要略》）加王不留行、皂角刺、炮山甲。

组成：柴胡、枳实、芍药、炙甘草、桂枝、茯苓、牡丹皮、桃仁。

2. 寒凝瘀滞证

（1）临床见证：或婚久不孕，或继发不孕，月经后期量少，或经行腹痛，经来色黯、有血块，带下量多质稀，少腹冷痛，得温则舒，大便溏，小便清长，舌淡，苔薄白，脉沉细或沉滑。

（2）辨证依据

1）月经后期量少，或经行腹痛，经血色黯有块。

2）带下量多质稀，少腹冷痛，得温则舒，大便溏，小便清长。

3）舌淡，苔薄白，脉沉细或沉滑。

（3）治法与方药

治法：温经散寒，祛瘀通络。

少腹逐瘀汤（见痛经）加丹参、土鳖虫、石楠藤、炮山甲、王不留行，桂枝代肉桂。

3. 肾虚血瘀证

（1）临床见证：继发不孕，或婚久不孕，月经量多或淋漓不净，色淡黯，有血块，神疲乏力，腰膝酸软，面色晦黯，头晕目眩，有时少腹隐痛，舌淡黯，苔薄白，脉沉细。

（2）辨证依据

1）月经量多或淋漓不净，色淡黯，有血块。

2）神疲乏力，腰膝酸软，面色晦黯，头晕目眩。

3）舌淡黯，苔薄白，脉沉细。

（3）治法与方药

治法：补肾益气，活血祛瘀。

1）二仙路路通汤（《中国现代名中医医案精华》）加丹参、赤芍

组成：仙茅9g，淫羊藿12g，路路通9g，紫石英20g，甜苁蓉9g，巴戟肉9g，制香附9g，肉桂1.5g，枸杞子9g，菟丝子10g，荆芥穗6g，防风3g，越鞠丸（包煎）10g，丹参10g，赤芍10g。

月经净后始服，服至下次月经来潮前，经期停服，疗程3～5个月。治疗输卵管阻塞不孕，证属肾阳虚、宫寒任冷、肝气不疏血瘀者。

2）宽带汤（《傅青主女科》）加三棱、莪术、王不留行、炮山甲

组成：白术、巴戟肉、补骨脂、人参、麦冬、杜仲、熟地黄、肉苁蓉、白芍、当归、五味子、莲子、三棱、莪术、王不留行、炮山甲。

本方为傅山治"少腹急迫不孕"之方。肾、肝、脾、胃同治。加活血通络之品，对肾虚血瘀所致输卵管阻塞或不畅有一定疗效。

4．湿热瘀阻证

（1）临床见证：婚久不孕，月经先期，或经期延长，量多，质稠，色鲜红或紫红，夹有血块，带下色黄量多，腰骶酸痛，少腹疼痛，或有少腹灼热感，经行尤甚，面红身热，口苦咽干，小便短赤，大便干结，舌红，苔薄黄或黄腻，脉弦数或滑数。

（2）辨证依据

1）月经先期，或经期延长，量多，质稠，色鲜红或紫红，夹有血块。

2）带下色黄量多，腰骶酸痛，少腹疼痛，或有少腹灼热感，经行尤甚。

3）舌红，苔薄黄或黄腻，脉弦数或滑数。

（3）治法与方药

治法：清热祛湿，活血调经。

1）解毒活血汤（《医林改错》）加败酱草、薏苡仁、泽泻、皂角刺

组成：连翘、葛根、柴胡、枳壳、当归、赤芍、生地黄、红花、桃仁、甘草、败酱草、薏苡仁、泽泻、皂角刺。

2）通任种子汤（《中医妇科经验方》）

组成：丹参30g，当归10g，连翘12g，香附、薏苡仁、赤芍、白芍、红花、络石藤各9g，川芎、小茴香、炙甘草各6g。

三、其他疗法

输卵管阻塞性不孕，除上述治疗外，常需配合病位局部治疗。

1．中药保留灌肠　药物组成以活血化瘀、通络散结消癥为主。中药保留灌肠能使药物有效成分通过直肠黏膜吸收，药到病所，以加速炎症的吸收、粘连的松解、包块的消散，起着口服药不能代替的作用，从而提高疗效。

2．中药热敷　据临床研究报道，中药热敷的部位有少腹部、下腹部，更有选择治疗穴位如神阙、气海、关元等，通过药物的活血通络走窜，借助穴位透入肌肤，起到温通阳气、温肾暖宫、疏通经络、调经助孕之效。

3．中药离子导入法　该法是利用直流电将药物离子通过穴位、皮肤、黏膜导入人体，治疗盆腔炎输卵管阻塞，并辨证服药，内外合治以增强疗效。

4．介入再通术结合中药活血化瘀疗法　我科采用选择性输卵管造影、导丝导管疏通术和中西药灌注术治疗输卵管阻塞性不孕，取得了良好的临床效果，有待进一步研究。其原理是利用液体静压和机械力以及药物的综合作用，直接疏通阻塞的输卵管。

输卵管阻塞性不孕已成为不孕原因的首位。过去认为与不孕有关的病原菌为淋球菌和结核杆菌，但近年来发现，国外妇女生殖道衣原体感染的发病率已超过淋病而居性传播疾病的首位。我国衣原体生殖道感染居性传播性疾病的第3位，并有逐年增高的趋势。国内外均有报道输卵管是衣原体感染的好发部位，女性生殖道沙眼衣原体感染引起的输卵管炎及梗阻，是输卵管阻塞性不孕的主要原因之一。由于衣原体感染的临床症状不明显，易被忽视。李豫峰等认为，对输卵管阻塞性不孕病人，在可能的条件下，应早期行腹腔镜检查，并同时检测输卵管部位的衣原体，对及时诊断和治疗输卵管阻塞性不孕有重要的意义。支原体引起的隐性感染所致的输卵管上皮损害、输卵管通过障碍也是不明原因不孕的

重要因素。解脲支原体（UU）是正常人生殖道可以分离出的一种支原体，目前 UU 与原因不明的不孕症的关系在国内开始引起重视。刘小澄等从原因不明的不孕症妇女中检出 UU 的阳性率为 56.18%，与正常组相比有显著性差异，提示 UU 的存在的确与不孕症有密切关系。有人对原因不明的妇女进行抗支原体治疗后，恢复妊娠的占 30% 以上，支持了 UU 为不明原因不孕症的病因之一的见解，为中医治疗输卵管阻塞性不孕又提出了新的研究问题。

免疫性不孕

近几年，随着生殖免疫学研究的进展，发现过去认为原因不明的不孕症夫妇中，有相当一部分有抗生育免疫证据，是由于免疫因素引起的不孕症，引起了广大学者的重视，并对其病因、诊断和治疗，特别是中医药的治疗进行了较广泛的研究。

【病因病机】

一、西医病因病理

导致免疫性不孕的因素很多，人体中不论精子、卵子、受精卵、性激素、促性腺素以及精浆等，都具有抗原性，可导致免疫反应，造成不孕。免疫反应可分为同种免疫、局部免疫及自身免疫 3 种。

同种免疫：是指男方精子、精浆作为抗原，如精子的尾部固有抗原、前顶体固有抗原及精子核蛋白抗原等，在女方体内产生抗体，使精子凝集或使精子失去活动力。

局部免疫：是指某些不孕症妇女的子宫颈黏膜及子宫内膜含有产生 IgG 和 IgA 的淋巴细胞，子宫颈黏液内有 IgG、IgA 和 IgM，故子宫颈及女性生殖道对精子具有局部免疫作用。

自身免疫：是指男性精子、精浆或女性卵子、生殖道分泌物、激素等溢出生殖道进入自身的周围组织，造成自身的免疫反应，在血中产生相应的抗体物质，影响精子的活动力或卵泡成熟、排卵及受精而致不孕。包裹在卵细胞表面的透明带，也具有特异性抗原，可成为自身抗原，在女性体内产生透明带抗体，造成不孕或卵巢早衰。目前研究比较多的免疫性不孕主要有抗精子免疫性不孕和抗透明带免疫性不孕。

1. 抗精子免疫性不孕　AsAb 是引起免疫性不孕的最常见的原因。精子是具有抗原性的，正常情况下，由于生殖系统存在有免疫防御机制，所以一般不会产生 AsAb。男性由于血睾屏障的存在，曲细精管的基底层有屏障作用，将精子和产生抗体的组织隔开，使机体不会对自身的精子产生免疫反应；但生殖系统局部的炎症、外伤及手术均可使这一屏障受到破坏，致使精子及其可溶性抗原漏出并被局部的巨噬细胞吞噬，进而致敏淋巴细胞，产生 AsAb。对女性来说，性交可被视作一个注入抗原的过程，但只有少数妇女产生 As-Ab，这也与生殖系统的免疫防御机制有关。其原因可能是：精浆中存在有一些免疫抑制因子和酶；阴道的保护作用，精子进入阴道后，很快被一层母蛋白包裹，使精子无法接触女性的免疫系统；每次射精仅有少于 5% 的精子能够进入宫腔，而且只有那些进入宫腔或腹腔的精子才有可能致敏淋巴细胞。如果上述任何一个环节受到破坏，都可导致女性产生 AsAb，并发展成为免疫不孕症。例如，女性在经期或有子宫内膜炎等疾病时性交，则增加精子及其抗原进入血液和精子与免疫活细胞接触的机会。

AsAb 引起不孕的机制可能是：引起精子凝集，降低精子的活动能力；影响精子的获能及顶体反应；AsAb 可抑制透明质酸酶的释放，影响精子穿透卵丘，阻止精子穿过透明带，影响受孕；AsAb 能增强生殖道局部巨噬细胞对精子的吞噬作用，影响受孕。

2.抗透明带免疫性不孕　透明带是一层包绕卵母细胞及着床前孕卵的非细胞性明胶样糖蛋白外壳，具有特异性精子受体，能阻止异种精子和同种多精子受精。透明带抗原能刺激机体产生免疫应答，即产生透明带抗体。这种抗体能阻止精子与带透明带的卵子相结合，干扰孕卵透明带的自行脱落而妨碍着床。在不孕妇女的血清中发现透明带的自身抗体，即透明带抗体。

透明带抗体在人体内干扰生育的机制可能是：封闭透明带上的精子受体，干扰精子与透明带的结合，影响精子穿透透明带；使透明带变硬，即使卵细胞能受精，也因透明带不能自行脱落而影响着床，造成不孕。

二、中医病因病机

关于免疫性不孕的中医病因病机，古籍无明确的论述。目前还没有统一的认识，但大多数学者从临床和实验研究认为：免疫性不孕是由于经期产后余血未净，阴阳交合，邪毒内侵，使冲任、胞宫损伤，邪毒或湿热与血相搏结，扰乱冲任、气血而致不孕。或素体肾虚，房劳多产，损伤冲任，精不循常道。肾阳虚或肾阴不足是病之本，热灼精血、精血凝聚、精失常道、瘀痰内结胞中是病之标。临床上以实证或虚实夹杂多见。常见的病因病机是肾虚血瘀、气滞血瘀和瘀痰互结等。

【诊断】　凡是不孕症患者，在进行常规检查后未发现异常，应进行免疫学检查，以了解有无免疫学病因存在。

1.AsAb 检测　AsAb 检测的方法很多，常用的检测方法有：

（1）精子凝集试验。

（2）补体依赖性精子制动或细胞毒试验。

（3）酶联免疫吸附法（ELISA）。

（4）免疫珠结合法（IFT）。

2.透明带抗体的检测　由于人卵透明带抗原的来源十分困难，目前仅在少数医学研究机构应用，尚未得到推广。

【治疗】　由于抗透明带免疫性不孕目前尚无理想的治疗方法，这里只着重介绍抗精子免疫性不孕的治疗。

一、西医治疗

对有 AsAb 患者的治疗，一般采用两类方法：①针对抗体产生的机制，通过禁欲或使用避孕套，以隔绝精子抗原的刺激；或使用免疫抑制剂、中药来抑制抗体的产生；②根据不孕发生的机制，克服造成不孕的障碍，在有抗体存在的情况下，积极施行人工授精和体外受精——胚胎移植技术，创造妊娠的机会。

1.避孕套疗法　避孕套疗法是对携带 AsAb 不孕妇女的一种治疗方法。在性交时使用避孕套至少 6～12 个月，以隔绝精子抗原的刺激，抑制新的抗体产生，使体内原有抗体的滴度下降，甚至完全消失转阴，经一段时间隔绝后，根据情况可在排卵期解除隔绝，以期受孕。

2.免疫抑制剂疗法　免疫抑制剂疗法是利用肾上腺皮质激素抑制机体免疫功能的作用，通过使用大量类固醇制剂，抑制 AsAb 的产生，以达到降低血清和生殖道分泌物中抗体的效价，改善精子在女性生殖道内上行和受精的内环境。用法有短期大剂量、中剂量、长期小剂量和局部用药 4 种。

（1）短期大剂量疗法：用于男性 AsAb 不孕者。副作用大，患者难以接受，国内未见报道。

（2）中剂量疗法：每日口服泼尼松 40～60mg，每 3～4 日减少 10mg，减至 5mg/d，再维持 3～5 日停药，此法副作用不大。

（3）小剂量疗法：每日口服地塞米松 2～3mg，连服 9～13 周，再经过 7 周的逐渐减量后停药；亦有用泼尼松 5mg，每日 3 次，于排卵前口服 14 天，再用人工授精法。

（4）局部用药：泼尼松 5mg，每日 1 次纳入阴道，连续 4 周为 1 个疗程，使用方便。

二、中医药治疗

经对免疫性不孕症的中医药治疗进行的临床与实验室的研究，发现其主要证型是肾虚血瘀、气滞血瘀、瘀痰互结等。

1. 肾虚血瘀证

（1）临床见证：婚久不孕或曾有多次人工流产史而继发不孕，月经推后或先后不定，经量少，经色黯，头晕耳鸣，腰酸膝软，下腹痛，舌黯红，脉细数。

（2）辨证依据

1）月经推后或先后不定、经量少、经色黯。

2）头晕耳鸣，腰酸膝软，下腹痛。

3）舌黯红，脉细数。

（3）治法与方药

治法：滋肾补肾，活血调经助孕。

偏肾阴虚：

1）左归丸（见带下过少）加赤芍、丹参、桃仁等。

2）固阴煎（《景岳全书》）加桃仁、丹参、赤芍、麦冬。

组成：熟地黄、山药、山萸肉、菟丝子、人参、五味子、远志、炙甘草、桃仁、丹参、赤芍、麦冬。

陈晓平报道用固阴煎治疗 85 例免疫性不孕症取得较好疗效，并做了"体液免疫影响"的实验研究。其治疗机制可能是直接或间接抑制循环血中的补体，减少精子制动，凝集抗体，降低生殖道补体水平，抑制宫颈、阴道、子宫内膜 IgA 的产生。该药能调节下丘脑-垂体-卵巢-子宫内分泌轴，从而达到助孕的目的。

3）滋阴抑抗汤（《中医临床妇科学》）

组成：当归、赤芍、白芍、山萸肉、怀山药、甘草、苎麻根、柴胡、山楂、泽泻。

4）知柏地黄丸：李大金等认为免疫性不孕的中医病机是肾阴不足，阴虚火旺。应用知柏地黄丸治疗 AsAb 或透明带抗体阳性的免疫性不孕妇女，结果：32 例中有 26 例（81.3%）AsAb 和（或）透明带抗体由阳性转为阴性，8 例妊娠（25%），其妊娠均发生在抗体转阴后 1～9 个月。

偏肾阳虚或阴阳俱虚：

1）五子衍宗丸或归肾丸加黄芪、川芎、丹参、桃仁、赤芍等。

2）助阳抑抗汤（《中医临床妇科学》）

组成：黄芪、鹿角片、丹参、赤芍、白芍、五灵脂、淫羊藿、怀山药、川续断。

夏桂成认为免疫性不孕与阴阳消长的月节律有关，因而主张依据月经周期中阴生阳长及其转化的特定时期，在辨证论治的基础上，提高阴阳消长水平，从而增强机体免疫功能的调节能力。

罗颂平、张玉珍、梁国珍等曾在罗元恺教授指导下，拟定滋肾补肾、活血化瘀作为治疗免疫性不孕的原则，用具有滋肾活血功效的助孕1号丸（菟丝子、女贞子、甘草、桃仁、当归等）和具有补肾活血作用的助孕2号丸（淫羊藿、丹参、党参、菟丝子、甘草等）治疗 AsAb 阳性的患者，共 62 例。结果：治疗组总有效率为 93.5％，妊娠率为 29％；与安慰剂组（有效率 15.4％，妊娠率 0）相比有显著性差异。梁国珍等对 SD 鼠采用主动免疫法建立 AsAb 阳性动物模型，同时用上述助孕1号、2号方通过灌胃给药进行实验，观察其对 SD 鼠血清 AsAb 的影响。结果表明：助孕1号、2号方组 SD 鼠血 AsAb 阴性率（47.5％和36.5％）明显高于对照组（0）；说明此二方有抑制抗体产生的作用。上述的临床观察和实验研究表明，肾虚血瘀是免疫性不孕的主要病机之一。

2. 气滞血瘀证

（1）临床见证：婚久不孕，月经先后不定期，经量或多或少，色黯红夹血块，心烦易怒，经前乳房、胸胁、小腹胀痛，舌紫黯或有瘀点，脉弦。常有痛经、盆腔炎、子宫内膜异位症病史。

（2）辨证依据

1）月经先后不定期，经量或多或少，色黯红夹血块。

2）心烦易怒，经前乳房、胸胁、小腹胀痛，舌紫黯或有瘀点，脉弦。

3）痛经、盆腔炎、子宫内膜异位症病史。

（3）治法与方药

治法：疏肝解郁，活血化瘀。

丹栀逍遥散（见月经先期）合宫外孕Ⅱ号方（方见异位妊娠）加水蛭。

3. 瘀痰互结证

（1）临床见证：婚久不孕，下腹隐痛不适或有包块，带下量多质稠，或有月经后期或闭经，形体可见肥胖或正常。胸闷，喉中多痰。舌黯略胖，苔白，脉弦滑。

（2）辨证依据

1）下腹隐痛不适或有包块，带下量多质稠。

2）月经后期或闭经，形体可见肥胖。

3）舌黯略胖，苔白，脉弦滑。

（3）治法与方药

治法：祛瘀化痰，调理冲任。

少腹逐瘀汤（方见痛经）合启宫丸（方见闭经）加水蛭、九香虫。

中药治疗免疫性不孕症可以 3 个月为 1 个疗程，定期复查 AsAb 定量。对于较难转阴的病例，宜中西医结合治疗，可提高阴转和妊娠率。

三、其他疗法

1. 专方治疗

（1）滋阴抑抗汤：药用炒当归、赤芍、白芍、怀山药、干地黄、柴胡、牡丹皮、生蒲黄、白花蛇舌草、钩藤、山萸肉等。

（2）化湿消抗体汤：药物组成：萆薢 15g，赤芍药 15g，牡丹皮 12g，红藤 30g，土茯苓 30g，车前子 10g，忍冬藤 15g，生甘草 4.5g，薏苡仁 30g，金银花 12g，连翘 9g。治疗本病，水煎服，日 1 剂。带下增多加椿根皮 15g，白槿花 15g；大便秘结加生大黄 9g；口中黏腻加黄连 3g，川厚朴 9g；气虚加黄芪 15g，党参 15g，怀山药 15g；大便溏薄加炒扁豆 15g，莲子肉 12g；月经过多加仙鹤草 30g，岗稔根 15g；偏肾阴虚去萆薢、土茯苓、车前子，加龟甲 9g，生地黄 15g；腰酸加桑寄生 15g，狗脊 12g。

（3）养肝滋肾、清热解毒法内外合治内服方：自拟养肝滋肾汤（药物组成：紫河车、党参、紫石英各 30g，白术、山药、淫羊藿各 20g，菟丝子、当归、生地黄、熟地黄、龟甲、徐长卿各 15g，黄柏 10g），水煎服，日 1 剂。每次月经过后连服 10 剂为 1 个疗程，共治 4 个疗程。偏肾阳虚党参改用人参 10g，加杜仲 15g；偏肾阴虚加牡丹皮、地骨皮、女贞子各 10g；偏肝郁加白芍、香附、延胡索各 10g；痰湿偏重加半夏、茯苓、陈皮各 10g。自拟坐浴方清热解毒汤（药物组成：苦参 30g，黄连 10g，秦艽、苍术各 15g，徐长卿、黄柏、龙胆、玄参各 20g），水煎煮后过滤取液坐浴，日 1 剂，每次 30 分钟。每次月经过后 3 天坐浴，10 次为 1 个疗程，共治 4 个疗程。

2. 外治法　用纯中药制剂孕宝 1 支浸在无菌带线棉球上（部分药液以棉签浸后涂宫颈管内 2～3 分钟），棉球放宫颈上，8 小时后拉线取出棉球，每日 1 次，10 为 1 个疗程。

【预防与调护】

1. 注意月经期、产褥期卫生，防止经血倒流和感染。

2. 切实采取避孕措施，防止计划外怀孕而多次人工流产。

3. 避孕失败后应及时到正规医院专科采取补救措施。

4. 积极治疗月经不调、慢性盆腔炎、附件炎等妇科疾病。

5. 加强营养和锻炼，增进健康。

6. 适当节制性生活，选择排卵期同房。

【疗效判定】

痊愈：治疗后 2 年以内妊娠（可分为 1 年内和 2 年内的疗效进行总结）。

无效：经连续治疗后 2 年仍未妊娠。

（陶莉莉　廖慧慧　张玉珍　刘敏如）

参 考 文 献

1. 李衡友，熊楠华，张莉萍. 中药人工周期疗法及其治疗不孕症的辨证应用. 江西中医药，1983，（1）：30.

2. 徐升阳. 女性不孕症辨证与基础体温、子宫内膜活检关系的初步探讨. 上海中医药杂志，1985，（1）：22.

3. 李超荆，俞瑾. 女性不孕症的中西医结合研究. 中国中西医结合杂志，1987，（10）：617.

4. 华启天，朱笛霓，赵建础. 右归丸治疗肾阳虚不孕症的实验研究. 陕西中医，1990，（1）：39.

5. 李凤珍，孙洪英，田世焕. 排卵功能障碍所致不孕症的临床观察. 中医药学报，1993，（3）：19.

6. 贝润浦. 治疗输卵管病变所致不孕 150 例报告. 中医杂志，1992，（5）：225.

7. 李淑芹，祝玉庆. 宫腔及输卵管注射鱼腥草液治疗输卵管炎性阻塞性不孕症 390 例分析. 河北中医，1996，（6）：23.

8. 刘小澄，林晨，黄环珍，等. 解脲支原体与不孕、早孕、生殖道炎症关系的探讨. 实用妇产科杂志，

1997，（6）：306-307.

9. 李豫峰，罗丽兰. 生殖道沙眼衣原体感染与输卵管性不孕关系的研究. 中华妇产科杂志，1995，（8）：471-474.

10. 文慧. 免疫性不孕抗精子抗体与 HLA 的相关研究. 中国实验临床免疫学杂志，1996，（3）：31.

11. 刘建军. 抗精子抗体对受精及受精前后阶段的影响. 国外医学·计划生育分册，1992，（2）：19.

12. 朱为筑. 抗精子抗体引起免疫性不孕的类固醇疗法. 实用妇产科杂志，1992，（3）：131.

13. 夏桂成. 辨治妇女免疫性不孕 50 例. 中国医药学报，1990，（6）：42.

14. 李大金，李超荆，朱影. 滋阴降火中药治疗免疫性不孕. 中国中西医结合杂志，1995，（1）：3.

15. 罗颂平，梁国珍，张玉珍. 助孕 1 号、2 号丸治疗血清抗精子抗体阳性患者的临床研究. 新中医，1996，（8）：46.

16. 梁国珍，罗颂平，刘祖贞，等. 助孕 1 号、2 号方对 SD 鼠血清抗精子抗体的影响. 中国免疫学杂志，1994，（1）：44.

17. 王臻，王停，陈何红，等. 秘方求病丸治疗免疫性不孕症. 河南中医，1997，（5）：43.

18. 汤月萍. 滋阴抑抗汤治疗妇女免疫性不孕阴虚证的临床研究. 中医药研究，2000，16（4）：5-6.

19. 田秉星，蔡秀水，李祥云. 化湿消抗体汤治疗免疫性不孕不育 30 例. 上海中医药杂志，2002，2：25-26.

20. 王振卿. 养肝滋肾、清热解毒法治疗免疫性不孕症 486 例疗效观察. 新中医，2003，35（8）：23-24.

21. 刘福阳，吴强，毕社梅，等. 孕宝治疗免疫性不孕 102 例分析. 中国实用妇科与产科杂志，1997，13（3）：168.

第四节　中医药在辅助生育技术中的应用

辅助生育技术（assisted reproductive technology，ART）主要是运用医学技术和方法对配子、合子和胚胎进行人工操作，以达到受孕目的的技术，主要包括人工授精（IUI）、体外受精与胚胎移植（IVF-ET）、配子输卵管内移植（GIFT）、精子卵细胞浆注射（ICSI）及在此基础上衍生的各种新技术，其中体外受精与胚胎移植目前应用较广泛，是辅助生育技术的重要组成部分。IVF-ET 近年来取得了较大的进展，但与此同时，也越来越多地暴露出了其缺点，如自然流产率较高、卵巢过度刺激综合征、过度的促排卵导致卵巢储备功能减退甚至卵巢早衰等，所以越来越多的患者在进行人工助孕的同时求助于中医药辅助治疗，旨在提高人工助孕的着床率，降低自然流产的发生率以及治疗其并发症等。

一、辅助生育技术带来的问题及中医病因病机

1. 肾精亏虚　肾为先天之本，元气之根，主藏精气。肾中精气的盛衰主宰着人体的生长发育及生殖功能，《黄帝内经》云："女子七岁，肾气盛，齿更发长，二七而天癸至，任脉通，太冲脉盛，故有子……七七任脉虚，太冲脉衰少，天癸竭，地道不通，故形坏而无子也"，肾气的盛衰主宰天癸的至与竭，肾气盛则天癸至，肾气衰则天癸竭。肾所藏之精包括先天之精和后天之精，张景岳在《真阴论》中指出："肾有精室，是曰命门，为天一所居，即真阴之腑，精藏于此，精即阴中之水也；气即阴中之火也……"肾所藏之先天之精是构成胎孕的重要条件，《灵枢·决气》指出："两神相搏，合而成形，常先身生是谓精"，受孕是精卵的结合，所以卵泡相当于先天之精，亦即生殖之精，其生长发育及成熟为肾所主。长期不孕患者以肾虚为本，冲任不足，加上 IVF 时超促排卵方案的使用致使

大量的卵泡短期内快速发育，消耗了大量的肾精，致使肾虚进一步加重，冲任失养，导致肾-天癸-冲任-胞宫轴失调。《黄帝内经》云："阴平阳秘，精神乃治，阴阳离绝，精神乃绝。"IVF时大量激素的使用干扰了体内的内分泌，使机体阴阳失于平衡协调，所以易发生卵巢过度刺激综合征、卵巢储备力下降、卵巢早衰或孕后流产等。

2. 肝郁血瘀 妇女常处于气有余血不足的生理状态，如《灵枢·五音五味》指出："妇人之生，有余于气，不足于血，以其数脱血也。"肝体阴而用阳，肝阴血不足易致阳气偏盛，气有余则易生郁滞，肝气易郁。此外，传宗接代的传统守旧思想在中国根深蒂固，受这种思想的影响，不孕症患者面临着较大的社会压力，一些不孕症患者得不到家庭的理解，甚至要承受自己配偶及其父母对自己的指责所带来的压力。她们的婚姻、家庭关系也会出现不同程度的危机。有学者通过研究发现：体外受精胚胎移植患者在躯体化因子、强迫因子、人际关系因子、焦虑因子、抑郁因子、敌对因子、恐怖因子、偏执因子方面均高于常模得分。所以，肝气郁结的病机在IVF-ET的妇女中占有重要的地位。"气为血帅"、"气行血行"，气滞不能行血则瘀血内停。此外，接受试管婴儿术的夫妇，大多是由于女方输卵管炎症、阻塞，子宫内膜异位症等，这类患者体内存在瘀滞的病理状态，故肝郁血瘀是IVF-ET患者的重要病机。

3. 脾虚湿聚 脾为后天之本，脾主运化，主升清，行IVF-ET的不孕症患者肾虚日久可累及后天脾土，加上肝气郁结，木郁克土，所以脾气虚弱也是IVF-ET患者的潜在病机特点。当采用超促排卵时，由于大量激素的使用，干扰了体内阴阳的平衡协调，严重时可发生卵巢过度刺激综合征，使体内大量的阴液外渗，气随液脱，脾主运化失衡，脾气亏虚进一步加重，不能运化水湿，水湿内停，可出现腹水；因"津血同源"，津液外渗则血容量减少，血液浓缩，严重者可出现酸中毒等。湿性趋下，聚于下焦，阻碍气机则出现下腹胀、腹痛，通过B超检查可发现盆腹腔积液，积于局部则发为卵巢胀大，B超下可见卵巢内多个液性暗区。水湿盛极可伴见胸水，正如《黄帝内经》所云："诸湿肿满，皆属于脾"，脾虚失运，水湿内停是IVF时并发卵巢过度刺激综合征之主要病机。

二、中医药在辅助生育技术中的应用

(一) 孕前调理

首先在受孕之前应重视针对病因进行治疗，或补肾填精，或益气养血，或健脾疏肝，或活血化瘀，未孕先调，未病先防。《灵枢·顺逆》曰："上工治未病，不治已病"，《素问·四气调神大论》中说："是故圣人不治已病，治未病；不治已乱，治未乱。"中医"治未病"的思想在疾病的防治方面具有重要的意义，行IVF-ET的妇女大多是由于输卵管阻塞、炎症、子宫内膜异位症、排卵障碍、年龄较大等原因，这类患者不孕的病史较长，心理压力较大，存在肾虚、血瘀、肝郁的不同病机，孕前应针对患者的具体情况进行辨证论治，同时辅以心理疏导，为IVF-ET的进行做好准备。行IVF后由于超促排卵的使用，容易诱发卵巢储备力下降、卵巢早衰、卵巢过度刺激综合征或孕后流产等，因此孕前应本着未病先防的原则，时刻注意调阴阳，补肾健，固冲任，以"预培其损"。若检查发现有输卵管积水、重度子宫内膜异位症等，则及时行腹腔镜治疗，术后辅以活血化瘀、健脾利湿的中药治疗，以调整腹腔内环境，增加IVF-ET成功的机会。中药孕前的调治主要从以下几个方面入手。

1. 提高卵泡及精液的质量，减少激素的用量 《女科正宗·广嗣总论》曰："男精壮而女经调，有子之道也。"男精壮包括正常的精液和正常的性功能，女经调包括规律的月经和排卵。在辅助生育技术中，男性的精液质量和女性的卵泡质量起着关键的作用。已有的研究已证实：补肾中药能够提高男性的精液质量，使精子的活动率增加，提高性功能，改善弱精症。所以在辅助生育技术的前期，尤其是人工授精的前期，使用中药补肾填精以提高男性精液的质量起着重要的作用。

近年来，以补肾为主的中药促卵泡发育的应用也较为广泛，补肾中药具有调经、促排卵、助孕以及促进早期胚胎发育的作用。谈勇等对大龄不孕或多次接受 IVF-ET 失败的患者采用补肾调周法：①卵泡期用奠基汤：当归、白芍、山药、生地黄、菟丝子、紫河车等，滋肾养阴以助卵泡发育；②排卵期用益肾促排卵汤：续断、赤芍、丹参、红花、泽兰、紫石英等，活血通络促进排卵；③黄体期拟用助黄汤：巴戟天、淫羊藿、杜仲、续断、桑寄生、鹿角等，温肾助阳以补充黄体功能。3 个月经周期为 1 个疗程，连续两个疗程。之后再进行 IVF-ET，结果卵泡数、取卵数、受精卵数、胚胎移植数显著高于单用西药组，说明补肾中药能增强卵巢功能，改善内分泌环境，提高 IVF-ET 的临床妊娠率。连方等报道在 IVF-ET 中采用中西医结合药物，采用控制性超促排卵长方案，于注射达菲林之日起口服二仙调经助孕方（仙茅、淫羊藿、杜仲等），月经来潮第 3 天始口服二至调经助孕方（当归、女贞子、墨旱莲、山茱萸等），卵泡成熟时给予桃红四物汤，取卵后口服二仙调经助孕方，移植后给予参芪寿胎丸，配合促排卵及支持黄体西药，在不减少临床促排卵疗效的前提下，提高了卵细胞质量，进而提高受精率、卵裂率和妊娠率。并通过动物实验证实，二至调经方能提高卵细胞质量，促进受精和早期胚胎的分化及发育，其作用机制与促卵细胞发育、改善生殖内分泌环境、调整免疫功能及提高子宫内膜容受性的中药整体调节作用有关。张明敏等将两次或两次以上 IVF-ET 或 ICSI 治疗未成功、卵巢反应低下的 38 例患者分为治疗组和对照组，治疗组给予银杏叶制剂，连服 2 个月经周期，对照组歇息 2 个月经周期以上，之后行 IVF-ET 或 ICSI 治疗，结果发现，治疗组子宫动脉搏动指数和卵巢动脉搏动指数较对照组有所改善，治疗组雌激素水平、卵泡数和子宫内膜厚度显著高于对照组。

2. 提高子宫内膜容受性，增加胚胎的种植率　在 IVF-ET 周期中，胚胎着床是妊娠的标志，胚胎质量和子宫内膜容受性是提高胚胎着床率的两个关键性的因素，所以，改善移植胚胎的质量以及增加子宫内膜容受性将有助于胚胎的着床，从而提高胚胎移植的效率。为了提高着床率，人们常用观察血清雌激素的水平以及子宫内膜的厚度来把握胚胎移植的时间，以期达到改善着床率的目的，但其效果仍不尽如人意。所以近年来有学者采用中药与 IVF-ET 相结合，在胚胎移植前对母体进行干预，取得了良好的效果。朱文杰等对实施 IVF-ET 的患者于取卵当日起在绒毛膜促性腺激素健黄体的基础上加服滋肾育胎丸，结果显示，加服中药组血清黄体酮水平、胚胎种植率和临床妊娠率均显著高于对照组，推测滋肾育胎丸可能通过改善子宫内膜的内环境，提高了子宫内膜的容受性，使移植的胚胎与之更相容，从而提高了胚胎的种植率。张明敏等对 26 例多次助孕技术失败患者再经中药治疗后再行 IVF-ET 治疗，结果发现促性腺激素用量、雌孕激素水平治疗前后无显著性差异，子宫内膜厚度治疗后比治疗前明显增厚，子宫动脉搏动指数和阻力指数也有明显改善，治疗后着床率及临床妊娠率分别为 8.1% 及 17.4%，从而认为补肾活血汤在多次助孕技术失败患者的治疗中有积极的意义。进一步研究发现，补肾益气和血方通过对子宫内膜胞饮突表达的影响，使子宫内膜容受性增强，从而较好地改善胚胎着床率和妊娠率。

（二）孕后安胎，防治自然流产

IVF-ET 失败的主要原因是自然流产率较高，IVF-ET 中的高流产率明显地影响了 IVF-ET 的活产率，Simon C 报道的早期自然流产率为 72.4%。由于 IVF 超促排卵方案的使用，多数患者伴有黄体功能不足，所以胚胎植入后的黄体支持疗法尤为重要，赵晓明等研究发现，GnRha 降调节长方案影响黄体功能，因此 ET 时需要用黄体支持。补肾健脾法治疗自然流产的确切疗效早已得到临床和实验的证实，补肾健脾中药能够增强黄体功能，如用于防治流产的中药滋肾育胎丸、助孕 3 号丸等。所以，既孕之后应在补肾健脾的基础上根据孕妇阴阳之盛虚、寒热之不同加减调治，或养血益气，或清热凉血，或祛瘀安胎。

（三）治疗 IVF-ET 并发症

1. 卵巢过度刺激综合征的中医药治疗　卵巢过度刺激综合征是辅助生育技术中运用促排卵药物而引起的常见并发症，由于卵巢组织对促排卵药物反应过度，从而导致多个卵泡发育，产生大量的雌激素，导致毛细血管通透性增加，液体渗出形成腹水，引起血容量减少、血液浓缩、酸中毒等。临床常常表现为体重增加，腹痛，腹胀，严重者出现胸水、腹水，电解质紊乱，肝肾功能损害，甚至危及生命。妊娠会加重卵巢过度刺激综合征的症状而易导致流产。在 IVF-ET 过程中，大概有 8.4%～23.3% 的患者并发卵巢过度刺激综合征（OHSS），其中有 0.1%～0.2% 的严重患者可危及生命。

卵巢过度刺激综合征大致相当于中医之"腹痛"、"癥瘕"范畴，合并妊娠者符合中医学之"子肿"、"子满"的临床表现。病因病机主要有以下几个方面：①脾虚失运，水湿内停。因脾主运化，主升清，脾虚则不能运化水湿而导致水湿内停，湿性趋下，聚于下焦，阻碍气机则出现下腹胀、腹痛，通过 B 超检查可发现盆腹腔积液，积于局部则发为卵巢胀大，B 超下可见卵巢内多个液性暗区，水湿盛极可伴见胸水，正如《黄帝内经》所云："诸湿肿满，皆属于脾。"②瘀血阻滞。"津血同源"，水湿下聚，血脉中津液外渗，水不行舟，则出现血行涩滞；或因水湿阻滞气机，而致瘀血内停，故患者呈现血容量减少，血液浓缩的病理变化，通过检查可发现血细胞比容下降。同时，血不利则为水，瘀血与水湿可互为因果，互相影响，形成恶性循环。③气阴两竭。由于大量阴液外渗，气随液脱，气阴两亏，严重者可导致气阴衰竭之危象。

治疗时应谨遵《黄帝内经》"谨守病机"，以及"盛者泻之，虚者补之"的原则，主要治疗方法有：健脾益气、补肾温阳、利水渗湿、理气疏肝、活血化瘀等，以泻其有余，补之不足。

谈勇等把 OHSS 患者分为：①肝郁气滞血瘀型，治宜疏肝理气、养血活血，方选逍遥散合桂枝茯苓丸加减；②脾肾阳虚、水湿停滞型，治宜温阳化水，方选真武汤或苓桂术甘汤；③气阴衰竭型，治宜益气养阴固脱，方选生脉散加味。刘颖等认为对脾肾阳虚水湿内停，膀胱气化失司，治宜健脾益气、温阳利水，予全生白术散合五苓散加减；阴虚湿热内阻型，宜滋阴清热燥湿，反佐温通化气，与保阴煎合五皮饮、五苓散加味。程泾等认为卵巢过度刺激综合征是以阴虚阳亢、气血瘀阻为主，故采用中药滋阴抑亢调冲汤化裁，以滋阴降火抑阳、行气活血调冲的方法治疗取得了显著的疗效。张玉珍等采用当归芍药散治疗卵巢过度刺激综合征，因当归芍药散中芍药酸泻肝木以安脾土，柔肝缓急，白术、茯苓健脾助运，茯苓、泽泻利水渗湿，当归、川芎活血化瘀，以疏其血气，令其调达，从而改善血液浓缩的病理状态。纵观全方，集健脾、活血、利水于一体，扶正兼能祛邪，标本兼治，切中了本病之病机，并在临床应用时常常合并使用全生白术散以加强健脾利水之功效，并且可根据患者的不同病情变化，适当加用丹参以助活血化瘀，桂枝温阳利水，黄芪健脾益气以助行水，兼有肾虚的患者可合并寿胎丸加减。

2. 卵巢储备功能减退及卵巢早衰的中医药治疗　卵巢储备功能是指卵巢内存留的可发育成成熟卵泡的数量，能反映女性的生育潜能。体外受精成功的关键之一是采取最佳的控制性超促排卵治疗方案以获得数量适中、优质的卵子及胚胎，其效果取决于卵巢的反应性。由于超促排卵方案的使用，大量的卵泡短时间内耗竭，对卵巢储备功能产生不良影响，甚至卵巢早衰。卵巢储备功能减退表现为月经量少，月经后期甚或闭经，对促排卵的反应差，严重者进一步发展将成为卵巢早衰。

卵巢储备功能减退或卵巢早衰的病因病机主要是肾脾亏虚，肝郁血瘀，其发生是由于超促排卵造成生殖之精的过度消耗，所以治疗时应以补肾填精为基础，同时辅以养血活血、疏肝健脾。可予归肾丸、滋肾育胎丸、温经活血片等治疗，参见卵巢早衰的治疗。

（史　云　张玉珍）

参 考 文 献

1. 宫玉花，郑修霞，王晓彬，等．不孕不育夫妇的心理反应及护理．国外医学·护理学分册，2003，（3）：115-118.

2. 陶婷婷，吕伯东，黄晓军．单味中药治疗弱精子症的研究现状．浙江中医药大学学报，2008，32（3）：421-422.

3. 谈勇，石川睦男．补肾调周法在体外受精-胚胎移植前应用的临床观察．中国中医药信息杂志，2001，8（12）：56-57.

4. 连方，张建伟，张宁，等．中西医结合疗法在试管婴儿技术中的应用．山东中医药大学学报，2002，26（3）：182-183.

5. 连方，孙振高，张建伟，等．二至调经方提高体外受精-胚胎移植卵细胞质量的实验研究．山东中医药大学学报，2003，27（增刊）：22-23.

6. 连方，孙振高，张建伟，等．二至天癸方对小鼠卵细胞质量影响的实验研究．中国中西医结合杂志，2004，24（7）：625-627.

7. 张明敏，黄光英，陆付耳，等．银杏叶制剂对体外受精治疗中卵巢反应低下患者的作用．中国中西医结合杂志，2003，23（3）：171-174.

8. 朱文杰，李雪梅，陈秀敏，等．滋肾育胎丸对体外受精-胚胎移植患者胚胎种植率的影响．中国中西医结合杂志，2002，22（10）：729-731.

9. 张明敏，黄光英，陆付耳，等．补肾益气活血汤对多次助孕技术失败患者结局的影响．微循环学杂志，2002，12（2）：10-12.

10. Simon C, Landeras J, Zuzuarregui JL, et al. Early pregnancy losses in vitro fertilization and oocyte donation. Fertil Steril, 1999, 72 (6)：1061-1065.

11. 赵晓明，陈珠萍，洪燕等．IVF-ET 后黄体支持作用的评估．生殖与避孕，2005，25 (7)：410-413.

12. 罗颂平，梁国珍，张玉珍等．助孕 3 号方防治大鼠自然流产的机制研究．中国中西医结合杂志，2003，23 (7)：522-525.

13. Whelan JG 3rd, Vlahos NF. The ovarian hyper stimulation syndrome. Fertil Steril, 2000, 73 (5)：883-896.

14. 谈勇. 卵巢过度刺激综合征的辨证论治. 江苏中医药, 2006, 27 (3)：13-14.

15. 谈勇, 夏桂成. 卵巢过度刺激综合征的中医证治探讨. 山西中医学院学报, 2005, 6 (4)：24-26.

16. 程泾, 朱长玲, 王卫芳. 卵巢过度刺激综合征的中西医结合诊治探讨. 中国现代实用医学杂志, 2004, 3 (10)：76-79.

17. 史云, 张玉珍, 陶莉莉, 等. 当归芍药散治疗卵巢过度刺激综合征探析. 辽宁中医药大学学报, 2009, 22 (6)：68-69.